AF495542

ENCYCLOPÉDIE FRANÇAISE

D'OPHTALMOLOGIE

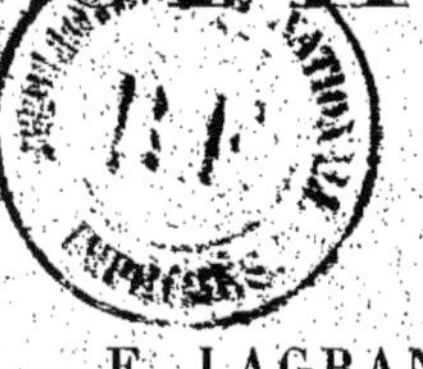

Publiée sous la direction de

MM.

F. LAGRANGE
Professeur agrégé
à la Faculté de médecine de l'Université
de Bordeaux.

E. VALUDE
Médecin
de la Clinique nationale ophtalmologique
des Quinze-Vingts.

TOME PREMIER

HISTOIRE DE L'OPHTALMOLOGIE
ANATOMIE DE L'ŒIL ET DE SES ANNEXES
PHYSIOLOGIE

PAR MM.

E. BERGER — H. DOR — E. KALT
F. LAGRANGE — V. MORAX — MOTAIS — P. PANSIER — ROCHON-DUVIGNEAUD
ROHMER — E. ROLLET — ALB. TERSON — TRUC
VENNEMAN — VIALLETON

Avec 254 figures dans le texte.

PARIS
OCTAVE DOIN, ÉDITEUR
8, PLACE DE L'ODÉON, 8

1903

ENCYCLOPÉDIE FRANÇAISE

D'OPHTALMOLOGIE

ENCYCLOPÉDIE FRANÇAISE

D'OPHTALMOLOGIE

Publiée sous la direction de

MM.

F. LAGRANGE
Professeur agrégé
à la Faculté de médecine de l'Université
de Bordeaux.

E. VALUDE
Médecin
de la Clinique nationale ophtalmologique
des Quinze-Vingts.

TOME PREMIER

HISTOIRE DE L'OPHTALMOLOGIE
ANATOMIE DE L'ŒIL ET DE SES ANNEXES
PHYSIOLOGIE

PAR MM.

E. BERGER — H. DOR — E. KALT
F. LAGRANGE — V. MORAX — MOTAIS — P. PANSIER — ROCHON-DUVIGNEAUD
ROHMER — E. ROLLET — ALB. TERSON — TRUC
VENNEMAN — VIALLETON

Avec 254 figures dans le texte.

PARIS
OCTAVE DOIN, ÉDITEUR
8, PLACE DE L'ODÉON, 8

1903

AVIS DE L'ÉDITEUR

Ceci n'est point la préface de l'Encyclopédie française d'Ophtalmologie, mais un simple Avis au lecteur, *temporaire*, et qui devra être arraché de ce volume au moment où l'ouvrage sera entièrement paru. A sa place viendront alors, la Préface et une Table analytique complète des huit volumes de l'Encyclopédie, table qui, naturellement, ne peut être préparée aujourd'hui.

Ces quelques lignes sont simplement destinées à exposer brièvement ce que sera l'Encyclopédie française d'Ophtalmologie, née sous l'impulsion de MM. Lagrange et Valude, avec la collaboration de MM. : Dufour, pour la Suisse, Venneman et Van Duyse pour la Belgique, Angelucci pour l'Italie, Gama Pinto, pour le Portugal; et, pour la France, de MM. : Javal, Parinaud, Dor père et fils, Truc et Vialleton, Rohmer, Rollet, Motais, Chevallereau, Kalt, E. Berger, Morax, Rochon-Duvigneaud, A. Terson, Sauvineau, Sulzer, A. Broca, Tscherning, Pansier, Roure, etc...

L'Encyclopédie se composera de huit volumes d'une importance égale à celui-ci, c'est-à-dire comportant environ de 600 à 800 pages. Le tome 1er renferme l'Histoire de l'Ophtalmologie et l'Anatomie des diverses régions de l'œil; le tome II, la Physiologie générale de l'œil, l'Embryologie, l'Anatomie et la Pathologie comparées, la Pathologie générale oculaire; le tome III, l'étude de la Réfraction dans toutes ses parties.

Les tomes IV, V, VI et VII contiendront toute la Pathologie oculaire, non comprises la Thérapeutique médicale et la Chirurgie de l'œil, qui seront traitées à part et dans le dernier volume. Ce tome VIII renfermera en outre tous les chapitres accessoires : la Géographie ophtalmologique, l'étude de la Simulation, la Médecine légale et la Déontologie, l'Hygiène privée et scolaire, professionnelle et publique, l'exposé des règlements militaires, etc... et enfin une table alphabétique complète qui formera un véritable Dictionnaire de la Terminologie ophtalmologique.

L'Encyclopédie française d'Ophtalmologie, avec sa collaboration choisie en France et dans les nations circonvoisines, viendra combler un vide dans les pays latins où la langue française reste la plus familière; aux traités d'Ophtalmologie plus ou moins étendus, et qui ne sont que des manuels, elle substituera une œuvre complète, où la science ophtalmologique se trouvera étudiée à fond dans toutes ses parties.

Aujourd'hui les trois premiers volumes sont livrés au public; les cinq derniers, qui sont en cours d'achèvement ou de préparation, paraîtront successivement et dans des délais rapprochés.

O. Doin.

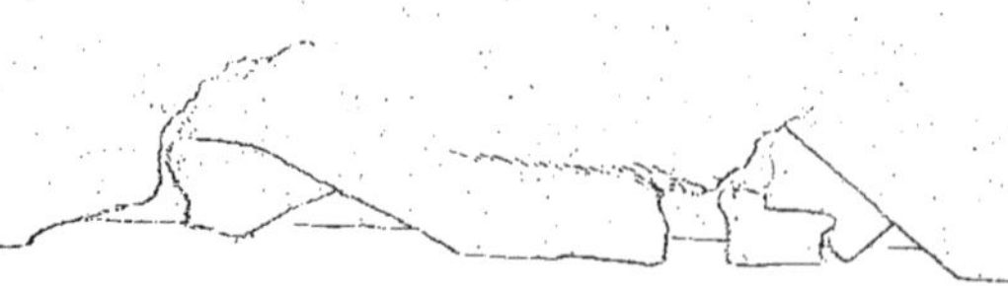

HISTOIRE DE L'OPHTALMOLOGIE

Par M. P. PANSIER, d'Avignon.

Il y a, dans toutes les civilisations qui marchent, une répugnance invincible pour l'ancien, parce qu'on ne s'avise pas que c'est souvent avec de l'ancien qu'on fait du nouveau.

(CHARLES NODIER).

L'histoire de l'ophtalmologie n'a jamais tenté personne en France ; à peine pourrions nous citer les deux monographies de Losen de Seltenhoff dans l'introduction à sa *macrobiotique* des yeux, et de Chéreau dans le dictionnaire des sciences médicales de Dechambre. L'étude de l'histoire de cette branche de la médecine ne serait cependant pas inutile, quand bien même elle ne servirait qu'à nous faire constater combien souvent nous faisons du vieux neuf par suite de notre ignorance des choses du passé. Sur ce point encore, la science française est tributaire de l'étranger ; l'élan fut donné en Allemagne par Beer, qui a laissé d'importants matériaux pour servir à l'histoire de l'ophtalmologie. Marchant sur ses traces, von Onsenoort publia, en 1837 à Utrecht, une histoire de l'ophtamologie qui fut immédiatement traduite en allemand. Von Ammon, en 1824, avait publié l'histoire de l'oculistique en Saxe ; Mensert, en 1827, l'histoire de l'oculistique dans les Pays-Bas. Plus récemment (1897), Norrie a écrit l'histoire des oculistes danois. Hirsch, en 1878, a donné, dans le traité de Graefe et Sæmisch, l'histoire la plus complète de l'ophtalmologie. Parmi les modernes qui se sont occupés, ou s'occupent encore de ces questions, rappelons : l'éminent et infatigable Pagel, Berger, Hirschberg, Magnus en Allemagne ; Anagnostakis, Bénaky en Grèce ; Albertotti en Italie ; Deneffe, Pergens en Belgique.

De la lecture des derniers volumes de l'histoire de la médecine de Sprengel, on retire l'impression pénible d'une fastidieuse et longue énumération de nombreux travaux sans valeur et oubliés aujourd'hui. C'est qu'en effet, dans les choses de la médecine, c'est le temps seul qui fait la sélection impartiale, donnant demain à l'oubli ce qui aujourd'hui nous paraît remarquable, rabaissant les réputations usurpées et réparant les injustices de la vie. Ainsi m'excuserai-je de la brièveté avec laquelle je passerai sur l'histoire de l'ophtalmologie dans la période contemporaine.

CHAPITRE PREMIER

L'OPHTALMOLOGIE CHEZ LES PEUPLES PRIMITIFS

L'histoire de la médecine, à ses origines, est obscure comme les premiers stades de la vie des peuples. La médecine est aussi vieille que l'homme. Dès qu'il a souffert, l'être humain a cherché à soulager ses maux; il s'adressa d'abord à ceux qui détenaient à ses yeux la science, et qu'environnait l'auréole du prestige religieux, aux prêtres. A ses débuts chez tous les peuples, la médecine est essentiellement théomane. Plus la civilisation des peuples aura été avancée, plus étendues seront les notions médicales, et, par cela même, les notions ophtalmologiques. Dans cette période primitive, il serait difficile de faire de cette branche de la médecine une histoire à part.

Le peuple gaulois nous occupera le premier, car il nous apparaît comme le type de ces peuples mystérieux et sans histoire. Quelques dix-huit siècles avant J.-C., il conquiert l'Europe qu'il remplit du bruit de ses armes, et ne laisse comme trace de son passage que les monuments druidiques et les indéchiffrables hiéroglyphes des tombelles.

La médecine, chez les Gaulois, est entre les mains des druides et des druidesses : leurs pratiques se réduisent à l'emploi de moyens magiques, amulettes, incantations, dont nous devons la connaissance à Marcel l'Empirique[1] et l'explication à Grimm. Pour les corps étrangers de l'œil, par exemple, voici une pratique druidique : après avoir frictionné la paupière avec le doigt, le praticien prononcera ces paroles magiques : *te un cre son co brecan cresso*, phrase qui signifiait dans l'idiôme gaélique : fuis de nous, poussière, de céans, aux compagnons des mensonges.

Outre ces pratiques superstitieuses, les prêtres gaëls employaient des simples, tels que le pastel, la sabine, la verveine, la pulsatille, sans parler du gui et de la glu. Ils connaissaient des plantes actives, telles que la jusquiame, et, s'ils en ignoraient les propriétés thérapeutiques, ils savaient parfaitement en composer des poisons pour leurs flèches et leurs dards. Mais la superstition ne perdait pas ses droits, et les propriétés de ces plantes étaient dues surtout aux cérémonies et aux pratiques avec lesquelles elles étaient cueillies.

[1] Médecin ou pharmacope bordelais du IVe-Ve siècle ; nous avons de lui un recueil de formules : *De medicamentis empiricis, physicis ac rationalibus liber*, imprimé pour la première fois en 1536.

Tout ce que nous savons de la médecine druidique, ne nous permet pas de la juger autrement que comme une réunion de pratiques superstitieuses sans aucune idée d'observation scientifique.

Tout autre est le caractère de cette science, chez un autre peuple, dont l'histoire se perd aussi dans la nuit des temps, mais arrivé certainement à un plus haut degré de civilisation : chez les Égyptiens. La médecine est toujours entre les mains des prêtres; ils ont résumé leur science en six livres sacrés, les livres d'Hermes, connus de Galien et perdus depuis. Dans un papyrus trouvé à Thèbes, et connu sous le nom de papyrus d'Ebers, on a découvert quelques débris de ces livres, entr'autres celui qui a trait à la thérapeutique des affections oculaires : ce serait celui désigné par saint Clément d'Alexandrie sous le nom de περι φαρμακων.

Ce papyrus d'Ebers ne donne pas les symptômes des maladies; il indique seulement les remèdes employés contre les affections oculaires, ce qui fait que pour certaines il peut régner quelque incertitude sur l'explication à donner aux caractères hiéroglyphiques.

Ce livre nous révèle des notions pathologiques assez avancées ; du côté des paupières, nous trouvons mentionnés l'entropion, l'ectropion, le trichiasis, le chalazion, les orgelets, les abcès; du côté des conjonctives, la lippitude, les granulations, le ptérygion, le carcinome, le chémosis ; du côté de la cornée, le staphylome, l'hydrophtalmie, l'infiltration, l'hypopion?, les leucomes. Citons encore les affections inflammatoires de l'iris, la cataracte, les mouches volantes, les affections paralytiques des muscles, l'amaurose, la dacryocystite.

Si la pathologie oculaire des Égyptiens est assez complète, leur thérapeutique est primitive : des poudres, des collyres, sont les seuls remèdes qu'ils opposent à ces affections variées. Les subtances médicamenteuses qu'ils emploient sont, parmi les minéraux, le salpêtre, le minium, le vert de gris, l'antimoine, le sulfate de plomb, la calamine, certaines pierres comme le lapis lazzuli ; parmi les végétaux, le cumin, l'encens, la myrrhe, l'acacia, le suc de chélidoine, de ricin, de mimosa, d'oignon. Ajoutons à cela que les excréments de gazelle, de lézard, de crocodile, de tortue, d'enfant sont très en honneur. Comme dissolvants des collyres, les égyptiens employaient l'eau, le miel, l'urine, le sang et la graisse de différents animaux.

Une seule opération est indiquée dans le papyrus d'Ebers, c'est l'arrachement des cils.

Les ophtalmologistes égyptiens jouirent d'une grande réputation dans l'antiquité. Hérodote rapporte que Cyrus souffrant d'une affection oculaire envoya demander à Amazis, roi d'Egypte, le meilleur médecin qu'il eût pour les maladies des yeux. Amazis condescendit à ce désir, et lui envoya un de ses praticiens ; celui-ci resta attaché à la cour du roi de Perse, et usa plus tard de son influence auprès de Cambyse pour faire déclarer la guerre à ses compatriotes.

La médecine indoue a une origine indiscutablement fort ancienne, mais les livres que nous possédons (traités des médecins Charaka et Sucruta) ont certainement subi des interpollations à une période peu antérieure au ve siècle, et se sont enrichis de nombreux emprunts grecs. Les notions ophtalmologiques que nous trouvons dans ces ouvrages se réduisent à des fragments de science grecque perdus au milieu d'amplifications théosophiques.

En Grèce, c'est le centaure Chiron qui est considéré comme l'inventeur de l'ophtalmologie : il rendit la vue à de jeunes phéniciens qu'Amyntor avait fait aveugler pour les punir du crime d'impureté. Chiron eut comme élève Esculape.

Sortant du domaine de la fable, nous trouvons la médecine entre les mains des prêtres descendants d'Esculape, qui forment une caste d'initiés sous le nom d'Asclépiades ; elle s'exerce dans les temples. Avant d'entrer dans le sanctuaire du dieu, les malades étaient purifiés par le jeûne, les bains, les massages, les fumigations ; puis à défaut d'Esculape, les serpents apprivoisés rendaient les oracles, et indiquaient les remèdes à employer. Ceux-ci étaient généralement des purgatifs légers, des vomitifs dans lesquels le gypse et la ciguë jouaient un grand rôle ; la saignée était réservée aux cas les plus graves. Après la cérémonie, le malade déposait une offrande plus ou moins riche selon sa fortune. Une comédie d'Aristophane nous fait assister dans le temple d'Esculape à la guérison de la cécité de Plutus ; les railleries du comique grec nous montrent le discrédit en lequel tomba rapidement cette thérapeutique sacerdotale.

Les prêtres de ces temples étaient dépositaires de formules merveilleuses contre différents maux. Si nous en croyons Aetius, un orfèvre avait fait don au temple d'Éphèse de la recette d'un collyre qui guérissait toutes les affections oculaires. Ces formules célèbres étaient parfois inscrites sur les parois du temple, comme la célèbre composition d'Eudemus, contre les morsures d'animaux venimeux, au temple de Cos.

Cette médecine sacerdotale, outre son action sur le moral du malade par le prestige religieux et mystique de sa forme, devait dans certains cas avoir une action salutaire sur l'organisme par les massages, les fumigations, le régime, les ablutions glacées que le dieu imposait aux malades. D'ailleurs quand ils ne guérissaient pas, c'était la faute de leur manque de foi.

Pendant six cents ans, nous dit Pline, les Romains vécurent sans médecins, mais non pas sans médecine. C'était le paterfamilias qui soignait sa famille, ses esclaves, et ses troupeaux. Le traité *De re rustica* de Caton, nous donne une idée de cette thérapeutique familiale : à côté de quelques agents actifs (ellébore, scamonée, rue, sabine) les incantations magiques, les amulettes jouent un rôle important ; mais le remède par excellence, après le grenadier, c'est le chou. Seul, ou mêlé à du cumin, bouilli ou farci, cru ou cuit, il est bon pour tous les maux, même les polypes du nez, nous est-il dit dans le chapitre intitulé : Quels médicaments renferme en soi le chou. Si le chou est efficace dans les traumatismes oculaires, l'urine de celui qui a mangé du chou n'a pas moins de vertus : « avec une pareille urine, oins ceux dont les yeux sont peu clairs, ils y verront mieux. »

Le culte et la thérapeutique d'Esculape furent introduits à Rome trois siècles avant J.-C. Une pierre retirée du Tibre nous a conservé une formule d'oculistique du père de la médecine : « Un soldat aveugle, nommé Valerius Aper, ayant consulté l'oracle, en reçut pour réponse qu'il devait mêler le sang d'un coq blanc avec du miel, et en faire une pommade pour s'en frotter l'œil pendant trois jours. Il recouvra la vue, et vint remercier le dieu devant tout le peuple. »

C'est seulement deux siècles avant J.-C. que les médecins grecs envahirent l'Italie.

CHAPITRE II

L'OPHTALMOLOGIE DANS LA MÉDECINE GRECQUE

SOURCES HISTORIQUES

L'histoire de la médecine grecque peut se diviser en trois périodes. La première débute au ve siècle avant J.-C. avec l'œuvre hippocratique. Entre les mains des Hippocrate, la médecine sort de la routine et de la jonglerie des temples et devient une science. Mais les préjugés religieux, autant que les lois qui punissaient la violation du cadavre, furent en Grèce un obstacle à ses progrès.

Dans une deuxième période, transportée de Grèce en Égypte, la médecine, à l'école d'Alexandrie, porte ses recherches surtout vers l'anatomie ; on dissèque les cadavres, on vivisecte, au témoignage de Celse, les esclaves et les criminels. La chirurgie et la physiologie suivent les progrès de l'anatomie. Malheureusement les œuvres des médecins de l'école d'Alexandrie ne nous sont pas parvenues, et nous ne pouvons en juger que par les citations que rapportent leurs successeurs.

Dans une troisième période, l'école grecque d'Alexandrie se transporte à Rome. La médecine à Rome est toujours restée grecque : praticiens, maladies et remèdes portaient des noms grecs, à tel point que plus tard lorsqu'il y eut des médecins romains, ils furent contraints de s'affubler, eux et leurs médicaments, d'étiquettes grecques. Rome qui pendant six siècles s'était passé de médecins, tomba bientôt dans le défaut opposé. On vit des maîtres renommés se flatter d'enseigner la médecine à leurs élèves en six mois : et le nombre des médecins crut au détriment de leur science. Aussi les auteurs les poursuivent de leurs invectives. Pline leur reproche leur rapacité ; Martial constate leur incapacité : Hier tu étais oculiste, dit-il à l'un d'eux, te voilà gladiateur : tu n'a pas changé d'état, tu crèves toujours les yeux. Les boutiques de médecins, ιατρεια ou *medecinae*, étaient ce que furent plus tard les boutiques de barberie.

La spécialisation apparaît à cette période, et à côté des οφθαμικοι ou *ocularii* que Martial poursuit de ses épigrammes, il y a des médecins pour les dents, les oreilles, etc. Outre les oculistes, il y avait des *fabri ocularii*, des ocularistes, qui fabriquaient des yeux artificiels pour les statues, et peut-être même pour leurs semblables ; mais le seul document sur lequel on puisse fonder cette hypothèse est une obscure épigramme de Martial.

De la pléiade d'oculistes de cette époque, il nous reste des noms et les pierres d'oculistique ; celles-ci sont de petites tablettes quadrangulaires en serpentine, en ardoise, ou en pierre, portant gravés en creux et à rebours sur leurs faces étroites le nom du médecin, celui du collyre et de l'affection contre laquelle il est recommandé. Les collyres autrefois étaient de petits pains de pâte molle : les praticiens les timbraient avec leurs pierres *sigillaires*, puis les séchaient à l'ombre ou au soleil : au moment de les employer, on en dissolvait une portion dans du lait de femme, de l'eau de pluie, de l'urine ou du miel. Ces collyres sont souvent affublés de noms pompeux, tels *ambrosianum*, *palladium*, etc., d'autres fois le nom indique l'ingrédient qui domine, *diamysios*, *chelidonium*. L'usage de ces sceaux ne s'étendit pas au delà du IIIe siècle[1] après J.-C., et le fait que nombre de ces pierres ont été trouvées dans les provinces romaines nous montre que les *ocularii* avaient émigré de Rome en quête d'une clientèle moins disputée, ou suivant les armées et les grands praticiens dans leurs déplacements. Ces *ocularii* étaient d'ailleurs de classe inférieure, affranchis ou fils d'affranchis.

Les traités d'ophtalmologie de l'antiquité ont été certainement nombreux et cependant pas un seul ne nous est arrivé intact.

Hérophyle de Chalcédoine, un alexandrien qui vivait environ 300 ans avant J.-C., avait écrit un traité dont nous ne connaissons que le titre : περι οφθαλμων.

Le plus célèbre des oculistes romains fut un massilien, Démosthène ; il eut pour maître Alexandre, qui au temps de Tibère était à la tête de l'école de Laodicée, en Phrygie. Il avait écrit un traité sur les maladies des yeux en trois livres ; il ne nous en reste que les fragments insérés dans les œuvres de Galien, Oribase et Aetius.

Galien a écrit une anatomie de l'œil et un traité των εν οφθαλμοις παθων διαγνωσις : ces ouvrages furent traduits en arabe au IXe siècle. Le livre publié en 1512 sous le titre de : *de oculis Galeni a Demetrio translatus*, est la traduction d'un manuscrit arabe de ces deux ouvrages de Galien enrichis de nombreuses interpollations.

Soranus (IIe siècle) contemporain de Galien avait composé, au témoignage de Cassius, un traité *de oculo*.

Oribase, médecin de Julien, au IVe siècle, avait laissé un traité intitulé οφθαλμικα, qui, d'après Costomiris[1], existerait en manuscrit à la bibliothèque nationale de Paris

Alexandre de Tralles avait écrit un traité des maladies des yeux dont Puschsmann croit avoir retrouvé les deux premiers livres.

Les notions que nous avons sur l'ophtalmologie des anciens sont tirées, outre la *collectio hippocratica*, des œuvres générales de Celse (Ier siècle le

[1] Cependant des auteurs arabes du XIIe siècle (tel que Daoud Ennacer el Agreby) donnent encore des conseils sur la fabrication de ces sceaux.

seul médecin de cette période qui ait écrit en latin) ; viennent ensuite Rufus (vers 100 après J.-C.), Galien (IIe siècle), Oribase (IVe siècle), Aetius d'Amida, Alexandre de Tralles (vers le Ve siècle), Paul d'Égine (VIIe siècle).

ANATOMIE ET PHYSIOLOGIE

A peine indiquée dans la collection hippocratique, l'anatomie de l'œil a fait de sensibles progrès avec l'école d'Alexandrie.

Les paupières sont décrites en détail par Rufus et Galien; surmontées par les *supercilia*, elles comprennent trois couches ; l'externe, cutanée ; la médiane, constituée par le tarse portant à ses extrémités les cils et des vésicules (glandes de Meibomius) qui sécrètent une matière graisseuse. La couche interne est constituée par la conjonctive, αδηλον, prolongement du périoste : elle se réfléchit dans les culs-de-sac, et se continue jusqu'à la στεφανη. Les sillons palpébraux sont nommés κοιλον et υποκοιλον; les *anguli major et minor*, κανθοι.

D'après Rufus, l'œil comprend quatre tuniques ou membranes : la plus superficielle est l'*épidermis*. La seconde est dite *albuginea* : transparente dans sa portion antérieure, elle prend le nom de κερατοειδης, *cornea*. La troisième tunique, dans sa portion adjacente au cercle cornéen est nommée ραγοειδης, *uvalis* (*quia uvae acino similis*), et dans la portion qui se trouve sous l'albuginée, χοροειδης, parce qu'elle est semblable au χοριον du fœtus ; c'est Hérophyle qui aurait découvert et nommé cette membrane. La quatrième membrane est appelée αραχνοειδης, *aranealis* par les uns ; αμφιβληστροειδης, *reticularis* par Hérophyle ; υαλοειδης *vitrea* par d'autres : elle contient l'humeur de ce nom. Galien note la nature résistante de l'albuginée et la convexité plus exagérée de la cornée. La troisième membrane, χοροειδης, assure la nutrition par les vaisseaux qu'elle contient ; de son extrémité antérieure, naissent des appendices déliés, semblables à des cils : les uns servent à la nutrition, les autres vont compléter avec l'expansion du nerf optique, le lien circulaire du cristallin.

Le noir de l'œil est appelé *pupille*, οψις ; ce qui s'étend du noir à la cornée, ιριν ; la partie qui unit le cercle irien à la cornée est dite στεφανη ou *corona* (Rufus). Pour Galien c'est la continuation de la choroïde qui forme l'iris accolé au cristallin qu'il maintient.

Les humeurs de l'œil sont au nombre de trois : 1° le cristallin, enveloppé par une membrane ; ils portent tous les deux le nom de φακοειδης, *lenticularis*, à cause de sa forme, ou κρυσταλλοειδης, *cristallinus*, à cause de sa ressemblance avec le cristal. Dans son enveloppe certains ne voient pas une membrane, mais une condensation de l'humeur elle-même. 2° L'υαλοειδης ou *vitreus* ainsi nommé de sa ressemblance avec le verre. 3° L'*humor aqueus* accidentellement appelé *hypochyma* par Celse.

Les nerfs optiques, dont la connaissance remonterait au vieux philosophe Pythagoricien Alkméon naissent des ventricules latéraux du cerveau, et sont percés d'un canal, dit πορος. Ces nerfs, au chiasma, se juxtaposent, et leurs canaux se mettent en communication. Ils sont accompagnés d'une veine et d'une artère venant de la carotide interne ; s'épanouissant dans l'œil, ils forment l'αμφιβληςροειδης.

Les muscles s'insèrent en dessous de la conjonctive sur la membrane dure. Il y en a sept : quatre *recti*, deux *obliqui* rotateurs, et un autre gros muscle, naissant sur le point d'entrée du nerf optique ; ce dernier muscle est à la fois élévateur et rotateur.

Galien le premier décrit l'appareil lacrymal : il comprend deux glandes, une supérieure, l'autre inférieure ; une seconde source est constituée par des canaux placés sous la paupière du côté du grand angle.

Le liquide sécrété s'écoule par un canal se terminant dans le nez et dont l'ouverture est recouverte par un corps charnu, la caroncule.

La physiologie de l'organe est encore primitive. Cassius [1] donne l'*humor aqueus* comme l'origine des larmes; pour Galien elle est seulement destinée à entretenir l'humidité de l'œil.

La coloration noire de la pupille est attribuée par Cassius à la superposition des humeurs transparentes, tandis que Celse croit que cette coloration noire ou verdâtre, dépend de la couleur de l'υαλοειδης.

Celse met le siège de la vision dans le cristallin, erreur qui persistera jusqu'au commencement du XVIIe siècle. D'après Galien, la vision s'effectue au moyen du πνευμα qui remplit, entre la cornée et le cristallin, l'espace occupé par l'*humor aqueus*. Le pneuma vient du cerveau à la pupille par les nerfs optiques : il sert d'abord à dilater la pupille. Lorsqu'il se met en communication avec l'objet extérieur, il se produit simultanément dans le cristallin des modifications correspondant à la couleur, à la forme, à la situation de l'objet : ces modifications se fixent sur la capsule postérieure qui est un prolongement de la rétine, comme une image sur un miroir. Cette image, cette sensation est transmise au cerveau par l'intermédiaire de l'αμφιβληστροειδης et des nerfs optiques.

D'après Alexandre d'Aphrodisias (IIIe siècle), le phosphène qui se produit quand on reçoit un coup sur l'œil, provient de ce que le pneuma ou *spiritus visorius* s'enflamme [2].

La théorie de Galien est le développement de celle des vieux philosophes stoïciens et de Platon. Pour Empédocle et Epicure, la vision est au contraire la conséquence de l'action que produit sur l'œil l'objet lui-même : la lumière, ajoute Aristote, est une émanation des corps apparaissant par le mouvement que produit en elle la couleur de l'objet ; ce mouvement est transmis aux humeurs transparentes de l'œil.

Les phénomènes de la vision sont étudiés avec plus de détails par les *optici* de l'école d'Alexandrie.

[1] Medicinae questiones et problemata, *Parisiis*, 1541, ouvrage postérieur au IIe siècle.

[2] Outre ses ιατρικα και φυσικα προβληματα, Alexandre d'Aphrosisias aurait écrit un traité *de visione* dont nous ne possédons que la traduction arabe en manuscrit au n° 798 de la bibliothèque de l'Escurial.

Ptolémée (IIe siècle), comme son prédécesseur Euclide (220 avant J.-C.), admet que la vision se fait par émission des rayons de l'œil. Les couleurs sont les premières choses que nous percevons : elles constituent l'agent sensible propre à la vision, *sensibile proprium visui* ; elles sont inhérentes aux objets, mais ne peuvent être perçues qu'avec l'aide de la lumière. Les corps lumineux ou colorés se manifestent par une action particulière *per passionem quæ fit in visu,* et cette action est une illumination ou une coloration. Nous apprécions la distance des objets par la longueur des rayons, leur position par l'*ordination* des rayons qui tombent sur eux; la grandeur est appréciée par l'ouverture de l'angle qui embrasse les extrémités de l'objet.

La vision binoculaire s'opère *per comprehensionem corporis cum radiis consimilibus ;* ces rayons ont, dans chaque pyramide visuelle, une disposition symétriquement égale par rapport à l'axe : si par un effort, nous dérangeons l'axe de nos yeux de façon que ce ne soient pas *duo radii consimiles* qui arrivent à l'objet, celui-ci nous apparaît double. Ptolémée remarque que dans certains cas la diplopie est homonyme, dans d'autres elle est croisée.

Ptolémée connaît certains faits de persistance de l'image dans l'œil : il en donne comme exemple un point sur un disque en rotation qui apparaît comme un cercle, ou la fixation d'une couleur vive qui nous fait voir ensuite les objets avec la même coloration. Sur un disque composé de segments diversement colorés et mis en rotation, il note la disparition des couleurs remplacées par une teinte uniforme, mais il ne connaît pas les règles qui président à l'apparition de la couleur résultante.

Le cinquième livre de l'optique de Ptolémée est consacré à la réfraction des rayons lumineux, dont il note la déviation par rapport à la perpendiculaire : il donne une appréciation numérique, sous forme de tableaux, de la déviation des rayons passant, de l'air, dans l'eau et le verre, sous des degrés d'incidence différents. Malheureusement il nous manque de ce livre la partie la plus intéressante qui traitait de la réfraction à travers les corps à surface sphérique.

Aussi la question de savoir si les anciens connaissaient les lentilles divergentes et convergentes est discutable : Sénèque, Macrobe avaient observé que les objets plongés dans des vases de verre sphériques (*in doliolis*) apparaissent plus gros ; mais ils attribuent ce phénomène à l'eau et non à la forme du récipient. Pline raconte que les médecins pour pratiquer des cautérisations se servaient d'une sphère de cristal de roche exposée aux rayons du soleil : il ajoute qu'on peut par ce procédé allumer une étoffe. Des loupes ont été trouvées dans les catacombes et à Pompéi ; on a prétendu, sans raisons plausibles, que les sculpteurs s'en servaient pour les travaux délicats. Quant aux verres concaves, ils sont représentés par la fameuse émeraude de Néron : leur existence est une fable reposant sur la fausse interprétation d'un obscur passage de Pline. Le témoignage des jurisconsultes romains, considérant, dans la vente des esclaves, la myopie comme un vice rédhibitoire, *vicium perpetuum,* nous fait bien voir qu'on ne connaissait aucun moyen de pallier aux inconvénients de cette affection.

PATHOLOGIE

On trouve éparses dans la *collectio hippocratica* une trentaine d'affections oculaires, telles que : les ophtalmies, le chalazion et l'abcès simple, le ptérygion, l'ectropion, l'entropion et le trichiasis, la procidence, l'irrégularité, l'agrandissement, le rétrécissement et l'obscurcissement de la pupille, l'amblyopie, la nyctalopie, le γλαυκωσις, le strabisme. La description de ces affections est excessivement vague, ce qui s'explique facilement sachant que l'école hippocratique, en anatomie, n'avait pas de terminologie fixe. Le traitement consiste surtout à dériver le cours des humeurs. Dans ce but sont employés, la saignée, les ventouses, les sternutatoires, les gargarismes âcres, et pour les cas plus graves, deux pratiques barbares, les incisions profondes dans le crâne, et l'ustio venarum ou cautérisation au fer rouge ou à l'huile bouillante des vaisseaux de la région péri-orbitaire et même du dos.

La pathologie oculaire se trouve bien décrite d'abord dans Celse (livre VI et VII) puis avec plus de détails d'abord dans Actius (livre VII) et Paul d'Égine (livre III et VI).

Affections de la conjonctive. — Les *ophtalmies*, divisées en sèches et humides sont indiquées dans l'œuvre hippocratique : leur caractère épidémique est signalé à côté de l'influence saisonnière.

Parmi les affections des conjonctives, Celse distingue : 1° la *lippitude* humide, c'est l'οφθαλμια des Grecs ; sèche, elle prend le nom de ξεροφθαλμια ; 2° l'*aspritudo*, qui correspond au trachome ; 3° la *lippitudo dura*, affection mal définie, dans laquelle le praticien ne peut renverser les paupières ; elle succède à l'*inflatio oculorum* et peut engendrer le *chemosis*, employé ici dans le sens d'ectropion.

Galien et ses successeurs divisent les ophtalmies : 1° selon l'intensité des phénomènes inflammatoires, en forme grave, χημωσις, et en forme légère ταραξις ; 2° selon la quantité de l'écoulement, en επιφορα, ou en ξεροφθαλμια. Sous le nom de τραχωμα, Severus, un praticien du IIIe siècle, donne une exacte description de l'ophtalmie granuleuse.

La notion étiologique qui domine les différentes affections oculaires dans la collection hippocratique c'est l'état catarrhal ; accessoirement interviennent les influences saisonnières et la contagion. Quand on a dérivé le cours des humeurs par les moyens que nous avons vus, auxquels il faut ajouter la βλεφαροξυσις, on peut avoir recours aux agents locaux.

L'emploi des collyres est réprouvé dans les états aigus. Dans leur composition entrent : pour le règne végétal, le safran, la myrrhe, le suc de pavot ; pour les minéraux, différents sels impurs de cuivre et de plomb. La bile et le lait de femme sont les excipients.

Celse emploie le traitement hippocratique dans toute sa rigueur. Les fomentations, les collyres astringents, les dérivatifs (saignée, scarification à la nuque et aux jambes) sont les remèdes préférés de Galien. L'ustio venarum, les incisions profondes du crâne sont attaquées par Séverus qui les traite de moyens barbares, mais elles trouvent des défenseurs dans Léonidas, Aetius et Paul d'Égine.

La blépharoxis restera longtemps en honneur; Paul la pratique avec un instrument spécial; Galien, Severus restreignent son emploi aux cas sans ulcération de la cornée.

Les *clavi oculorum* décrits par Celse paraissent être des phlyctènes, ou des boutons d'épisclérite.

L'*unguis* ou *ptérygion* est le plus souvent interne; récent, il peut guérir par des collyres astringents, ancien, il exige un traitement chirurgical.

Affections de la cornée. — Les pustules de la cornée, dit Celse, engendrent des ulcères sordides, creux ou invétérés; ils laissent des cicatrices (leucomes), et peuvent donner naissance au staphylome ainsi appelé pour sa ressemblance avec un grain de raisin. Celui-ci est justiciable surtout du traitement chirurgical.

Les ulcères de la cornée sont étudiés en détail par Galien, Aetius et Paul d'Égine. On distingue l'αργεμα petit ulcère rond et marginal, le κοιλωμα rond et profond, le βοτριον large et profond, l'επικαυμα recouvert d'une escarre. A cette distinction subtile ne correspond aucune indication thérapeutique spéciale.

Galien est le premier médecin grec qui cite l'hypopion. D'après Aetius, on appelle *onyx* l'ulcération dans laquelle le pus secrété fuse entre les membranes de l'œil; prenant la forme du bord de la cornée, il ressemble à une coupure d'ongle. Lorsque le pus occupe la moitié du noir de l'œil, ou apparaît derrière la totalité de la cornée, on l'appelle *hypopion*. Cette compréhension de l'hypopion embrasse donc aussi l'iritis purulente.

Pour distinguer l'hypopion de l'hypochyma, Galien recommande un moyen inventé par le médecin Justos, qui consiste à secouer la tête du patient pour voir si l'exsudat est, ou n'est pas mobile. Contre l'hypopion, Galien reprend l'incision hippocratique à la partie inférieure de la cornée, au point appelé στεφανη; Aetius fait une simple ponction avec l'aiguille à cataracte en dessus de la collection purulente.

S'ils arrivent à perforation, les ulcères entraînent l'écoulement de l'humeur aqueuse et le prolapsus de l'iris. Paul d'Égine distingue parmi les hernies de l'iris le μυκοκεφαλον, enclavement irien semblable à la tête d'une mouche; le σταφυλωμά, prolapsus volumineux semblable à un grain de raisin; plus gros, proéminent sous la paupière, c'est le μηνον, ou ηλυς s'il est endurci.

Les ulcères laissent des taches qui, selon leur forme, leur étendue, leur couleur, sont divisées en νεφελίον, αχλυς, αυλη, λευκωμα.

Pour la teinture du leucome, Galien use du procédé suivant : cautérisation de la tache avec la pointe d'une aiguille rougie; après quoi, on remplit la brûlure d'un mélange de noix de galle et d'écorce de grenadier délayée dans une solution de sel cuprique.

Galien cite, sous le nom de διαπνεσις, les synéchies ou l'occlusion pupillaire, conséquence des inflammations de l'uvée.

Affections des humeurs de l'œil. — γλαυκωσις, γλαυκωμα, υποχυμα, *suffusio*.

Le terme de γλαυκωσις dans la collection hyppocratique paraît désigner toute une catégorie d'affections oculaires ayant comme symptôme commun le trouble qui apparaît en le noir de l'œil.

D'après Rufus, les anciens médecins entendaient par γλαυκωμα et υποχυμα une seule et même affection ; les médecins d'Alexandrie, et avec eux Démosthène, voient dans le glaucoma une coloration bleuâtre produite par l'humidité ou la siccité du cristallin ; dans l'hypochyma, l'épaississement de l'humeur qui se trouve entre le cristallin et la cornée. Pour Celse, la suffusio ou hypochyma, la cataracte, est la concrétion de l'humeur qui se trouve dans l'espace vide situé en arrière de la pupille, en avant du cristallin. Il donne la description des différentes espèces de cataractes. Les unes sont susceptibles de traitements médicaux variés, d'autres appellent l'opération ou sont incurables. La description de la cataracte de Celse n'a pas été mieux détaillée par ses successeurs ; au XVIIe siècle, Fabrice d'Acquapendente recommandait la lecture de ce chapitre à ceux qui voulaient s'occuper de cette partie délicate de la pathologie oculaire.

Pour le glaucome, reprenant une idée déjà émise par Aristote, Galien le considère comme une sécheresse des yeux, et le différentie soigneusement de la cataracte ; la cataracte est la congélation de l'humeur aqueuse, le glaucome est une modification de l'humeur cristalline qui prend une couleur blanchâtre ou semblable à l'eau de mer ; il est dû à une sécheresse extrême de l'humeur cristalline.

Les auteurs de cette période ne connaissent pas de traitement chirurgical pour cette maladie et, malgré les collyres, la déclarent incurable.

Les médecins grecs postérieurs à Celse abattaient la cataracte et ont laissé des manuels opératoires détaillés. Quelquefois le broyement remplaçait l'abaissement ; l'extraction paraît avoir été pratiquée par quelques-uns.

Affections des paupières. — Les affections des paupières décrites par Celse, comprennent la phtiriase, la gratelle ou gale (*scabri oculi*), l'*hordeolum*, les *chalazia* mobiles sous la peau ou sous-cartilagineux, les *vesicæ* ou kystes graisseux.

Il faut beaucoup de bonne volonté pour voir la pustule maligne dans le *carbunculus*, ce me paraît plutôt être une forme de blépharo-conjonctivite.

L'ankyloblépharon comprend l'adhérence des paupières entre elles, et l'adhérence des paupières avec le blanc de l'œil ; cette affection nécessite une opération.

Celse distingue nettement l'entropion du trichiasis ; il prône contre ces affections différents procédés chirurgicaux.

L'ectropion est opératoire ou sénile.

La description de la *minutio oculi* est peu précise : les uns y voient le phimosis palpébral, d'autres, la phtisie du globe.

Affections du grand angle. — Du côté du grand angle, nous trouvons l'*encanthis*, petit tubercule naissant à la suite de l'opération défectueuse du ptérygion et exigeant l'excision.

Le ρυας est un larmoiement consécutif à l'arrachement de la caroncule dans l'opération du ptérygion.

La dacryocystite est dénommée *aegylops* ; elle est décrite comme une fistule d'où distille continuellement de la pituite (Celse ignorait l'appareil lacrymal) ; elle se traite par l'excision de la tumeur suivie d'une cautérisation au fer rouge. Le traitement chirurgical de la fistule lacrymale est exposé avec de nombreux détails par Galien et ses successeurs.

Affections intéressant le globe dans sa totalité. — Celse décrit les traumatismes entraînant, tantôt une simple ecchymose qui appelle comme thérapeutique le sang de colombe ou d'hirondelle, tantôt des affections plus graves qui entraînent la perte de l'organe.

Sous le nom de *proptosis*, Celse englobe dans la même description la panophtalmite et les tumeurs du globe : leur traitement est surtout chirurgical.

Affections musculaires. — Le strabisme est signalé dans la collection hippocratique ; il est la suite de l'épilepsie, ou constitue une affection héréditaire.

Sous le nom de *resolutio oculorum*, Celse décrit les paralysies musculaires et le nystagmus.

Le strabisme pour Galien est une paralysie ou une crampe des muscles de l'œil. Paul d'Egine y voit une affection spasmodique congénitale; pour redresser l'œil, Oribase recommande de faire porter un masque ou d'attacher de petits objets brillants du côté opposé à l'organe strabique, de façon à attirer les regards de l'enfant de ce côté et corriger ainsi la déviation.

Amblyopie, vices de réfraction. — L'amblyopie, d'après la collection hippocratique, est due à l'hydropisie du cerveau ou à l'occlusion du canal allant de l'œil au cerveau.

Pline distingue la *caligo*, amblyopie reconnaissant comme cause la lippitude, l'âge ou les infirmités; l'héméralopie, cécité nocturne qui n'attaque jamais les femmes réglées; la mydriase, avec ou sans amaurose, qui est quelquefois guérie par les eaux minérales (peut-être est-ce l'amblyopie hystérique ?). Celse compte la nyctalopie ou cécité nocturne comme une forme particulière *d'imbecillitas oculorum;* Galien au contraire définit la nyctalopie un état dans lequel les malades y voient mieux la nuit que le jour[1].

[1] Aussi Isidurus Hispalensis (VIe siècle) dans son encyclopédie définit la nyctalopie : « passio qua per diem visus patentibus oculis denegatur, et nocturnis irruentibus tenebris redhi-

Galien voit dans l'amblyopie la conséquence d'une affection du nerf optique qui oblitère les πoρoι par lesquels vient le πνευμα. Les amblyopies viennent, par sympathie, des affections du cerveau ou des maladies de l'estomac à la suite desquelles il s'élève des vapeurs noires qui troublent l'humeur aqueuse.

Aristote mentionne les anomalies de la vison; nous rencontrons chez lui pour la première fois le mot μυωψ pour désigner ceux qui ont la vue courte : ils clignent des paupières afin de mieux voir et de diminuer la fente palpébrale. Le défaut opposé se rencontre chez les vieillards : s'ils voient bien de loin, ils ne distinguent pas les petits objets placés près de l'œil.

Aristote remarque qu'en mettant la main devant les yeux, ou en regardant à travers un tube étroit, les myopes distinguent mieux les objets.

Alexandre d'Aphrodisias voit dans la myopie un vice du spiritus visibilis : trop léger et trop clair, il se dissipe rapidement et n'est plus assez fort pour embrasser l'objet. Le défaut opposé existe chez le vieillard : l'esprit abondant et épais a besoin d'un long espace pour s'atténuer et devenir propre à la perception.

Paul d'Egine voit dans la myopie une faiblesse de l'esprit visible. Les anciens entendaient d'ailleurs le mot μυωψ ou *lusciosus* d'une façon différente englobant dans cette affection les amblyopies par vice de réfraction et maladie, la photophobie, et souvent l'héméralopie et la nyctalopie. D'accord avec les jurisconsultes, Paul d'Égine voit dans la myopie un *vitium perpetuum* incurable.

L'asthénopie accommodative est vaguement observée par Démosthène.

Galien fait intervenir dans la presbytie l'épaississement des humeurs et des tuniques, joint aux modifications pathologiques du *spiritus visivus*. Il englobe d'ailleurs la presbytie dans les affections comprises sous le nom *d'hebetudo oculorum.*

Les anciens ne connaissaient aucun moyen autre que l'emploi des collyres pour pallier aux inconvients de la presbytie, et Suétone, Cicéron, Cornélius Nepos rapportent que lorsqu'on est vieux, on n'a pas d'autre ressource que de se faire lire par un esclave.

THÉRAPEUTIQUE

Les collyres recommandés contre les différentes affections oculaires sont innombrables. Scribonius Largus[1], comme règle générale, recommande de n'employer au début de l'affection que des collyres faits avec des sucs végétaux, car les collyres de poudre, quelque bien pulvérisés qu'ils soient, éraillent toujours les yeux. L'opium, ajoute-t-il, doit entrer dans toutes les prépa-

betur; aut versa vice (ut plerique volunt) die redditur, nocte negatur. » *Etymologiae*, liber IV, caput 8. Madrid 1599.

[1] Médecin du Ier siècle, dont nous avons un traité de thérapeutique, *de compositione medicamentorium*, publié pour la première fois en 1529.

rations oculaires. Les ocularii cachaient avec un soin jaloux la composition de leurs remèdes, et Scribonius a eu beaucoup de peine à se procurer certaines de leurs formules. Ces formules sont généralement compliquées : ainsi le collyre d'Hermon, rapporté par Celse, ne contient pas moins de vingt et une substances : une véritable thériaque. Les substances actives en usage étaient les sels de plomb, de zinc, de cuivre et de fer, généralement impurs. Le lait de femme, l'urine, la bile, la salive sont les excipients en honneur. Notons également que les lotions avec de l'eau chaude, ou des macérations chaudes de différentes plantes sont très recommandées par Scribonius Largus.

La chair et le fiel de certains animaux, des oiseaux, des poissons sont des remèdes très en honneur *intus vel extus* (la chair d'hirondelle en particulier passait pour avoir une action toute spéciale sur la vue). Les fesces, le méconium de l'antique Egypte reparaissent dans la période post-galénique ; nous tombons ensuite dans les amulettes dont la crédulité humaine, mais surtout la crédulité romaine, a toujours fait le plus grand usage. Les eaux minérales sont employées contre un certain nombre d'affections oculaires. Paul d'Égine recommande celles contenant du fer comme ayant une action des plus salutaires sur les yeux.

CHIRURGIE

La chirurgie oculaire est à peine indiquée dans la collection hippocratique ; outre l'*ustio venarum* et les incisions profondes des téguments crâniens pour dériver le cours des humeurs, nous voyons mentionnée, dans l'amblyopie, pour évacuer l'eau ramassée sous le crâne, une incision suivie d'une véritable trépanation. Sont encore indiqués : l'extraction du pus de l'intérieur de l'œil au moyen d'une incision profonde ; l'extraction de la pointe d'une flèche enfoncée dans la paupière (opération renouvelée par Critobule qui retira un dard de l'œil de Philippe, mais plus heureux que le médecin du roi de Macédoine, le praticien hippocratique conserva la vue de son patient), enfin contre l'ectropion un système de sutures embrassant un pli cutané de la paupière. Ce dernier passage, peu clair, a donné lieu à nombreuses discussions et à des interprétations variées.

Contre les affections palpébrales (peut-être les granulations), on emploie la *blépharoxysis*, c'est-à-dire le raclage de la conjonctive avec un corps dur. Cette pratique nous apparaît comme un de ces moyens primitifs que suggère la nature ; le capitaine Cook rapporte avoir vu dans une île jusques alors inconnue de l'Océanie, une femme pansant les yeux de son enfant malade : elle avait renversé les paupières et les faisait saigner avec un instrument en bois. Les femmes sarrazines employèrent plus tard les feuilles de figuier ; Hippocrate usait d'une tige de bois recouverte de laine rude ; on saupoudrait ensuite la surface cruentée avec de la fleur de cuivre.

La chirurgie oculaire est pour la première fois décrite en détail par Celse (livre VII) ; elle fut perfectionnée par ses successeurs.

Entropion et trichiasis. — Anagnostakis divise les opérations faites par les anciens contre cette affection, en quatre méthodes : renversement du bord palpébral, transplantation du sol ciliaire, destruction des bulbes, déviation des cils.

1° Renversement du bord palpébral. — Le procédé hippocratique consistait probablement à étrangler un pli cutané avec des sutures, de façon à obtenir sa mortification. Celse excise un lambeau myrtiforme de la paupière, et réunit les lèvres de la plaie par des sutures. On se servait pour saisir le pli cutané d'une pince à extrémités semi-lunaires, appropriées à la surface des paupières ; Paul d'Égine l'appelle pince à paupières. Si le trichiasis était partiel, on limitait l'excision à la partie de la paupière correspondants aux cils déviés.

Paul d'Égine pratique aussi l'étranglement d'un pli horizontal de la peau, glissé dans la fente d'un morceau de roseau, dont les extrémités sont fortement liées ensemble ; au bout d'une quinzaine de jours, le pli cutané est mortifié et tombe avec le roseau.

Chez les sujets pusillanimes, Paul d'Égine forme une escharre cutanée par des applications répétées d'un caustique composé de chaux vive, de cendre et de savon.

2° Transplantation du sol ciliaire. — Rudimentaire à l'époque de Celse, ce procédé fut perfectionné par Aetius et surtout par Paul d'Égine.

Le procédé de Paul comprend trois temps principaux : 1° division du bord palpébral en deux feuillets, l'antérieur comprenant les cils et leurs racines ; 2° excision d'un lambeau myrtiforme de la paupière ; 3° suture embrassant seulement le feuillet antérieur de façon à amener son glissement sur le feuillet postérieur et l'adhérence des deux feuillets dans cette nouvelle position.

Aetius déclare avoir emprunté cette méthode au médecin Léonidas ; il y joignait quelquefois l'évidement du cartilage tarse au moyen d'une incision profonde intéressant toute l'épaisseur du cartilage.

3° Destruction des bulbes ciliaires. — Cette méthode est réservée aux cas où les cils déviés sont peu nombreux. On commençait par arracher les cils, puis on introduisait dans leur trajet l'extrémité pointue d'une sonde ou d'une curette incandescente (Paul d'Égine), ou bien une aiguille aplatie rougie au feu (Celse).

4° Déviation des cils : αναβροχισμός. — Ce procédé était employé quand il y avait seulement un ou deux cils gênants. On passait dans le trou d'une aiguille fine les deux extrémités d'un cheveu de femme ou d'un fil très fin ; on traversait le bord palpébral avec l'aiguille, en introduisant le cil dans l'anse du fil ; on l'attirait ainsi dans le trajet artificiel fait par l'aiguille (Celse, Paul d'Égine). Celse citant ce procédé, le repousse et le considère comme tombé en désuétude.

Ectropion. — Les anciens distinguaient l'ectropion hypertrophique et l'ectropion cicatriciel, siégeant tous les deux dans la paupière inférieure.

Trois procédés sont employés contre l'ectropion *hypertrophique* :

1° Excision de la muqueuse. — Cette opération est déjà indiquée dans la collection hippocratique. L'excision était suivie d'une cautérisation au fer rouge (en évitant de toucher au terrain ciliaire) ; on saupoudrait ensuite la plaie avec de la fleur de cuivre. Aetius fait l'excision sans cautérisation ignée. Paul d'Égine excise un lambeau myrtiforme parallèlement au bord ciliaire ; il passe un fil à travers le lambeau, puis tirant sur le fil, sectionne en dessous du fil.

2° Excision triangulaire. — C'est un procédé dû à Antyllus mais rapporté par Paul d'Égine. On circonscrivait par deux incisions un lambeau muqueux triangulaire à sommet interne, la base étant parallèle au bord ciliaire, et on excisait *ce lambeau comprenant toute l'épaisseur* de la paupière ; on réunissait ensuite par des sutures les deux lèvres de la plaie.

3° Cautérisations. — Celse traite l'ectropion hypertrophique par de simples cautérisations avec un fer mince incandescent ; Aetius a recours aux caustiques pour détruire la muqueuse épaissie.

Dans l'ectropion *cicatriciel* nous trouvons deux procédés peu différents, celui de Démosthène et celui d'Antyllus.

1° Procédé de Démosthène. — C'est l'incision de la cicatrice combinée ou non avec l'excision de la muqueuse épaissie. Celse recommande de donner à l'incision une forme semi-lunaire, les pointes du croissant étant dirigées vers la joue ; on bourre la plaie de charpie pour maintenir les lèvres écartées.

2° Procédé d'Antyllus (rapporté par Aetius). — C'est l'excision de la cicatrice combinée avec l'excision d'un lambeau triangulaire dans la paupière, comme dans l'ectropion muqueux.

Lagophtalmos. — Le lagophtalmos consiste en une cicatrice vicieuse siégeant surtout à la paupière supérieure et empêchant de fermer l'œil : cette infirmité est la suite d'une opération d'entropion mal conduite ou bien est consécutive à un abcès de la paupière. Si la malformation est excessive, elle est incurable ; si elle est légère, Celse indique l'opération suivante : en dessous du sourcil, incision semi-lunaire, les pointes du croissant étant dirigées en bas. L'incision doit arriver jusqu'au tarse sans l'intéresser, car sa lésion entraînerait une chute irrémédiable de la paupière. La plaie béante est alors bourrée de charpie pour empêcher les téguments de se rejoindre, et susciter la production de bourgeons charnus.

Tumeurs des paupières. (κριθή, chalazia, loupes, kystes). — Les orgelets (κριθή) se traitent par incision et expression. Les *chalazia* sont disséqués, après incision soit du côté de la muqueuse, soit du côté de la peau. Les kystes sont enlevés, après simple incision, ou excision d'un lambeau cutané correspondant au volume de la tumeur ; on doit éviter l'ouverture de l'enveloppe de la tumeur qui deviendrait alors difficile à extirper; on ferme la plaie par une suture (Celse).

Aegylops (tumeur lacrymale). — Les opérations dirigées contre les abcès lacrymaux ont pour but la destruction du sac ou l'ouverture d'une voie artificielle :

1° Incision simple. — Paul d'Égine fait une incision transversale dans la tumeur « en commençant par le point qui proémine du côté de la commissure palpébrale, et étendant l'incision vers le reste de l'abcès. » On maintient ensuite la plaie béante, et on applique des topiques dessiccatifs.

2° Destruction du sac. — On l'obtenait par différents moyens : « ayant incisé à côté du grand angle, dit Galien, écartez les bords de la plaie ; appliquez à diverses reprises un trépan mince, puis faites usage de l'emplâtre cuprique, ainsi les squames se détacheront et les malades guériront. » Le procédé de Galien se réduisait donc à une extirpation incomplète suivie d'une cautérisation légère.

Celse rapporte que, de son temps, certains praticiens ouvraient le sac et y introduisaient des caustiques légers, tel que du sulfate de cuivre ou du sulfate de fer (*atramentum sutorium*, *chalcitis*). La guérison par ce procédé était longue, et l'auteur latin préfère le fer rouge. Il commence par exciser la paroi antérieure du sac en la saisissant et l'attirant avec un crochet ; il porte ensuite le fer rouge dans la cavité béante, profondément s'il y a carie osseuse.

Aetius recommande de couvrir l'œil d'une éponge pendant l'opération et de cautériser, non seulement le fond, mais aussi les parties latérales de la cavité, et surtout la paroi supérieure. Paul d'Égine décrit les cautères olivaires, cautères à aegylops, employés pour cette opération.

La cautérisation au plomb fondu est ainsi décrite par Galien : « certains chirurgiens, au dire d'Archigènes, après avoir incisé la région lacrymale, introduisent à travers cette ouverture un entonnoir fin qu'ils appuient sur l'os, puis ils versent du plomb fondu et obtiennent ainsi une très bonne guérison. »

3° Perforation de l'os. — Cette opération est citée par Galien et Paul d'Égine : « quelques-uns, au lieu de cautère, perforent l'os avec un trépan perpendiculairement au nez » (Galien). « Quelques-uns après l'excision des chairs appliquent le trépan et ouvrent ainsi aux larmes ou au pus un passage dans le nez » (Paul d'Égine). Cette opération, d'après le même auteur, était réservée aux cas où il y avait carie de l'os.

Blépharoxysis. — Cette opération que nous avons trouvée décrite dans la collection hippocratique contre les ophtalmies, consiste dans le raclage de la conjonctive palpébrale avec un corps dur ; le praticien hippocratique opérait avec un morceau de laine rude roulé autour d'une baguette. Celse recommande l'emploi de la surface rugueuse d'une feuille de figuier, d'une sonde ou d'un scalpel : il recouvre ensuite la plaie avec une substance astringente.

Paul d'Égine a inventé pour ce raclage un instrument spécial, le βλεφαροξυστρον. Galien et Severus restreignent l'emploi de la blépharoxysis aux cas sans ulcérations de la cornée.

Ankyloblépharon. — Pour Celse l'ankyloblépharon comprend l'adhérence des paupières entre elles, et l'adhérence des paupières avec le blanc de l'œil. Dans le premier cas, on engage l'extrémité large d'une sonde entre les paupières, on les sépare, puis on place entre elles de la charpie jusqu'à cicatrisation de la plaie.

Dans le second cas, voici la méthode du praticien romain : « lorsqu'une des paupières est collée au blanc de l'œil, Héraclide de Tarente a imaginé de la détacher en dessous avec le tranchant d'un scalpel, mais en usant d'une grande circonspection afin de ne rien emporter de l'œil ou de la paupière. On panse ensuite l'œil avec les onguents en usage contre les granulations, et chaque jour on renverse la paupière, non seulement pour étaler le médicament sur la plaie, mais encore pour prévenir une nouvelle adhérence ; on prescrit même au malade de soulever souvent cette paupière avec les doigts. Pour moi, je n'ai pas souvenir que quelqu'un ait jamais guéri par ce procédé. Mèges raconte avoir essayé maintes fois cette opération et toujours sans succès, l'adhérence de la paupière à l'œil s'étant toujours reproduite »

Unguis. — L'opération de l'*unguis* ou *ptérygion* est ainsi décrite par Celse : « le médecin, les paupières étant écartées par un aide, passe un crochet sous le sommet de l'unguis, le soulève et glisse dessous une aiguille enfilée ; saisissant les deux extrémités du fil, il soulève l'unguis et détache avec le manche du scapel les adhérences qu'il pourrait avoir avec le globe. Il lâche et tend tour à tour le fil pour bien découvrir le point où l'unguis commence et celui où il finit. Il tire alors sur l'unguis avec modération, et l'excise au scalpel de manière à ne pas léser l'angle. On met ensuite de la charpie enduite de miel, écartant tous les jours les paupières, pour les empêcher d'adhérer à la cicatrice. »

Aetius, pour détacher les adhérences du ptérygion avec le globe, passe, en même temps que le fil, un crin de cheval, qu'il fait glisser de l'une à l'autre extrémité de l'excroissance ; les adhérences de l'unguis avec le globe étant ainsi détruites, il sectionne son point d'insertion cornéen au moyen d'un couteau spécialement construit pour cela.

Staphylome. — Trois procédés sont employés contre le staphylome : ligature simple (Celse, Galien, Paul d'Égine) ; excision sans suture (Celse); excision avec suture (Aetius).

1° Ligature simple. — On passe à travers la base du staphylome une aiguille enfilée de deux fils ; on les noue, l'un en haut, l'autre en bas, en serrant progressivement de façon à obtenir la section ou la nécrose de la tumeur.

2° Excision sans suture. — Avec un couteau on enlève à la pointe du staphylome un lambeau gros comme une lentille, et on étend sur la blessure un caustique léger, tel que le *spodium* ou la *cadmie* (variétés d'oxyde de zinc).

3° Excision avec suture. — Ce procédé consiste à passer en croix deux aiguilles spéciales (de celles dont le chas est à côté de la pointe) à travers la tumeur ; ces aiguilles sont munies d'un double fil qui sert à serrer la base de la tumeur : on résèque ensuite le staphylome en dessus des aiguilles serrant les fils qui empêchent l'œil de se vider. On enlève les aiguilles ; les fils tombent spontanément après cicatrisation.

Hypopion. — On pratiquait contre l'hypopion l'incision simple ou la paracenthèse de la cornée :

1° Incision de la cornée. — Cette opération, mentionnée dans la collection hippocratique, est ainsi exposée par Galien : « souvent nous avons évacué le pus tout d'un trait, en incisant la cornée un peu en dessus de l'endroit où toutes les tuniques de l'œil se réunissent : quelques-uns nomment ce lieu iris, d'autres l'appellent couronne. »

2° Paracenthèse de la cornée. — Aetius se contente d'une ponction dans la cornée faite avec l'aiguille à cataracte, parallèlement au plan antérieur de l'iris. Tandis que Galien incisait la cornée toutes les fois qu'il y avait collection purulente, Aetius ne pratique la ponction que lorsque le pus est abondant et rassemblé à la partie inférieure de la chambre antérieure. Dans les simples abcès cornéens, l'intervention est inutile, car le pus s'évapore, nous dit Aetius, à mesure que l'ulcère se déterge.

Cataracte. — Trois méthodes paraissent avoir été connues des anciens : l'abaissement, le broiement, l'extraction.

1° Abaissement. — Voici la méthode d'abaissement décrite par Celse : « on attendra que la cataracte paraisse avoir perdu sa fluidité et acquis une certaine consistance. Avant l'opération, on doit, pendant trois jours, prendre peu de nourriture, ne boire que de l'eau, et observer la veille une diète complète. Le patient ainsi préparé est placé sur un siège tourné du côté du jour dans une chambre bien éclairée. Le médecin s'assied vis-à-vis et un peu plus haut que le malade. Par derrière un aide maintient la tête immobile... on applique sur l'autre œil un bandeau de laine. L'œil gauche doit être opéré avec la main droite, et l'œil droit avec la main gauche. On prend alors une aiguille assez pointue pour perforer, mais pas trop mince. On l'enfonce en ligne droite, à travers les deux tuniques superficielles, au milieu de l'espace compris entre le noir de l'œil et l'angle temporal, et à distance du milieu de la cataracte de façon à ne pas blesser les vaisseaux. On la pousse sans crainte parce qu'elle est reçue dans un espace vide où un opérateur même peu exercé ne saurait méconnaître qu'elle est arrivée à l'absence de résistance à la pression. On l'incline alors vers la cataracte, lui imprimant un léger mouvement de rotation et l'on pousse peu à peu la cataracte au-dessous du champ de la pupille. Dès que la cataracte a franchi la pupille, on appuie un peu plus fort pour l'enfoncer à la partie inférieure de l'œil... On doit ensuite retirer l'aiguille en ligne droite, et appliquer sur l'œil de la laine douce enduite de blanc d'œuf ».

2° Broiement. — Le broiement est indiqué par Celse beaucoup plus nettement que par Galien. Après avoir décrit l'abaissement Celse ajoute : « si la cataracte se maintient ainsi enfoncée, l'opération est terminée ; si elle remonte, il faut avec la même aiguille la sectionner, et la réduire en plusieurs morceaux qu'il est plus facile de faire disparaître les uns après les autres, et qui gênent moins la vision. »

Ajoutons que Pline dit qu'avant l'opération de la cataracte certains praticiens dilataient la pupille avec une décoction d'anagallis.

La plante que nous appelons actuellement anagallis (mouron des champs) en paraît avoir aucune action sur la pupille. Pline est d'ailleurs un auteur encyclopédique fort sujet à caution ; il raconte souvent par ouï-dire, et même quand il traduit, il n'est pas toujours heureux : témoin cet auteur grec qui rapportait qu'on ramollit l'ivoire en le faisant macérer dans du vinaigre; prenant le mot grec ελεφας, dans le sens d'éléphant au lieu d'ivoire, Pline lui fait dire qu'on adoucit le caractère des éléphants en leur faisant boire du vinaigre. Cependant les anciens connaissaient l'action de la jusquiame sur la pupille, témoin ce passage de Galien : « on rend noirs les yeux glauques des femmes par la fleur bleue de jusquiame séchée à l'ombre ; pour l'employer, on la mêle à du vin et on l'applique en onctions. »

3° Extraction. — Pour l'extraction le seul document qui nous permette de conclure à son existence chez les anciens, est le passage suivant de Galien : « Pour la cataracte, si elle ne cède pas au traitement nous la déplaçons dans un lieu moins important. Du reste, quelques chirurgiens ont entrepris d'extraire aussi la cataracte de la manière dont je traiterai dans le livre des opérations chirurgicales. » Les œuvres chirurgicales de Galien étant perdues, nous n'avons pas d'autres détails. Cette opération dut rapidement tomber en désuétude, ce qui explique pourquoi les auteurs ultérieurs n'en font point mention.

Opérations sur le globe. — Dans la panophtalmite, Celse incise le globe : « Si la suppuration se montre, on incise l'œil du côté de l'angle temporal afin que par l'évacuation du pus la douleur et l'inflammation cessent, et que les tuniques s'affaissent, ce qui rendra plus tard le visage moins disgracieux. »

Quand, au lieu de se résoudre en pus, l'œil se durcit (tumeur ?) on excise la partie proéminente avec un scalpel.

Instrumentation. — Telle fut la chirurgie des anciens Grecs, de la pratique de laquelle de nombreux siècles se sont contentés ; et combien d'opérations modernes qui ne sont que la mise au point des procédés antiques ?

Les instruments dont se servaient les oculistes romains sont parvenus jusques à nous : les deux boîtes trouvées dans les tombes de Firmius Severus et de Polleius Solemnis nous montrent un certain luxe dans les manches, damasquinés d'argent. Nous voyons figurer : les scalpels à lame mobile, avec une spatule à l'extrémité du manche, tels que les décrit Celse, pour décortiquer les tumeurs palpébrales ; le petit cautère pour l'opération de l'aegylops ; les érignes ou *hamuli* ; les pinces à mors plats et à dents de souris ; les spatules ou *spicilla* servant à appliquer les onguents. A côté de la pierre d'oculistique du propriétaire, nous rencontrons une amulette, car la crédulité romaine aimait ces moyens surnaturels, et l'encyclopédie de Pline est pleine de remèdes magiques qu'il a religieusement recueillis et reproduits.

CHAPITRE III

L'OPHTALMOLOGIE DANS LA MÉDECINE ARABE

La médecine arabe s'élève sur les ruines de la science grecque ; dès le VIIe siècle, celle-ci commence à décliner et ne produit plus que des manuels ou des formulaires sans valeur.

La médecine arabe, dans une première période, s'initie à la science grecque : c'est la période de la traduction du grec en arabe. Ce travail a commencé vers la fin du VIIe siècle avec Sergius, Etienne d'Alexandrie etc. ; viennent ensuite les traducteurs célèbres : Tsabet ben Corra, Honein, Hobeich etc. Les auteurs traduits sont dans le domaine des sciences médicales : Hippocrate, Dioscorides, Rufus, Galien, Oribase, Alexandre de Tralles (en particulier son traité perdu des maladies des yeux), Aetius, Paul d'Égine.

Après ce travail d'assimilation, commence pour la médecine arabe un travail d'élaboration scientifique personnel. Mais les progrès de la médecine arabe étaient fatalement limités par le manque de connaissances anatomiques : la loi, plus que la religion[1] leur interdisant les dissections, ils acceptèrent sans contrôle l'anatomie de Galien. Il y a dans la médecine arabe plutôt des perfectionnements de détail que des innovations caractéristiques.

La chirurgie est dans un état plus misérable que la médecine : l'aversion superstitieuse de ces peuples pour les opérations chirurgicales et le discrédit qui environnait ceux qui les pratiquaient, contribuent singulièrement à enrayer les progrès de cette partie de l'art de guérir.

Dès le XIe siècle, l'Orient rend aux chrétiens d'Europe le service qu'il avait reçu des Grecs : il leur transmet les notions de médecine grecque que les invasions des barbares et les bouleversements politiques ont fait tomber dans l'oubli.

Nous assistons alors à une nouvelle série de traductions, à la traduction des auteurs arabes en latin. Ce mouvement commence avec Constantin l'Africain (vers 1072) et se continue jusqu'à la fin du XIIIe siècle.

L'ophtalmologie a été particulièrement cultivée dans l'école arabe. Dès le VIIIe siècle elle apparaît en la personne de Zeinab, femme de la tribu des Beni-Aoud, qui s'était fait une réputation dans le traitement des affections ocu-

[1] En effet, à ses débuts, la médecine arabe eut pour représentants surtout des nestoriens, des juifs vers sa décadence. Les médecins musulmans furent relativement peu nombreux.

laires. Mésué père de Jean, Gabriel l'oculiste de Mamoun, ont été des ophtalmologues célèbres au IXe siècle.

Les hôpitaux apparaissent de bonne heure chez les peuples de l'Orient. L'hôpital de Djondisabour, où pratiqua Gabriel l'oculiste, était en plein fonctionnement dès la fin du VIIIe siècle : celui de Bagdad date du IXe siècle avec un service spécial d'ophtalmologie, les observations étaient conservées sur un registre fréquemment cité sous le titre de *recueil des oculistes de Bagdad.* Le père de l'historien Ebn Abi Ossaïbiah (XIIe siècle) était chargé du service ophtalmologique de l'hôpital de Damas. Les hôpitaux du Caire datent du Xe siècle : les services ophtalmologiques y étaient assez multipliés pour qu'il existât une charge d'inspecteur des oculistes.

Les ouvrages des oculistes arabes furent nombreux ; malheureusement les uns sont perdus ; des autres, la plupart gisent dans nos bibliothèques sous forme de manuscrits attendant des traducteurs. Le plus célèbre de ces ouvrages fut le livre de l'œil en dix discours de Honein ben Ishaq (809-873), le Johannitius des auteurs latins du moyen âge. Ce traité ne nous est pas parvenu. Parmi les autres monographies perdues, citons celles de Mésué l'Ancien (777-857), de Tsabet ben Corra (mort en 901), d'Avenzoar.

Il nous reste de l'école arabe une douzaine environ de traités complets des maladies des yeux : trois seulement ont été traduits en latin : ce sont ceux de Jesus Hali, d'Alcoatin, de Canamusali.

Jesus Hali (Issa ben Issa) était un persan qui vécut à la fin du Xe siècle. Son livre intitulé *le Memorial des oculistes* est divisé en trois parties : la première est consacrée à la description de l'œil, la seconde, aux maladies qui sont appréciables aux sens, la troisième, aux maladies non appréciables aux sens (amaurose, héméralopie, myopie, etc.). L'auteur dit, dans son introduction, s'être surtout inspiré de Honein et de Galien ; il cite Paul d'Égine.

Alcoatin, chrétien de Tolède, écrivait en 1159 ; nous ne savons si les deux manuscrits que nous possédons de son œuvre sont l'original ou une traduction faite sur l'arabe. Ce traité est divisé en cinq livres : le premier est une introduction ; le second traite de l'anatomie de l'œil ; le troisième contient toute la pathologie de l'organe ; le quatrième et le cinquième sont de simples formulaires. Les principaux auteurs, dont s'est inspiré Alcoatin, sont Hippocrate, Galien, Johannitius, Jean fils de Mésué, et Abulcasis pour la chirurgie.

Canamusali (Omar ben Aly el Mously) serait un oculiste égyptien du XIe siècle, dont l'œuvre a été seulement traduite en partie : les cinq premiers livres de cette traduction sont un formulaire, le sixième traite des opérations, le septième du régime alimentaire. Cet ouvrage est bien inférieur aux deux précédents.

Les traités généraux de Razes, d'Avicenne, d'Abulcasis compléteront les notions données par les spécialistes. Ces notions d'ailleurs ne seront exactes que le jour où on aura traduit les nombreux manuscrits des oculistes arabes encore inédits, et revu les traductions que nous possédons, car celles-ci, dit Casiri, *sunt melius perversiones quam versiones*.

L'ophtalmologie arabe est peu originale : c'est une copie de la médecine grecque avec des modifications de détails qu'il serait difficile d'embrasser dans une courte étude. Parmi les progrès accomplis, signalons les recherches d'Honein sur les affections des paupières et en particulier sur la xérophtalmie. Il attribue la cataracte à une dissolution du cristallin.

Le pannus sous le nom de *sebel* apparaît pour la première fois dans les auteurs arabes : les médecins latins du moyen âge l'appellent pain ou *pannicule*.

Alcoatin dans les inflammations de l'iris recommande les instillations de décoction de jusquiame.

La chirurgie oculaire, calquée sur celle des Grecs, s'enrichit de quelques perfectionnements : tel le catgut dont Alcoatin décrit les avantages sur la soie ordinaire dans les opérations des paupières. Dans les ophtalmies, Abulcasis pratique des scarifications sur la muqueuse conjonctivale. Avec Razes et Avicenne, il conseille, contre le pannus, la péritomie faite avec les ciseaux. Dans la fistule lacrymale, on fait surtout la perforation de l'os suivie de cautérisation au fer rouge. Avicenne pourrait être considéré comme le précurseur du cathétérisme, quand il recommande d'introduire dans la fistule un stylet recouvert de coton imprégné de substances médicamenteuses.

Pour la cataracte une nouvelle méthode opératoire fait son apparition dans la médecine arabe : c'est la succion.

Le premier auteur qui en parle est Tsabet ben Corra (826-901). Dans un passage rapporté par Salah Eddin (XIIIe siècle) dans sa *Nour el Ouyoün* : « L'emploi de l'aiguille creuse n'est pas sûre, il ne faut pas ajouter foi à ceux qui prétendent qu'il leur a réussi. En effet, il y a dans l'œil des humeurs plus ténues que la cataracte elle-même. D'ailleurs la cataracte est recouverte d'une enveloppe qui est encore un obstacle à son issue par succion. » (Traduction de Leclerc).

C'est donc bien à tort qu'Omar el Mously, au XIe siècle, se donne comme l'inventeur de ce procédé; son aiguille est volumineuse et l'oblige à faire une incision préalable dans la cornée. A l'une de ses extrémités, elle présente trois facettes; on introduit cette extrémité dans l'œil, appuyant la facette munie d'une ouverture sur la cataracte, et l'on fait aspirer par un aide. L'aspiration doit être modérée pour ne pas dépasser le but, et suffisante pour empêcher le retour des matières aspirées.

Cette méthode est décrite par de nombreux auteurs des XIIe et XIIIe siècles : Mansour a vu faire cette opération ; il arrive qu'en même temps que la cataracte on aspire l'albuginée. Sedid Eddin ben Reffiqua, oculiste syrien né en 1168, pratique la succion et est l'inventeur d'une aiguille spéciale. Salah Eddin se contente de citer les opinions de Tsabet et d'Omar ; mais Khalifa ben Abil Mahassen, qui vivait dans l'Irak vers la seconde moitié du XIIIe siècle, dans son *Kitab el Kafy fil Kohli* (le livre suffisant en oculistique) traite longuement de l'opération de la cataracte par succion.

Pour l'extraction, trois auteurs font allusion à ce procédé. Razes dans le *Continent*, dit : « Antyllus, raconte que quelques opérateurs incisent en dessous de la pupille et extraient la cataracte. Cela pourra être fait lorsque la cataracte est subtile, mais lorsqu'elle est épaissie, elle ne pourra être extraite ainsi, car l'humeur sortirait avec elle. Quelques-uns, par l'incision faite dans la cornée, introduisent une canule de verre, et suçant ils sucèrent l'albuginée avec la cataracte ».

Avicenne (traduction faite par Sichel sur le manuscrit arabe) s'exprime en ces termes : « Quelques-uns ponctionnent la partie inférieure de la cornée et font sortir l'eau (*id est* la cataracte) par l'ouverture, procédé dangereux, car lorsque l'eau est épaissie (*id est* la cataracte consistante) l'humeur aqueuse sort avec elle. »

Salah Eddin répète seulement qu'Antyllus pratiquait l'opération par extraction.

L'optique et la physiologie de la vision ont fait de sensibles progrès entre les mains du médecin Alahcen (Ebn el Heitsam de son vrai nom, XIe siècle). La vision se fait par les rayons émanant de l'objet : la lumière est donc le facteur nécessaire à la production de l'acte visuel. La propagation de la lumière exige un certain temps, mais telle est la vitesse de la marche des rayons lumineux que cette marche échappe à la perception de nos sens. Alahcen établit que *omnis visio fit refracte*. Les rayons de l'objet, arrivant dans l'œil sont, les uns perpendiculaires, les autres obliques à sa surface. Les rayons perpendiculaires traversent les milieux oculaires sans déviation ; les rayons obliques seuls subissent une inflexion. La vision distincte s'effectue par les rayons perpendiculaires, quant aux rayons obliques, *adjuvant visum*. Les rayons convergent tous vers le centre de la sphère oculaire qui est le centre du cristallin ; celui-ci, dernière expansion des fibres du nerf optique, est l'organe propre de la vision ; c'est en lui que la lumière produit les modifications d'où résulte la sensation. Toutefois la vision n'est parfaite que lorsque ces modifications ont été transmises à l'*ultimum sentiens*, au nerf optique.

Alahcen suppose que la pupille est le centre de la cornée, ce qui permet à tous les rayons tombant sur la cornée de traverser le diaphragme irien, quelque petite que soit son ouverture. La forme sphérique de la cornée permet à l'œil de recueillir les rayons émanant d'une zone étendue.

Alahcen nous donne une ébauche de la marche des rayons lumineux dans les corps sphériques, mais il ne paraît pas avoir connu la loupe comme instrument d'optique.

CHAPITRE IV

L'OPHTALMOLOGIE AU MOYEN AGE EN DEHORS DE L'ÉCOLE ARABE

Au moyen âge, quand la science grecque en Occident fut dans une complète décadence, la médecine se continua par une sorte de routine à l'ombre des monastères, où elle était enseignée avec les sept arts libéraux. A cette époque tous les lettrés étaient *méges* ou *physiciens,* mais la réciproque était rarement vraie. C'est de là que naquit la première école, celle de Salerne, vers le IXe siècle.

L'enseignement de la médecine dans les écoles du moyen âge était surtout théorique : il consistait dans des lectures, dans d'oiseuses discussions sur Galien ou les arabes. A Salerne, l'anatomie se démontrait deux fois par an sur le cochon à défaut du singe [1] ; lorsque plus tard elles se firent sur les cadavres des criminels, ces démonstrations consistaient à ouvrir la tête, les cavités thoracique et abdominale pendant qu'un assistant lisait le passage correspondant de Galien ou d'Avicenne.

La chirurgie n'avait ni temple ni autels : elle s'apprenait en se mettant à la suite de quelque praticien célèbre.

Quant à l'oculistique, elle était en dehors de la médecine et de la chirurgie entre les mains des périodeutes (beaucoup d'entre eux avaient la double spécialité d'extraire la pierre et d'abaisser la cataracte : deux opérations, ajoutent les vieux statuts d'Avignon et de Marseille, qui peuvent être faites par un chacun, sans aucune maitrise ni diplôme). [2]

Ce serait faire fausse route que de chercher à se rendre compte de l'état

[1] Aussi au milieu du XIe siècle, Cophon écrivit-il un *tractatus de anatomia porci*, publié pour la première fois en 1532.

[2] En France, du moins, il en fut ainsi jusque vers le milieu du XIIIe siècle. Vers 1268, Boileau, prévôt de Paris, rassemblant les statuts des corporations, insère dans son *livre des métiers* les statuts des chirurgiens entre ceux des chapeliers et ceux des fourbisseurs. Mais ce n'est que cinquante ans plus tard, avec Pitard, que les chirurgiens tentent d'élever leur art à un rang plus noble.

A Montpellier, le collège de chirurgie ou la corporation des chirurgiens ne remontent pas au-delà du XVe siècle. Au XIIIe et XIVe siècle, la chirurgie s'enseignait à la Faculté de médecine, *teste* Guy de Chauliac et Valescus de Taranta. Mais avant la consécration pâpale de la Faculté (1220), quand l'enseignement était libre, l'oculistique fut passagèrement enseignée à Montpellier par Bienvenu de Jérusalem, ainsi que le prouvent ses manuscrits.

de l'ophtalmologie à cette époque par les écrits des médecins et des chirurgiens. La chirurgie ne s'occupait qu'accessoirement des maladies des yeux : Roger de Parme décrit quelques affections oculaires sans parler de la cataracte ; Brunus, Lanfranc copient textuellement les arabes ; Guillaume de Salicet déconseille aux chirurgiens de se lancer dans les opérations sur les yeux. Quant au *Breviarium de egritudinibus et curis oculorum* de Pierre d'Espagne (plus tard le pape Jean XXI), c'est un traité d'hygiène oculaire analogue à celui de Barnabas de Reggio ; il n'y est pas question une seule fois d'intervention chirurgicale. On y trouve les mêmes principes, formules et conseils médicaux que dans les auteurs célèbres du temps, tels que Bernard de Gordon, Jean Gaddesden, Arnaud de Villeneuve.

Le plus complet serait Guy de Chauliac : mais son livre n'a rien d'original ; il avoue lui-même n'avoir fait qu'une compilation de Jésus Hali, Alcoatin, Bienvenu, et autres.

Les périodeutes, entre les mains desquels se résumait l'exercice de l'oculistique, étaient généralement *stulti et stolidi, non saichant de leur art ;* ils écrivaient donc peu. Nous possédons les œuvres d'un seul d'entre eux qui jouit d'un grand renom : Bienvenu de Jérusalem.

Pour l'anatomie Bienvenu a comme maîtres Johannitius et Nicolas Praepositus, un obscur médecin salernitain du XIIe siècle. Il divise les affections oculaires en six catégories ; la première contient les cataractes qui comprennent sept espèces : quatre curables (parmi lesquelles est décrite la cataracte congénitale) et trois incurables (parmi celles-ci figurent la cataracte verte). La seconde catégorie comprend les passions des yeux qui procèdent de la complexion du sang ; cette classe comprend la pruritude (blépharite), l'ophtalmie, les pannicules (granulations et pannus). La troisième classe comprend les maladies qui procèdent à l'occasion de flegme (le trichiasis et autres complications de l'ophtalmie granuleuse). Les passions des yeux pour raison de colère (quatrième catégorie) comprennent une espèce d'amaurose et une forme de pannicule. Dans la cinquième catégorie, embrassant les affections qui proviennent des humeurs mélancoliques, figurent l'opilation du nerf optique, l'ungule ou ptérygion, la malle humeur (?), le renversement des paupières, la meure (cancroïde des paupières). La dernière catégorie contient les affections d'origine traumatique parmi lesquelles est rangée la fistule lacrymale.

A propos de celle-ci, Bienvenu indique selon lui, et il devrait ajouter aussi selon certains arabes, l'origine des larmes : « Nous Bienvenu de Jérusalem à qui le Christ a donné la vraie expérience et connaissance de toutes les infirmités des yeux... nous disons que les larmes sortent par le point des paupières qui est à côté du nez, lequel point est appelé lacrymal. Semblablement elles sortent de la paupière supérieure comme de l'inférieure, et il y a deux pertuis assavoir un à chaque paupière. Si vous voulez vous en assurer et quitter l'erreur des anciens, regardez-en le grand lacrymal, à l'extrémité pointue de la paupière, là où finissent les cils, vous trouverez un pertuis d'où sortent les larmes ; un semblable pertuis existe à la paupière supérieure... Les larmes qui sortent par la paupière inférieure viennent du cœur quand quelqu'un a grand douleur... Celles qui viennent de la paupière supérieure procèdent du cerveau, à cause de quelque corruption ou abondance des humeurs. » Aussi Bienvenu appelle-t-il la dacryocystite « fistule lacrymale selon quelques-uns, et selon nous larmes corrompues. »

Pour expliquer la prédominance que Bienvenu donne aux granulations et à leurs complications, il faut rappeler qu'il exerça dans des pays (côtes de la Méditerranée et côtes barbaresques) où les granulations sévissent à l'état endémique.

Après Bienvenu de Jérusalem nous ne trouvons à mentionner que Jean Yperman (1295-1351), le père de la chirurgie flamande. Le livre II de son traité de chirurgie générale est une véritable monographie des maladies des yeux. Mais comme Guy de Chauliac, Yperman en emprunte beaucoup aux Grecs et aux Arabes. Il nous apparaît surtout comme un disciple de Bienvenu qu'il cite fréquemment sous le nom de Maître Bénévoud. Il suit le même plan d'exposition, et paraît lui avoir fait de nombreux emprunts. Parmi les idées personnelles de Jean Yperman, citons la notion de contagiosité des ophtalmies, qu'il déclare nettement pouvoir être causées par le contact avec une personne affectée d'une affection semblable.

Nous avons à signaler, au XIIIe siècle, trois traités d'optique : la Perspective de Roger Bacon, la *Perspectiva communis* de Joannes Pthisanus, l'Optique de Vitellion.

La perspective de Joannes Pthisanus (John Peckam, archevêque de Cantorbery, 1240-1292), comme ouvrage classique jouit d'une grande réputation : c'est d'elle que s'inspirait encore, à la fin du XVIe siècle, Fabrico d'Acquapendente écrivant son ouvrage sur la vision. La *perspectiva communis* ne présente rien de personnel, et ne se recommande que par sa brièveté.

Roger Bacon, observateur profond et mal connu, a noté chez les grands mammifères l'entrecroisement complet des fibres du nerf optique au chiasma : il pense qu'il en est de même chez l'homme. Il donne une théorie de la vision dans laquelle il montre la nécessité d'une lentille dans l'intérieur de l'œil, mais il ne dégage pas nettement le rôle du cristallin. Il étudie longuement les verres concaves et les verres convexes; il indique l'utilité pour les vieillards de se servir de loupes de faible épaisseur. C'est la première indication que l'on trouve de l'emploi des verres dans la presbytie. Les lunettes apparaissent d'ailleurs vers cette époque, c'est-à-dire dans les dernières années du XIIIe siècle. Les premiers auteurs qui les citent sont, en médecine, Bernard de Gordon (avant 1305) et Guy de Chauliac (1363), en littérature Pétrarque (1364). Le plus ancien acte public les mentionnant daterait de 1282. Quant aux verres de myope, ils ne font leur apparition que vers la fin du XVe siècle.

L'optique de Vitellion est une volumineuse paraphrase de celle d'Alahcen.

Nous voyons apparaître, au XIIIe siècle, la première œuvre philanthropique destinée aux malheureux privés de la vue : saint Louis fonde l'ordre *des nonvoyant en la meson des tras cens aveugles de Paris*, aujourd'hui les Quinze-Vingts.

CHAPITRE V

L'OPHTALMOLOGIE PENDANT LES XVIe ET XVIIe SIÈCLES

Le XVIe et le XVIIe siècles constituent une période intéressante par les progrès qui s'opèrent dans le domaine des connaissances ophtalmologiques. Tandis que les recherches anatomiques, nous sortant des données de Galien et de l'école arabe, précisent la structure de l'œil, deux graves erreurs qui persistaient depuis quinze cents ans, disparaissent : au commencement du XVIIe siècle, Kepler démontre le rôle exact du cristallin dans l'acte de la vision ; à la fin du même siècle, Borel, Lasnié et Quarré prouvent que le siège de la cataracte est dans ce même cristallin.

Si l'anatomie et la physiologie de l'organe visuel font des progrès réels, la pathologie est stationnaire : les grands chirurgiens Paré, Guillemeau, Franco, de la Charrière, Dionis ne s'occupent qu'accessoirement d'oculistique. Cette science est toujours entre les mains de praticiens inférieurs ; à peine çà et là trouverons-nous quelques oculistes plus distingués et quelques œuvres à citer.

ANATOMIE ET PHYSIOLOGIE

Toutes les parties de l'œil attirent successivement les recherches des anatomistes.

La conjonctive est étudiée par Berengario (1523), Massa et Ruysch : ils démontrent qu'elle ne fait pas suite au périoste du crâne. Ruysch indique la présence de la couche papillaire ; Meibom (*De vasis palpebrarum novis epistola,* Helmst., 1666) décrit les glandes des paupières entrevues par Galien ; Fallope démontre que la cornée est un tissu différent de la sclérotique, et que différente aussi est sa courbure. Il indique que le corps ciliaire n'est pas, comme le pensait Vésale, une membrane, mais un lien fixant la capsule du cristallin à l'uvée : il propose de lui donner le nom de ligament ciliaire. Ruysch étudie l'union du ligament ciliaire avec la choroïde, les fibres circulaires de l'iris, les vaisseaux choroïdiens. Il donne comme artères les *vasa vorticosa* de Sténon (ductus oculi d'Hovius in *Tract. de circulari humorum motu in oculis.* Lugduni, 1716) et divise le système vasculaire de la choroïde en deux couches, dont la plus superficielle garda son nom (*membrana Ruyschiana*).

Contre l'avis de Vésale et de Fallope, qui prétendaient que la rétine ne s'avance pas plus loin que le milieu de la choroïde, Briggs (*Ophtalmographia*, Lugduni, 1636) montre que la rétine s'étend jusqu'au ligament ciliaire. Le premier il donne une description de la papille.

L'hyaloïde est décrite par Fallope sous le nom de *vitrei tunica :* il montre en même temps la membrane propre du cristallin ; Colombo pense que la *vitrei tunica* part de la face antérieure de cette enveloppe. Sténon décrit le ligament suspenseur et les couches concentriques du cristallin.

Leuvenhoeck appliquant le microscope aux recherches anatomiques aperçoit les faisceaux du cristallin : il décrit les bâtonnets de la rétine et l'épithélium de la cornée.

Les muscles de l'œil sont exactement décrits par Fallope ; il signale les points et les canalicules lacrymaux. Alberti donne une description excellente de l'appareil lacrymal. Sténon mentionne le premier les canaux excréteurs des glandes lacrymales.

Le mécanisme de la vision avait été entrevu par Bacon, peut-être mieux que par Plater et Porta ; celui-ci cependant assimile l'œil à la chambre noire qu'il vient de découvrir, mais il ne sait pas se dégager des idées admises et rendre au cristallin son seul et unique rôle. Kepler (*Ad Vitellionem paralipomena*. Francofurti, 1604), le premier, en 1604, prouve que les rayons émis en toutes directions par un objet, subissent en traversant le cristallin et la cornée une double réfraction, et se réunissent en arrière de celui-ci sur la rétine, qui est le véritable siège de la vision. Il explique que si la vision est confuse chez les myopes, c'est que les rayons lumineux, partant de l'objet, se réunissent avant d'atteindre la rétine, et donnent donc sur elle une image floue ; il explique la myopie par l'habitude de regarder de près, l'œil devenant peu à peu inapte à s'accommoder à la vision des objets éloignés.

Kepler conclut qu'un œil normal doit donc avoir le moyen de changer la distance de la rétine par rapport au cristallin ; l'accommodation est un mouvement reflexe, comme celui de la pupille. Selon que nous regardons de près ou de loin, l'œil s'allongeant ou se raccourcissant sous l'influence des procès ciliaires et de l'uvée, la rétine s'approche ou s'éloigne du cristallin, ou bien c'est le cristallin qui, sous l'influence des mêmes muscles, s'approche ou s'éloigne de la rétine.

Plemp (*Ophtalmographia*, Amsterdam, 1632), Traber, Bartholin se rallient à la théorie accommodative de Kepler, tandis que Dechales, Briggs admettent que l'accommodation est produite par un changement de courbure du cristallin sous l'influence du ligament ciliaire. Scheiner (*Oculus, seu fundamentum opticum*, Oeniponti, 1619) fait intervenir les deux facteurs, changement de courbure du cristallin, et éloignement ou rapprochement de la rétine. Descartes et Molinetti pensent que cet allongement et ce raccourcissement du globe est sous la dépendance des quatre muscles externes de l'œil.

Scheuchzer, Plemp reconnaissent chez certains enfants l'existence de l'hypéropie se traduisant par l'inaptitude de l'œil à la vision de près.

La théorie de Kepler sur la myopie ne trouve pas de contradicteurs : on admet communément qu'elle doit diminuer avec l'âge, par suite du dessèchement et de l'aplatissement du cristallin.

Les lunettes sont devenues d'un usage courant et Daça de Valdes publie, sur elles, à Séville, au commencement du XVIIe siècle, une monographie aussi intéressante que peu connue. Leur utilité est cependant contestée, et Bartisch, en Allemagne, s'élève contre leur usage, n'admettant pas que, quand on a quelque chose devant l'œil, quelque transparent que ce soit, on puisse voir mieux que lorsqu'on n'y a rien.

Notons la découverte de la tache aveugle par Mariotte, découverte qui a pour résutat de faire admettre que c'est la choroïde qui est la membrane sensitive de l'œil.

La question de la vision simple avec les deux yeux est agitée par Descartes et Briggs : celui-ci l'explique par l'excitation de deux points correspondants et symétriques des rétines.

PATHOLOGIE

La pathologie oculaire est loin de suivre les progrès de l'anatomie et de la physiologie. La pratique de l'oculistique est, comme aux siècles précédents, entre les mains de praticiens grossiers, ignorants et fripons, allant de ville en ville, sur les marchés, offrir leurs services à une clientèle crédule. Quelques-uns plus habiles, mais souvent pas plus instruits, se glissent à la cour des grands sous le nom d'*ocularii*. Rares sont ceux qui s'élèvent au-dessus de cette médiocrité. L'oculistique ne sera vraiment une science et une branche de la médecine qu'avec les grands oculistes du XVIIIe siècle.

Les chirurgiens en renom des XVIe et XVIIe siècles ne s'occupent que très accessoirement d'oculistique, ou la délaissent complètement. Fabrice d'Acquapendente raconte qu'il a pratiqué quelquefois l'opération de la cataracte, mais elle exige tant d'attention de la part de l'opérateur, et lui a donné de si mauvais résultats que, craignant de fatiguer ses yeux, et sans doute de compromettre sa réputation, il l'a abandonnée.

L'oculistique de Paré, celle de Guillemeau (il l'a cependant résumée en un petit traité publié séparément en 1585) ne sont que des commentaires de Celse et de Paul d'Égine, généralement inférieurs à l'original ; ils montrent le peu d'attention que ces chirurgiens attachaient à la pratique de cette branche de la chirurgie.

Dans son traité *De oculorum et aurium affectibus* (1591), Mercuriale ne traite que de la médecine oculaire. Il déplore le manque d'opérateurs sérieux, et ne connaît, en Italie, qu'un chirurgien capable d'opérer la cataracte. Foreest atteste la même pénurie d'opérateurs dans les Pays-Bas. Les traités spéciaux de Baffi (1596), de Monavus (1644), n'ont par d'autre signification.

L'ophtalmographie de Plemp (1632) est un livre d'anatomie et de physiologie comme ceux de Briggs (1676) et de Slegel (1640). Bannister (1622) a traduit en anglais le traité de Guillemeau en y ajoutant des annotations qui ne rehaussent pas la valeur de l'ouvrage.

En Allemagne, la première monographie oculaire que nous rencontrons est celle de Leonhart Fuchs (1539) : c'est un simple tableau synoptique des maladies des yeux. Une figure plus intéressante parmi les oculistes de cette époque est celle de Bartisch, oculiste attitré de l'électeur de Saxe. L'οφθαλμοδουλεια de Bartisch (1583) est un effort pour arracher l'oculistique à la triste situation que lui faisaient en Allemagne, les barbiers et les abaisseurs ambulants de cataracte. Mais, vivant au centre de la superstition, Bartisch subit l'influence des milieux, et consacre plusieurs chapitres à la magie noire, à la magie blanche, à la sorcellerie, aux maléfices. Cette tendance vers le surnaturel atteint son apogée dans le travail de Schalling (1615), un illuminé de la secte des Rose-Croix ; Jean de Heurn (1602) ne fait qu'effleurer l'oculistique. Quant au milanais Borri, l'inventeur du remède qui régénérait les yeux, et auquel sa polémique avec Bartholin a valu quelque célébrité, c'était un filou qui voulait se faire passer pour un savant. Tel est le bilan des œuvres des praticiens de cette période.

Malgré cette pénurie, une tendance vers le progrès et l'amélioration de cette science commence à se manifester, surtout vers la fin du XVIIe siècle.

Fabrice d'Acquapendente, dans le traitement de la fistule lacrymale revient à la méthode d'Avenzoar, à la compression de la tumeur ; il a inventé à cet effet un appareil spécial, sorte de bandage faisant le tour de la tête, avec une pelote dont la pression est réglée par une vis. Paré et Fabrice d'Acquapendente sont les deux premiers auteurs qui parlent des yeux artificiels.

Lange, (Langii, *Thema chirurg.* in collectione Gesneriana, Tiguri, 1555. p. 313), le premier, pratique l'énucléation. Bartisch, son contemporain décrit le procédé dont il se servit peu de temps après pour enlever le bulbe dans un cas de procidence : il employa un instrument à bords tranchants, en forme de cuillère, avec lequel il pénétra dans l'orbite, et, raclant ses bords, sectionna toutes les adhérences du bulbe. Fabrice de Hilden (*Observationum et curationum chirg. centuriæ*, Francofurti, 1646) pratique l'énucléation avec un couteau boutonné, étroit et plat, qu'il introduit dans l'orbite après dissection préalable de la conjonctive.

Dans l'ankyloblépharon, Bartisch glisse entre les paupières, pour empêcher qu'elles se resoudent, une mince plaque de plomb. Fabrice de Hilden se contente de passer, autour de la bride cicatricielle, un fil auquel il suspend un poids qui en quelques jours produit la section de la bride.

Signalons dans l'arsenal chirurgical l'apparition de deux instruments : le *speculum oculi*, inventé par Ambroise Paré pour fixer l'œil pendant les opérations; le second, plus modeste, mais encore en usage aujourd'hui, est l'œillère ou la *phioleoculaire* de Fabrice d'Acquapendente.

Fabrice d'Acquapendente est le premier auteur qui ait émis des doutes sur le siège de la cataracte : il indique que l'obstacle ne doit pas se trouver entre la cornée et l'uvée, mais bien derrière celle-ci. Sur de vieux sujets de l'espèce bovine il a observé l'opacification du cristallin : mais il ne va pas jusqu'à identifier ces deux affections. Dechales est fort embarrassé pour expliquer la nécessité de verres convexes forts chez les opérés de cataracte : il en est réduit à supposer que la cataracte est une sécrétion du cristallin qui lui enlève sa forme sphérique.

En 1651 Lasnier dans sa thèse[1] démontrait qu'on guérissait la cataracte en traversant le cristallin, pendant que Quarré (cité par Mariotte in *Nouvelles découvertes touchant la vue,* Paris, 1686) à peu près en même temps, signalait l'existence de l'opacification du cristallin. Pierre Borel (*Historiarum et observationum médico-physicarum centuræ IV*, Paris, 1653) nous dit que la cataracte n'est pas une peau que l'on écarte, mais bien l'humeur cristallinienne opacifiée que l'aiguille déplace ayant brisé son ligament suspenseur. En Allemagne, Rolfing (*Dissertationes anatomiae,* Jenae, 1656) constate dans deux autopsies l'exactitude de la découverte des médecins français.

Cette vérité fut longue à se faire jour, et quand, cinquante ans plus tard, Brisseau viendra soutenir cette thèse à l'Académie royale de chirurgie, on commencera par se moquer de lui sans prendre sa communication au sérieux.

[1] Quesnay : *Recherches critiques et historiques sur l'origine et les progrès de la chirurgie en France*, Paris, 1744, cite la thèse de Lasnier, du 10 mars 1651, d'après les archives du collège de chirurgie, sous ce titre : *Cristallina per paracentesim praeter oculi axim transfixio an cataracte tuta curatio ?*

CHAPITRE VI

L'OPHTALMOLOGIE AU XVIIIe SIÈCLE

Le XVIIIe siècle est une époque marquante pour le développement de l'ophtalmologie. Le mouvement scientifique part de la France qui, pendant cette période, conserve une incontestable suprématie. En tête de la nouvelle pléiade des oculistes français, apparaissent Pierre Brisseau et Maître-Jan. Pierre Brisseau (1631-1717) publie en 1706 ses *Nouvelles observations sur la cataracte* que l'Académie des sciences refuse d'approuver, en 1709 son *Traité de la cataracte et du glaucome*. Maître-Jan (1650-1725 ?) pourrait être considéré comme le père de l'oculistique française; il publie en 1707 son important traité des maladies des yeux.

Viennent ensuite :

Charles de Saint-Yves (1667-1736) ; il donne en 1722, un traité des maladies des yeux qui jouit d'autant de réputation que celui de Maître-Jan ;

François Pourtour du Petit (1664-1741), anatomiste et oculiste, se distingue par ses travaux sur la cataracte ;

Jean-Louis Petit (1674-1760), connu pour ses recherches sur le traitement des affections des voies lacrymales ;

Jacques Daviel (1696-1762), professeur de Chirurgie et d'Anatomie à Marseille, l'inventeur de l'extraction de la cataracte ;

Claude-Nicolas Lecat, de Rouen (1700-1768), chirurgien de valeur, s'est occupée de la cataracte, du traitement des affections lacrymales, des phénomènes de la vision (in *Traité des sens*, Rouen, 1740) ;

Pierre Demours le père (1702-1795), médecin oculiste du roi, connu pour ses recherches anatomiques ;

Jean Janin de Combe-Blanche (1730-1799), un ambulant renommé et non sans valeur : il opéra de la cataracte le duc de Modènes qui, en témoignage de reconnaissance, l'anoblit, et le nomma professeur honoraire de l'Université de Modènes avec une pension annuelle de 2400 livres. Il a publié des *mémoires et observations sur les yeux* en 1767 et 1772, un *traité sur la fistule lacrymale* en 1776, un pamphlet anonyme contre Guérin en 1769 ;

François Boissier de Sauvages (1706-1767), professeur à Montpellier, donne, en 1763, un grand traité de pathologie, sous le titre de *Nosologia methodica* : les anomalies de la réfraction y sont étudiées avec un soin tout particulier ;

Pierre Pamard (1728-1792), un des continuateurs immédiats de Daviel dont il perfectionne la méthode ;

Pierre Guérin (1740-1827), chirurgien et oculiste des hôpitaux de Lyon ; il publie, en 1767 un traité des maladies des yeux, œuvre compilatoire, mais non sans intérêt ;

Guillaume Pellier de Quengsy, qui pratiqua à Toulouse, à Montpellier et à Paris ; il a publié, en 1783, un volume d'observations, et en 1787, un important traité de chirurgie oculaire ;

Deshais-Gendron, professeur et démonstrateur d'ophtalmologie à l'école de Chirurgie de Paris ; il donne en 1770 un traité en deux volumes ;

Desmonceaux (1734-1806), plus littérateur que médecin, publie, en 1786, un traité des maladies des yeux et des oreilles. Ce qui l'a sorti de son obscurité, c'est le fait d'avoir proposé l'extraction du cristallin comme traitement de la myopie forte.

Citons encore deux Montpellierains : Mejan qui a donné son nom à une méthode opératoire de la fistule lacrymale, et Henry Haguenot, qui, dans son traité *de morbis capitis externis*, donne, en 1751, une bonne monographie des affections oculaires.

La séparation complète de la médecine et de la chirurgie, l'antagonisme qui existait en France entre les représentants de ces deux branches, n'étaient pas faits pour favoriser les progrès de la spécialisation oculaire. Etait-il médecin ? L'oculiste n'avait pas le droit de s'occuper des affections réclamant l'intervention opératoire. Etait-il chirurgien ? une partie des affections oculaires, telles les amauroses, le strabisme, les paralysies lui échappaient comme étant du domaine médical. Pierre Pamard, en 1765, s'occupa de la question du strabisme et de son traitement ; il publia sur ce sujet un article dans le journal de médecine. Le strabisme étant de juridiction médicale, les médecins trouvèrent mauvais qu'un chirurgien se permit de pénétrer dans leur domaine. Malgré sa réputation et sa haute situation, Pamard perdit la partie contre eux et dut renoncer pour un temps (car ultérieurement, à son titre de maître en chirurgie, il ajouta celui de docteur en médecine) au traitement de ces affections. Et cet état de chose persista jusqu'à l'abolition des Universités. Aussi selon la situation de leur auteur, voyons-nous, dans le traités de cette époque, prédominer la partie chirurgicale ou la partie médicale.

D'ailleurs si la Faculté inquiétait les maîtres en chirurgie qui, se livrant à l'oculistique, fourrageaient incidemment dans le domaine des affections de juridiction médicale elle laissait tranquilles les *ambulants*. Jusqu'en 1699 la pratique de l'oculistique était absolument libre en France. Tout au plus si les statuts particuliers de quelques villes stipulent que les oculistes et lithotomistes doivent, dans leurs opérations, être assistés d'un chirurgien de l'endroit. A Montpellier, les statuts des chirurgiens sont muets sur le rôle des oculistes. A Paris, ce n'est qu'en 1699 que les statuts du collège de chirurgie s'occupent des oculistes : ils les traitent comme les *bailleurs-renoueurs*, *les arracheurs de dents et les lithotomistes*. Il leur est interdit d'avoir aucun étalage et d'exercer dans la ville et les faubourgs, s'ils n'ont été jugés capables par le premier chirurgien du roi. Ce semblant d'examen se composait d'un seul acte « *dans lequel le candidat était interrogé tant sur la théorie que sur la pratique* ». Après cela il pouvait prendre le titre d'*oculiste expert ;* mais il ne pouvait sous aucun prétexte aspirer à faire partie de la communauté ou du collège des chirurgiens. Ce règlement ne concernait que Paris et ses faubourgs ; en dehors de ces limites, l'exercice de l'oculistique restait toujours libre.

Ces *oculistes experts* paraissent avoir été peu nombreux ; la plupart des praticiens de peu de valeur se passaient de diplôme et se soustrayaient à la juridiction du premier chirurgien du roi, et les oculistes distingués étaient généralement maîtres en chirurgie. Quant aux Facultés de médecine (sauf de rares exceptions comme : à Montpellier, Sauvage et Haguenot ; à Avignon, Pancin) elles ignoraient et la pratique et l'enseignement de l'oculistique.

L'oculistique anglaise, au début de ce siècle, est représentée par deux praticiens dont les procédés charlatanesques et les impostures ont quelque peu terni la réputation : Woolhouse et Taylor. Woolhouse (mort en 1730) pratiqua à Paris au commencement du siècle et fit des leçons aux Quinze-Vingts. Il revint ensuite exercer en Angleterre. Taylor (1708-1767), après avoir pris l'Europe entière comme champ de ses peu honorables exploits, se fixa à Paris. Certainement il fut supérieur à Woolhouse en science comme en charlatanisme[1]. Dans ses écrits, il s'attache surtout à la systématisation et à la définition des affections oculaires dont il élève le nombre à trois cents.

Plus recommandables à tous les égards sont les praticiens suivants :

Cheselden (1668-1752), chirurgien distingué qui, le premier, pratiqua la pupille artificielle ;

Guillaume Coward (1656-1725), qui publie, en 1706, à Londres un petit traité d'*ophtalmiatrie ;*

Read William, la même année, donne la description et le traitement des 130 affections pouvant atteindre l'œil ;

Kennedy a publié une *ophtalmiatra* en 1707, avec supplément en 1739 ;

Duddel, élève de Woolhouse, a donné un traité des maladies des yeux en 1729, avec supplément en 1736 ;

O Halloran (1728-1807), en 1750 publie ses études sur le traitement de la cataracte et du glaucome ;

Porterfield, étudie, en 1759, le traitement des affections oculaires et les phénomènes de la vision ;

Georges Chandler, donne ses recherches sur l'extraction de la cataracte en 1765 ; il publie un traité complet d'oculistique en 1780 ;

Rowley, dans un travail sur les ophtalmies, en 1771, et un traité complet,

[1] Après avoir guéri « *toutes les affections oculaires que contenait l'Angleterre* », Taylor se mit en route dans un pompeux équipage, avec un carosse traîné par quatre chevaux, suivi de huit piqueurs. Sur les panneaux de sa voiture, étaient peints, comme emblème, des yeux avec cette devise : *Qui visum dat, vitam dat.*

en 1773, se révèle comme un praticien joignant l'expérience au savoir ; Wathen étudie la fistule lacrymale en 1781, la cataracte et son extraction en 1785 ;

Ware (mort en 1816), outre ses importantes recherches sur les inflammations des yeux, la blénorrhée, le staphylome, publie, en 1792, deux volumes d'observations de chirurgie oculaire.

L'Italie nous envoie Anel (1679-1730), connu par sa méthode de traiter les voies lacrymales ; Palluci, qui perfectionne le manuel opératoire de la cataracte. D'autre part nous voyons Dominique Billi à Ancone en 1749, et Troja, à Naples en 1780, publier deux traités des maladies des yeux en langue italienne.

Les Pays-Bas nous fournissent Boerhaave qui a publié des leçons académiques sur les maladies des yeux ; Rathlaw élève de Saint-Yves, accoucheur et oculiste à Amsterdam connu par son travail sur la cataracte ; Acrel, professeur à Stockholm (1717-1807) célèbre par ses polémiques chirurgicales avec Wahlbom, médecin de la cour de Suède (1724-1807) ; Odhélius (1737-1816) professeur de médecine à Stockholm, auteur d'une série de travaux sur la cataracte, la pupille artificielle, le staphylome.

En Allemagne, Heister (1683-1758), professeur de chirurgie à Helmstaedt, Mauchardt (1686-1751), professeur d'anatomie et de chirurgie à Tubingen, Platner (1694-1747), professeur de chirurgie à Leipzig, font connaître les travaux des oculistes français. Richter (1742-1812), professeur à Göttingen, dans son traité de chirurgie, fait une large part à l'oculistique.

Nous pouvons citer encore Gunz (1714-1751), médecin de la cour de Saxe, auteur de travaux sur la cataracte et le staphylome ; le baron Wenzel (mort en 1790) : d'origine allemande il pratiqua à Paris, puis à Londres ; Jung, dit Stilling (1740-1817), connu par son travail sur la cataracte : il abandonna bientôt l'oculistique pour la diplomatie.

ANATOMIE ET PHYSIOLOGIE

L'anatomie macroscopique de l'œil devient au XVIIIe siècle aussi complète que le permettaient les moyens d'investigation.

Petit, Mauchard, Winslow étudient la cornée, sans arriver à s'entendre sur la question de savoir si elle est un tissu particulier ou une modification du tissu scléral. Grande et stérile discussion entre Descemet et Demours, au sujet de la priorité de la découverte de la membrane basale de la cornée.

La choroïde et la région ciliaire attirent l'attention de Haller, de Zinn, de Mondini. Zinn (*Descriptio oculi humani iconibus illustrata*, Göttingen, 1755) après avoir donné une description parfaite du système vasculaire du tractus choroïdien, distingue dans la choroïde, la *lamina fusca*, couche cellulaire externe, la *tunica vasculosa*, couche vasculaire, et la couche de pigments ; celle-ci est étudiée avec plus de détails par Mondini. La présence de fibres musculaires dans le corps ciliaire est admise par Heister, Morgagni et Janin, mise en doute par Haller et Zinn.

La question des fibres de l'iris est aussi très discutée ; les uns (Heister, Winslow, etc.), admettent un double système de fibres musculaires, annulaires et radiées, servant à l'élargissement et au resserrement de la pupille ; La Hire n'admet que les fibres radiées ; d'autres, Morgagni, Haller, Zinn, Demours, nient l'existence de toute fibre musculaire dans l'iris ; les changements de forme de la pupille dépendent d'un état de réplétion ou de déplétion des vaisseaux ; sous l'influence de la lumière, par suite de l'action reflexe et de l'irritation de la rétine, il se produirait une espèce d'érection dans le tissu irien.

Mentionnons la découverte du canal de Fontana et celle de la membrane pupillaire par Wochendorf. Petit signale, entre les deux feuillets de l'hyaloïde, autour du bord capsulaire, un espace auquel Camper donne le nom de *canal godronné de Petit*. Petit prouve que le cristallin n'est pas tapissé par l'hyaloïde, mais a une capsule propre. Zinn, reprenant les rapports de capsule et de l'hyaloïde, décrit la zonule qui garde son nom.

La structure du cristallin est l'objet de nombreuses recherches ; tous les auteurs décrivent la lentille comme composée de fibres groupées par segments ; ces fibres seraient musculaires d'après Leuwenhoeck et Young.

Morgagni décrit, entre la capsule et le cristallin, une petite quantité de liquide qu'il considère comme nourrissant le cristallin, et que ces successeurs appelèrent *humeur de Morgagni*.

Avec la méthode de congélation inaugurée par Petit, Demours et Zinn décrivent dans le vitré des couches concentriques rangées comme des feuillets d'oignon.

Dans la rétine signalons la découverte de la *macula lutea* par Sommering et Buzzi. Haller, Zinn, Albinus décrivent la *lamina cribrosa* qui se trouve à l'entrée du nerf optique dans le globe.

La physiologie optique est l'objet de nombreuses recherches. La question de l'accommodation est reprise, et malgré des discussions savantes et la multiplication des théories on n'arrive pas à une solution.

Nous trouvons émises les six hypothèses suivantes :

1° La théorie de l'allongement et du raccourcissement de l'axe antéro-postérieur de l'œil (Kepler, Briggs, Descartes) reprise par Boerhaave, Guérin, Le Cat ;

2° La théorie du recul ou de la propulsion du cristallin (Scheiner, Plemp, Traber) défendue encore par Porterfield ;

3° La théorie de La Hire et Haller : ce sont les mouvements de l'iris qui accommodent l'œil ;

4° La théorie du changement de courbure de la cornée : Albinus, Ramsden ;

5° La théorie de Jurin, admettant un changement de courbure du cristallin et un changement de forme de cette lentille, sous l'influence du déplacement de l'humeur de Morgagni ;

6° La théorie du changement de courbure du cristallin, à laquelle (Dechales, Scheuchzer), à laquelle se rallie Morgagni ; plus tard, Young en démontre l'exactitude par des expériences faites sur son propre œil.

Les phénomènes entoptiques attirent l'attention de Willis qui y voit une maladie du nerf optique, de la Hire, pour qui il s'agirait de corpuscules flottant du vitré projetant leur ombre sur la rétine.

Haller admettant la théorie de l'émanation de Newton, étudie les phénomènes intimes de la vision : il abandonne l'opinion de Mariotte qui considérait la choroïde comme la partie sensitive de l'œil. Porterfied confirme les recherches d'Haller et place le siège de la vision distincte dans les éléments rétiniens placés dans la direction de l'axe de l'œil. Il explique la tache aveugle par la conformation du nerf à son entrée et par la trop grande épaisseur de sa gaine fibreuse.

Young reprend, après Newton, l'étude de la théorie des couleurs : la sensation des trois couleurs fondamentales (rouge, vert, violet) est due à un mode d'excitation différent des éléments rétiniens.

Porterfield explique le redressement de l'image par une aptitude naturelle ; la distance des objets est appréciée par l'effort de l'accommodation ; la perception d'une seule image avec les deux yeux est un acte réflexe de l'âme.

PATHOLOGIE

Au XVIIe siècle, la théorie iatro-physique de Sylvius avait remplacé en médecine la notion catarrhale de l'école grecque ; mais cette théorie éphémère n'eut pas le temps de jeter des racines dans l'oculistique. Il n'en fut pas de même de la théorie de la viciation des humeurs qui au XVIIIe siècle supplante la théorie de l'acidité. Sous l'influence de l'école de Boerhaave, elle envahit l'oculistique et nous avons alors la division des ophtalmies, selon les diathèses spécifiques, en catarrhale, rumatique, scorbutique, scrofuleuse, hémoroïdale, bilieuse, cancéreuse, goutteuse etc. A chaque forme correspondait une symptomatologie complexe. L'école allemande développa à son maximum, sous l'influence de Beer, cette multiplication de symptômes artificiels et de classifications arbitraires. Cette théorie ne disparut qu'au milieu du XIXe siècle, ayant rendu illusoires les efforts de quelques esprits plus clairvoyants qui tâchaient de ramener cette étude à son véritable point de départ et de lui donner, comme base solide, l'anatomie. Dans cette voie vraiment scientifique marchèrent les oculistes anglais du commencement du XIXe siècle, tâchant de rapporter l'étude des affections oculaires à une individualisation anatomique. Au milieu du fatras insipide de l'école de Boerhaave et de Beer, à peine accorde-t-on quelque attention à deux formes intéressantes d'ophtalmies signalées par Ware, l'ophtalmie purulente des adultes, et l'ophtalmo-blennorrhée des nouveau-nés.

Dans le traitement local des ophtalmies, font leur apparition : l'acétate de plomb avec Goulard, le nitrate d'argent avec Saint-Yves. Un procédé secret de Woolhouse contre les inflammations des paupières excita une vive attention : ses élèves le divulguèrent. Il s'agissait de la blépharoxysis des anciens grecs que Woolhouse pratiquait avec un instrument dénommé *xistrum*, qui n'était autre chose qu'un rude pinceau fait de barbes d'épis d'orge.

Jusqu'au XVIIIe siècle, on n'avait réalisé aucun progrès dans l'étude des affections de la cornée, et les notions de la science grecque faisaient encore loi. Les praticiens du commencement du XVIIIe siècle commencent par différencier l'iritis de l'ulcère à hypopion ; celui-ci, pour Maître-Jan, vient toujours d'un abcès de la cornée. Duddel explique au contraire l'hypopion par un abcès de l'iris.

Dans l'hypopion, Woolhouse fait la paracenthèse de la cornée à travers l'ulcère. Saint-Yves ouvre la cornée avec une lancette, et fait ensuite un lavage de la chambre antérieure avec une petite seringue.

Pour le staphylome, Saint-Yves le considère comme une dilatation de la cornée malade et amincie, sous l'influence de la pression du liquide de la chambre antérieure. Cette affection peut s'étendre jusques à la sclérotique au delà du bord de la cornée, et produire le staphylome de la sclérotique.

Richter démontre l'exactitude de la connexion signalée par les médecins grecs entre les affections iriennes et le staphylome cornéen.

Le kératocone translucide de la cornée est signalé par Taylor, qui appelle cette affection *ochlodes*.

Les maladies de la rétine resteront obscures jusqu'à la découverte de l'ophtalmoscope : cependant notons que Saint-Yves décrit le décollement de la rétine, qu'il croit produit par une sécrétion ayant pour origine une dilatation des vaisseaux rétiniens. Sous le nom d'*atrophia retinae*, il décrit une affection qui n'est autre que l'asthénopie accommodative.

L'étude du strabisme sort des données vagues de la science grecque ; on distingue le strabisme récédent et le strabisme connivent (convergent et divergent). Saint-Yves divise les strabiques en deux catégories : chez les uns, la loucherie débute dès l'enfance et ne s'accompagne pas de diplopie ; chez d'autres, l'affection se développe à tout âge et s'accompagne de diplopie. Dans ce dernier cas, l'affection est la conséquence d'une paralysie, et en vain on fermera l'œil sain, on n'obtiendra dans l'œil malade aucun mouvement dans la direction du muscle atteint.

Au contraire, dans le strabisme de l'enfance les mouvements musculaires sont normaux. Pour Pierre Pamard, le strabisme sans diplopie de l'enfance est une maladie de la rétine : il admet l'explication de La Hire, que l'enfant détourne son œil pour mettre en rapport avec l'axe visuel une partie saine de la rétine. Dans le strabisme paralytique, Pamard croit qu'il s'agit de l'acrimonie des humeurs se portant sur les nerfs moteurs de l'œil.

Buffon considère le strabisme comme le résultat de l'inégalité de force visuelle des deux yeux : il faut pour le guérir, raccourcir la vue de l'œil le plus fort. S'il s'agit d'un strabisme ordinaire, on fait porter au sujet des lunettes ayant un verre plan, l'autre convexe : le verre plan est placé devant l'œil faible et dévié, le verre convexe devant l'œil non dévié. Le strabisme provient-il de ce qu'un œil est myope, l'autre presbyte? Buffon pense qu'il n'est qu'un moyen de remédier à ce défaut, c'est de porter des lunettes dont un verre serait convexe, l'autre concave, proportionnellement au degré d'amétropie de chaque œil.

La notion du siège de la cataracte dans le cristallin rencontre de nombreux contradicteurs au début du XVIIIe siècle. Brisseau, en 1705, pratique sur un cadavre l'abaissement de la cataracte, et par l'autopsie acquiert la certitude et la preuve des faits avancés par Lasnier, Quarré, Borrel et Rolfing. L'Académie royale des sciences fait mauvais accueil à cette découverte, et par l'intermédiaire de Duverney, prie Brisseau de ne pas se couvrir de ridicule en l'obligeant à écouter de pareilles communications. En 1707, Maître-Jan apporte une observation anatomique analogue à celle de Brisseau. L'Académie charge Méry, l'adversaire acharné de Brisseau, d'un rapport à ce sujet. Convaincu par l'évidence des nécropsies qu'il put faire, Méry fut le premier à rendre un éclatant hommage à son adversaire. On établit alors la distinction entre les cataractes vraies, ayant leur siège dans le cristallin et les cataractes fausses dépendant de troubles pupillaires.

La localisation de la cataracte dans le cristallin eut comme résultat immédiat une modification essentielle dans la notion du glaucome. Les Grecs avaient désigné sous le terme de *glaucoma* un trouble visuel résultant d'une affection du cristallin, par opposition avec l'*hypochyma* ou *suffusio* siégeant entre le cristallin et la pupille. L'erreur reconnue, le mot glaucoma n'avait plus de signification ou devenait synonyme d'hypochyma, de cataracte. Brisseau conserva le terme de glaucoma pour désigner un trouble de la vision indépendant du cristallin, dans lequel l'œil prenait une couleur verdâtre ou bleuâtre. Ce trouble, pour Brisseau, provenait d'une affection du corps vitré qu'il avait trouvé dans de pareils cas, épaissi, troublé, ou liquéfiée. Heister, Fontana, Guérin, Deshais-Gendron adoptent la théorie de Brisseau tandis que Maître-Jan, Saint-Yves, Taylor voient dans le glaucome une affection particulière du cristallin (dessèchement ou augmentation de volume) compliquée de paralysie de la rétine. Saint-Yves, pour préserver l'œil sain, ne connait qu'un moyen, c'est l'énucléation de l'œil malade.

CHIRURGIE

La chirurgie oculaire, au XVIIIe siècle, s'enrichit de trois brillantes interventions : l'extraction de la cataracte, l'opération de la pupille artificielle, le cathétérisme des voies lacrymales.

Cataracte. — La découverte de Daviel nous apparait comme la conséquence des travaux sur la cataracte et de sa localisation dans le cristallin. Saint-Yves en 1707, Petit en 1708, dans deux cas de luxation du cristallin dans la chambre antérieure, avaient pratiqué une incision de la cornée pour l'extraire. Daviel, en 1745, fait la même opération sur l'ermite d'Aiguille en

Provence : ayant tenté l'abaissement sans résultat, il incise la cornée pour extraire le sang et les débris cristalliniens qui encombraient la chambre antérieure. Cette première opération fut suivie de suppuration de l'œil et ne donna aucun résultat; mais elle suggéra à Daviel l'idée de ne plus opérer qu'en ouvrant la cornée, et d'aller chercher le cristallin dans son chaton pour le faire passer dans la chambre antérieure, et le tirer ensuite de l'œil.

L'instrumentation de Daviel était compliquée : avec une aiguille courbe en forme de lancette, il ouvrait la cornée en bas, agrandissait l'incision avec un couteau boutonné, l'achevait avec des ciseaux ; il relevait le lambeau, comprenant plus de la moitié de la cornée avec une spatule; déchirait la capsule avec une aiguille et faisait sortir la cataracte par pression sur la paupière inférieure ; les débris étaient ensuite enlevés avec une curette. Dans son mémoire présenté à l'Académie de chirurgie en 1752, Daviel raconte avoir opéré 206 malades, dont 182 avec succès.

Sharp, Poyet, La Faye, etc., apportèrent des améliorations au procédé de Daviel. Mais c'est Pierre Pamard, en 1758, qui introduisit les plus heureux perfectionnements. Rompant avec la tradition, il opère le malade couché ; il fait l'incision de la cornée (comprenant les deux tiers ou au moins la moitié de la membrane) en un seul temps avec un couteau de son invention en forme de lancette ; pendant l'incision, il immobilise l'œil avec le trèfle ou la pique que le temps n'a pas fait disparaître de nos arsenaux de chirurgie. Enfin, en 1784, il substitue systématiquement la kératotomie supérieure à l'incision dans la partie inférieure de la cornée.

L'invention de Pamard fut copiée par beaucoup de ses contemporains ; le croissant de Pellier de Quengsy, la griffe de Casa-Amata, la lance de Simon, le doigtier de Demours ne sont que des imitations de la pique de Pamard.

Pellier de Quengsy opère avec un ophtalmotome dont le couteau de Graefe n'est que le perfectionnement ; après la ponction de la cornée, il porte la pointe de son instrument dans la pupille pour déchirer la capsule, il fait ensuite la contre-ponction en invitant le malade à tourner l'œil vers le grand angle. La kératokystitomie, dont il prône les avantages, eut peu d'adeptes à son époque.

O. Halloran, Earles modifient l'incision et la reportent dans la partie scléralc voisine de la cornée; Schiferli, pour faciliter le passage de la cataracte à travers la pupille, baigne l'œil dans une décoction de feuilles de belladone ; quand l'iris est immobile, il conseille de le sectionner avec les ciseaux.

La nouvelle méthode par extraction ne manqua pas de détracteurs. Angelo Nannoni, Buchner, Taylor la repoussent ; Palluci, par une brillante statistique, démontre la supériorité de l'abaissement, et réserve l'extraction pour les cataractes branlantes et les luxations du cristallin.

La cataracte secondaire est étudiée par Deidier, Hoin, Janin, Pellier de Quengsy et Pamard. Quand, après l'extraction du cristallin, la pupille est encombrée par la capsule opacifiée, Janin et Pellier de Quengsy n'hésitent pas à l'enlever en la saisissant avec de petites pinces. Dans la cataracte secondaire ancienne, Janin et Pamard ouvrent la cornée, et saisissant la membrane par son centre l'arrachent, ou sectionnent ses adhérences avec l'iris au moyen de petits ciseaux introduits dans l'œil.

Pupille artificielle. — L'opération de la pupille artificielle, qui semble une conséquence de celle de la cataracte, l'a cependant précédée. Cette opération fut indiquée par Woolhouse sous le nom de *diaresis*, il conseille, dans l'occlusion pupillaire ancienne, d'introduire à travers la sclérotique une aiguille à cataracte avec laquelle on perfore l'iris d'arrière en avant. Cheselden le premier, vers 1732, exécute l'opération proposée par Woolhouse ; dans deux cas d'occlusion pupillaire, après abaissement de la cataracte, il enfonça une aiguille coupante à travers la sclérotique derrière l'iris ; en retirant l'instrument, il fait dans l'iris une section horizontale. Sharp remarque que cette fente se rebouche facilement, quoique quelquefois l'aiguille entraîne après elle un lambeau d'iris.

Le danger de blesser le corps ciliaire en employant le procédé de Cheselden décida Heuermann, en 1756, à pénétrer par la cornée. Janin, en 1767, n'hésite pas à inciser la cornée (les deux tiers) et à introduire dans l'iris des ciseaux courbes dont une extrémité pointue traverse la membrane. Plus tard, après cette section de l'iris, il enlève un lambeau irien large d'une demi-ligne (un peu plus d'un millimètre), passant ainsi de l'iridotomie simple à l'irido-ectomie. Dans un autre cas, il fait une véritable iridectomie très large, enlevant circulairement la presque totalité de la surface de l'iris au moyen de ciseaux courbes.

Guérin se contente de faire dans l'iris une incision cruciale.

Pellier de Quengsy, dans les cas d'adhérence de la capsule cristallinienne à l'iris, plonge son couteau dans l'iris, ressort à l'extrémité du diamètre opposé, et après avoir fait la contre-ponction de la cornée, incise les deux membranes en même temps : il fait ensuite sortir la cataracte à travers cette fente artificielle de l'iris. Wenzel applique cette méthode à l'opération de la pupille artificielle : comme Pellier, il incise en même temps l'iris et la cornée ; ensuite avec les ciseaux de Daviel il résèque un lambeau irien.

Ces procédés n'étaient pratiques qu'autant qu'il s'agissait d'occlusion pupillaire consécutive à l'opération de la cataracte. Aussi dans les occlusions simples, Richter conseille-t-il de faire suivre l'iridotomie de l'extraction immédiate du cristallin, sans attendre son opacification comme l'avait proposé Janin.

Affections lacrymales. — Malgré la description exacte de l'appareil lacrymal donnée au XVIe siècle par Vésale et Fallope, le traitement des affections de cet organe ne fit aucun progrès. Les médecins de l'antiquité comprenaient les affections lacrymales sous le nom d'ægylops ou abcès du grand angle ; au moyen âge, l'ægylops devint la fistule lacrymale, mais le nom seul changeait et la pathogénie de l'affection restait obscure jusqu'à Stahl, qui démontra qu'il ne s'agissait pas d'une maladie des parties molles du grand angle, ni d'une fistule, mais d'une inflammation chronique du sac lacrymal.

Boerhaave voit dans la fistule lacrymale des états morbides différents, dans lesquels, par suite d'un obstacle à la circulation des larmes, celles-ci ne passent plus dans le nez. L'affection aura des caractères différents selon le siège de l'obstacle, qui peut se rencontrer dans tous les points du canal lacrymonasal, même dans le nez. Pour Boerhaave les affections des points lacrymaux comprenaient l'obstruction simple et l'oblitération ; J.-L. Petit y ajouta la fistule du canalicule et sa dilatation.

Le sac lacrymal peut être atteint de simple hydropisie, ou d'ulcération. L'hydropisie est due à une obstruction du canal lacrymal ou à un épaississement des larmes ; lorsque, en pressant sur le sac, le liquide sort par le nez et l'œil, c'est une hydropisie par épaississement des larmes sous l'influence d'un vice de l'organisme. L'ulcération du sac entraîne sa perforation et l'établissement d'une fistule lacrymale. Les affections du conduit nasal sont l'obstruction, l'oblitération et l'ulcération.

Les traitements les plus variés sont proposés contre ces affections. En 1714, Anel (peut-être Stahl l'avait-il pratiqué avant lui selon le procédé indiqué par Avicenne) imagine et exécute le cathétérisme des voies lacrymales ; sa sonde est en or, à extrémités olivaires, grosse comme une soie de cochon ; il l'introduit par le point supérieur ; ensuite, avec la seringue qui a conservé son nom, il injecte par le point inférieur un liquide astringent. Le procédé d'Anel fut repoussé par la presque totalité des oculistes; tout au plus le reconnaissait-on utile dans les affections des points lacrymaux et des canalicules.

La méthode de l'oculiste montpelliérain Méjan jouit d'une grande vogue. Méjan se sert du stylet d'Anel modifié et portant, à son extrémité inférieure, un chas dans lequel est passé un fil ; le stylet étant enfoncé jusque dans le nez, avec une sonde cannelée, on saisit et on attire l'extrémité inférieure du fil ; on retire le stylet; on attache au fil un plumasseau imbibé de substances différentes selon la nature de la lésion. En tirant sur l'extrémité supérieure du fil, le plumasseau est attiré jusque dans le sac lacrymal ; on le change de temps en temps.

La méthode de Palluci, modification de celle de Méjan, consistait à introduire une sonde creuse dans laquelle se trouve une corde de violon ; on retire la sonde, laissant en place la corde dans le canal.

La méthode de Jean-Louis Petit rallia le plus grand nombre de suffrages ; elle consistait à inciser le sac lacrymal, soit par la peau, soit par la muqueuse en dessous de la caroncule, comme l'a pratiqué quelquefois Pouteau. Par cette ouverture on introduisait une sonde ou un stylet pointu pour ouvrir le canal; ensuite, au moyen de la sonde cannelée, on glissait une bougie dans le canal. Le Cat et Pamard combinent la méthode de Méjan et celle de Petit; ils incisent le sac et mettent un plumasseau dans le canal selon le procédé de Méjan. Pour faciliter cette dernière manœuvre, Pamard a inventé une sonde spéciale, dans le genre de la sonde de Belloc, munie d'un ressort qui vient ressortir par le nez; à l'extrémité de ce ressort, se trouve une œillère où l'on attache le fil ou le plumasseau de charpie.

De Laforest en 1739, essaye de pénétrer dans les voies lacrymales de bas en haut avec des sondes courbées en arc de cercle ; il laissait la sonde plusieurs jours en place. Dans cette opération nécessairement on fracturait le cornet inférieur. Pour éviter ce délabrement, Cabanis introduit un fil dans le nez par la méthode de Méjan, il attache ensuite la sonde de Laforest à l'extrémité du fil, et la remonte jusque dans le sac. La sonde pourra être creuse si l'on veut faire des lavages du sac. Louis déclare cette méthode bien supérieure au procédé d'Anel.

Blizzard, chirurgien à Londres, propose les injections de mercure liquide avec un long tuyau de façon à désobstruer par son simple poids l'engorgement des voies lacrymales.

Foubert, Jonathan Wathen, Pellier de Quengsy, Janin introduisent par le sac une canule d'or qu'ils laissent en place.

Nannoni prône l'oblitération des voies lacrymales par la destruction du sac au moyen des caustiques, comme le faisaient les anciens médecins grecs.

La compression de Fabrice d'Acquapendente a toujours des adhérents. La perforation de l'unguis se pratique encore souvent (Woolhouse, Dionis, Wathen) ; elle est plus ou moins large, faite au bistouri ou au trépan, le fer rouge étant à peu près complètement abandonné pour cette intervention.

Richter remarque avec sagacité que la perforation n'a jamais donné que des résultats illusoires, et qu'il vaut beaucoup mieux laisser les malades avec leur infirmité que leur infliger un supplice inutile.

CHAPITRE VII

L'OPHTALMOLOGIE AU XIXe SIÈCLE

Le fait principal qui domine l'histoire de l'ophtalmologie au XVIIIe siècle, c'est la découverte du siège de la cataracte et de la méthode opératoire par extraction ; une découverte non moins importante révolutionne la science vers le milieu du siècle suivant, c'est celle de l'ophtalmoscope qui nous amène à la connaissance des affections des membranes profondes de l'œil. Les études de l'école de Donders, sur la réfraction oculaire et les anomalies de la vision, nous apparaissent comme liées à la découverte d'Helmholtz. En même temps la chirurgie oculaire bénéficiant des méthodes antiseptiques devient plus sûre et plus audacieuse. En comparant un traité d'ophtalmologie de la fin du XVIIIe siècle aux traités de la fin du XIXe, on peut se rendre compte du progrès immense qu'a fait, en cent ans, la science de l'oculistique.

Jusqu'à la fin du XVIIIe siècle, l'ophtalmologie n'avait pas d'enseignement officiel dans les écoles de médecine ou de chirurgie. Les jeunes praticiens se formaient aux leçons bénévoles des maîtres célèbres ; Woolhouse à Londres, Boerhaave à Leyde, Saint-Yves et Petit à Paris voyaient arriver de très loin des élèves désireux de profiter de leur pratique et de leur enseignement. Comme autrefois à Rome, c'était la seule réputation qui créait les maîtres.

C'est en France que nous voyons apparaître le premier enseignement officiel de l'ophtalmologie : en novembre 1765, Lamartinière premier chirurgien du roi, et à ce titre chef et protecteur de tous les collèges de chirurgie du royaume, fonde à Saint-Côme une chaire d'ophtalmoïatrie avec Deshais-Gendron comme premier titulaire. Deshais-Gendron prit dès lors le titre de *professeur et démonstrateur royal pour les maladies des yeux aux écoles de chirurgie de Paris*. Ses successeurs, moins célèbres, furent Louis Becquet et Jacques Arrachart.

Vers la même époque, le collège de chirurgie de Montpellier inaugura lui aussi un cours officiel d'ophtalmologie avec Seneaux comme titulaire.

La Convention, par son décret du 19 août 1792 supprimant les Universités et les corporations, supprimait du même coup Facultés de Médecine et Collèges de Chirurgie. Mais elle ne pouvait par le même décret supprimer les maladies. Aussi deux ans plus tard la loi du 3 frimaire an III (4 décembre

1794) réorganisait l'enseignement médical, supprimant toute distinction entre chirurgiens et médecins et établissant seulement trois écoles : Paris, Strasbourg, Montpellier. Malheureusement dans cette réorganisation l'ophtalmologie était oubliée, et la France n'eut plus d'enseignement officiel dans cette branche jusque vers le milieu du XIXe siècle.

En Autriche, l'enseignement officiel de l'oculistique commence en 1773, avec Barth nommé professeur d'ophtalmologie à Vienne par l'impératrice Marie-Thérèse. Zélé et habile praticien, Barth n'a laissé qu'un nom : il quitta le professorat en 1791 et ne s'occupa plus de science. Ses deux successeurs immédiats furent Schmidt et Beer.

Schmidt tout en s'adonnant à l'oculistique s'occupa surtout de médecine et de chirurgie générale : il cherchait plutôt à creuser la science qu'à la propager. Tout opposé était le caractère de Beer qui fut un divulgateur de la science et un pionnier de l'enseignement. Chargé de la chaire d'ophtalmologie en 1812, il l'occupa jusqu'à sa mort, survenue en 1819. Son traité des maladies des yeux a été l'évangile des oculistes de cette époque. La valeur scientifique qu'on attribue à cet ouvrage nous paraît singulièrement exagérée. Si l'histoire et le diagnostic des affections sont traités en toute connaissance de cause, la pathologie est fantaisiste. Beer n'a pas peu contribué à encombrer l'ophtalmologie d'une multitude de formes d'affections ne répondant à aucune donnée clinique. Il faudra tout le bon sens de Velpeau pour nous débarrasser de ce fatras suranné. Aussi ne faut-il pas s'étonner qu'aucun auteur ne se soit senti le courage de traduire en français l'œuvre indigeste de Beer.

Mais ce qu'on ne peut contester à Beer c'est le mérite d'avoir formé une pléiade de praticiens les plus distingués. Parmi ceux-ci, citons Langenbeck de Gœttingue; Charles de Graefe (1787-1847), directeur de l'institut de chirurgie et d'ophtalmologie à Berlin ; Franz de Walter (1781-1849), professeur de chirurgie et d'ophtalmologie à Bonn, puis à Munich ; Bénédict (1785-1862), directeur de la clinique ophtalmologique et chirurgicale de Breslau ; Frédéric Jaeger (1784-1871), gendre de Beer, professeur d'ophtalmologie à Vienne en 1848 ; Antoine de Rosas, qui succéda à Beer à l'Université de Vienne ; Fischer (1787-1847), professeur d'oculistique à Prague ; Chelius (1794-1876), professeur de chirurgie et d'ophtalmologie à Heidelberg; Weller, praticien renommé de Halle (1794-1854) : Beck (1794-1838), professeur d'ophtalmologie à Fribourg : Fabini (1790-1847), professeur d'ophtalmologie à Pesth ; Ritterich (1782-1866), professeur d'ophtalmologie à Leipzig ; Piringer (1800-1879), professeur d'ophtalmologie à Gratz.

A côté de ces élèves de Beer nous devons citer Jungken (mort en 1875), directeur de la clinique de chirurgie et d'ophtalmologie de Berlin en 1848, auteur d'un traité des maladies des yeux estimé; von Ammon (1799-1861) élève d'Himly, travailleur acharné, connu surtout par ses travaux en anatomo-pathologie. Un nombre considérable de praticiens se formèrent à son enseignement ; Ruete (1810-1867), directeur de l'hôpital ophtalmique de Leipzig, un des premiers propagateurs de l'ophtalmoscope auquel il apporta d'importants perfectionnements.

L'enseignement de l'ophtalmologie apparait de bonne heure en Allemagne : Himly, en 1803, fut le premier à l'inaugurer à Gœttingue. En 1810, on fonde à Berlin un institut clinique pour la chirurgie et l'ophtalmologie avec Charles de Graefe comme directeur. La clinique ophtalmo-chirurgicale de Breslau est fondée en 1815 avec Bénédict comme professeur ; la clinique de Pesth, fondée par Fabini existe depuis 1817 ; celle d'Heidelberg depuis 1819 avec Chélius; celle de Fribourg depuis 1821 avec Beck.

Sur la seconde moitié du XIXe siècle plane la grande figure d'Albert de Graefe (1828-1870 ; de son séjour à Paris chez Desmarres, à Londres chez Bowman, à Prague chez Arlt, il emporte des notes et un enseignement précieux. Il ouvre le chapitre de la chirurgie de l'iris, invente l'extraction périphérique de la cataracte, modifiant profondément l'ophtalmologie. Peut-être un peu trop déifié au-delà du Rhin, il nous apparaît à nous comme le digne continuateur de Desmarres.

A côté de de Graefe paraît Helmholtz : il invente l'ophtalmoscope en 1851 et peut être considéré comme le fondateur de l'optique physiologique.

Immédiatement après de Graefe nous devons placer Arlt, qui succède à Vienne à Edouard Jaeger et continue la renommée de cette école : en 1856 il publie son important traité des affections oculaires. Jusqu'à sa mort, survenue en 1887, il continua ses recherches et ses travaux de vulgarisation.

Après l'Allemagne, c'est en Italie que nous trouvons l'enseignement ophtalmologique le plus ancien. La première clinique ophtalmologique est fondée à Naples pour Quadri en 1815 ; celle de Pavie est inaugurée, avec Flarer comme professeur, en 1819 ; peu après est créée celle de Padoue pour de Rosas.

Le père de l'ophtalmologie italienne fut Antoine Scarpa (1747-1832). Le grand mérite de son traité des maladies des yeux (beaucoup plus connu en France que celui de Beer) c'est de chercher à donner à la pathologie oculaire des bases anatomiques.

Quadri, élève de Beer (1780-1851), a publié un volumineux et intéressant recueil des observations de sa clinique. Flarer (mort en 1860) est connu pour ses travaux sur le trichiasis et l'iritis.

A Turin nous trouvons Riberi (1794-1861) qui a étudié plus particulièrement les granulations et les opérations sur les paupières; Spérino (mort en 1894), l'apôtre de la syphilisation, également professeur à Turin où il ouvrit une clinique en 1838 ; il est connu pour ses travaux sur la paracentèse répétée (1862), l'opération sous-conjonctivale du strabisme (1842), l'extraction linéaire (1858) et la production d'un strabisme opératoire dans les cas de leucome pour amener la pupille en face de la portion transparente de la cornée (1845).

Cappelletti a publié à Trieste, en 1845, un volumineux traité de maladies des yeux ; Assalini (1759-1840) a fait des recherches sur la pupille artificielle ; Quaglino (1817-1894) a joui d'une renommée méritée par son traité des amauroses cérébrales spinales et ganglionnaires ; il fut le promoteur de la sclérotomie dans le glaucome; Borelli fonde en 1858 le *Giornale d'oftalmologia italiano*.

Au XIXe comme au XVIIIe siècle, l'Angleterre a été un terrain fertile pour l'oculistique. La première *Eye dispensary* a été fondée en 1808 par Saunders ; le London Ophtalmic Hospital date de 1810 ; Bristol en 1812, Manchester en 1815, Birmingham en 1820, Liverpool et Glascow, en 1824, possèdent des hôpitaux spéciaux pour les affections oculaires.

Parmi les praticiens célèbres, nous rencontrons d'abord Wardrop (1782-1869), qui publie le premier travail sur l'anatomo-pathologie de l'organe. En même temps que Wardrop florissait Saunders (1773-1810) ; il préparait un volumineux travail sur les maladies des yeux, mais la mort l'interrompit; les fragments terminés furent publiés par ses deux élèves Farre et Stevenson.

Travers (1783-1858) prit, avec son traité des maladies des yeux, la première place parmi les praticiens anglais. Le traité du médecin militaire Vetch (1773-1835) n'est pas sans valeur. Adams (1760-1829) est connu pour ses recherches sur l'étiologie de l'*ophtalmia militaris;* Guthrie (1775-1856) publie un bon traité de chirurgie oculaire.

Mackenzie et Lawrence appartiennent à une époque un peu postérieure. Mackenzie (1791-1868) occupe le premier rang parmi les oculistes anglais ; il eut une réputation européenne méritée. Doué d'une grande habileté pratique et fort de ses connaissances étendues, il se montra très sceptique envers les nouvelles découvertes (ophtalmoscopie, opération du strabisme, iridectomie antiglaucomateuse), mais une fois son jugement éclairé il n'hésita pas à en reconnaître la valeur ; son traité des maladies des yeux est un des principaux monuments de l'ophtalmologie du siècle.

Lawrence (1785-1867) se place avec son traité d'oculistique immédiatement après Mackenzie. Green (1791-1863), Middlemore, Tyrrel (1797-1843), ont publié des traités de moindre valeur. Walker a publié un petit traité de chirurgie oculaire. Wilde (1815-1876) des travaux sur l'ectropion, l'opération du strabisme, Jacob (1790-1874) des articles sur les leucomes, les paralysies oculaires, etc.

Immédiatement après arrivent trois célébrités contemporaines : Critchett, Wharton Jones, Bowman. Critchett (1817-1882) a modifié et perfectionné surtout la chirurgie oculaire ; il explique les effets de l'iridectomie dans le glaucome par la création d'une soupape de sûreté ; de là il est conduit à inventer, en 1859, l'*iridésis*, qui n'a eu qu'une vogue éphémère ; il fut le promoteur de l'énucléation préventive contre l'ophtalmie sympathique.

Wharton Jones (1808-1891) publie en 1837 un traité des maladies des yeux dont les éditions se succèdent et s'améliorent rapidement ; sa pratique chirurgicale et médicale des maladies des yeux est digne de tout intérêt.

Bowman (1816-1892) publie en 1849 ses leçons sur les opérations oculaires; rappelons ses recherches sur le traitement des affections lacrymales, l'opération du kératocone, la discision de la cataracte secondaire, la ponction du décollement de la rétine, etc.

Dans l'Amérique du Nord, les théories de l'école de Vienne pénètrent avec le traité de Georges Frick (Baltimore, 1823). Après lui nous trouvons Isaac Hays, chirurgien de l'Institut pour les yeux et les oreilles de Philadelphie (1796-1878), auteur de nombreux articles sur les conjonctivites, les kératites, l'iritis etc.; Littel, de Philadelphie, qui publia en 1846 un manuel d'ophtalmologie. Vient ensuite Williams (1821-1895), qui publie à Boston, en 1869, un important traité des maladies des yeux. A la période actuelle appartiennent les traités de Noyes (New-York, 1890), de Fox, Webster et Gould (Philadelphie, 1892), l'encyclopédie publiée sous la direction de Norris et Oliver.

En Russie, le premier représentant de la science allemande est Lerche (1791-1847) : il a publié des travaux sur la galvanisation de l'œil et sur les affections organiques.

Citons ensuite Woinow, professeur d'optalmologie à Moscou (mort en 1874), auteur de nombreux mémoires sur l'ophtalmométrie, les paralysies musculaires, la physiologie de la vision; Frœbelius, connu par ses recherches sur l'opération du glaucome; Ivanoff (1836-1881), professeur d'ophtalmologie à Kiew, connu par ses recherches sur l'anatomie pathologique de l'œil; et le récent traité d'Adamuck (Kasan, 1897) sur les affections internes de l'œil.

En Pologne, Szokalski (1811-1891) publie un volumineux traité des yeux, en russe et en polonais (1869-1870); jouet des passions politiques et exilé de son pays, après avoir été chef de clinique de Sichel, Szokalski était resté médecin en Bourgogne jusqu'en 1858, où la Faculté de Varsovie lui ouvrit ses portes comme professeur; il démissionna en 1871 quand une nouvelle vexation vint proscrire la langue polonaise dans l'Université de Varsovie.

Dans les Pays-Bas et les États scandinaves, nous rencontrons d'abord Mensert (1780-1848); outre ses travaux sur la kératonyxis (1816) et la pupille artificielle (1828), il a publié une histoire de l'ophtalmologie en Hollande (1844). A côté citons van Onsenoort (1782-1842), médecin militaire et professeur à Utrecht; il publia son traité des maladies des yeux en 1839. Ileken publie également un traité en 1860 (Deventer); Philipsen, à Copenhague, en 1874; Straub, à Leyde, en 1898.

Citons aussi les travaux d'Holmgreen (1831-1897) sur les couleurs et la physiologie de la vision.

Par-dessus tout brille la grande figure de Donders (1818-1889), le fondateur avec Helmholtz de l'optique physiologique.

L'ophtalmologie a peu brillé en Espagne : en 1847, nous trouvons le traité des maladies des yeux de Calvo y Martin (Madrid), peu après celui de Gonzalez y Morillas (1840-1850). Le plus connu des oculistes espagnols est Delgado Jugo (1830-1876), qui fonda l'institut ophtalmique de Madrid.

L'ophtalmologie en France reste stationnaire pendant la première moitié du XIXe siècle : « C'est un fait étonnant dans l'histoire de la médecine, écrivait Stœber en 1838, qu'une branche si importante que l'oculistique ait été complètement négligée dans un pays qui cependant, au début du siècle précédent brillait plus que tout autre dans cette partie. Depuis cinquante ans, en

France, le traitement des affections oculaires est surtout entre les mains de charlatans ou de soi-disant oculistes ; un petit nombre de chirurgiens expérimentés s'occupent d'opérations oculaires, mais la plupart des médecins ne savent pas grand'chose sur les maladies des yeux... on manque non seulement d'enseignement, mais aussi de traités pratiques. » En effet, le traité de Pierre Demours n'est qu'un brillant reflet du XVIIIe siècle; celui de Delarue (1821) est en plus très incomplet. Quant au manuel de l'oculiste de Wenzel fils, il appartient lui aussi plutôt au XVIIIe qu'au XIXe siècle. Ce ne sont pas les écrits de praticiens tels que le médecin militaire Lefébure (1744-1809), de Gallereux, de Faure, oculiste du duc de Berry, de Guillié, directeur de l'institut des aveugles, de Gondret (1776-1855) et Drouot de Bordeaux, inventeurs du traitement de la cataracte sans opération, qui contribueront au progrès de l'ophtalmologie.

Le mouvement scientifique commence avec Stœber (1803-1871) qui avait étudié l'ophtalmologie à Londres chez Wardrop, à Berlin chez Charles de Graefe et Jungken, à Vienne chez Jaeger et de Rosas. En 1834, il publie son traité de maladies des yeux, dans lequel il s'efforce d'introduire en France les idées allemandes. Presque en même temps arrivaient à Paris trois étrangers : Rognetta, Carron du Villars et Sichel.

Rognetta, né à Naples en 1805, était élève de Quadri : il débuta en France dans la littérature ophtalmologique par un travail sur l'amaurose (1832); en 1833 il ouvre un cours libre d'ophtalmologie à l'école de médecine; en 1838, il publie un traité de maladies des yeux, mélange un peu diffus des théories de l'école positiviste et de celle de Broussais; il a surtout le mérite, repoussant les théories de l'école allemande, de s'attacher, avec l'école anglaise, à l'étude du siège anatomique des affections oculaires.

Plus remarquable est l'œuvre de Carron du Villars (1806-1860); élève de Scarpa, il institue un cours public à Paris en 1834. Son traité d'ophtalmologie (1838) montre un sens scientifique élevé, joint à une saine et indépendante critique. Carron du Villars termina sa carrière comme professeur à Rio de Janeiro.

Jules Sichel (1802-1868) avait été pendant quatre ans l'assistant de Jaeger à Vienne; il vint à Paris en 1829. Il acquit une grande réputation, et fit pendant quelques années un enseignement public officiel à l'hôpital Saint-Antoine. De 1852 à 1859, il travailla à son iconographie ophtalmologique; mais, au moment où il la terminait, l'ophtalmoscope fut inventé, et les quelques adjonctions tardives qu'il y fit ne l'empêchèrent pas d'être une œuvre déjà vieillie au moment où elle paraissait.

Desmarres occupe le premier rang dans l'histoire de l'ophtalmologie française au XIXe siècle. Chef de clinique de Sichel, sa renommée s'éleva rapidement bien au-dessus de son maître; elle était fondée, moins sur des découvertes personnelles et importantes, que sur les modifications opératoires et le mouvement qu'il apporta à la science ophtalmologique. Desmarres abandonna en 1864 sa clinique à son fils et ne s'occupa plus de science.

A côté de ces grands noms nous trouvons une série de praticiens recommandables : Deval (1806-1862), qui a publié trois ouvrages qui ne sont pas sans valeur, une chirurgie oculaire en 1844, un traité de l'amaurose en 1851 et 1855, un traité des maladies des yeux en 1862 ; Serres d'Uzès (1802-1870), connu par ses recherches sur les phosphènes (1853) ; Rivaud-Landeau (Lyon 1817-1874), qui a publié en 1852 un volume d'études ophtalmologiques démontrant un praticien de premier ordre; Pétrequin (1809-1876) chirurgien à l'hôtel-Dieu de Lyon : il a fait d'intéressantes recherches sur l'amaurose (1838) et la kopiopie ; Magne (1818-1887), élève et ami de Sanson, a étudié les tumeurs de l'œil, les affections lacrymales, l'hygiène de la vue ; Guépin (de Nantes) (1805-1873) a perfectionné la thérapeutique oculaire.

Nous ne devons pas oublier l'attention spéciale que plusieurs chirurgiens de cette époque accordèrent à l'oculistique : Sanson succède à Sichel dans son service à l'hôpital Saint-Antoine, et donne en 1838 des leçons d'ophtalmologie qui sont le résumé de son enseignement clinique; Velpeau et Jeanselme, les premiers qui se soient élevés contre l'incohérence des théories de Beer et de l'école de Vienne, publient en 1840 un intéressant traité des maladies des yeux.

Les travaux de l'école belge, qui se rattachent à l'oculistique française, méritent une mention toute spéciale : Cunier (1813-1853) est considéré avec Fallot (1783-1873) comme le fondateur de l'ophtalmologie belge ; Loiseau (1838-1890) est connu par ses travaux en optométrie; van Roosbroeck (1810-1869), outre son cours d'ophtalmologie (1853, 2 vol.), a fait d'intéressantes recherches sur la pupille artificielle et l'ophtalmie des nouveau-nés; Warlomont (1820-1891) a occupé une place considérable dans l'ophtalmologie belge il a écrit de nombreux articles, soit dans l' « Encyclopédie Dechambre », soit surtout dans les « Annales d'Oculistique ».

Avec l'indépendance du petit peuple grec apparaît le nom d'Anagnostakis (1826-1897) qui a éclairé de sa haute science les recherches historiques sur l'ancienne ophtalmologie de son pays.

La France qui les avait précédées a été une des dernières nations à rétablir dans ses écoles un enseignement officiel de l'ophtalmologie. C'est Strasbourg qui devance de beaucoup les autres facultés et possède la première clinique des maladies des yeux. Le nom de Stœber est attaché à cette création. Stœber avait inauguré un cours libre en 1829. En 1845 il obtient dix lits à l'hôpital, en même temps qu'il est nommé, à la faculté, professeur de pathologie et de thérapeutique générales. Sa clinique devient officielle en 1853 : il prend alors le titre de professeur de pathologie générale et d'ophtalmologie.

A Paris Sichel, Sanson, Velpeau, Desmarres font des conférences et un enseignement libre dans leurs cliniques. En 1868 une question de personnalités empêche la création à la faculté d'une chaire d'ophtalmologie pour Liebreich. Ce n'est qu'en 1881 que cette chaire fut officiellement inaugurée. Depuis lors, progressivement, toutes les facultés de France ont été dotées d'un enseignement ophtalmologique.

Le XIXe siècle a été extraordinairement fécond, et a vu paraître, outre de nombreuses monographies, environ 130 traités complets d'ophtalmologie, dont plusieurs ont eu un nombre respectable d'éditions et de traductions : la science allemande (Allemagne et Autriche) tient la tête avec 45 traités; la science anglaise (Angleterre et Amérique) est représentée par 38 traités; la France et la Belgique ont produit 31 traités, l'Italie 5, l'Espagne et la Hollande, chacune 3, la Russie 2.

Les revues périodiques d'ophtalmologie apparaissent avec le commencement du siècle. Le premier journal d'oculistique paraît en Allemagne : c'est l'*Ophtalmologische Bibliothek* de Himly et Schmidt (de 1802 à 1807, 3 vol., et 2 vol. publiés par Himly en 1816 et 1819). Paraît ensuite le *Journal der Chirurgie und Augenheilkunde*, de Graefe et Walther (1820-1840, 30 vol.), continué ensuite par Walther et von Ammon (1843-1850, 9 vol.). Le *Zeitschrift für Ophtalmologie* parait de 1830 à 1836; le *Monatsschrift für Medicin, Augenheilkunde und Chirurgie*, dirigé par von Ammon, de 1836 à 1840 (3 vol.). Ces périodiques ne paraissent plus.

En 1838, Cunier fonde les *Annales d'Oculistique*.

Les *Archiv für Ophtalmologie*, dirigées par de Graefe, Arlt et Donders, ont commencé à paraître en 1854.

En Angleterre, le *Journal of Ophtalmology*, fondé par Middlemore en 1837, ne vit qu'un an.

En Italie, le *Jiornale d'Oftalmologia italiano* est fondé en 1858 par Borelli.

Chronologiquement, nous voyons naître ensuite, en 1862, le *Klinische Monatsblatter für Augenheilkunde*, de Zehender, à Munich : en 1864, *Archiv für Augenheilkunde*, de Schweiger et Knapp, publiées, en allemand et en anglais, à Wiesbaden et à New-York; en 1870, à Tubingen, le *Jahresbericht der Ophtalmologie*, dirigé par Nagel, puis par Michel; en 1891, les *Annali di Oftalmologia*, de Quaglino; en 1872, le *Recueil d'Ophtalmologie*, de Galezowski; en 1878, le *Centralblatt für praktische Augenheilkunde*, de Hirschberg, à Berlin; en 1881, l'*Ophtalmic Review*, à Londres, et les *Archives d'Ophtalmologie* à Paris (elles avaient déjà vécu deux ans, de 1853 à 1855, entre les mains de Jamain); en 1882, la *Revue générale d'Ophtalmologie*, de Dor et Meyer, à Paris, et l'*American Journal of Ophtalmology*, à Saint-Louis; en 1884, le *Wiestnik oftalmologii*, de Chodin, à Kiew, etc.

ANATOMIE ET PHYSIOLOGIE

Le XVIIIe siècle avait conduit assez loin l'anatomie macroscopique de l'œil pour qu'il restât peu de chose à faire.

Eble (1838) décrit les corps papillaires de la conjonctive; Schlemm (1830) découvre un canal ou sinus s'étendant autour de la cornée; le premier, en 1830, il décrit les nerfs de cette membrane, étude reprise ensuite par Pappenheim.

Schneider (1827) étudie les rapports de la rétine et de la zonule; l'extrémité antérieure de la rétine s'étend jusque près du bord du cristallin ; la zonule représente le feuillet antérieur de l'hyaloïde dont la réflexion avec le feuillet postérieur, au bord du cristallin, forme le soi-disant canal de Petit. Wharton Jones a fait des recherches sur le pigment choroïdien ; il prouve que le pigment manque quand il existe un tapetum dans l'œil, et que la couche pigmentaire elle-même se compose de petites lamelles.

L'aponévrose orbito-oculaire est décrite par Tenon (*Mémoires sur l'anatomie, la pathologie et la chirurgie de l'organe de la vue*, Paris, 1806) au commencement du siècle ; les recherches ultérieures de Bonnet et Richet en complètent l'étude.

L'histologie de l'œil commence avec les recherches anatomiques et physiologiques d'Arnold (*Anatom. und phys. Untersuchungen über das Auge des Menchen*, Heidelberg, 1832) ; mais l'instrument défectueux dont il se servait ne lui permit pas d'arriver à des résultats intéressants. Le perfectionnement du microscope est l'origine d'un nouvel élan vers ces études. Valentin (1836) donne la première description de l'épithélium pavimenteux de la cornée et de la conjonctive : il démontre la nature fibreuse de la sclérotique, la présence de fibres musculaires dans l'iris ; il éclaircit la structure de la choroïde, celle de la membrane de Descemet ; il divise la rétine en quatre couches. Remak et Henle (1839) reprennent l'histologie de la rétine. Bidder indique le premier les rapports de la couche bacillaire et de la couche des tubes nerveux ; il décrit celle-ci comme un tissu tout à fait différent du nerf optique. Hannover (1840) donne la description d'une couche granuleuse et fibrilleuse à côté de la couche des tubes nerveux. Valentin indique les cellules ganglionnaires. Brucke émet l'hypothèse que les tubes nerveux n'appartiennent pas au système nerveux de l'œil, mais plutôt au système optique. Bowmann (1850) décrit la *membrana limitans* ; il la divise en deux couches, et le premier note les appendices des cellules ganglionnaires, dont Corti, et ensuite Remak et Müller, indiquent les rapports avec les nerfs optiques.

Le muscle ciliaire, découvert par Brücke (1841), est étudié par Bowmann (1846), puis par Rouget.

Sur l'histologie du cristallin, citons les travaux de Meyer (1838), de Werneck, qui le premier a démontré l'épithélium de la surface interne de la capsule antérieure ; ceux de Harting (1846) qui a indiqué les noyaux des faisceaux cristalliniens.

Pappenheim (1842), durcissant le corps vitré par le carbonate de potasse, le divise en couches concentriques ; Hannover établit qu'il ne s'agit là que d'un artifice de préparation : ses travaux, joints à ceux de Brücke et de Bowmann, nous conduisent à une notion discutée de la contexture du vitré.

Nous arrivons ensuite à la période contemporaine avec Sappey, Richet, Müller, Kölliker, Krause, etc., pour l'anatomie et l'histologie de l'œil. Plus récemment, nous avons à citer les recherches de Motais sur l'appareil moteur (1887), celles de Schwalbe (1887), de Rochon-Duvignaud (1895)...

L'anatomie spéciale du cristallin est reprise par Cadiat (1876) et Fischel et Rabl (1900). L'anatomie de la rétine est exposée par Ramon y Cajal (1892), celle de la choroïde par Greeff (1897). En anatomie pathologique rappelons les travaux de Dalrymple (1858), Wedl (1861), Pagenstecher (1875), Panas et Remy (1879), Pallok (1886), Berger (1889), Lagrange (1898), etc.

Dans le domaine physiologique, la question des mouvements de l'œil, à peine posée au siècle précédent, attire l'attention de Müller (1825) : il place le point de rotation du globe au milieu de sa surface postérieure, tandis que pour Volkmann il se trouve en arrière de la cornée. Volkmann conclut également, contre l'avis de Müller, que dans l'inclinaison de la tête, il y a toujours un mouvement de rotation de l'axe de l'œil. Ruete puis Donders démontrent, au moyen de l'image consécutive, que cela n'est vrai que dans certaines conditions. En 1857, Listing donne sa loi des mouvements rotatoires de l'œil. Volkmann et Listing étudient la dioptrique oculaire ; ils donnent une appréciation numérique de la distance des points cardinaux ; ils établissent le coefficient de réfraction exact des diverses parties de la lentille, indiquent la voie expérimentale pour trouver la place des points nodaux.

Les phénomènes accommodatifs sont l'objet de nombreuses discussions : toutes les théories émises au siècle précédent trouvent encore des défenseurs.

Les principales théories discutées dans la première moitié du XIXe siècle, sont les suivantes : 1° l'accommodation est un acte réflexe que les changements pupillaires suffisent à expliquer (Pouillet) ; 2° l'accommodation est produite par un changement de courbure de la cornée (Fries, Vallée, Pappenheim) ; 3° l'accommodation est le résultat de la pression exercée par les muscles droits ou obliques, qui amènent un allongement ou un raccourcissement de l'axe optique (Meckel, Henle, Listing, Maunoir, Arlt, J. Guérin, Petrequin) ; 4° l'accommodation est produite par un déplacement de la lentille (Jacobson, Muller, Szokalsky, Ruete, Hannover) ; 5° enfin, une dernière théorie soutenue par Purkinje, Graefe, Smith, Stellwag von Carion, expliquaient l'accommodation par un changement de forme du cristallin. Purkinje trouve la preuve de cette théorie dans le changement que l'on constate sur les images réfléchies du cristallin pendant que se produit l'accommodation. Langenbeck, puis Helmholtz, donnant la confirmation de cette théorie, observent que, dans la vision de près, la face antérieure du cristallin devient plus convexe et se rapproche de la cornée, la face postérieure prenant part au même changement, mais d'une façon moins marquée.

Ces mouvements sont sous l'influence des fibres musculaires fines entourant le cristallin d'après Langenbeck, du muscle ciliaire d'après Clay Wallace. Pour Clay Wallace, ce muscle comprendrait deux parties : une interne adhérente à la choroïde, qui adapterait le cristallin à la vision de près ; l'autre externe, accolée au corps ciliaire, accommodant le cristallin pour la vision de loin. Sappey nie l'existence de ce muscle. Rouget considère la portion ciliaire de la choroïde comme un appareil érectile dans lequel le muscle ciliaire et les muscles de l'iris jouent le rôle des muscles annexés aux organes érectiles du pénis. Iwanoff reprend l'étude du muscle ciliaire et montre ses fibres radiales prédominant chez le myope et les fibres circulaires occupant la presque totalité du muscle chez l'hypermétrope.

Morat et Doyon montrent le rôle du sympathique, dans les phénomènes de l'accommodation.

Dans l'iris, les uns admettaient un système de fibres dilatatrices à côté des fibres du sphincter qui resserrent la pupille (Kölliker, Iwanoff); d'autres niaient la présence du muscle *dilatator pupillæ* (Grunhagen, Schwalbe, Testut). Rochon-Duvignaud a un retour vers les idées de Kölliker, dont Vialleton vient tout récemment de démontrer l'exactitude.

Étudiant la marche des rayons lumineux dans l'œil, Helmholtz montre que la coloration noire de la pupille provient de ce que les rayons entrant dans l'œil et ceux qui en sortent suivent la même voie ; ces études l'amènent à la découverte de l'ophtalmoscope.

Hannover et Listing avaient démontré par des mensurations que la tache aveugle coïncidait avec l'entrée du nerf optique ; Donders l'établit plus sûrement par des expériences directes. Helmholtz montre que les faisceaux du nerf optique sont insensibles à la lumière, non seulement dans la tache aveugle, mais dans toute l'étendue de leur trajet rétinien, et Müller prouve que la couche des cônes et des bâtonnets constitue la partie sensitive de la rétine. Weber, s'appuyant sur ce fait que la fosse centrale est uniquement constituée par des cônes, admet que les cônes seuls sont l'élément sensible.

Les recherches de Boll (découverte du pourpre rétinien, 1876), Kuhne, Schultze, Hering, expliquent le mécanisme intime de la perception rétinienne.

PATHOLOGIE

Affections de la conjonctive. — Le chapitre des inflammations oculaires était, au commencement du XIXe siècle, dans l'enfance de l'art : les uns, comme Scarpa, Wenzel, distinguaient les ophtalmies internes et les ophtalmies externes, sans tenir compte du siège de la phlegmasie dans telle ou telle membrane. Demours, un des premiers, fit cette distinction ; son exemple fut suivi par Wardrop, chez lequel nous trouvons pour la première fois le mot kératite appliqué aux inflammations du tissu cornéen. Ultérieurement il donne la différenciation anatomique exacte des affections de chacune de ces parties ; il étudie séparément les affections de l'iris, celles de la choroïde, celles de la capsule cristallinienne et celles de la rétine. L'école anglaise avec Travers, Lawrence, Vecht, marcha dans cette voie qui, si elle était défectueuse par suite des notions anatomiques incomplètes, reposait au moins sur un principe vrai.

L'influence de Beer naturalisant en ophtalmologie le dogme humoral nous fit oublier et délaisser ces tentatives. Beer admet qu'à chaque état dyscrasique de l'organisme correspond dans l'œil un état analogue, et dès lors nous assistons au développement des ophtalmies hémoroïdale, scorbutique, psorique, bilieuse, etc., selon la viciation dominante de l'organisme : ou bien une combinaison plus complexe nous amenait aux ophtalmies reumatho-scrofuleuse, syphilo-scorbutique etc. A chaque dénomination, correspondait une symptomatologie artificielle et compliquée avec un traitement particulier.

L'école allemande divisa ensuite les ophtalmies en deux classes : les ophtalmies idiopathiques et les ophtalmies spécifiques. Les premières, dites encore phlegmoneuses, attaquent des individus sains, exempts de toute maladie dyscrasique ; sous cette dénomination, nous trouvons décrites les inflammations de chacune des membranes de l'œil. Les ophtalmies spécifiques reconnaissent comme causes des matières spécifiques appliquées à l'œil, une constitution particulière de l'atmosphère ou une maladie constitutionnelle. Stœber, qui fut avec Sichel et Carron du Villars, un des propagateurs en France des théories allemandes, rangeait, parmi les ophtalmies spécifiques, les ophtalmies dites catarrhale, scrofuleuse, érysipélateuse, varioleuse, morbilleuse, scarlatineuse, dartreuse ou herpétique, rhumatismale, arthritique, syphilitique, scorbutique, intermittente, en y joignant toutes les combinaisons admises par Beer. Sichel y ajoutait les formes blennorhagiques, veineuses et abdominales.

C'est de Paris, vers la fin de la seconde moitié du siècle, que partit un mouvement d'insurrection contre les théories allemandes, Rognetta d'abord, puis, à l'Académie de Médecine, Velpeau, Bérard et Roux conclurent contre Gerdy à l'abandon de cette classification artificielle pour une étiologie basée sur des notions anatomiques.

Nous trouvons dès lors en présence deux écoles antagonistes : l'école de Paris, décrivant les maladies d'après le siège qu'elles occupent dans les tissus de l'œil ; l'école allemande, classant les inflammations oculaires d'après leurs causes présumées. Là où la première décrivait des conjonctivites, des iritis, des kératites, la seconde voyait des ophtalmies catarrhales, rhumatismales ou scrofuleuses.

Les deux écoles continuèrent à faire des adeptes : Cunier, d'Ansiaux en *Belgique, Quadri en Italie, Canstatt, Heyfelder en Allemagne, Mackenzie et* Warthon Jones en Angleterre, soutenaient encore la cause des ophtalmies *spécifiques tout en diminuant cependant leur cadre*. En France, Desmarres, Szokalsky, Denonvilliers et Gosselin, Fano, de Wecker sont les dignes continuateurs de Velpeau ; les ophtalmies spécifiques deviennent les ophtalmies spéciales ; parmi celles-ci prennent seulement place l'ophtalmie blennorhagique, l'ophtalmie varioleuse, l'ophtalmie syphilitique (celle-ci siégeant sur l'iris.) Mais le terme de spécificité et sa notion exacte resteront indécis jusqu'à ce que les recherches bactériologiques soient venues jeter leur lumière sur l'étiologie des affections conjonctivales.

Nous devons consacrer quelques lignes à l'histoire particulière de certaines formes d'ophtalmies.

1° Ophtalmie granuleuse. — L'*ophtalmia militaris* ou *ægyptiaca* fit son apparition en Europe à la fin du xviiie siècle ; infectées rapidement pendant leur séjour en Egypte, les troupes de Bonaparte rapportèrent la maladie avec elles et la communiquèrent aux troupes des états européens avec lesquelles elles se trouvèrent en contact. L'affection se communiqua également à la population civile, et dans certaines villes, on vit de véritables épidémies.

Les médecins français témoins du début de l'épidémie, et Larrey en tête, dirent que la maladie se différenciait de l'ophtalmie catarrhale habituelle par sa seule intensité ; que son origine était due aux influences atmosphériques, à l'irritation des yeux par la lumière, la poussière ; ils contestaient la propagation par contagion. A cette origine autochtone de l'affection se rallièrent toute une série d'observateurs tels Farrel, Mackenzie, Weinhold, Vleminckz, Honzebroock, Lerche, etc.

D'après les observations faites sur les malades d'Egypte ou sur les troupes de Malte et Gibraltar, les médecins anglais arrivèrent à des conclusions toutes différentes ; pour eux, l'affection est la conséquence d'un germe pernicieux régnant endémiquement en Egypte, et spécifique de l'affection. Celle-ci est essentiellement contagieuse et se différencie par son cours de l'ophtalmie catarrhale ordinaire. A cette manière de voir se rallient Scarpa, Carron du Villars, Vacca Berlinghieri, Walther, Eichmann, Werneck, Kluyskens, Caffe, Cunier, Decondé, etc.

Une théorie intermédiaire admet, à côté de la forme contagieuse, une forme autochtone pouvant se développer sous l'influence de certaines conditions atmosphériques et hygiéniques.

Emise par Charles de Graefe et Juncken, cette théorie est adoptée par Steinberg, Rosas, Eble, Kerckhoff, etc.

Ces théories diverses ont eu cours jusque vers ces dernières années : « L'ophtalmie égyptienne, nous dit Wharton Jones en 1862, n'est pas due uniquement à une contagion spéciale, mais peut être produite par certaines influences atmosphériques ». Depuis lors un revirement complet s'est opéré et on s'est *appliqué à la recherche du microbe pathogène de l'ophtalmie granuleuse* : rappelons dans ce sens les travaux de Hirschberg et Krause (1881), *Sattler, Koch, Rachlmann, Poncet, Michel.* La nature microbienne du trachome est admise généralement, mais jusqu'ici les agents dit spécifiques sont multiples et mal définis.

Weinhold, au commencement du siècle, admettait des causes prédisposantes dont la plus importante était la scrofulose.

Il y a tendance à faire intervenir aujourd'hui cette prédisposition du dogme humoro-pathologique ; Dianoux irait plus loin et ferait des granulations une tuberculose localisée, tandis que Rachlmann en Allemagne, Truc en France font seulement intervenir le terrain scrofuleux dans la pathogénèse des lésions cornéennes.

2° Ophtalmie des nouveau-nés. — Elle avait été signalée par Ware en 1795 ; son étude fut ensuite reprise par Ormstron (1801), Lyall (1810) et Saunders (1811). Jusqu'à la découverte du gonocoque de Neisser, en 1879, on admettait que différentes causes pouvaient la produire ; Scarpa, Sanson, Laugier incriminaient le contact des yeux à la naissance avec les parties génitales baignées d'un fluide leucorrhéique ; Rognetta, Ritterich mettaient en cause le froid causé par les ablutions baptismales ; on a aussi invoqué les influences atmosphériques, la compression de la tête de l'enfant pendant l'accouchement, ou le savon qui s'introduit dans les yeux pendant qu'on lave la face du nouveau-né (Mackenzie).

3° OPHTALMIE GONNORRHÉIQUE DES ADULTES. — Pour celle-ci, on admettait plusieurs causes de production : l'inoculation directe du pus blennorrhagique (Astruc, Swediaur, Wardrop, Jungken, etc.) ; la métastase ou le transport du pus dans l'œil par les vaisseaux (Sichel, Laugier) ; la sympathie, mot, dit Fano destiné à cacher notre ignorance sur le mode de production de cette affection ; et l'infection miasmiatique (Deconde, Cunier).

4° CONJONCTIVE CROUPALE. — Elle est étudiée par Babor et Jaeger en 1835, par Bouisson (1846), Chassaignac (1847), de Graefe (1854), ensuite Gibert, Magne, Jacobson, de Wecker, etc.

5° CONJONCTIVITE PHLYCTENARIS SCROFULOSA. — Elle avait été indiquée par Himly en 1797 ; elle est mieux étudiée par Travers (1821) et Mackenzie (1835). Pour celui-ci, ophtalmie phlycténulaire est synonyme d'ophtalmie scrofuleuse. Velpeau, Anagnostakis pensent que la phlyctène n'est pas caractéristique de la scrofule, et qu'elle peut se développer sur des individus exempts de toute lésion de strume.

6° XÉROPHTALMIE. — Schmidt en 1803, considérait le xérophtalmos comme un desséchement de la conjonctive consécutif aux inflammations violentes ; Travers (1835) en fait une conséquence de l'obstruction des voies lacrymales, Jaeger et von Ammon y voient une inflammation chronique de la membrane épithéliale. Arlt (1838) croit qu'il s'agit d'un processus atrophique de la conjonctive. Pour Rognetta, l'affection est la conséquence d'une lésion des filets de la cinquième paire se rendant à la glande lacrymale, à la conjonctive et aux follicules de Meibomius. Les recherches histologiques de Weber (1849) nous présentent le xérophtalmos comme un processus inflammatoire aboutissant à la transformation de la conjonctive en un tissu cicatriciel.

Affections de la cornée. — 1° KÉRATITES. — Wardrop, en 1808, réalise un premier progrès dans l'étude des affections de la cornée ; il étudie les différentes formes de kératite selon leur siège dans les couches profondes ou superficielles de la cornée ; il distingue les abcès et les ulcères ; il décrit l'inflammation de la membrane de Decemet. Ruete (1845) met en doute cette dernière forme de kératite ; pour lui, l'inflammation de la membrane de Descemet est consécutive aux iritis ou aux choroïdites chroniques ; Hasner en fait une tuberculose oculaire, hypothèse dont Arlt démontre l'inanité. Mirault (1834) publie une intéressante étude sur les kératites aiguës et chroniques ; Zarda, élève de Flarer, décrit en 1831 la kératite scrofuleuse ou phlycténulaire ; Schinder en 1838 étudie la kératite interstitielle.

Beer avait distingué deux hypopions : l'*hypopion verum*, qui se rencontre dans l'*ophtalmia interna idiopathica*, et l'*hypopion spurium*, épanchement purulent consécutif à un abcès de la cornée ; cette question sans grand intérêt sera discutée jusqu'aux temps les plus modernes.

L'école de Beer, dans le traitement des kératites, insistait surtout sur le traitement de la diathèse spécifique et considérait comme le plus important le traitement interne antidyscrasique ; la paracentèse du bulbe est recommandée par Walther, mais Scarpa, d'accord en cela avec Beer, ne la conseille que dans les cas où la chambre antérieure est complètement remplie de pus ; Chélius, Schindler, se déclarent contre cette intervention, tandis que Langenbeck, Beck, Himly prônent le vieux procédé de Richter, remis en honneur par Wardrop, consistant en une large incision dans le grand diamètre de la cornée.

2° Affections consécutives aux inflammations de la cornée. — *Pannus.* — Beer relève l'erreur de Scarpa qui voyait dans le pannus une affection analogue au ptérygion. Fabini (1830) observe qu'il est souvent la conséquence de l'ophtalmie granuleuse. Plus tard, selon leur origine, on admettra des pannus trachomateux, scrofuleux, arthritique, syphilitique, herpétique constitutionnel, traumatique. L'anatomie pathologique du pannus a été bien étudiée par Ritter. C'est en 1812 que Jaeger pratiqua l'inoculation blennorrhagique dans la cure du pannus. Piringer appliqua largement cette méthode hardie, mais non pas téméraire ; désaprouvée par Carron du Villars, van Onsenoort, elle est mise en usage par Fallot, Hairion, von Rosbroeck, Rivau-Landrau, Warlomont, Fano. De Wecker, en 1882, propose de substituer au pus blennorrhagique la poudre ou l'extrait de jequirity qui produit une inflammation bien moins dangereuse.

Leucomes. — Walther (1845) étudie les taches de la cornée qu'il divise en trois catégories : dépôts exsudatifs, cicatrices, ou modifications complètes du tissu cornéen. Les recherches histologiques de Szokalski complètent cette étude.

Vers le milieu du siècle, apparaissent, dans le traitement des leucomes, l'acupuncture et l'électricité. L'acupuncture a été proposée par Perez de la Flor en 1847 ; l'électricité fut expérimentée en Russie par Crussel, en 1841, puis par Newmann, Usiglio, Hœring, Wildebrand, Turck, Quadri, etc.

Staphylome. — Beer élargit et éclaircit les notions sur le staphylome en le considérant comme l'ectasie d'une membrane de l'œil consécutive à l'inflammation de cette membrane sous l'influence d'une poussée des liquides intérieurs. Dans le staphylome cornéen, l'iris s'enflammant après la cornée, s'accole à celle-ci ; tandis que, d'autre part, sous l'influence de l'humeur aqueuse et des modifications dans sa contexture elle change de forme.

Warthon Jones (1838) montre que le staphylome cornéen est la conséquence de l'accolement de l'iris à la cornée à la suite d'une perforation.

Contre cette affection, Richter et Beer emploient les caustiques locaux (beurre d'antimoine) ; Veteh et Heiberg (1829) conseillent l'iridectomie. Tous les procédés chirurgicaux de l'antiquité grecque sont modifiés et remis en honneur.

Le *staphyloma pellucidum* avait été observé par Taylor. Wardrop et Lyall (1811) montrent qu'à la pointe de l'ectasie, le tissu cornéen est considérablement aminci. Himly le décrit sous le nom de *hyperkératosis*, von Ammonn sous celui de *keratoconus*. Sichel (1842) pense qu'au début de l'affection il y a toujours comme point de départ une kératite ulcéreuse; Warthon Jones y voit une hydrophtalmie de la chambre antérieure; pour Mackenzie, il s'agit d'un trouble de nutrition de la cornée, d'origine trophique. Adams (1814) ayant constaté l'inutilité des ponctions répétées de la chambre antérieure, propose contre cette affection l'extraction du cristallin; Lyall et Travers indiquent comme palliatifs les verres concaves ou les lunettes sténopéiques. Sichel fait des cautérisations ignées répétées sur la pointe du staphylome; Travers et Tyrrel ont employé l'iridectomie; Farrio (1839) excise un petit lambeau triangulaire à la pointe du staphylome.

Affections de la sclérotique. — Mal délimitées, compliquées souvent d'affections des membranes voisines, les inflammations de la sclérotique faisaient partie de l'ophtalmie rhumatismale. Weller et Sichel tentent de différencier les inflammations de la sclérotique de celles de la conjonctive. White Cooper décrit sous le nom de sclérite rhumatismale une iritis ou une kératite. Velpeau met en doute l'existence d'une sclérotite véritable. Von Ammon décrit la sclérite boutonneuse sous le nom d'ophtalmie sous-conjonctivale. Les recherches de Wilde (1854), de Taylor, de Pilz (1862) n'éclaircissent pas beaucoup la question, et en 1862 Wharton Jones admettait que sclérotite était synonyme de kérato-iritis ou de kérato-choroïdite.

Signalé par Saint-Yves le staphylome de la sclérotique a été étudié par Scarpa sous le nom de staphylome scléral postérieur. Demours démontre qu'il est toujours précédé d'une inflammation des membranes et généralement de la choroïde. Walther (1822) montre qu'il peut être encore consécutif aux affections du corps ciliaire et décrit ainsi le staphylome *corporis ciliaris*. Avec Jacobson, paraît une autre théorie qui le rattache à une sérosité sécrétée en dessous de la sclérotique ; Rau et Weller le font découler d'un état variqueux du système veineux ciliaire ou choroïdien. Staub, en 1844 indique que le staphylome scléral se développe seulement lorsque l'inflammation du corps ciliaire ou de la choroïde passe à la sclérotique.

Affections de l'iris et du corps ciliaire. — Elles sont englobées encore par Wharton Jones (1862) sous le titre d'ophtalmie interne intérieure ; elles comprennent d'après lui l'*aquo-capsulite*, la *cristallino-capsulite*, l'*iritis*.

Les différents noms qu'a portés l'*aquo-capsulite* peuvent lui servir d'histoire : tour à tour elle est appelée inflammation de la membrane de l'humeur aqueuse, de la membrane de Demours, hydato-capsulitis, descemétite, aquo-capsulite, kératite ponctuée ou profonde, iritis séreuse.

La *cristalline-capsulite* ou inflammation de la membrane antérieure du cristallin, disparaît rapidement du cadre nosologique.

L'inflammation de l'iris avait été à peine entrevue par les ophtalmologistes du XVIIIe siècle.

Schmidt (1801) donne une bonne description de l'iritis : souvent consécutive à l'opération de la cataracte, elle reconnaît d'autres causes variées ; l'auteur a obtenu de bons résultats de l'emploi de la belladone et de l'hyosciamus.

A côté de la forme séreuse, décrite par Schindler comme l'inflammation de la membrane séreuse s'étendant sur l'iris et prolongement de la membrane de Descemet, Siméon (1827) décrit une forme parenchymateuse sous le nom de *uveitis chronica.*

Von Ammon (1838) décrit, dans l'iritis parenchymateuse, sous le nom d'*iridoncosis* ou *iridauxeis* l'épaississement de l'iris avec formation de petites tumeurs à sa surface ; par *iridaraesosis*, il désigne l'atrophie ou l'amincissement de la membrane ; sous le nom d'*iridodonesis*, son tremblotement.

Weller, Rosas, Paul Pamard etc., admettent que dans l'iritis parenchymateuse il se forme dans le tissu irien, de petits abcès qui, s'ouvrant dans la chambre antérieure, produisent l'hypopion.

Avec le dogme humoral et Beer, les variétés d'iritis sont nombreuses : arthritique, syphilitique, syphilo-mercurielle, scrofulo-arthritique, syphilo-scorbutique etc. La réaction commence avec Velpeau (1841) qui, disséquant le chapitre informe des ophtalmies de l'école allemande, différencie et classe les affections ne tenant compte que des éléments anatomiques ; il rejette l'iritis mercurielle, et n'admet comme formes spécifiques que l'iritis syphilitique et l'iritis blennorrhagique.

Peu à peu nous assistons au démembrement de l'*ophtalmia interna :* après les affections de l'iris, ce sont les affections du corps ciliaire qui vont s'en détacher avec von Ammon, en 1829, qui ébauche l'étude de ses inflammations sous le nom d'*ophtalmodesmitis;* Tavignot, en 1844, donne une meilleure description de l'inflammation aiguë ou chronique du corps ciliaire, qu'il dénomme *cyclite* ; il montre ses relations avec les affections de la cornée et de l'iris (kérato-cyclite ou irido-cyclite), décrit également la névralgie du corps ciliaire.

Les mydriatiques font leur apparition en ophtalmologie vers la fin du XVIIIe siècle ; l'action de la belladone sur l'iris avait été remarquée en 1693 par le botaniste Jean Rav, puis signalée par Daries dans sa thèse en 1776. Reimarus et Schiferli, en 1796, indiquèrent son emploi dans l'opération de la cataracte. Himly, en 1802, tend à vulgariser cette pratique qui est suivie en France par Antoine J.-B. Pamard, Demours et Dupuytren. Himly conseillait les mydriatiques dans les synéchies. Schmidt l'emploie dans les inflammations aiguës de l'iris. Tandis qu'en Allemagne on employait l'*hyosciamus*, en France on préférait l'usage de l'*atropa belladona* ; plus tard (vers 1840), au lieu d'extrait, on se servit des alcaloïdes découverts dans ces plantes, l'hyosciamine (1823) et l'atropine (1819).

Affections de la choroïde, du corps vitré, de la rétine et du nerf optique. — Ces affections rentraient dans les ophtalmies internes postérieures, dont le démembrement ne fut complet qu'après la découverte de l'ophtalmoscope.

1° Choroïde. — La plus anciennement connue des affections de la choroïde fut le staphylome postérieur : Scarpa fut le premier à le constater dans ses dissections; Mackenzie le considère comme la conséquence d'une inflammation chronique de la choroïde. Rosas, Staub distinguent vaguement une inflammation aiguë et une inflammation chronique; les recherches de von Walther et Sichel, sur l'anatomie pathologique de la choroïdite postérieure, ne font pas avancer la question.

Les tubercules de la choroïde ont été signalés d'abord par Guéneau de Mussy et Pappeinheim (1842), ensuite par Manz et Jaeger (1855).

La théorie de Sichel, admettant que l'inflammation de la choroïde se résout par le glaucome, nous amène à l'exposé de cette affection.

2° Glaucome. — Beer, au commencement du siècle, voit dans le glaucome un état variqueux des vaisseaux de l'œil et de la choroïde en particulier. Pour Demours il s'agit d'une amaurose consécutive à une affection du nerf optique et du système vasculaire de l'œil, produisant une dégénérescence du vitré et quelquefois du cristallin; se ralliant aux idées de Beer, il admet un état variqueux des vaisseaux dans toutes les membranes oculaires, ayant pour résultat de rendre le globe dur au toucher. Beck pense que l'affection réside dans le vitré.

Middlemore (1835) distingue un *glaucoma chroniquum* ou *senile* et un *glaucoma acutum*. Le glaucome sénile est pour lui un trouble du vitré; dans le glaucome aigu, il voit un processus inflammatoire dont le siège primitif est l'hyaloïde, et qui n'atteint la choroïde que secondairement : il produit un ramollissement et une augmentation de volume du vitré. Middlemore traite le glaucome aigu par la belladone et la ponction du vitré.

Les longues recherches de Sichel (1842) aboutissent à ces conclusions : « Le glaucome est une désorganisation de la choroïde consécutive à son inflammation. La rétine et les autres membranes oculaires internes participent toujours plus ou moins à la maladie. Le corps vitré peut devenir partiellement opaque, mais son opacité n'est jamais complète ni verdâtre. L'iris offre toujours des symptômes plus ou moins marqués de désorganisation. Le glaucome peut s'accompagner de douleurs névralgiques. Cette névralgie, dont le siège est dans la branche ophtalmique du facial, précède quelquefois de loin le glaucome. Les causes du glaucome sont celles de la choroïdite. Il n'existe pas d'exemple bien avéré de guérison : les observations de guérison ou d'amélioration par des opérations doivent avoir pour base des erreurs dans le diagnostic. »

Arlt (1847) admet que le glaucome est la suite d'une choroïdite avec exsudation séreuse, les troubles de l'iris, du corps ciliaire et du cristallin provenant de la pression du liquide exsudé.

Avec Tavignot nous entrons dans une nouvelle pathogénie, la pathogénie nerveuse : la cause qui donne lieu au glaucome serait pour Tavignot un état pathologique du système nerveux. Quelquefois même, la névralgie ciliaire chronique se transformerait en glaucome.

Nous arrivons ensuite aux recherches de de Graefe et à la théorie moderne du glaucome, considérant cette affection comme le résultat d'une pression intra-oculaire exagérée.

En 1856, de Graefe, se souvenant des heureux effets de l'iridectomie dans l'irido-choroïdite, a recours à cette opération contre le glaucome; il obtient des résultats satisfaisants qui sont accueillis avec enthousiasme en Allemagne et en France où Galezowski dit avoir eu 58 succès sur 60 opérations. Dans le principe on n'opérait que les glaucomes aigus; en 1858, de Graefe étend les applications de l'iridectomie au glaucome chronique inflammatoire et au glaucome chronique simple.

3° Affections du vitré. — Les affections du vitré au xviiie siècle se bornaient à la connaissance de quelques modifications dans sa substance : liquéfaction, épaississement ou atrophie.

L'inflammation du vitré ou *hyaloïditis* est décrite par Wardrop, Eble, Travers et von Ammon. Le *synchisis* simple est étudié par Beer et Scarpa. Le *synchisis étincelant* est signalé par Parfait-Landrau (1829). Desmarres le décrit plus exactement : il montre qu'il s'agit de cellules flottantes de l'hyaloïde dont la chute a été occasionnée par la liquéfaction du vitré. Stout pense qu'il s'agit de corps transparents flottant dans le vitré. Bouisson émet l'idée qu'il peut s'agir de cristaux de cholestérine. Hervier, Backer et Lebert constatent le bien fondé de cette hypothèse.

4° Affections de la rétine. — L'étude des maladies de la rétine date de l'invention de l'ophtalmoscope. Jusque-là, on peut appliquer à l'amaurose la définition de Walther, que c'est une maladie dans laquelle personne n'y voit goutte, pas plus le médecin que le malade.

La seule affection nettement déterminée était le fungus médullaire ou gliome de la rétine. Wardrop, en 1809, en donna une excellente description ; il débute par la rétine et peut envahir secondairement le nerf optique; dans une seconde période, il envahit toute l'orbite. Dans les 24 cas observés par Wardrop, 20 fois il s'agissait de malades au-dessous de douze ans. Wardrop recommande l'énucléation hâtive pour éviter la récidive. Travers montre que le fungus médullaire peut se développer dans la choroïde ou d'autres parties de l'œil ; Pannizza (1826) voit là une manifestation de la diathèse scrofuleuse, manière de voir qui a fait peu d'adeptes.

Le décollement de la rétine est désigné sous le nom d'hydropisie choroïdienne ou sous-rétinienne, de *retina tremulans*. Desmarres (1847) recommande dans les cas graves l'opération de Ware, la ponction à travers la sclérotique.

Les inflammations de la rétine constituent les rétinites aiguës ou chroniques ; Wardrop les avait décrites sous le nom de *ophtalmia interna posterior;* ses symptômes sont la photophobie, le trouble de la vision, les douleurs intra et péri-oculaires. Mackenzie décrit sous le nom de rétinite chronique, ou *hebetudo visus*, l'asthénopie accommodative. Desmarres fait entrer la kopiopie de Petrequin dans le domaine des rétinites chroniques. Cependant sa description des maladies de la rétine est la plus judicieuse que nous rencontrions ; il distingue trois classes : celle des inflammations (aiguë, chronique ou simple congestion) ; celle des névroses, comprenant l'héméralopie, la nyctalopie et l'hémyopie ; la troisième classe embrasse l'apoplexie de la rétine, le fungus, l'hydropisie et l'ossification ; la paralysie de la rétine, ou amaurose constituerait une quatrième classe.

5° Affections amaurotiques. — La plupart des auteurs reconnaissent que l'amaurose est une affection complexe difficile à classer : « L'amaurose n'est pas une, nous dit Carron du Villars (1838), et sa classification est encore entourée d'un vague désespérant. » Walther nous répète à peu près les mêmes termes : « L'amaurose n'est pas une maladie particulière, mais le terme désignant des affections multiples et différentes les unes des autres. » Et Magne (1844) conclut de ses recherches : « Dans un système nosologique naturel, il ne peut y avoir place pour l'amaurose. »

Résumant les données du siècle précédent, Beer avait divisé les amauroses, au point de vue anatomique, en amauroses dynamiques, sans lésions de l'œil, ni des parties environnantes, et amauroses avec lésions apparentes de l'œil ou de ses annexes. Au point de vue étiologique, il établissait deux classes : les amauroses idiopathiques ou congestives, et les amauroses deutéropathiques provenant d'une adynamie générale ou locale nerveuse.

La classification de Rognetta est plus judicieuse ; suivant leur nature, il distingue les amauroses *mécaniques* (par compression du nerf optique ou de la rétine), les amauroses *asthéniques*, les amauroses *hyperesthésiques* ou congestives. Sous le rapport du siège, elles sont *constitutionnelles, idiopathiques, orbitaires* (et généralement alors mécaniques), *névropathiques, encéphaliques, sympathiques*. Au point de vue de leur forme, on distingue l'*amblyopie*, l'*amaurose*, l'*hémiopsie*, la *diplopie* (monoculaire), la *nyctalopie*, l'*héméralopie*, la *myodepsie*, la *chroupsie*, etc.

Deval, dans son traité de l'amaurose, qui paraît au moment de l'invention de l'ophtalmoscope, nous donne l'étude la plus complète des affections amaurotiques. Au point de vue du siège, il les divise en amauroses : rétinienne, du nerf optique, cérébrale, spinale, ganglionnaire ou abdominale, trifaciale, ophtalmique.

Au point de vue étiologique, il admet trente variétés d'amaurose ; voici cette longue liste : amauroses par suppression des menstrues, du flux hémorrhoïdal, des hémorragies nasales, par omission de saignées habituelles, par répercussion des maladies cutanées, par suppression de la phtiriase, de la transpiration, du mucus nasal, des lochies, du lait, amauroses chlorotique, rhumatismale, syphilitique, vermineuse, suite de grossesse, éclamptique, épileptique et hystérique, albuminurique et diabétique, pellagreuse, amaurose dans les convalescences, par suite d'évacuations sanguines exagérées, par déperdition immodérée de lait et de ptyalisme, par suite d'excès vénériens, amaurose saturnine, mercurielle, alcoolique, toxique (tabac, belladone, seigle ergoté, etc.), amaurose par rétraction musculaire, amaurose traumatique.

L'ophtalmoscope jette un jour favorable dans l'obscure étude de ces lésions, mais les amauroses ne disparaissent pas très rapidement du cadre nosologique, et Fano, en 1866, étudie encore les amauroses cérébrales, les amauroses spinales, les amauroses par altération du nerf optique, les amauroses rétiniennes, l'amaurose sympathique et les amauroses spéciales, reconnaissant comme causes : la pigmentation rétinienne, l'embolie de l'artère centrale de la rétine, l'albuminurie, le diabète, ou une malformation ou impotence congénitale.

Amauroses réflexes, amaurose sympathique. — Le XVIIe siècle avait observé et mis dans une classe à part une série d'amauroses (telles, celles consécutives aux traumatismes péri-orbitaires) sous le nom de sympathiques. Demours y voit une action réflexe ; il élargit cette catégorie pour y faire figurer une foule d'autres faits : « Les relations qui existent entre les nerfs de l'organe de la vision et l'intercostal, donnent naissance à beaucoup d'amauroses par la correspondance que ces relations établissent entre les viscères abdominaux et les yeux. »

Walther pense que, dans la vision, il y a nécessairement une action réciproque des nerfs optique et ciliaires, et que bien des amauroses sont la conséquence de troubles du système ciliaire. Dans ce groupe, il range : les amauroses incomplètes avec paralysie des muscles oculaires, les amauroses consécutives aux traumatismes péri-orbitaires, l'amblyopie transitoire suivant l'ingestion de certains narcotiques, les amauroses causées par des troubles abdominaux.

Sichel agrandit encore le domaine des amauroses réflexes ; il admet une amaurose cérébrale, une amaurose spinale, une amaurose abdominale, une amaurose ganglionnaire, une amaurose trifaciale.

Bessières (1838) insiste sur le rôle du trijumeau dans la production des amauroses réflexes ; il admet un certain équilibre entre le trijumeau et le tractus optique ; la rupture de cet équilibre entraîne des troubles visuels plus ou moins complets.

La notion des troubles fonctionnels sympathiques, pris dans l'acception actuelle, remonte au commencement du siècle.

Himly, Demours, von Ammon connaissaient ce fait : que l'œil sain peut devenir le siège d'une affection pernicieuse, quand l'autre œil est perdu. La théorie de l'amblyopie sympathique est exposée en détail par Mackenzie en 1840. Wardrop rappelle que les vétérinaires, en pareil cas, amènent la destruction de l'œil sympathisant au moyen de la chaux vive ; il propose d'agir de même chez l'homme et d'amener par des moyens semblables la disparition de l'œil perdu amaurotique.

Ce n'est que lorsque les recherches de Bonnet eurent montré l'innocuité de ce traumatisme opératoire, que l'on songea à avoir recours en pareil cas à l'énucléation ; elle fut pratiquée pour la première fois dans ce but, en 1851, par Prichard de Bristol.

Amaurose albuminurique. — Wells signale les amauroses consécutives aux affections rénales (1812). Landouzy (1849) établit que l'amblyopie est un symptôme presque constant de la néphrite albumineuse, précédant quelquefois tous autres symptômes, disparaissant et revenant avec l'albumine ; il considère cette amaurose comme le résultat d'une altération du système nerveux ganglionnaire. Bouchardat pense au contraire que l'amaurose albumineuse ne se manifeste que longtemps après le début de la maladie, et qu'elle est la conséquence de l'affaiblissement général de l'organisme.

Amaurose hystérique. — L'amaurose hystérique avait été signalée dès le XVIIe siècle : Hocken (1842) en distingue deux formes, aiguë ou chronique ; il observe le rétrécissement du champ visuel. L'amaurose hystérique est ensuite étudiée par de Graefe qui lui donne le nom d'*anesthésie de la rétine.*

Héméralopie. — L'étude de l'héméralopie était encore confuse au XVIIIe siècle et, tandis que Maître-Jean, Guérin désignent par ce mot la cécité diurne, et par nyctalopie, la cécité nocture, Gendron, Rowley, Richter prennent ces deux mots dans une acception directement contraire. Demours, entendant par héméralopie la cécité nocturne, y voit un état irritatif de la rétine ; la plupart des oculistes ultérieurs font de cette amblyopie la conséquence d'un état congestif rétinien.

Scotomes. — Au XVIIIe siècle, Saint-Yves expliquait les scotomes par des décollements partiels de la rétine. tandis que Boerhaave y voit l'ombre projetée par des corpuscules situés entre la cornée et la rétine. Richter distinguait les scotomes mobiles et les scotomes immobiles : les scotomes mobiles reconnaissant comme cause l'obscurcissement d'un point transparent de l'œil avec projection de son ombre sur la rétine, les scotomes immobiles étant causés par la paralysie d'un point de la rétine. Mackenzie distingue la *myodesopsia sensitiva* et la *myodesopsia insensitiva* ; dans la myodesopsia sensitive, le scotome est subjectif, ectomatique (s'il s'agit de mucosités sur la surface externe de la cornée), entomatique (quand il s'agit de corpuscules flottant dans le vitré. Dans la myodesopsia sensitive, le scotome est subjectif, il dépend de lésions des vaisseaux rétiniens (anévrismes, hémorragies), de paralysie partielle de la rétine, d'affections de la choroïde, du nerf optique, du cerveau même.

Traitement des amauroses. — C'est en 1829 que la strychnine fut employée pour la première fois dans le traitement de amauroses, par Shortt ; Liston, Middlemore, Petrequin sont les propagateurs de cette thérapeutique. L'électricité est antérieure à la strychnine : elle a été employée sous la forme statique dès le milieu du XVIIIe siècle. Le galvanisme fait son apparition dans l'amaurose dès le commencement du XIXe siècle avec Aldini, Grapengiesser et Magendie. De découverte plus récente, les courants d'induction sont appliqués dès 1845 par Schlesinger, Hœring et Guépin.

La découverte de l'ophtalmoscope; ophtalmoscopie. — La connaissance des affections internes de l'œil date de l'invention de l'ophtalmoscope. C'est en 1851 qu'Helmholtz imagine son miroir pour l'examen de la rétine sur l'œil vivant. En 1852, Follin a déjà employé cet instrument légèrement modifié à l'examen des états pathologiques.

Ruete apporte une grosse modification (1852) en substituant au miroir plan d'Helmholtz un miroir concave et une loupe : son ophtalmoscope était cependant lourd, monté sur un pied.

C'est Anagnostakis, en 1853 (*Gazette des hôpitaux*, décembre 1853), qui donne à l'ophtalmoscope la forme actuelle d'un petit miroir à manche mobile : il publie en 1854 les premiers dessins de fond d'œil normal, étudie avec son instrument les hémorragies de la rétine, les décollements dont il donne une très bonne représentation (Anagnostakis, Essai sur l'exploration de la rétine et des milieux de l'œil sur le vivant au moyen d'un nouvel ophtalmoscope. *Annales d'oculistique*, 1854, t. XXXI, p. 61). Bader (1855) étudie longuement les changements qu'on peut découvrir dans l'œil au moyen de l'ophtalmoscope, et Schauenburg, précurseur de Bouchut, tend à se rendre compte par l'œil de l'état du cerveau.

La découverte d'Helmholtz fut accueillie en France avec un certain scepticisme : malgré les communications de Follin, la presse médicale est muette à ce sujet. Denonvilliers et Gosselin, dans leur Traité des maladies des yeux paru en 1855, se bornent, à propos de l'amaurose et de la cataracte, à émettre des doutes sur la possibilité d'arriver à un diagnostic plus certain au moyen de l'instrument d'Helmholtz et de Follin.

Avec l'ophtalmoscope, on commence à débrouiller le chaos des amauroses ; les affections des membranes profondes qu'on ne connaissait guère qu'hypothétiquement, sortent de leur confusion. Le rôle pathologique de la choroïde apparaît avec les recherches de Follin en 1858, qui montrent que beaucoup d'altérations de la rétine, du corps vitré, de l'iris et du cristallin ne sont que des altérations consécutives à quelque lésion primitive de la tunique vasculaire de l'œil.

Les affections de la rétine, du nerf optique sont déterminées avec précision dans les atlas ophtalmoscopiques dont l'apparition suit les travaux de Follin. Le premier en date, l'*iconographie ophtalmologique* de Sichel a commencé à paraître en 1852 et n'a été terminé qu'en 1859 ; malgré l'adjonction d'un aperçu sur la nouvelle méthode d'observation à l'ophtalmosocope, l'ouvrage était déjà vieilli et démodé avant d'avoir fini de paraître. L'*Atlas d'ophtalmoscopie* de Liebreich paraît en 1863, suivi peu après de celui de Martin : l'importante iconographie de Jaeger voit le jour en 1869. La cérébroscopie date des travaux de Bouchut, de Galezowski, de Meunier. Elle a pour objet l'étude des rapports des affections du nerf optique, de la rétine, de la choroïde avec les maladies du cerveau et de la moelle épinière ; malgré l'emploi de l'ophtalmo-microscope et les recherches nouvelles de Chéron en 1874, cette méthode paraît n'avoir pas donné tout ce qu'elle promettait ; mais du moins elle a provoqué la longue série des importantes recherches sur les troubles oculaires accompagnant les maladies du système nerveux.

Affections du cristallin. — La question de la genèse et de la nature de la cataracte souleva de nombreuses discussions au commencement du siècle.

Walther (1810) émet sa théorie mémorable : la cataracte n'est pas une affection, mais le résultat de nombreuses affections du cristallin; congénitale, elle reconnaît comme cause un arrêt de développement du cristallin ; sénile, elle peut avoir des origines diverses : tantôt elle est une nécrose naturelle du cristallin, conséquence fatale de l'âge vers laquelle nous aboutirions tous, si la mort n'intervenait prématurément; tantôt elle est la conséquence d'une inflammation de la lentille ou de sa capsule; tantôt elle est la conséquence d'une viciation de la liqueur nourricière du cristallin, de la liqueur de Morgagni. Ici interviennent alors comme causes toutes les dyscrasies chères aux théories allemandes. Ces idées qui eurent grand succès en Allemagne, en Italie et en Angleterre furent mal accueillies en France. Delpech (1813) ne peut admettre l'inflammation d'un organe dont les moyens de nutrition sont inconnus, et Demours, se ralliant aux idées de Delpech, fait de la cataracte une affection consécutive aux lésions du système lymphatique qui fournit au cristallin sa nourriture et entretient sa transparence.

L'anatomo-pathologie aboutit à des résultats qui n'étaient pas faits pour corroborer les idées de Walther. Dieterich, de ses recherches sur les traumatismes cristalliniens chez les animaux, conclut que la piqûre ou la déchirure de la capsule postérieure entraînent toujours l'opacification de la lentille, tandis que la lésion de capsule antérieure n'occasionne son opacification qu'autant qu'elle dépasse et atteint la substance du cristallin. Von Ammon montre que la cataracte congénitale n'est pas la conséquence d'un arrêt de développement, mais bien la suite d'un trouble circulaire de l'artère centrale de la rétine, le cristallin étant opaque dans la vie fœtale, du moins à ses débuts.

A la thérorie de Walther se substitue alors celle de Pauli (1838) qui admet que la cataracte comprend trois états pathologiques distincts : le *phacosclérome*, la *phacomalacie*, et la *phacohydropysie*. Le phacosclérome est un desséchement, un ratatinement de la lentille consécutif à des troubles de nutrition ou à un processus de régression sénile : l'âge paraît le seul facteur en cause, et tout traitement médicamenteux serait illusoire. La phacomalacie est un ramollissement du cristallin consécutif à une affection de la capsule, cette affection étant généralement de nature rhumatismale ou goutteuse. La phacohydropisie est un ramollisement de la lentille consécutif à une hypersécrétion de la capsule ; les traumatismes sont une cause fréquente de cette affection. Pauli conteste l'existence de l'inflammation de la lentille.

Vers la même époque (1841), grande discussion entre Malgaigne et Sichel, Malgaigne niant l'origine capsulaire de la cataracte et disant n'avoir jamais rencontré la cataracte capsulaire. Cette discussion est tranchée par le mémoire de Duval qui conclut qu'il y a des cataractes lenticulaires et des cataractes capsulaires, celles-ci se subdivisant en cataractes capsulaires complètes et cataractes capsulaires antérieures ou postérieures.

Sous l'influence de ces progrès on vit disparaître du champ nosologique les nombreuses variétés (Velpeau les évaluait à 60) de cataractes dont l'école allemande nous avait gratifié, et qui reposaient toutes sur une symptomatologie aussi complexe qu'artificielle. L'influence des dyscrasies persista seulement pour quelques formes mieux déterminées, telle la cataracte diabétique.

Avec la théorie de l'origine dyscrasique ou inflammatoire des cataractes, le traitement médical avait beau jeu : s'il trouva de nombreux sceptiques, tels que Demours, Mackenzie, Weller, Carron du Villars, il était encore prôné au milieu du siècle par Rau et Sichel.

Deux autres méthodes curatives firent quelque bruit à cette époque : l'électricité et la révulsion intense. L'électricité avait été inaugurée, sous la forme statique, au siècle précédent, par Knox et Ware contre la cataracte ; sous la forme galvanique et faradique, elle attira l'attention de quelques chercheurs consciencieux qui n'obtinrent que des résultats douteux (Crussel, Newman, Kabat) ou négatifs (Guépin) ; elle finit par tomber entre les mains de charlatans qui en firent une immorale exploitation de la crédulité humaine.

Nous en dirons autant de la méthode révulsive, renouvelée des Grecs par Gondret *et tutti quanti* (cautérisations profondes de la nuque au fer rouge ou à l'ammoniaque) ; même à son époque, elle était jugée comme une méthode digne de charlatans de carrefour exploitant impudemment la crédulité publique.

Affections des paupières, du globe et de l'appareil lacrymal. — 1° Paupières. — Dans les affecions des paupières, Arlt, Hasner (1847) montrent les rapports du chalazion et de l'orgelet avec les glandes de Meibomius et les follicules pileux.

Schon (1828) puis von Ammon (1831) et Sichel décrivent la malformation congénitale appelée *epicanthus* ainsi que le procédé opératoire destiné à pallier aux inconvénients de cette affection.

Von Ammon avait déjà (1829) décrit le *phimosis palpebrarum*, affection contre laquelle il imagine le procédé opératoire qu'il appelle *canthoplastie;* Frœbelius (1841) étend ce procédé au traitement de l'entropion.

L'inflammation de l'aponévrose orbitaire est signalée et étudiée pour la première fois par O. Ferral en 1841.

L'exophtalmie, mentionnée par Saint-Yves, est attribuée par Wenzel à un amas de sérosité dans le tissu graisseux de l'orbite ; elle est étudiée ensuite par Pauli, mais c'est à Basedow que revient le mérite d'avoir signalé ses rapports avec l'affection cardiaque; citons ensuite les travaux de Graves, Marsh (1847, Fischer (1859).

2° Orbite. — L'étude des tumeurs de l'orbite dans leur ensemble est esquissée par Demarquay en 1860.

L'inflammation de la glande lacrymale est signalée par Beer et Schmidt; elle est étudiée par Behre (1837), Heynes Walton (1853), Businelli, Horner, etc. Son hypertrophie est signalée par Fano (1862), Rothmund, Letneur, etc.; ses affections cancéreuses, par Himly, Travers, Lawrence, Mackenzie, Cunier, etc.

3° Voies lacrymales. — Schmidt (1803), reprenant l'étude des affections des différentes parties de l'appareil lacrymal, distingue les affections de l'appareil excréteur, celles des canaux afférents, et celles des canaux destinés à l'évacuation des larmes. Dans les affections de la glande lacrymale, il décrit l'oblitération de ses canaux excréteurs généralement suite de blessures, la fistule ou dacryops, l'hydatis, les affections dyscrasiques, parmi lesquelles figurent le scirrhe et l'inflammation simple. Dans le conduit lacrymo-nasal, il distingue les affections suivantes : élargissement, rétrécissement ou oblitération des points lacrymaux ; déchirure, avec oblitération du canalicule, consécutive aux traumatismes chirurgicaux intempestifs ou à des inflammations dyscrasiques du sac. Les affections du sac comprennent l'*hydrops*, le *varix* et la *hernia*. Les affections du canal nasal comprennent les affections de la muqueuse et de l'os.

L'étude et le traitement des affections lacrymales ont été repris ensuite par Bowmann qui n'a pas peu contribué à faire disparaître la canule de Dupuytren.

Affections des muscles de l'œil. — Demours traite les paralysies des muscles de l'œil au chapitre des névroses des muscles de l'œil ; il ne mentionne que la paralysie des muscles droits et du releveur. Weller, encore plus concis, mentionne les paralysies sans distinction du muscle atteint. Stœber en parle brièvement à l'article Ophtalmoplégie. En 1840, Szokalski signale la paralysie du grand oblique. Walleix, en 1853, décrit la paralysie de la troisième paire et celle de la sixième. Desmarres (1847), Deval, Donders, Fano complètent la description des paralysies du grand oblique.

Pendant la première partie du siècle les notions sur le strabisme sont des plus confuses. Les auteurs admettent, comme facteur étiologique, à peu près toutes les hypothèses émises au siècle précédent. Pravaz y ajoute une nouvelle théorie : celle d'une anomalie de position de la lentille; Rossi fait entrer en ligne de compte la forme de la cavité orbitaire.

Buffon avait fait intervenir la réfraction inégale des deux yeux comme facteur étiologique du strabisme; Demours et Purkinje tentèrent, sans grand succès, de faire revivre cette théorie. L'invention de la ténotomie fit prévaloir la théorie musculaire. Cependant Guérin admet deux strabismes différents : l'un mécanique, ou musculaire primitif; l'autre optique, ou musculaire consécutif. Plus radical, Charles de Graefe n'admet que la théorie musculaire, et voit dans le strabisme une disproportion entre la longueur moyenne des muscles. C'était l'opinion de Dieffenbach qui soutient qu'une anomalie de réfraction ne peut produire le strabisme. Bohm, en 1857, fait un retour vers la théorie optique sans dégager nettement le rôle de la presbyopie et de l'hébetudo visus. C'est Donders, en 1861, qui établit les rapports du strabisme et des vices de réfraction, montrant que l'hypermétropie développe le strabisme convergent en vertu de la relation qui unit l'accommodation et la convergence. Cette théorie trop mécanique est actuellement battue en brèche par les travaux de Parinaud, qui définit le strabisme un vice de développement de l'appareil de la vision binoculaire empêchant la convergence des yeux sur l'objet fixé.

Jusqu'à 1840, le traitement du strabisme ne comportait que l'emploi des louchettes ou des procédés peu recommandables, tels que l'électropuncture de Cavarra, la galvanisation avec Eisenmann, les cautérisations à la nuque. Dieffenbach introduisit la myotomie avec large débridement de l'aponévrose. Jules Guérin imagina l'avancement musculaire pour rémédier au strabisme divergent consécutif aux opérations malheureuses. Bonnet réalisa un grand progrès dans cette voie en montrant qu'il suffit de détacher le tendon du muscle; Critchett, d'autre part, perfectionna l'avancement de Guérin par la suture du tendon au tissu épiscléral. Sous le nom d'avancement capsulaire, de Wecker tente de modifier la déviation par l'intermédiaire de la capsule de Ténon.

Les travaux de Donders complétés par ceux de Javal, Landolt, Giraud-Teulon, etc., ont introduit, dans le traitement du strabisme, les verres et le stéréoscope.

Anomalies de la réfraction. — Les défauts de la réfraction sont étudiés d'une façon remarquable dans un petit ouvrage bien inconnu du commencement du siècle, l'*Économie de l'œil* de Kitchiner : il donne des conseils sages et logiques sur l'emploi des verres dans les différentes formes d'amétropie (myopie, presbytie des jeunes gens et des vieillards), et sur la façon pratique de déterminer le verre convenant à chaque sujet. Il insiste sur la nécessité des lunettes et du port de verres appropriés à chaque défaut de la vision. Lawrence est un des rares auteurs chez qui nous trouvions une réminiscence des idées si pratiques et si justes de Kitchiner. Les travaux de l'école de Beer, l'ennemi juré des lunettes, firent tomber dans un oubli complet la pratique des médecins anglais de la fin du XVIIIe siècle.

Beer, étudiant les causes de la myopie, n'arrive, selon son habitude, qu'à embrouiller un peu plus la question ; il lui attribue des origines multiples : courbure exagérée de la cornée et du cristallin, hypertrophie du corps vitré, *turgor vitalis* exagérée du globe, trop grande densité de la cornée et du cristallin, dilatation exagérée de la pupille, allongement de l'axe antéro-postérieur de l'œil. C'est à cette dernière théorie que se rallient la majorité des auteurs, considérant la myopie comme le résultat d'un spasme des muscles extrinsèques de l'œil. Il en découlait une double indication thérapeutique : faire cesser le spasme par une gymnastique appropriée de la vision, ou le supprimer par la ténotomie des muscles en cause. Dans le premier ordre d'idées, apparaît l'appareil de Berthold, qui consistait à fixer la tête de l'enfant myope dans une espèce de gorgerin en fer maintenant l'œil à une distance donnée du livre. La seconde méthode, la ténotomie, fut introduite par Alphonse Guérin vers 1840.

Pour l'usage des verres concaves, les auteurs du commencement du XIXe siècle émettent des théories issues de l'ignorance des questions d'optique et de cette idée de Beer, renouvelée de Bartisch, que les lunettes sont nuisibles à la vue. « L'organe affecté de myopie, nous dit Weller (1832), s'il n'a pas été trop déformé par l'usage des lunettes et des verres concaves, est insensiblement ramené à son état normal par l'âge..... Le myope ne doit pas constamment porter ses besicles, s'il veut conserver l'espoir de pouvoir distinguer les objets éloignés sans lunettes quand il aura dépassé quarante ans. » Sichel prétend que c'est l'usage de verres convexes qui rend myopes les sujets atteints d'amblyopie presbytique (hypermétropie). Réveillé-Parise ajoute que c'est le port des verres qui a produit le plus grand nombre de myopes.

Les travaux de la première moitié du XIXe siècle n'ajoutent rien à nos connaissances sur la presbytie et l'hyperopie ; Beer se contente d'énumérer les causes de la presbytie tout comme ses devanciers. Les notions de l'amblyopie compliquée de presbytie que nous donnent Wells, Ware et Sichel ne sont que la reproduction des idées de Scheuchzer et Plemp. Ruete (1855) crée le mot *Uebersichtigkeit,* qui entre les mains de Donders deviendra l'hyperopie. La plupart des auteurs repoussent comme dangereux l'emploi des verres convexes un peu forts.

L'asthénopie accommodative avait été signalée par Saint-Yves sous le nom d'atrophie de la rétine ; au XIXe siècle elle est décrite sous la dénomination d'*hebetudo* ou *debilitas visus*. Bonnet (1841) lui donne comme cause un excès de compression des muscles droits pendant l'acte de l'accommodation ; comme remède, pour diminuer la pression exercée par ces muscles, il a recours à la section de l'un ou de plusieurs d'entre eux. Petrequin figure parmi les adeptes ardents de cette théorie et décrit les phénomènes asthénopiques sous le nom de *kopiopie* ou *ophtalmokopie*. Tout en admettant le traitement ténotomique, Adams s'éloigne de la théorie de Bonnet et considère l'asthénopie comme le résultat de tiraillements exercés par les muscles sur le nerf optique ; il dénomme cette affection *amaurosis muscularis*. Ces idées sont énergiquement combattues par Fleussu et Velpeau, qui, dans les prétendues guérisons par ténotomie, ne voient que des erreurs de diagnostic.

Mackenzie (1843), créant le mot *asthénopie*, en fait une rétinite chronique. Modifiant ensuite un peu ses idées, Mackenzie remet l'accommodation en cause ; la diminution du pouvoir accommodateur est pour lui la conséquence d'une affection des rameaux ciliaires de l'oculomoteur ; à cette cause, s'ajoute généralement une affection mal déterminée de la rétine ; les verres convexes sont le meilleur remède, mais leur action est purement palliative.

Ces idées auront cours jusqu'à ce que Donders soit venu montrer la véritable nature de l'asthénopie accommodative.

L'asthénopie musculaire (insuffisance des droits internes) est décrite par Fleussu comme une espèce de strabisme ; c'est dans cette forme que Velpeau pense qu'il faut ranger les prétendues guérisons opérées par la ténotomie. L'asthénopie musculaire a été étudiée complètement par de Graefe (1869). Signalé par Young à la fin du XVIIIe siècle, l'astigmatisme est étudié par Gerson qui lui donne comme origine un défaut de courbure de la cornée (1810). Fischer (1819) décrit, d'après son observation personnelle, l'astigmatisme régulier. Airy (1827) indique le premier l'usage des verres cylindriques.

Goulier (1852) fait passer la découverte de Young dans le domaine de la pratique. En 1854, Helmholtz invente son ophtalmomètre sur lequel reposent les travaux de Donders (1862) et de Knapp (1859).

La première échelle typographique, pour la mensuration de la force de la vision, fut donnée par Kuchler en 1843; peu après paraissent celles de Stellwag, de Jaeger, de Smée et de Snellen.

CHIRURGIE

Opérations sur les paupières et la conjonctive. — 1° Paupières. — Von Ammon introduit, la *canthoplastie* contre le phimosis palpébral et la *rhinorraphie* contre l'épicanthus ; cette dernière méthode est perfectionnée par Sichel et de Graefe.

Dans le traitement de l'ectropion, nous voyons refleurir et s'améliorer tous les procédés de l'école grecque : la *tarsorraphie* apparaît avec Walter, en 1826. L'ectropion n'échappa pas à l'influence de la mode courante, et le considérant comme la conséquence d'un spasme de l'orbiculaire, Petrequin, Blasberg, etc., conseillent la section sous-cutanée de ce muscle.

Même profusion de méthodes opératoires contre l'ectropion et le trichiasis; la transplantation du terrain ciliaire, qui date des Grecs et a été ressuscitée par Bartisch au XVIe siècle, est remise en honneur par Himly, Jaeger, Vacca Berlinghieri, Flarer. Von Ammon fait la tarsotomie longitudinale et horizontale que Jaesche combine avec la transplantation. Guérin, Warthon Jones pratiquent la tarsotomie verticale, Saunders l'ablation partielle ou totale du tarse, Streatfield l'évidement. La destruction des bulbes pileux s'opère avec tous les caustiques, depuis la pierre infernale jusqu'à l'électricité sous la forme électrolytique. L'entropion n'échappe pas à la fureur myotomique et la section du muscle est pratiquée par Dieffenbach, Key, Cunier, Petrequin, etc.

Contre la blépharoptose rappelons le procédé de Velpeau : réunion directe de la paupière au sourcil, celui-ci lui imprimant les mouvements. Sedillot proposait de tirer parti du muscle sourcilier que l'on ferait descendre dans l'épaisseur de la paupière : c'est ce dernier procédé qui a été mis en pratique par Panas.

La blépharoplastie apparaît dans la chirurgie, au commencement du XIXe siècle, avec Charles de Graefe vers 1809. Dzondi, puis Fricke, Jungken, Langenbeck, etc., en Allemagne, Velpeau, Bérard, Jobert de Lamballe en France, en firent de nombreuses applications.

Charles de Graefe employa la méthode indienne ou procédé par torsion. C'est la méthode que nous voyons employée par Fricke de Hambourg, Velpeau, Gerdy, Carron du Villars, von Ammon, Sedillot.

Dzondi, en 1818, avait employé la méthode par glissement ; Dieffenbach, Serre de Montpellier, Sanson, Bérard, Warthon Jones ont été les propagateurs de ce procédé.

On a cherché aussi à obvier à l'absence de cils à la paupière nouvellement formée : Haynes, Walton, Dieffenbach, Dzondi ont arraché des cils robustes ou des poils, et les ont transplantés dans de petites piqûres pratiquées le long du bord de la paupière artificielle, les maintenant en place par des bandelettes agglutinatives.

2° Conjonctive. — Le symblépharon (adhérence des paupières au bulbe) attire l'attention de Dieffenbach et de von Ammon. Celui-ci, dans le symblépharon partiel, recouvre la partie centrale de l'adhérence par un lambeau palpébral ; il résèque quelques jours après le lambeau sous-jacent adhérent au globe. Le procédé de Dieffenbach consiste à replier la paupière en dedans et à mettre sa face épidermique en contact avec le globe.

Dans l'ankyloblépharon, von Ammon dissèque un lambeau de conjonctive, dont il se sert pour recouvrir la plaie

La thérapeutique du ptérygion est une de celles qui ont le moins progressé : la chirurgie contemporaine a brodé de brillantes variations sur les thèmes de la chirurgie antique et fait revivre tour à tour les procédés les plus oubliés sans rien inventer de bien neuf.

Contre le pannus, Scarpa recommande l'excision d'un lambeau conjonctival. Kuchler, sous le nom de circoncision de la cornée, Furnari, sous le nom de tonsure conjonctivale, étendent l'excision à tout le pourtour du bord cornéen.

Dirigé contre les granulations rebelles, l'excision des culs-de-sac de la conjonctive a été imaginée et pratiquée par Richet, Galezowski (1874), Giffo, Parisotti en France ; Heisrath (1882), Schneller, Vossius, Treitel en Allemagne appliquent largement cette méthode.

Opérations sur la cornée, iris, sclérotique. — 1° Cornée. — Le traitement opératoire des leucomes a donné lieu à de nombreuses recherches.

La ponction de la tache, ponction répétée en vue d'amener la résorption de l'exsudat, trouve peu d'adhérents : Demours cependant, partant de ce principe, pratique des scarifications plus ou moins profondes. Weller et Delarue passent un séton à travers la substance cornéenne.

La résection, indiquée au xviiie siècle par Saint-Yves, Pellier et d'autres, est reprise par Gulz sans grand succès(1842).

La kératectomie, (ablation de la partie opaque) avait été pratiquée par Darwin en 1795 : il enlevait au trépan une rondelle du tissu leucomateux, espérant obtenir à sa place la formation d'un tissu transparent ; les recherches ultérieures de Dieffenbach (excision et suture) furent peu encourageantes.

Schmid et Weber avaient essayé (1814) d'ouvrir une voie artificielle aux rayons à travers la sclérotique ; leurs expériences avaient été faites seulement sur les animaux. Sur l'homme, entre les mains de Beer, Guthrie, Muller, elles ne donnèrent que des résultats négatifs.

L'abrasion et le raclage, pratiqués par Woolhouse et Mauchart, sont repris par Malgaigne en 1843, puis par Szokalski avec des améliorations et des succès relatifs.

Reisinger, Himly, Stilling (1813) et Meiser (1823) se disputent l'honneur de l'invention de la transplantation de la cornée. Wutzer modifie leur méthode (1831) ; il fait une ouverture sclérale sur laquelle il appose le lambeau cornéen ; malgré les résultats favorables de ses expériences sur les animaux, appliquée à l'homme, cette méthode échoua. Stilling arrive à faire prendre le lambeau sans pouvoir affirmer que l'animal y voit. Thomé (1834), sur le lapin, aurait vu le lambeau garder sa transparence ; tandis que Desmarres constate qu'il s'opacifie rapidement. Bigger (1837) sur les animaux, a vu, 17 fois sur 19 opérations, la cornée transplantée garder sa transparence.

Malgré les travaux de Strauch et Markus (1841), Feldmann (1842), Konigshofer et Hauenstein (1843), la question semblait abandonnée, quand Nussbaum, en 1853, proposa sa cornée artificielle consistant en une petite lentille de verre que l'on introduisait dans la plaie. Cette méthode n'avait pas même le mérite de la nouveauté : Pellier de Quengsy et Lefebure (1808) l'avaient déjà proposée. Heuzer le premier (1859) aurait appliqué ce procédé à l'homme et fait supporter une cornée ainsi faite. Reprises par Abbate en 1862, puis par von Hippel, en 1877, ces expériences ont abouti à la possibilité du fait ; mais la cornée artificielle ainsi placée n'a pu être supportée plus d'un an sans amener des troubles du vitré. La cornée en celluloïd de Dimmer n'a pas eu plus de succès.

L'étude de la transplantation de la cornée a été reprise vers 1887 par Power, von Hippel, Rosmini, etc. Les uns (Hippel, Vagenmann, Silex) transplantent un lambeau pris à l'emporte-pièce dans une ouverture similaire ; les autres (Wolfe, Adamuck, Gradenigo) pensent qu'il faut que le lambeau cornéen soit accompagné de tissu conjonctival : ces deux méthodes ont donné quelque résultat.

La ténotomie combinée ou non à l'iridectomie pour dévier la pupille et la ramener vers le centre date de Wolff (1840). Cette méthode a été prônée ensuite par Cunier, Pétrequin, Serre de Montpellier, Kuhn, Sperino.

L'electrolyse du leucome date de Crussel (1841). Usuglio, Hœring, Wilbrand, Quadri, Philipeaux ont obtenu quelques bons effets. Cette étude a été reprise ensuite par Adler, Hubert, Allemann, etc.

La teinture des leucomes remonte aux médecins grecs ; pratiquée par Galien, repoussée par Aetius, indiquée de nouveau par Guy de Chauliac, Maître-Jan déclare cette opération impossible. De Wecker la fait renaître en 1872, suivi dans cette voie par Rava, Ponti (1873), Archer, Moyne, etc. Vacher, en 1887, pratique le tatouage coloré de la cornée.

Contre le staphylome transparent de la cornée, Chélius conseille la ponction quotidienne ; Middemore, Fario, Warlomont l'excision partielle de la cornée ; Adams l'extraction du cristallin transparent ; Tyrrel le déplacement de la pupille ; Bowmann, puis Botto convertissent la pupille en fente au moyen d'une corectopie, d'un enclavement double.

2° Iris. — De nombreuses modifications sont apportées au manuel opératoire de la pupille artificielle.

Iridotomie (opération par incision simple). Ware, Baratta, Adams emploient la méthode de Cheselden par scléroticonyxis (incision transversale d'arrière en avant avec l'aiguille à lance). Maunoir (1811), après incision cornéenne, introduit dans l'œil de petits ciseaux ayant une pointe aiguë, l'autre mousse, avec lesquels il fait dans l'iris une double incision en forme de V, le sommet du V correspondant au centre de l'iris.

Iridodyalise (opération par décollement ou arrachement). Assalini inaugure l'opération par arrachement ou *corectopie* en 1802. Après incision cornéenne, avec une pince de son invention, il saisit l'iris à sa circonférence et en arrache un lambeau. A ce procédé se rattache l'*iridorhexis* de Desmarres. Buzzi, Scarpa pratiquent l'iridodyalise en décolant l'iris avec une aiguille introduite par la sclérotique. Schmidt abandonne la voie sclérale pour la voie cornéenne.

Irido-encleisis (fixation de la portion herniée de l'iris entre les lèvres de l'incision cornéenne). Cette méthode est inaugurée par Langenbeck en 1817 : Himly et Adams lui en disputent la découverte. Ce procédé consiste à faire une incision cornéenne, et à produire un prolapsus de l'iris, soit par simple pression sur le bulbe (Adams, Guépin), soit en attirant l'iris avec un crochet (Reisinger, Jaeger, Langenbeck, Von Onsenoort) ou avec des pinces (Himly) : on laisse l'iris enclavé dans les lèvres de la plaie. A ce procédé se rattache l'*iridodesis* de Critchett (après avoir tiré l'iris au dehors, il le lie avec un fil de soie).

Iridectomie. — Le grand inconvénient de ces procédés c'est que les ouvertures faites dans la cornée se bouchaient dans la majorité des cas. Aussi, sous l'influence de Gibson et de Beer, revient-on au procédé de Wenzel et de Janin, à l'iridectomie. Gibson (1811) fait dans la cornée une incision de trois lignes; par une légère pression il fait saillir l'iris et résèque la hernie ainsi produite. Quand le prolapsus irien ne se produit pas, Walther va chercher l'iris avec une pince, Beer avec un crochet.

Sclérotomie. — La première idée de la sclérotomie fut émise par de Wecker en 1867; Quaglino pratique cette opération en 1871; Mauther en Angleterre, Bader en Allemagne, de Wecker en France furent les propagateurs de cette opération.

Opérations sur le cristallin et la cataracte. — Au commencent du XIXe siècle, les insuccès arrivés avec la méthode de Daviel amenèrent une réaction violente contre elle, et deux procédés furent repris en usage : la réclinaison cornéenne et la discission par kératonyxis. Celle-ci, déjà pratiquée au siècle précédent et remise en honneur par Buchhorn (1806), consistait à aller largement disciser la capsule par voie cornéenne avec une aiguille spéciale. Cette méthode est encore classique pour certaines formes de cataractes. La réclinaison par la cornée eut un sort moins heureux ; dès le début, Montain dispute à Buchhorn la priorité de sa découverte; Langenbeck note les nombreuses complications iriennes qui en résultent et les insuccès par réapparition de masses incomplètement luxées. Delpech, qui, au début, plaidait pour elle, l'abandonne ; à peine trouve-t-elle quelques tièdes défenseurs en Walther, Reisinger, Jungken.

Beaucoup plus long fut le règne de la scléroticonyxis (réclinaison latérale), inauguré par Scarpa. Ce procédé consistait à pénétrer avec une aiguille courbe derrière l'iris, dans ce qu'on appelait la chambre postérieure, au moyen d'une ponction sclérale, et à faire basculer la cataracte en arrière et un peu de côté. Ce procédé fut très en honneur pendant la première moitié du siècle ; il avait presque détrôné l'extraction. Celle-ci a des partisans peu nombreux : Delpech, Roux, Antoine J. B. Pamard, en France, sont ses derniers défenseurs ; l'Italie et l'Allemagne n'étaient guère plus enthousiastes ; seuls les chirurgiens anglais continuaient à la pratiquer sur une large échelle.

C'est à Sichel, Desmarres, mais surtout à de Græfe qu'elle dut de rentrer dans une période plus active.

En 1853, de Græfe inaugure l'extraction linéaire pour les cataractes molles par une incision vertico-latérale, rappelant le procédé déjà employé par Travers. En 1859, avec l'introduction dans la pratique de son couteau étroit, il rapproche l'incision de la périphérie, en même temps qu'il l'agrandit, ce qui lui permet d'extraire des cataractes à noyau dur. En 1865 il pratique l'extraction linéaire modifiée par ponction et contreponction avec lambeau conjonctival adhérent au lambeau cornéen ; l'iris est sectionné triangulairement en deux coups de ciseaux. Le noyau contracté est extrait par un mouvement de bascule en appuyant avec une curette en caoutchouc sur le bas de la cornée.

Williams (1866) propose la suture du lambeau après l'extraction ; il opère ses malades avec anesthésie à l'éther. Snellen (1872) ne fixe le lambeau conjonctival par une suture, que lorsque le vitré s'étant écoulé, le lambeau ne manifeste pas de tendance à la réunion.

Desmarres, en 1851, avait pratiqué l'extraction sous-conjonctivale : il abandonna bientôt ce procédé, conservant le lambeau conjonctival pendant la kystitomie et le réséquant au moment de pratiquer l'extraction.

Bowmann, en 1865, avait pratiqué l'extraction par avulsion, introduisant dans l'œil une curette spéciale. Pagenstecher pratique systématiquement (1865) l'extraction intracapsulaire par un procédé analogue.

L'opération de la cataracte par succion était pratiquée fréquemment par les médecins arabes ; depuis, elle a été réinventée par de nombreux praticiens : Galeatius de Santa Sophia (xiv-xve siècle), Rondelet (xvie siècle), l'obscur Roch Mattioli (xviie siècle), Pecchioli (xixe siècle) ont réclamé pour eux la priorité de l'invention. Cette méthode fut remise en honneur, vers 1846, par Brachet et Laugier : ces opérateurs se servaient d'une aiguille creuse et coupante reliée à la seringue d'Anel.

En 1858, Desmarres dit de cette opération : « L'opération de la cataracte par succion est abandonnée, et je ne lui connais que le mérite d'avoir donné à M. Charrière l'occasion de faire une aiguille-pompe qui est un petit chef-d'œuvre. »

Opérations sur le globe. — Bonnet, en 1841, propose un nouveau procédé pour l'ablation de l'œil ; sa méthode est perfectionnée par White Cooper en 1856. White Cooper incise circulairement la conjonctive autour de la cornée, puis saisissant les muscles avec le crochet à strabisme, il les sectionne près du globe ; il introduit alors les ciseaux courbes contre la paroi externe, et sectionne en quelques coups le nerf et les muscles obliques. Ce procédé, qui depuis lors n'a pas subi grandes modifications, a fait oublier le procédé d'ablation de Louis avec le bistouri.

L'exentération, renouvelée des Grecs, et proposée antérieurement par Mules et Noyes, est mise en pratique par de Græfe en 1884. L'évidement, modification du procédé de Græfe, est prôné par Truc.

Contre les accidents sympathiques la névrotomie ciliaire, introduite par Meyer et Secondi (1870), précède la névrotomie optico-ciliaire proposée par Boucheron en 1876, étudiée ensuite par Schœler, Dianoux, Abadie, Landesberg, Schweigger.

En 1874, Mac Keown inaugure un nouveau chapitre de chirurgie oculaire, en allant, à travers une plaie faite aux enveloppes, à la recherche des corps étrangers dans le vitré au moyen de l'électro-aimant. Les travaux de Mac-Hardy (1878), Pagenstecher, Schiess-Gemusseus, Snell et surtout de Hirschberg (1884), font entrer cette opération dans la pratique courante.

Opérations sur l'appareil lacrymal. — La méthode d'Anel eut au commencement du XIXe siècle très peu d'adeptes ; à peine est-elle citée par Demours, Travers et quelques autres. Celle de Mejan tomba dans le même discrédit.

Le cathétérisme rétrograde pratiqué par le nez fut prôné par Dubois, mais malgré les améliorations instrumentales apportées par Gensoul et Sirus-Pirondi, il disparut devant les sages critiques de Carron du Villars et Morgan.

La plupart des auteurs se rallient à la méthode de Petit, cathétérisme par une incision du sac; Desault introduisait une canule dans laquelle il faisait passer un fil que le malade chasse hors du nez en faisant des efforts pour se moucher; Sanson introduisait au moyen de la canule une corde à boyau. D'autres préféraient les corps dilatants solides ; Scarpa employait un clou de plomb, Ware un clou d'argent.

Au siècle précédent Foubert, Pellier, Janin avaient introduit dans le canal des canules qu'ils laissaient en place ; Dupuytren remet ce procédé en honneur.

La cautérisation du canal fut proposée en 1822 par Harveng ; il employait soit le fer rouge conduit à travers une canule, soit une mèche imprégnée de nitrate d'argent. Deslandes introduisait une sonde portant du nitrate d'argent dans ses rainures.

Bermond prenait avec de la cire l'empreinte du canal, il modelait ensuite une bougie portant le caustique dans les points correspondant aux rétrécissements. Gensoul portait directement le caustique sur le point rétréci.

La méthode consistant à perforer l'unguis remonte aux médecins grecs. Elle est encore pratiquée par Scarpa. Montain, Talrich, Laugier proposent d'ouvrir la voie artificielle dans le sinus maxillaire et de placer une canule dans l'ouverture.

Gerdy pratique la *rhinotomie lacrymale*, excision d'un lambeau carré de la muqueuse de la paroi postérieure du canal.

L'oblitération des voies lacrymales, proposée par Nannoni au siècle précédent, est préconisée par Stœber, Desmarres, etc. Le fer rouge, la pâte de Vienne, la pâte de Canquoin sont les caustiques en usage. Berlin en 1868 propose l'extirpation du sac lacrymal, comme une opération mieux réglée que la destruction par le cautère actuel ou potentiel. Boche cautérise, ou excise, seulement les points lacrymaux.

L'ablation de la glande lacrymale est tentée par Bernard (1843) et Textor.

Bowmann, en 1853, reconnaissant que la cause de l'épiphora siège en grande partie à l'embouchure des conduits lacrymaux, et que dans le traitement des affections lacrymales la dilatation par le moyen de sondes joue un rôle important, érige en méthode l'introduction de sondes par le point lacrymal préalablement fendu. Weber introduit (1861) le sondage avec les bougies élastiques et le cathétérisme forcé. Critchett prône les sondes en laminaria douées de la propriété de se gonfler par l'humidité. Weber remet également en honneur les injections détersives astringentes d'Anel.

Laurence, en 1866, revient sur l'ablation des glandes lacrymales, dont il précise le manuel opératoire.

L'électrolyse du canal lacrymal est introduite dans la pratique en 1874 par Gorecki ; elle est ensuite étudiée par Steavenson (1887) et surtout Lagrange (1894).

Strabisme. — La section d'un muscle pour guérir le strabisme aurait été pratiquée par Taylor en 1737, au témoignage de Le Cat. Un siècle plus tard, en 1838, Stromeyer essaie cette opération sur le cadavre ; Pauli l'exécute sans succès sur le vivant. Dieffenbach, le 13 novembre 1839, opère avec succès un enfant de sept ans atteint de strabisme interne ; en 1840, il publie les résultats de 200 opérations. Phillips, Jules Guérin, Bonnet, Cunier, Velpeau, Boyer, etc., perfectionnent cette méthode.

Il y eut à ce moment une véritable fureur myotomique dans le monde chirurgical ; on arrêtait les strabiques dans la rue pour leur persuader de se laisser opérer ; les insuccès nombreux, dus à ce qu'on coupait généralement le muscle au lieu du tendon, mirent rapidement fin à cet engouement excessif. Les recherches de Bonnet, de Boyer, de Velpeau sur les rapports anatomiques des muscles et de la capsule de Ténon rendirent plus de sûreté à cette opération ; la myotomie devint la ténotomie. Les travaux de Desmarres et de Græfe contribuèrent à son perfectionnement, qu'achèvent ensuite les recherches anatomo-pathologiques de Sappey et Richet, les études de Wecker, Javal, Landolt.

L'avancement musculaire fut pratiqué par Guérin en 1843 pour remédier à un strabisme inverse consécutif à une myotomie malheureuse. Tavignot, en 1852, procède à l'avancement du muscle opposé à la déviation par la ligature temporaire du muscle. Les travaux de Critchett (1855), de de Græfe (1857) fixent le manuel opératoire de l'avancement. L'avancement capsulaire est préconisé par de Wecker en 1883, le reculement capsulaire par Parinaud en 1890.

Traitement opératoire de la myopie. — Janin, en 1769, et plus tard Pellier de Quengsy notent comme extraordinaire le fait de vues myopes qui, après l'opération de la cataracte, se changent en presbytes, sans bien se rendre compte du phénomène. Desmonceaux, en 1786, propose comme moyen curatif des myopies de 2 à 3 pouces l'extraction du cristallin transparent; le baron de Wenzel, sur sa recommandation, aurait pratiqué plusieurs fois cette opération.

Beer, examinant la question, craint que le myope, apercevant l'instrument près de son œil, ne crée automatiquement de graves difficultés à l'opérateur. Mais, pas plus que Weller, il ne se déclare opposé à cette méthode.

Adams, en 1817, a pratiqué avec succès l'extraction du cristallin transparent dans des myopies fortes compliquées de kératocone transparent.

Phillips, vers 1840, crut remarquer qu'à la suite d'opérations de strabisme, dans lesquelles il avait dû diviser le grand oblique, la myopie avait cessé; il émit l'idée que la section de ce muscle guérirait la myopie simple sans strabisme.

Cette théorie rallia tous les suffrages; les divergences se manifestèrent seulement quand il fallut déterminer quels étaient les muscles à sectionner. Guérin, admettant que la contraction des muscles droits augmente la convexité de la cornée, sectionnait les muscles droit interne et droit externe. Plus radical, Kuh ténotomise les quatre muscles droits. Bonnet s'en tient à la section du petit oblique, Phillips à celle du grand oblique. Pétrequin, Bonnet traitent ensuite la kopiopie (asthénopie accommodative ou nerveuse) par la même méthode.

La vogue de la ténotomie appliquée au traitement des vices de réfraction dura fort peu de temps. Velpeau commença par mettre en doute cette pathogénie musculaire de la myopie; ayant constaté par lui-même les résultats déplorables de cette méthode et son inanité sur la marche de la myopie, il se prononça énergiquement contre elle. Donders dit de ces malheureuses tentatives, qu'elles étaient un produit hybride de la hardiesse et de l'ignorance des chirurgiens.

En 1856, Weber et Mooren, au Congrès d'Heidelberg, sortent de son oubli l'extraction du cristallin transparent dans la myopie forte. Cette tentative n'aboutit que vers 1889, avec les travaux de Vacher et Fukala.

BIBLIOGRAPHIE DE L'HISTOIRE DE L'OPHTALMOLOGIE

ALBERTOTTI. Libellus de conservanda sanitate oculorum di Magister Barnabas de Reggio. *Modena*, 1895.

— Manoscritto francese del secolo XVII riguandante l'uso degli occhiali. *Modena*, 1892.

— I codici de Benevenuto. *Modena*, 1897.

— L'opera oftalmojatrica di Benevenuto. *Modena*, 1897.

VON AMMON. Kurze Geschichte der Augenheilkunde in Sachsen. *Leipzig*, 1824.

ANAGNOSTAKIS. Contribution à l'histoire de la chirurgie oculaire chez les anciens. *Athènes*, 1872.

ANDREÆ. Zur Altesten Geschichte der Augenheilkunde. *Magdeburg*, 1841.

— Die Augenheilkunde des Hippocrates. *Magdeburg*, 1843.

BEER. Bibliotheca ophtalmica : Repertorium aller bis zu Ende des Jahres 1797 erschienen Schriften über die Augenkrankheiten. *Wien*, 1799-1800.

— Geschichte der Augenkunde uberaupt und Augenheilkunde. *Wien*, 1813.

BENAKY. Du sens chromatique dans l'antiquité. *Paris*, 1897.

BERGER. Die Ophtalmologie des Petrus Hispanus. *München*, 1899.

BOYER. Histoire de la chirurgie, in *Dictionnaire des Sciences médicales* de Dechambre, 1874.

CHERAU. Ophtalmologie historique, in *Dictionnaire des sciences médicales* de Dechambre, t. XVI, p. 60.

COSTOMIRIS. Sources primitives pour l'histoire de l'ophtalmologie grecque, *Bulletin de la Soc. franc. d'oph.*, 1889, p. 300.

DANELIUS. Beitrag zur Augenheilkunde des Ætius. *Berlin*. 1889.

DAREMBERG. Glossulæ quatuor magistrorum. *Neapoli*, 1851.

— Œuvres d'Oribase, *Paris*, 6 vol. 1861-1872.

— Œuvres de Galien, traduites en français. *Paris*, 1854-56.

DENEFFE. Chirurgie antique : les oculistes gallo-romains au IIIe siècle. *Paris*. 1896.

DUPOUY. Médecine et mœurs de l'ancienne Rome, d'après les poètes latins. *Paris*, 1885.

EBERS. Das Kapitel uber die Augenkrankheiten in *Papyrus Ebers*. *Leipzig*. 1889.

ESPERANDIEU. Recueil de cachets d'oculistes romains. *Paris*, 1894, Leroux éd.

EVERSBUSCH. Deutsche Augenheilkunde an der Wende des XVIII-XIX Jahrunderts. *München*, 1886.

FRIEDLANDER. De medicina oculorum apud Celsum commentarius. *Halæ*, 1817.

FRANKLIN. La vie privée d'autrefois. Variétés chirurgicales. *Paris*, 1894, in-18.

GAUTHIER. L'exercice de la médecine dans les temples grecs. *Paris*, 1844.

GOVI. L'ottica di Tolomeo. *Torino*, 1885.

GRIMM. Mémoire sur Marcellus Burgalensis. *Berlin*, 1849.

HALLER. Bibliotheca chirurgica. *Bâle*. 1774, 2 vol, in-8°.

HILLE. Alii ben Issa monitorium oculariorum. *Dresde*, 1845.

HIRSCH. Geschichte der Ophtalmologie. *Leipzig*, 1877.

HIRSCHBERG. Geschichte der Augenheilkunde in Alterthum. *Leipzig*, 1899.

KATZ. Die Augenheilkunde des Galenus. *Berlin*, 1890.

KOSTOMIRIS. Augen und Ohrenheilkunde der Alten Griechen. *Athènes*, 1897.

KUHN. Index medicorum oculariorum inter græcos romanosque. *Leipzig*. 1829-1830.

LECLERC. La chirurgie d'Albucasis. *Paris*, 1861.

— Histoire de la médecine arabe. *Paris*, 1876.

LIETARD. Littérature médicale de l'Inde. *Paris*, 1896.

LOSEN DE SELTENHOFF. La macrobiotique des yeux, précédée d'un coup d'œil historique sur l'ophtalmologie. *Bruxelles*, 1841.

MAGNUS. Beitrage zur Kenntniss der phys. Optik und der Ophtalmotherapie der Alten, *Stuttgard*, 1879.

— Geschischte der Graüen Staares. *Leipzig*, 1876.

— Die Augenheilkunde per Alten. *Breslau*. 1901, in-8°.

MALGAIGNE. Introduction aux œuvres d'Ambroise Paré. *Paris*. 1840.

MANNI. Degli occhiali, trattato historico. *Firenze*, 1738.

MAUCLERC. Nomenclatura critiqua morborum ocularium. *London*, 1768.
MENSERT. Geschiedkunig overzigt omtrent deheerschende en voorhommende oogziehten in Nederland. *Amsterdam*, 1827.
NICAISE. La grande chirurgie de Guy de Chauliac, avec introduction historique. *Paris*, 1890.
— La chirurgie de Henry de Mondeville. *Paris*, 1893.
NORRIE. Okulister og oftalmologer i gamle dage, sarlig i Danmark. *Kjob*, 1893.
Von ONSENOORT. Geschichte der Augenheilkunde. *Bonn*, 1838.
OTTO. Die Augenheilkunde des Galenus, *Berlin*, 1890.
PAGEL. Die angebliche Chirurgie des Johannes Mesue. *Berlin*, 1893.
— Neue litterarische Beitrage zur mittelälterlichen Medicin. *Berlin*, 1896.
P. PANSIER. Histoire des lunettes. *Paris*, MALOINE, 1901.
— Tractatus de hypopio, autore (anno 1785) G. C. PANCIN ; publié pour la première fois d'après le manuscrit de la bibliothèque d'Avignon. *Paris*, MALOINE 1901.
— Congregatio, sive liber de oculis, quem compilavit ALCOATI (1159), publié pour la première fois d'après les manuscrits de Metz et d'Erfut, avec introduction sur l'histoire des oculistes arabes. *Paris*, MALOINE, 1902.
A. PAMARD et P. PANSIER. Les œuvres de P. F. B. Pamard (1728-1793). *Paris*, MASSON, 1900.
P. PANSIER, C. LABORDE, H. TEULIE. Le compendil de Bienvenu de Jérusalem pour la douleur et maladie des yeulx, texte français d'après le manuscrit de la bibliothèque nationale de Paris (XVe siècle), suivi de la version provençale d'après le manuscrit de la bibliothèque de Bâle (XIIIe siècle). *Paris*, MALOINE, 1901.
PERGENS. Leonhard Fuchs alle Krankheit. der Augen. *Leipzig*, 1899.
PROMPSAULT. Histoire des Quinze-vingts. *Paris*, 1863.
PUCHSMANN. Uber Augenkrankheiten von Alexander aus Tralles. *Berlin*, 1886.
QUESNAY. Histoire de l'origine et des progrès de la chirurgie en France. *Paris*, 1749.
ROCHARD. Histoire de la chirurgie française au XIXe siècle. *Paris*, 1875.
V. ROSE. Cassii Felicis de medicina liber. *Leipzig*, 1879.
SPRENGEL. Histoire de la médecine depuis son origine jusqu'au XIXe siècle, traduit de l'allemand par Jourdan. *Paris*, 1815, 9 vol., in-8°.
STOEBER. Description d'un procédé quasi linéaire, précédé d'une revue historique et iconographique des divers modes et instruments employés dans l'extraction de la cataracte. *Paris*, 1877.
STERN. Ueber die Augenheilkunde des Pedanios Dioskorides. *Berlin*, 1890.
SURINGAR. De Gallorum chirurgia. *Lugduni*, 1827.
A. TERSON. Études sur l'histoire de la chirurgie oculaire. *Paris*, 1899.
TRILLER. De scarificatione et ustione oculorum ab Hippocrate descripta. *Witteberg*, 1754.
— De variis veterum medicorum oculariorum collyriis. *Witteberg*, 1772.
TROUESSART. Recherches sur la vision, précédées d'un essai historique des théories de la vision depuis l'origine de la science jusqu'à nos jours. *Brest*, 1854.
VEDRENES. Les œuvres de Celse, texte latin. avec traduction française. *Paris*. 1876.
WALLROTH. Syntagma de ophtalmologia seu medicina oculorum veterum. *Halle*, 1808.
ZEHENDER. Die ophtalmologische Gesellschaft wahrend der ersten 25 Jahre ihres Bestehens. *Stuttgard*, 1888.

ANATOMIE GÉNÉRALE DE L'ORBITE

Par le M. Félix LAGRANGE (de Bordeaux).

En se réunissant entre eux, les os de la face et du crâne forment plusieurs cavités, dont la plus importante est la cavité orbitaire destinée à loger le globe oculaire, les muscles qui le meuvent, les vaisseaux et les nerfs qui l'animent, le tissu cellulo-graisseux qui l'environne et le soutient.

Nous étudierons donc l'orbite en plusieurs chapitres distincts : 1° les parois de la cavité, sa forme générale, ses rapports, son développement ; 2° les divers plans qui constituent la région orbitaire ; 3° le contenu de l'orbite, excepté le globe de l'œil et les muscles qui sont étudiés ailleurs.

CHAPITRE PREMIER

CAVITÉ ORBITAIRE

FORME GÉNÉRALE, PAROIS OSSEUSES, RAPPORTS, DÉVELOPPEMENT

ORBITE. FORME GÉNÉRALE. — La cavité orbitaire affecte la forme d'une pyramide quadrangulaire dont l'axe antéro-postérieur se dirige obliquement d'avant en arrière et de dehors en dedans. Cette comparaison de l'orbite avec une pyramide, quoique classique, est loin d'être rigoureusement exacte pour deux raisons : la première c'est que la partie la plus large ne correspond pas au rebord de l'orbite, mais à 1 centimètre environ en arrière (voy. fig. 2) ; la seconde, c'est que les bords de cette pyramide quadrangulaire sont tellement émoussés que la comparaison de l'orbite avec un cône a pu être faite avec beaucoup de justesse. Le moulage de la cavité orbitaire montre en effet que les parois de l'orbite s'arrondissent insensiblement, si bien que la comparaison de l'orbite avec une cavité conique est certainement la plus juste qu'on puisse faire : si l'on continue dans les classiques à donner à cette cavité une forme pyramidale, c'est qu'il est très commode, pour la description, de lui reconnaître une base, un sommet, quatre faces et quatre bords.

Nous nous conformerons à cette division, toute artificielle qu'elle paraisse, et nous décrirons successivement la base, le sommet, les faces et les bords de la cavité orbitaire.

Base. — La base de l'orbite, circonscrite par le rebord orbitaire, a la forme d'un quadrilatère aux angles arrondis. Elle est plus étroite que la cavité elle-même, si bien qu'un moulage solidifié de l'orbite ne peut être retiré intact sans briser les os. La saillie des bords orbitaires varie beaucoup selon les individus et la forme générale en est modifiée d'autant. On rencontre des ouvertures orbitaires basses et larges, d'autres au contraire aussi étendues dans le sens vertical que dans le sens horizontal. L'indice orbitaire variable dont nous parlerons plus loin dépend de cette particularité.

Le pourtour de l'orbite est formé, en haut, par l'arcade orbitaire du frontal et, de chaque côté, par les apophyses orbitaires du même os, l'interne et l'externe ; en dedans et en bas par l'apophyse montante du maxillaire supérieur, en dehors et en haut par le bord antéro-postérieur de l'os malaire.

En passant le doigt sur le rebord orbitaire, on rencontre plusieurs points qui méritent une mention spéciale. Notons d'abord l'échancrure ou trou sus-orbitaire (*incisura supra orbitalis*) très reconnaissable à travers la peau. Cet orifice est placé en moyenne à 25 millimètres de la ligne médiane. En dedans du trou sus-orbitaire se trouve assez souvent une petite incisure appelée *incisura frontalis* (Merkel). En dehors de ce trou sus-orbitaire, on remarque que le rebord orbitaire devient particulièrement puissant, saillant et résistant.

Le rebord orbitaire est traversé, en bas, par le canal sous-orbitaire ; en dedans et en haut ce rebord possède une petite saillie qui donne insertion à la poulie du grand oblique.

Dans toutes ses parties le rebord orbitaire présente un épaississement notable des parois, en général très minces de l'orbite, mais c'est surtout sur la partie temporale, qu'il offre une grande résistance. Du côté nasal il est plus mince ; le nez supplée de ce côté à la protection de l'œil.

Sommet. — Le sommet de l'orbite correspond à la portion la plus interne et la plus large de la fente sphénoïdale. On sait que cette fente est placée le long du bord interne des grandes ailes et comprise entre ce bord et la face inférieure des petites ailes. Cette fente, dont la forme est un peu celle d'une massue, est large en dedans, et étroite en dehors où elle s'effile en quelque sorte en s'insinuant sous les apophyses d'Ingrassias. La fente sphénoïdale donne passage aux nerfs des troisième et quatrième paires, à la branche ophtalmique du trijumeau, à la sixième paire, à la veine ophtalmique, à un prolongement de la dure-mère et à une artériole, branche de la méningée moyenne. Sur le bord interne de cette fente, vient s'insérer l'anneau de Zinn au niveau d'un petit tubercule osseux plus ou moins développé selon les sujets.

Parois et faces. — Les parois de l'orbite sont au nombre de quatre : supérieure, inférieure, externe et interne.

La paroi *supérieure* est formée par deux os : la voûte orbitaire du frontal

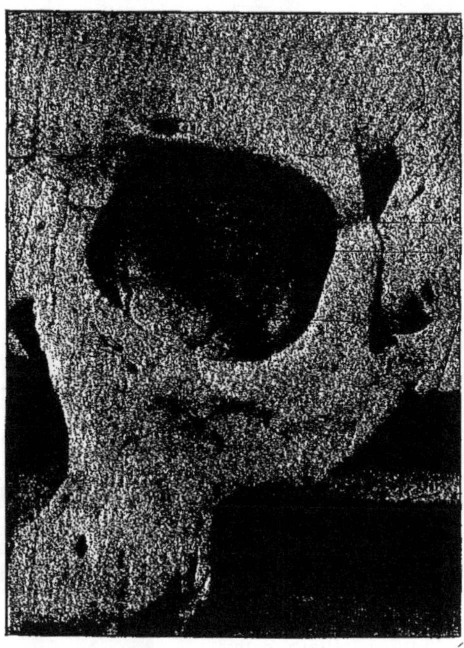

Fig. 1.

Squelette de l'orbite.

1, os frontal. — 2, os malaire. — 3, os maxillaire supérieur. — 4, partie supérieure de la grande aile du sphénoïde. — 5, portion écailleuse du temporal. — 6, angle antéro-inférieur du pariétal. — 7, apophyse mastoïde. — 8, os planum. — 9, os du nez. — 10, trou sus-orbitaire. — 11, trou optique sur l'alignement et à gauche duquel on voit les deux trous orbitaires internes. — 12, fente sphénoïdale. — 13, fente sphéno-maxillaire. — 14, trou sous-orbitaire. — 15, gouttière sous-orbitaire. — 16, orifice du nerf malaire. — 17, gouttière lacrymale. — 18, petite aile du sphénoïde. — 19, apophyse orbitaire du palatin. — 20, os unguis.

et la face inférieure de la petite aile du sphénoïde. Elle affecte la forme d'une coupole, surtout dans sa partie antérieure, à cause du rebord orbitaire qui surplombe et tend à faire paraître la voussure plus profonde.

En examinant cette paroi supérieure de l'orbite on y remarque, en avant et en dehors, la fossette lacrymale où se loge la glande du même nom, en arrière la suture du frontal et de la petite aile du sphénoïde, en dehors celle qui réunit le frontal avec la grande aile du sphénoïde, en dedans celle qui réunit le même os à la lame papyracée de l'ethmoïde. Ces sutures sont d'ailleurs absolument invisibles sur l'orbite pourvu de son périoste.

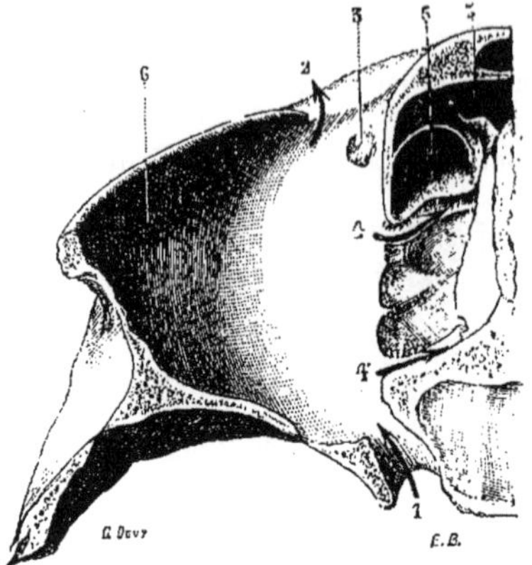

Fig. 2.
Orbite, paroi supérieure ou voûte.
(TESTUT.)

1, trou optique. — 2, trou (gouttière) sus-orbitaire. — 3, insertion de la poulie du grand oblique. — 4, conduit orbitaire interne antérieur. — 4', conduit orbitaire interne postérieur. — 5, 5, cellules ethmoïdales. — 6, fossette lacrymale.

La paroi supérieure de l'orbite est remarquable par sa minceur; sur le squelette, lorsque la lumière passe par en haut, on voit facilement les impressions digitales de la cavité cérébrale antérieure. Il faut remarquer cependant que, dans sa partie interne, cette face est chez l'adulte, et plus encore chez le vieillard, recouverte, sur une plus ou moins grande étendue, par le sinus frontal parfois extrêmement agrandi. On peut voir ce sinus atteindre en dehors jusqu'au milieu du rebord orbitaire et en arrière jusqu'à la petite aile du sphénoïde. Dans la plus grande partie de son étendue, la paroi orbitaire se présente ainsi double et presque dépourvue de transparence.

La paroi *inférieure* ou *plancher* est formée par la face supérieure de la pyramide du maxillaire supérieur et par la face supérieure de l'apophyse orbitaire de l'os malaire; en arrière on y aperçoit la petite facette orbitaire du palatin. Cette paroi est lisse et régulière, sa partie la plus élevée est du côté interne, de là, la surface s'incline en avant et latéralement; elle est en général un peu concave, mais cette concavité est très peu marquée, elle peut même faire place à une certaine convexité déterminée par le sinus maxillaire qui, comme le sinus frontal, peut atteindre des dimensions excessives et soulever en quelque sorte en la boursouflant la paroi qui la sépare de l'orbite.

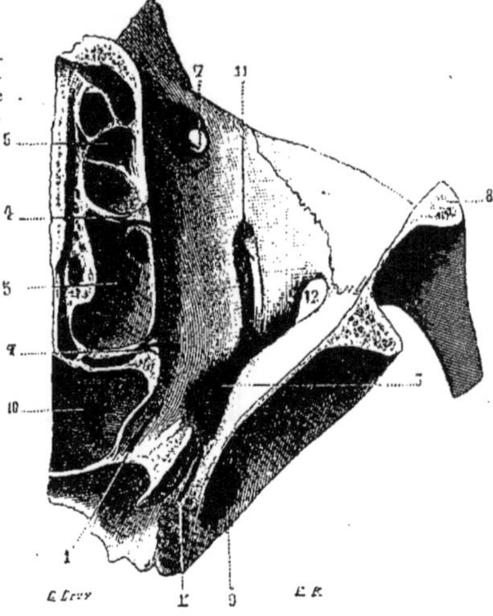

Fig. 3.
Orbite, paroi inférieure ou plancher.
(TESTUT.)

1, trou optique. — 1', extrémité interne de la fente sphénoïdale. — 3, fosse ptérygo-maxillaire. — 4, conduit orbitaire interne antérieur. — 4', conduit orbitaire interne postérieur. — 5, 5, cellules ethmoïdales. — 7, canal nasal. — 8, section de l'os malaire. — 9, trou grand rond. — 10, sinus sphénoïdal. — 11, gouttière sous-orbitaire. — 12, fente sphéno-maxillaire.

Outre les sutures qui unissent le maxillaire supérieur, l'os malaire et le palatin on trouve sur le plancher de l'orbite la gouttière sous-orbitaire qui, après un parcours de 2 centimètres en moyenne, se transforme en un canal complet, le canal sous-orbitaire. La longueur de la gouttière par rapport à celle du canal est d'ailleurs assez variable selon les sujets ; avant de se recouvrir d'une plaque osseuse, la gouttière est transformée en canal par une membrane fibreuse qui se continue avec le périoste de l'orbite.

Quand on examine sur le vivant ou sur le cadavre la paroi inférieure de l'orbite, on voit par transparence, à travers le périoste, le nerf sous la forme d'un cordon blanchâtre.

La paroi *externe* est formée par trois os : la grande aile du sphénoïde, l'apophyse orbitaire de l'os malaire, la partie la plus externe de la voûte orbitaire du frontal.

La partie de cette face qui appartient au sphénoïde, se trouve limitée par la fente sphénoïdale et la fente sphéno-maxillaire ; à ce niveau la paroi est plane ; plus en avant elle est un peu bombée ; partout elle est lisse excepté au voisinage de la fente sphénoïdale, tout à fait en arrière, où se trouve une saillie osseuse en forme d'épine, servant d'insertion à une partie du droit externe.

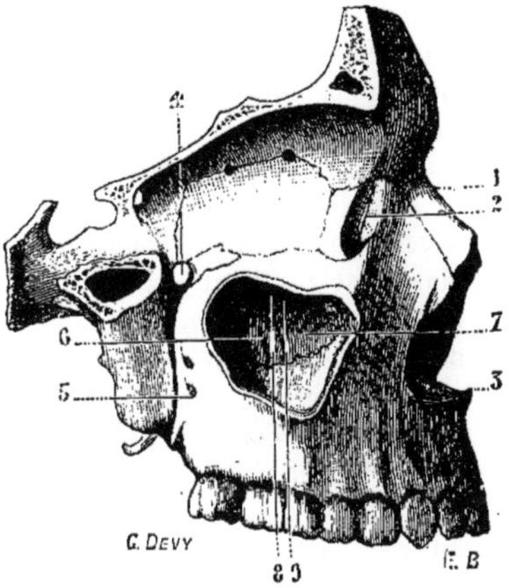

Fig. 4.

Face, vue latérale montrant le sinus maxillaire et la face interne de l'orbite (TESTUT).

1, os propre du nez. — 2, gouttière lacrymo-nasale. — 3, épine nasale antérieure. — 4, trou sphéno-palatin. — 5, trous dentaires postérieurs. — 6, portion du palatin rétrécissant l'orifice d'entrée du sinus maxillaire. — 7, apophyse auriculaire du cornet inférieur recouvert par la muqueuse du sinus. — 8, partie postérieure de l'entrée du sinus également recouverte par la muqueuse. — 9, apophyse unciforme de l'ethmoïde.

Les sutures qui réunissent, sur cette face, les trois os, malaire, frontal et sphénoïde, ont la forme d'un T, dont la branche horizontale va de l'extrémité externe de la fente sphénoïdale à l'angle externe et supérieur de la base de l'orbite, et dont la branche verticale, séparant l'os malaire et la grande aile du sphénoïde, tombe sur l'extrémité antérieure de la fente sphéno-maxillaire. Il faut encore noter, sur cette face, le conduit malaire qui, prenant naissance sur la face supérieure de l'apophyse orbitaire de l'os malaire, se bifurque dans l'intérieur de l'os pour déboucher à la fois sur la face interne et sur la face externe. Ces deux conduits donnent passage à deux filets nerveux qui proviennent du rameau orbitaire du maxillaire supérieur.

Cette paroi externe de l'orbite est beaucoup plus résistante que les parois supérieure et inférieure ; elle peut atteindre et même dépasser 2 millimètres d'épaisseur.

La paroi *interne* est formée par quatre os : la face inférieure du corps du sphénoïde, l'os planum de l'ethmoïde, l'unguis, l'apophyse montante du maxillaire supérieur. La paroi ainsi formée est tantôt complètement plane, tantôt faiblement bombée vers la cavité orbitaire. Il arrive même quelquefois que cette face est tout à fait convexe en dedans et cette voussure orbitaire dépend de l'importance des cellules ethmoïdales. Nous avons sous la main un crâne où cette disposition est très marquée. Cette paroi est de beaucoup la plus mince de l'orbite et par là s'explique le retentissement si facile et si prompt des affections ethmoïdales sur la cavité orbitaire et sur son contenu.

On remarque sur cette paroi les trois sutures verticales qui unissent ces quatre os et aussi la gouttière lacrymo-nasale placée à la partie antérieure, immédiatement derrière l'apophyse montante du maxillaire supérieur. Cette très importante gouttière est considérée par quelques auteurs, notamment par Merkel comme faisant partie, non de la paroi interne, mais du rebord de l'orbite. Nous croyons plus naturel de ne donner au rebord que l'épaisseur de la saillie formée à ce niveau par la branche montante et de placer dans la description de la face interne tout ce qui est derrière cette branche montante. Mais c'est vraiment là surtout une question de mots : qu'on la décrive ici ou dans un autre paragraphe, il suffit de dire que cette gouttière est légèrement oblique de haut en bas, de dedans en dehors, et d'avant en arrière. En haut elle va se terminer insensiblement au niveau de l'apophyse orbitaire interne, en bas elle se continue avec le canal nasal. Cette gouttière est profonde; deux crêtes la limitent, l'une en arrière, formée par l'arête verticale qui divise l'unguis en deux parties, l'autre en avant formée par la branche montante du maxillaire.

L'unguis et cette branche montante sont les deux os qui constituent cette gouttière au fond de laquelle on distingue la suture verticale réunissant ces deux parties du squelette de l'orbite.

Après avoir décrit le rebord orbitaire, le sommet et les faces ou parois de l'orbite, ajoutons quelques mots sur les angles.

Angles. — Les angles de l'orbite sont au nombre de quatre : supéro-interne, supéro-externe, inféro-interne, inféro-externe.

Le bord supéro-interne présente en allant d'avant en arrière, les diverses sutures de l'os frontal : 1° avec la branche montante du maxillaire ; 2° avec l'os unguis ; 3° avec l'os planum. C'est sur cette dernière suture qu'on rencontre les orifices des conduits ethmoïdaux qui donnent passage : l'antérieur à la branche ethmoïdale du rameau nasal de la branche ophtalmique de Willis et à l'artère ethmoïdale antérieure, le postérieur à l'artère ethmoïdale postérieure. Dans la direction de ce bord et tout à fait en arrière, se trouve le trou optique qui donne passage à l'artère ophtalmique et au nerf optique.

Le bord supéro-externe présente en avant la fossette lacrymale, et successivement, d'avant en arrière, la suture fronto-sphénoïdale et la terminaison antérieure en pointe de la fente sphénoïdale.

Le bord inféro-interne est le moins accusé des quatre. Déjà d'une façon générale les angles de la pyramide orbitaire sont peu marqués et nous avons déjà dit que le moulage de la cavité orbitaire avait autant et même davantage la forme d'un cône que la forme d'une pyramide ; le bord inféro-interne est par conséquent très effacé, très arrondi ; il commence en avant à l'orifice supérieur du canal nasal et présente d'avant en arrière : 1° la suture de l'unguis avec le maxillaire supérieur ; 2° la suture de l'os planum avec le même maxillaire ; 3° la suture du sphénoïde avec la face orbitaire du palatin.

Le bord inféro-externe est constitué, en avant, par la face concave de l'os malaire et en arrière par la fente sphéno-maxillaire fermée à l'état frais par le périoste qui passe de la face externe de l'orbite sur la face inférieure.

Après avoir décrit le squelette de l'orbite en détaillant les diverses pièces qui le constituent, et fait ressortir les particularités de leur agencement, leurs sutures, les surfaces qu'elles forment et les orifices qu'elles circonscrivent, nous devons préciser la forme, les dimensions de l'orbite. Nous serons ainsi amenés à montrer les particularités qui distinguent l'orbite selon les races, les individus et à étudier spécialement l'indice orbitaire.

La forme de l'orbite varie notablement selon les races, l'âge et le sexe, mais il n'est pas très facile de donner à ce sujet, dans un article d'ensemble, des chiffres précis, car les diverses mensurations qui ont été faites par des auteurs, également autorisés, sont loin de concorder très exactement.

Voici d'après LANDER et GEISLER d'une part, d'autre part d'après de WECKER quelques dimensions de l'orbite.

	D'APRÈS LANDER ET GEISSLER.	D'APRÈS DE WECKER.
Du trou optique à l'angle interne de la base.	47	40
— — — externe de la base.	56	41
Longueur de la voûte	53	43
— du plancher	53	43 à 46

La différence même de ces chiffres montre les grandes variations individuelles et les difficultés qu'il y a à donner des mesures précises.

GAYAT qui a mesuré 56 orbites d'adultes est arrivé aux moyennes suivantes qui doivent s'approcher beaucoup de la vérité.

Largeur de la lèvre interne de la gouttière de l'oblique au bord du malaire, vers le plus grand trou malaire 42

Profondeur de la lèvre postérieure du trou optique à la crête antérieure inférieure de l'os unguis 47,4

Profondeur du même point à la suture jugo-maxillaire 49,1

— — à l'articulation fronto-jugale 48,2

— — au tubercule de la lèvre interne de la gorge du grand oblique. 50,6

MERKEL donne à l'orbite de l'homme une profondeur de 43 millimètres, à celui de la femme $40^{mm},5$, mais il fait soigneusement remarquer que cette profondeur varie beaucoup comme l'évolution en profondeur de toute la face et c'est pour cela que si l'on parcourt la littérature de cette question on voit que les chiffres flottent entre 39 millimètres (EMMERT) et 50 millimètres (TILLAUX, RICHET), différence énorme montrant avec évidence qu'en pratique et pour les besoins de la clinique il n'y a pas lieu de trop tenir compte de tel ou tel chiffre.

Les rapports relatifs des deux orbites, la direction des axes, celle des bords, l'orientation des plans basilaires ont donné lieu à des recherches auxquelles nous ne trouvons pas à la vérité grand intérêt pratique, mais qui doivent être ici rappelées à cause de l'importance qu'elles ont pour les anthropologistes.

L'angle formé par les deux axes de l'orbite varie de 40°,6 à 44°,7, celui formé par les parois externes prolongées est de 87°,4 à 90°,6, celui enfin formé par les deux plans basilaires des orbites mesure chez l'adulte 145° à 150°.

Ces mesures varient d'ailleurs beaucoup selon l'âge, le sexe et les races. Voici pour être précis les chiffres donnés par Emmert sur une série de crânes qu'il a divisés en cinq groupes :

1° 19 crânes suisses de sujets âgés de. . . . . . . 10 à 19 ans.
2° 10 — femmes âgées de . . . . . 23 à 77 ans.
3° 10 — d'hommes âgés de. . . . . 20 à 67 ans.
4° 9 — de turcos.
5° 13 — d'étrangers, d'âge inconnu.

Nour transcrivons les chiffres qu'il donne pour chaque groupe :

ANGLES	1er GROUPE	2e GROUPE	3e GROUPE	4e GROUPE	5e GROUPE
Angle des plans basilaires	144°,6	146°,5	147°	145°,25	150°,1
— des axes orbitaires	42°,4	41°,7	43°,4	40°,6	44°,4
— des parois orbitaires externes.	87°,4	89°,9	89°	87°,4	90°,6

Le même auteur a étudié encore deux angles : l'un est formé par l'axe de l'œil et l'axe orbitaire, l'autre par le plan de la paroi externe et celui de la paroi interne. Nous n'y insisterons pas, disons simplement que chez l'adulte le premier angle varie de 20°,3 à 23°,2 et le second de 45°,9 à 48°,6.

Nous insisterons davantage sur les diamètres de la base de l'orbite qui sont très intéressants, au point de vue ophtalmologique.

Les sujets se divisent sous ce rapport en deux catégories : les chamœprosopes chez lesquels l'ouverture de l'orbite est ovalaire et les leptoprosopes chez lesquels elle tend à devenir circulaire. Stilling s'est appliqué à montrer que lorsque la base de l'orbite mesure peu de hauteur, le muscle oblique supérieur pouvait facilement exercer une compression sur la face supérieure du globe oculaire, d'où résulterait l'allongement de l'axe de l'œil, c'est-à-dire la myopie ; la chamœprosopie par conséquent serait une cause prédisposante à la myopie. De nouvelles recherches sont nécessaires à ce sujet, mais en dehors du rôle joué par la forme de l'orbite sur l'évolution des vices de réfraction il y a lieu de retenir les rapports qui existent entre l'axe vertical de l'ouverture orbitaire et son axe horizontal. Ce rapport constitue ce que Broca a appelé l'indice orbitaire et il convient de montrer toute la valeur de cet indice au point de vue de l'anthropologie.

Indice orbitaire. — L'indice orbitaire est le rapport du diamètre vertical de la base orbitaire au diamètre horizontal de la même base. Ce diamètre horizontal est représenté par une ligne partant du *dacryon* et se rendant au point opposé du grand axe de cette base. Le diamètre vertical part de l'endroit où la suture malo-maxillaire rencontre le rebord orbitaire et monte verticalement en coupant perpendiculairement le diamètre horizontal.

Avant la naissance ces deux diamètres sont sensiblement égaux ; à mesure qu'on avance en âge le diamètre horizontal prédomine, plus chez l'homme que chez la femme, et plus ou moins selon les races ; c'est là précisément ce qui est intéressant dans l'étude de cet indice orbitaire.

Broca, pour donner à cet indice une valeur mathématique, multiplie le diamètre vertical par 100 et divise le résultat par le diamètre transversal : l'équation s'établit donc de la manière suivante :

$$\text{Indice} = \frac{\text{Diamètre vertical} \times 100}{\text{Diamètre transversal}}$$

soit en chiffres chez un sujet de taille moyenne

$$\text{Indice} = \frac{34^{\text{mm}} \times 100}{41^{\text{mm}},6} = 81,7$$

Cet indice varie beaucoup : chez un Tasmanien il était de 60,9, de 61,3 chez un vieillard de l'époque de la pierre taillée, tandis qu'il était de 100 chez un Néo-Calédonien, de 104 chez une négresse du Sahara, de 107 chez un Chinois (Broca). Chez les premiers, à indice faible, l'orbite est rectangulaire, à angle droit, à diamètre vertical très court; chez les sujets à indice fort, voisin de 100 ou supérieur, l'orbite paraît rond, surtout lorsque les angles sont émoussés. Ce sont là des chiffres excessifs ; les moyennes dans les diverses races varient dans de plus étroites limites : 90 à 77 dans les races blanches, 95,4 à 88,2 dans les races jaunes, 85,4 à 79,3 dans les races noires.

Broca a créé trois dénominations générales s'appliquant à ces diverses moyennes : les *mégasèmes* sont les sujets dont l'indice est grand, les *mésosèmes* ceux dont l'indice est moyen, les *microsèmes* ceux dont l'indice est petit. Les mégasèmes sont les sujets dont l'indice est de 89 et au-dessus, les mésosèmes atteignent les chiffres de 89 à 83 et les microsèmes ont un indice exprimé par un chiffre inférieur.

Au point de vue anthropologique il faut remarquer avec Broca et ses élèves que toutes les races préhistoriques de la France sont microsèmes ; la hauteur de l'orbite augmente avec les Gaulois et après les Mérovingiens elle revêt le type mésosème où nous sommes aujourd'hui. La mégasémie est le caractère des races jaunes dont il faut à ce point de vue excepter les Esquimaux qui s'en détachent par l'indice orbitaire autant que par l'indice nasal. Sous ce rapport aussi les nègres s'éloignent des races jaunes.

Les chiffres suivants empruntés à Topinard indiquent la valeur de l'indice orbitaire en valeur décroissante selon les races.

Chinois	93,8
Polynésiens	92
Javanais	91
Indiens (Amérique du Nord)	90,7
Indo-Chinois	90,2
Auvergnats	85,5
Nègres d'Afrique	85,4
Parisiens contemporains	84,4
Basques	83,9
Hottentots	83,6
Caverne de l'homme mort (pierre polie)	81,9
Grenelle (pierre taillée)	81,2
Néo-Calédoniens	80,6
Australiens	80,4
Tasmaniens	79,3
Guanche	77

Telle est la valeur relative de l'indice orbitaire ; son étude est complétée par celle de l'indice céphalo-orbitaire qui est exprimé par le rapport de la capacité de l'orbite et de la capacité cranienne.

Indice céphalo-orbitaire. — Son étude a été soigneusement faite par Mantegazza. Cet auteur a obturé avec de la cire tous les orifices de l'orbite ; il en a rempli ensuite la cavité avec du mercure dont il mesure exactement le volume et après avoir fait la somme du volume des deux orbites, il la compare à la cavité cérébrale. Son étude a porté sur 200 crânes d'adultes de toutes provenances ; il est arrivé à évaluer l'indice céphalo-orbitaire à une moyenne de 27,2, les écarts extrêmes étant de 22,7 à 36,5. Topinard compulsant les chiffres de Mantegazza a recherché les différences qu'il y avait d'une race à l'autre et il a trouvé les chiffres suivants qu'il donne dans son ouvrage déjà cité (p. 235).

20 Italiens	27,73
2 Australiens	25,61
3 Néo-Zélandais	32,19
6 Nègres	27,19

Ces chiffres trop restreints ne permettent pas de tirer de conclusion ferme. Mantegazza a exprimé l'idée que la capacité orbitaire était d'autant plus petite par rapport à la cavité cérébrale que la place hiérarchique est moins élevée dans la série organique, mais n'a pas démontré avec précision la vérité de cette loi qu'on ne peut tenir pour bien établie.

CHAPITRE II

ANATOMIE TOPOGRAPHIQUE DE L'ORBITE
RÉGION DE L'ORBITE

Après avoir envisagé l'orbite au point de vue de l'anatomie descriptive et de l'anthropologie, il convient de montrer l'importance de cette cavité au point de vue chirurgical, et nous allons ici passer en revue les diverses particularités que présente la région de l'orbite en nous inspirant des descriptions qui en ont été successivement données par Blandin, Malgaigne, Velpeau, Richet, Paulet et Tillaux.

Blandin divise la région orbitaire en orbitaire externe et orbitaire interne; Malgaigne décrit successivement : 1° les paupières, 2° le globe de l'œil, 3° l'orbite et ses parties molles, 4° les voies lacrymales. Velpeau la divise en arcades orbitaires, paupières, angles palpébraux, œil et orbite. Richet adopte la division de Blandin en enchangeant un peu les termes : au lieu de région superficielle interne et externe qui prête à la confusion il se sert, en leur donnant le même sens, des qualificatifs région superficielle, et profonde. Tillaux remarque que tout naturellement la région de l'orbite se divise en deux parties : un contenant et un contenu, et décrit successivement la cavité avec les parois, et les parties molles. Cette division est juste, mais elle aurait dans notre cas particulier l'inconvénient de faire double emploi avec la description qui précède sur la cavité et les parois orbitaires ainsi qu'avec celles qui vont suivre au sujet du contenu. C'est la raison pour laquelle nous adopterons la division de Richet en évitant d'ailleurs les répétitions et en insistant surtout sur les considérations d'ordre pratique.

A. — RÉGION ORBITAIRE SUPERFICIELLE

Cette région se compose du sourcil et des paupières. La région du sourcil, située en avant de l'arcade orbitaire, est limitée par l'implantation des poils; elle se compose successivement de la peau, d'une couche sous-cutanée, d'une couche musculaire, d'une aponévrose, du périoste et de l'os sous-jacent.

La peau, recouverte de poils rudes et durs, est douée d'une grande mobilité qu'on doit mettre à profit lorsqu'on veut extirper l'une de ces petites tumeurs (kystes dermoïdes), qui sont assez fréquentes dans la région. On peut attirer la peau au-devant de la tumeur quand celle-ci ne fait pas corps

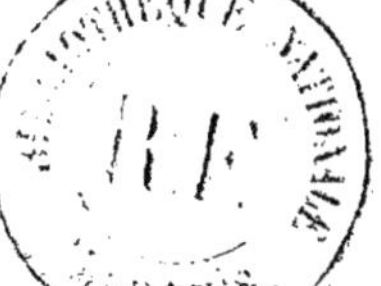

avec elle, on incise après avoir rasé les poils et, l'extirpation faite, la peau reprend sa place et la cicatrice qui se forme, recouverte par les poils, passe complètement inaperçue.

La couche sous-cutanée est traversée par les fibres musculaires du muscle sourcilier qui viennent se fixer à la peau ; la couche musculaire se compose des fibres inférieures du frontal et supérieures de l'orbiculaire et d'un muscle qui appartient en propre à la région : le muscle sourcilier. L'aponévrose dépendant de l'occipito-frontal se confond avec le périoste ; au-dessous se trouve le rebord orbitaire dont la saillie, plus ou moins accusée, dépend pour une large part du développement du sinus frontal (Richet).

Les plaies chirurgicales de la région du sourcil ne présentent plus, à notre période d'antisepsie et d'asepsie, le danger que leur reconnaissait Blandin ; mais il faut cependant faire une exception pour les lésions qui s'accompagnent d'ébranlement des parties profondes. Le voisinage du cerveau d'une part, d'autre part celui de l'appareil de la vision, donnent à ces traumatismes une gravité particulière. Nous devons notamment faire remarquer la possibilité de voir apparaître en pareil cas des hémorragies dans les gaines du nerf optique, capables d'entraîner par névrite la perte complète de la vision. Blandin croyait que l'amaurose ainsi produite était la conséquence de la lésion du frontal, c'est-à-dire du trijumeau dont l'influence sur la nutrition du globe oculaire a été admise par beaucoup de physiologistes. Il est douteux que le trijumeau, en tant que nerf sensitif, joue un rôle dans la nutrition du globe de l'œil qui paraît sous la dépendance du nerf grand sympathique ou de nerfs trophiques particuliers ; Malgaigne, qui attribuait la perte de la vue à la commotion propagée par la voûte orbitaire au nerf optique, était beaucoup plus près de la vérité que Blandin.

La région *palpébrale* devrait aussi nous arrêter longuement si nous n'avions à renvoyer le lecteur à l'article Paupières, dans lequel, non seulement l'anatomie descriptive de ces voiles membraneux, mais encore les considérations pratiques médicales et chirurgicales qui s'y rattachent seront mises en relief avec une particulière compétence.

Nous arrivons ainsi à l'étude de la région orbitaire profonde.

B. — RÉGION ORBITAIRE PROFONDE

Nous y étudierons l'orbite et les parties molles qu'elle renferme, sauf le globe oculaire et ses muscles qui, comme les paupières, font l'objet d'une étude spéciale (v. p. 137 et suiv.).

L'orbite nous est connue dans sa conformation, ses dimensions et ses rapports ; au sujet de ses parois nous ferons remarquer que le peu de longueur de la paroi externe fait que le globe de l'œil, qui déborde en ce sens de près d'un centimètre, est exposé à tous les traumatismes tandis que du côté du nez il est admirablement protégé. Le globe de l'œil est également bien garanti en haut par le rebord orbitaire, tandis qu'il l'est mal du côté de la joue. C'est là ce qui explique la fréquence des traumatismes oculaires de bas en haut et le siège d'élection en haut des luxations sous-conjonctivales du cristallin. Malgré la faiblesse de cette défense en dehors et en bas il faut reconnaître que l'œil est un des organes les mieux protégés de l'économie grâce, d'une part, aux parois de l'orbite et d'autre part, aux mouvements des paupières qui par leur occlusion rapide garantissent aussi très efficacement le globe de l'œil.

Les parois de l'orbite sont en contact avec des organes et des cavités sur lesquels les traumatismes orbitaires peuvent retentir fâcheusement; c'est ainsi qu'il n'est pas rare de voir les fractures du rebord orbitaire s'accompagner de fêlure intéressant la base du crâne et suivies de commotion ou de contusion du cerveau. La fêlure irradiée dans les profondeurs de l'orbite peut intéresser le trou optique et le nerf qu'il contient.

La minceur de la paroi interne permet aux affections des fosses nasales de retentir facilement sur l'orbite et réciproquement. On a cité des anévrismes de l'artère ophtalmique qui, ayant usé l'os planum, se sont spontanément ouvert dans les fosses nasales en entraînant une sorte d'épistaxis, et tous les jours on voit des tumeurs, ostéomes, cholestéatomes, sarcomes, empyèmes des sinus ethmoïdaux retentir sur la cavité orbitaire et entraîner de l'exophtalmie.

Les affections des sinus frontaux, maxillaires et sphénoïdaux retentissent aussi sur l'orbite avec une grande facilité. Le chapitre des ostéomes de l'orbite sera pour ainsi dire rempli par l'histoire des incursions que font dans l'orbite ces néoplasmes nés dans les sinus.

Pour les opérations pratiquées dans la région orbitaire on doit très souvent tenir compte de la disposition des parois osseuses. Le peu de longueur de la paroi externe permet d'aborder plus facilement le nerf optique par ce côté. Il suffit de débrider l'angle externe, de sectionner le droit externe de l'œil pour pouvoir assez facilement aborder le nerf optique par cette voie. KNAPP a imaginé ainsi pour l'extirpation des tumeurs du nerf optique un procédé trans-conjonctival auquel nous avons substitué un procédé nouveau, plus facile, basé comme le sien sur la possibilité de passer entre le globe oculaire et la paroi de l'orbite.

Lorsqu'on fait l'énucléation de l'œil par le procédé de BONNET ou celui de TILLAUX on introduit également les ciseaux du côté de l'angle externe, mais il faut reconnaître qu'en passant du côté interne on arrive aussi très facilement sur le nerf et nous n'avons jamais considéré comme d'une obligation impérieuse la règle que donnent à ce sujet tous les traités de médecine opératoire.

Au point de vue des diverses interventions chirurgicales, qui doivent porter sur la région orbitaire profonde, il importe de bien déterminer ici la position exacte qu'occupe l'œil dans l'orbite, et la distance qui le sépare des diverses parois.

Les dimensions relatives du globe de l'œil et de l'orbite sont les suivantes.

Cavité orbitaire. .	Diamètre ant. post.	40 à 50mm.
	— vertical à la base . .	35.
	— horizontal à la base .	40.
Globe de l'œil. . .	Diamètre ant. post.	24mm,2.
	— vertical	23,2.
	— horizontal	23,6.

Le globe n'occupe donc que la moitié de la cavité orbitaire. Il n'est éloigné des parois inférieure et supérieure que de quelques millimètres et comme il n'est pas symétriquement placé dans l'orbite, il est un peu plus rapproché de la paroi interne que de l'externe. Les rapports de l'œil avec la base de l'orbite montrent que le sommet de la cornée transparente est situé à peu de chose près sur la ligne droite joignant les points proéminents des rebords orbitaires supérieur et inférieur. Sur une coupe horizontale la ligne qui réunit le grand angle et le petit angle de l'orbite est fortement oblique de dedans en dehors et d'avant en arrière; en dedans elle rencontre la partie antérieure du corps ciliaire, sur la partie externe de l'œil elle passe en arrière de l'ora serrata.

L'œil est d'ailleurs enfoncé dans l'orbite d'une façon très variable selon les individus, dont la cavité orbitaire est plus ou moins remplie par le coussinet adipeux et les vaisseaux plus ou moins dilatés. Il est toujours séparé du squelette par un espace étroit, habituellement un peu plus large en dehors qu'en dedans.

Le nerf optique présente également d'intéressants rapports à considérer avec les parois de l'orbite; nous citerons ici les chiffres donnés par Lange qui s'est livré sur ce point à des mensurations très précises.

Tout près de l'insertion oculaire, à 27 millimètres du foramen opticum, le point le plus rapproché du nerf à la paroi orbitaire est à peu près :

En haut	1cm,1
En bas	0,8 à 9
En dehors	1,0
En dedans	0,9

A 20 millimètres du foramen opticum ces distances sont :

En haut	1cm,2
En bas	6mm à 6mm,5
En dehors	7,0
En dedans	8,0

A 14 millimètres du foramen opticum :

En haut	1cm,5
En bas	6mm
En dedans	8,5
En dehors	5,5

A 10 millimètres du foramen opticum :

En haut	6mm
En bas	5mm
En dedans	6,4
En dehors	4,4

A 7 millimètres du foramen opticum :

En haut	4mm,7
En bas	4,3
En dehors	4,5
En dedans	4,8

A 5 millimètres du foramen opticum :

En haut.	4mm,5
En bas	4,4
En dedans	4,4
En dehors.	4,3

A 4 millimètres du foramen opticum :

En haut.	1mm,5
En bas	2,0
En dedans.	1,2
En dehors.	2,0

Près du foramen opticum à 1/2 millimètre.

En haut.	0mm,5
En bas	1,7
En dedans.	0,6
En dehors.	2,5

L'anatomie topographique de l'orbite peut tirer grand bénéfice de l'examen

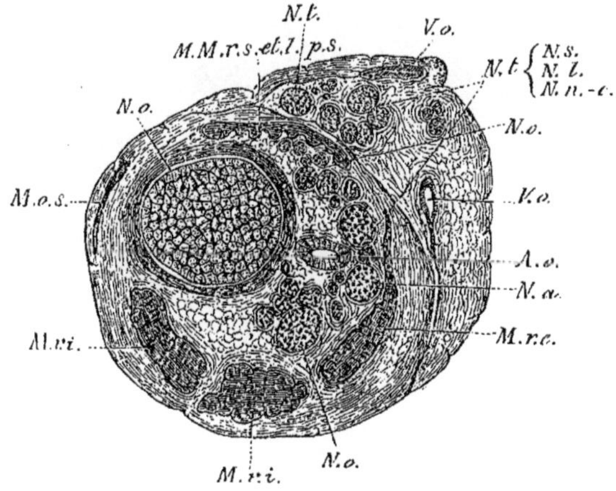

Fig. 5.
Coupe à 1 et 2 millimètres ante foramen optic. sive 26-27 millimètres post bulbum (DE WECKER et LANDOLT).

de coupes totales, régulières, sériées, faites selon des plans parallèles à partir du sommet jusqu'à la base de l'orbite. LANGE a fait à ce sujet et de cette façon une étude très intéressante que nous trouvons reproduite dans le Traité de WECKER et LANDOLT (t. IV, p. 769). Sur les coupes qui sont représentées dans cet ouvrage on peut se rendre exactement compte de la situation respective du nerf optique, des vaisseaux et nerfs sensitifs et des muscles de l'orbite. Nous reproduisons ici trois de ces figures, l'une représente une coupe faite à 1-2 millimètres en avant du trou optique.

Cette figure montre la situation excentrique du nerf se rapprochant du côté supéro-médian de l'artère placée à son côté latéral et de l'emplacement des muscles.

La figure 6 prise à 6-7 millimètres du trou optique montre que les branches de l'artère ophtalmique se placent au-dessus des nerfs et que la veine ophtalmique se rapproche du nerf optique.

Enfin une troisième figure faite à 23-27 millimètres en avant du trou optique montre la situation du nerf au centre de l'orbite, l'artère ophtal-

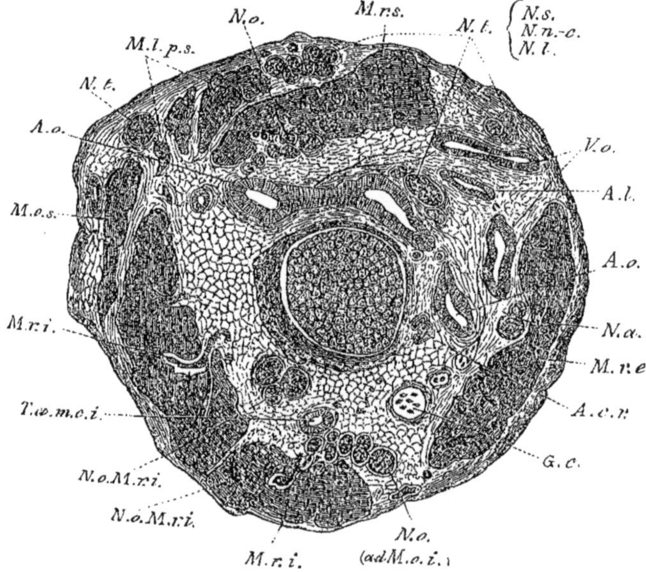

Fig. 6.
Coupe prise 6-7 millimètres ante foramen optic. sive 21-22 millimètres post bulbum (de Wecker et Landolt).

mique en dedans de lui et la veine ophtalmique au-dessus du nerf, à côté du droit supérieur ; dans le nerf apparaissent les vaisseaux centraux ; les rapports des deux muscles droit supérieur et élévateur sont intéressants à constater.

Rochon-Duvigneaud a, comme Lange, étudié l'orbite et, dans une intéressante communication faite à la section d'ophtalmologie du Congrès international (Paris, 1900), il a montré à l'aide d'un appareil à projection de nombreuses coupes. Il a insisté sur les détails concernant les rapports des muscles et de l'aponévrose de Tenon (voir Muscles de l'œil) et en particulier sur ce fait que la glande lacrymale n'occupe nullement la fossette lacrymale du frontal. La glande est toujours située plus bas que cette fossette, au niveau de la suture fronto-malaire. « La fossette qui représente la partie la plus élevée de l'orbite est remplie par un amas cellulo-adipeux spécial séparé du contenu de l'orbite par une lame fibreuse qui isole à la partie supéro-externe de l'orbite une loge large en avant, effilée en arrière, où elle atteint la fente sphénoïdale ».

Il existerait ainsi dans la région supéro-externe de l'orbite une *loge accessoire ou innominée* renfermant un tissu cellulo-adipeux spécial beaucoup moins riche en cellules adipeuses que le reste de la graisse orbitaire (Rochon-Duvigneaud).

Le globe oculaire et le nerf optique sont maintenus dans leur position fixe

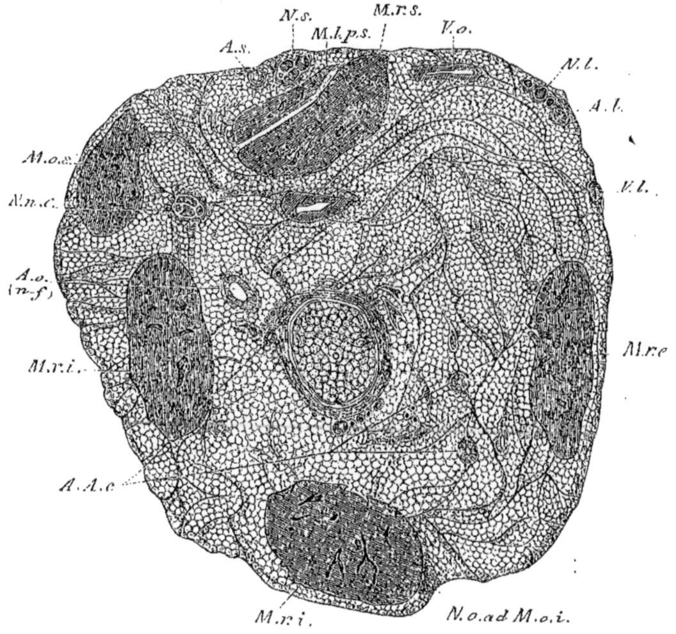

Fig. 7.
Coupe prise à 23-27 millimètres ante foramen optic. sive 1-5 millimètres post-bulbum (Wecker et Landolt).

par les gaines du nerf et l'aponévrose orbito-oculaire; lorsque l'œil est à l'état de repos il prend, dans l'orbite, la position d'équilibre anatomique c'est-à-dire qu'il se place de telle façon que son axe offre la même direction que l'axe de l'orbite. Il en est ainsi pendant le sommeil. Il ne faut pas confondre cette *position d'équilibre anatomique* avec *la position d'équilibre fonctionnel* qui est celle qu'affectent les deux yeux lorsqu'ils regardent au loin, les axes visuels étant parallèles. En pareille circonstance, il existe toujours un certain *effort d'adduction dû à la tonicité des droits internes*.

Outre les aponévroses qui soutiennent l'œil et les muscles qui le meuvent il faut remarquer l'action du coussinet adipeux sur lequel il repose. Ce coussinet joue autour de l'œil le rôle d'une véritable nappe liquide sur laquelle l'organe roule facilement, obéissant avec docilité aux diverses forces qui font sur lui sentir leur influence.

Ce tissu cellulo-adipeux tient dans la pathologie orbitaire une place importante.

Il est à la fois élastique et incompressible; il est enfermé dans une double

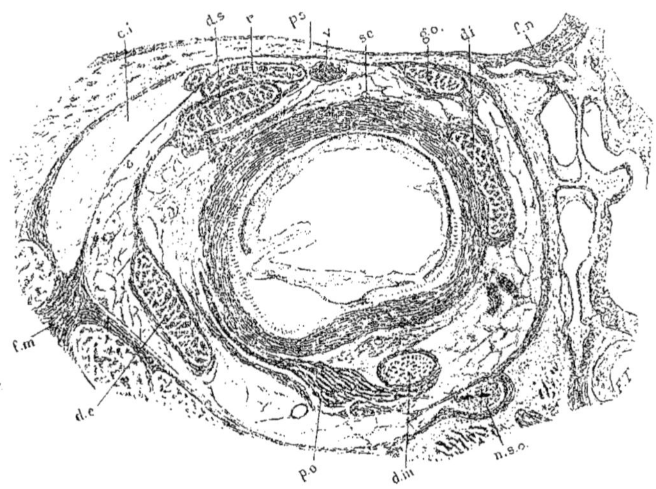

Fig. 8.

Coupe vertico-transversale de l'orbite d'un nouveau-né, au niveau du tiers postérieur du globe (Rochon-Duvigneaud).

ci, loge accessoire ou innominée, correspondant à la soi-disant fossette lacrymale. — *r*, releveur. — *d. s*, droit supérieur. — *p. s*, paroi supérieure de l'orbite. — *v*, une veine. — *sc*, la sclérotique. — *g. o*, grand oblique. — *d. i*, droit interne. — *f. n.* fosses nasales. — *d. in*, droit inférieur. — *p. o*, petit oblique. — *d. e*, droit externe. — *f. m*, la section fronto-malaire (au niveau de laquelle se trouve la glande lacrymale dans des coupes plus antérieures). — *n. s. o*, nerf sous-orbitaire.

loge; une loge osseuse constituée par les parois de l'orbite, un sac fibreux clos de toute part formé par les aponévroses orbitaires; sur le cadavre il offre l'aspect du tissu cellulo-adipeux ordinaire avec cette particularité que les lobules graisseux sont infiniment plus importants que les travées celluleuses qui les séparent; sur le vivant la graisse étant liquide il en résulte que l'œil repose sur un coussinet très uniforme, très souple, soutenant cet organe avec une régularité partout égale.

Le tissu cellulo-adipeux orbitaire, grâce au sac fibreux qui l'entoure, occupe dans l'organisme une place bien définie; il ne faudrait cependant pas exagérer son indépendance; par l'intermédiaire des vaisseaux et des nerfs qui traversent la fente sphéno-maxillaire, ce tissu cellulo-adipeux communique avec la fosse zygomatique; par la fente sphénoïdale il n'est pas sans relation avec la base du crâne, et à travers le ligament suspenseur de la paupière il est en contact avec le tissu cellulaire sous-cutané ; mais ces communications sont étroites; et il n'y a que les inflammations septiques, pourvues d'une grande puissance de diffusion qui puissent les utiliser pour envahir de dehors en dedans la loge profonde de l'orbite. La propagation de l'infection se fait alors comme dans la thrombose phlébo-orbitaire par les vaisseaux infectés. Le mal devient rapidement très redoutable et mortel par la propagation aux sinus craniens.

L'inflammation du tissu cellulo-adipeux de l'orbite constitue le phlegmon orbitaire, caractérisé, outre des phénomènes généraux plus ou moins graves, par trois signes locaux et objectifs, l'œdème des paupières, le chémosis et l'exophtalmie.

L'œdème des paupières et le chémosis dépendent de la gêne de la circulation qu'entrainent, dans la veine ophtalmique et ses rameaux d'origine, le gonflement du tissu rétro-bulbaire et l'exophtalmie qui résulte de ce même gonflement. Les communications de la loge orbitaire au crâne par la fente sphénoïdale font bien comprendre les complications méningées qui accompagnent trop souvent le phlegmon de l'orbite.

Pour éviter ces complications il faut ouvrir au pus une large porte à travers les paupières, en incisant celle vers laquelle la collection purulente paraît vouloir faire particulièrement saillie. Richet conseilla d'inciser le sillon oculo-palpébral, ou mieux encore, dit-il, le bord adhérent de la paupière; c'est toujours selon nous à travers la paupière qu'il faut aller chercher le pus dans l'intérieur de l'orbite. Lorsque l'ouverture sera faite par la paupière inférieure il n'y aura aucun danger à pratiquer sur le milieu du bord adhérent une incision large, mais au niveau de la paupière supérieure il faut être beaucoup plus prudent à cause du muscle releveur qu'il faut respecter avec grand soin sous peine de voir un ptosis suivre la guérison du phlegmon. L'incision devra être faite au-dessus de l'angle interne ou de l'angle externe selon les cas; il faudra la faire profonde en suivant la direction de la paroi orbitaire, mais pas trop large précisément pour ne pas intéresser les fibres du releveur.

Lorsqu'on opère au niveau de l'angle externe pour extirper la glande lacrymale on devra toujours se préoccuper du releveur et limiter de son côté l'incision palpébrale.

Outre les phlegmons, le tissu cellulo-adipeux peut être le siège d'accidents pathologiques nombreux parmi lesquels nous citerons l'œdème, lié à l'état général du sujet. Richet a rapporté un cas d'exophtalmie consécutif à une diffusion séreuse survenue sous l'influence de la chlorose, nous citerons encore l'ecchymose sous-conjonctivale consécutive à l'arrivée dans le cul-de-sac du sang entré dans l'orbite par la fente sphénoïdale; cette ecchymose est un signe diagnostique précieux dans les fractures du crâne.

Nous ne dirons rien, pour ne pas leur donner à cette place une importance injustifiée, des affections si nombreuses de l'orbite, anévrysmes de l'ophtalmique, lésions des nerfs moteurs, sensitifs et sensoriels, néoplasmes primitivement développés dans cette cavité ou provenant d'une tumeur oculaire propagée aux parties voisines. Ce sont là des affections qui méritent d'être traitées en particulier et qui seront l'objet de chapitres étendus dans le corps de l'ouvrage.

CHAPITRE III

VAISSEAUX DE L'ORBITE

Nous allons décrire ici successivement l'artère ophtalmique, et la veine ophtalmique.

I. — ARTÈRE OPHTALMIQUE

L'artère ophtalmique destinée à l'œil et à ses dépendances est remarquable par son volume et surtout par le nombre de ses rameaux ; elle naît de la carotide interne en dehors de l'apophyse clinoïde antérieure, au moment où l'artère se porte au-dessus de cette apophyse ; elle s'engage immédiatement dans le trou optique en dehors et au-dessous du nerf dont elle se sépare bientôt pour pénétrer dans l'orbite entre le nerf moteur externe et le muscle du même nom.

Elle est à ce moment en dehors du nerf, mais bientôt elle s'infléchit en dedans, croise le nerf en passant au-dessus de lui et devient voisine de la paroi interne de l'orbite. Elle suit alors d'arrière en avant, avec quelques flexuosités, le bord inférieur du grand oblique de l'œil ; elle gagne ainsi la base de l'orbite où elle se termine en se bifurquant. Il n'est pas très rare d'ailleurs d'observer une direction et des rapports différents. L'artère peut, dans la première partie de son trajet, se trouver au-dessous du nerf optique et l'accompagner en se plaçant en dedans de lui.

A titre exceptionnel nous devons mentionner ici que l'artère ophtalmique peut venir de la maxillaire interne par un tronc commun avec la méningée moyenne (Dubreuil).

L'artère ophtalmique fournit un grand nombre de branches que, selon la remarque de Cruveilher, on pourrait diviser tout naturellement en trois catégories : 1° celles qui sont destinées au globe de l'œil, artères rétiniennes, ciliaires courtes ou choroïdiennes, ciliaires moyennes ou longues et ciliaires antérieures, 2° celles qui se distribuent aux parties contenues dans la cavité orbitaire, artères lacrymales et musculaires; 3° celles qui sont extérieures à la cavité orbitaire : artères palpébrale, sus-orbitaire, ethmoïdale, frontale et nasale, mais nous sacrifierons à l'usage et avec tous les auteurs nous passerons successivement en revue : *a*) les branches qui naissent en dehors du nerf optique, *b*) celles qui naissent au-dessus du nerf, *c*) celles qui naissent en dedans.

A. — Branches qui naissent en dehors du nerf optique. — Ce sont l'artère lacrymale et l'artère centrale de la rétine.

a. **Artère lacrymale.** — L'*artère lacrymale* vient de l'ophtalmique au moment où cette dernière entre dans l'orbite et il n'est pas très rare de la

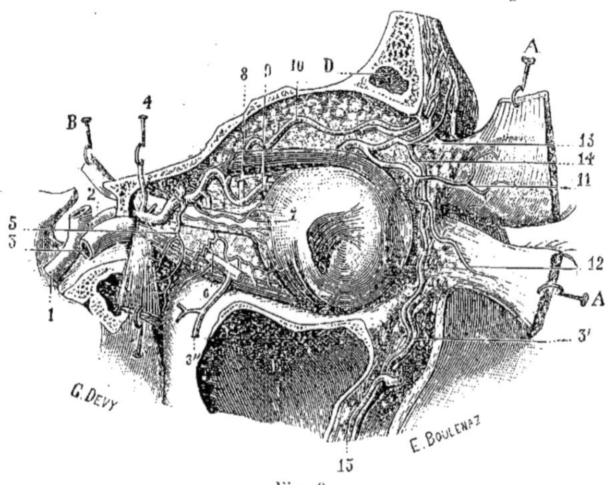

Fig. 9.

Vaisseaux de l'orbite, vus par le côté externe (Testut).

1, artère carotide interne. — 2, artère ophtalmique. — 3. veine ophtalmique avec 3' son anastomose avec la faciale et 3'' son anastomose avec le plexus ptérygoïdien. — 4. artère lacrymale. — 5, artère musculaire supérieure. — 6. artère musculaire inférieure. — 7, artères ciliaires. — 8, artère ethmoïdale postérieure. — 9, artère ethmoïdale antérieure. — 10, artère sus-orbitaire. — 11, artère palpébrale supérieure. — 12, artère palpébrale inférieure. — 13, artère frontale. 14, artère nasale. — 15, artère et veine faciales.

A, paupières érignées. — B, nerf optique. — C, glande lacrymale. — D, sinus frontal. — E, sinus maxillaire.

voir provenir de l'artère méningée moyenne ; elle se porte horizontalement d'arrière en avant entre la paroi externe de l'orbite et le muscle droit externe ; elle fournit un grand nombre de rameaux à la glande lacrymale et se termine en partie dans la conjonctive et dans l'arcade palpébrale supérieure.

Dans la première partie de son trajet elle fournit quelquefois une petite artère méningée qui sort de l'orbite et rentre dans le crâne par la fente sphénoïdale, de plus l'artère lacrymale fournit assez souvent une artère ciliaire longue et toujours des rameaux au névrilemme du nerf optique, quelques branches aux muscles élévateur de la paupière et droit supérieur, enfin un *rameau malaire* qui traverse l'os de la pommette et qui va dans la fosse temporale s'anastomoser avec l'artère temporale antérieure et sur l'os malaire lui-même avec la transversale de la face.

b. **Artère centrale de la rétine.** — L'*artère centrale de la rétine* qui naît habituellement de l'artère ophtalmique vient quelquefois d'une ciliaire; elle plonge obliquement dans l'épaisseur du nerf, se place exactement à son centre et marche selon son axe d'arrière en avant. Arrivée dans la papille elle se divise et se termine dans la rétine. (Voy. *Rétine*.)

B. — Branches qui naissent au-dessus du nerf optique. — Ces branches sont : l'artère sus-orbitaire; les artères ciliaires postérieures ou courtes, moyennes ou longues, et antérieures; les artères musculaires.

a. **Artère sus-orbitaire.** — *L'artère sus-orbitaire* naît au moment où l'artère ophtalmique croise le nerf optique; nous avons vu que quelquefois elle venait de la lacrymale. Elle marche horizontalement en avant entre le périoste de la voûte orbitaire et l'élévateur de la paupière et, accompagnée par le nerf frontal, elle sort de l'orbite par l'échancrure sourcilière. En se réfléchissant au niveau de cet orifice elle prend une direction verticale et se divise en deux branches, l'une sous-cutanée qui rampe entre la peau et les muscles, l'autre périostique qui se place entre les muscles et le périoste. Dans l'épaisseur de l'os frontal elle envoie un rameau diploïque.

b. **Artères ciliaires.** — Les artères ciliaires courtes postérieures, artères uvéales de Chaussier sont destinées à la choroïde et aux procès ciliaires. Elles naissent souvent par deux troncs distincts, un inférieur qui se sépare de l'ophtalmique un peu en dehors du nerf, un supérieur qui naît au-dessus du nerf. Selon Cruveilher il n'est pas rare de voir le premier tronc, le tronc inférieur venir de l'artère lacrymale. Ces artères, en nombre très variable, de 10 à 30 et même 40, entourent le nerf optique de leurs flexuosités et traversent la sclérotique tout autour de l'insertion du nerf.

Les ciliaires moyennes ou longues, artères iriennes de Chaussier sont au nombre de deux, une interne et une externe; elles traversent aussi la sclérotique dans le pôle postérieur de l'œil et marchent entre cette membrane et la choroïde pour atteindre le grand cercle de l'iris.

Les artères ciliaires antérieures en nombre très variable, sont fournies par les artères musculaires, quelquefois par la lacrymale et la sus-orbitaire; elles pénètrent dans la sclérotique à peu de distance de la cornée et vont se jeter dans le grand cercle de l'iris.

c. **Artères musculaires.** — Les artères musculaires sont au nombre de deux, la supérieure et l'inférieure. La supérieure se distribue au releveur de la paupière, au droit supérieur, au droit interne et au grand oblique de l'œil. Elle peut être remplacée par des rameaux venant de la lacrymale; l'inférieure, plus constante, se distribue au droit externe, au petit oblique et au droit inférieur. C'est elle surtout qui fournit les ciliaires antérieures.

C. — Branches qui naissent en dedans du nerf optique. — Ce sont les artères ethmoïdales et les artères palpébrales.

a. **Artères ethmoïdales**. — Les artères ethmoïdales sont au nombre de deux, postérieure et antérieure.

La postérieure, quelquefois très volumineuse, parcourt le canal orbitaire interne et postérieur et se divise en deux rameaux, un rameau méningien et un rameau nasal ; l'antérieure passe dans le conduit orbitaire antérieur et fournit un rameau méningien allant à la faux du cerveau, et un rameau nasal.

b. **Artères palpébrales**. — Les artères palpébrales, au nombre de deux, également, l'une supérieure, l'autre inférieure naissent, au niveau de la poulie du grand oblique.

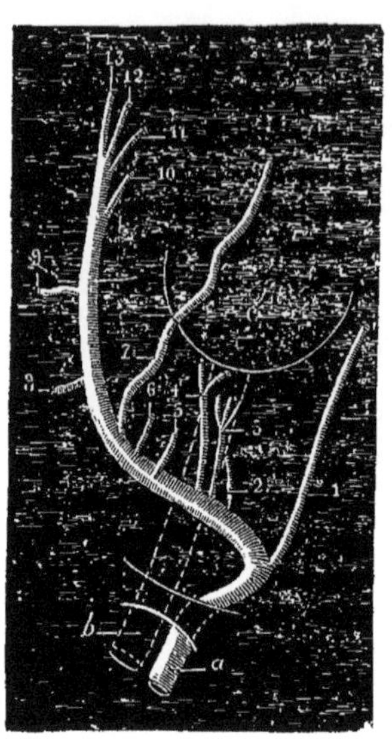

Fig. 10.

Schéma représentant l'artère ophtalmique et ses branches (TESTUT).

a, artère ophtalmique. — *b*, nerf optique. — *c*, globe de l'œil. — 1, lacrymale. — 2, centrale de la rétine. — 3, ciliaires courtes postérieures. — 4, ciliaires longues postérieures. — 5, musculaire supérieure. — 6, musculaire inférieure. — 7, sus orbitaire. — 8, ethmoïdale postérieure. — 9, ethmoïdale antérieure. — 10, palpébrale supérieure. — 11, palpébrale inférieure. — 12, frontale. — 13, nasale.

La palpébrale supérieure marche d'abord de haut en bas jusqu'au niveau du point lacrymal supérieur, puis se réfléchit de façon à prendre une direction horizontale de dedans en dehors et forme entre l'orbiculaire et le cartilage tarse l'arcade palpébrale supérieure.

La palpébrale inférieure se porte verticalement en bas, se recourbe de dedans en dehors et parcourt la paupière inférieure dans toute sa longueur en se plaçant entre le muscle orbiculaire et le cartilage tarse. En pénétrant dans la paupière, cette artère s'anastomose avec la sous-orbitaire ; de cette anastomose résulte une arcade d'où naît le rameau du canal nasal.

BRANCHES TERMINALES DE L'OPHTALMIQUE. — Telles sont les branches collatérales de l'ophtalmique ; nous arrivons maintenant à ses branches terminales qui sont l'artère nasale et l'artère frontale.

a. **Artère nasale**. — L'artère nasale s'anastomose toujours largement avec la faciale, ce qui explique son volume excessif pour une artère terminale. Elle sort de l'orbite au-dessus du tendon de l'orbiculaire, fournit la branche du sac lacrymal et se divise en deux branches : l'artère angulaire occupant le sillon qui sépare le nez de la joue, et la dorsale du nez qui s'anastomose au niveau de l'aile du nez avec l'artère de cette aile fournie par la faciale.

b. **Artère frontale**. — L'artère frontale se porte de bas en haut sur le front parallèlement à la sus-orbitaire qui lui est habituellement supérieure par son volume ; elle se termine en fournissant des rameaux cutanés, musculaires et périostiques.

Par ses branches terminales et par un grand nombre de ses branches collatérales l'artère ophtalmique s'anastomose largement avec les artères de la face. Par elle s'établissent une communication facile et une large suppléance entre les circulations intra et extra-craniennes.

II. — VEINE OPHTALMIQUE

La veine ophtalmique commence à la paroi interne et antérieure de l'orbite ; à ce niveau la veine angulaire de la face se continue directement avec elle et

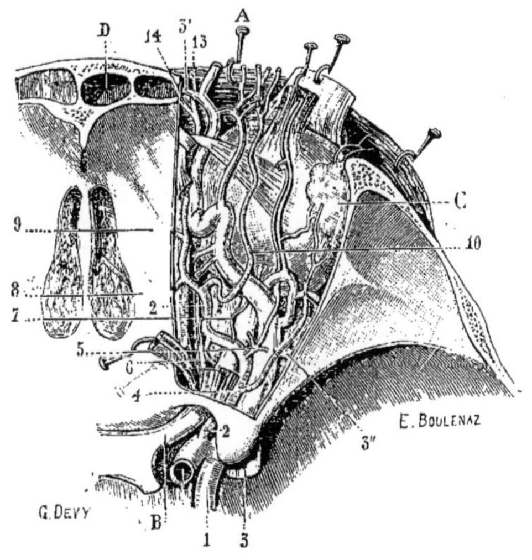

Fig. 11.

Vaisseaux de l'orbite vus d'en haut (TESTUT).

1, artère carotide interne. — 2, artère ophtalmique. — 3, veine ophtalmique, avec 3' son anastomose avec la faciale. — 3'', son anastomose avec le plexus ptérygoïdien. — 4, artère lacrymale. — 5, artère musculaire supérieure. — 6, artère musculaire inférieure. — 7, artères ciliaires. — 8, artère ethmoïdale postérieure. — 9, artère ethmoïdale antérieure. — 10, artère sus-orbitaire. — 11, artère palpébrale supérieure. — 12, artère palpébrale inférieure. — 13, artère frontale. — 14, artère nasale. — 15, artère et veine faciales.

A, paupières érignées. — B, nerf optique. — C, glande lacrymale. — D, sinus frontal. — E, sinus maxillaire.

il existe pour la circulation veineuse de la face et de l'orbite un grand canal de dérivation résultant de cette large anastomose.

La veine frontale se continue directement aussi avec la veine ophtalmique.

La veine orbitaire s'enfonce dans l'orbite et parcourt sans décrire de flexuosités le même trajet que l'artère du même nom. Elle ne s'éloigne de l'artère qu'au sommet de l'orbite où elle s'engage dans la portion la plus large de la fente sphénoïdale pour gagner le sinus caverneux où elle se termine. Chemin faisant, la veine reçoit des rameaux qui d'une façon générale répondent très exactement à la disposition des rameaux artériels. Parmi ces rameaux il faut tout particulièrement remarquer les ciliaires courtes postérieures dont les radicules ne sont autres que les vasa-vorticosa de la choroïde.

CHAPITRE IV

NERFS MOTEURS ET SENSITIFS

Les nerfs moteurs sont : le moteur oculaire commun, le pathétique et le moteur oculaire externe. Le nerf sensitif est la branche ophtalmique de Willis.

Nous étudierons tout ce qui se rapporte à ces troncs nerveux dans trois paragraphes distincts. Le premier paragraphe sera consacré à l'origine réelle de ces nerfs, le deuxième à leur origine apparente et à leur trajet depuis cette origine jusqu'à l'orbite, le troisième à leur distribution dans l'orbite.

I. — ORIGINES RÉELLES DES NERFS MOTEURS ET SENSITIFS DE L'ŒIL

A. **Nerf moteur oculaire commun**. — Le nerf moteur oculaire commun présente un noyau d'origine qui affecte, dans son ensemble, la forme d'une petite colonne longitudinale s'étendant parallèlement à l'aqueduc de Sylvius depuis le noyau du pathétique jusqu'à la partie antérieure des tubercules quadrijumeaux.

Le noyau de droite est séparé de celui du côté gauche par un espace triangulaire à sommet inférieur; cet espace est rempli par la substance grise de l'aqueduc de Sylvius qui s'enfonce entre les deux noyaux à la manière d'un coin.

Il est établi qu'il existe une relation anatomique entre ce noyau et le tubercule quadrijumeau antérieur (Meynert), sous forme de fibres très déliées s'échappant de la partie supérieure du noyau pour aller vers le tubercule quadrijumeau.

Des très intéressantes recherches faites par Duval et Laborde il résulte que du noyau du moteur externe partent des fibres entrecroisées qui se jettent dans un tractus placé de chaque côté de la ligne médiane, immédiatement au-dessous du plancher du 4e ventricule et de l'aqueduc de Sylvius, c'est-à-dire dans la bandelette longitudinale postérieure (*hinteres längsbündel* des anatomistes allemands). Ces fibres entrecroisées constituent la partie interne de la bandelette longitudinale; elles côtoient quelque temps la ligne médiane, puis, passant du côté opposé, elles se jettent, non pas dans le noyau du moteur commun, mais dans le faisceau de fibres qui émergent de ce noyau ; elles sortent du bulbe avec le moteur commun et viennent innerver le muscle droit interne.

L'existence de ces fibres a une grande importance ; c'est par elles que nous comprenons la physiologie des mouvements associés et la possibilité pour les muscles droits internes de deux sortes de contraction, les unes ayant pour but unique la convergence, les autres les mouvements conjugués des yeux.

Il résulte par conséquent des recherches de Duval et Laborde que le tronc du moteur commun, tel qu'il émerge de l'axe cérébro-spinal, comprend deux ordres de fibres : 1° celles du noyau qui lui appartient en propre ; 2° celles du noyau du moteur oculaire externe du côté opposé.

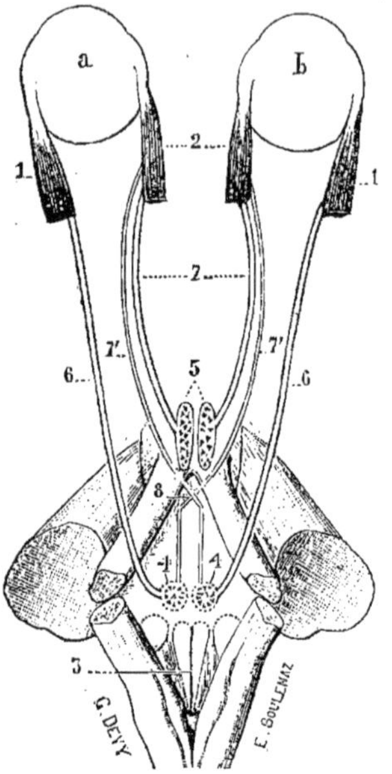

Fig. 12.

Schéma représentant le mode d'innervation des muscles droit interne et droit externe (Testut).

a. œil du côté gauche. — *b*, œil du côté droit. — 1, 1, muscles droits externes. — 2, muscles droits internes. — 3, plancher du quatrième ventricule. — 4, noyau oculo-moteur externe. — 5, noyau oculo-moteur commun. — 6, nerf moteur oculaire externe. — 7, nerf du droit interne provenant du noyau oculo-moteur commun du côté correspondant. — 7', autre nerf du droit interne provenant du noyau oculo-moteur externe du côté opposé. — 8, entre-croisement de ce faisceau avec son homologue du côté opposé.

Mais il y a plus : le noyau du moteur oculaire commun ne peut plus être considéré comme une colonne compacte ; on y a reconnu des divisions secondaires dont le schéma ci-contre, d'après Hensen et Walker, représente le type le plus généralement accepté (fig. 13).

Les centres indépendants les uns des autres sont, d'arrière en avant, ceux du petit oblique, du droit inférieur, du droit supérieur et du releveur, du droit interne ; en outre, en avant de ce dernier se trouvent encore deux centres qui sont le centre photo-moteur et le centre accommodateur. Les idées de Hensen et Walker ont été confirmées dans ce qu'elles ont d'essentiel par Kalher et Pick dans deux autopsies pratiquées en 1881.

Nous signalerons encore, pour ne rien omettre d'important, le *noyau accessoire* que Darkschewitz a décrit au-dessus du noyau classique du moteur oculaire commun : ce noyau présenterait des connexions particulières avec la commissure postérieure du cerveau et avec l'anse du noyau lenticulaire, c'est-à-dire avec la première couche de l'anse pédonculaire. Telle est la description de nos classiques français.

Bechterew décrit moins schématiquement et d'une façon un peu différente les centres mésencéphaliques de la 3ᵉ paire. Ces centres comprennent quatre noyaux ; deux plus volumineux, l'un pair, l'autre impair, et deux noyaux pairs accessoires.

1° Le noyau principal ou dorsal est situé à côté de la ligne médiane sous le quadrijumeau antérieur. Ce noyau très volumineux et très apparent par sa

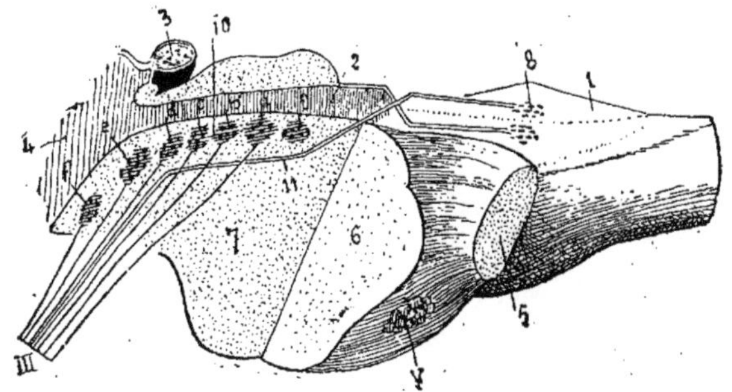

Fig. 13.

Origines réelles du nerf moteur oculaire commun du côté gauche (Testut).

III, nerf moteur oculaire commun du côté gauche. — V, trijumeau. — 1, plancher du quatrième ventricule. — 2, aqueduc de Sylvius. — 3, glande pinéale. — 4, ventricule moyen. — 5, coupe du pédoncule cérébelleux moyen. — 6, coupe transversale de la moitié gauche de la protubérance et du pédoncule cérébral droits, passant un peu en dehors de la ligne médiane. — 8, noyau du moteur oculaire externe du côté gauche (eminentia teres). — 9, noyau du pathétique du côté droit. — 10, noyau du moteur oculaire commun droit, avec ses différents segments. — 11, rameau émanant du noyau oculo-moteur externe et se rendant, *après entre-croisement* avec son congénère, dans le nerf moteur oculaire commun pour aboutir finalement au muscle droit interne. — *a*, centre du petit oblique. — *b*, centre du droit inférieur. — *c*, centre du droit supérieur et du releveur de la paupière. — *d*, centre du droit interne. — *e*. centre photo-moteur. — *f*, centre accommodateur.

face antéro-externe touche aux fibres de la bandelette longitudinale postérieure qu'il déborde même en avant et en dehors ; si bien que sur les coupes transversales de la bandelette il semble que celle-ci traverse la portion ventro-latérale du noyau.

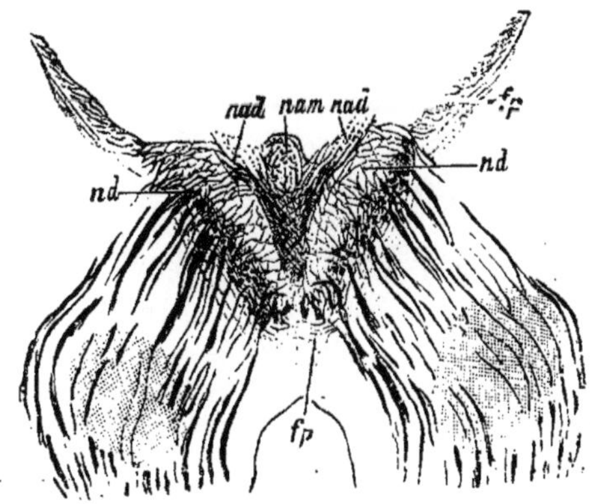

Fig. 14.

Coupe des pédoncules cérébraux passant par la région des noyaux du M. O. C (Bechterew).

fp faisceau venu de la s. blanche profonde des quadrijumeaux et pénétrant dans les noyaux du M. O. C. — *nad*, noyaux accessoires. — *nam*, noyau médian. — *nd*, noyau latéral ou postérieur du M. O. C.

Ce noyau dorsal est contigu par son bord interne à son homonyme du côté opposé.

2° Le noyau médian impair se trouve entre les deux tiers supérieurs des deux noyaux principaux ; il est remarquable par son petit volume et la grande taille des éléments qui le constituent.

Tels sont les deux noyaux principaux auquels Bechterew ajoute deux noyaux accessoires; l'un d'entre eux est situé sur le côté dorsal ou dorso latéral du noyau principal avec lequel il est en partie continu; l'autre noyau accessoire est situé près du segment antérieur du noyau principal, en avant du noyau médian.

La plus grande partie des fibres radiculaires du moteur commun provient

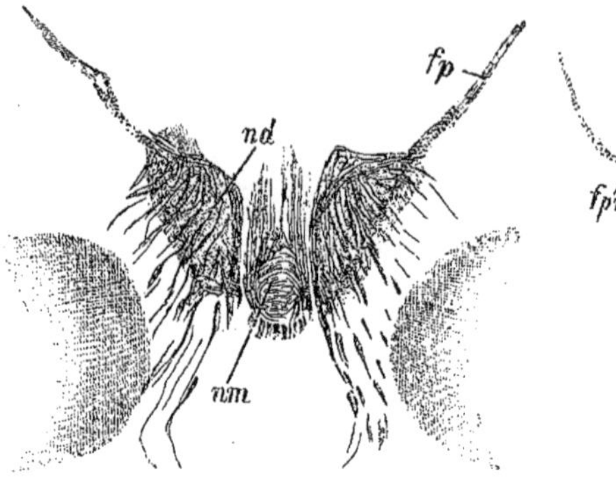

Fig. 15.
Coupe passant par la région du M. O. C. (Bechterew).

fp, faisceau venu des quadrijumeaux. — *nd*, noyau latéral ou postérieur. — *nm*, noyau médian.

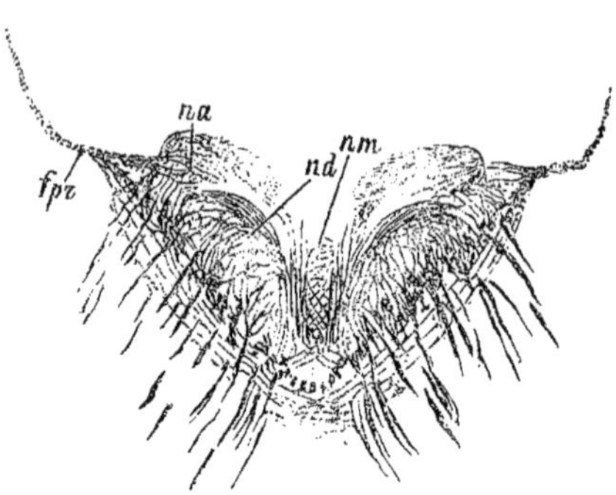

Fig. 16.
Coupe passant par la région du M. O. C. (Bechterew).

fpr, faisceau venu de la s. blanche profonde des quadrijumeaux et se rendant en partie au noyau accessoire. — *na*, noyau accessoire situé en arrière et en dehors du noyau principal. — *nd*, noyau principal ou postérieur, — *nm*, noyau médian.

des noyaux du même côté, mais un certain nombre s'entre-croisent, ainsi que Gudden l'a démontré chez le lapin au moyen des atrophies expérimentales. Bechterew a également constaté cet entrecroisement chez le fœtus, et d'après lui cet entrecroisement porte uniquement sur les fibres radiculaires les plus postérieures; les fibres situées en avant sont directes, elles naissent de la partie antérieure du noyau principal ainsi que des deux noyaux accessoires; les fibres croisées naissent dans la partie postérieure du noyau principal.

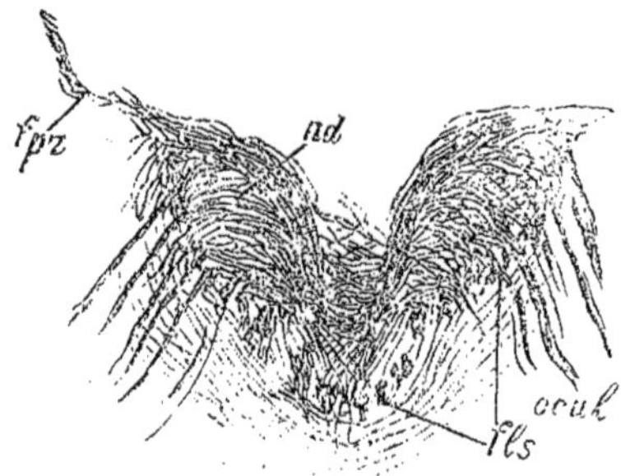

Fig. 17.
Coupe passant par la région du M. O. C. (Bechterew).

fls, bandelette longitudinale postérieure. — *fpr*, fibres allant de la couche blanche profonde du quadrijumeau au noyau médian. — *nd*, noyau principal ou postérieur. *ocul*, racine du M. O. C.

B. **Nerf pathétique.** — Le *nerf pathétique* prend son origine dans un amas de substance grise sous-jacent au plancher de l'aqueduc; cet amas est la portion la plus postérieure de la colonne de substance grise qui donne naissance au moteur oculaire commun. Parti de ce point, le pathétique se dirige d'abord en dehors, puis en arrière, ensuite en dedans; il s'entrecroise sur la ligne médiane avec celui du côté opposé et sort au niveau de la partie antérieure de la valvule de Vieussens.

Cette origine du pathétique montre que ce nerf subit une décussation totale et tire complètement son origine du noyau situé du côté opposé à son point d'émergence, disposition que ne présente aucun nerf crânien.

Dans le trajet coudé, visible sur la figure 18, le nerf pathétique, par sa portion longitudinale, celle qui va d'avant en arrière, parallèlement à l'aqueduc de Sylvius, est voisin de la racine supérieure du trijumeau. Cette dernière racine côtoie, croise et même traverse de bas en haut le faisceau du pathétique, mais les deux troncs radiculaires de la 4e et de la 5e paire n'affectent jamais entre eux que des rapports de contact. Selon MEYNERT et DUVAL ils n'échangent jamais de fibres et restent par conséquent complètement indépendants.

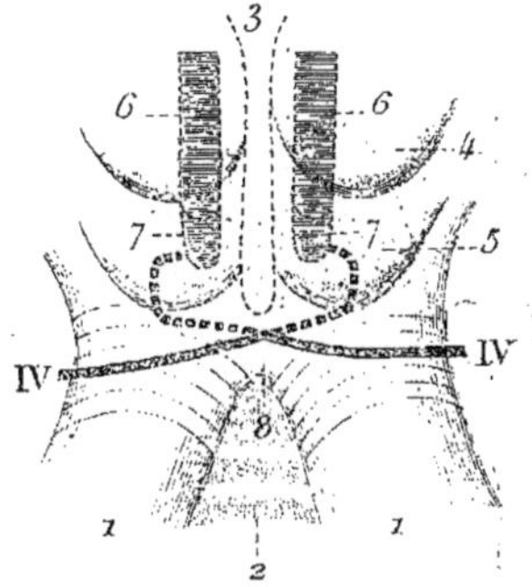

Fig. 18.

Origines réelles du nerf pathétique. TESTUT.

IV, nerf pathétique. — 1. 1. pédoncules cérébelleux supérieurs. — 2. valvule de Vieussens. — 3, aqueduc de Sylvius. — 4. tubercules quadrijumeaux supérieurs. — 5, tubercules quadrijumeaux inférieurs. — 6, noyau du moteur oculaire commun. — 7, noyau du pathétique. — 8, entre-croisement des deux pathétiques.

(La ligne pointillée grosse indique le trajet caché du pathétique).

MAUTHNER n'admettait pas l'entrecroisement des fibres du pathétique. OBERSTEINER a décrit un entrecroisement partiel, mais il est très certain, d'après BECHTEREW, que cet entre-croisement est total; cet auteur n'a pu, par la méthode de Pal, mettre en évidence aucune fibre directe chez le fœtus, où tous les détails des fibres directes et entre-croisées sont en général très visibles.

C. **Nerf moteur oculaire externe.** — Le *nerf moteur oculaire externe* prend son origine dans un noyau gris situé près de la ligne médiane sous le plancher du 4e ventricule; ce noyau représente l'*eminentia teres* et affecte avec le coude du facial les rapports visibles sur les figures 20 et 21.

Le noyau du moteur externe, d'après quelques classiques, enverrait d'ailleurs au facial un faisceau très important, mais c'est là un fait contesté et même nié (VAN GEHUCHTEN).

Ce noyau du moteur externe appartient à la base des cornes antérieures; ses relations sont encore peu connues avec l'écorce cérébrale et les centres optiques; il est probable cependant qu'il reçoit des fibres volontaires des centres corticaux et des fibres excito-réflexes des centres optiques placés au-dessus de lui, mais le trajet de ces diverses fibres n'est pas encore connu.

La connexion la plus importante est celle dont nous avons parlé à propos du moteur commun; elle a été décrite par DUVAL et LABORDE; ainsi que nous l'avons dit, elle consiste dans un faisceau qui forme la portion interne de la bandelette longitudinale postérieure, s'entre-croise au-dessous des tubercules quadrijumeaux avec le faisceau du côté opposé et s'unit au tronc du moteur commun pour être distribué au muscle droit interne; c'est par cette connexion que s'explique la dissociation des mouvements de convergence et des mouvements conjugués.

Bechterew estime que le noyau du moteur externe n'a aucune connexion

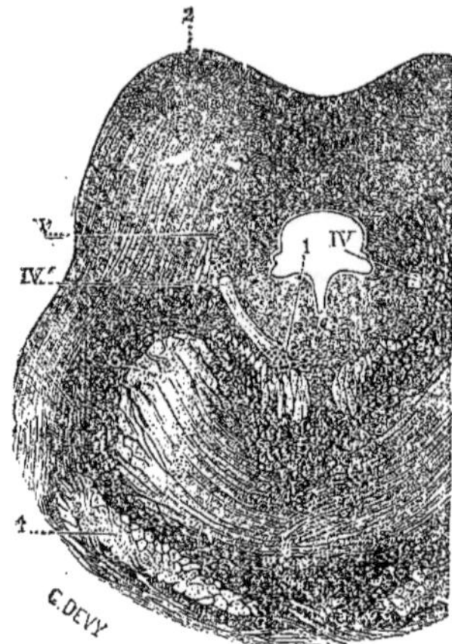

Fig. 19.

Coupe vertico-transversale de l'isthme, passant par le noyau d'origine du pathétique (M. Duval).

1, noyau d'origine du pathétique. — 2. tubercules quadrijumeaux postérieurs. — 3. pédoncules cérébelleux supérieurs. — 4, couche du ruban de Keil. — 5, bandelette longitudinale postérieure. — IV, IV', nerf pathétique. — V, racine supérieure du trijumeau.

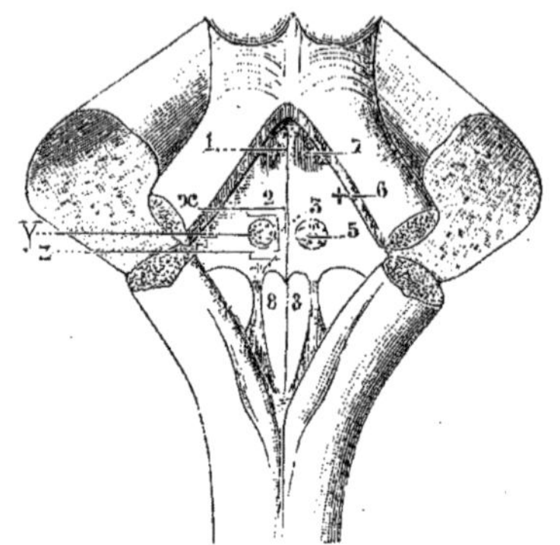

Fig. 20.

Trajet du nerf facial sur le plancher du quatrième ventricule (*schématique*) (Testut).

1, tige du calamus scriptarius. — 2, deuxième portion du facial. — 3, troisième portion ou (*fasciculus teres.*) — 4, quatrième portion. — 5, noyau commun du facial et du moteur oculaire externe (*eminentia teres*). — 6, situation du noyau masticateur. — 7, locus cæruleus. — 8, aile blanche interne ou noyau de l'hypoglosse.

(Les lignes *x*, *y*, *z*, indiquent le niveau auquel sont pratiquées les trois coupes successives de la figure suivante).

avec celui du facial; le même auteur a confirmé la description de Duval et Laborde au sujet des fibres parties du noyau de l'abducens et se dirigeant en dedans vers la bandelette longitudinale postérieure, la traversant et pénétrant dans celle du côté opposé; Gerber, sous la direction de Bechterew a fait usage, pour démontrer les rapports du noyau de l'abducens avec la bandelette longitudinale postérieure du côté opposé, des dégénérations expérimentales et de la méthode de Marchi; il a enlevé chez des chiens le muscle droit externe et observé consécutivement la dégénération ascendante de la 6e paire; les fibres dégénérées, après avoir atteint le noyau d'origine, se continuaient dans les bandelettes longitudinales postérieures des deux côtés jusqu'aux noyaux du moteur commun. Ces expériences corroborant les vues de Duval et Laborde, méritent de la part des ophtalmologistes une attention toute particulière.

D. **Nerf trijumeau.** — La racine motrice et la racine sensitive ont chacune leur origine différente; nous ne nous occuperons que de la dernière, la première n'ayant rien à faire dans l'appareil de la vision.

La racine sensitive se compose de plusieurs faisceaux qui prennent leur

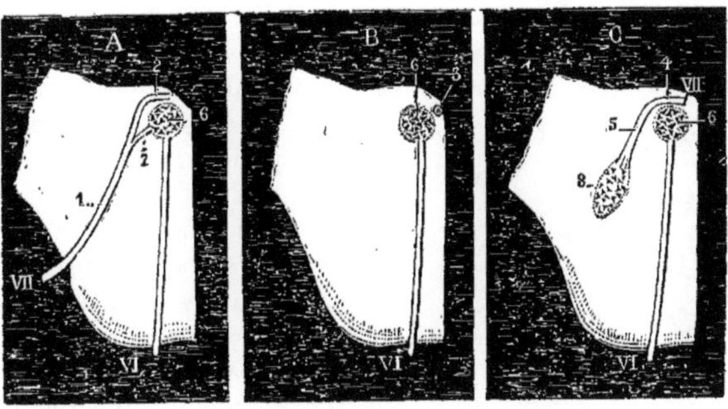

Fig. 21.

Trois coupes transversales de la protubérance et du bulbe pour montrer le trajet caché du nerf facial chez l'homme (Testut).

A, coupe pratiquée suivant la ligne x de la figure précédente. — B. coupe pratiquée suivant la ligne y. — C, coupe pratiquée suivant la ligne z. — VI. nerf moteur oculaire externe. — VII, nerf facial. — 1, 2, 3, 4, 5, les cinq portions du nerf facial. — 6, noyau commun du facial et du moteur oculaire externe. — 7, filet radiculaire que ce noyau envoie au facial. — 8, noyau propre ou inférieur du facial.

origine dans des noyaux distincts ; c'est ainsi qu'on distingue la racine supérieure, la racine moyenne, la racine inférieure.

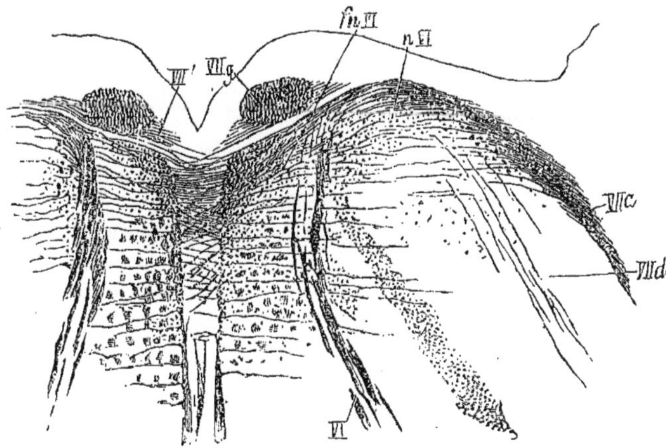

Fig. 22.

Coupe passant par le noyau de l'abducens (Fœtus humain de 33 centimètres, méthode de Weigert) (Bechterew).

VI et *n* VI, racine et noyau de l'abducens. — *fn* VI. fibres que ce noyau envoie au faisceau longitudinal postérieur du côté opposé. — VII *a*, VII *d*. VII *g*, branche ascendante, branche descendante et genou du facial. — VII', fibres du facial qui passent de l'autre côté.

La racine supérieure se dirige en haut et en arrière vers le côté interne du pédoncule cérébelleux supérieur ; elle comprend des fibres cérébelleuses qui aboutissent à la substance grise du cervelet, et des fibres qui remontent vers les tubercules quadrijumeaux jusqu'au voisinage de la commissure postérieure du cerveau. Ces dernières fibres, décrites par Meynert, prennent naissance dans des cellules vésiculeuses semblables à celles qu'on rencontre dans la moelle épinière au niveau des colonnes de Clarke.

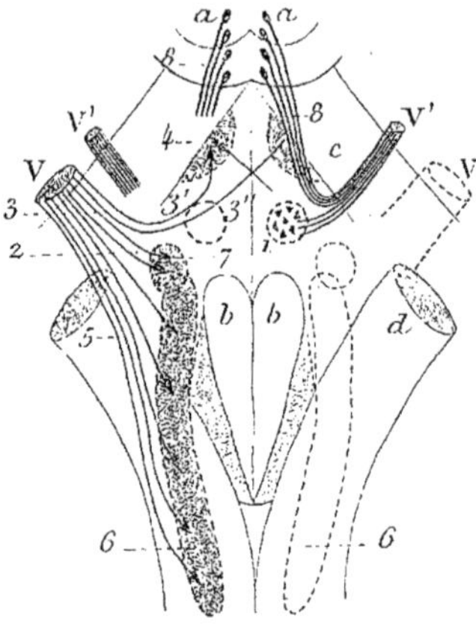

Fig. 23.

Schéma représentant, sur le plancher du quatrième ventricule, les origines et terminaisons réelles du trijumeau (Testut).

V, grosse racine du trijumeau. — V', sa petite racine ou nerf masticateur. — *a*, tubercules quadrijumeaux. — *b*, plancher du quatrième ventricule. — *c*, pédoncules cérébelleux supérieurs. — *d*, pédoncules cérébelleux inférieurs. — 1, noyau masticateur. — 2, racine moyenne du trijumeau sensitif. — 3, racine du locus cœruleus, avec 3', fibres directes; 3'', fibres croisées. — 4, locus cœruleus. — 5, racine inférieure ou descendante. — 6, colonne de substance gélatineuse, formant le noyau terminal de cette dernière racine. — 7, noyau moyen ou noyau sensitif. — 8, racine supérieure ou ascendante du trijumeau moteur.

La racine moyenne se dirige vers le *locus cœruleus* et ses fibres s'y terminent dans de grosses cellules arrondies fortement infiltrées de substance brune; aux fibres qui partent du *locus cœruleus*, Huguenin en ajoute hypothétiquement un certain nombre qui se porteraient vers le raphé et gagneraient les centres psychiques. La décussation admise par Meynert au sujet des fibres qui constituent la racine moyenne est également hypothétique.

La racine inférieure a été très bien étudiée par Duval. Cette racine est représentée par un volumineux paquet de fibres nerveuses qui se séparent du tronc du trijumeau immédiatement après son entrée dans la protubérance, pour s'infléchir en bas et en arrière et descendre dans les parties latérales du bulbe jusqu'au niveau du tubercule cendré de Rolando. Sur les coupes transversales du bulbe, la racine postérieure du trijumeau apparaît comme un croissant dont la concavité, dirigée en dedans, coiffe régulièrement la substance gélatineuse de Rolando. C'est dans les cellules de cette colonne gélatineuse, prolongement de la tête des cornes postérieures de la moelle, que se terminent toutes les fibres de cette racine.

A ces fibres sensitives viennent se joindre des fibres sympathiques issues de la portion bulbaire du tractus *intermedio lateralis*.

Telle est la description classique et en somme exacte de nos auteurs français; il sera bon d'en rapprocher celle qu'on trouve dans l'ouvrage de Bechterew.

Cet auteur décrit dans les origines du trijumeau : 1° le système pontospinal qui s'étend de la protubérance à la moelle cervicale et comprend la substance grise accolée à la racine descendante des auteurs français, cette racine elle-même et le noyau décrit sous le nom de noyau sensitif du trijumeau;

2° Le système ponto-pédonculaire qui s'étend de la protubérance au pédoncule cérébral, plus hétérogène que le précédent ; ce système comprend le noyau moteur proprement dit ou noyau masticateur, le noyau du locus cœruleus et le noyau vésiculeux avec les fibres ascendantes ou descendantes qui s'y rendent ou qui en émanent.

Cette classification est d'ailleurs à peu près celle de Kölliker, qui divise les origines du trijumeau de la façon suivante : 1° racine ascendante, uniquement sensitive ; 2° racine motrice ; 3° racine descendante, très probablement motrice.

En ce qui concerne le système ponto-spinal et la racine descendante, il résulte des recherches de Bregmann que la section de la branche ophtalmique chez le lapin entraîne la dégénérescence de la portion ventrale de ces fibres ; les autres fibres dégénéreraient après section du nerf maxillaire supérieur et inférieur ; ce sont donc particulièrement les fibres de cette portion ventrale qui intéresseraient l'ophtalmologiste.

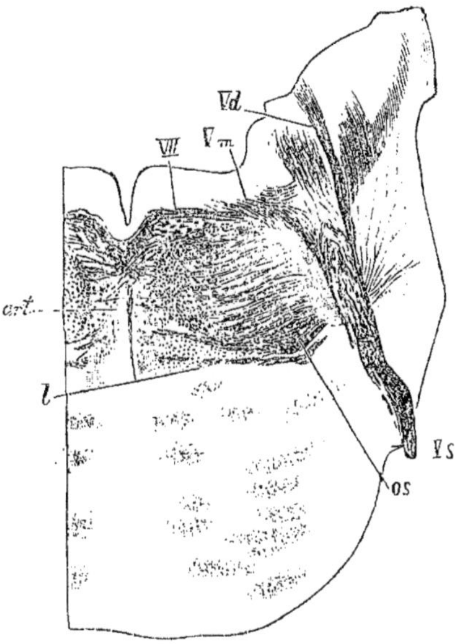

Fig. 24.
Coupe de la protubérance au niveau de l'émergence du trijumeau (Fœtus à terme. Méthode de Weigert) (Bechterew).

act, noyau réticulé de la calotte. — *l*. ruban de Reil. — *os*. olive supérieure. — V*J*. racine ascendante du trijumeau. — V*m*. fibres de la racine motrice du trijumeau, passant de l'autre côté. — V*s*. grosse racine ou racine sensitive du trijumeau. — VII, fibres radiculaires du facial passant de l'autre côté.

Le système ponto-pédonculaire comprend la racine cérébrale du trijumeau, qui prend son origine dans un amas de cellules vésiculeuses placé près du tubercule quadrijumeau postérieur dans la paroi ventriculaire latérale, au niveau du bord externe de la substance grise centrale. Cette racine sur laquelle on n'est pas d'accord est considérée par Kölliker et Cajal comme motrice.

Outre la racine cérébrale, le système ponto-pédonculaire comprend le *locus cœruleus* dont les cellules sont situées dans la continuation immédiate des éléments vésiculeux adjoints à la racine cérébrale. Mendel a constaté que ces cellules du *locus cœruleus* dégénéraient dans les cas d'atrophie faciale et en conclut que le facial a une origine commune avec le nerf moteur oculaire commun.

Connexions des oculo-moteurs entre eux et avec les nerfs voisins. — Pour compléter cette étude sur l'origine réelle des nerfs de l'orbite il ne sera pas mauvais de passer en revue, en les résumant, les connexions de ces nerfs.

Il paraît maintenant définitivement établi que le moteur commun contient des fibres provenant de l'abducens du côté opposé ; soit que ces fibres soient en connexion directe avec les noyaux du moteur commun (Cajal, Edinger, Bechterew, Thomas), ou seulement avec le tronc qui émane de ces noyaux (Duval et Laborde), et dans son ensemble le travail de Duval et Laborde est confirmé ; c'est ainsi qu'on explique la déviation conjuguée des yeux par la lésion d'un seul noyau de l'abducens droit (autopsie de Thomas, méthode de Marchi).

En outre, le centre bulbaire du moteur commun contient des fibres provenant du noyau de Deiters du côté opposé, et le rattachant ainsi directement à l'appareil vestibulo-cérébelleux qui préside à l'équilibration de la tête et à la coordination des mouvements; la lésion de ces fibres explique la déviation conjuguée de la tête et des yeux.

Bechterew signale l'union de l'abducens par un faisceau spécial avec l'olive supérieure et Herwer, après l'ablation du muscle droit externe, et l'étude au Marchi des fibres dégénérées, confirme cette union du noyau de la sixième paire à l'olive protubérantielle. Cette olive étant en connexion avec la branche cochléaire du nerf acoustique, on sait que les mouvements des yeux sont en relation directe avec le sens de l'audition.

Il faut enfin noter les connexions très importantes déjà décrites entre les tubercules quadrijumeaux antérieurs et le moteur oculaire commun.

II. — ORIGINE APPARENTE ET TRAJET INTRA-CRANIEN DES NERFS MOTEURS ET SENSITIFS DE L'ORBITE

Le parcours des nerfs moteurs de l'œil et du trijumeau, au voisinage de la base du crâne, se fait dans des conditions différentes pour la partie postérieure de leur trajet, et pour la partie antérieure. Dans la première partie, ils sont situés dans la cavité arachnoïdienne et dans la seconde ils cheminent sous la dure-mère, se mettant ainsi en contact direct avec le squelette.

Nous étudierons donc séparément pour chacun de ces nerfs : 1° le trajet prédural ; 2° le trajet intra-dural, et nous nous inspirerons pour cette description de la thèse de Ferron publiée sur ce sujet, sous la direction de Testut.

1° Trajet prédural. — Cheminant vers la base du crâne par un trajet plus ou moins long, plus ou moins direct, entre l'isthme de l'encéphale, l'encéphale lui-même et la dure-mère, les nerfs moteurs de l'œil et trijumeau convergent vers le sinus caverneux, soit pour se placer dans sa paroi, soit pour pénétrer dans son intérieur.

Si, relevant les hémisphères cérébraux, la tente du cervelet ayant été longuement incisée jusqu'au sinus latéral et les bandelettes optiques sectionnées, nous écartons de l'apophyse basilaire la masse formée par le cerveau et le cervelet, nous verrons tour à tour se présenter à nous les divers nerfs craniens.

A. **Nerf moteur oculaire commun**. — En premier lieu, nous rencontrons sur un plan un peu inférieur au plan passant par le bord supérieur de l'apophyse basilaire, le nerf moteur oculaire commun, fort cordon nerveux d'abord légèrement aplati, puis cylindrique, naissant près de la ligne médiane par une douzaine de filets radiculaires.

En ce point, reposant sur le pédoncule cérébral et séparé du nerf moteur oculaire commun du côté opposé par le tronc basilaire, dans l'angle formé par ce vaisseau et l'artère cérébelleuse supérieure, le tronc nerveux apparaît, se porte ensuite obliquement en dehors, en avant et en haut, et presque à l'endroit où elle donne naissance à l'artère communicante postérieure, passe sous l'artère cérébrale postérieure qui se recourbe sur lui. Prenant à partir de ce moment une direction antéro-postérieure, mais cependant toujours légèrement oblique en haut et en dehors, vers le côté externe de l'apophyse clinoïde postérieure, un peu en avant de celle-ci, il perfore la dure-mère. Durant ce trajet, fait remarquer Marc Sée, les filets radiculaires de ce nerf se contournent les uns sur les autres et les inférieurs deviennent supérieurs.

Reposant directement sur le cerveau et sur les vaisseaux de la base et pendant un court trajet de 2 centimètres environ, le moteur oculaire commun se maintient loin du squelette de la base. « Du reste, le moteur oculaire commun est situé au-dessous du feuillet viscéral de l'arachnoïde, dans le confluent inférieur, c'est à dire qu'il baigne en plein dans le liquide céphalo-rachidien; un peu plus loin, au voisinage de la lame quadrilatère du sphénoïde, l'arachnoïde l'entoure complètement et l'accompagne même dans une étendue de 1 ou 2 millimètres jusque dans le canal fibreux de la dure-mère. » (Testut, t. III p. 45.)

B. **Nerf pathétique**. — Sectionnons maintenant les nerfs moteurs oculaires communs; le premier tronc nerveux que nous trouvons est le nerf pathétique, le plus grêle des nerfs moteurs de l'œil, presque au même niveau que le précédent, mais plus en dehors que lui.

Nées d'un noyau qui continue celui du nerf moteur oculaire commun, ces fibres, décrivant un trajet intra-protubérantiel en forme de fer à cheval à convexité externe, s'entre-croisent totalement sur la ligne médiane et apparaissent sur la face supérieure de l'isthme de l'encéphale, immédiatement en arrière des tubercules quadrijumeaux postérieurs, de chaque côté du frein de la valvule de Vieussens. De là le nerf se dirige obliquement en dehors, en bas et en avant, à côté de l'artère cérébelleuse supérieure, branche du tronc basilaire, contournant la protubérance annulaire et le pédoncule cérébral.

Au moment où nous le voyons surgir à la face inférieure de l'encéphale, dans l'angle formé par le bord externe du pédoncule cérébral et le bord antérieur de la protubérance, ayant déjà parcouru un long trajet, il se porte par un brusque changement de direction, d'arrière en avant et légèrement de dehors en dedans, se plaçant entre le moteur oculaire commun en dedans et le trijumeau en dehors, et arrive ainsi au sommet du rocher en longeant le bord interne de la tente du cervelet dont il pénètre l'extrémité antérieure. « Jusqu'ici le nerf chemine constamment entre le feuillet viscéral de l'arachnoïde et la pie-mère, dans les espaces sous-arachnoïdiens par conséquent. » (Testut, t. III p. 48.)

C. **Nerf trijumeau**. — Sur un plan légèrement inférieur, formé de deux racines, entourées chacune d'une gaine piale, une grosse racine sensitive, aplatie verticalement, volumineuse, et une racine motrice plus petite qui longe le bord interne de la précédente, le nerf trijumeau se porte en avant et en dehors depuis le point où la protubérance se fusionne avec les pédoncules cérébelleux jusqu'à la partie interne du bord supérieur du rocher.

En rapport, en haut avec le cervelet, en bas avec le rocher, revêtues chacune de leurs gaines piales « situées tout d'abord entre l'arachnoïde et la pie-mère, les deux racines reçoivent au voisinage du rocher une gaine arachnoïdienne commune qui les accompagne jusqu'au ganglion de Gasser. » (Testut, t. III p. 52.)

D. **Nerf moteur oculaire externe**. — Enfin, né à la face antérieure du bulbe, dans le sillon qui sépare la pyramide antérieure de la protubérance, formant en ce point, avec le facial situé en dehors de lui, un angle aigu, ouvert en avant et en dehors, le nerf moteur oculaire externe, le plus grêle des nerfs après le pathétique, se porte en avant et en haut, entre la protubérance et la gouttière basilaire, croise l'artère cérébelleuse inféro-antérieure, passant tantôt au-dessus, tantôt au-dessous d'elle, et sur le bord latéral de la lame quadrilatère, perfore cette portion de la dure-mère qui unit l'apophyse clinoïde postérieure au sommet du rocher. Et dans ce parcours « le feuillet viscéral de l'arachnoïde l'applique contre la protubérance dans la plus grande partie de son étendue. Ce n'est qu'au moment où il va perforer la dure-mère que la membrane séreuse l'enveloppe entièrement et lui forme une gaine complète, laquelle est du reste toujours très courte. » (Testut, t. III p. 793.) En résumé, tous ces nerfs, qui de l'isthme de l'encéphale convergent vers la partie centrale de la base du crâne vers le sinus caverneux ou ses parois, baignent dans la cavité arachnoïdienne protégés ensuite par une double gaine piale et arachnoïdienne.

Nous ne saurions trop insister sur cet appareil protecteur, parfaitement décrit dans les quelques lignes suivantes de la thèse d'agrégation de Farabeuf :

« Le cerveau étant renversé, la base en l'air, on constate facilement, en soulevant la séreuse viscérale par insufflation, que les racines des nerfs sont dans la première partie de leur parcours tout à fait accolées à la pie-mère, et par conséquent placées sous l'arachnoïde ; on voit de plus que cette membrane ne leur fournit qu'une très courte gaine au moment où les nerfs s'engagent dans les orifices de la dure-mère. Cet orifice est en général assez juste pour que l'arachnoïde n'y puisse pénétrer avec le nerf. On peut cependant constater qu'il y a une très légère et insignifiante invagination de la séreuse dans le conduit ostéo-fibreux de chaque cordon nerveux. »

Les nerfs, maintenus ainsi écartés de la base du crâne, ne se trouvent dans aucune partie de leur parcours prédural au contact du squelette.

Seul le nerf moteur oculaire externe, protégé par ses gaines arachnoïdienne et piale, chemine pendant une partie de son trajet au voisinage de ce squelette. Et justement, cette portion du squelette, revêtue, il ne faut pas l'oublier, par la dure-mère, est celle que Félizet nous a démontré n'être jamais atteinte par un trait de fracture ; c'est cette zone intacte située au niveau de l'apophyse basilaire de l'occipital.

2° Trajet intradural. — Nous venons de voir les nerfs à destination orbitaire, au moment de leur issue hors de la cavité arachnoïdienne, au moment où ils perforent la dure-mère, converger vers un même point de la base du crâne, immédiatement en dehors de la selle turcique, vers le sinus caverneux. A partir de ce moment ils cheminent dans la cavité du sinus ou dans ses parois.

A. **Nerf moteur oculaire commun.** — Sur une ligne menée du sommet de l'apophyse clinoïde antérieure à l'apophyse clinoïde postérieure, à égale distance de ces deux points, le nerf moteur oculaire commun, après avoir tracé sur cette surface, depuis le bord externe de l'apophyse clinoïde postérieure, un sillon correspondant à son trajet, s'engage dans l'épaisseur de la paroi supérieure, puis immédiatement dans la paroi interne à sa partie la plus élevée, au contact de l'apophyse clinoïde antérieure. On le trouve au contact immédiat de celle-ci, gagnant par un trajet oblique de haut en bas, la partie la plus large de la fente sphénoïdale où il se divise en ses deux branches terminales au moment de pénétrer dans l'orbite. Rappelons en passant que, pendant la première partie de ce trajet, sur une longueur de 1 à 2 millimètres, le nerf est encore revêtu de sa gaine arachnoïdienne.

B. **Nerf pathétique.** — A l'angle externe de la paroi supérieure du sinus caverneux, se dissimulant sous la circonférence antérieure de la tente du cervelet, le nerf pathétique pénètre dans cette paroi supérieure, au niveau de l'entrecroisement des deux extrémités de la tente. Il passe aussitôt dans l'épaisseur de la paroi interne, séparé du moteur oculaire commun par une distance de 3 millimètres environ, à mi-distance entre lui et le trijumeau.

Il vient, grâce au trajet oblique du nerf de la troisième paire et à son propre trajet horizontal, se placer en dehors de lui au niveau de l'apophyse clinoïde avant de pénétrer dans la fente sphénoïdale et au-dessus de sa branche supérieure après avoir franchi cette fente. Le nerf pathétique est, en effet, le seul des nerfs moteurs qui ne passe point par l'anneau de Zinn. Au niveau de la partie moyenne de la fente sphénoïdale, entouré d'une gaine fibreuse à laquelle il adhère fortement, il est en rapport avec la paroi supérieure de cette fente.

C. **Nerf trijumeau.** — Le nerf trijumeau s'engage au niveau du bord supérieur du rocher, non loin de son sommet, dans un dédoublement de la paroi externe du sinus caverneux, le *cavum* de MECKEL. Il s'y étale pour former le ganglion de GASSER, trop connu pour que nous nous attardions à le décrire, donnant naissance aux trois branches qui valent au nerf son nom de trijumeau. Le ganglion, par ses deux tiers externes, repose sur le squelette et la lame fibreuse qui comble la partie externe du trou déchiré antérieur; son extrémité interne, celle où se détache le nerf ophtalmique, est accolée à la paroi externe du sinus à laquelle elle adhère fortement.

Les deux branches inférieures du ganglion vont faire issue hors de la cavité cranienne par les trous grand rond et ovale. Enfin le nerf ophtalmique, se détachant du ganglion de GASSER par un trajet d'arrière en avant, de dehors en dedans et un peu de bas en haut, se porte vers la fente sphénoïdale. Situé en arrière, à 3 millimètres environ au-dessous du pathétique, il le rejoint au niveau de l'apophyse clinoïde antérieure et se place sur son côté externe, se divise aussitôt et pénètre dans l'orbite ; deux de ses branches, les nerfs frontal et lacrymal, se portant à la partie supérieure de la région, et la troisième, le nerf nasal, s'engageant dans l'angle que forment les deux branches du moteur oculaire commun vers la partie la plus interne de l'anneau de Zinn.

Ainsi dans l'épaisseur de la paroi externe du sinus caverneux, cheminent trois nerfs à destination orbitaire : le moteur oculaire commun dont nous devons signaler particulièrement les rapports avec l'apophyse clinoïde antérieure, le pathétique en rapport avec la paroi supérieure de la fente sphénoïdale, et le nerf ophtalmique.

Au niveau de l'apophyse clinoïde antérieure, le pathétique, qui chemine horizontalement, est croisé par le nerf moteur oculaire commun dirigé de haut en bas, de dedans en dehors et d'arrière en avant, et par la branche ophtalmique du trijumeau qui va de bas en haut, de dehors en dedans et d'arrière en avant.

Les rapports de ces trois nerfs sont donc les suivants :

1° Au niveau du milieu de la selle turcique nous trouvons : sur une ligne horizontale se dirigeant directement d'arrière en avant, à égale distance du nerf moteur oculaire commun et de la branche ophtalmique du trijumeau, le pathétique ; — 3 millimètres environ au-dessus de lui, à la partie supérieure de la paroi externe du sinus, le moteur oculaire commun dirigé d'arrière en avant, de dedans en dehors et de haut en bas ; — 3 millimètres environ au-dessous du pathétique, le nerf ophtalmique suivant une direction inverse de celle du moteur oculaire commun, d'arrière en avant, de dehors en dedans, de bas en haut.

2° Au niveau de la gouttière optique les rapports sont les mêmes, mais les trois troncs nerveux sont presque en contact.

3° Au niveau de la fente sphénoïdale nous trouvons : en dehors de l'anneau de Zinn, de dehors en dedans, les nerfs lacrymal et frontal, branches de l'ophtalmique, et le pathétique ; passant par l'anneau de Zinn : à la partie supérieure, la branche supérieure du moteur oculaire commun ; au-dessous d'elle, et un peu en dedans, le nerf nasal, branche de l'ophtalmique, à la partie inférieure la branche inférieure du moteur oculaire commun ayant sur son côté externe le moteur oculaire externe.

D. **Nerf moteur oculaire externe**. — Le nerf moteur oculaire externe, revêtu d'une gaine arachnoïdienne pendant 1 ou 2 millimètres, perfore la dure-mère au niveau du bord postérieur du rocher ; parfois il se présente sous la forme de deux cordons nerveux qui traversent isolément la dure-mère et se fusionnent à l'intérieur du sinus, avant d'atteindre la fente sphénoïdale, ainsi que le fait remarquer Testut et que Ferron, son élève, a pu le constater au cours de ses dissections.

Par un trajet ascendant et un peu oblique en dehors il passe par-dessus le sinus pétreux inférieur, tout près de son embouchure, et s'enroule sur la face postérieure et le bord supérieur du sommet du rocher, à 2 millimètres environ de son extrémité. « A son passage sur le bord supérieur du rocher, le nerf moteur oculaire externe glisse en dedans d'une petite saillie osseuse qui se détache de ce bord et qui varie de forme et de dimension suivant les sujets ; elle affecte tantôt la forme d'un petit tubercule, tantôt celle d'une épine ou d'une lamelle mince et tranchante. Comme cette saillie osseuse sert en même temps de limite externe au sinus pétreux inférieur, elle est d'autant plus développée que le sinus est plus large ; elle se continue et se confond sur la face postérieure du rocher avec la lèvre externe de la gouttière pétreuse inférieure ». Telle est la description que donne Testut de l'extrémité du rocher ; comme lui, Ferron a relevé, dans les quarante-deux dissections qu'il a faites de la région, l'existence de cette saillie osseuse en dedans de laquelle glisse le moteur oculaire externe.

Entre le bord postérieur du rocher et le corps du sphénoïde, chemine le sinus pétreux inférieur qui continue directement en arrière le sinus caverneux. Il croise, en passant sous lui, le nerf moteur oculaire externe au point où celui-ci s'engage sous la dure-mère.

En ce même point naît un tractus fibreux dural décrit par Grüber en 1859 sous le nom de *ligament sphéno-pétreux*. Ce ligament sphéno-pétreux n'est en réalité qu'un épais tractus fibreux appartenant à la paroi postérieure du sinus caverneux. Il se détache de la dure-mère et de la face postéro-supérieure du rocher sur un petit espace s'étendant depuis un point situé au voisinage de la partie interne de l'orifice du cavum de Meckel jusqu'au bord externe du sinus pétreux inférieur, par une série de tractus qui se réunissent en un fort cordon fibreux. Ce cordon fibreux traverse obliquement en haut et en dedans la partie postérieure du sinus caverneux et le sinus occipital transverse, puis se divise en une série de faisceaux qui vont prendre insertion sur la lame quadrilatère et l'apophyse clinoïde postérieure. Ce ligament sphéno-pétreux applique le nerf moteur oculaire externe contre le sommet du rocher et, ainsi que l'a montré PANAS, facilite sa lésion dans les fractures de la base du crâne.

Ayant dans cette partie de son trajet, décrit une anse à concavité inférieure, le nerf moteur oculaire externe vient s'accoler au bord postérieur de la carotide interne. La description que donnent les classiques et en particulier PANAS n'est pas toujours exacte, et, dans quelques-unes de ses préparations, FERRON a noté que cette inflexion se fait, non point sur l'angle du rocher, mais au-dessus, sur le bord postérieur même de la carotide au sortir du canal carotidien.

Après avoir décrit cette première anse à concavité inférieure, le nerf en décrit une deuxième à concavité interne embrassant la demi-circonférence externe de la carotide, à laquelle elle est intimement accolée. Cette deuxième courbe que signale TESTUT a été observée par FERRON dans les quarante-deux préparations qu'il a faites pour sa thèse.

Enfin, se portant directement en avant, longeant la carotide, mais sans décrire les mêmes courbes qu'elle, le nerf chemine au même niveau que le nerf ophtalmique. Ce trajet est horizontal et non légèrement ascendant comme celui de l'ophtalmique. Le moteur oculaire externe vient se placer sur la face interne de ce nerf près de son bord inférieur, au niveau de la gouttière optique, puis en dessous de lui et en dehors de la branche inférieure du nerf moteur oculaire commun et de la veine ophtalmique, au niveau de la fente sphénoïdale.

De cette étude anatomique nous devons retenir :

1° Que dans la partie postérieure de leur trajet les nerfs de l'orbite, protégés par l'arachnoïde et la dure-mère, n'ont pas de rapports ou n'ont que des rapports indirects avec le squelette. Leurs seuls rapports importants sont ceux qu'ils contractent avec les vaisseaux :

a) Nerf moteur oculaire commun avec le tronc basilaire et les artères cérébelleuse supérieure et cérébrale postérieure ;

b) Nerf pathétique avec l'artère cérébelleuse supérieure ;

c) Nerf moteur oculaire externe avec l'artère cérébelleuse inféro-antérieure.

2° Que dans la partie antérieure de leur trajet ;

a) Le nerf moteur oculaire externe au sommet du rocher, par sa première anse adhère au squelette, par la deuxième à l'artère carotide interne ;

b) Le nerf moteur oculaire commun est accolé à l'apophyse clinoïde antérieure ;

c) Le nerf pathétique, le seul des nerfs moteurs de l'œil qui passe en dehors de l'anneau de Zinn, est au niveau de la fente sphénoïdale au contact de la petite aile du sphénoïde ;

d) Le tronc du trijumeau repose sur le bord supérieur et la face antéro-supérieure du rocher, et sa branche ophtalmique est en rapport avec les parois de la fente sphénoïdale.

III. — DISTRIBUTION DES NERFS MOTEURS ET SENSITIFS DANS L'ORBITE

En entrant dans l'orbite, les nerfs occupent les positions respectives qui sont représentées sur la figure 25.

A. **Nerf moteur oculaire commun.** — Le nerf moteur oculaire commun

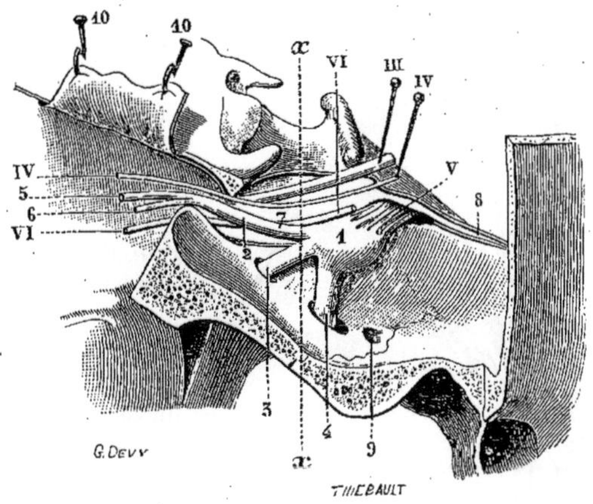

Fig. 25.

Les nerfs de l'œil à leur passage dans le sinus caverneux, vue latérale (TESTUT).

III, moteur oculaire commun. — IV, pathétique. — V, trijumeau. — VI, moteur oculaire externe. — 1, ganglion de Gasser. — 2, ophtalmique. — 3, maxillaire supérieur. — 4, maxillaire inférieur. — 5, frontal. — 6, lacrymal. — 7, sinus caverneux. — 8, sinus pétreux supérieur. — 9, trou petit rond. — 10, périoste orbitaire, érigné en haut.

se divise en deux branches, l'une supérieure, l'autre inférieure, entre lesquelles, dans un intervalle angulaire, s'engage le nerf nasal.

a) La *branche supérieure,* d'abord en dehors, puis au-dessus du nerf optique, se divise en deux rameaux, un rameau inférieur destiné au droit supérieur de l'œil, un rameau supérieur, plus grêle, destiné au muscle releveur de la paupière.

b) La *branche inférieure* se divise en trois rameaux : 1° un rameau interne, très court, destiné au droit interne ; 2° un rameau inférieur qui se jette dans le droit inférieur ; 3° un rameau antérieur, remarquable par sa longueur, qui se porte jusqu'à la partie antérieure de l'orbite et se perd sur le bord postérieur du muscle petit oblique. C'est de ce rameau que se détache le filet moteur destiné au ganglion ophtalmique.

B. **Nerf pathétique**. — Le nerf pathétique dans la fente sphénoïdale est placé à la partie supéro-interne de cette fente, en dehors de l'anneau de Zinn. En dehors et à côté de lui se trouve le nerf frontal.

Dans l'orbite le nerf pathétique chemine au-dessous du périoste ; il croise à angle aigu la branche supérieure du moteur commun, ainsi que les deux muscles auxquels va cette branche supérieure, le releveur de la paupière et le droit supérieur ; il s'épanouit en nombreux filets pénétrant dans le muscle grand oblique par son bord supérieur.

C. **Nerf ophtalmique de Willis**. — Le nerf ophtalmique de Willis, première branche du trijumeau, se détache de la partie interne du ganglion de Gasser ; avant de pénétrer dans l'orbite il reçoit du plexus caverneux un ou deux filets anastomotiques et abandonne un petit rameau à chacun des trois nerfs moteurs de l'œil. Il fournit en outre un gros rameau qui, après avoir perforé le pathétique, vient, sous le nom de *nerf récurrent d'Arnold*, se distribuer à la tente du cervelet.

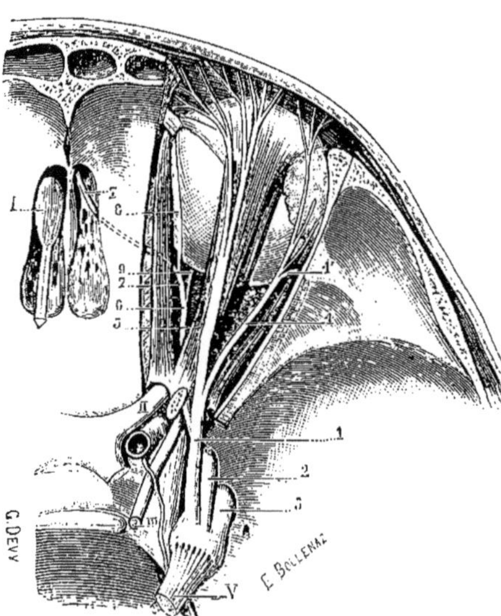

Fig. 26.

Branche ophtalmique du trijumeau (TESTUT).

I. nerf olfactif. — II, nerf optique. — III. moteur oculaire commun. — V. trijumeau avec ses deux racines. — 1. ophtalmique. — 2. maxillaire supérieure. — 3, maxillaire inférieure. — 4. nerf lacrymal avec 4' son anastomose avec le rameau orbitaire du maxillaire supérieur. — 5, nerf frontal et ses branches. — 6, nerf nasal avec ses deux branches. — 7, nasal interne et 8, nasal externe. — 9, un nerf ciliaire.

Au niveau de la fente sphénoïdale ce nerf se divise en trois branches terminales, le nerf nasal, le nerf frontal et le nerf lacrymal.

a) *Nerf nasal*. — Le nerf nasal ou naso-ciliaire pénètre dans l'orbite en occupant la partie interne de la fente sphénoïdale, à travers l'anneau de Zinn. Il se place au-dessus du releveur de la paupière et du droit supérieur de l'œil et se dirige obliquement vers la paroi interne de la cavité orbitaire. Arrivé au trou orbitaire interne antérieur, il se divise en deux branches terminales, le nasal externe et le nasal interne.

Avant de se diviser, le tronc du nasal fournit quelques rameaux collatéraux : 1° un filet grêle destiné au ganglion ophtalmique et se séparant du nasal avant ou peu après son entrée dans l'orbite ; c'est la racine sensitive du ganglion ; 2° quelques nerfs ciliaires isolés allant à l'œil sans traverser le ganglion ; 3° un filet sphéno-ethmoïdal s'engageant dans le trou orbitaire postérieur et aboutissant à la muqueuse du sinus sphénoïdal et des cellules ethmoïdales postérieures (Luschka).

Les branches terminales, nasal interne et nasal externe méritent la description suivante :

1° *Nasal interne.* — Ce rameau s'engage presque immédiatement après sa naissance dans le trou orbitaire interne antérieur et arrive ainsi dans le crâne sur la lame criblée de l'ethmoïde, au-dessous du bulbe olfactif; après avoir fourni à la dure-mère quelques filets, il quitte de nouveau le crâne et descend dans la fosse nasale correspondante à travers la fente ethmoïdale. Sur la muqueuse nasale il se divise en deux filets, l'un interne, l'autre externe. Le filet interne est destiné à la partie antérieure de la muqueuse de la cloison, le filet externe se loge dans une gouttière, quelquefois un véritable canal, placée à la face postérieure de l'os propre du nez, et vient sortir entre l'os nasal et le cartilage qui lui fait suite. Il prend à ce niveau le nom de nerf naso-lobaire et porte la sensibilité dans toute cette région du lobule. Ainsi s'explique la sensation douloureuse qu'entraînent jusqu'au bout du nez les névralgies de la branche ophtalmique de Willis et les douleurs ciliaires irradiées.

2° *Nasal externe.* — Après avoir fourni la branche interne (rameau ethmoïdal de Chaussier) le nerf nasal, devenu nasal externe, se bifurque dans l'intérieur de l'orbite; chacune de ses branches sort de l'orbite par deux endroits différents. Quelquefois ces deux rameaux cheminent sous la peau de la racine du nez sans se bifurquer, mais le plus souvent l'un d'entre eux se divise de bonne heure, si bien qu'en réalité on peut charger sur la sonde cannelée trois filets nerveux bien distincts qu'il importe d'arracher séparément.

En pénétrant profondément, en mettant à nu l'extrémité antérieure du tendon du grand oblique, on ne trouve que deux filets, mais on en trouve toujours deux plus ou moins éloignés l'un de l'autre. Nous avons examiné un grand nombre de préparations de ce nerf et nous avons toutes les fois constaté que la bifurcation du nasal externe a lieu dans l'intérieur même de l'orbite, avant la poulie du grand oblique, c'est-à-dire avant d'atteindre le rebord orbitaire sur lequel le chirurgien le recherche pour l'arracher. Il résulte de ceci que dans l'opération qui consiste à arracher le nerf nasal (Badal) il ne faut pas se contenter d'arracher un seul filet nerveux, mais plusieurs. Signalons encore ici une particularité importante à retenir, c'est la présence d'une artériole et d'une veinule d'un volume variable, mais toujours facile à trouver. Ces vaisseaux viennent tantôt des artères et veines nasales, tantôt des frontales, mais quelle que soit leur origine, ils sont fort précieux en ce qu'ils indiquent la présence constante des filets nerveux cherchés.

Parmi les filets terminaux du nasal externe il faut remarquer un rameau supérieur qui se porte à la partie interne de la paupière supérieure et l'espace intersourcilier, un rameau inférieur qui se distribue au sac lacrymal, au canal nasal, à la caroncule lacrymale et aux conduits lacrymaux, un rameau antérieur qui se distribue à la peau de la racine du nez.

b) *Nerf frontal.* — Le nerf frontal pénètre dans l'orbite en dehors de l'anneau de Zinn. Il se place contre la paroi supérieure de l'orbite entre le releveur de la paupière et le périoste, envoie une anastomose au nasal externe et se bifurque en arrière du rebord orbitaire en deux rameaux, le frontal externe et le frontal interne.

1° Le *frontal externe* occupe le trou ou l'échancrure sus-orbitaire et se

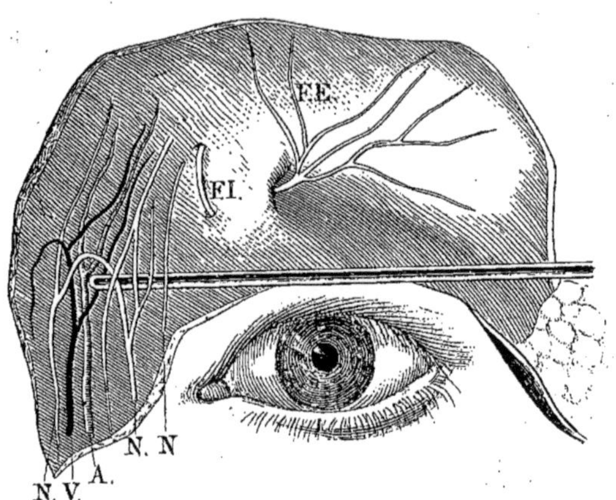

Fig. 27.

A, artères. — V, veines. — NNN, ramification du nerf nasal. — E. I, frontal interne. — F. E, frontal externe.

termine en donnant trois ordres de rameaux : 1° des rameaux frontaux ou ascendants, destinés au péricrâne ou à la peau de la région frontale ; 2° des rameaux palpébraux ou descendants donnant la sensibilité à la paupière supérieure ; 3° un rameau qui s'engage dans un conduit osseux spécial et se rend au diploé.

2° Le *frontal interne* sort de l'orbite entre le frontal externe et la poulie du grand oblique, et fournit des rameaux frontaux, des rameaux palpébraux et des rameaux nasaux. Ces derniers sont destinés à la peau de la racine du nez.

Pour être complet, il faut encore signaler un troisième rameau terminal du frontal, c'est le *nerf sus-trochléaire* d'Arnold. Ce rameau n'est autre chose qu'une branche anastomotique destinée au nasal externe dont elle partage la distribution.

c) *Nerf lacrymal.* — Ce nerf, la plus grêle des branches de l'ophtalmique, pénètre dans l'orbite par la partie la plus externe et la plus étroite de la fente sphénoïdale. Il s'applique contre le périoste de l'orbite, le long de la paroi externe, et se dirige vers la glande lacrymale. Dans son trajet le lacrymal s'anastomose avec le pathétique et le rameau orbitaire du maxillaire supérieur.

L'anastomose du pathétique représente un filet qui provient très probablement de l'ophtalmique auquel le pathétique l'a emprunté. L'anastomose avec le rameau orbitaire forme une espèce d'arcade qui se trouve à la partie externe de la glande lacrymale.

En arrivant dans la glande lacrymale, le nerf lacrymal se divise en deux sortes de rameaux : des *rameaux lacrymaux* et des *rameaux palpébraux*.

Les rameaux lacrymaux contiennent un grand nombre de fibres venant du facial par le temporo-malaire et ayant passé préalablement par le ganglion sphéno-palatin.

LAFFAY a cherché à vérifier les opinions des auteurs classiques sur l'innervation des glandes lacrymales. Ses recherches d'anatomie comparée sont particulièrement intéressantes. Chez le chien, le nerf lacrymal provient du maxillaire supérieur lui-même; il ne reçoit pas de filets de l'ophtalmique; après avoir fourni des rameaux à la glande lacrymale, il perfore le ligament orbital et se porte à la peau du front en s'anastomosant avec le frontal, le zygomatique et l'énorme rameau orbiculaire du facial.

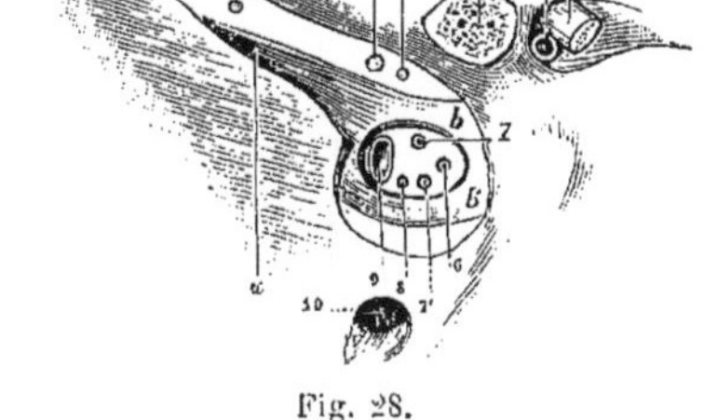

Fig. 28.

Schéma représentant les nerfs de l'orbite, au niveau de la fente sphénoïdale (TESTUT).

a, muscle droit externe avec *b*, et *b'*, ses deux tendons d'insertion circonscrivant l'anneau de Zinn. — *c*, apophyse clinoïde antérieure réséquée. — 1, nerf optique. — 2, artère ophtalmique. — 3, pathétique. — 4, frontal. — 5, lacrymal. — 6, nasal. — 7, branche supérieur et 7', branche inférieure du moteur oculaire commun. — 8, moteur oculaire externe. — 9, veine ophtalmique. — 10, trou grand rond.

Le sous-cutané malaire poursuivi dans la fosse ptérygo-maxillaire, naît, à côté du lacrymal, du plexus formé par le maxillaire supérieur à sa sortie du crâne.

Chez le lapin, le lacrymal provient de l'ophtalmique, et le sous-cutané malaire du maxillaire supérieur; ils ont à peu près le même volume et se distribuent tous les deux à la glande lacrymale et aux paupières. En les suivant vers la base du crâne, on trouve qu'ils se côtoient absolument; on remarque aussi que le lacrymal reçoit des fibres lui venant du maxillaire supérieur, fait digne d'être noté.

On voit chez le chien et chez le lapin que l'union du lacrymal et du sous-cutané malaire se fait au niveau des filets donnés par la deuxième branche du trijumeau au ganglion sphéno-palatin. Il y a là un véritable plexus ganglionnaire d'où émergent les nerfs lacrymaux.

LAFFAY a poursuivi ses recherches et il a trouvé chez le poulet, les amphibiens, les poissons, les cyclostomes, les palmipèdes, les passereaux, des anastomoses plus directes et plus évidentes entre le facial et l'ophtalmique.

Il existe dans toute la série animale des anastomoses constantes entre le facial et les 1re et 2e branches du trijumeau.

Ce sont là des données très importantes à retenir pour expliquer le mécanisme de la sécrétion de la glande lacrymale qui, dans la plus large mesure, dépend du nerf facial (Goldzieher, Jendrassik, Tribondeau).

RÉSUMÉ DU NERF OPHTALMIQUE (Testut)

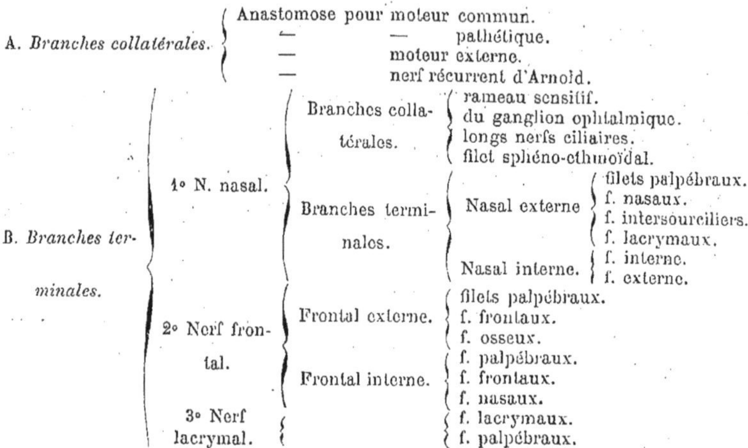

- A. *Branches collatérales.*
  - Anastomose pour moteur commun.
  - — pathétique.
  - — moteur externe.
  - — nerf récurrent d'Arnold.
- B. *Branches terminales.*
  - 1° N. nasal.
    - Branches collatérales.
      - rameau sensitif. du ganglion ophtalmique.
      - longs nerfs ciliaires.
      - filet sphéno-ethmoïdal.
    - Branches terminales.
      - Nasal externe
        - filets palpébraux.
        - f. nasaux.
        - f. intersourciliers.
        - f. lacrymaux.
      - Nasal interne.
        - f. interne.
        - f. externe.
  - 2° Nerf frontal.
    - Frontal externe.
      - filets palpébraux.
      - f. frontaux.
      - f. osseux.
    - Frontal interne.
      - f. palpébraux.
      - f. frontaux.
      - f. nasaux.
  - 3° Nerf lacrymal.
    - f. lacrymaux.
    - f. palpébraux.

D. **Ganglion ophtalmique.** — Le ganglion ophtalmique, ou ganglion ciliaire, est situé sur le côté externe du nerf optique, à l'union du tiers postérieur et des deux tiers antérieurs. Il a la forme d'un petit renflement jaunâtre, vaguement quadrilatère et aplati dans le sens transversal : il mesure 2 millimètres dans le sens antéro-postérieur et 1 millimètre dans le sens vertical.

Ce ganglion reçoit des branches afférentes et il en sort des branches efférentes.

a) *Branches afférentes.* — Elles sont au nombre de trois : la branche motrice, la branche sensitive, la branche sympathique.

1° La *branche motrice* vient du rameau que le moteur oculaire commun envoie au petit oblique; elle est courte, car le filet qui va au petit oblique passe tout près du ganglion; elle est relativement volumineuse et porte le nom de racine grosse et courte du ganglion qu'elle aborde par son angle inférieur et postérieur.

2° La *racine sensitive* longue ou grêle vient du nerf nasal; cette racine passe au-dessus du nerf optique pour atteindre l'angle supérieur et postérieur du ganglion; Valentin et Hyrtl en ont décrit une autre qui se détache aussi du nerf nasal et passe au-dessous du nerf optique pour aboutir au ganglion au même niveau que la précédente.

3° La *racine sympathique* prend naissance dans le sinus caverneux et se dirige vers le ganglion, soit isolément, soit en se fusionnant avec la racine sensitive.

Il ne faut pas croire d'ailleurs que ces trois racines soient purement motrice, sensitive ou végétative. Ces divers éléments sont fusionnés plus ou moins dans chacune d'elles ; ainsi les éléments irido-dilatateurs qui sont d'origine sympathique se rendent au ganglion par la racine sensitive (MORAT).

b) *Branches efférentes.* — Les branches efférentes sont les nerfs ciliaires. Ils sont au nombre de 8 à 10 partagés en deux groupes, un groupe inférieur,

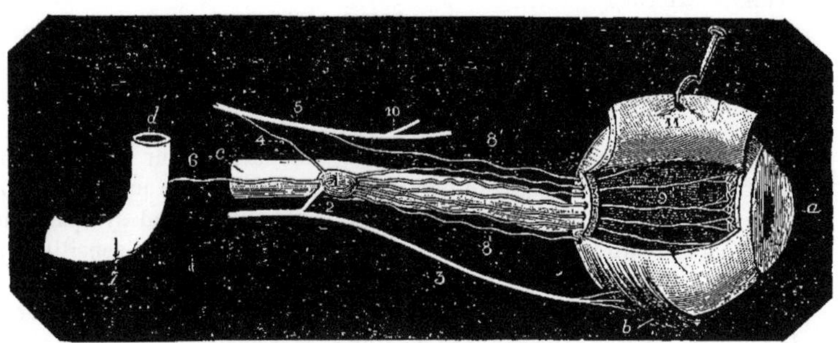

Fig. 29.

Ganglion ophtalmique, vu par son côté externe (TESTUT).

a, globe de l'œil du côté droit. — *b*, muscle petit oblique. — *c*, nerf optique. — *d*, artère carotide interne. — 1, ganglion ophtalmique. — 2, sa *racine motrice*, provenant de 3. rameau que le moteur oculaire commun envoie au petit oblique. — 4, sa *racine sensitive*, provenant de 5. nerf nasal. — 6, sa *racine sympathique*, provenant de 7, plexus caverneux. — 8, nerfs ciliaires. — 8, un nerf ciliaire provenant directement du nasal. — 9, les nerfs ciliaires dans leur trajet intra-oculaire. — 10, bifurcation du nasal en nasal interne et en nasal externe. — 11, un segment de la sclérotique incisé et érigné en haut.

composé de 5 à 7 rameaux, et un groupe supérieur qui en compte 3 ou 4 ; à ces nerfs ciliaires s'ajoutent les deux ou trois rameaux qui viennent du nasal directement, et ils se portent vers le globe oculaire en décrivant de nombreuses flexuosités qui expliquent comment l'exophtalmie peut se produire sans qu'il y ait de tiraillement à leur niveau.

Ces nerfs ciliaires fourniraient des filets à la gaine du nerf optique, à l'artère ophtalmique et à ses branches, notamment à l'artère centrale de la rétine (nerf de TIEDMANN), mais leurs branches collatérales sont beaucoup moins importantes que les terminales qui vont se perdre dans l'œil.

Ce ganglion ophtalmique joue un grand rôle dans la pathologie oculaire et il est fâcheux qu'on ne puisse aisément l'atteindre et l'extirper par une opération chirurgicale bien réglée. Nous avons cherché à réaliser cette opération, mais la situation profonde du ganglion, son petit volume, le sang qui s'échappe des vaisseaux voisins sont des obstacles vraiment difficiles à vaincre ; dans un cas où nous avons arraché les nerfs ciliaires et peut-être le ganglion avec eux, l'œil a été détruit à la suite d'accidents neuro-paralytiques. ROHMER et TERRIEN se sont depuis occupés de ce sujet et paraissent avoir été plus heureux.

Au point de vue physiologique d'ailleurs, on n'est pas encore très bien fixé sur le rôle de ce ganglion que les uns rattachent au grand sympathique (Retzius) et les autres au nerf spinal (Jegoroff).

A l'égard de sa distribution anatomique, nous devons signaler d'assez nombreuses variations; il peut manquer (Haller); il peut être double; sa racine sensitive peut être multiple, elle peut aussi faire défaut; elle peut naître anormalement du ganglion de Gasser, de même la racine motrice peut être absente; elle peut provenir du tronc du moteur commun ou du moteur oculaire externe.

Les branches efférentes sont elles-mêmes assez variables dans leur nombre; en principe elles sont en raison inverse du nombre (habituellement deux) des branches fournies directement par le nerf nasal.

E. **Nerf moteur oculaire externe.** — Le nerf moteur oculaire externe contracte deux anastomoses importantes dans son passage au niveau du sinus caverneux, l'une avec l'ophtalmique, l'autre avec le grand sympathique, si bien qu'à son entrée dans l'orbite ce nerf est à la fois moteur, sensitif et vaso-moteur.

Dans la fente sphénoïdale le moteur externe occupe la partie la plus large de l'orifice. Il passe dans l'anneau de Zinn avec le nerf nasal, les deux branches du moteur commun et la veine ophtalmique; dans l'orbite il se dirige en avant et un peu en dehors; enfin il s'épanouit en un petit pinceau de filets terminaux dans la face interne du muscle droit externe.

BIBLIOGRAPHIE DE L'ANATOMIE GÉNÉRALE DE L'ORBITE

Betcherew. Les voies de conduction du cerveau et de la moelle. Storck et Doin, *Lyon et Paris*, 1900.

Broca. Sur l'indice orbitaire. *Revue d'anthropologie*, vol. IV, 1875.

Ferron. Les nerfs de l'orbite, leur paralysie dans les traumatismes du crâne, *Thèse de Lyon*, 1901.

Gayat. Essais de mensuration de l'orbite. *Annales d'oculistique*, juillet-août 1873.

Gerver. *Association scientif. des médecins aliénistes de la clinique neurologique de Saint-Pétersbourg*, 1899.

Kölliker. Traité d'histologie, 6e édit., p. 279.

Laffay. Recherches sur les glandes lacrymales et leur innervation. *Thèse Bordeaux*, 1896.

Lange. Topographische Anatomie der menschlichen orbital inhaltes, pl. IX, 1887.

Mantegazza. Dei Caratteri gerarchia del cranio umano. *Archivio dell' antropologia e la etnologia*. Florence, 1875.

Merkel. Handbuch der topographischen Anatomie. *Braunschweig*, in-8, 1887.

Paulet et Sarrazin. *Anatomie topographique*, 1867.

Richet. *Traité pratique d'Anatomie médico-chirurgicale*, 4e édit., 1873.

Rochon-Duvigneaud. Compte rendu de la section d'ophtalmologie du Congrès international des Sciences médicales, *Paris*, 1900.

Testut. *Traité d'anatomie humaine*, 4e édit., Doin, Paris, 1901.

Tillaux. *Traité d'anatomie topographique*.

Topinard. L'anthropologie, p. 264. *Reinwald* éd., 1879.

Wecker et Landolt. *Traité complet d'ophtalmologie*, vol. IV.

ANATOMIE ET PHYSIOLOGIE
DE L'APPAREIL MOTEUR DE L'ŒIL
DE L'HOMME

Par M. MOTAIS (d'Angers).

PREMIÈRE PARTIE

ANATOMIE

L'anatomie de l'appareil moteur de l'œil de l'homme comprend : 1° les *muscles*, 2° l'*aponévrose*, désignée sous le nom de *capsule de Ténon.*

CHAPITRE PREMIER

MUSCLES

Les muscles contenus dans l'orbite se partagent en deux catégories :

Les muscles **intrinsèques** de l'œil : muscle ciliaire et muscle de l'iris, à fibres lisses. Ces muscles seront étudiés au chapitre de l'anatomie de l'œil.

Les muscles **extrinsèques** au nombre de six : quatre *muscles droits* et deux *muscles obliques,* auxquels nous joindrons, dans son trajet orbitaire, le *muscle releveur de la paupière.* Ces sept muscles sont à fibres striées.

Nous mentionnerons en outre trois muscles à fibres lisses qui dépendent des muscles précédents : les *muscles orbitaires interne et externe,* occupant les ailerons de même nom, et le *muscle orbito-palpébral,* qui forme le large tendon du muscle releveur de la paupière.

I. — MUSCLES DROITS

Nombre. Définition. — Chez l'homme, comme chez tous les vertébrés, les muscles droits sont au nombre de quatre (fig. 31)[1].

[1] M. le Dr Marcau, professeur à l'École de médecine d'Angers, a bien voulu dessiner la plupart de nos figures. Nous remercions notre confrère et ami de son précieux concours. Toutes les figures, sauf le schéma de la spirale d'insertion des muscles (Tillaux) sont originales et ont été dessinées d'après nos préparations.

On les désigne sous le nom de *muscles droits* parce qu'ils se rapprochent du parallélisme avec l'axe antéro-postérieur du globe. Cette dénomination, consacrée par l'usage, n'est rigoureusement exacte ni au point de vue anatomique, comme un simple coup d'œil permet de le constater (fig. 31), ni au point de vue physiologique, les muscles dits droits étant tous, par leur insertion orbitaire antérieure, des *muscles réfléchis*. Elle est cependant acceptable, sous ces réserves, chez l'homme et les mammifères.

Mais, dans un grand nombre de vertébrés (poissons, reptiles), les muscles qu'on appelle toujours muscles droits forment avec l'axe du globe un angle très ouvert, parfois obtus (fig. 30 et 35), en sorte qu'ils sont en réalité autant ou plus obliques que les muscles obliques proprement dits.

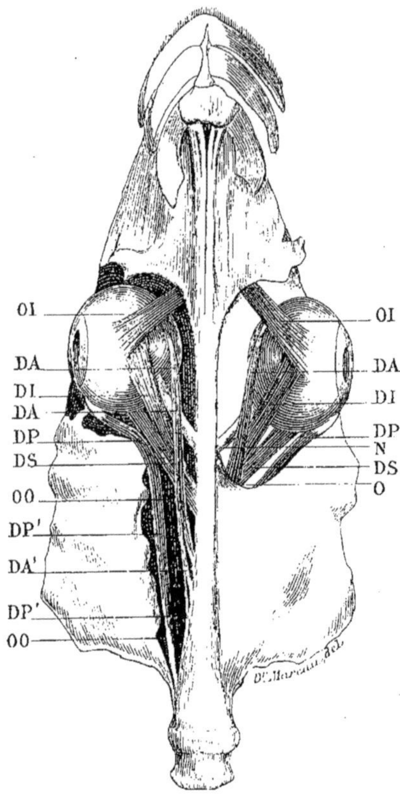

Fig. 30.

Muscles de l'œil du maquereau (scomber scombrus).

DA, DA', muscle droit antérieur (correspondant au muscle droit interne de l'homme). — DP, DP', muscle droit postérieur (correspondant au muscle droit externe de l'homme). — DI, muscle droit inférieur. — DS, muscle droit supérieur. — OI, muscle oblique inférieur. — O, orifice du canal sphénoïdal. Le muscle droit postérieur se réfléchit sur cet orifice. Le canal sphénoïdal est ouvert à gauche OO, la paroi inféro-externe étant enlevée. Ce canal se prolonge jusqu'à l'articulation occipito-vertébrale et loge tous les muscles droits. — N, nerf optique. Les muscles droits, notamment le muscle droit antérieur, forment avec l'antéro-postérieur du globe un angle plus ouvert que les muscles obliques.

Forme. — Le corps musculaire est aplati et rubanné en forme de triangle isocèle dont la base est en avant. Il se termine en arrière par des fibres tendineuses courtes et serrées, en avant par un tendon allongé, mince, plus large que le muscle.

Volume et longueur. — La section du corps du muscle donne les surfaces suivantes (Volkmann) :

Muscle droit interne. . .	17^{mm},4
Muscle droit externe. . .	16,7
Muscle droit inférieur. . .	15,9
Muscle droit supérieur. .	11,3

D'après le même auteur, tous les muscles droits présentent à peu près une longueur égale ; ils atteignent, en moyenne, 40 millimètres.

On remarquera que les muscles les plus volumineux sont le muscle droit interne, chargé de la double fonction de convergence et d'adduction, et le muscle droit externe qui lui fait équilibre,

Insertion orbitaire ou postérieure. — Tous les muscles droits — accompagnés du muscle oblique supérieur et du muscle releveur de la paupière — groupent leurs insertions orbitaires dans un cercle très resserré entourant le trou optique. Ils se fixent sur la gaine du nerf optique et sur le *tendon* ou *ligament de Zinn*.

Le *tendon de Zinn* est une lame fibreuse, très résistante, qui s'insère dans une fossette — transformée parfois en un petit tubercule rugueux — du corps du sphénoïde et se divise en trois languettes destinées à trois des muscles droits (voir fig. 31) :

Le *muscle droit interne* (DIN) s'insère : 1° sur la branche interne du ligament de Zinn ; 2° sur la partie interne de la gaine du nerf optique.

Le *muscle droit externe* (DE) s'insère : 1° sur la branche externe du ligament de Zinn ; 2° sur l'anneau fibreux du nerf moteur oculaire externe.

Le *muscle droit supérieur* (DS) s'insère : 1° sur la gaine du nerf optique, au-dessous du muscle releveur de la paupière; 2° sur la partie interne de la fente sphénoïdale, entre cette fente et le trou optique, faisant suite à l'insertion du muscle droit externe.

Le *muscle droit inférieur* (DI) s'insère à la branche moyenne — la plus large — du ligament de Zinn.

Le *muscle releveur de la paupière* (MR), que nous mentionnons ici à cause de ses rapports avec le muscle droit supérieur sur lesquels nous aurons à revenir, s'insère sur la gaine du nerf optique, au-devant du trou optique, au-dessus de l'insertion du muscle droit supérieur.

Direction et rapports. — De leur insertion orbitaire, les quatre muscles droits se portent en avant, en divergeant, jusqu'à l'équateur du globe. De l'équateur jusqu'à l'insertion scléroticale, ils s'enroulent, en convergeant, sur l'hémisphère antérieur. Ils forment donc un cône dont le sommet est en arrière, la base ouverte en avant et la partie la plus large au niveau de l'équateur de l'œil.

Dans leur trajet, les muscles droits présentent deux parties dont les rapports sont distincts.

Une *partie postérieure* ou *orbitaire*, située dans la loge orbitaire, *en arrière de l'aileron*.

Une *partie antérieure* ou *oculaire*, située sous la conjonctive et dans la cavité de Ténon, *en avant de l'aileron*.

Rapports de la portion orbitaire des muscles droits. — *Portion orbitaire*. — Elle est étendue de l'insertion postérieure à la naissance de l'aileron ; elle est la plus longue, mais variable suivant la position de l'aileron.

Dans la loge orbitaire, la *face profonde* des muscles droits repose sur une masse graisseuse qui la sépare du nerf optique, des vaisseaux et nerfs ciliaires.

Cette couche adipeuse se prolonge en avant, sur l'hémisphère postérieur de l'œil, jusqu'au point où la gaine musculaire profonde se replie en arrière sur cet hémisphère.

La *face superficielle* de la portion orbitaire, recouverte de sa gaine, est en rapport avec le périoste de la cavité orbitaire, auquel l'unissent des trabécules celluleux plus ou moins nombreux et résistants.

Dans toute cette région, c'est-à-dire du fond de l'orbite à la naissance de l'aileron, la face superficielle du muscle apparaît à peu près à nu, recouverte seulement, en des points variables, de quelques lobules adipeux isolés, du moins chez les sujets maigres ou d'un embonpoint moyen. L'étendue de cette surface dénudée dépend naturellement du point d'origine de l'aileron.

Pour les muscles droits interne et externe, elle est de 20 à 22 millimètres ;

Pour le muscle droit inférieur, de 22 à 24 millimètres ;

Pour le muscle releveur, de 27 à 28 millimètres.

Par leurs *bords*, les muscles droits sont en rapport avec leurs voisins dont ils sont séparés par des bourrelets adipeux. En outre de cette disposition générale, quelques rapports particuliers à certains muscles sont à signaler.

Le ganglion ophtalmique s'applique sur le nerf optique, en regard de la face profonde du muscle droit externe, à 5 millimètres environ du trou optique. Entre les deux branches du tendon postérieur du muscle droit externe, existe une boutonnière fibreuse dans laquelle passent les nerfs moteur oculaire commun, moteur oculaire externe et nasal. A sa sortie du trou optique, l'artère ophtalmique se place entre le nerf optique et la face profonde du muscle droit externe.

La face superficielle du *muscle droit supérieur* offre des rapports qui lui sont propres. Elle est recouverte, dans ses deux tiers internes en arrière, et complètement en avant, par le muscle releveur de la paupière. Les deux muscles, issus du même point de départ, se superposent, suivent exactement le même trajet, décrivent la même courbe, jusqu'à leur partie antérieure où des connexions aponévrotiques assez denses les unissent encore plus intimement..

Signalons encore la direction du muscle droit supérieur légèrement inclinée d'arrière en avant et de dedans en dehors. Le muscle droit inférieur s'incline dans le même sens.

Portion oculaire. — Étendue de l'aileron à l'insertion bulbaire.

Cette portion est la plus courte ; elle varie dans son étendue, comme la portion orbitaire, mais en sens inverse, suivant la position de l'aileron.

Elle apparaît très nettement après dissection de la conjonctive et de la capsule antérieure. Formée de l'extrémité antérieure du muscle et de son tendon, elle offre les longueurs suivantes (moyennes de 14 mensurations) :

Muscle droit supérieur	13mm
Muscle droit inférieur	9
Muscle droit interne	16
Muscle droit externe	18 à 20

Rapports de la partie oculaire des muscles droits. — *Face superficielle.* — En avant de l'implantation de l'aileron, le muscle, doublé de la capsule antérieure, se trouve dans le cul-de-sac conjonctival. L'aileron, près de son point de départ, se couche sur lui, puis s'en écarte pour gagner le rebord orbitaire. La conjonctive lui succède et recouvre — la capsule antérieure étant toujours interposée, — l'extrémité antérieure du muscle et le tendon jusqu'à l'insertion scléroticale. Les 9/10 de la portion antérieure du muscle sont situés sous la conjonctive. La profondeur des culs-de-sac conjonctivaux est

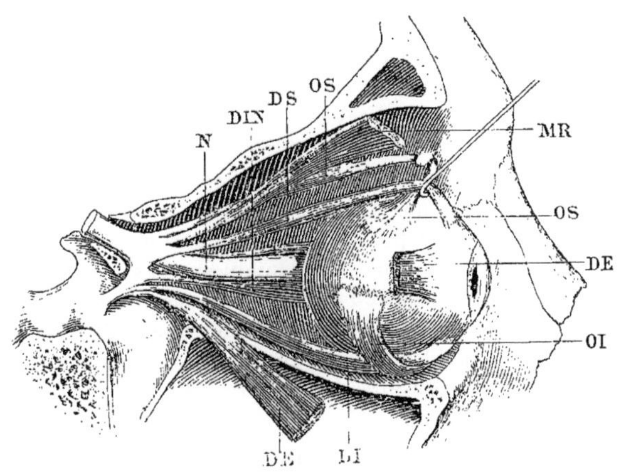

Fig. 31.

Muscles de l'œil de l'homme.

DE, DE, muscle droit externe sectionné. — DI, muscle droit inférieur. — DIN, muscle droit interne. — DS, muscle droit supérieur écarté pour découvrir l'insertion bulbaire du muscle oblique supérieur. — OS, muscle oblique supérieur. — OI, muscle oblique inférieur. — MR, muscle releveur de la paupière dont le tendon est excisé. — N, nerf optique.

limitée par la longueur de la partie oculaire du muscle, ou, ce qui est équivalent, par le point de départ de l'aileron.

Face profonde. — La face profonde de la portion oculaire est, tout entière, *en rapport direct avec la cavité de Ténon et forme, à ce niveau, la paroi externe de cette cavité.*

Bords. — A la lèvre superficielle des bords des muscles et des tendons s'insère la capsule antérieure ; à la lèvre profonde, la séreuse oculaire.

Insertion scléroticale des muscles droits. — L'étude anatomique du tendon antérieur et de l'insertion scléroticale des muscles droits prend un grand intérêt des opérations fréquentes qui s'y pratiquent (strabotomies par reculement, strabotomies par avancement, opération de Motais, etc.). Nous avons mesuré avec soin les tendons et les insertions bulbaires de 19 sujets. Les mesures déjà prises par les auteurs s'accordent à peu près avec les nôtres, mais nous avons cru devoir les compléter sur plusieurs points importants.

Structure des tendons. — Les tendons sont formés de fascicules fibreux parallèles, rectilignes, sans anastomoses. Une seule couche fibreuse existe près des bords toujours plus minces. Vers le centre, deux et parfois trois couches (muscle droit interne) sont superposées.

Les fascicules sont réunis par du tissu conjonctif assez résistant. Cependant ces lamelles conjonctives que n'entrecroise aucune anastomose fibreuse se laissent assez facilement couper par une suture. On a proposé divers artifices opératoires pour parer à cet accident. Dans tous les cas, il est rationnel, non seulement de comprendre dans la suture la capsule antérieure, comme nous le dirons plus tard, mais de passer l'aiguille dans la partie épaisse du tendon, à 3 ou 4 millimètres du bord. Cette précaution est encore plus indiquée dans les yeux myopes dont les tendons s'amincissent par l'allongement.

En outre des faisceaux réguliers qui forment le corps du tendon, nous avons souvent rencontré près des bords et surtout au centre, des fibrilles détachées de la face profonde, s'implantant sur la sclérotique de 1 à 5 millimètres en arrière de l'insertion principale. Nous avons constaté ce fait, non pas dans les vieux strabismes, mais à l'état normal. Dans toute strabotomie, d'ailleurs correcte, dont l'effet demeure à peu près nul, il sera donc prudent de passer le crochet à quelques millimètres en arrière de l'insertion.

LONGUEUR DES FIBRES TENDINEUSES (fig. 33)

(Mesures prises sur la face superficielle).

Muscle droit supérieur	centre	8mm
	bords	8
Muscle droit inférieur	centre	7mm
	bords	3 à 4mm
Muscle droit interne	centre	7mm
	bords	7
Muscle droit externe	centre	8mm
	bords	11

LARGEUR DES TENDONS

(Mesures prises à 5mm au-dessus de l'insertion).

Muscle droit supérieur	8mm,5
Muscle droit inférieur	6,5
Muscle droit interne	7
Muscle droit externe	6

LARGEUR DE L'INSERTION

	Fuchs	Motais
Droit supérieur	10mm,6	11mm
Droit inférieur	9,8	9,5
Droit interne	10,3	10,5
Droit externe	9,2	9

Position des insertions par rapport aux méridiens de la cornée. — Le milieu des tendons et des insertions bulbaires n'est jamais en regard du méridien correspondant de la cornée (fig. 33). Les chiffres suivants sont pris du point de l'insertion situé sur le prolongement du méridien aux deux extrémités de l'attache tendineuse.

Droit supérieur	extrémité externe	7mm
	extrémité interne	4
Droit inférieur	extrémité externe	4,25
	extrémité interne	5,25
Droit interne	extrémité supérieure	5.5
	extrémité inférieure	4,5
Droit externe	extrémité supérieure	5,5
	extrémité inférieure	3,5

L'étendue de l'insertion excède donc de :

Muscle droit interne	1mm	en haut.
Muscle droit inférieur	1	en dedans.
Muscle droit externe	2	en haut.
Muscle droit supérieur	3	en dehors.

Il est indispensable de noter ces chiffres :

1° Dans les strabotomies, pour prolonger le coup de ciseaux dans le sens indiqué. Dans la strabotomie du muscle droit supérieur en particulier, si la situation très excentrique et la direction fuyante en arrière de l'extrémité externe n'était pas présente à l'esprit, on laisserait facilement échapper quelques fibres tendineuses.

2° Dans notre opération de ptosis, nous tenons à prendre la languette au milieu même du tendon pour ne pas modifier l'action complexe du muscle. On se souviendra donc que la boutonnière doit être pratiquée et la languette taillée un peu en dehors (2 à 3 millimètres) du méridien de la cornée.

Distance des insertions a la cornée. — Tous les auteurs ont mesuré cette distance en prenant comme unique point de repère le *milieu du tendon*.

	Merckel	Sappey	Tillaux	Fuchs	Testut	Motais
Droit interne	6,5	5,5	6	5.5	5,8	5,5
Droit inférieur	6,8	6,7	6	6,5	6,5	6
Droit externe	7,2	7,2	7	6,9	7,1	6,8
Droit supérieur	8	8,5	8	7,7	8	8

Les écarts, peu importants du reste, dans ces résultats, sont attribuables aux différences individuelles et, principalement, au volume des yeux examinés.

On peut admettre en pratique que le milieu de l'insertion de

Muscle droit interne est à la distance de	5 à 6mm	de la cornée.
Muscle droit inférieur — —	6 à 6mm,5	—
Muscle droit interne — —	7	—
Muscle droit supérieur — —	8mm	—

D'après cette méthode de mensuration, il apparaît donc que les insertions des muscles droits forment autour de la cornée, non pas un cercle, mais une spirale régulière dont la ligne est de plus en plus distante du muscle droit interne au muscle droit supérieur (fig. 32).

Mais nous objecterons à cette figure qu'elle est tout à fait artificielle et de convention. En effet, le milieu du tendon n'est en même temps le point le plus rapproché de la cornée que dans le seul muscle droit interne. Il ne peut jamais être considéré comme une moyenne entre le point le plus avancé et le point le plus reculé de l'insertion ; enfin il n'est jamais situé en face du méridien correspondant de la cornée.

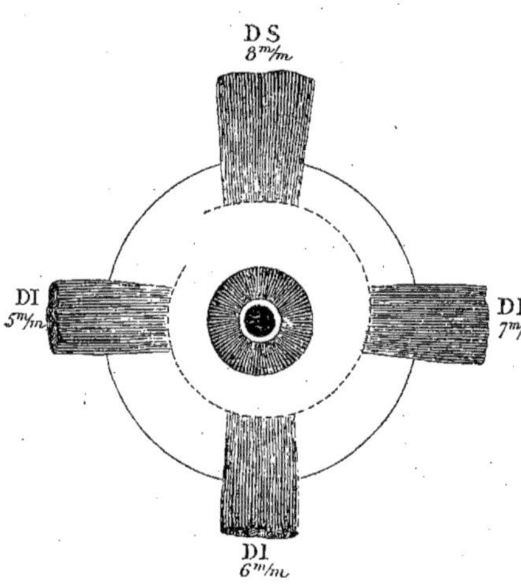

Fig. 32.
Insertion bulbaire des muscles en spirale (d'après Tillaux).

Ce point de repère est donc mal choisi à tous égards et, en fait, la spirale classique ne donne aucune idée exacte de la véritable ligne d'insertion des muscles droits que nous indiquerons plus loin (fig. 33).

Direction de la ligne d'insertion. — Pour toutes les parties du tendon qui ne sont pas situées en face des méridiens de la cornée, nous prenons nos mesures sur une tangente passant par l'extrémité de ce méridien. Si nous disons pour simplifier « distance à la cornée » il s'agira en réalité de la distance à la tangente.

Muscle droit supérieur (fig. 33, DS). — L'extrémité externe est à 11 millimètres de la cornée. Partant de ce point, l'insertion se porte, dans un coude brusque de 3 millimètres, en avant et un peu en dedans. Le sommet du coude est à 9 millimètres de la cornée. De là, la ligne devient régulièrement oblique en dedans et en avant jusqu'à 3 millimètres de l'extrémité interne. En ce point, la distance à la cornée est de 6 millimètres 5 (milieu, 8 millimètres). Puis l'insertion s'infléchit assez fortement en arrière et légèrement en dedans jusqu'à l'extrémité interne située à 7 millimètres 3 de la cornée.

Des applications chirurgicales assez importantes découlent de ces dispositions.

Dans *la ténotomie du muscle droit supérieur*, il est formellement indiqué d'*introduire le crochet par le bord interne* et de pousser l'instrument en dehors et en arrière.

Si l'on emploie le procédé de Snellen, on sectionnera la moitié interne du tendon en dirigeant les ciseaux à peu près horizontalement en dedans ; pour la section de la moitié externe, on inclinera fortement les ciseaux en dehors et *en arrière*

On sait que la ténotomie du muscle droit supérieur expose particulièrement à la protrusion du globe. Cet accident peut provenir de la largeur de l'insertion dont la section seule fait une brèche de 11 millimètres, la capsule restant intacte. Mais nous pensons qu'une bonne part des exophtalmies doit être attribuée à des délabrements involontaires de la capsule, inévitables si l'on ne connaît qu'imparfaitement la forme et l'étendue de l'insertion du muscle droit supérieur.

L'*avancement du muscle droit supérieur* offre une autre difficulté. S'il est vrai, comme le dit Panas, que même dans l'avancement des muscles droits interne et externe « il faut prendre garde, en nouant les fils, de ne pas tirer plus sur l'un que sur l'autre, sans quoi on risque d'imprimer au globe une rotation anormale qui deviendrait plus tard fixe, détruirait l'équilibre et serait une condition fâcheuse au point de vue binoculaire ; » à plus forte raison devra-t-on prendre garde, dans l'avancement du muscle droit supérieur, à n'avancer que dans la même proportion les deux extrémités du tendon pour respecter leur direction oblique et leur double rotation sur le globe. Il serait intéressant toutefois de rechercher si, dans les cas où l'avancement est moins régulier, le trouble physiologique signalé par Panas se maintient, ou si l'équilibre se rétablit de lui-même, par des tractions inégales du muscle sur les points de soudure.

La largeur de l'insertion du muscle droit supérieur devient une condition favorable à notre opération de ptosis en nous offrant tout le champ voulu pour tailler notre languette médiane. Si nous donnons à cette languette 4 millimètres de largeur, ce qui est le maximum, il reste encore 3 millimètres d'insertion de chaque côté.

Muscle droit inférieur. — L'extrémité externe est à 8 millimètres de la cornée. La ligne d'insertion se dirige de dehors en dedans et d'*arrière en avant*, jusqu'à 6 millimètres, point le plus saillant, situé à 5 millimètres 5 de la cornée (milieu, 6 millimètres). Puis elle s'infléchit de dehors en dedans et d'*avant en arrière* sur une longueur de 3 millimètres 5 à 4 millimètres jusqu'à l'extrémité interne située à 7 millimètres de la cornée (fig. 33, DIF).

L'insertion du muscle droit inférieur décrit donc une courbe irrégulière, à convexité antérieure dont le sommet est plus rapproché de l'extrémité interne. Sa direction générale est oblique d'arrière en avant et de dehors en dedans.

Dans la ténotomie du muscle droit inférieur, comme dans celle du muscle droit supérieur, on introduira le crochet par le *bord interne;* on poussera également le crochet de dedans en dehors et d'avant en arrière, mais dans une direction moins oblique.

L'avancement du muscle droit inférieur donne lieu aux mêmes observations que l'avancement de son antagoniste.

Muscle droit interne. — L'insertion du muscle droit interne n'est pas exactement rectiligne comme on l'enseigne habituellement. Elle décrit une courbe légère, à convexité antérieure. La partie la plus saillante est au centre (à 5 millimètres 5 de la cornée, fig. 33, DIN).

Son extrémité supérieure est à 6 millimètres de la cornée ; son extrémité inférieure à 7 millimètres. On pourrait déduire de cette différence que la ligne d'insertion se dirige obliquement, dans son ensemble, de haut en bas et d'avant en arrière. Il n'en est rien. L'extrémité inférieure seule forme brusquement un petit coude de 1 millimètre en arrière comme l'extrémité externe du muscle droit supérieur. Ce retour n'est pas assez prononcé pour mettre obstacle à l'introduction du crochet par le bord inférieur.

Muscle droit externe. — La courbe, à convexité antérieure, existe encore, mais à peine sensible. Entre son point saillant et les extrémités, la distance à la cornée ne varie que de 1/4 et 1/2 millimètre (fig. 33, DE).

Fucus signale une légère obliquité de l'insertion. Une obliquité existe en effet, de haut en bas et d'avant en arrière ; l'extrémité inférieure s'éloignant, de 1/4 de millimètre en plus, de la cornée. Cette minime, mais très constante différence ne s'explique pas, comme dans l'insertion du muscle droit interne, par une inflexion brusque de l'extrémité seule. La ligne d'insertion du muscle droit externe est très légèrement, mais bien réellement oblique dans son ensemble.

L'insertion du muscle droit externe dépasse le méridien de la cornée de 3 mètres et demi en haut et de 5 mètres et demi en bas. Dans une ténotomie de ce muscle, on prolongera donc la section dans cette dernière direction.

Les données qui précèdent nous permettent de nous rendre compte de l'inexactitude de la figure de la spirale admise généralement comme l'expression de la ligne d'insertion des muscles droits.

Au lieu du point de repère purement conventionnel du milieu du tendon, prenons les distances cornéennes des points les plus rapprochés et les plus éloignés des insertions. Nous aurons les chiffres suivants (fig. 33) :

DISTANCE A LA CORNÉE DE LA PARTIE LA PLUS AVANCÉE DU TENDON

Muscle droit interne	5mm,5
Muscle droit inférieur	5 — 5
Muscle droit externe	6 — 7
Muscle droit supérieur	6 — 5

DISTANCE A LA CORNÉE DU POINT LE PLUS RECULÉ DU TENDON

Muscle droit interne	7mm
Muscle droit inférieur	8 — 0
Muscle droit externe	7 — 0
Muscle droit supérieur	11 — 0

Fixons tous ces points de repère : dessinons la ligne de jonction de toutes les extrémités tendineuses — cette ligne forme en même temps la ligne d'insertion de la capsule antérieure et la limite de la cavité de Ténon ; — nous obtiendrons ainsi la figure 33 qui aura le mérite d'exprimer une vérité anatomique.

Variétés des muscles droits. — Ces variétés sont assez rares. Le muscle droit interne et le muscle droit inférieur peuvent être réunis dans tout le tiers postérieur de l'orbite (Macalister). Les deux faisceaux d'origine du muscle droit externe peuvent être plus ou moins fusionnés. Zagorski et Albinus ont noté la complète indépendance des deux faisceaux. Macalister

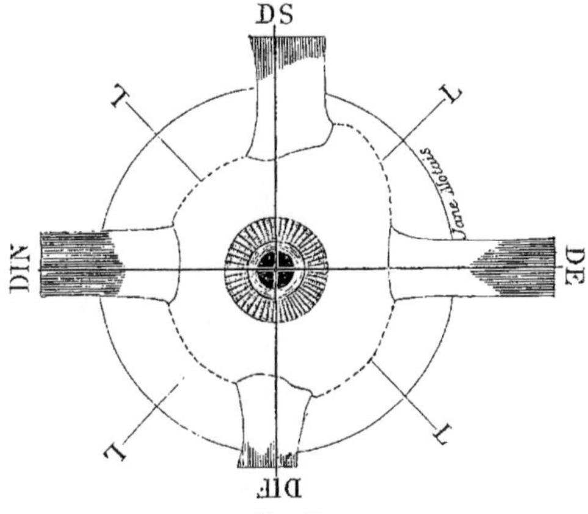

Fig. 33.

Figure représentant les insertions scléroticales des muscles droits.

DS, muscle droit supérieur. — DE, muscle droit externe. — DIN, muscle droit interne. — DIF, muscle droit inférieur. — L, ligne de jonction des extrémités tendineuses, sur laquelle la capsule antérieure devient adhérente à la sclérotique. Cette ligne forme donc la limite antérieure de la cavité de Ténon.

Chaque muscle a la longueur exacte de sa *partie oculaire* située en avant de l'aileron. La forme et la longueur de la face superficielle du tendon sont figurées en blanc. Situation des tendons par rapport aux méridiens de la cornée.

a signalé l'absence du faisceau externe sur deux cadavres. Curnow a vu le muscle droit externe envoyer deux faisceaux sur le tarse de la paupière inférieure (?). Schlemm a signalé un faisceau anastomotique entre le muscle droit externe et le muscle droit inférieur. Nous-même, nous avons disséqué sur les deux yeux d'un sujet, un faisceau volumineux émanant du bord externe du muscle droit inférieur, se dirigeant vers le muscle droit externe et se perdant en éventail dans la gaine de ce dernier muscle. Cette anomalie rappelle une disposition normale de certains ruminants et solipèdes. Les muscles droits interne et externe peuvent faire défaut dans des cas de strabisme (Testut). Tous les muscles de l'œil étaient absents dans un cas de Kleiscosh.

Muscles droits des vertébrés. — Les muscles droits sont au nombre de quatre chez tous les vertébrés dont l'œil n'est pas atrophié ;

Nous avons établi (*Anatomie de l'appareil moteur de l'œil de l'homme et des vertébrés*) que le développement des muscles oculaires est principalement régi par la loi suivante :

Plus l'animal a besoin d'étendre son champ du regard, plus ses muscles oculaires se développent.

Et inversement.

Les muscles droits sont extrêmement grêles chez les ophidiens, les chéloniens, et les batraciens. Chez ces derniers Cuvier n'avait vu qu'un seul muscle droit ; nous les avons tous isolés et dessinés ; mais leur gracilité

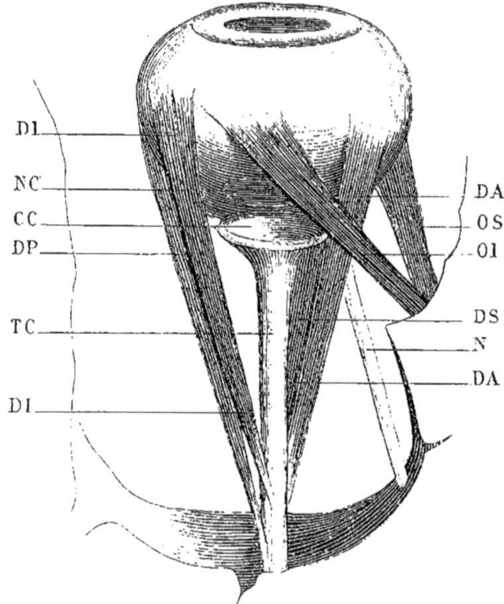

Fig. 34.

Muscles de l'œil d'un requin (squale).

DA, muscle droit antérieur. — DP. muscle droit postérieur. — DI, muscle droit inférieur. — DS, muscle droit supérieur. Tous les muscles droits s'insèrent sur la tige cartilagineuse. — OI, muscle oblique inférieur. — OS, muscle oblique supérieur. — TC, Tige cartilagineuse. — CC, cupule cartilagineuse qui reçoit le globe. — NC, tubercule cartilagineux de la sclérotique s'articulant avec la cupule.

Tout cet appareil de support si remarquable est rendu nécessaire par l'étendue considérable de la cavité orbitaire où le globe flotterait au gré des muscles ou des mouvements de la tête. — N, nerf optique. Le nerf optique est situé au-devant de la tige cartilagineuse à distance à peu près égale des insertions des muscles droits et des muscles obliques.

rend excusable une erreur de scalpel. Les muscles droits des oiseaux sont courts et minces relativement aux dimensions du globe, l'extrême mobilité du cou suppléant au peu de mobilité de l'œil. Les muscles droits sont bien développés chez les poissons et la plupart des mammifères.

Les insertions orbitaires ou postérieures des muscles droits présentent des variations très importantes dans la série des vertébrés. Groupées *autour du nerf optique*, dans l'angle postéro-interne de la cavité orbitaire chez les mammifères et les oiseaux, elles se placent chez d'autres (sauriens, crocodiliens, nombreux téléostéens (fig. 30), etc.), en arrière du nerf optique, dans un canal spécial (canal sphénoïdal) avec lequel elles peuvent arriver jusqu'à l'articulation occipito-vertébrale (Scomber, fig. 30).

Une disposition inverse se produit chez les squales, les rajides (fig. 34), etc. Leurs muscles droits s'insèrent non plus au fond de l'orbite, autour ou en arrière du nerf optique, mais sur une tige cartilagineuse (fig. 34, TC) implantée au milieu du septum interorbitaire, *en avant du nerf optique*.

Les variations des insertions scléroticales ne sont pas moins intéressantes. Leur distance à la cornée varie suivant la loi que nous avons formulée plus haut.

Plus l'angle formé par l'axe du muscle et l'axe antéro-postérieur du globe est ouvert, plus l'insertion bulbaire du muscle recule vers l'hémisphère postérieur.

Et inversement.

Nous n'avons pas trouvé d'exception à cette règle dont l'application devient particulièrement évidente dans la figure 30. Le muscle droit postérieur du scomber, presque parallèle à l'axe du globe à partir de son point de réflexion sur l'orifice du canal sphénoïdal, s'insère tout près de la cornée. Au contraire, le muscle droit antérieur, presque perpendiculaire à l'axe du globe, recule son insertion jusqu'au voisinage du pôle postérieur.

Chez l'homme, le muscle droit interne dont la direction se rapproche le plus du parallélisme avec l'axe antéro-postérieur de l'œil, possède l'insertion la moins distante de la cornée.

La raison de cette loi est facile à saisir ; nous y insisterons ailleurs.

A propos des muscles droits des vertébrés, nous devons mentionner le *muscle choanoïde*, inconnu chez l'homme et les singes élevés. Nous l'avons trouvé chez quelques cétacés, chez les batraciens anoures, les sauriens, les crocodiliens, les chéloniens et la plupart des mammifères (fig. 45, 48 et 49).

Il affecte la figure d'un cône assez régulier, à sommet postérieur, inclus dans le cône formé par les quatre muscles droits.

L'insertion scléroticale a lieu en arrière de celle des muscles droits, sur l'hémisphère postérieur du globe ; elle ne dépasse que très rarement l'équateur sur quelques points (carnivores).

Le cône musculaire est fermé chez les rongeurs ; il présente un ou deux interstices celluleux chez les ruminants et les solipèdes ; chez les carnivores il se divise en quatre faisceaux tout aussi nettement séparés que les quatre muscles droits (fig. 45). Chez les singes inférieurs, il s'atrophie et se réduit à une seule bandelette musculaire (macaques).

II. — MUSCLES OBLIQUES

Muscle oblique supérieur ou grand oblique. — Insertion orbitaire ou postérieure. — Le muscle grand oblique s'insère au fond de l'orbite, sur la gaine du nerf optique, entre les muscles droits supérieur et interne (fig. 31, OS).

Direction, rapports. — Il se dirige en avant et en haut, en se plaçant dans l'angle supéro-interne de la cavité de l'orbite, entre le muscle droit interne en dedans, les muscles droit supérieur et releveur de la paupière en haut. Il occupe un plan plus élevé que ces muscles et sa face superficielle émerge du tissu adipeux à peu près dans toute son étendue.

A l'angle supéro-interne du rebord orbitaire, à 3 ou 4 millimètres en arrière de ce rebord, il traverse la *poulie du muscle grand oblique*.

Cette poulie est formée par un demi-anneau fibro-cartilagineux s'insérant sur les bords d'une fossette frontale; l'anneau tout entier est donc ostéo-fibro-cartilagineux.

En s'engageant dans la poulie, le corps musculaire fait place à un tendon épais, un peu aplati, à fibres nacrées et brillantes qui lui donnent l'aspect d'un ligament articulaire, d'une largeur de $3^{mm},5$, d'une longueur de 22 millimètres.

Sa direction est tout autre que celle du muscle; il se porte d'avant en arrière, de haut en bas et de dedans en dehors; passe sous le muscle droit supérieur et s'insère sur la partie supérieure, postérieure et externe du globe, entre les muscles droits supérieur et externe.

Insertion scléroticale. — En arrivant à son insertion, le tendon s'élargit brusquement en éventail (fig. 31).

L'insertion mesure 11 millimètres de largeur. Elle forme une courbe très accentuée, à convexité tournée en dehors, vers le muscle droit externe.

Son extrémité postérieure est à 10 millimètres du nerf optique.

Son extrémité antérieure est à 14 ou 15 millimètres du bord de la cornée. Cette extrémité antérieure atteint et dépasse même souvent d'un millimètre l'équateur de l'œil.

Muscle oblique inférieur ou petit oblique. — Insertion orbitaire ou antérieure. — Le muscle petit oblique s'insère à la partie inférieure et interne de la circonférence de l'orbite, à 2 millimètres en dehors du sac lacrymal, par de courtes fibres tendineuses.

Direction, rapports. — De ce point, il se dirige obliquement de dedans en dehors et d'avant en arrière, passe sous le muscle droit inférieur avec lequel il contracte une adhérence aponévrotique très intime, s'applique et s'enroule sur la sclérotique dans tout l'espace situé entre les muscles droits inférieur et externe.

Insertion scléroticale. — Le tendon sclérotical est large et aplati. Les fibres tendineuses sont mélangées de faisceaux charnus jusqu'à l'insertion.

Il s'insère à la partie postérieure, inférieure et externe du globe sous le muscle droit externe, mais obliquement par rapport à ce muscle ; l'extrémité antérieure de l'insertion étant située sous le bord inférieur du muscle droit externe et l'extrémité postérieure arrivant près du bord supérieur du même muscle (fig. 31, OI).

La largeur de l'insertion est de 12 millimètres ; elle se dirige d'avant en arrière et de bas en haut en formant une légère courbe à concavité supérieure. Toutefois, l'extrémité postérieure s'infléchit brusquement en bas sur une longueur de 4 millimètres.

L'extrémité postérieure est à 7 millimètres du nerf optique ; elle est plus rapprochée de ce nerf que l'extrémité postérieure de l'insertion du muscle grand oblique. L'extrémité antérieure est à 16 millimètres du bord de la cornée.

D'après Sappey, les insertions scléroticales des deux muscles obliques sont parallèles et linéaires. Nous venons de voir qu'elles décrivent une courbe très accentuée pour le muscle grand oblique, irrégulière pour le muscle petit oblique. Leur parallélisme n'existe pas davantage.

Les deux insertions se placent en regard l'une de l'autre, mais suivant deux lignes obliques qui s'éloignent d'arrière en avant ; les extrémités postérieures des insertions sont à 11 millimètres ; les extrémités antérieures à 14 millimètres.

Variétés des muscles obliques. — Ledouble, dans le cours de ses remarquables travaux sur les variations du système musculaire, signale deux anomalies fort rares du muscle oblique supérieur.

Dans le premier cas, remarquable en outre par sa bilatéralité, toute la portion orbitaire du muscle était supprimée. La poulie cartilagineuse n'existait pas. Le muscle grand oblique, réduit à sa portion réfléchie, s'insérait directement dans la fossette destinée à la poulie. Il s'insérait d'autre part à la sclérotique dans la région habituelle et par un tendon en éventail, mais la partie comprise entre ses deux insertions était charnue.

Dans le second cas, une grêle bandelette musculaire accompagnait le bord supérieur du tendon du muscle grand oblique et s'insérait à la sclérotique près du tendon et de la poulie.

Ledouble croit pouvoir faire remonter ces anomalies à un retour atavique vers les vertébrés inférieurs. Pour de multiples raisons, nous croyons à un simple phénomène tératologique. A rapprocher des cas de Ledouble : sous le nom de *gracillimus orbitis,* Albinus et après lui Bochdaleck ont signalé un faisceau surnuméraire qui longeait le bord supérieur du grand oblique et venait s'attacher sur sa poulie de réflexion (Testut).

L'insertion scléroticale du muscle oblique inférieur est habituellement telle que nous l'avons décrite, mais elle présente des variations fréquentes quant à la position qu'elle occupe sur l'hémisphère postérieur. Nous avons observé un sujet chez lequel l'*extrémité postérieure de l'insertion touchait le nerf optique.*

Muscles obliques des vertébrés. — Nous insisterons dans une autre partie de cet ouvrage (*Anatomie comparée de l'appareil moteur de l'œil*) sur les dispositions si remarquables des muscles obliques dans la série des vertébrés.

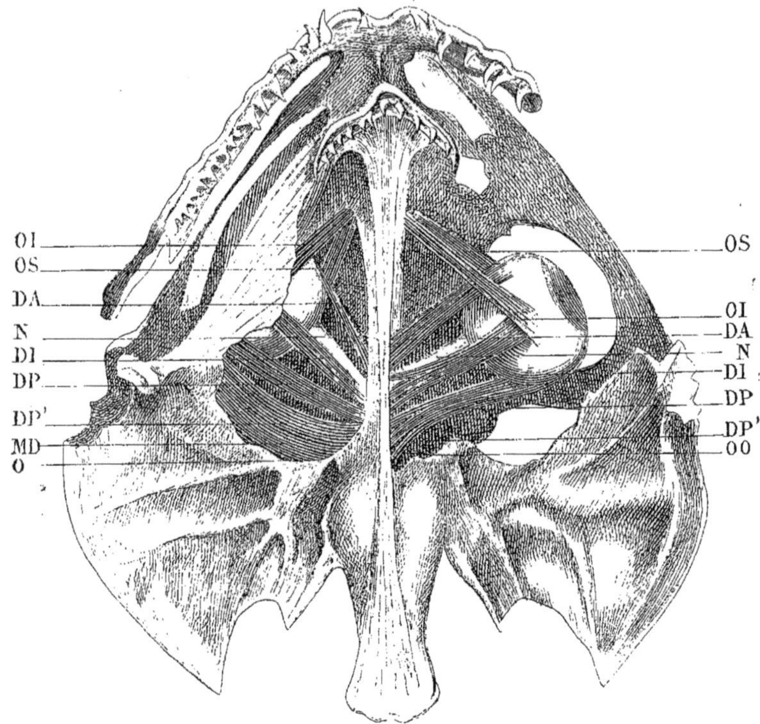

Fig. 35.

Muscles de l'œil de la merluche (merluccius vulgaris).

DA, muscle droit antérieur (droit interne de l'homme). — DP, DP', muscle droit postérieur (droit externe de l'homme). — DI, muscle droit inférieur. — OI, muscle oblique inférieur. — OS, muscle oblique supérieur. Les deux muscles obliques s'insèrent à l'angle antéro-interne de l'orbite. — O, orifice du canal sphénoïdal. Le canal sphénoïdal est ouvert à droite, OO. Ce canal, très peu profond, ne renferme qu'une partie de l'insertion du muscle droit postérieur DP'. — MD, muscle temporal de Duvernoy, formant la paroi postérieure de la loge orbitaire. — N, nerf optique.

Mais une comparaison rapide de ces muscles avec les mêmes muscles de l'homme ne sera pas sans intérêt (fig. 30, 34, 35).

Insertion orbitaire. — Chez tous les vertébrés, sauf les mammifères, les deux muscles obliques s'insèrent sur deux points très rapprochés, à l'angle antéro-interne de l'orbite. Chez les mammifères, à l'exception des cétacés, le muscle oblique supérieur s'insère au fond de la cavité orbitaire.

Direction. — Les muscles obliques des poissons, des amphibiens, des reptiles et des oiseaux se dirigent de dedans en dehors. Etant donnée la situation latérale des orbites, cette expression de *dedans en dehors* équivaut à celle d'*arrière en avant* chez l'homme (fig. 30, 34, 35).

La direction des muscles obliques des vertébrés inférieurs est donc opposée à celle des muscles obliques de l'homme.

Chez les ruminants et les solipèdes, l'insertion orbitaire du muscle grand oblique (nous n'envisageons en ce moment que l'insertion physiologique, c'est-à-dire la poulie) et celle du muscle petit oblique sont très éloignées du rebord orbitaire; l'insertion scléroticale s'avance au contraire vers la cornée. Il en résulte que la *direction est presque transversale* (fig. 48).

Chez les carnivores, l'insertion orbitaire s'avance; l'insertion scléroticale reste à peu près au même point : *direction un peu oblique en arrière* (fig. 16).

Chez les singes et l'homme, l'insertion orbitaire s'avance encore et l'insertion scléroticale se fait tout entière sur l'hémisphère postérieur : *direction très oblique d'avant en arrière* (fig. 31).

L'étude comparée des muscles obliques présente un grand nombre d'autres points intéressants; mais nous signalons particulièrement cette transformation dans la direction de ces muscles, parce que la régularité de la progression avec laquelle elle est établie des vertébrés inférieurs aux vertébrés supérieurs et à l'homme, constitue un fait exceptionnel dans l'anatomie comparée de l'appareil moteur de l'œil.

CHAPITRE II

CAPSULE DE TÉNON

Définition. — Nous maintenons ce nom consacré par l'usage. Il est juste d'ailleurs de rendre hommage à TÉNON qui, le premier, décrivit la membrane d'enveloppe du globe oculaire et les *ailes ligamenteuses*.

Nous devons dire toutefois, dès maintenant, que le terme de capsule est inexact en ce sens qu'il donnerait à penser que la calotte fibreuse de l'œil est la partie principale de l'aponévrose orbitaire. On doit en réalité entendre par capsule de Ténon, l'*aponévrose du groupe musculaire de l'orbite* se dédoublant, comme toutes les aponévroses des groupes musculaires, pour former les gaines particulières des muscles, les enveloppes des glandes (glande lacrymale) et des viscères (œil) de la région.

L'aponévrose des muscles de l'orbite subit sans doute des modifications de forme et de texture en rapport avec ses fonctions, mais telle est bien son expression anatomique que nous avons affirmée dans notre *Traité de l'anatomie de l'appareil moteur de l'œil de l'homme et des vertébrés* (1887) et que nous démontrerons de nouveau dans le cours de ce chapitre.

Description générale. — Suivons l'aponévrose orbitaire d'arrière en avant, en partant du fond de l'orbite.

Celluleuse en arrière, elle se soude avec le périoste et la gaine fibreuse du nerf optique, au niveau des insertions des muscles. Elle accompagne les muscles en avant, leur fournit une gaine et s'étend, dans les intervalles musculaires, en une lamelle très mince qui cloisonne, dans ses dédoublements, les lobules adipeux, les vaisseaux et les nerfs.

Au niveau de l'hémisphère postérieur du globe, les deux feuillets de la gaine des muscles s'épaississent et prennent une disposition très différente.

Le *feuillet profond* (fig. 36, 37, 38 et 39) ne suit pas jusqu'à l'insertion scléroticale la face profonde du muscle et du tendon qui doit glisser librement dans la cavité séreuse. *Il abandonne totalement le muscle pour se replier sur l'hémisphère postérieur du globe* qu'il enveloppe comme une calotte fibreuse (*Capsule postérieure*).

Quant au *feuillet superficiel,* il se divise, vers l'équateur de l'œil, en deux fascias inégalement étendus et résistants. Le premier, souple, élastique, translucide, continuant exactement ce feuillet superficiel, accompagne la partie oculaire du muscle et le tendon dont il forme la gaine *superficielle*, puis s'étale sur la sclérotique dans les intervalles musculaires et se prolonge jusqu'à la cornée (fig. 36, 37 et 39). On lui donne le nom de fascia sous-conjonctival ou *capsule antérieure*. La capsule antérieure, unie à la capsule postérieure, constitue la *capsule fibreuse complète du globe*.

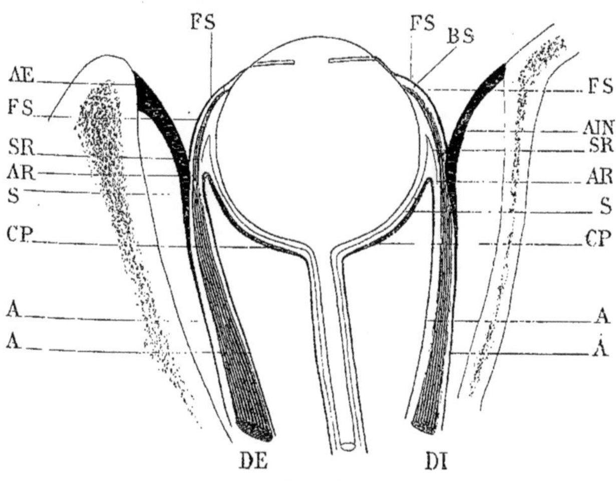

Fig. 36.

Schéma de la capsule de Ténon de l'homme (coupe horizontale).

DE, muscle droit externe. — DI, muscle droit interne. — A, gaine des muscles. — AR, feuillet profond de la gaine du muscle *abandonnant* le muscle et se repliant sur l'hémisphère postérieur qu'il tapisse en formant la capsule postérieure, CP. — AE, aileron ligamenteux externe. — AIN, aileron ligamenteux interne. — FS, fascia sous-conjonctival ou capsule antérieure. — BS, bourse séreuse. — S, membrane séreuse de la cavité de Ténon. — SR, cette membrane se repliant en suivant dans son repli le feuillet profond de la gaine.

Le second se rend aux paupières et à la circonférence de l'orbite en forme d'*entonnoir fibreux* ou cellulo-fibreux, dont les faisceaux situés au niveau des muscles, considérablement renforcés, prennent le nom d'*ailerons ligamenteux*.

En résumé, les muscles de l'orbite, comme tous les muscles de l'économie, sont pourvus de gaines dont l'ensemble constitue l'aponévrose du groupe musculaire de l'orbite. De cette aponévrose musculaire se détachent deux expansions principales :

1° La capsule fibreuse du globe formée, en arrière par le repli du feuillet profond et, en avant, par l'étalement du feuillet superficiel ;

2° L'entonnoir aponévrotique avec ses ailerons, émanant du feuillet superficiel et des lames intermusculaires, agent de fixation et de suspension de l'appareil moteur et du globe.

D'après Schwalbe, la structure de la capsule fibreuse du globe à laquelle nous pouvons assimiler la plupart des gaines musculaires et l'entonnoir aponévrotique, sauf les ailerons, est la suivante :

« On y trouve des faisceaux de fibrilles de tissu connectif des grosseurs les plus différentes s'entrecroisant dans toutes les directions sur le plan de la membrane. Souvent ces fibrilles sont réunies en rangs tellement serrés dans un faisceau que celui-ci paraît presque homogène ; les fibres élastiques cou-

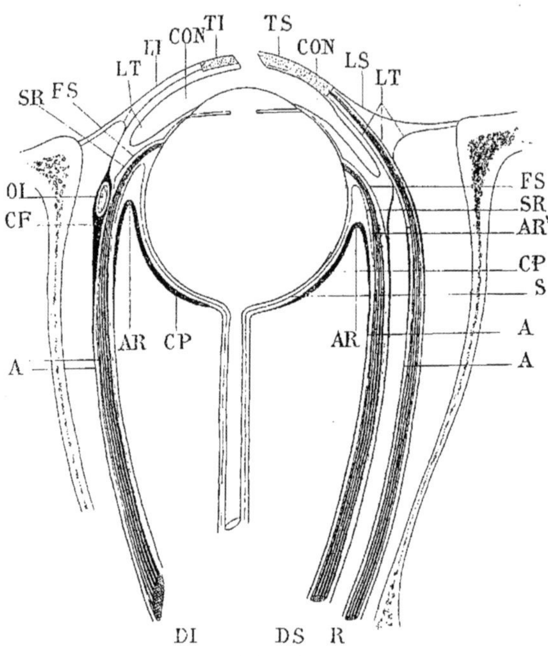

Fig. 37.

Schéma de la capsule de Ténon de l'homme (coupe verticale).

DI, muscle droit inférieur. — DS, muscle droit supérieur. — R, muscle releveur de la paupière. — OI, coupe du muscle petit oblique. — TI, cartilage tarse inférieur. — TS, cartilage tarse supérieur. — CON, espace conjonctival. — A, aponévrose formant la gaine des muscles. — AR, feuillet profond de la gaine des muscles abandonnant les muscles et se repliant sur l'hémisphère postérieur pour tapisser celui-ci, en formant la capsule postérieure CP. — F, cravate fibreuse dont l'aponévrose du muscle droit inférieur entoure le muscle petit oblique. — FS, fascia sous-conjonctival ou capsule antérieure. — LT, lamelles terminales de l'entonnoir aponévrotique se rendant aux cartilages tarses et aux rebords orbitaires. (La bifurcation supérieure de LT, à gauche, est prolongée par erreur jusqu'au delà de la conjonctive.) — S, membrane séreuse de la cavité de Ténon. — SR, cette membrane suivant la gaine profonde dans son repli sur l'hémisphère postérieur.

rent également dans toutes les directions et sont remarquables par leur finesse ; en général, elles courent de longues distances sans se diviser. Le faisceau leur doit la faculté de se rétrécir quand il est arraché de ses points d'insertion. »

L'aspect extérieur de l'aponévrose orbitaire répond à cette structure. Cellulo-fibreuse ou très dense suivant les régions, elle est de couleur grisâtre ou blanchâtre ; sa caractéristique, avec une résistance variable, est la souplesse et l'élasticité.

Reprenant l'aponévrose à son origine au sommet de l'orbite et la suivant dans son trajet, d'arrière en avant, on trouve à décrire successivement :

1° Les gaines musculaires, du sommet de l'orbite à la naissance des ailerons ;

2° Les ailerons et l'entonnoir aponévrotique ;

3° Le fascia sous-conjonctival ;

4° La capsule fibreuse du globe ;

5° La séreuse oculaire et la cavité de Ténon.

I. — APONÉVROSE, DU SOMMET DE L'ORBITE A LA NAISSANCE DES AILERONS

Aux points d'insertion des muscles droits, du muscle releveur de la paupière et du muscle oblique supérieur, l'aponévrose, réduite à une couche celluleuse, se soude au périoste et à la gaine du nerf optique. Elle se porte en avant, en accompagnant les muscles à chacun desquels elle fournit une gaine jusqu'à la naissance de l'aileron.

Gaines musculaires. — Les gaines musculaires présentent un *feuillet superficiel* et un *feuillet profond.*

Feuillet superficiel. — Nous avons observé précédemment que la face superficielle des muscles droits interne, externe et inférieur et du muscle releveur de la paupière apparaissait à peu près à nu dans la moitié postérieure de leur trajet, les masses graisseuses qui recouvrent la partie antérieure des muscles ne devenant abondantes qu'à la naissance des ailerons.

Le feuillet superficiel de la gaine des muscles se présente donc en général sans dissection, après avoir enlevé les parois orbitaires et le périoste auquel il est uni par des filaments conjonctifs.

Celluleux tout à fait au fond de l'orbite, il forme, à partir de 7 à 8 millimètres jusqu'à l'aileron, une membrane mince et presque translucide comme l'aponévrose des oiseaux, mais de plus en plus apparente en se rapprochant de l'aileron. On peut la saisir et la soulever avec une pince à dissection, bien qu'elle soit assez adhérente à la surface musculaire, mais on la met mieux en évidence en la soulevant indirectement par des tractions de la masse graisseuse de la base des ailerons sur laquelle elle envoie des tractus celluleux.

Cette description s'applique au feuillet superficiel de la gaine des muscles droits interne, inférieur et externe.

Le muscle droit supérieur est à peu près complètement sous-jacent au muscle releveur palpébral. Son feuillet superficiel est généralement plus dense que celui des autres muscles droits. Près du bord interne du muscle, ce feuillet se porte à la face profonde du muscle releveur de la paupière, se dédouble et l'enveloppe. Il est très aisé de se rendre compte de cette disposition soit en pratiquant une coupe transversale des deux muscles et de leurs gaines, soit en soulevant le muscle releveur (fig. 40, 41 et 42). Nous avons plusieurs fois rencontré une petite bourse séreuse signalée par Denonvilliers dans l'épaisseur du feuillet qui relie les deux muscles, vers la partie antérieure, à 10 ou 12 millimètres de la naissance du tendon du muscle releveur.

Quant au muscle oblique supérieur, sa direction excentrique et sa situation *superficielle dans toute l'étendue de la cavité orbitaire, le laissent en dehors* de la description qui précède. Sa gaine est formée par les lames intermusculaires venant des muscles droits interne et supérieur. Plus celluleuse que celle des muscles droits, elle s'étend sans interruption de l'insertion orbitaire à la poulie.

Feuillet profond. — Le feuillet profond de la gaine musculaire repose sur les couches adipeuses qui le séparent du nerf optique.

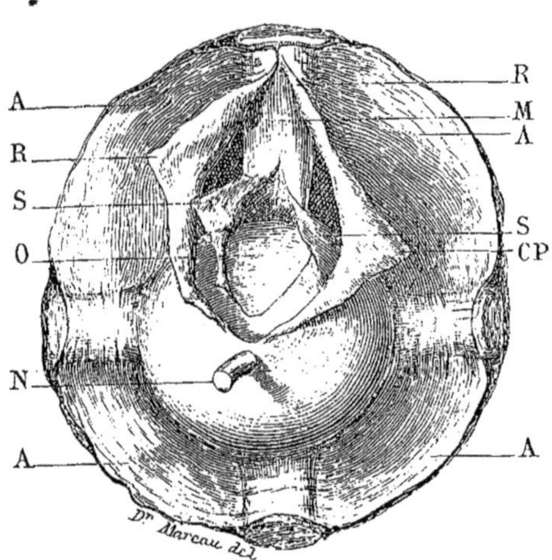

Fig. 38.

Capsule de Ténon de l'homme. Aponévrose vue d'arrière en avant sur l'hémisphère postérieur du globe. Le tissu cellulo-graisseux est enlevé; la cavité de Ténon est ouverte sous un muscle droit M par l'incision de la gaine profonde et de la membrane séreuse.

A, lames cellulo-fibreuses intermusculaires. — RR, feuillet profond de la gaine incisé au moment où il abandonne le muscle pour se replier sur l'hémisphère postérieur où il forme la capsule postérieure CP incisée en partie. — S, membrane séreuse suivant la gaine profonde dans son repli sur l'hémisphère postérieur du globe O.

Celluleux en arrière, plus résistant, quoique mince et transparent, dans ses deux tiers antérieurs, il offre la même structure que le feuillet superficiel.

Mais, au niveau du pôle postérieur du globe, en un point correspondant à peu près à la naissance de l'aileron sur la face superficielle du muscle, il s'épaissit tout à coup et prend l'aspect d'une membrane élastique d'un blanc jaunâtre. Il s'avance ainsi sous le muscle — auquel il n'adhère pas — jusqu'à 2 ou 3 millimètres de l'équateur. Puis, au lieu de continuer sa marche en avant, il *abandonne tout à fait le muscle* pour *se replier* sur l'hémisphère postérieur qu'il tapisse en formant la partie postérieure de la capsule fibreuse de l'œil (*capsule postérieure*). Cette disposition est d'une évidence telle qu'elle ne peut être discutée. Qu'on soulève simplement le muscle d'arrière en avant, après avoir enlevé les masses adipeuses post-bulbaires, ou qu'on fasse une coupe antéro-postérieure du muscle à ce niveau, il est parfaitement clair que la gaine profonde *abandonne* le muscle pour se replier sur l'hémisphère postérieur du globe (fig. 36, 37, 38 et 39).

Cependant, par une erreur que nous ne pouvons comprendre, tous les auteurs semblent avoir méconnu cette disposition ; tous en effet reproduisent la comparaison devenue classique du doigt de gant :

« Les muscles droits sont d'abord situés dans la loge postérieure de l'orbite ; arrivés au tiers antérieur environ de la sclérotique, ils s'engagent dans la loge *antérieure pour aller prendre insertion au voisinage de la cornée* : ils doivent donc traverser la cloison fibreuse qui sépare ces deux loges ; or, l'aponévrose n'offre pas de trou pour le passage du muscle, elle se *laisse déprimer en doigt de gant*, de façon qu'elle accompagne le tendon jusqu'à son insertion scléroticale » (Tillaux, *Traité d'anatomie topographique*).

« *Prolongements envoyés par la capsule de Ténon sur les muscles qui*

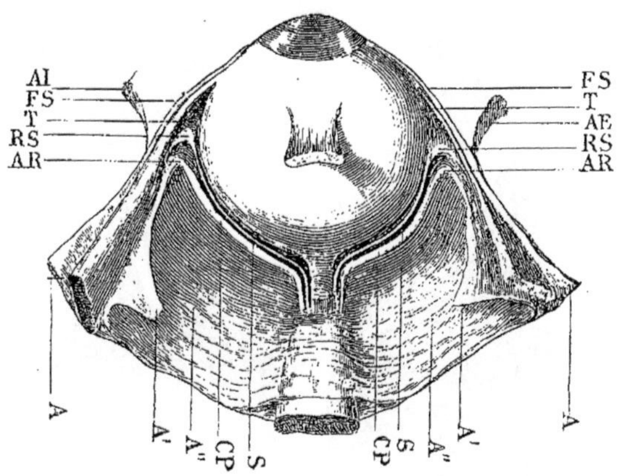

Fig. 39.

Coupe horizontale des muscles et de la capsule.

AA', gaine des muscles. — A, feuillet superficiel. — A', feuillet profond. — AR, repli du feuillet profond abandonnant le muscle pour tapisser l'hémisphère postérieur en formant la capsule postérieure CP. — AE, AI, ailerons ligamenteux externe et interne. — FS, fascia sous-conjonctival ou capsule antérieure. — A'', lames intermusculaires de l'aponévrose. — S, membrane séreuse de l'œil. — RS, son repli accompagnant celui de la capsule fibreuse sur l'hémisphère postérieur. — T, tendon sclérotical du muscle.

la traversent. Devant chacun des muscles précités, la capsule de Ténon, au lieu de se laisser perforer, se déprime en doigt de gant et accompagne les tendons jusqu'à leur insertion à la sclérotique » (Testut, *Traité d'anatomie humaine*).

Nous pourrions donner les mêmes citations de tous les auteurs classiques.

Rien ne démontre mieux combien il est difficile de comprendre et de décrire la capsule de Ténon en partant de cette idée fausse que son origine et son centre d'irradiation est la capsule oculaire.

Si toute l'aponévrose orbitaire émane de la capsule fibreuse du globe, les muscles doivent en effet la traverser. Si l'aponévrose, au contraire, naît avec les muscles et les accompagne, en jetant des expansions sur les organes qu'elle rencontre, sur l'œil comme sur la glande lacrymale, il suffira, pour la décrire avec exactitude, de la suivre fidèlement dans son trajet, sans créer de dispositions artificielles ni d'interprétations hasardeuses.

Toute cette partie de l'aponévrose se retrouve avec les mêmes caractères dans la série des vertébrés.

Chez les poissons, la gaine musculaire toujours celluleuse près de l'insertion orbitaire des muscles, devient bientôt assez résistante, son rôle contentif prenant plus d'importance dans une cavité orbitaire remplie d'une substance gélatiniforme très molle. Son caractère particulier consiste dans le pont fibreux très remarquable qu'elle jette des muscles droits sur les muscles obliques. Nous aurons l'occasion d'y revenir.

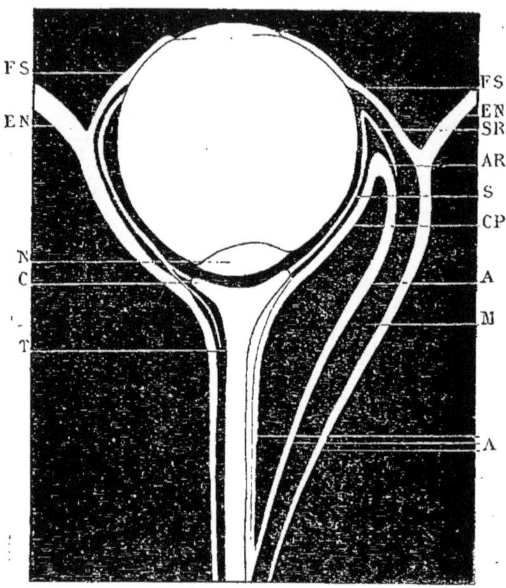

Fig. 40.

Schéma de l'aponévrose orbitaire du squale.

M. muscle droit. — AAA, aponévrose formant la gaine du muscle et de la tige cartilagineuse. — AR, repli du feuillet profond de la gaine du muscle tapissant l'hémisphère postérieur pour former la capsule postérieure CP. — EN, entonnoir aponévrotique. — FS. fascia sous-conjonctival ou capsule antérieure. — S, membrane séreuse. SR, son repli accompagnant la capsule postérieure. — C, cupule cartilagineuse. — N, noyau cartilagineux de la sclérotique. — T, tige cartilagineuse.

La comparaison avec les figures 36 et 37 démontre la complète analogie de l'aponévrose orbitaire des squales avec celle de l'homme dans ses dispositions essentielles.

Chez certains squales (scyllium canicula) (fig. 34) dont le globe oculaire semble perdu dans une vaste cavité orbitaire à peu près vide; chez l'esturgeon (acipenser sturio) dont l'œil, dans une cavité orbitaire encore plus étendue, n'a pour soutien qu'un cornet mince et celluleux, toute la partie postérieure des muscles, le nerf optique comme le globe, sont entourés d'une gaine aponévrotique extrêmement dense et résistante.

Chez la plupart des mammifères, la gaine de la partie postérieure ou orbitaire des muscles suit la loi générale : elle est celluleuse près de l'insertion orbitaire, dans l'étendue où le déplacement des muscles est insignifiant. Plus épaisse en avant, elle prend les caractères d'une aponévrose des membres chez les grands carnassiers et certains ruminants (asinus) (fig. 49).

L'anatomie comparée ne laisse donc pas de doute sur l'existence d'une aponévrose musculaire dans la loge orbitaire, aponévrose plus ou moins fibreuse suivant la région, les espèces et les individus, suivant le développement général des muscles ou des conditions particulières d'équilibre, mais toujours bien nette dans son ensemble.

Chez l'homme, la gaine de la moitié postérieure des muscles est habituellement, comme nous l'avons dit, mince et transparente; son peu d'épaisseur est en rapport avec le faible déplacement des muscles soutenus par la couche graisseuse rétro-bulbaire et conforme par conséquent à la loi qui régit le développement de toutes les aponévroses. Cependant, chez quelques sujets maigres et fortement musclés nous avons rencontré de véritables gaines fibreuses, d'un tissu dense et blanchâtre. Une des pièces de notre collection, déposée au musée de l'École de médecine d'Angers, en offre un exemple très remarquable.

Nous venons de décrire la partie postérieure des gaines musculaires comprise entre le sommet de l'orbite et les ailerons.

Nous avons conduit le *feuillet profond* jusqu'à sa terminaison sur l'hémisphère postérieur du globe.

Nous avons laissé le *feuillet superficiel* à la naissance de l'aileron.

Reprenons ce feuillet superficiel à partir de ce point.

A la naissance des ailerons, le feuillet superficiel se divise en deux fascias : l'un qui comprend les *ailerons ligamenteux* et l'*entonnoir cellulo-fibreux,* s'écarte des muscles et du globe pour se rendre à l'orbite et aux paupières; l'autre, sous le nom de *fascia sous-conjonctival* ou *capsule antérieure,* prolonge par sa direction et sa disposition le feuillet superficiel, forme la gaine superficielle du muscle dans sa partie oculaire et, s'étendant dans les espaces intertendineux, recouvre la moitié antérieure de la sclérotique.

Décrivons successivement ces parties de l'aponévrose orbitaire.

II. — AILERONS LIGAMENTEUX

A 20 ou 22 millimètres du fond de l'orbite ; à peu près à la hauteur du pôle postérieur du globe pour trois des muscles droits; à 5 ou 6 millimètres plus en avant pour le muscle droit supérieur, le *feuillet superficiel* de la gaine musculaire, jusque-là mince et transparent, devient tout à coup dense, épais, d'un blanc légèrement jaunâtre, et s'implante fortement sur le muscle, là où les bandes fibreuses qu'il forme se rendent au rebord orbitaire, et prennent, depuis Ténon, le nom d'*ailes ligamenteuses* ou *ailerons ligamenteux*.

Chacun des muscles droits possède au moins un aileron : le muscle droit interne, l'aileron interne; le muscle droit externe, l'aileron externe; le muscle droit supérieur, deux ailerons latéraux; en 1887, nous avons décrit et dessiné l'aileron du muscle droit inférieur qui sert égalcment de bande fibreuse de renvoi au muscle oblique inférieur. En outre, nous avons démontré que le muscle releveur de la paupière est pourvu comme le muscle droit supérieur, de deux ailerons latéraux.

Les ailerons présentent comme caractères communs :

1° *Leur épaisseur considérable* relativement aux autres parties de l'aponévrose orbitaire. Ils sont tous formés par un épaississement brusque du feuillet superficiel de la gaine musculaire.

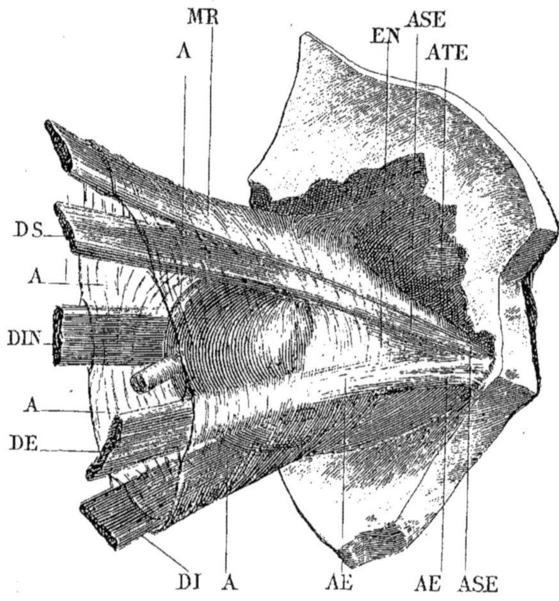

Fig. 41.

Aileron ligamenteux externe.

DE, muscle droit externe. — DI, muscle droit inférieur. — DIN, muscle droit interne. — DS, muscle droit supérieur. — MR, muscle releveur de la paupière. — ASE, aileron supérieur externe. — ATE, aileron tendineux externe. — AE, aileron externe. — EN, Entonnoir aponévrotique. — A, gaines des muscles et lamelles intermusculaires

2° *Leur forte résistance* qui n'exclut pas une certaine élasticité. Sappey a décrit dans les ailerons interne et externe, outre des fibres élastiques nombreuses, des fibres musculaires lisses et leur a donné le nom de *muscles orbitaires interne et externe*. L'apparence des autres ailerons semble indiquer une structure analogue.

3° *Leur adhérence* à la face superficielle du muscle est tellement intime qu'elle a pu faire croire à l'existence de tendons proprement dits. Chez l'homme, il n'y pas, à l'état normal, continuité, mais simple contiguïté entre les faisceaux musculaires et fibreux. Toutefois, nous avons très nettement constaté chez deux sujets, de véritables tendons orbitaires du muscle droit supérieur : un tendon occupant la moitié externe de l'aileron supérieur externe, un tendon occupant la partie superficielle de l'aileron supérieur interne.

Cette anomalie chez l'homme rappelle un fait normal chez un grand nombre de vertébrés. Les carnivores (canis) présentent des tendons orbitaires très accentués (fig. 45); nous avons dessiné de superbes tendons orbitaires émanant de tous les muscles droits et obliques du poisson lune (orgathoriscus mola) (fig. 46) et du thon (thynnus) (fig. 47).

4° *Leur direction.* — Alors que les muscles s'infléchissent en convergeant sur l'hémisphère antérieur du globe, ils prolongent à peu près la direction primitive des muscles, soit directement en avant (ailerons interne et externe), soit obliquement et en bifurquant (ailerons doubles du muscle droit supérieur et du releveur de la paupière), mais toujours dans le même plan.

5° *Leur insertion au rebord orbitaire.* — Tous les ailerons s'insèrent au rebord orbitaire. Nous verrons plus tard que cette insertion fixe est leur raison d'être.

6° *Les ailerons ne sont pas des bandes fibreuses isolées;* ils font partie d'un entonnoir aponévrotique complet qu'ils renforcent au niveau des muscles.

7° *Les ailerons* — qu'ils soient de véritables tendons comme chez un grand nombre de vertébrés ou des pseudo-tendons comme chez l'homme — constituent pour tous les muscles de l'œil, sauf le muscle grand oblique, *une seconde insertion orbitaire en avant.* Leur disposition anatomique indique clairement qu'ils servent de bandes fibreuses de renvoi et que, par suite, tous les muscles oculaires, même les muscles droits, sont en réalité des muscles réfléchis.

Aileron externe. — Cet aileron est le plus développé et le plus saillant, non seulement chez l'homme, mais chez tous les animaux où les faisceaux fibreux existent (fig. 40, AE).

Pour le rendre bien manifeste — la graisse étant enlevée — il suffit d'attirer en arrière le muscle droit externe.

L'aileron se dessine alors comme une épaisse bandelette d'un blanc grisâtre, formant une saillie très prononcée sur l'entonnoir fibreux avec lequel il se continue cependant de tous les côtés.

Il part de la partie médiane de la face superficielle du muscle droit externe sur laquelle il s'implante avec une telle solidité qu'en l'arrachant, on déchire toujours des fibres musculaires; sa surface d'implantation est de 4 à 5 millimètres. Il se dirige d'arrière en avant et, très légèrement, de dedans en dehors vers l'angle externe du rebord orbitaire. Sa largeur moyenne est de 7 à 8 millimètres; sa longueur, depuis le point le plus reculé de son adhérence au muscle jusqu'à son insertion orbitaire, est de 18 à 20 millimètres. Il atteint sa plus grande épaisseur qui varie de 3 à 6 millimètres à son insertion orbitaire.

En l'examinant attentivement après l'avoir débarrassé de l'amas celluloadipeux qui le recouvre, nous remarquons qu'il n'est pas formé d'un faisceau compact, mais de plusieurs languettes parallèles dont quelques-unes sont très ténues. La plus volumineuse se rencontre constamment au bord supérieur, renforcée par une partie de l'aileron externe du muscle droit supérieur (fig. 40, ASE) qui passe sous la glande lacrymale et s'accole au bord supérieur de l'aileron du muscle droit externe. Sur des coupes transversales ou antéro-postérieures, nous constatons que ces faisceaux sont séparés entre eux par des noyaux adipeux, par des veinules et par des lobules de la glande lacrymale qui s'engagent dans les interstices.

D'après Sappey et la plupart des auteurs, « la face externe du *muscle* droit externe répond antérieurement à la portion orbitaire de la glande lacrymale

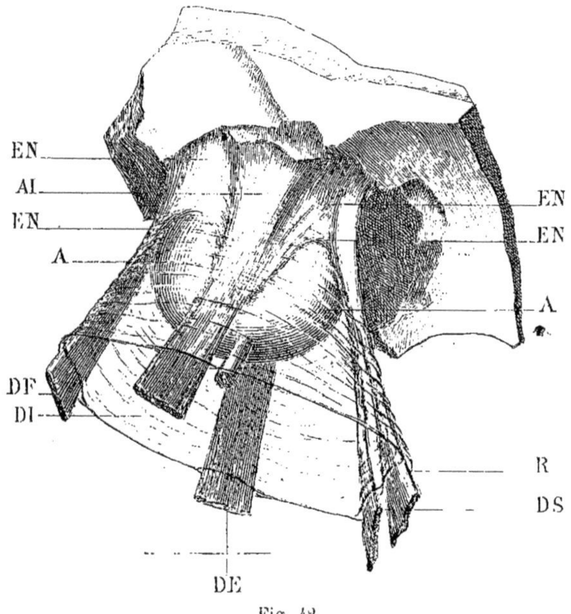

Fig. 42.

Aileron ligamenteux interne.

DI, muscle droit interne. — DF, muscle droit inférieur. — DE, muscle droit externe. — DS, muscle droit supérieur. — R, muscle releveur de la paupière. — AI, aileron interne. — EN, entonnoir. — AA, gaines musculaires et lamelles intermusculaires.

qui la croise à angle droit mais qui ne s'étend pas cependant jusqu'à sa partie inférieure ». Nous devons relever cette erreur. La glande lacrymale située près du rebord orbitaire ne peut, en quoi que ce soit, affecter des rapports avec le *muscle*. Elle est logée entre l'*aileron externe* et l'*aileron supérieur externe*, débordant sur ce dernier.

L'aileron externe offre, dans ses deux tiers postérieurs, la structure de la plus grande partie de l'aponévrose orbitaire, mélange de tissu fibreux et élastique. Dans son tiers antérieur, près de l'insertion orbitaire, Sappey a découvert de nombreuses fibres lisses. Cette accumulation de fibres musculaires en ce point est contraire à ce que nous avons observé chez les vertébrés. Lorsque les ailerons contiennent des fibres musculaires, celles-ci émanent directement du muscle droit lui-même et l'aileron devient de plus en plus fibreux en s'avançant vers le rebord orbitaire.

Variétés. — Les mesures que nous venons de donner indiquent, par l'écart des chiffres, les variations notables que l'on rencontre dans le volume de l'aileron externe. Nous dirons pour lui, comme pour les autres ailerons, que son épaisseur est généralement en rapport avec le développement musculaire. Cependant nous avons vu des sujets dont les muscles atteignaient un développement moyen, ne présentant que des ailerons relativement faibles. Dans ce cas, nous avons toujours remarqué que l'entonnoir aponévrotique devenait plus épais et plus résistant dans son ensemble, comme chez les ruminants, les solipèdes, etc.

Aileron interne. — L'aileron ligamenteux interne est moins épais et plus large que l'aileron externe. Sa surface est tomenteuse surtout en arrière où de nombreuses cloisons cellulo-adipeuses viennent se jeter sur lui. Il ne présente pas d'interstices comme le ligament externe. Sa couleur est d'un gris jaunâtre et, près du rebord orbitaire, d'un rouge pâle (fig. 41, Al).

Bien que la saillie qu'il forme sur les parties voisines de l'aponévrose soit beaucoup moins apparente que celle de l'aileron externe, on peut le distinguer facilement en le tendant par la traction en arrière du muscle droit interne.

On se rend encore mieux compte de ses limites en appliquant sur lui la pulpe du doigt près de son insertion orbitaire; une traction brusque du muscle droit interne imprime une tension plus forte à l'aileron proprement dit qu'aux parties aponévrotiques qui l'entourent et le doigt peut suivre aisément la bandelette ainsi tendue. On observe alors que l'aileron ne vient que des trois quarts inférieurs de la surface du muscle; au quart supérieur fait suite l'entonnoir aponévrotique continu sans doute avec l'aileron, mais qui s'en distingue par une épaisseur moindre et une tension plus faible.

La largeur de l'aileron interne est de 8 à 10 millimètres. Sa longueur est de 15 à 18 millimètres, son épaisseur moyenne est d'un millimètre; elle prend 1 millimètre et demi près de l'insertion orbitaire.

Sa surface d'adhérence intime au muscle est de 3 à 4 millimètres. Après avoir abandonné le muscle, il se porte vers l'angle interne de l'orbite et s'insère sur la moitié supérieure de la crête de l'unguis, et sur la suture fronto-ethmoïdale.

De sa face antérieure, près de l'insertion orbitaire, partent des brides fibreuses qui plongent dans la caroncule et l'unissent intimement avec celle-ci, en sorte qu'un recul notable de l'aileron s'accompagnera nécessairement d'un enfoncement de la caroncule.

L'aileron interne contient, dans toute sa longueur, des fibres élastiques en plus grand nombre que dans l'aileron externe. Sappey lui a décrit des fibres musculaires lisses occupant, comme dans l'aileron externe, le voisinage de l'insertion orbitaire (*muscle orbitaire interne,* Sappey).

VARIÉTÉS. — Dans les orbites où la graisse est très abondante et les muscles atrophiés, l'aileron interne est le plus indistinct de tous les ailerons et sa dissection devient très difficile pour qui n'a pas une grande expérience des muscles de l'orbite. Dans les conditions opposées, nous l'avons vu acquérir une épaisseur de 2 et même 3 millimètres et former une saillie presque aussi prononcée que la saillie normale de l'aileron externe.

Ailerons supérieurs. — Si nous tendons le muscle droit supérieur par une

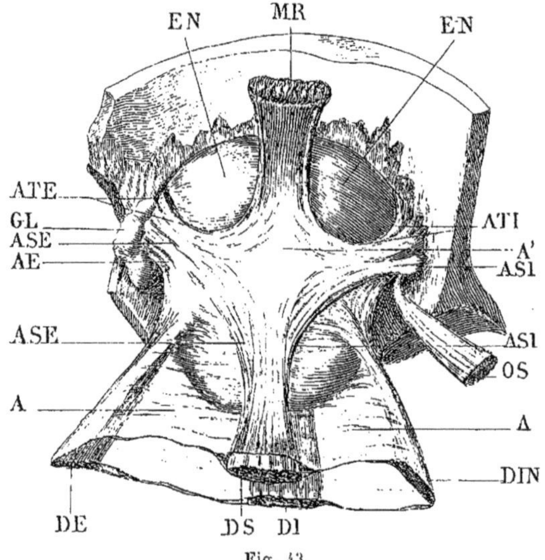

Fig. 43.

Ailerons ligamenteux supérieurs.

DS, muscle droit supérieur. — DI, muscle droit inférieur. — DIN, muscle droit interne. — DE, muscle droit externe. — MR, muscle releveur de la paupière. — OS, muscle oblique supérieur. — GL, glande lacrymale soulevée de sa loge. — A, lames cellulo-fibreuses intermusculaires. — ASE, aileron supérieur externe. — ASI, aileron supérieur interne. — ATE, aileron tendineux externe. — ATI, aileron tendineux interne. — A', gaine du muscle droit supérieur se jetant sur la face profonde du muscle releveur.

traction en arrière, après avoir soulevé le muscle releveur de la paupière, nous voyons très distinctement un cordon fibreux qui, partant du bord interne du muscle droit supérieur à 27 ou 28 millimètres du fond de l'orbite, se dirige en avant et en dedans vers la poulie du muscle grand oblique à laquelle il s'insère avec la gaine de ce muscle (*aileron supérieur interne*) (fig. 42 et 43, ASI).

De cet aileron se détachent fréquemment, comme l'a constaté CRUVEILHIER, un ou deux faisceaux qui se jettent sur la gaine du tendon du muscle grand oblique (fig. 43), rappelant les connexions musculo-aponévrotiques normales entre les mêmes muscles d'un grand nombre de mammifères.

Il n'est pas très rare de voir des fibres musculaires se détacher du corps du muscle droit supérieur et se rendre dans cet aileron qui devient ainsi un véritable tendon orbitaire. Deux pièces de notre collection le démontrent d'une manière certaine. Mais on ne doit admettre cette disposition qu'après examen attentif ; l'adhérence du cordon fibreux au bord du muscle est en effet tellement intime qu'au premier abord, tous les ailerons semblent contenir des fibres musculaires, tandis qu'en réalité il n'y a là qu'un fait exceptionnel chez l'homme.

Sur le bord externe du même muscle, une bandelette fibreuse plus aplatie que le cordon précédent se rend — après avoir jeté une expansion qui passe sous l'extrémité postérieure de la glande lacrymale et se termine dans l'ai-

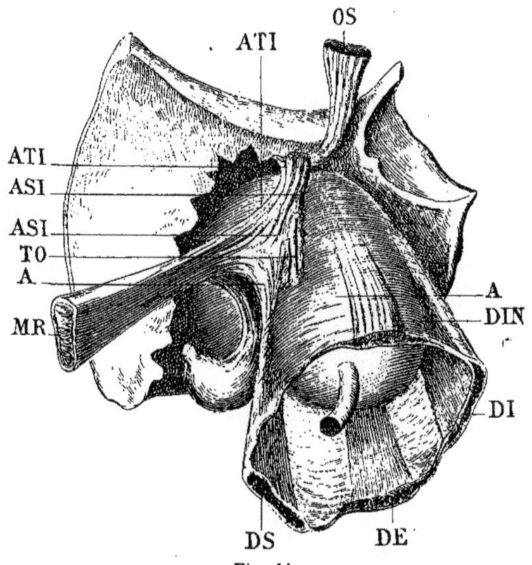

Fig. 44.

Aileron supérieur interne du muscle droit supérieur, vu de profil.

MR, muscle releveur de la paupière. — DS, muscle droit supérieur. — DE, muscle droit externe. — DIN, muscle droit interne. — DI, muscle droit inférieur. — OS, muscle oblique supérieur. — ASI, aileron supérieur interne du muscle droit supérieur. — ATI, aileron tendineux interne du muscle releveur. — TO, tendon du muscle grand oblique. La gaine — ouverte en partie — se soude avec l'aileron supérieur interne ASI et s'insère avec lui à la poulie.

leron ligamenteux du muscle droit externe; comme nous l'avons déjà dit — à l'angle externe de l'orbite, entre l'aileron externe et l'extrémité tendineuse externe du muscle releveur avec laquelle elle se confond en partie (fig. 40, 42 et 43, ASE). C'est l'*aileron supérieur externe*.

Le muscle droit supérieur possède donc deux ailerons latéraux au lieu d'un aileron médian. Cette disposition tient à la présence du large tendon du muscle releveur qu'un aileron unique médian aurait dû traverser pour se rendre à l'orbite.

Chez les vertébrés munis d'un muscle releveur de la paupière, les ailerons du muscle droit supérieur sont également dédoublés. Dans les vertébrés où les paupières et, par conséquent, le muscle releveur manquent, on ne trouve qu'un aileron supérieur médian (thynnus) (fig. 46, AM).

Ailerons tendineux du muscle releveur de la paupière. — Les bords interne et externe du large tendon du muscle releveur (muscle orbito-palpébral de Sappey) s'incurvent en dedans ou en dehors en suivant exactement la courbe des deux ailerons supérieurs qu'ils recouvrent. Ils s'insèrent avec eux ou près d'eux aux angles de l'orbite (fig. 40 et 42, ATE, ATI).

Lorsqu'on exerce une traction énergique sur le muscle releveur, ses deux extrémités tendineuses insérées aux angles de l'orbite, arrêtent le mouvement. La ligne de tension qui va de l'une à l'autre extrémité des tendons se dessine nettement sous forme d'une corde, d'une saillie transversale et concave en avant.

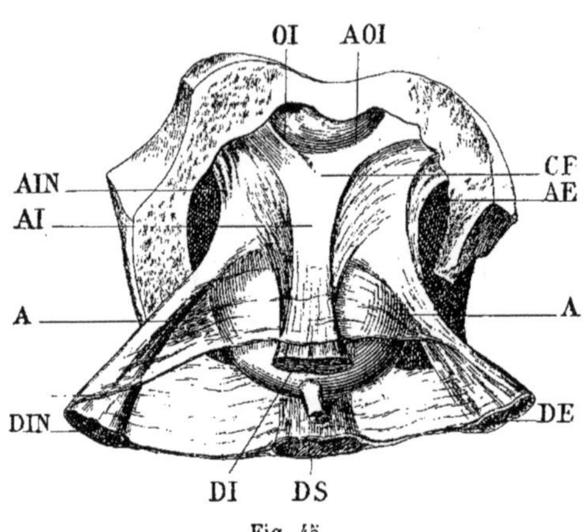

Fig. 45.

Aileron ligamenteux inférieur.

DI, muscle droit inférieur. — DS, muscle droit supérieur. — DE, muscle droit externe. — DIN, muscle droit interne. — OI, muscle oblique inférieur. — A, lamelles cellulo-fibreuses intermusculaires et gaine des muscles. — AOI, aileron inférieur. — CF, cravate fibreuse de la gaine du muscle droit inférieur enveloppant la partie médiane du muscle oblique inférieur. — AIN, aileron interne. — AE, aileron externe.

En même temps, la partie antérieure du tendon du muscle releveur qui se rend au cartilage tarse est immobilisée ; le mouvement d'élévation de la paupière est enrayé.

Cette disposition rappelle exactement — tant au point de vue anatomique que physiologique — la double insertion en avant, fixe et mobile, des muscles de l'œil et se calque particulièrement sur celle du muscle droit supérieur. La seule différence consiste dans la structure de ces expansions orbitaires : véritables tendons pour le muscle releveur, pseudo-tendons pour les muscles droits.

Pour fixer à la fois cette analogie et cette différence, nous proposerons de désigner les tendons orbitaires du muscle releveur sous le nom d'*ailerons tendineux* du muscle releveur de la paupière.

Aileron inférieur. — Nous croyons avoir donné la première description exacte et précise de l'aileron inférieur qui présente une disposition toute particulière.

A 22 millimètres du fond de l'orbite, le feuillet superficiel de la gaine du muscle droit inférieur s'épaissit brusquement et, pendant que le muscle s'incurve vers son insertion scléroticale en passant sous le muscle petit oblique, la bande fibreuse ainsi formée se jette sur le bord postérieur de la partie moyenne du muscle petit oblique. Elle se dédouble en se renforçant de la propre gaine de ce dernier muscle qu'elle enveloppe comme une *cravate fibreuse* (fig. 44).

Jusqu'ici il n'y a pas d'aileron proprement dit puisqu'il n'y a pas d'insertion à l'orbite.

Mais, du bord antérieur du muscle petit oblique, faisant suite à l'expansion du muscle droit inférieur, part une bandelette fibreuse qui se dirige obliquement d'arrière en avant et de dedans en dehors. Elle s'insère à 4 ou 5 millimètres au-dessous du rebord orbitaire, à peu près à égale distance de

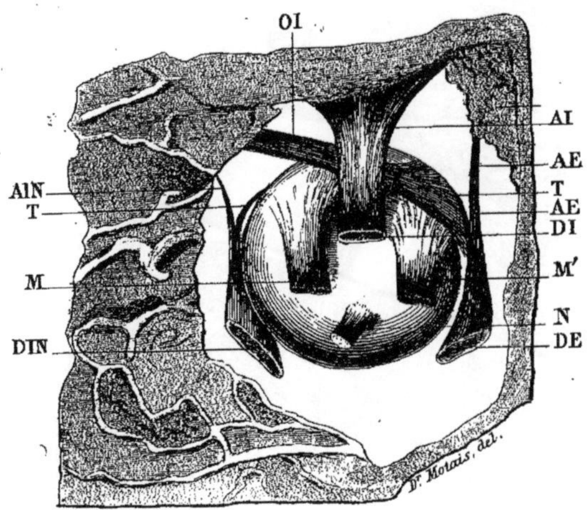

Fig. 46.
Ailerons musculo-tendineux du chien.

DI, muscle droit inférieur. — DE, muscle droit externe. — DIN, muscle droit interne. — MM', faisceaux du muscle choanoïde. — OI, muscle oblique inférieur. — TT, tendons des muscles droits interne et externe. — AI, aileron inférieur. — AIN, aileron interne. — AE, aileron externe.

l'aileron externe et de l'insertion orbitaire du muscle petit oblique (fig. 44, AOI).

Sa longueur est de 12 à 13 millimètres. Sa largeur varie suivant les points de son trajet. Au milieu, elle est de 2 ou 3 millimètres ; à son insertion musculaire, de 7 à 8 millimètres ; à son insertion osseuse de 5 à 6 millimètres. Elle présente donc la forme de deux triangles réunis par le sommet.

Nous venons de décrire l'aileron inférieur tel qu'il se présente habituellement.

Il est donc composé de deux parties : l'expansion fibreuse du muscle droit inférieur sur le muscle petit oblique et l'aileron proprement dit.

Chez tous les sujets, l'expansion de la gaine du muscle droit inférieur est la plus nacrée, la plus nettement fibreuse de toutes les lames aponévrotiques de l'orbite. Elle forme un lien d'une extrême solidité entre les muscles droit inférieur et petit oblique.

Quant à l'aileron proprement dit, il varie singulièrement dans son développement. Tantôt d'un tissu dense et très résistant, il forme, par la plus légère traction du muscle droit inférieur, une saillie très apparente sur l'entonnoir aponévrotique ; nous l'avons vu comparable par son aspect et son épaisseur aux ligaments articulaires. Chez les sujets adipeux et peu musclés, il s'efface au point de ne se dessiner que sous la traction énergique du muscle droit inférieur. Dans ce dernier cas, nous avons fait la même remarque que pour les autres ailerons affaiblis ; l'entonnoir aponévrotique devient relativement plus épais.

L'aileron que nous venons de décrire sert de double insertion orbitaire et

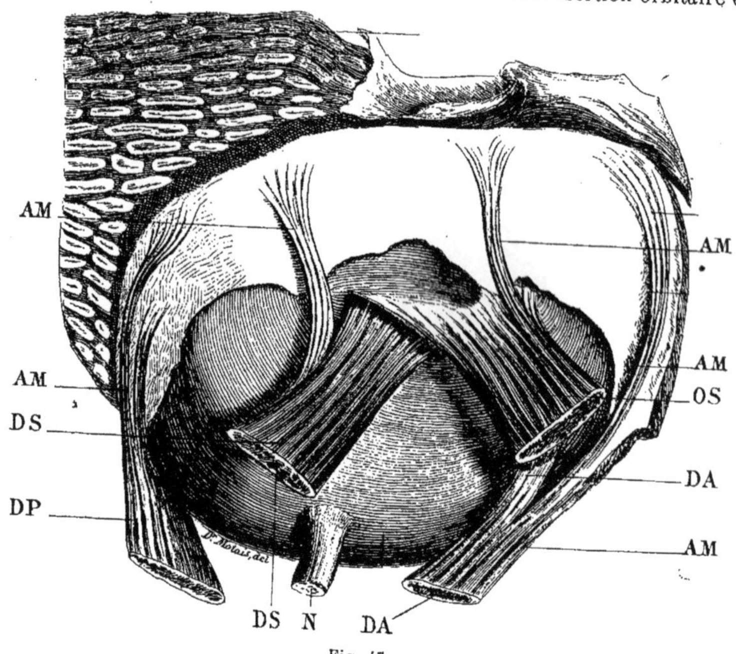

Fig. 47.

Ailerons musculaires du thon.

DP, muscle droit postérieur (muscle droit externe de l'homme). — DA, muscle droit antérieur (muscle droit nterne de l'homme). — DS, muscle droit supérieur. — OS, muscle oblique supérieur. — AM, AM, AM, AM, ailerons musculaires. — N, nerf optique.

de bande fibreuse de renvoi à deux muscles : le muscle droit inférieur et le muscle petit oblique.

En simulant la contraction du muscle petit oblique par une traction vers son insertion fixe, l'aileron proprement dit se tend en se rapprochant du rebord de l'orbite. L'expansion fibreuse du muscle droit inférieur se tend également. Le muscle petit oblique se réfléchit donc à la fois sur le muscle droit inférieur par sa cravate fibreuse et sur l'angle inféro-externe de l'orbite par l'aileron.

Dans la traction en arrière du muscle droit inférieur, l'aileron se tend manifestement de dedans en dehors. La partie antérieure du muscle petit oblique comprise entre la cravate fibreuse et son insertion fixe se tend également, mais de dehors en dedans. Le muscle droit inférieur se meut sur ces deux cordons de renvoi, l'un fibreux, l'autre musculaire.

Le muscle petit oblique a donc deux points de réflexion : l'aileron proprement dit et le muscle droit inférieur par l'intermédiaire de la cravate fibreuse.

La réflexion du muscle droit inférieur est également double : sur l'aileron

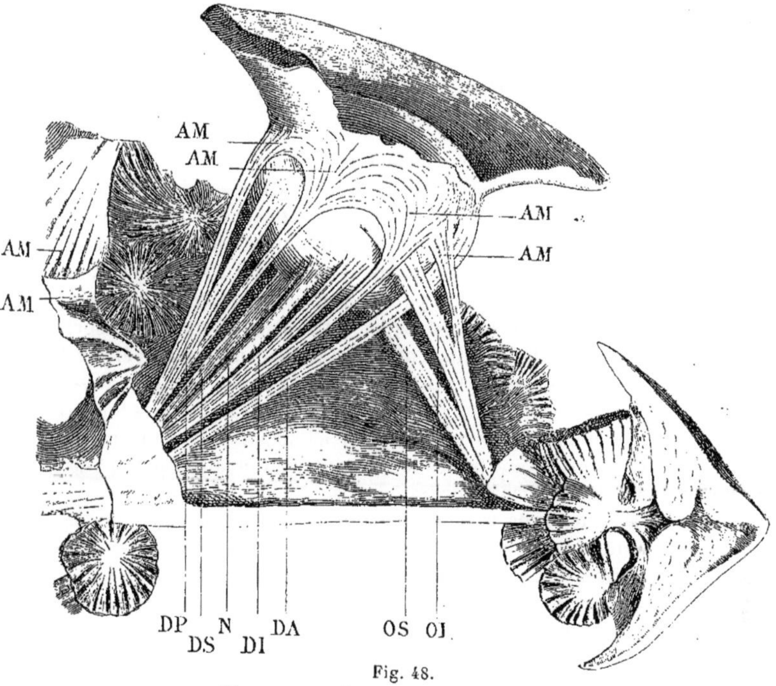

Fig. 48.

Ailerons musculaires de l'orgathoriscus mola.

DP, muscle droit postérieur (muscle droit externe de l'homme). — DA, muscle droit antérieur (muscle droit nterne de l'homme). — DS, muscle droit supérieur. — DI, muscle droit inférieur. — OS, muscle oblique supérieur. — OI, muscle oblique inférieur. — AM, AM, ailerons musculaires, simples ou doubles, s'épanouissant eu forme de collerette sur l'entonnoir aponévrotique. — N, nerf optique.

proprement dit et sur la partie antérieure du muscle petit oblique ; cette bifurcation présente une certaine analogie avec la disposition des deux ailerons latéraux du muscle droit supérieur.

Ailerons chez les vertébrés. — Nous avons trouvé non plus des ailerons ligamenteux, c'est-à-dire des simples renfoncements fibreux de la gaine des muscles se rendant à l'orbite, mais de véritables tendons orbitaires dans tous les ordres de poissons.

Parmi les téléostéens, le thon (fig. 46), parmi les ganoïdes, l'esturgeon, présentent des tendons accessoires qui se détachent des six muscles et se jettent sur l'entonnoir fibreux. L'orgathoriscus mola offre, à cet égard, une disposition remarquable; ses tendons accessoires, très longs, s'épanouissent en éventail sur l'entonnoir, et leur série forme une collerette très élégante (fig. 47, AM). Nous avons dû rectifier l'erreur de Cuvier qui avait pris cette collerette pour un muscle orbiculaire.

Chez certains mammifères, notamment chez les carnivores (fig. 45), les tendons orbitaires sont aussi nets.

ENTONNOIR APONÉVROTIQUE

Comme nous venons de le voir, le feuillet superficiel de la gaine musculaire s'épaissit en avant, pour former les ailerons.

Jusqu'à l'équateur de l'œil, les intervalles situés entre les ailerons sont remplis par une couche abondante de graisse. Cette massse adipeuse est enveloppée et cloisonnée par les mailles cellulo-fibreuses plus ou moins serrées, émanant des lames intermusculaires des gaines et des bords des ailerons.

Il est visible que dans toute la partie comprise entre l'équateur de l'œil et le fond de l'orbite, les muscles se déplacent à peine et que leur effort n'est supporté que par les ailerons. Ils n'ont donc nullement besoin d'être reliés et maintenus, à ce niveau, par une membrane contentive d'une grande solidité. Un tissu de remplissage est seul indiqué et, comme il arrive dans toute région de l'économie, l'aponévrose n'ayant à subir ici aucun effort de traction ou de contention, se résout en une mince lamelle intermusculaire émettant de nombreux et fins cloisonnements sur les lobules adipeux.

Il est facile toutefois de se rendre compte, en absorbant la graisse par une compression entre deux feuilles de papier buvard, que tout ce tissu aréolaire se rattache directement aux gaines musculaires et aux ailerons.

Une exception dont l'explication nous échappe, très remarquable pour sa constance, nous le démontre encore plus nettement. Entre le muscle droit supérieur et le muscle droit externe, l'aponévrose se reconstitue sous la couche graisseuse et forme une large expansion triangulaire qui s'étale, comme la membrane interdigitale des palmipèdes, du bord supérieur du muscle droit externe et de l'aileron externe au bord externe du muscle droit supérieur et de son aileron. Son bord postérieur concave s'étend souvent jusqu'au niveau du pôle postérieur du globe (fig. 41, EN).

Nous ajouterons — fait beaucoup plus significatif — que chez quelques sujets d'un développement musculaire et aponévrotique exceptionnel, la disposition que nous venons de décrire s'étend à tous les intervalles musculaires.

Mais la continuité de la gaine de la partie postérieure des muscles avec l'entonnoir que nous allons décrire se manifeste directement le long des muscles droit supérieur et releveur de la paupière. La gaine s'étend ici sans interruption du sommet de l'orbite à sa base. Ce point, qui n'a pas été suffisamment remarqué, démontre clairement l'unité du système aponévrotique de l'orbite.

En se rapprochant du rebord orbitaire, le rôle de l'aponévrose réapparaît dans toute la circonférence de l'orbite.

On constate en effet, par le tiraillement d'un muscle quelconque, que, si le principal effort s'exerce toujours sur l'aileron, l'aponévrose adjacente subit cependant un certain degré de traction. Il s'ensuit qu'à partir de l'équateur du globe, l'aponévrose se reconstitue partout sous la couche graisseuse pour former avec les ailerons *un entonnoir membraneux complet* (fig. 41, 42, 43, 44, 45) qui s'insère sur tout le pourtour orbitaire et sur les paupières et ne présente aucune interruption, comme il est facile de le constater soit d'arrière en avant, après extraction de la graisse, soit d'avant en arrière, après avoir excisé la conjonctive et le tissu cellulaire des culs-de-sac.

Mais il ne faudrait pas chercher ici, pas plus que dans la plupart des autres parties — même les plus saillantes — de l'aponévrose orbitaire, du tissu fibreux pur présentant l'aspect nacré et brillant de l'aponévrose fémorale.

Nous n'avons sous les yeux qu'une toile cellulo-fibreuse ininterrompue, à mailles assez serrées cependant, pour constituer dans son ensemble une membrane parfaitement définie. Elle représente un entonnoir ou un diaphragme concave en avant. Tillaux, qui l'a bien observée, constate qu'en s'unissant en arrière à la capsule fibreuse du globe elle sépare la cavité orbitaire en deux loges : une loge postérieure ou orbitaire ; une loge antérieure ou oculaire.

Ce fait est exact au point de vue anatomique comme au point de vue chirurgical. Cependant le tissu n'est pas assez dense pour former une barrière infranchissable entre les deux loges. Un abcès ou une hémorragie intraorbitaire s'infiltreront peu à peu dans l'épaisseur des paupières et sous la conjonctive.

Prenons maintenant l'entonnoir membraneux *au bord supérieur de l'aileron externe* et suivons-le autour de l'orbite.

Il envoie en arrière un prolongement que nous avons décrit entre les muscles droit supérieur et externe; en avant, près du rebord orbitaire, il comble l'étroit espace triangulaire compris entre l'aileron externe et une partie de l'aileron supérieur externe.

Il forme l'aileron supérieur externe, puis se jette sur l'aileron tendineux externe du muscle releveur. Il se dédouble sur le bord de cet aileron pour envelopper le large tendon du releveur.

Sa *lame superficielle* tapisse la face supérieure du tendon du muscle releveur et s'insère au-devant de lui, à la lèvre supérieure du bord supérieur du cartilage tarse ; mais en passant sous l'arcade orbitaire, elle envoie à celle-ci un mince feuillet qui prend insertion sur le rebord de l'orbite, complétant ainsi la cloison de la loge orbitaire (fig. 37, LT).

Sa lame *profonde* tapisse la face inférieure du tendon du releveur et s'insère au-dessous de lui à la lèvre inférieure du bord supérieur du cartilage tarse. Mais cette lame profonde du releveur reçoit, comme nous l'avons dit, toute la gaine superficielle (fig. 41, 42 et 43, A') du muscle droit supérieur qui se soude avec elle et la renforce.

Ces connexions aponévrotiques entre le muscle droit supérieur et le muscle releveur rendent encore plus intime l'union que nous avons déjà constatée entre les deux muscles élévateurs du globe et de la paupière.

Nous nous rappelons en effet que ces deux muscles, issus du même point de départ, se superposent, suivant exactement le même trajet, et décrivent la même courbe dans toute leur partie postérieure jusqu'au tendon. Dans cette même partie, nous les avons vus en arrière unis par leurs gaines ; nous les retrouvons en avant, reliés plus étroitement encore par les feuillets de l'entonnoir aponévrotique qui font suite à leurs gaines, et par la forme et la direction identiques de leurs doubles ailerons.

Poursuivant leur marche en avant, les deux tendons décrivent toujours la même courbe, l'un à la face profonde de la paupière, l'autre sous la conjonctive, séparés seulement par les couches très minces de la capsule antérieure et des conjonctives bulbaire et palpébrale.

Ces connexions anatomiques si étroites entraînent une synergie physiologique non moins remarquable. Lorsque le muscle élévateur du globe porte l'œil en haut, le muscle élévateur de la paupière se contracte pour découvrir la pupille.

Notons que ce dernier mouvement n'est pas un simple redressement vertical de la paupière, mais une véritable rotation de bas en haut et d'avant en arrière que traduit assez bien l'expression de *mouvement de charnière.* L'union est telle que même dans la contraction *isolée* du muscle droit supérieur, la paupière est légèrement soulevée.

Nous avons été frappé, dès le début de nos recherches sur l'appareil moteur de l'œil, de ces relations si complètes des deux muscles et nous en avons conclu que les deux élévateurs de la paupière et du globe étaient particulièrement désignés pour se suppléer réciproquement.

Dans le ptosis par exemple, nous pensions qu'au lieu de l'immobilité de la paupière par le procédé de Galezowski ou de son redressement indirect et incomplet par le procédé de Dransart, la greffe d'une partie du tendon du muscle droit supérieur sur la paupière devait rendre à celle-ci son mouvement physiologique de rotation en haut et en arrière.

Nous avons réalisé cette idée dans notre opération de ptosis par la greffe palpébrale d'une languette médiane du tendon du muscle droit supérieur. Le résultat prévu a été atteint. Qu'il nous soit permis de faire remarquer que cette opération nouvelle est due tout entière à une déduction raisonnée d'une étude anatomique attentive.

Reprenons l'entonnoir membraneux au niveau du tendon du muscle releveur de la paupière :

Au bord interne de ce tendon, les feuillets superficiel et profond du releveur se soudent ; le fascia de l'entonnoir ainsi reconstitué s'unit à la gaine latérale du muscle droit supérieur pour former l'*aileron supérieur interne* (fig. 43, ATI), comble l'espace entre celui-ci et l'aileron interne (fig. 42, EN), forme l'*aileron interne,* s'étend jusqu'à la partie antérieure du muscle petit oblique qu'il enveloppe, s'épaissit pour la *cravate fibreuse* que le muscle droit inférieur envoie sur le muscle petit oblique ; de la cravate fibreuse et de la gaine du muscle petit oblique il se dirige vers l'*aileron externe* en formant, chemin faisant, l'*aileron inférieur*.

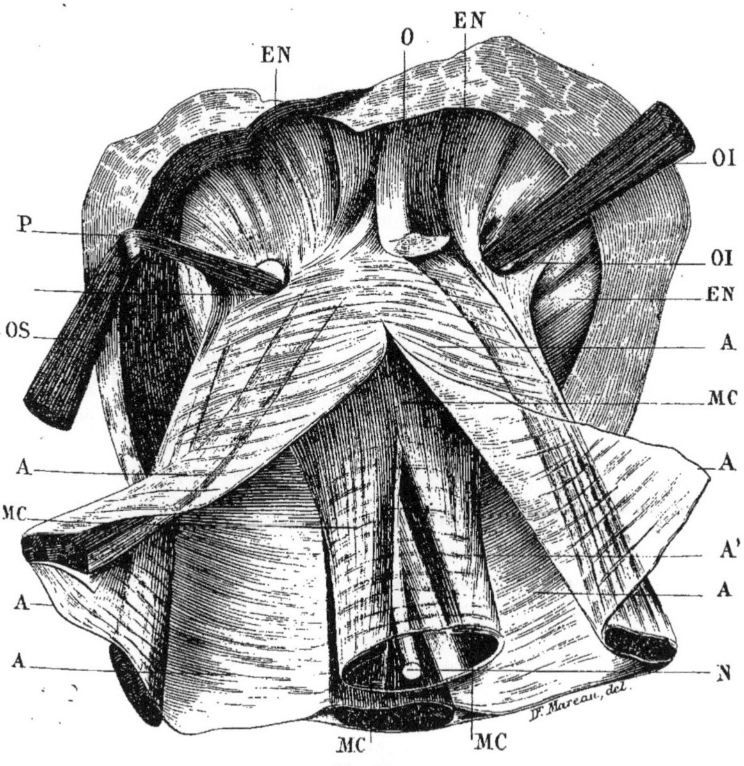

Fig. 49.

Aponévrose orbitaire du cheval.

OS, muscle oblique supérieur. — OI, muscle oblique inférieur. La gaine de ces deux muscles est enlevée. — MC, muscle choanoïde recouvert de sa gaine A'. — A, A, lames aponévrotiques intermusculaires et gaines des muscles droits. — EN, EN, entonnoir aponévrotique. — N, nerf optique. — P, poulie du muscle grand oblique.

De l'aileron interne à l'aileron externe, l'entonnoir membraneux s'insère en se dédoublant comme dans la moitié supérieure de l'orbite, par une lamelle au rebord orbitaire et par l'autre au cartilage tarse de la paupière inférieure (fig. 37, LT). Cette dernière insertion permet au droit inférieur d'abaisser légèrement la paupière.

Entonnoir aponévrotique chez les vertébrés. — Il existe chez tous les vertébrés. Parfaitement net chez les poissons dépourvus de tous les organes accessoires, plus ou moins épais et dense dans les autres classes, suivant le développement des muscles de l'orbite, il devient très apparent chez les carnivores, mais il prend son maximum d'épaisseur chez les solipèdes (âne) et chez les ruminants qui ne possèdent pas d'ailerons (fig. 49, EN).

III. — FASCIA SOUS-CONJONCTIVAL OU CAPSULE ANTÉRIEURE

Nous avons vu que le feuillet superficiel de la gaine des muscles se divise, à la naissance des ailerons, en deux fascias ; le premier, que nous venons de décrire, s'écarte des muscles et se dirige vers la circonférence de l'orbite et des paupières (entonnoir aponévrotique avec ses ailerons).

Le second prolonge exactement en avant le feuillet superficiel de la gaine, en suivant la face antérieure du muscle et du tendon, et s'étalant sur la sclérotique dans les intervalles musculaires, jusqu'à la cornée. C'est le *fascia sous-conjonctival.*

Vu par devant, après excision de la conjonctive et du tissu cellulaire sous-conjonctival des culs-de-sac, il semble naître de l'angle ouvert en avant formé :

Au niveau des muscles, par l'aileron qui se rend à l'orbite et par le muscle qui s'infléchit sur l'hémisphère antérieur;

Dans les intervalles musculaires, par l'entonnoir qui s'écarte vers le rebord orbitaire et par la capsule fibreuse postérieure du globe. De cet angle se détache une membrane molle, comme la capsule postérieure, et presque translucide. C'est le *fascia sous-conjonctival,* prolongement direct, comme nous l'avons dit, du feuillet superficiel de la gaine musculaire.

Dans les intervalles musculaires, ce fascia s'avance jusqu'à la cornée en se moulant sur la sclérotique. Au niveau des muscles, il gagne également la cornée après avoir recouvert la face superficielle de la portion oculaire du muscle et du tendon. L'ensemble de ce fascia enveloppe tout l'hémisphère antérieur jusqu'à la cornée et prend le nom de *capsule antérieure.* La *capsule antérieure* et la *capsule postérieure* soudées vers l'équateur de l'œil, sur la ligne de départ de l'entonnoir, forment la *capsule fibreuse du globe.*

Nous reviendrons sur cette capsule fibreuse complète.

Reprenons quelques points intéressants de la *capsule antérieure.*

Souple et à peu près translucide sur le vivant et sur le cadavre à l'état frais, elle est assez variable dans son épaisseur suivant les sujets. En général elle est plus développée chez les enfants et chez les individus bien musclés. Elle est toujours moins épaisse au milieu de l'espace intertendineux.

RAPPORTS. — On peut lui considérer une extrémité postérieure ; une extrémité antérieure ; une face superficielle ; une face profonde.

Extrémité postérieure. — Nous venons de dire que la capsule antérieure se détachait de l'angle formé par l'aileron et le muscle et, dans les intervalles musculaires, de l'angle formé par l'entonnoir et la capsule postérieure auxquels elle se soude.

Extrémité antérieure. — La capsule antérieure s'arrête au pourtour de la cornée.

Face superficielle. La face superficielle est en rapport d'arrière en avant: Avec la face profonde des ailerons ou de l'entonnoir dans un très court espace de 1 à 2 millimètres, — puis avec le cul-de-sac conjonctival dont elle est séparée par un tissu cellulaire lâche — *tissu cellulaire sous-conjonctival.* — Nous n'avons jamais constaté de brides fibreuses reliant cette partie de la capsule au rebord orbitaire (Parinaud).

Elle se place ensuite sous la conjonctive bulbaire et s'avance jusqu'à la cornée. Le tissu cellulaire sous-conjonctival devient de moins en moins distinct de la membrane fibreuse en se rapprochant de la cornée, et se confond tout à fait avec elle sur le pourtour cornéen.

Face profonde. — Ses rapports varient suivant que nous la prenons au-devant des muscles et des tendons ou dans les intervalles musculaires.

Dans les intervalles musculaires.—La face profonde de la capsule antérieure est en rapport, d'arrière en avant : 1° avec la cavité de Ténon et la séreuse oculaire qui la séparent de la sclérotique sur laquelle elle glisse sans la moindre adhérence ; 2° à partir de la ligne irrégulière qui rejoint les extrémités des insertions tendineuses, la cavité de Ténon n'existe plus et la capsule antérieure s'applique directement sur la sclérotique à laquelle elle adhère. Son adhérence à la sclérotique devient de plus en plus intime jusqu'au bord de la cornée.

Au-devant des muscles et des tendons. — La face profonde de la capsule antérieure contracte avec la face superficielle et les bords des muscles et des tendons, des adhérences très importantes au point de vue chirurgical, soigneusement décrites par Boucheron.

La capsule antérieure adhère à toute la face superficielle du muscle et du tendon, sauf dans un espace médian, très variable dans ses dimensions, occupé par une *bourse séreuse* de forme allongée. Ce sont les *adhérences prémusculaires* de Boucheron.

Bourses séreuses prétendineuses. — Au-devant de l'extrémité antérieure de chaque muscle droit, s'étend une cavité de forme allongée, cloisonnée par des filaments celluleux très déliés (*Bourses séreuses prétendineuses* de Boucheron).

Ces bourses séreuses sont limitées : profondément par la face antérieure du muscle et du tendon ; superficiellement, en avant et en arrière, par les adhérences prémusculaires de la capsule antérieure. Au-devant du muscle droit externe, la bourse séreuse s'arrête à 3 ou 4 millimètres de l'insertion scléroticale du tendon. Sa longueur est, en moyenne, de 11 à 12 millimètres. Elle occupe, en largeur, la plus grande partie du tendon et du muscle, refoulant les adhérences prémusculaires de chaque côté à 1 ou 2 millimètres des bords. La bourse séreuse du muscle droit interne est la plus parfaite. Elle ne laisse qu'un millimètre de chaque côté aux adhérences prémusculaires. Sa longueur est de 9 à 10 millimètres, sa cavité est plus libre que celle du muscle droit externe et ses cloisonnements celluleux plus déliés. La bourse séreuse du muscle droit supérieur est encore manifeste, bien que ses limites soient moins nettes et sa cavité plus cloisonnée. Au-devant du muscle droit inférieur la bourse séreuse devient rudimentaire et peu distincte.

Telle est la disposition habituelle. Elle varie fréquemment ; nous avons assez souvent constaté l'absence ou l'état rudimentaire de toutes les bourses séreuses, sauf de celle du muscle droit interne qui nous a paru constante.

La capsule contracte donc des *adhérences prémusculaires* avec la face antérieure du muscle et du tendon de chaque côté des bourses séreuses. En outre, elle s'unit à la lèvre antérieure des bords des muscles et des tendons par des adhérences solides (*adhérences latérales*). Au delà du tendon, la capsule s'insère immédiatement à la sclérotique et s'avance, de plus en plus étroitement unie à la coque fibreuse de l'œil, jusqu'à la cornée. Par les adhérences prémusculaires et latérales, les muscles et les tendons font corps avec la capsule antérieure qui, d'autre part, s'insère à la sclérotique au-devant des tendons et dans toute la largeur des intervalles tendineux. Il en résulte que le muscle ne s'implante pas seulement sur le globe par son tendon, mais aussi par la large insertion supplémentaire de la capsule.

La pratique de la strabotomie démontre que l'insertion capsulaire est aussi importante que l'insertion tendineuse, une section du tendon sans débridement capsulaire n'ayant qu'un effet minime sur le recul du muscle. Les conséquences opératoires d'une telle disposition ressortent d'elles-mêmes. Pour obtenir un recul notable du muscle dans la strabotomie, il sera nécessaire de compléter la section tendineuse par une section capsulaire, mais dans quel sens ?

Débridement des adhérences prémusculaires. — Ce débridement ne peut avoir beaucoup d'action si les adhérences latérales sont respectées. Il ne faut jamais perdre de vue que la véritable attache capsulaire des muscles et des tendons au globe est l'insertion scléroticale de la capsule dans les intervalles tendineux. Le débridement prémusculaire ne change rien à cette insertion scléroticale à laquelle les adhérences latérales relient le muscle et le tendon. Il ne peut qu'isoler ceux-ci de la conjonctive dont la résistance au déplacement est généralement faible.

A propos de ces débridements prémusculaires, nous devons rectifier une petite erreur commune à beaucoup de chirurgiens qui n'ont pas étudié, sur le sujet, l'aponévrose orbitaire.

Dans bon nombre de publications anciennes et récentes, on retrouve l'appréhension de sectionner l'aileron au cours d'un débridement un peu étendu. Nous en parlons en ce moment parce que cet accident ne pourrait se produire que pendant le débridement *prémusculaire*, les ailerons n'existant qu'au *niveau des muscles*.

On ne prend pas garde que l'aileron ne commence qu'à 16 millimètres de l'insertion du muscle droit interne ; à 20 millimètres de l'insertion du muscle droit externe. Il faudrait donc pénétrer bien profondément, et bien inutilement, pour les rencontrer. Nous ajouterons d'après notre propre expérience que, même lorsqu'on recherche la section complète de l'aileron dans un but expérimental ou opératoire, cette section présente de sérieuses difficultés. Quelques coups de ciseaux égarés jusque-là n'entameraient qu'une très petite partie des larges et épaisses bandes fibreuses. Il convient donc d'attribuer à toute autre cause qu'à la section de l'aileron les incidents fâcheux qui peuvent survenir après une strabotomie.

Débridement des adhérences latérales. — Parinaud a proposé le débridement des adhérences de la capsule aux bords du muscle et du tendon, *parallèlement* à ces bords. Pour ce procédé, employé isolément, la partie débridée pourra seule se rétracter et, cela, strictement dans l'étendue de l'incision. Le tendon n'ayant pas de tendance rétractile, au moins immédiate, l'incision devra être prolongée le plus loin possible le long du muscle. Mais le véritable moyen, simple, pratique autant qu'efficace, d'augmenter à peu près à volonté le recul du muscle consiste dans la section des insertions scléroticales de la capsule, des deux côtés de l'insertion tendineuse, *perpendiculairement* à cette insertion. Chaque coup de ciseaux libérera le muscle tout entier d'un point d'attache à la sclérotique et lui donnera du champ pour le recul. Nous n'avons pas besoin d'insister sur ce fait trop connu.

Nous ne voulons pas dire cependant que le recul sera exactement proportionnel au débridement capsulaire. L'étendue du résultat est toujours variable suivant des conditions diverses, mais le résultat lui-même est constant. On sait d'ailleurs qu'un débridement capsulaire trop large expose, en dedans, à l'enfoncement de la caroncule et, partout, à la protrusion du globe.

L'enfoncement de la caroncule est produit indirectement par le recul exagéré du muscle ; celui-ci entraîne en arrière son aileron uni à la caroncule, comme nous l'avons vu, par des brides fibreuses.

L'exophtalmie résultant d'un large débridement capsulaire démontre admirablement la part très importante de la capsule antérieure dans l'équilibre du globe. La section seule du tendon ne déterminant pas de protrusion apparente, on doit en conclure en effet que la calotte fibreuse est le principal agent de contention de l'œil en avant, d'autant plus que l'exophtalmie disparaît lorsqu'on rétrécit la boutonnière fibreuse, soit par une suture, même verticale, de la plaie, soit en entraînant le globe en sens opposé par l'avancement musculaire ou capsulaire de l'antagoniste, et, dans ce dernier cas, le rôle de la capsule apparaît d'autant plus nettement que le recul relatif du muscle ténotomisé ne fait que s'accentuer.

Dans la *strabotomie par avancement,* le rôle de la capsule n'est pas moins important.

On conçoit fort bien que si l'insertion capsulaire est avancée près de la cornée et maintenue dans cette situation (*avancement capsulaire de de Wecker*) elle puisse devenir l'agent réel de traction du muscle sur le globe, le tendon restant plissé derrière cette corde tendue.

Dans l'*avancement musculaire,* il serait imprudent, pour plusieurs raisons, de ne saisir dans la suture que la surface tendineuse dénudée. On s'exposerait d'abord au dérapement des fils ; nous savons en outre, par les expériences de Kalt et par nos propres observations dans plusieurs opérations secondaires de strabotomie, que le tendon sectionné se soude à la sclérotique, non pas par une insertion directe, mais par un cal fibreux de la capsule. Il est donc nécessaire d'amener la capsule au point de soudure.

Nous pensons même qu'on n'obtient pas, par l'avancement musculaire doublé de ses adhérences prémusculo-tendineuses seules, tout le résultat qu'on pourrait obtenir de cette opération si l'on avançait en même temps une large bande de la capsule de chaque côté du tendon. Ce serait la contre-partie de l'effet de recul produit par le débridement des mêmes insertions capsulaires inter-tendineuses.

IV. — CAPSULE FIBREUSE DU GLOBE

La capsule fibreuse du globe a été considérée par Ténon et par tous les auteurs comme la partie essentielle, le centre d'irradiation de l'aponévrose orbitaire. Nous lui avons rendu son véritable rôle de diverticulum de l'aponévrose musculaire, dont nous ne contestons pas d'ailleurs l'importance au point de vue physiologique.

La capsule fibreuse du globe est formée en arrière par le repli de la gaine profonde des muscles (*capsule postérieure*) ; en avant par le fascia sous-conjonctival (*capsule antérieure*). Ces deux membranes se soudent vers l'équateur pour constituer l'enveloppe fibreuse du globe.

La capsule de l'œil enveloppe cet organe, du nerf optique à la cornée. Elle présente donc la forme d'une sphère creuse ouverte à ses deux pôles.

D'une teinte gris jaunâtre en arrière, translucide en avant, elle offre son maximum d'épaisseur à la partie moyenne. Sa caractéristique, indispensable à sa fonction, comme nous le verrons plus loin, est la souplesse et l'élasticité alliées à une résistance suffisante pour participer à la contention d'un organe très mobile.

Rapports. — Elle présente : un orifice postérieur, un orifice antérieur, une face superficielle, une face profonde.

Orifice postérieur. — Il entoure le nerf optique. La capsule se prolonge sur ce nerf en enveloppant sa gaine fibreuse propre. Elle est traversée par les vaisseaux et nerfs ciliaires. A leur niveau, elle se résout en tractus multiples, sortes de gaines pour le paquet vasculo-nerveux, par lesquels la capsule adhère fortement à la sclérotique autour du nerf optique.

Orifice antérieur. — La capsule s'arrête autour de la cornée. Elle forme, entre la cornée et la ligne d'insertion des tendons, une large ceinture adhérente à la sclérotique (*zone épisclérale*, siège principal de l'épisclérite).

Face superficielle. — Sa face superficielle est en rapport, en arrière, avec le tissu cellulo-adipeux rétro-bulbaire et la face profonde des muscles ; vers l'équateur, avec l'entonnoir et les ailerons ; en avant, avec la conjonctive.

Face profonde. — La face profonde recouvre la sclérotique dont elle est séparée par la séreuse oculaire, sauf sur les points suivants : la partie oculaire des muscles et le tendon qui s'interposent entre elle et la sclérotique. Au contraire, elle s'applique directement sur la sclérotique dans la zone épisclérale. La capsule fibreuse de l'œil est traversée, en arrière, par le nerf optique, les vaisseaux et nerfs ciliaires; vers l'équateur, par les quatre troncs des vasa vorticosa.

La capsule fibreuse de l'œil isole cet organe. Nous devons à Bonnet d'avoir démontré ce fait anatomique important au point de vue chirurgical. Il permet en effet de pratiquer l'énucléation du globe sans ouvrir largement la loge orbitaire; toutefois l'isolement n'est pas complet, comme on le croit communément; on ne peut en effet énucléer sans sectionner le paquet des vaisseaux et nerfs ciliaires autour du nerf optique et les tractus capsulaires qui les accompagnent. On ouvre ainsi une brèche étroite dans la loge orbitaire.

Comme l'entonnoir fibreux, la capsule fibreuse de l'œil ne présente pas une texture assez serrée pour arrêter longtemps l'infiltration des liquides. Dans l'hygroma aigu de la cavité séreuse de l'œil ou *ténonite*, la sérosité intraténonienne passe dès le deuxième ou troisième jour dans le tissu épiscléral.

Capsule fibreuse des vertébrés. — La capsule fibreuse de l'œil reçoit des modifications nombreuses dans la série des vertébrés.

Chez les poissons, elle est semblable, dans sa disposition générale, à celle de l'homme. Elle n'en diffère que par son épaisseur considérable dans certaines espèces. Chez les squales, elle s'insère en arrière sur la circonférence de la capsule cartilagineuse qui supporte le globe. Elle devient sous-jacente à l'appareil musculo-tendineux de la troisième paupière et du muscle choanoïde chez les reptiles, les oiseaux et un grand nombre de mammifères. Chez les ruminants, elle présente une disposition spéciale que nous décrirons plus tard.

L'énucléation des yeux pourvus d'un muscle choanoïde exposerait non seulement à des difficultés opératoires, mais à des complications dues à l'ouverture béante de la loge orbitaire.

V. — CAVITÉ DE TÉNON. SÉREUSE DE L'ŒIL

Entre la capsule fibreuse et la sclérotique existe un espace lymphatique qu'on désigne sous le nom de cavité ou de fente de Ténon. Cette cavité est virtuelle à l'état normal.

Nous lui décrirons une limite antérieure, une limite postérieure, une face viscérale, une face pariétale.

Limite antérieure. — Sa *limite antérieure* est intéressante pour l'ophtalmologiste. Elle est tracée par l'insertion des tendons des muscles droits et par la ligne de jonction des extrémités tendineuses sur laquelle s'insère la capsule fibreuse (fig. 33).

Cette ligne est irrégulière. Près de l'extrémité externe du tendon du muscle droit supérieur, elle s'éloigne de la cornée de 11 millimètres. Partout ailleurs elle varie entre 6 et 8 millimètres.

Si l'on veut pousser une injection dans la cavité de Ténon ou pratiquer la paracentèse sclérale au travers de cette cavité, et non dans la zone épisclérale, suivant le procédé que nous avons recommandé à plusieurs reprises (*Société française d'ophtalmologie*, 1901), on tombera, sans erreur possible, dans la séreuse oculaire en ponctionnant à 10 millimètres de la cornée, sauf près de l'extrémité externe du tendon du muscle droit supérieur.

Nous devons noter cependant que Schwalbe fait pénétrer ses injections de la cavité de Ténon ou de l'espace supra-choroïdien jusqu'à la circonférence de la cornée. Il en conclut que la cavité de Ténon ne s'arrête qu'autour de la cornée.

Cette déduction n'est pas exacte. Il est vrai que les adhérences de la capsule à la sclérotique ne sont pas assez solides ni son tissu assez serré pour s'opposer longtemps à l'infiltration soit du liquide d'une ténonite, soit du liquide d'une injection. Mais il ne s'ensuit pas que les adhérences n'existent pas. La dissection permet de les constater avec toute évidence. Nous affirmons avec Henle, Magni et la plupart des anatomistes que la capsule fibreuse de l'œil s'insère à la sclérotique sur la ligne d'insertion des muscles droits, limitant ainsi en avant, à l'état normal, la cavité de Ténon.

Limite postérieure. — En arrière, la limite est moins précise. Schwalbe, dans ses *Recherches sur les vaisseaux lymphatiques de l'œil et leur délimitation*, la définit en ces termes :

« En ce qui concerne l'étendue de la capsule de Ténon vers le pôle postérieur de l'œil, Luschka et Henle sont d'accord qu'elle s'étend jusqu'à l'entrée du nerf optique et qu'elle y possède une ouverture circulaire par où le nerf optique et les vaisseaux ciliaires postérieurs parviennent au globe de l'œil ; le faisceau ne se soude pas à la gaine extérieure du nerf optique. Je ne puis que confirmer cette opinion, mais en y ajoutant que, par l'ouverture en question, la cavité de Ténon se trouve en communication directe avec une autre cavité qui entoure comme une enveloppe la gaine extérieure du nerf optique et peut être suivie jusqu'au canalis opticus. La paroi périphérique de cette cavité fusiforme, entre le retractor Bulbi et le nerf optique, est formée par une prolongation du *faisceau de Ténon* (capsule fibreuse du globe) et, au milieu, par une prolongation du tissu *très fin tapissant le globe de l'œil* (membrane séreuse de la cavité de Ténon) et qui s'étend au-dessus de la gaine extérieure de l'optique. Comme nous allons le voir, cette cavité fait communiquer la cavité de Ténon avec le cavum arachnoïdale; comme le montre le résultat des injections, elle est parfaitement fermée de tous les autres côtés. »

D'après Schwalbe, la capsule fibreuse du globe se continue donc, en arrière, avec la couche de tissu conjonctif qui environne le nerf optique, et non avec la gaine fibreuse propre du nerf. La membrane séreuse se prolonge aussi sous la face profonde de cette couche cellulo-fibreuse.

Aucune communication n'existe donc entre la cavité de Ténon et les espaces lymphatiques sous-dural et sous arachnoïdal du nerf optique.

Mais une large communication est établie entre cette cavité et l'espace sous-arachnoïdien du cerveau par le canal compris entre le prolongement de la capsule et la gaine fibreuse propre du nerf.

Schwalbe a rempli la cavité de Ténon par une injection poussée dans la cavité arachnoïdienne du cerveau.

Face viscérale. — Elle est formée par une très belle couche endothéliale appliquée sur la sclérotique (*séreuse viscérale*).

Face pariétale. — Cette face est limitée par une membrane conjonctive d'une extrême finesse, transparente, revêtue d'un endothélium, présentant tous les caractères d'une membrane séreuse (*séreuse pariétale*). Bogros, Budge et Schwalbe l'ont admise. Nous avons réussi à l'isoler dans toute son étendue.

La séreuse oculaire pariétale est partout adossée à la capsule fibreuse du nerf optique jusqu'à la zone épisclérale. Elle s'insère à la face profonde de la partie oculaire des muscles, à quelques millimètres en avant du point où la gaine profonde abandonne ces muscles; après s'être avancée sous le muscle et le tendon jusqu'à 6 ou 7 millimètres de l'insertion tendineuse elle suit la gaine fibreuse dans son repli sur l'hémisphère postérieur et tapisse toute la capsule postérieure. En avant, elle s'insère sur la lèvre profonde des bords des muscles et des tendons, et tapisse toute la capsule antérieure jusqu'à la ligne d'insertion de celle-ci à la sclérotique. A cette limite elle se replie, en forme de cul-de-sac, sur la sclérotique où son endothélium se continue avec l'endothélium viscéral.

Sa dissection exige assurément l'habitude du scalpel ; cependant on la met facilement à nu par le procédé suivant :

Sectionner l'un des muscles droits en arrière de l'œil; enlever toute la graisse rétro-bulbaire et découvrir la capsule postérieure ; tendre le muscle en dehors; le repli de sa gaine profonde apparaît immédiatement; inciser ce repli de haut en bas; diviser avec prudence une couche de tissu celluleux très délié; écarter les lèvres de l'incision ; on apercevra alors une membrane d'une extrême finesse et d'une transparence telle qu'elle permet de voir la face oculaire du muscle; poursuivre sa dissection dans tous les sens.

Les faces pariétale et viscérale sont lâchement unies par des filaments celluleux très ténus. Ces filaments sont ordinairement moins nombreux et la cavité est, par conséquent, plus libre sous la face oculaire des muscles et près de leurs tendons. Le bord des tendons sera donc le lieu d'élection pour paracentèse sclérale.

Nous avons noté d'après Schwalbe la communication de la cavité de Ténon avec l'espace sous-arachnoïdien. Le même auteur s'est assuré de la communication de la cavité de Ténon avec l'espace suprachoroïdien par les orifices des troncs veineux des vasa vorticosa.

Cavité de Ténon des vertébrés — Chez les poissons et quelques reptiles (ophidiens) qui ne possèdent que les six muscles de l'homme, la cavité de Ténon ne diffère pas de celle que nous venons de décrire. Mais elle devient irrégulière et parfois singulièrement réduite par les muscles et les tendons de la troisième paupière des batraciens, des reptiles et des oiseaux, et par le muscle choanoïde d'un grand nombre de vertébrés.

Nous verrons bientôt qu'elle est rudimentaire chez certains mammifères (ruminants). Dans ce cas, la cavité de Ténon est remplacée par une bourse séreuse développée *entre la face superficielle du muscle choanoïde et la face profonde des muscles droits.*

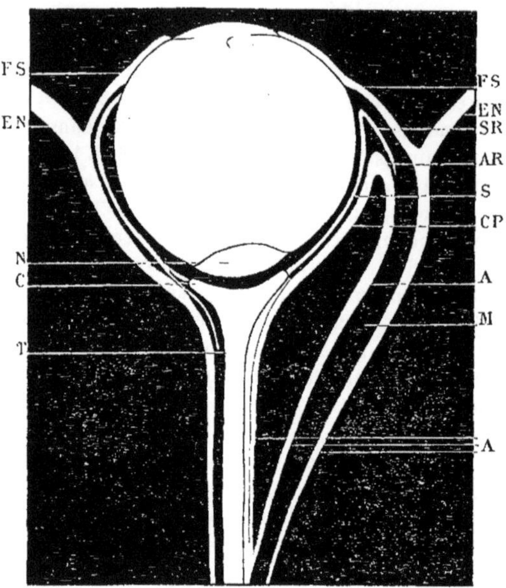

Fig. 30.

Schéma de l'aponévrose orbitaire des squales.

A, gaine des muscles. — AR, repli de la gaine profonde qui tapisse l'hémisphère postérieur, forme la capsule postérieure, s'insère sur le pourtour de la capsule et forme une gaine à la tige cartilagineuse. — EN, entonnoir. — FS, fascia sous-conjonctival. — S, membrane séreuse. — SR, son repli qui accompagne celui de la gaine musculaire. — M, muscle. — T, tige cartilagineuse. — N, noyau cartilagineux de la sclérotique. — Comparer avec les schémas de l'homme (fig. 36 et 37) et constater que l'aponévrose est identique dans ses dispositions essentielles.

Chez l'esturgeon (acipenses sturio) la capsule fibreuse du globe est d'une épaisseur et d'une densité extraordinaires (4 à 5 millimètres), qui ne lui permettraient pas de mouvements de glissement. En outre elle est assez intimement unie à la sclérotique par un tissu aréolaire fibreux et serré. La surface articulaire est également transportée à la *surface externe de la capsule,* dans ses deux tiers postérieurs.

HISTORIQUE DE LA CAPSULE DE TÉNON

Suivant Hélie, la capsule de Ténon est signalée dans Galien, Colombo, Cassérius, Rialon, C. Briggs, sous les noms de tunica adnata, membrana innominata. Mais les notions des anciens à ce sujet étaient extrêmement vagues.

Le 29 fructidor an XIII, le chirurgien Ténon donna lecture à l'Institut d'un mémoire dans lequel il présenta une description magistrale de la membrane à laquelle il attacha son nom. Ce document, d'une importance capitale dans l'histoire des aponévroses de l'orbite, étant trop peu connu de nos jours, nous croyons devoir en reproduire un des passages les plus saillants.

« Il ne serait pas étonnant que l'on cherchât en vain la tunique dont je vais parler, elle est difficile à trouver; il fallait bien que cela fût, puisqu'elle a échappé aux efforts de tant d'anatomistes célèbres qui se sont occupés de recherches sur l'œil. Cette tunique est commune au nerf optique, au globe de l'œil et aux paupières. Elle fournit une enveloppe à l'œil; elle sert de plus à le suspendre en devant à l'entrée de l'orbite et à le lier avec les paupières. Elle passe du globe de l'œil à la conjonctive, s'adosse avec elle dans les paupières, l'accompagne jusqu'aux ligaments tarses, passe sur la convexité de ces cartilages, et la conjonctive, à son tour, passe à leur face concave. Cette tunique ressemble, pour le tissu et la couleur, à la conjonctive; elle n'est pas aussi épaisse; est fort adhérente au nerf optique à l'endroit où ce nerf a son entrée dans l'œil. Elle est assez adhérente à la sclérotique en arrière, n'y est liée en devant que par un tissu cellulaire très fin; elle donne passage aux tendons des muscles droits et obliques; elle fournit une gaine au tendon du muscle grand oblique. Parvenue à l'insertion des muscles adducteur et abducteur du globe de l'œil, c'est-à-dire près de la conjonctive, et avant de s'adosser à cette membrane, elle procure de chaque côté une espèce d'aile ligamenteuse qui attache le globe de l'œil à l'orbite, au grand et au petit angle. Ces ailes ligamenteuses sont formées de l'adossement des portions de cette tunique, qui passent l'une dessus, l'autre dessous le globe de l'œil... »

C'est donc bien à Ténon que revient le mérite d'avoir découvert la capsule qui porte son nom. Il l'a décrite dans ses principales dispositions. Il a reconnu qu'elle embrassait l'œil dans sa concavité, qu'elle semblait traversée par tous les muscles oculaires; il a indiqué ses rapports avec le globe dans l'hémisphère postérieur. Il a décrit enfin les ailes ligamenteuses ou faisceaux tendineux des muscles droits interne et externe, qu'il a seulement le tort de présenter comme des tendons continus avec les fibres musculaires. Ténon considère déjà la capsule fibreuse de l'œil comme le centre d'où partent les expansions orbitaires traversées par les muscles.

Ce mémoire si remarquable resta cependant longtemps dans l'oubli. Mais vers 1840, la découverte de Stromeyer (strabotomie) remit à l'ordre du jour les questions relatives aux muscles de l'œil et aux aponévroses orbitaires.

Malgaigne reproduit à peu près l'opinion de Ténon; de plus, il signale la partie de la capsule qui relie les tendons des muscles droits sur l'hémisphère antérieur (fascia sous-conjonctival). Malgaigne ajoute, et avec raison : « Cette membrane ne serait-elle pas le siège spécial de l'ophtalmie rhumatismale ou arthritique? » (episclérite).

Baudens observe les six gaines que la capsule envoie aux muscles de l'œil.

Lucien Boyer et Jules Guérin revendiquent la découverte du fascia sous-conjonctival sans qu'il soit possible, aujourd'hui, d'établir leurs titres à cette priorité.

Hélie, dans une description très courte, mais assez exacte, mentionne sommairement les ailerons du muscle droit supérieur, et la terminaison de l'aponévrose à l'orbite. Il parle également d'un aileron des muscles droits inférieur et supérieur, mais sans être bien fixé à leur sujet, surtout en ce qui concerne l'aileron inférieur.

Il recherche, le premier, la nature et l'origine de la capsule de Ténon. Pour lui, cette membrane n'est qu'un *prolongement de la dure-mère crânienne, qui se continue, en avant, avec le périoste facial après s'être replié sur le globe*. Il émet cette fameuse comparaison du *bonnet de coton* qui devait donner lieu à tant de discussions.

« Par ces différents moyens, on arrive à reconnaître qu'elle forme une sorte de sac sans ouverture, ou encore de bonnet de coton dont une partie, repliée sur elle-même, sert de coque à l'œil, tandis que l'autre partie recouvre les parois de l'orbite. »

Bonnet (*Traité des sections tendineuses et nouvelles recherches sur l'anatomie des aponévroses et des muscles de l'œil* et *Annales d'oculistique*, t. V, p. 27, 1841) reprend l'étude de la capsule de Ténon au point de vue chirurgical. Il donne son procédé de préparation de la capsule postérieure (section des muscles droits et obliques, du nerf optique, énucléation du globe), procédé devenu classique. Il précise les rapports des tendons avec le fascia sous-conjonctival. Il se base sur ces rapports pour substituer à la myotomie la ténotomie des muscles de l'œil, et varier l'effet opératoire suivant le plus ou moins de débridement latéral du fascia sous-conjonctival.

Lenoir (*Des opérations qui se pratiquent sur les muscles de l'œil*) fait précéder sa thèse (1850) de quelques considérations sur la capsule de Ténon qui n'apportent rien de nouveau.

En 1843, Richet déposa au musée Orfila plusieurs pièces fort remarquables sur la capsule de Ténon (Concours de prosectorat, 1843). Dans son *Traité d'anatomie chirurgicale* (1855), il démontre l'insertion de la capsule sur tout le pourtour du rebord orbitaire, mais présente les ailerons ligamenteux *comme détachés de la face interne de l'aponévrose*, ne faisant pas corps, par conséquent, avec ce diaphragme cellulo-fibreux.

Cruveilhier (*Traité d'anatomie descriptive*, t. II, 2e partie, p. 603) donne une description plus complète qu'Hélie des faisceaux orbitaires du muscle droit supérieur.

Sappey (*Traité d'anatomie descriptive*, t. II) découvre des fibres musculaires lisses dans les ailerons interne et externe, auxquels il donne le nom de muscles orbitaires interne et externe ; il établit que les ailerons émanent de la gaine du muscle et non du muscle lui-même, comme on l'avait cru depuis Ténon.

Il démontre, en outre, que l'expansion tendineuse du muscle releveur de la paupière n'est point une aponévrose, mais un muscle à fibres lisses, qu'il désigne sous le nom de muscle « orbito-palpébral ».

D'après Sappey, le large triangle du muscle orbito-palpébral arrête la capsule de Ténon et l'empêche d'arriver jusqu'au cartilage tarse et au rebord orbitaire. Mais nous avons vu que l'aponévrose du muscle droit supérieur se jette sur le muscle releveur qu'elle enveloppe ainsi que son tendon, tapisse par conséquent les deux faces du muscle orbito-palpébral, et se rend avec ce dernier au cartilage tarse, puis au rebord orbitaire, par une lamelle détachée du feuillet superficiel de la gaine.

Sappey a réfuté l'opinion d'Hélie, adoptée par Richet et la plupart des auteurs, sur l'origine de la capsule de Ténon, et établi que cette membrane n'est pas une dépendance de la dure-mère cranienne et du périoste orbitaire. Nous partageons, à cet égard, l'opinion de Sappey ; mais nous ne pouvons le suivre lorsqu'après avoir décrit l'aponévrose orbitaire entourant toute la portion scléroticale du globe, il ajoute : « De cet organe comme d'un centre, elle s'irradie sur les muscles qui le meuvent ; puis s'étend de ceux-ci jusqu'aux parois de l'orbite, et au bord adhérent des paupières. Cette aponévrose nous offre donc à considérer : 1° une portion centrale ou oculaire ; 2° six gaines musculaires ou prolongements du premier ordre ; 3° cinq faisceaux tendineux ou prolongements du second ordre. »

Panas dans ses *Leçons sur le strabisme*, reproduit à peu près l'opinion de Sappey. Plus tard, dans son *Traité des maladies des yeux*, il se rallia à notre opinion. Panas et Berger ont pleinement adopté notre description.

Tillaux fait remarquer avec raison les caractères physiques de la capsule de Ténon de l'homme, différents, sur la plupart des points, de l'aspect fibreux et nacré des autres aponévroses. Il ajoute : « L'idée générale que l'on doit se faire de l'aponévrose orbitaire est donc en définitive celle d'un diaphragme peu résistant en arrière, plus résistant en avant, ou, si l'on veut, d'une sorte de cupule recevant dans sa concavité le globe de l'œil. Cette capsule présente une face postérieure, une face antérieure et deux extrémités. La face antérieure est concave, lisse, unie, moulée sur l'hémisphère postérieur du globe qu'elle embrasse lâchement. La face postérieure, convexe, est en rapport avec les graisses de l'orbite ; mais, à l'encontre de la précédente, elle fournit des prolongements très résistants qui se portent les uns sur les muscles, les autres vers la base de l'orbite et constituent *en réalité la partie essentielle de l'aponévrose.* » De cette dernière phrase que nous soulignons, il n'y avait qu'un pas à faire pour renverser l'opinion en cours et reconnaître que la capsule fibreuse est non pas le centre et le point de départ de l'aponévrose orbitaire, mais un simple diverticulum de celle-ci. Si Tillaux n'est pas allé jusque-là, il observe que « l'aponévrose de l'orbite est constituée par une lame cellulo-fibreuse étendue du *pourtour de l'orbite* au pôle postérieur de l'œil. Elle partage l'orbite en deux loges, l'une antérieure, largement ouverte en avant, destinée au bulbe oculaire ; l'autre postérieure contenant, graisses, muscles, vaisseaux, nerfs ». Tillaux admet donc avec raison la *continuité de l'expansion orbitaire* à laquelle nous avons donné le nom d'*entonnoir aponévrotique*.

Parmi les plus récents auteurs, Testut affirme encore avec plus de précision l'erreur que nous avons relevée chez tous ses devanciers :

« *Prolongements envoyés par la capsule de Ténon sur les muscles qui la traversent.* Devant chacun des muscles précités, la capsule de Ténon, au lieu de se laisser perforer, *se déprime en doigt de gant et accompagne les tendons jusqu'à leur insertion sur la sclérotique.* D'autre part, au moment où elle se déprime en avant sur les tendons, elle envoie, en sens inverse, sur les corps musculaires eux-mêmes, des prolongements qui constituent les gaines de ces muscles. *La capsule de Ténon jette donc sur les muscles qui la traversent* deux ordres de gaines : des gaines antérieures destinées aux tendons, ce sont des gaines tendineuses; des gaines postérieures, destinées au corps musculaire, ce sont les gaines musculaires. »

Et plus loin :

« Les recherches de Schwalbe sur les voies lymphatiques de l'œil nous démontrent que la capsule de Ténon est constituée en réalité par deux feuillets conjonctifs concentriques l'un à l'autre : 1° un feuillet postérieur ou externe relativement épais qui n'est autre que la coque fibreuse qu'on a sous les yeux après l'énucléation de l'œil, qui n'est autre que la capsule de Ténon elle-même telle que la décrivent les auteurs ; 2° un feuillet antérieur ou interne, infiniment plus mince (séreuse) qui recouvre la sclérotique et lui adhère intimement. »

Personne n'avait affirmé avec plus de netteté la prédominance presque absolue de la capsule fibreuse du globe. Cette étrange erreur ne semblait donc pas en voie de disparaître. Devant une telle persistance, la discussion du paragraphe suivant ne paraîtra sans doute pas superflue.

Budge distingue dans l'orbite le *faisceau de Ténon* qui vient de la couche conjonctive enveloppant le nerf optique et recouvre la sclérotique jusqu'à la cornée. Il est partout relié avec les faisceaux des muscles de l'œil que ces derniers paraissent être des prolongements de la capsule de Ténon.

Luschka donne à peu près la même description.

Henle et Magni font terminer en avant le faisceau de Ténon (capsule fibreuse du globe) sur la ligne d'insertion des muscles droits. Budge, Lusckha et Schwalbe le poursuivent jusqu'à la cornée.

Les uns et les autres ont raison. La capsule fibreuse *prend insertion* à la sclérotique sur la ligne d'insertion des muscles droits, mais se prolonge ensuite, toujours adhérente à la sclérotique, jusqu'à la cornée. La cavité de Ténon ou séreuse de l'œil a relativement moins attiré l'attention des anatomistes.

La surface interne de la capsule fibreuse du globe est lisse, unie, très régulière. Elle n'adhère à la sclérotique que par un tissu cellulaire, humide, très fin et très lâche, qui a pu être considéré comme une sorte de séreuse rudimentaire (Sappey, *loc. cit.*). Tous les auteurs avaient en effet regardé la cavité de Ténon comme une pseudo-séreuse. Bogros remarqua que les tendons des muscles droits et obliques pénétraient dans cette cavité qu'il décrivit sous le nom de séreuse des tendons de l'œil.

Schwalbe, dont les recherches ont été jusqu'ici les plus complètes sur ce sujet, établit que l'espace auquel il donne, le premier, le nom de cavité de Ténon était bien une cavité séreuse ou, plus exactement, un espace lymphatique tapissé dans toute son étendue par une très belle couche d'endothélium reposant sur une membrane conjonctive excessivement fine. Il démontre les deux communications importantes de la cavité de Ténon avec l'espace suprachoroïdien d'une part et la cavité sous-arachnoïdienne du cerveau d'autre part.

Nous croyons avoir apporté notre contribution personnelle à l'anatomie de la capsule de Ténon de l'homme sur les points suivants :

1° Nous avons établi, par des preuves tirées de l'anatomie humaine et de l'anatomie comparée, sa véritable nature: *La capsule de Ténon est l'aponévrose du groupe musculaire de l'orbite)*

2° Nous avons présenté une description plus simple et plus rationnelle, basée sur cette interprétation.

3° Nous avons non seulement établi, avec Tillaux, la continuité de l'entonnoir aponévrotique, mais nous l'*avons identifié avec les ailerons.*

4° Nous avons découvert l'*aileron inférieur* et la connexion aponévrotique si remarquable des muscles petit oblique et droit inférieur.

5° Contrairement à la description de tous les auteurs, nous avons démontré d'abord que l'expansion orbitaire *n'est pas traversée par les muscles*; en outre, que la gaine profonde des muscles *abandonne ceux-ci pour se replier sur l'hémisphère postérieur du globe* où elle forme la capsule postérieure.

6° Nous avons isolé par le scalpel toute la membrane séreuse qui tapisse la face pariétale de la cavité de Ténon et décrit cette membrane.

7° Après avoir étendu nos recherches à toute la série des vertébrés et présenté une description particulière, toujours d'après nos pièces anatomiques, de la capsule de Ténon dans chaque classe et dans un grand nombre de genres et d'espèces, nous avons pu, par une synthèse de toutes ces recherches, ramener la capsule de Ténon à un seul type régi par les mêmes lois générales, dans son ensemble comme dans ses détails.

8° Nous avons décrit le véritable mécanisme des mouvements de rotation du globe comparé à tort jusqu'ici aux mouvements énarthrodiaux.

9° Complétant l'idée de Ténon qui n'attribuait aux ailerons que le rôle de tendons d'arrêt, nous avons précisé et étendu le rôle des ailerons, pendant le repos et la contracture musculaires.

10° De notre théorie physiologique nous avons déduit des applications à la théorie des strabotomies.

SIGNIFICATION ANATOMIQUE DE LA CAPSULE DE TÉNON

Nous venons de voir que deux opinions ont été émises sur la manière d'interpréter la capsule de Ténon.

1° Pour Bélie, Richet et quelques autres anatomistes de cette période, la capsule de Ténon est *un prolongement de la dure-mère et du périoste orbitaire* auxquels elle fait suite du sommet à la circonférence de l'orbite. La comparaison des deux feuillets du *bonnet de coton* traduisait bien cette hypothèse. Personne ne la soutient plus depuis la réfutation de Sappey. Notre grand anatomiste a démontré en effet qu'il n'existe aucune analogie de structure ni de fonction entre la capsule et le périoste. L'aponévrose orbitaire et le périoste se rencontrent dans leur insertion commune aux saillies osseuses. Mais ce point de contact n'implique pas plus pour elle que pour les autres aponévroses une continuité de tissu.

2° *La partie essentielle de l'aponévrose orbitaire est la capsule fibreuse de l'œil.*

« De cette capsule, comme d'un centre, partent des prolongements de premier ordre, gaines des muscles, et des prolongements de second ordre, ailerons ligamenteux. — Les muscles *traversent* ces prolongements (Sappey).

Le passage de Ténon que nous avons cité prouve que l'inventeur de l'aponévrose orbitaire avait déjà cette opinion. Elle est presque unanimement admise aujourd'hui.

Nous ne la croyons pas exacte. Dès 1887, dans notre *Traité d'anatomie comparée de l'appareil moteur de l'œil de l'homme et des vertébrés*, nous nous sommes élevé contre cette interprétation. Pour nous, l'aponévrose orbitaire *n'est que l'aponévrose commune du groupe musculaire de l'orbite.* La capsule fibreuse du globe, loin d'en être l'origine, *n'en est qu'un diverticulum,* important sans doute au point de vue physiologique, mais secondaire au point de vue anatomique.

En outre de la démonstration résultant d'une dissection attentive et méthodique telle que nous l'avons exposée, notre manière de voir s'appuie sur des considérations d'anatomie humaine et d'anatomie comparée que nous allons brièvement passer en revue.

Nous ne connaissons pas d'exemple de viscères détachant de leur membrane d'enveloppe des expansions aponévrotiques assez multiples et variées pour former des gaines musculaires, des pseudo-tendons, des gaines nerveuses et vasculaires, des cloisonnements adipeux, des loges glandulaires.

L'œil et sa capsule seraient donc une exception unique dans l'économie, si nous acceptions l'opinion en cours. Au contraire, l'aponévrose orbitaire, telle que nous la comprenons, devient conforme aux lois générales de l'organisme, et particulièrement aux lois qui régissent toutes les aponévroses musculaires.

Quels sont les caractères généraux des aponévroses ?

A. *Dans quelque région de l'économie que ce soit, partout où un groupe de muscles existe, ces muscles sont reliés entre eux par une aponévrose commune qui, se dédoublant sur leurs bords, fournit à chacun d'eux une gaine particulière.*

« Il m'a semblé que dans cette région (région pelvienne) comme dans beaucoup d'autres, on a trop oublié la relation intime qui existe entre les aponévroses et les muscles, *relation telle que partout où il y a des muscles, il y a des aponévroses qui les enveloppent et se moulent sur eux :* l'expression de ce fait général constitue la loi ou formule qui contient toute l'histoire des aponévroses. Si la loi est négligée, si on ne la prend pas pour point de départ, qu'arrivera-t-il ? C'est que, manquant de règle, on marchera au hasard ; chacun taillera les aponévroses à sa guise et leur imposera des limites et des dénominations différentes ; de là naîtra la confusion. Du moment au contraire que la loi sera rigoureusement appliquée à toutes les régions, les aponévroses seront comprises, leurs limites arrêtées, leurs noms même déterminés à l'avance ; ce sera, en un mot, la méthode naturelle substituée à la méthode artificielle ou plutôt à l'absence de méthode » (Denonvilliers).

Ce passage de Denonvilliers s'applique aussi bien à l'aponévrose orbitaire qu'aux aponévroses pelviennes. La même absence de méthode a conduit aux mêmes erreurs.

B. *Les aponévroses musculaires forment non seulement la gaine des muscles, mais par des prolongements spéciaux, enveloppent tous les organes qui se trouvent sur leur parcours :* vaisseaux, ganglions lymphatiques, glandes, viscères, etc. Ce fait se rencontre partout. L'aponévrose fémorale fournit une gaine aux vaisseaux fémoraux. Les aponévroses cervicales se dédoublent pour envelopper les vaisseaux du cou, les glandes sous-maxillaires et parotides, les voies digestives et respiratoires du cou (*gaines viscérales de* Sappey). Les aponévroses périnéales enveloppent l'urètre, le corps caverneux, le bulbe du vagin et le vagin, etc. L'aponévrose orbitaire se conforme à cette règle en entourant de ses diverticulum celluleux ou fibreux, les vaisseaux et nerfs de l'orbite, la glande lacrymale et le globe de l'œil lui-même.

C. *Lorsque la stabilité ou la structure des muscles et des organes l'exigent, les aponévroses s'insèrent solidement sur le pourtour des ceintures osseuses ou ostéo-fibreuses, et par l'entonnoir ou le cercle fibreux ainsi formé, les protègent contre des déplacements ou des compressions dangereuses.*

L'aponévrose fémorale s'insère sur le pubis et l'arcade de Fallope; les aponévroses cervicales sur l'arc sterno-claviculaire. « Les aponévroses périnéales moyenne et supérieure, fixées sur les branches ischio-pubiennes, doivent être considérées comme un moyen de fixité et de protection pour l'urètre, le bulbe et le vagin » (Sappey).

De même l'aponévrose orbitaire chargée d'assurer la fixité et l'intégrité fonctionnelle de l'appareil moteur et du globe plongés dans une cavité orbitaire relativement vaste, prend des points d'appui étendus et solides sur le rebord orbitaire.

D. *La forme et la texture des aponévroses se modifient suivant la puissance des muscles et leur tendance au déplacement, suivant les efforts qu'elles ont à supporter et les fonctions qu'elles doivent remplir.*

« Les aponévroses présentent des différences considérables d'épaisseur et de densité suivant les régions ou suivant les individus, différences qui sont en rapport avec celles qu'offre le système musculaire. Les enveloppes fibreuses des muscles sont, en général, très solides au niveau du corps charnu de ces organes et dans les points qui servent d'insertion aux fibres musculaires; elles s'amincissent considérablement et même se réduisent à une lame celluleuse sur le trajet de beaucoup de tendons pour redevenir extrêmement fortes au pourtour des articulations, particulièrement aux endroits où ces tendons changent de direction et ont de la tendance à se déplacer » (Marc Sée).

« L'épaisseur de la gaine du muscle est proportionnelle à la longueur du muscle, à sa force et surtout à sa tendance au déplacement » (Cruveilhier).

« La structure des aponévroses se modifie suivant les fonctions à remplir; elles peuvent s'infiltrer de graisse... Elles contiennent d'autant plus de fibres élastiques qu'elles sont plus minces » (Sappey).

« On pourrait objecter que la structure de l'aponévrose omo-claviculaire n'est pas en rapport, comme résistance, avec des fonctions aussi importantes; ce serait une erreur. Si elle eût été constituée par des fibres aussi denses, aussi complètement inextensibles que celles des aponévroses engainantes des muscles, au lieu de présenter cette texture lamelleuse qui, tout en offrant une certaine densité, n'exclut pas l'élasticité, elle eût trop résisté à l'action de ses muscles tenseurs, et, de plus, se serait opposée aux libres mouvements de la tête vers la poitrine et, en particulier, à l'extension du cou » (Richet).

La texture de l'aponévrose de l'orbite répond de tous points à ces lois générales.

Au fond de l'orbite et dans les intervalles musculaires rétrobulbaires, le cône musculaire très rétréci n'a aucune tendance au déplacement; sur ces points, l'aponévrose orbitaire devient celluleuse comme les aponévroses des membres le long des tendons.

En se rapprochant de l'aileron, la gaine musculaire est chargée d'un certain rôle contentif, le cône musculaire s'élargissant; l'aponévrose se condense en une lame mince encore et transparente, mais déjà bien nette surtout au voisinage de l'aileron.

Les gaines du muscle droit supérieur et du muscle releveur de la paupière doivent s'opposer au glissement des deux muscles et maintenir leur connexion anatomique pour assurer leur synergie physiologique. Ces gaines sont plus résistantes que celles des autres muscles droits.

Dans les intervalles musculaires occupant l'espace entre le pôle et l'équateur du globe, les muscles, solidement fixés par les ailerons et l'entonnoir, ne peuvent se déplacer dans aucun sens. L'aponévrose dégénère ici en un tissu aréolaire, à mailles larges, renfermant des lobules graisseux abondants; c'est un tissu de remplissage qui sert de coussinet au globe. Cependant, même à ce niveau, les muscles droits supérieur et externe sont constamment réunis par une membrane fibreuse, continue et parfaitement claire, qui ne permet pas de perdre de vue l'existence de l'aponévrose orbitaire; nous avons déjà dit que chez les sujets fortement musclés, nous avions trouvé la même expansion plus ou moins développée dans les autres intervalles musculaires.

Mais au moment où les muscles vont s'infléchir sur l'hémisphère antérieur du globe, l'orbite est large. Sans moyen de fixation, l'appareil moteur serait ballotté en tous sens et le globe de l'œil subirait nécessairement des mouvements de translation.

Comme nous l'avons vu pour les aponévroses cervicales, fémorales, périnéales, etc., il appartient à l'aponévrose du groupe musculaire de l'orbite de fixer tout cet appareil mobile en prenant un point d'appui sur la circonférence orbitaire.

Au niveau du muscle, l'effort à soutenir est relativement intense et fréquent; aussi l'aponévrose, raréfiée dans les régions où les tiraillements et les déplacements sont à peu près nuls, devient extrêmement épaisse et forte dans les ailerons.

Entre les ailerons, l'effort, quoique moindre, se répartit cependant sur toute la circonférence orbitaire; en outre, dans cette même circonférence, l'aponévrose contribue à suspendre l'appareil moteur et le globe; s'adaptant à ces fonctions, l'*entonnoir aponévrotique* forme une membrane cellulo-fibreuse qui, par sa texture assez serrée, sa surface continue, ses insertions régulières, ne laisse pas de doute sur sa nature et sur son rôle.

Quant au diverticulum que l'aponévrose musculaire envoie sur le globe, rappelons-nous que l'œil est un organe essentiellement mobile, qu'il exerce des frottements incessants sur sa membrane d'enveloppe; sa capsule fibreuse sera donc partout bien développée. En outre, la mobilité de l'œil est limitée aux seuls mouvements de rotation et doit être enrayée dans tous les autres sens. C'est par sa partie médiane que la capsule fibreuse se relie aux gaines musculaires et aux ailerons, véritables organes de fixation; c'est aussi à sa partie moyenne qu'elle est la plus épaisse.

On n'objectera pas que l'aponévrose du groupe musculaire de l'orbite ne présente à peu près nulle part l'aspect nacré et l'inextensibilité des aponévroses des membres. Ces qualités seraient ici les plus graves des défauts.

Si, d'après Sappey, la structure des aponévroses se modifie suivant les fonctions à remplir; si, d'après Richet, « l'aponévrose omo-claviculaire ne devait pas présenter un tissu inextensible comme l'aponévrose des membres mais une texture lamelleuse qui, tout en offrant une certaine densité, n'exclut pas l'élasticité afin de permettre les libres mouvements de la tête vers la poitrine et, en particulier, l'extension du cou »; à plus forte raison, ces remarques s'appliquent-elles à l'aponévrose orbitaire.

Il était indispensable que l'aponévrose orbitaire fût assez résistante pour assurer l'équilibre des muscles et du globe, mais, en même temps, assez élastique pour se prêter à leurs mouvements. Une gaine inextensible, un aileron ou un diaphragme rigides auraient coupé court au raccourcissement du muscle dès le début de la contraction.

De là l'aspect particulier et la texture de l'aponévrose de l'orbite.

Nous ne sommes pas surpris que Gallemaerts et Rochon-Duvigneaud, dans leurs coupes de l'orbite, n'aient pas trouvé les lames précises et nettement limitées des aponévroses des membres.

Dans la plus grande partie de son étendue, l'aponévrose orbitaire, par sa texture molle, élastique, souvent cellulo-fibreuse, n'est guère justiciable de la méthode des coupes; elle ne s'y présentera que rarement sous forme d'une ligne nette et tranchée. Les photographies de ces coupes sont indécises et ne peuvent donner une idée d'une membrane de cette nature. Ranvier nous faisait cette remarque dès 1886.

On doit principalement étudier de face, le plan fibreux ou cellulo-fibreux de l'aponévrose orbitaire. On pourra se rendre compte ainsi, avec exactitude, de l'aspect, de la forme, de l'étendue des connexions, en un mot, des dispositions anatomiques et du rôle physiologique de cette membrane.

Nous avons tenu à démontrer que, même au point de vue de l'anatomie humaine seule, notre interprétation de la capsule de Ténon était bien fondée.

Si quelques doutes persistaient, un simple coup d'œil sur l'anatomie comparée suffirait pour les dissiper.

Anatomie comparée. — Dans toute la série des vertébrés, nous avons retrouvé la capsule de Ténon se conformant aux lois générales qui régissent les aponévroses des groupes musculaires.

Très fine et en grande partie celluleuse chez les ophidiens et les batraciens dont les muscles oculaires sont grêles ; mince et translucide mais relativement très résistante chez les oiseaux dont toutes les aponévroses présentent ce caractère, elle devient extrêmement claire par sa simplicité chez les poissons et par sa densité chez les mammifères dont la musculature est puissante.

Ses principales variétés dans sa distribution, sa forme, ses connexions, etc., sont toujours en rapport avec de *nouvelles dispositions des muscles*. C'est ainsi qu'on peut la suivre se repliant des muscles droits et obliques — non plus directement sur le globe — mais sur l'appareil musculo-tendineux si complexe et si remarquable de la troisième paupière chez les batraciens, les salamandriens, les sauriens, les crocodiliens et les oiseaux; sur le muscle choanoïde des batraciens anoures, des sauriens, des chéloniens et de la plupart des mammifères.

Si quelque organe nouveau apparaît dans la loge orbitaire — glande de Harder, boule adipeuse, onglet de la troisième paupière, tige cartilagineuse des squales, muscle releveur de la paupière, etc., c'est de la gaine musculaire la plus voisine qu'une expansion se détache pour l'envelopper dans son dédoublement.

Chez les poissons, le contenu de l'orbite est réduit à sa plus grande simplicité : le globe oculaire, quatre muscles droits et deux muscles obliques, l'aponévrose; le tout plongé dans le tissu gélatineux transparent. Aucune glande ni paupière.

Aussi l'aponévrose — surtout dans les grandes espèces — est remarquable par sa netteté.

Celluleuse vers l'insertion postérieure des muscles droits comme partout et pour les raisons que nous avons indiquées, elle se développe en avant. L'entonnoir fibreux, débarrassé de toutes complications et doublé seulement de la conjonctive dans toute son étendue est très manifeste. Certaines pièces de notre collection au musée de l'Ecole de médecine d'Angers, le démontrent avec la netteté d'un schéma. Mais le caractère le plus remarquable de l'aponévrose musculaire des poissons consiste dans le pont fibreux qu'elle jette du groupe des muscles droits sur le groupe des muscles obliques. On sait que les muscles obliques naissent de l'angle antéro-interne de l'orbite ; les muscles droits de l'angle postéro-interne. Ces deux groupes sont donc séparés, à leur origine, par une grande partie de la longueur de l'orbite. De l'aponévrose d'enveloppe des muscles droits se détache une lame qui traverse tout cet

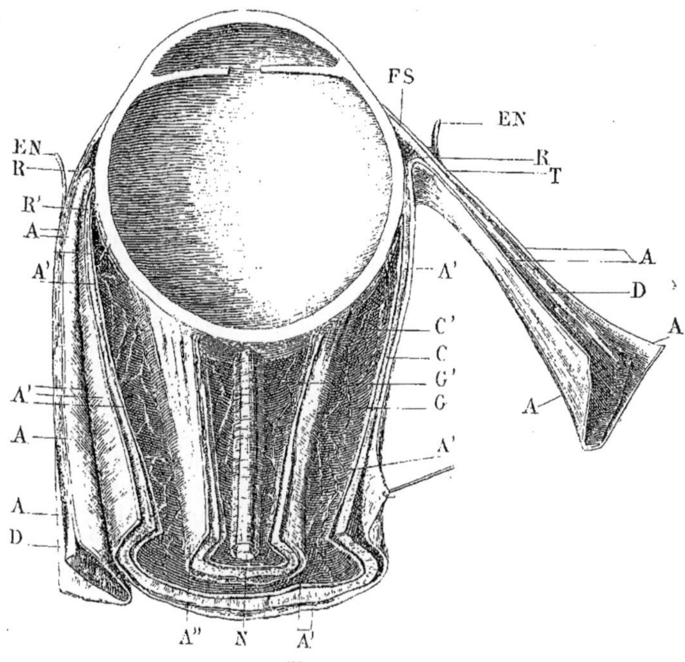

Fig. 51.

Coupe horizontale des muscles et de l'aponévrose d'un œil de bœuf.

DD, muscles droits interne et externe. — C, muscle choanoïde. — C', faisceaux accessoires ou profonds du même muscle. — AA, gaines des muscles droits. — A'A', gaine du muscle choanoïde. — A'', gaine des faisceaux accessoires du même muscle. — R, repli du feuillet profond de la gaine des muscles droits abandonnant les muscles, comme chez l'homme, pour se jeter sur l'hémisphère postérieur, mais ici, ce repli ne tapisse que quelques millimètres de la sclérotique. Il rencontre presque immédiatement le muscle choanoïde C sur lequel il s'étale pour former le feuillet superficiel de sa gaine A', passe dans les intervalles musculaires, forme la gaine des faisceaux profonds A'' et se perd en cloisonnements sur les masses adipeuses GG. Il n'existe donc de cavité de Ténon et de capsule postérieure que dans le petit espace compris entre les insertions scléroticales des muscles droits et du muscle choanoïde. — FS, fascia sous-conjonctival. — EN, entonnoir aponévrotique. — T, tendon du muscle droit. — N, nerf optique.

espace pour gagner les muscles obliques et leur fournir une gaine. Cette lame se prolonge jusqu'à l'insertion scléroticale, prenant, dans son ensemble, la forme d'un vaste triangle à base interne. C'est la démonstration, amplifiée, de la nature des aponévroses musculaires de l'orbite.

Chez les squales et chez beaucoup de mammifères (grands carnassiers, solipèdes, ruminants de forte taille, etc.), c'est par sa densité que l'aponévrose du groupe musculaire devient évidente. Nous ne trouvons plus ici comme chez l'homme « une tunique ressemblant à la conjonctive, difficile à trouver puisqu'elle a échappé aux efforts de tant d'anatomistes célèbres » (Ténon); mais bien une aponévrose dense, résistante, épaisse même dans les espaces intermusculaires où elle passe au-dessus des masses adipeuses.

Cette membrane dont la signification n'est plus douteuse aux yeux les moins attentifs est évidemment l'analogue de celle de l'homme dans ses dispositions essentielles : gaines musculaires, ailerons ligamenteux chez les carnivores, entonnoir membraneux chez tous; si l'aponévrose dense et épaisse de ces mammifères apparaît bien comme l'*aponévrose du groupe musculaire de l'orbite,* aucun anatomiste ne refusera la même appellation à l'aponévrose de l'homme qui présente les mêmes dispositions, avec seulement moins de densité et plus de souplesse.

Mais il y a plus. Les mammifères dont nous parlons, et particulièrement les ruminants, offrent des rapports spéciaux de l'aponévrose avec le globe, dus à la présence du muscle choanoïde. Sur ce point, nous ne saurions trop appeler l'attention des auteurs qui persisteraient à croire que, par une exception unique dans l'économie, « la partie essentielle, le centre de la capsule de Ténon, est la capsule fibreuse du globe, d'où s'irradient, comme des expansions secondaires, les gaines musculaires, les ailerons et l'entonnoir fibreux ».

Chez les ruminants (bœuf) où l'aponévrose musculaire est très manifeste, la capsule fibreuse du globe disparaît presque en entier. En effet, en arrière de l'insertion des muscles droits, les trois quarts de la surface du globe sont occupés par les insertions de la masse principale du muscle choanoïde, par l'insertion de ses faisceaux secondaires et par une couche graisseuse solide et adhérente à la sclérotique.

Comme dans l'homme et les vertébrés, le feuillet profond de la gaine des muscles droits abandonne ces muscles et se replie en arrière sur le globe qu'il recouvre dans l'espace de 3 ou 4 millimètres seulement. Il rencontre presque immédiatement le muscle choanoïde sur lequel il s'étale. Le feuillet profond de la gaine du muscle choanoïde se replie également en arrière, devient très mince et grêle, recouvre une très petite surface du globe et se perd sur les faisceaux accessoires du muscle choanoïde et sur les masses graisseuses. Schwalbe avait noté cette disposition : « chez le mouton où se trouve une forte couche de graisse sous le retractor, la cavité de Ténon est très peu développée ».

En somme, l'aponévrose ne fait que passer sur quelques millimètres de la surface du globe pour se déployer sur le muscle choanoïde et ses faisceaux accessoires.

La cavité de Ténon n'existe donc pas, elle est remplacée par une large bourse séreuse située entre les muscles droits et le muscle choanoïde. Les mouvements de glissement qui se produisent pendant la rotation du globe et l'inflexion des masses postbulbaires, ont pour siège — non plus la sclérotique — mais la face superficielle du muscle choanoïde.

Cette disposition se retrouve, plus ou moins accentuée, chez tous les vertébrés pourvus d'un muscle choanoïde.

Nous sommes donc en présence d'orbites dans lesquels — si l'on admet la théorie en cours — la partie essentielle, fondamentale — capsule fibreuse du globe — disparaît à peu près totalement pendant que la partie secondaire — aponévrose musculaire — qui ne dériverait que de cette capsule absente, prend un développement remarquable !

N'apparaît-il pas avec toute évidence que, comme nous l'avons dit tant de fois, la capsule de Ténon de l'homme comme de tous les vertébrés, n'est que l'*aponévrose du groupe musculaire* de l'orbite ; que par son développement et sa texture elle est adaptée dans son ensemble comme dans ses parties au volume des muscles, aux tractions qu'elle subit, aux fonctions qu'elle doit remplir ; que, d'autre part, la capsule fibreuse du globe n'est qu'un diverticulum de cette aponévrose, au même titre que les enveloppes fibreuses des glandes lacrymale et de Harder, de la boule graisseuse et de la tige cartilagineuse ?

En affirmant ce fait, nous sortons des tissus d'exception pour rentrer dans les lois générales de l'organisme et dans l'anatomie normale.

Par cette longue discussion, nous espérons avoir définitivement fixé ce point d'anatomie tant discuté.

DEUXIÈME PARTIE

PHYSIOLOGIE

La détermination des mouvements du globe, sous l'action isolée ou combinée des muscles, peut être considérée comme à peu près définitive. Elle a été l'objet de nombreuses recherches, par DONDERS, HELMHOLTZ, DE GRÆFE, WUNDT, LISTING, KNAPP, HERING, etc. Parmi les auteurs récents, LANDOLT a fait une étude approfondie des mouvements du globe.

En ce qui concerne ces mouvements, nous n'avons plus guère qu'à enregistrer les résultats acquis.

Il n'en sera plus ainsi quant au mécanisme qui les produit. La part qui revient au muscle et à l'aponévrose n'a pas été différenciée ; TÉNON nous a appris que les ailes ligamenteuses interne et externe étaient des tendons d'arrêt ; nous en sommes restés à ce point. On compare encore, dans tous les traités, l'articulation du globe oculaire à une *énarthrose*. Ce chapitre est à créer presque en entier. Nous y insisterons tout particulièrement.

CHAPITRE PREMIER

MOUVEMENTS DU GLOBE

Tous les mouvements du globe sont des mouvements de rotation. Nous verrons comment l'appareil musculo-aponévrotique s'oppose aux mouvements de translation de cet organe.

Le centre de rotation est à peu près fixe. Il est situé à 14 millimètres environ derrière la cornée et à 10 millimètres devant la face postérieure de la sclérotique, dans l'œil emmétrope.

ACTION DES MUSCLES

Au point de vue physiologique, les muscles de l'œil sont groupés en trois paires :

Première paire : muscle droit interne, muscle droit externe ;
Deuxième paire : muscle droit supérieur, muscle droit inférieur ;
Troisième paire : muscle oblique supérieur, muscle oblique inférieur.

Première paire. — Les muscles droits interne et externe s'insérant à la sclérotique suivant une courbe régulière dont les deux extrémités sont à distance à peu près égale de la tangente au méridien transversal de la cornée, leur action sur l'œil sera simple. Leur limite de rotation extrême est de 46° pour l'abduction, 44° pour l'adduction (LANDOLT).

La légère obliquité de l'insertion du muscle droit externe que nous avons signalée après FUCHS a été négligée jusqu'ici. Notons cependant que VOLKMAN, dans ses déterminations sur le cadavre de l'action des muscles de l'œil, dit avoir trouvé une légère inclinaison en avant de l'axe de rotation correspondant à la première paire musculaire.

Deuxième paire. — La direction des muscles droits supérieur et inférieur est légèrement oblique de dedans en dehors; leur *insertion* est plus oblique encore de dedans en dehors et d'avant en arrière. Leur action sera donc complexe.

Nous remarquerons toutefois que l'obliquité de l'insertion du muscle droit supérieur est plus prononcée que celle du muscle droit inférieur. Pour le muscle droit supérieur, le point le plus rapproché de la cornée est à $6^{mm},5$, le plus éloigné à 11 millimètres; *différence* $4^{mm},5$. Pour le muscle droit inférieur, le point le plus rapproché est à $5^{mm},5$, le plus éloigné à 8 millimètres; *différence* $2^{mm},5$.

Il est admis cependant que l'axe de rotation des muscles de la deuxième paire forme avec l'axe optique un même angle de 63° ouvert en dehors. Le muscle droit supérieur tournera donc l'œil en haut et en dedans; le muscle droit inférieur en bas et en dedans. Ils ne peuvent produire seuls ni l'élévation ni l'abaissement directs.

Les muscles droits supérieur et inférieur sont antagonistes pour les mouvements d'abaissement et d'élévation, mais associés pour l'inclinaison du méridien vertical en dedans.

La limite extrême de l'abaissement est de 50°, de l'élévation 44° (LANDOLT).

Troisième paire. — *Muscles obliques.* — Les muscles obliques forment avec l'axe optique un angle de 39° ouvert en dehors (LANDOLT). Leur axe de révolution traverse le globe horizontalement et se dirige d'avant en arrière et de dehors en dedans.

Le muscle oblique supérieur tourne la cornée en bas et en dehors, le muscle oblique inférieur en haut et en dehors.

Les muscles obliques sont donc antagonistes pour l'élévation et l'abaissement et associés pour la rotation en dehors.

Les muscles obliques étant à la fois élévateurs ou abaisseurs et *abducteurs,* les muscles droits supérieur et inférieur, élévateurs ou abaisseurs et *adducteurs,* on conçoit que l'action combinée de la deuxième et de la troisième paire produira le regard *direct* en haut ou en bas.

De l'action successive ou combinée des six muscles résultera la rotation de l'œil dans tous les sens.

La *convergence* a lieu par l'action *simultanée* des deux muscles droits internes. Cette fonction existe chez tous les animaux, mais à un degré d'autant plus faible que la latéralité des orbites est plus prononcée. Elle acquiert une importance plus grande chez l'homme et les primates, la présence de la macula donnant à la vision binoculaire plus d'acuité et de précision.

On sait donc que le globe exécute des mouvements de rotation autour d'un axe vertical (muscles droits interne et externe); d'un axe à peu près transversal (muscles droits supérieur et inférieur); d'un axe situé aussi dans le plan horizontal, mais se rapprochant de l'axe antéro-postérieur (muscles grand et petit obliques).

On sait en outre que le globe ne subit pas ou très peu de mouvements de translation en masse et que le centre de rotation reste à peu près invariable.

Ces faits sont tous bien établis, mais leurs raisons anatomiques et physiologiques ne nous paraissent pas avoir été rigoureusement étudiées.

Nous devons essayer de les déterminer dans les chapitres suivants.

CHAPITRE II

ÉQUILIBRE DU GLOBE

Le centre de rotation de l'œil est fixe. Dispositions anatomiques et physiologiques qui déterminent cette fixité. — Le centre de rotation de l'œil est à peu près invariable. Il ne subit de légers déplacements que près des limites extrêmes des rotations.

Comment un organe à parois souples, plongé dans une masse molle et animé de mouvements assez rapides, peut-il conserver une telle fixité ?

Le globe est suspendu dans l'orbite et maintenu dans une position invariable par l'action combinée d'un certain nombre d'éléments anatomiques.

Antagonisme des muscles droits et des muscles obliques.

On sait qu'un muscle à l'état de contraction ou même à l'état de repos, *par sa tonicité seule*, tend toujours à ramener son point d'insertion mobile vers son point fixe.

L'insertion osseuse des quatre muscles droits a lieu au fond de l'orbite ; ces muscles sont donc des *rétracteurs*.

L'insertion osseuse du muscle petit oblique se fait près du rebord orbitaire, et son insertion scléroticale sur l'hémisphère postérieur du globe. Il est donc un muscle *protracteur*.

Le grand oblique s'insère au fond de l'orbite avec les muscles droits ; *c'est son insertion anatomique*. Mais il se réfléchit dans une poulie située près du rebord orbitaire. Son point de réflexion constitue *son insertion physiologique*, la seule qui nous intéresse en ce moment. De là, le tendon se dirige en arrière et va s'insérer sur l'hémisphère postérieur du globe. Le muscle grand oblique, comme le muscle petit oblique, est donc un muscle *protracteur*.

Cet antagonisme entre les muscles droits et obliques est l'élément *actif* de l'équilibre du globe.

Notons, à ce propos, les connexions fibreuses intimes qui unissent le muscle petit oblique au muscle droit inférieur (cravate fibreuse) et le muscle grand oblique, par sa gaine tendineuse, au muscle droit supérieur. Il en résulte que ces muscles s'appuient l'un sur l'autre et neutralisent réciproquement leur tendance à déplacer le globe en sens opposés.

Appareil fibreux. — Le globe est reçu en arrière dans une calotte fibreuse formée par la gaine profonde des muscles droits repliée sur l'hémisphère postérieur. Vers l'équateur, cette *capsule postérieure* se soude à l'entonnoir aponévrotique et à ses ailerons qui se fixent solidement à toute la circonférence de l'orbite. Ce vaste diaphragme concave s'oppose au déplacement du globe en arrière.

L'appareil fibreux qui s'oppose au déplacement en avant est formé, *exclusivement*, de la *capsule antérieure*, c'est-à-dire de la *moitié antérieure* de la capsule fibreuse du globe. Nous savons que la capsule antérieure coiffe tout l'hémisphère antérieur de l'œil jusqu'à la cornée ; que d'autre part, elle est adhérente aux muscles droits qui sont rétracteurs. Elle soutient et régularise l'action rétractrice des muscles droits, en l'étendant à toute la surface sclérotícale antérieure. L'importance de ce rôle de la capsule antérieure ressort des conséquences de la strabotomie que nous avons signalées : La section seule du tendon n'expose pas à un exophtalmos appréciable ; la section trop large des attaches capsulaires donne toujours une protrusion choquante.

Coussinet adipeux. — Le globe, recouvert de ses membranes d'enveloppe, est plongé dans une épaisse masse graisseuse qui l'entoure de tous les côtés, sauf en avant. Ce tissu de remplissage était indispensable dans une cavité orbitaire aussi vaste, par rapport au volume du globe. Nous avons souvent constaté qu'après avoir enlevé le tissu adipeux de l'orbite, sans toucher aux muscles et aux aponévroses, le globe se déplaçait assez facilement, soit latéralement, soit en arrière. C'est pourquoi le tissu adipeux de l'orbite est toujours abondant même chez les sujets les plus amaigris. Dans les vertébrés, lorsque ce tissu de support manque (squales, scyllium canicula) l'appareil fibreux tout entier prend un développement considérable.

Paupières. — Les paupières contribuent dans une certaine mesure à maintenir le globe en avant. Leur action est surtout appréciable dans l'exophtalmos qui s'exagère habituellement par l'écartement artificiel des paupières. Nous avons présenté à la Société de médecine d'Angers une malade chez laquelle l'exophtalmos était tel que le simple écartement des paupières déterminait une brusque luxation des deux globes en avant.

Vaisseaux et nerfs. — Bien qu'il soit impossible de la mesurer, la résistance qu'opposent au déplacement en avant les vaisseaux du fond de l'œil, les nerfs ciliaires et principalement le nerf optique, ne saurait être niée. Cependant ces organes se prêtent par une distension lente à un allongement qui peut devenir considérable.

Le déplacement de l'œil d'*avant en arrière* est donc arrêté par : les muscles obliques ; la capsule postérieure appuyée sur l'entonnoir aponévrotique et ses ailerons ; le coussinet adipeux.

Le déplacement de l'œil d'*arrière en avant* est arrêté par : les muscles droits ; la capsule antérieure ; les paupières ; les vaisseaux et nerfs post-bulbaires.

Mais la suspension du globe n'est pas seule en jeu dans le problème assez complexe de la fixité du centre de rotation. Si l'appareil moteur n'est pas maintenu lui-même dans une direction constante, ses tractions seront inégales et variables. Les déplacements de son point d'insertion mobile seront également variables. Comme toutes les aponévroses musculaires, l'aponévrose du groupe musculaire de l'orbite doit remplir le rôle d'agent de contention vis-à-vis de ce groupe, partout où une tendance au déplacement se manifeste.

Les *muscles droits* forment un cône très resserré près de leur insertion orbitaire. Dans cette partie la couche adipeuse située à l'intérieur du cône leur suffit. A 8 ou 10 millimètres de l'insertion, les bords des muscles s'écartent de plus en plus jusqu'à l'aileron ; au coussinet graisseux sous-jacent, s'ajoute la gaine cellulo-fibreuse qui devient de plus en plus résistante en se rapprochant de l'aileron. Vers l'équateur, le muscle s'infléchit sur l'hémisphère antérieur du globe. En se redressant pendant la contraction, il pourrait : 1° comprimer l'œil ; 2° se déplacer en glissant latéralement sur la partie la plus saillante du globe. L'effort musculaire portant presque en entier sur ce point devait être maintenu par une résistance énergique. Les ailerons et l'entonnoir adjacent s'opposent à toute déviation et, comme nous le verrons plus loin, éloignent la corde musculaire de l'équateur du globe.

Le *tendon du muscle oblique supérieur* est maintenu en place par sa gaine fibreuse propre qui prend son insertion sur la poulie, et par une expansion fibreuse de l'aileron interne du muscle droit supérieur qui se soude à sa gaine.

Le *muscle oblique inférieur* est solidement fixé par la cravate fibreuse de la gaine du muscle droit inférieur et par l'aileron inférieur.

Tous les intervalles de faisceaux fibreux et l'espace situé entre la face superficielle des muscles et de l'aponévrose, et le périoste sont remplis par des masses cellulo-adipeuses.

Les rapports et la direction des muscles de l'orbite sont donc assurés dans une position constante. Nous remarquerons en outre que les muscles et l'œil sont maintenus par les mêmes éléments de fixation. Cette heureuse disposition ne peut que rendre plus précise l'action de l'appareil moteur sur l'organe mobile.

CHAPITRE III

MÉCANISME DES MOUVEMENTS DU GLOBE

Si nous consultons sur ce sujet les ouvrages d'anatomie et de physiologie, nous lisons :

« Nous pouvons préciser tout de suite la question en faisant observer que les mouvements oculaires sont analogues à ceux d'une tête osseuse articulaire dans une cavité articulaire énarthrodiale. » (NUEL, article Œil, *Dictionnaire Dechambre*.)

« Les mouvements du globe oculaire, comme ceux d'une articulation cotyloïde, s'exécutent librement dans tous les sens. Le globe représente la tête articulaire ; la capsule de Ténon, la cavité articulaire. » (FUCHS, *Manuel d'Ophtalmologie*.)

« Il suit de cette disposition que la portion centrale de l'aponévrose (*capsule fibreuse du globe*) est presque entièrement indépendante de l'organe qu'elle embrasse et que celui-ci peut glisser sur elle à la manière d'une sphère pleine sur une sphère creuse. » (SAPPEY, *Traité d'Anatomie descriptive*.)

« L'œil est comparable quant à ses mouvements à une tête articulaire qui roule dans sa cavité » (DONDERS et DOYER.)

« Le globe oculaire, dans ses mouvements, ne peut exécuter que des rotations ; il ne doit être comparé, comme mécanisme, qu'à une tête articulaire sphérique reçue dans une cavité, comme la tête fémorale dans le cotyle. » (HELMHOLTZ, *Optique physiologique*, p. 636.)

Nous retrouvons donc partout la même opinion : *L'articulation de l'œil est une énarthrose ; l'œil roule dans sa capsule fibreuse comme la tête du fémur dans la cavité cotyloïde.*

Il est difficile de comprendre qu'une erreur aussi palpable se généralise et se transmette ainsi sans qu'une objection s'élève. Le plus rapide examen d'une pièce anatomique, d'un schéma, de la description même des auteurs qui émettent cette comparaison suffit pour en faire saisir l'inexactitude.

La tête fémorale est sphérique, mais sa cavité articulaire et sa capsule fibreuse sont distinctes. La capsule s'insère, d'une part, sur le col du fémur et, d'autre part, sur le pourtour de la cavité cotyloïde de l'os iliaque, et non sur la tête elle-même du fémur.

Comment n'a-t-on pas vu que la capsule fibreuse de l'œil qui forme en même temps sa cavité cotyloïde — pour continuer la comparaison — est *adhérente au globe* en avant, dans toute la zone épisclérale, et en arrière, au niveau des vaisseaux et nerfs ciliaires. Comment Sappey lui-même peut-il imprimer cette hérésie anatomique autant que physiologique? « La capsule fibreuse est presque entièrement indépendante de l'organe qu'elle embrasse. »

Pour que l'énarthrose fût à peu près établie, il faudrait que la capsule fibreuse restât complètement indépendante de l'œil, au moins en avant, et s'insérât quelque part, ailleurs que sur le globe. Mais dès lors que la capsule enveloppante est adhérente au globe, *à ses deux pôles, il est de toute évidence que cette capsule suivra le globe dans ses mouvements*. Il y a loin de cet état complexe à la simplicité d'une énarthrose, et nous ne pouvons plus dire avec Sappey que « le globe peut glisser sur sa capsule fibreuse à la manière d'une sphère pleine sur une sphère creuse ».

Expériences. — Il s'agit de déterminer le mécanisme des mouvements du globe, non plus d'après une théorie trop simpliste, mais d'après la réalité anatomique. Nous avons cherché à résoudre cette question par des expériences directes sur des yeux humains, contrôlées par d'autres expériences sur des yeux de vertébrés. Après avoir enlevé la paroi orbitaire externe d'un œil d'homme, nous arrachons par des tractions douces, avec une pince, les lames cellulo-fibreuses intermusculaires et la graisse sous-jacente, dans une étendue de 8 à 10 millimètres, au-dessus et au-dessous du muscle droit externe de façon à ménager deux petites fenêtres qui permettent de voir le côté externe de l'hémisphère postérieur du globe recouvert de la capsule postérieure. Nous pratiquons ensuite une ouverture à la paroi orbitaire interne, pour saisir dans une anse de fil le muscle droit interne.

Nous prenons enfin une précaution qu'il ne faut jamais oublier dans les expériences cadavériques sur les mouvements du globe. Très peu de temps après la mort, le bulbe s'affaisse et se ride. La traction musculaire le déforme sans arriver à produire de mouvement de rotation. Pour remédier à cet inconvénient, il suffit d'injecter dans le corps vitré une quantité d'eau suffisante pour reproduire la tension normale.

Les choses étant ainsi disposées, nous tirons en arrière le fil attaché au muscle droit interne.

La cornée est amenée dans la rotation en dedans; l'hémisphère postérieur se tourne par conséquent en dehors.

Nous remarquons de suite que la couche graisseuse sous-jacente au muscle droit interne et tapissant la moitié interne de l'hémisphère postérieur subit un certain déplacement en dehors; l'hémisphère postérieur l'entraîne donc dans sa rotation.

En ce moment, nous n'avons en vue que la rotation proprement dite; nous ne nous occupons pas encore des phénomènes qui se passent du côté de l'aileron et de l'entonnoir.

Toutes choses étant restées en place du côté interne, nous ne constatons rien de plus que le déplacement de la couche graisseuse.

Mais, en dehors, nous avons mis à nu la capsule fibreuse au-dessous du muscle droit externe et nous pouvons observer que, pendant la traction du muscle droit interne, la capsule suit la rotation du globe. Dans ce mouvement, elle se plisse un peu tout d'abord par suite du déroulement du repli

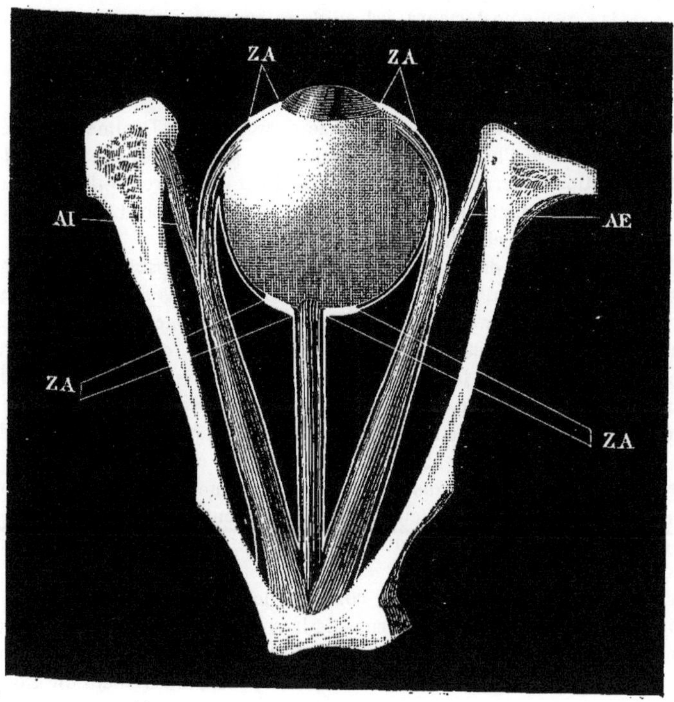

Fig. 52.
Schéma. Œil à l'état de repos.
AI, aileron ligamenteux interne. — AE, aileron ligamenteux externe. — ZA ZA ZA ZA, zones d'adhérence de la capsule à la sclérotique.

sous-musculaire et redevient lisse, en se tendant, lorsque l'adduction arrive à sa limite

Renversons maintenant les rôles et simulons la contraction du muscle droit externe. La capsule postérieure est à nu de ce côté. L'œil est ramené à sa position primaire. A la première traction du muscle droit externe, la cornée tourne en dehors et l'hémisphère postérieur en dedans. La *capsule postérieure suit toujours le mouvement du globe*, et tourne en dedans avec lui, en se plissant un peu, comme du côté opposé, mais avec cette différence que ce plissement augmente avec le degré de la rotation (fig. 53).

Si nous pratiquons successivement la même opération sur les quatre muscles droits, avant et après l'enlèvement du tissu adipeux, nous observons toujours les mêmes phénomènes, à savoir : 1° Déplacement du tissu cellulo-graisseux rétrobulbaire dans le sens de la rotation; 2° Déplacement de la capsule postérieure dans le sens de la rotation; 3° Déroulement du repli sous-musculaire et léger plissement de la capsule postérieure.

Ces points étant acquis, excisons une rondelle de 7 à 8 millimètres de diamètre de la capsule postérieure, à 1 ou 2 millimètres au-dessus du bord supérieur du muscle droit externe, à distance égale du nerf optique au repli de la gaine profonde. Piquons d'une tache d'encre la sclérotique au centre de la partie mise à nu.

Exerçons une traction sur le muscle droit *interne*. Comme dans l'expérience précédente, l'hémisphère postérieur du globe et sa capsule se déplacent en rotation externe. Mais, la traction du muscle droit interne s'accentuant, la tache d'encre se rapproche peu à peu du bord inférieur de la fenêtre sous laquelle elle disparaît.

Nous conclurons de cette expérience que si la capsule accompagne le globe dans sa rotation, *le mouvement du globe est plus rapide que celui de son enveloppe*. Un mouvement de glissement existe donc bien entre la sclérotique et la capsule fibreuse ou, pour mieux préciser, entre la sclérotique et la capsule postérieure, la capsule antérieure n'y participant pas. Mais ce mouvement de glissement est relativement minime dans le mouvement total de rotation. Il suffit cependant pour rendre compte de l'existence d'une cavité séreuse incomplète entre la sclérotique et sa capsule.

Nous ajouterons que, dans toutes ces expériences, le nerf optique et le paquet vasculo-nerveux qui l'entoure s'infléchissent de telle sorte qu'ils présentent une concavité du côté du muscle en action et une convexité dans le sens opposé (fig. 53).

En résumé, la rotation du globe comporte les phénomènes suivants : 1° Inflexion du nerf optique dans le sens de la rotation; 2° Déplacement du tissu cellulo-graisseux rétro-bulbaire dans le sens de la rotation; 3° La capsule suit le globe dans son mouvement de rotation; 4° Le mouvement du globe est un peu en avance sur celui de la capsule, par suite d'un léger plissement de la capsule.

En définitive : *Le globe entraîne dans son mouvement : le nerf optique, les couches profondes de l'atmosphère cellulo-graisseuse qui l'entoure et sa membrane d'enveloppe qui s'infléchissent dans le sens de la rotation*. C'est là le phénomène principal. *Grâce à l'élasticité de la capsule et à ses attaches extérieures, son mouvenent propre est un peu plus étendu.*

Au premier abord, ce mécanisme complexe semble peu s'accorder avec l'aisance des mouvements du globe. Mais il faut remarquer que les limites extrêmes des rotations par rapport à la position primaire varient entre 40 et 50° (LANDOLT), soit 10 millimètres environ. L'élasticité de tous les tissus intéressés leur permet de se prêter à ce facile déplacement.

Tel nous paraît être le véritable mécanisme de la rotation de l'œil de l'homme.

Il y a loin, comme nous l'avons déjà constaté, de cette disposition assez complexe à la liberté des mouvements énarthrodiaux. Cependant, sauf quelques poissons et notamment les squales, l'homme est un des mieux partagés sous ce rapport parmi les vertébrés.

La plupart des mammifères ne présentent qu'une cavité articulaire rudimentaire. Dans toute la partie de l'hémisphère postérieur recouverte par le muscle choanoïde chez les carnivores, la capsule fibreuse passe encore entre les interstices des faisceaux du muscle choanoïde et tapisse la surface libre de l'hémisphère postérieur. Mais chez les ruminants, on en retrouve à peine quelques traces en arrière du muscle choanoïde; nous savons que chez le bœuf, toute la surface postérieure du globe est recouverte par de nombreux faisceaux accessoires du muscle choanoïde et par un tissu adipeux très dense *qui adhère intimement et directement à la sclérotique* (fig. 51).

La cavité de Ténon est donc réduite ici à une ceinture très étroite, comprise entre l'insertion du muscle choanoïde en arrière et l'insertion des muscles droits en avant. La rotation du tiers postérieur du globe ne peut se faire que par le déplacement en masse du globe, du tissu adipeux et du muscle choanoïde. D'ailleurs les surfaces de glissement n'existant plus à la surface de la sclérotique sont transportées à la surface du muscle choanoïde où se développe une large bourse séreuse.

Nous avons étudié les agents de suspension du globe dans l'orbite à l'état de repos, et le mécanisme des mouvements du globe. Il nous importe maintenant de connaître le fonctionnement des muscles qui impriment ces mouvements et de leurs aponévroses.

Fonctionnement des muscles extrinsèques de l'œil. — Les muscles droits prennent leur insertion fixe au fond de l'orbite et leur insertion mobile à la sclérotique, sur l'hémisphère antérieur de l'œil.

Grâce aux conditions anatomiques que nous connaissons, l'action des muscles oculaires se résout en des mouvements de rotation. Les muscles droits tendant, par leur contraction, à rapprocher leur insertion mobile de leur insertion fixe détermineront donc tous la rotation en arrière du pôle antérieur de l'œil.

Cette rotation en arrière s'opérera dans le sens vertical supérieur ou inférieur ou dans le sens horizontal interne ou externe.

Nous savons encore que les muscles droits s'enroulent sur l'hémisphère antérieur à partir de l'équateur. L'arc qu'ils décrivent se redresse pendant la contraction, et la corde plus ou moins droite ainsi formée comprimerait l'équateur du globe si d'autres éléments anatomiques n'intervenaient.

En effet, l'action des muscles de l'œil est singulièrement modifiée par des annexes fibreuses que nous avons soigneusement décrites dans la partie anatomique de ce travail et qu'il nous reste à étudier au point de vue physiologique. Nous y insisterons d'autant plus volontiers que personne, depuis Ténon, ne s'en est occupé.

Il s'agit des ailerons ligamenteux et de l'entonnoir aponévrotique ; dans l'exposé qui va suivre nous ne parlerons guère que de la partie principale : l'aileron. Disons une fois pour toutes que l'*entonnoir aponévrotique soutient et régularise l'influence des ailerons en l'étendant à toute la circonférence de l'orbite.* C'est la formule dont nous nous sommes servi pour définir le rôle de la capsule antérieure vis-à-vis des insertions scléroticales des muscles droits, et nous la reproduisons à dessein parce qu'elle s'applique aussi exactement à l'entonnoir qu'à la capsule antérieure.

Du rôle de l'aileron sur le muscle en contraction. — 1° *Au point de vue physiologique, l'aileron constitue pour les muscles droits un troisième tendon, tendon de renvoi.*

Par son épaisseur considérable relativement au volume du corps musculaire, par son implantation sur le muscle aussi solide que si elle émanait du muscle lui-même, par sa large insertion sur le rebord orbitaire, par la modification de direction qu'il imprime au muscle, l'aileron remplit au point de vue physiologique, le rôle d'un tendon.

Nous venons de dire que le redressement de l'arc musculaire devrait comprimer l'équateur de l'œil. Mais l'aileron s'attache précisément au muscle au niveau de l'équateur; comme, d'autre part, il s'éloigne du globe pour se rendre à l'orbite, il entraîne le muscle lui-même dans sa direction excentrique. Il forme un véritable tendon de renvoi sur lequel le muscle *droit se réfléchit.* La direction du muscle contracté est donc la résultante de ses deux insertions orbitaires, postérieure et antérieure.

2° *L'aileron est un tendon d'arrêt pour le muscle.*

Nous devons à Ténon lui-même la connaissance de ce point. Lorsque le muscle se raccourcit vers le fond de l'orbite, il entraîne avec lui l'aileron. Au delà d'une certaine distension, l'aileron oppose une résistance invincible à la traction musculaire.

Les ailerons sont donc bien des tendons d'arrêt. La façon dont l'arrêt se produit pour les muscles droits interne et externe est connue depuis longtemps. Pour le muscle *droit supérieur,* on n'a décrit jusqu'ici, comme tendon d'arrêt, que l'expansion de sa gaine sur le muscle releveur de la paupière. Cette expansion existe et contribue même, comme on sait, à relier les deux muscles ensemble de telle sorte que le muscle droit supérieur élève un peu la paupière en même temps que la pupille.

Mais, outre cette expansion, nous avons signalé deux bandelettes fibreuses qui partent des bords du muscle droit supérieur pour se rendre aux angles interne et externe de l'orbite. Ces *ailerons supérieurs* sont les véritables tendons d'arrêt du muscle droit supérieur. On le démontre facilement en observant leur tension pendant la traction en arrière du muscle. Ils arrêtent le mouvement avant que l'expansion du releveur soit elle-même complètement tendue.

Nous avons déjà signalé la remarquable disposition anatomique à l'aide de laquelle le muscle droit inférieur prend insertion à l'orbite, en avant, comme les autres muscles droits.

La gaine épaissie du muscle *droit inférieur* embrasse comme une cravate la partie médiane du muscle petit oblique qui se fixe lui-même à l'angle interne du rebord orbitaire inférieur par son propre tendon et à l'angle externe par l'aileron inférieur.

Le muscle droit inférieur prend donc son point d'appui à l'orbite par l'intermédiaire de l'anse musculo-aponévrotique du muscle oblique inférieur, et son arrêt se produit par la tension successive de sa cravate fibreuse, de l'extrémité antérieure du muscle petit oblique, et de l'aileron inférieur.

L'arrêt du muscle petit oblique se produit également par la tension de l'aileron inférieur qui lui est commun avec le muscle droit inférieur. Dans une contraction énergique, l'insertion musculaire de l'aileron du petit oblique se porte en avant avec le muscle raccourci, en sorte qu'au moment où il devient un tendon d'arrêt, l'aileron se trouve couché le long du rebord orbitaire inférieur et presque transversalement dirigé de l'angle interne à l'angle externe.

Le muscle grand oblique présente une disposition particulière. Il est arrêté dans son mouvement par les brides fibreuses qui s'étendent du tendon lui-même au tube fibreux de sa gaine. Ces brides fibreuses s'opposent au glissement exagéré du tendon en s'arc-boutant contre l'orifice inférieur de la poulie. Elles forment, en réalité, un aileron divisé en cinq ou six bandelettes.

Les six muscles de l'œil possèdent donc, dans leurs ailerons, des *tendons d'arrêt*. Nous avons à nous demander toutefois si cet arrêt ne coïnciderait pas avec l'épuisement de la puissance contractile du muscle lui-même? Dans cette hypothèse, il n'offrirait plus d'intérêt physiologique. L'arc d'excursion de la cornée est de 40 à 50°. En l'évaluant en millimètres (chaque millimètre valant 4 ou 5°), nous trouvons que cet arc équivaut à peu près à 10 ou 12 millimètres, c'est-à-dire au maximum de distension de l'aileron.

La longueur des muscles oculaires est d'environ 40 millimètres. Leur raccourcissement se limite donc au quart de leur longueur. Or, dans les autres muscles striés de l'économie, le raccourcissement atteint la moitié de la longueur du muscle. Il n'a pas été signalé, que nous sachions, d'anomalie de structure des muscles de l'œil. Nous pouvons donc conclure définitivement, avec Ténon, Merkel, etc., que l'arrêt prématuré du muscle appartient à l'aileron, et à l'aileron seul. Nos connaissances sur le rôle physiologique de l'aileron en étaient toujours à ce point.

La question n'avait pas fait un pas depuis Ténon. Nous l'avons reprise en 1885 et nous sommes arrivés à constater que, non seulement l'aileron devient, à son extrême distension, un tendon d'arrêt, mais qu'en outre, *par sa tension progressive, il est, dès le début et pendant toute la durée de la contraction musculaire, un agent modérateur des mouvements du globe*. Nous ne saurions trop appeler l'attention sur ce rôle de l'aileron. Il prend une grande importance dans la physiologie normale et pathologique (strabisme) des mouvements de l'œil. Nous l'avons établi par une série d'expériences dont nous donnerons ici le résumé, en renvoyant pour les détails à notre *Traité d'anatomie de l'appareil moteur de l'œil de l'homme et des vertébrés.*

1° On peut observer directement, après mise à nu de la surface de l'aileron, que, dès le début d'une traction sur le muscle, l'aileron se tend légèrement; l'allongement et, par suite, la tension de l'aileron augmentent progressivement avec la puissance de la traction, et peuvent atteindre 10 à 12 millimètres, limite externe où l'aileron devient un tendon d'arrêt.

2° Si l'on sectionne l'aileron, la traction du muscle est bien manifestement plus aisée. Malgré les difficultés d'une telle expérience, nous avons cherché à mesurer la différence en substituant à la traction directe une traction par des poids. Nous avons obtenu les moyennes suivantes.

	MUSCLE DROIT INTERNE AVANT LA SECTION DE L'AILERON	MUSCLE DROIT INTERNE APRÈS LA SECTION DE L'AILERON
10 grammes	8°	12°
20 —	15°	21°
30 —	20°	26°
40 —	24°	30°
50 —	30°	35°
100 —	45°	55°

	MUSCLE DROIT EXTERNE AVANT LA SECTION DE L'AILERON	MUSCLE DROIT EXTERNE APRÈS LA SECTION DE L'AILERON
10 grammmes	5°	10°
20 —	15°	22°
30 —	20°	28°
40 —	22°	33°
50 —	29°	38°
100 —	42°	50°

Ces résultats, nous le répétons, sont des moyennes. Les chiffres absolus ont varié suivant les conditions diverses d'expériences très délicates, mais leur valeur relative a été constante.

3° Nous avons pratiqué deux sections d'ailerons sur le vivant. Dans les deux cas, l'action du muscle a été manifestement augmentée.

Nous conclurons donc qu'en plus de sa fonction de tendon d'arrêt, *l'aileron, dès le début et pendant toute la durée de la contraction musculaire, est un agent modérateur des mouvements du globe.*

Cette donnée physiologique trouvera son application dans la théorie de la strabotomie.

Nous savons ce qui se passe du côté du muscle en contraction et de son aileron.

Pendant cette contraction, que devient l'antagoniste? L'observation directe nous permet de répondre à cette question : Le muscle antagoniste *se distend et se porte en avant en s'enroulant sur le globe*. Nous tenons à préciser : il s'enroule et s'applique intimement sur le globe *sans que son aileron puisse l'en écarter*. Il est facile de s'en rendre compte. Le muscle agissant tend son aileron par une traction d'*avant en arrière;* l'aileron tendu réagit sur le muscle et modifie sa direction.

Au contraire, le muscle antagoniste se porte en avant; *il relâche donc son aileron qui n'a plus d'action sur lui* (fig. 53). Les conséquences de ce fait sont assez importantes. Le muscle, en s'enroulant directement sur le globe, exerce une compression sur lui, d'autant plus forte que l'enroulement est plus étendu. Cette compression est atténuée par sa régularité, mais réelle.

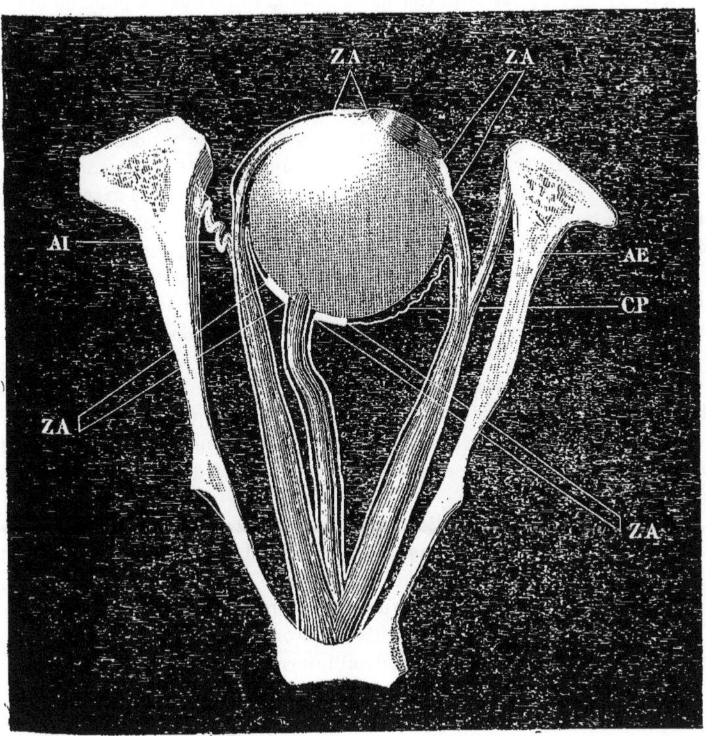

Fig. 53.

Mouvement du globe pendant la contraction du muscle droit externe.

ZA, ZA, ZA, ZA, zones adhérentes de la capsule à la sclérotique. — CP, capsule postérieure suivant le mouvement du globe en se plissant légèrement. — AE, aileron externe tendu, éloignant le muscle droit externe de l'œil. — AI, aileron interne relâché et muscle droit interne s'enroulant sur le globe. Le nerf optique est infléchi dans le sens de la rotation.

Les partisans de la compression par les muscles intrinsèques dans la pathogénie de la myopie trouvent ici un argument sérieux.

Mais qu'on ne s'y trompe pas, cette compression ne peut avoir lieu, comme on l'a dit, par le muscle agissant. Celui-ci est écarté par son aileron. Elle se produit par l'enroulement du muscle antagoniste.

Il est vrai que toute compression sur un point suppose une résistance sur le point opposé. Nous dirons où et comment se reproduit cette résistance après avoir écarté, pour ne plus y revenir, une autre erreur qui a cours sur le rôle de l'*aileron de l'antagoniste*.

La plupart des auteurs admettent que l'arrêt du muscle agissant se produit non seulement par l'aileron correspondant — ce qui est vrai — mais par l'*aileron de l'antagoniste*. Quelques-uns interprètent même uniquement dans ce dernier sens l'opinion de Ténon.

« Le globe ne peut se porter ni en *dedans* ni en *dehors* puisque le prolongement latéral *externe* l'immobilise dans le premier sens et le prolongement latéral *interne* dans le second » (Sappey, *Traité d'anatomie descriptive*).

Or nous venons de constater que, pendant la traction d'un muscle, l'aileron de l'antagoniste se relâche. Pendant cet état de laxité, il est de nul effet sur son muscle et, à plus forte raison, sur le muscle opposé. Assurément, si le mouvement en avant du muscle antagoniste était tel que son aileron fût entraîné au delà du rebord orbitaire, il arriverait, par cet extrême allongement, à se tendre d'arrière en avant, et deviendrait en effet tendon d'arrêt. Mais en évaluant sa longueur à 20 millimètres et son renversement à 10 millimètres, l'arc d'excursion serait de 30 millimètres. Nous savons, d'autre part, que l'aileron du muscle en contraction l'arrête net après 10 à 12 millimètres d'allongement. Il s'ensuit que l'aileron de l'antagoniste ne peut, dans aucun cas, remplir le rôle de tendon d'arrêt.

Revenons maintenant à la question précédente. Le muscle antagoniste dont l'aileron est relâché s'enroule autour du globe qu'il tend à déplacer latéralement du côté du muscle en activité. Ce déplacement ne se produit pas. On peut se rendre compte par l'expérience suivante des phénomènes qui s'y opposent.

Si l'on simule la contraction du muscle *droit externe* par une traction de ce muscle en arrière, l'*aileron externe* se tend immédiatement. Les masses graisseuses étant enlevées de ce côté, nous constatons que la tension de l'aileron externe se communique à l'entonnoir fibreux, en bas, jusqu'à l'aileron inférieur; en haut, jusqu'à l'aileron externe du muscle droit supérieur. Dans la traction du muscle droit interne, l'*aileron interne* communique sa tension à l'aponévrose jusqu'à l'aileron inférieur, en bas, et jusqu'à l'aileron interne du muscle droit supérieur, en haut. Dans la traction du muscle droit inférieur, la tension de l'aileron inférieur se communique à l'entonnoir jusqu'aux ailerons interne et externe. Dans la traction du muscle droit supérieur, les deux ailerons interne et externe de ce muscle qui s'insèrent, comme nous l'avons dit, aux angles interne et externe du rebord orbitaire, se tendent. Entre ces deux ailerons toute la gaine du muscle qui se jette sur le muscle releveur pour se rendre à l'orbite et au cartilage tarse supérieur, participe à la tension. Dans les tractions énergiques, on voit la tension de l'aponévrose gagner le bord supérieur des ailerons des muscles droits interne et externe.

En somme, lorsqu'un muscle droit se contracte, la *moitié de l'entonnoir fibreux qui lui correspond*, pris entre ses attaches antérieures au rebord orbitaire et la traction du muscle en arrière, se *tend et forme une toile concave d'autant plus rigide que la traction musculaire est plus forte.* La toile fibreuse ainsi tendue s'appuie sur les masses graisseuses qui apportent elles-mêmes un élément de résistance d'autant plus efficace que les travées celluleuses qui la divisent en lobules nombreux émanent de l'aponévrose, font corps avec elle et participent, dans une certaine mesure, à sa tension.

Ce n'est donc pas à l'aileron relâché du muscle antagoniste qu'on doit attribuer l'équilibre du globe pendant la contraction musculaire, mais à la *tension de la moitié de l'entonnoir fibreux qui correspond au muscle en activité.*

Le globe n'est pas *retenu* par l'aileron du côté opposé; il est *repoussé* par la tension de l'aponévrose du même côté.

L'œil est donc pris entre le muscle antagoniste qui s'enroule et l'aponévrose qui se tend. La compression qui doit en résulter ne sera qu'insignifiante et sans effet nocif dans les rotations moyennes qui n'exigent qu'une action musculaire faible, d'autant que la souplesse et l'élasticité des agents de compression viennent l'atténuer. Mais, près des limites extrêmes de la rotation, alors que le centre de rotation a tendance à se déplacer, et notamment dans la convergence excessive produite par l'attitude scolaire habituelle, il est difficile d'admettre que la compression de l'œil ne soit pas appréciable. Si nous tenons compte, en outre, de la sangle des muscles obliques et de sa compression, non seulement sur le globe, mais encore sur les veines vorticineuses (Arlt, Fuchs), nous serons amenés à attribuer à la compression de l'œil par les muscles extrinsèques une part importante dans la pathogénie et le développement de la myopie.

Résumé du mécanisme des mouvements du globe. — *Suspension du globe à l'état statique.* — La suspension du globe dans l'orbite est assurée par les éléments anatomiques suivants :

La tension des muscles obliques . . . . La capsule postérieure appuyée sur l'entonnoir aponévrotique et ses ailerons. Le coussinet adipeux.	S'opposent au déplacement en arrière.
La tension des muscles droits . . . . . La capsule antérieure . . . . Les paupières . . . . Les vaisseaux et nerfs post-bulbaires . .	S'opposent au déplacement en avant.

Tous ces organes se faisant équilibre s'opposent aux déplacements latéraux.

Equilibre du globe à l'état dynamique. — Les mêmes éléments anatomiques énumérés précédemment s'opposent aux déplacements du globe d'arrière en avant et d'avant en arrière.

Les déplacements latéraux sont empêchés par la tension de la moitié de l'entonnoir aponévrotique du côté du muscle en action.

Fixation de l'appareil moteur. — L'appareil moteur est maintenu dans sa situation normale par : la gaine des muscles ; l'entonnoir aponévrotique et ses ailerons ; les masses graisseuses.

Mécanisme de la rotation du globe. — Le globe ne tourne qu'en entraînant dans son mouvement toute son atmosphère cellulo-graisseuse, le nerf optique et la capsule. Le glissement qui se produit entre la sclérotique et la capsule est très minime.

Rôle de l'aileron sur le muscle en contraction. — 1° Au point de vue physiologique, l'aileron constitue pour les muscles droits et pour le muscle petit oblique un troisième tendon. Il pourrait être désigné sous le nom de *tendon de renvoi*, puisqu'il modifie la direction des muscles et transforme les cinq muscles en muscles *réfléchis*. Le tendon de renvoi, en entraînant la corde musculaire dans une direction excentrique, s'oppose à la compression du globe par le muscle en contraction.

2° L'aileron à son maximum de distension (10 à 12 millimètres), devient un *tendon d'arrêt*.

3° L'aileron se prête à la traction du muscle, grâce à son élasticité, mais en opposant une certaine résistance, en sorte que dès le début et pendant toute la durée de la contraction musculaire, il est un *agent modérateur des mouvements du globe*.

Rôle de l'antagoniste et de son aileron pendant la contraction du muscle opposé. — Le muscle antagoniste s'allonge et se porte en avant en s'enroulant sur le globe. Il entraîne dans ce mouvement son aileron dont l'insertion postérieure se rapproche ainsi de l'insertion antérieure. Donc l'*aileron se relâche et ne peut en aucun cas devenir un tendon d'arrêt pour le muscle agissant*. Pendant la contraction, les mouvements de translation du globe dans le sens latéral sont empêchés, non pas par l'aileron antagoniste qui se relâche, mais par la tension de la moitié du système aponévrotique qui correspond au muscle en activité.

Le globe n'est pas *retenu* par l'aileron du côté opposé, comme on le croit communément; il est *repoussé* par la tension de l'aponévrose du même côté. Il en résulte une compression possible du globe dans les rotations extrêmes.

Application de la théorie des mouvements du globe a la strabotomie. — Panas résume en ces termes la théorie généralement admise sur le mode d'action de la strabotomie.

« L'arc excursif du centre cornéen se trouve réduit proportionnellement au nombre de millimètres dont on éloigne le tendon de son insertion primitive; en même temps la force de contraction du muscle est réduite, en vertu de ce principe de mécanique qu'étant données une sphère et une force appliquée à un point de cette sphère, plus le point d'application de la force est rapproché du pôle qu'elle est destinée à déplacer et plus cette force a d'effet sur la rotation de la sphère et l'évolution du pôle considéré. »

Cette théorie serait exacte quant à l'*étendue* de l'arc d'excursion ; elle nous semble très contestable en ce qui concerne l'effet de la force suivant son point d'application sur la sphère.

La théorie physiologique basée sur les données précédentes nous paraît plus satisfaisante, à tous les points de vue.

Strabotomie par reculement. — Prenons le cas suivant : dans une strabotomie du muscle droit interne, les insertions capsulaires ont été débridées de telle sorte que l'insertion tendineuse est reculée de 5 millimètres.

La tension du muscle l'entraînera en arrière à peu près dans la même proportion. L'aileron, adhérent au muscle d'une part et retenu de l'autre à l'orbite, ne peut se prêter au recul du muscle qu'en s'allongeant de 5 millimètres. Donc, désormais, par suite des nouvelles conditions anatomiques créées par la strabotomie, l'aileron, *pendant le repos musculaire,* aura déjà subi un allongement de 5 millimètres.

Mais nous savons que sa distension maximale ne va que jusqu'à 10 à 12 millimètres. Il ne disposera plus que d'un allongement de 5 à 7 millimètres pendant la contraction musculaire ; de là une *insuffisance proportionnelle,* une diminution dans l'*étendue* de la rotation.

En outre, nous savons qu'à l'état normal, la tension de l'aileron, faible au commencement de la contraction, augmente graduellement. Plus l'aileron s'allonge, plus sa tension s'accroît, plus sa résistance à l'action musculaire devient énergique.

Si la strabotomie a déjà produit une distension de l'aileron de 5 millimètres, le muscle, dès le début de sa contraction, sera bridé par un aileron déjà fortement tendu, sa *puissance* sera diminuée d'autant.

Nous aurons donc à la fois, par le fait du recul de l'aileron, une diminution de l'*étendue* et de l'*énergie* de l'action musculaire.

Strabotomie par avancement. — Dans la strabotomie par avancement les mêmes phénomènes se passent en sens inverse.

L'aileron est avancé en même temps que le muscle. Dans sa nouvelle position, ses deux points d'insertion orbitaire et musculaire étant rapprochés, il est évidemment relâché. Si l'avancement est de 3 millimètres, l'aileron n'atteindra sa distension maximale *que* 3 *millimètres plus tard.* De plus, l'aileron étant complètement relâché au début de la contraction, pendant le parcours des 3 premiers millimètres, ne résistera que tardivement à l'action musculaire. Nous aurons donc à la fois accroissement de l'*étendue* et de l'*énergie* de l'action musculaire.

Si le muscle est avancé non plus par son propre tendon, mais par un pseudo-tendon capsulaire (avancement capsulaire de de Wecker) qui l'entraîne et le fixe près de la cornée, l'effet sur l'aileron est identique.

En résumé, tout procédé opératoire qui produit la distension de l'aileron d'avant en arrière avec le recul du muscle, diminue par là même la force et l'étendue de l'action musculaire.

Tout procédé opératoire qui ramène en avant et relâche l'aileron augmente la force et l'étendue de l'action musculaire.

BIBLIOGRAPHIE DE L'ANATOMIE ET DE LA PHYSIOLOGIE DE L'APPAREIL MOTEUR DE L'ŒIL

ANATOMIE

Baudens. Leçon publiée le 26 novembre 1840.

Berger. Anatomie normale et pathologique de l'œil. *Paris*, 1893.

Bonnet. Des muscles et des aponévroses de l'œil. *Ann. d'Oculistique*, vol. V.

— Recherches nouvelles sur l'anatomie des aponévroses et des muscles de l'œil. *Bulletin de thérapeutique*, vol. XX, 1841.

Boyer Lucien. *Gazette des hôpitaux*, février 1841.

Burdach (Fr.). Bau u. Leben d. Gehirns, vol. II, 1822.

Cruveilhier. *Traité d'anatomie descriptive*, vol. II, 1879.

Dalrymple. The anatomy of the human eye. *London*. 1834.

Fuchs. *Manuel d'ophtalmologie*, 1892.

Helie. Recherches sur les muscles de l'œil et l'aponévrose orbitaire. *Thèse de Paris*, 1841.

Henle. *Anatomie*, 1879.

Klincosch. In Otto. *Patholog. Anat. South's Translation*, p. 243.

Ledouble. Variations des muscles de l'œil, des paupières et des sourcils dans l'espèce humaine. *Archives d'ophtalmologie*, 1894.

— Traité des variations musculaires de l'homme et de leur signification au point de vue de l'anthropologie zoologique, vol. I, p. 45 à 63.

Lenoir. Des opérations qui se pratiquent sur les muscles de l'œil. *Thèse de Paris*, 1850.

Malgaigne. *Anatomie chirurgicale*, vol. I.

Merkel. Macroscopische Anat. d. Auges. *Arch. f. microscopische Anat.* Bonn, 1870.

Motais. Contribution à l'étude de l'anatomie comparée des muscles de l'œil et de la capsule de Ténon. *Association fr. p. l'avancement des sciences; Congrès de la Rochelle*, 1882.

— Contribution à l'étude de l'anatomie comparée des muscles de l'œil et de la capsule de Ténon. *Bull. de la Soc. fr. d'opht.*, 1883.

— Recherches sur les muscles de l'œil chez l'homme et dans la série animale. *Bulletin de la Soc. fr. d'opht.*, 1885.

— Capsule de Ténon de l'homme *Bulletin de la Soc. fr. d'opht.*, 1885.

— Observations anatomiques et physiologiques sur la strabotomie. *Bulletin de la Soc. fr. d'opht.*, 1886.

— Anatomie de l'appareil moteur de l'œil de l'homme et des vertébrés. Déductions physiologiques et chirurgicales (strabisme). *Paris*, 1887.

— Théorie du traitement chirurgical du strabisme. *Soc. fr. d'opht.*, 1893.

— Points de repère anatomiques pour les opérations chirurgicales de la région orbitaire. Instrument. *Soc. fr. d'opht.*, 1895.

Panas. *Traité des maladies des yeux*. 1894.

Richet. *Traité d'anatomie médico-chirurgale*. Paris, 1855.

Sappey. *Traité d'anatomie descriptive*, vol. II, 1879.

Schwalbe. Recherches sur les vaisseaux lymphatiques de l'œil et leur délimitation. *Graefe's u. Sämisch's Handb.* vol. I, chap. I, 1874.

Ténon. Mémoires d'anatomie et de physiologie (1806).

Testut. Les anomalies musculaires chez l'homme. 1884.

— *Traité d'anatomie*. Paris, *O. Doin, éd.*

Tillaux. *Traité d'anatomie topographique*, 1er fascicule. Paris, 1875.

(Consulter les Traités généraux d'Anatomie et d'Ophtalmologie).

PHYSIOLOGIE

Donders. De projectie d. gesichtverschynselen naar de richtingslugen. *Ondezock ged. in het. phys. Labor. der Utrechtsche Hoogschool III, I*, 1872.

— Versuch einer gesset. Erklär d. Augenbeweg. *Arch. f. d. ges. Physiol.*, XIII, 1876.

— et Doyer. Explication génétique des mouvements oculaires. *Ann. d'Oculistique*, vol. LXXVI, p. 213.

DONDERS (F. C.). Ueb. d. Gesetz der Lage d. Netzh. in Bezieh. zu der Blikbene. *Arch. für Opht.*, vol. XXI, 2, 1875.
GIRAUD-TEULON. La vision et ses anomalies. 1881.
GRÆFE (A. VON). Ueber d. Bewegungen d. Auges beim Lidschluss. *Arch. f. Opht.*, 1855, vol. I.
HERING E. Ueb. d. Rollung d. Auges um d. gesichtslinie. *Arch. für Opht.*, vol. XV, I, 1869.
HERING. Das Sehen mit bewegten Augen, *Hermann's Hand. d. Physiol.*, III, Gesichtssin, 1879.
JAVAL. De la vision binoculaire. *Ann. d'Ocul.*, vol. LXXVI, 1881.
JOH. MULLER. I. Vergleisch. Physiol. d. gesichtssins. *Leipzig*, 1826.
LANDOLT. Etude sur les mouvements des yeux à l'état normal et à l'état pathologique. *Arch. d'opht.*, novembre-décembre 1881.
— De l'amplitude de convergence. *Arch. d'opht.*, mars. 1885.
— ET EPERON. Mouvements des yeux et leurs anomalies. *Traité complet d'ophtalmologie par de Wecker et Landolt*, vol. III, fas. III, 1887.
— Leçons sur le diagnostic des maladies des yeux. 1875.
— Étude sur les mouvements des yeux à l'état normal et à l'état pathologique. 1871.
— Nouvelles recherches sur la physiologie des mouvements des yeux. *Arch. d'Opht.*, p. 385, 1891.
MOTAIS. Anatomie de l'appareil moteur de l'œil de l'homme et des vertébrés. Déductions physiologiques et opératoires (strabisme). 1887.
Du même auteur, se reporter à la bibliographie de l'Anatomie.
NAGEL. Das sehen mit zwei Augen. *Leipz. u. Heidelberg*, 1861.
VOLKMANN. *Neue Beitr. l. Physiol. d. gesichtsinns*, 1826.
WUNDT. Ueber d. Augenbewegungen. *Arch. für Opht.*, vol. VIII, 2, 1862.
— Beschreib., eines kunstl. Augenmuskelsystems z. Untersuch. d. Bewegungsgesetze d. menschl Auges. *Arch. für Opht.*, vol. VIII, 2, 1862.
— *Lehrb. d. Physiol. d. Menschen.* Leipzig, 1873.
(Consulter les Traités généraux de Physiologie et d'Ophtalmologie).

ANATOMIE DES SINUS DE LA FACE

Par M. Étienne ROLLET (de Lyon).

La description des sinus de la face est pleine d'intérêt pour l'ophtalmologiste. L'état anatomique de ces cavités, bien étudié seulement de nos jours, permet de se rendre compte du point de départ de certaines affections orbito-oculaires et de les traiter avec succès. Ces sinus, au nombre de quatre, peuvent être dits périorbitaires : le sinus frontal est placé à l'angle supéro-interne de l'orbite et peut en constituer le plafond ; le sinus maxillaire est au-dessous du plancher de l'orbite et occupe son angle inféro-interne ; les cellules ethmoïdales et le sinus sphénoïdal répondent à la région interne et postérieure de la cavité orbitaire.

CHAPITRE PREMIER

SINUS FRONTAUX

Caractères généraux. — Au nombre de deux, les sinus frontaux, organes pairs et théoriquement symétriques, sont situés de chaque côté de la ligne médiane, dans l'épaisseur du frontal, à l'angle que forment en s'unissant les faces inférieure et antérieure de cet os, derrière la bosse nasale et l'arcade sourcilière. Les dimensions de ces cavités sont extrêmement variables ; elles augmentent en général avec l'âge du sujet, jusqu'à une certaine limite. La capacité moyenne chez l'homme paraît être de 3 à 5 centimètres cubes pour les deux sinus ; chez la femme elle est de beaucoup plus faible.

Leur *forme* est celle d'une pyramide triangulaire dont la base dirigée transversalement la sépare de la cavité cranienne. La face antérieure n'est autre que la lame externe du frontal ; la face inférieure est constituée par la partie antérieure et interne du plafond de l'orbite ; la face interne est une cloison qui le sépare de son homologue ; la face postérieure, plane ou légèrement convexe, est assez peu résistante en général pour isoler du crâne la cavité sinusienne et rendre relativement peu rares les complications cérébrales directes des empyèmes.

La *paroi antérieure*, légèrement concave, est incurvée suivant la saillie plus ou moins marquée des formes extérieures de l'os. Il est bon, cependant, de remarquer que les dimensions probables du sinus ne doivent pas être affirmées d'après l'aspect du frontal, car l'épaisseur de l'os est très irrégulière

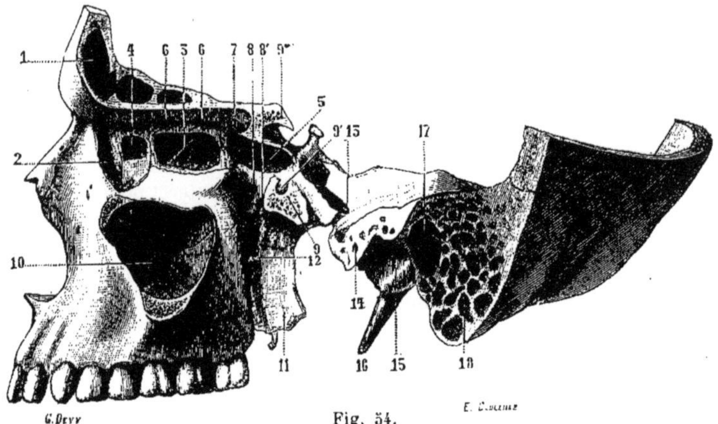

Fig. 54.

Coupe verticale et antéro-postérieure des sinus (Testut).

1, Sinus frontal. — 2, Canal lacrymal. — 3, Cellules ethmoïdales (l'os planum a été enlevé en partie). — 4, Infundibulum, vu à travers une fenêtre pratiquée dans l'unguis. — 5, Sinus sphénoïdal. — 6, Trous orbitaires internes. — 7, Trou optique. — 10, Sinus maxillaire.

et donne parfois lieu à des surprises. Il peut y avoir entre la surface et la cavité une épaisseur assez grande de tissu spongieux.

La *paroi inférieure* est convexe en dehors; mais, vers le sommet de la pyramide, elle s'incline et se creuse en un entonnoir qui aboutit au canal, faisant communiquer ce sinus avec la fosse nasale correspondante ; elle est souvent peu résistante dans sa portion interne.

La *paroi interne* ou *cloison*, a une disposition telle que les deux sinus ne sont presque jamais symétriques. Elle est peu épaisse, n'occupe à peu près jamais la ligne médiane et se contourne souvent, formant des convexités parfois très saillantes dans l'un des sinus dont elle diminue ainsi considérablement la capacité. Il peut même arriver qu'elle soit complètement déviée d'un côté. Dans ces cas, elle devient presque horizontale, ayant tourné autour de son bord inférieur comme une porte sur ses gonds. Cette disposition, bien mise en relief par Tilley, présente quelque intérêt parce que le sinus rendu ainsi très vaste et fort déjeté latéralement, peut être pénétré par le cathéter introduit du côté étroit, si l'opérateur poussant un peu sa sonde traverse la cloison qui se trouve au-devant du bec de l'instrument. Quoi qu'on ait pu dire, la cloison existe ; dans tous les cas elle paraît être toujours complète et ses déhiscences semblent être des défauts de préparation. (*Thèse* de notre élève Delon.)

Les *dimensions* des sinus sont importantes à savoir, car c'est de leur connaissance que résultent les données chirurgicales de la trépanation. Elles sont d'une extrême variabilité, car le sinus peut se prolonger à peu près dans toutes les directions. C'est ainsi que sa hauteur dans le sens vertical peut devenir considérable, la cavité dédoublant très haut les deux lames du frontal et pouvant même empiéter sur les pariétaux (Ruysch). Pour la même cause, l'étendue transversale peut varier dans d'énormes limites. En dedans et en avant il peut s'avancer très loin, et au lieu de s'arrêter comme il le fait d'habitude à la base de l'apophyse orbitaire interne du frontal, il peut la dédoubler et même se prolonger dans les os propres du nez. De même ses dimensions antéro-postérieures s'accroissent parfois beaucoup, car le point d'implantation inférieure de leur face cranienne peut être reculé loin en arrière et la face orbitaire acquérir ainsi un grand développement. En dehors de ces variations, on peut dire que, sur des sujets moyens, les dimensions verticales du sinus sont de 20 à 25 millimètres, qu'il s'étend transversalement jusqu'à 3 centimètres de la ligne médiane et que, d'avant en arrière, dans le point le plus large, on peut trouver de 15 à 40 millimètres sur des sujets dont le sinus paraît de volume à peu près normal. C'est donc cette dimension qui est le plus sujette à variation.

Il faut bien considérer du reste que ces mesures n'ont qu'une valeur tout à fait relative, car la cavité est loin de se prêter à des mensurations précises. Elle présente presque toujours des reliefs et des cloisons incomplètes qui en rendent la forme tout à fait irrégulière. Ces lames osseuses sont surtout fréquentes à la partie supérieure de la cavité, au bord où s'unissent les parois antérieure et postérieure. Elles créent là de petits prolongements qui n'ont du reste pas d'importance chirurgicale. Exceptionnellement on constate un ou deux sinus supplémentaires; les uns antérieurs, les autres postérieurs, chacun d'eux avec canal d'excrétion (Anger, Suarez de Mendoza).

Le *canal* qui fait communiquer le sinus avec les fosses nasales, *canal frontal*, *fronto-nasal*, *fronto-ethmoïdal*, est plus ou moins cylindrique, quelquefois double (Poirier); il peut affecter dans certains cas, peu favorables dès lors au cathétérisme, la forme d'une fente allongée d'arrière en avant.

Son calibre, assez variable, est perméable à une sonde variant du 5 au 10 de la filière Charrière. Sa longueur est de 10 à 15 millimètres. Il se dirige de haut en bas, de dedans en dehors et d'avant en arrière, de sorte qu'une sonde droite et un peu souple qui le cathétérise de haut en bas, se dirige vers le pharynx et non vers l'orifice des narines. Le canal nasal qui suit une direction à peu près semblable, est situé en dehors et en avant. L'orifice inférieur de ce canal sera étudié dans le chapitre relatif aux cellules ethmoïdales. Il s'ouvre à la partie supérieure et antérieure de la gouttière de l'infundibulum, et contracte avec les cellules ethmoïdales antérieures des rapports qui seront longuement exposés.

Son orifice sinusien s'ouvre sous forme d'entonnoir situé contre la cloison médiane. Il se trouve en général au point le plus déclive et très près de la ligne médiane, la déclivité de l'entonnoir se continue directement avec la paroi plane de la cloison, il est situé à la partie postérieure du sinus, au voisinage de la paroi cranienne plutôt qu'en avant. Il peut être utile, pour le cathétériser par le sinus trépané, de savoir qu'il est environ à 3 centimètres de la peau. On le voit du reste facilement, en général, après la trépanation; les déviations si marquées parfois de la cloison font que son siège peut sembler peu fixe. En réalité, il ne change pas beaucoup de place.

Rapports. — Les énormes variations de volume que subit le sinus rendent très difficile à préciser la description de ses rapports. On doit se contenter d'une schématisation un peu vague et songer surtout à déterminer les points qui peuvent servir de repère à l'opérateur.

La paroi antérieure, ou frontale, est recouverte par la peau, les muscles sourcilier, orbiculaire et pyramidal. On y trouve des branches nerveuses venant du nasal externe et du sus-orbitaire, des ramifications des vaisseaux frontaux et nasaux. On admet généralement que la portion de cette région, qui correspond constamment au sinus, dessine un quadrilatère, dont la ligne médiane du corps constitue le côté interne; son côté inférieur est la suture fronto-nasale, son côté externe le bord orbitaire jusqu'à l'échancrure sus-orbitaire, son bord supérieur une ligne partant de cette échancrure et gagnant horizontalement la ligne médiane. En appliquant le trépan dans ce quadrilatère et particulièrement au niveau de son angle supéro-interne, on est sûr de pénétrer dans le sinus. De plus on ne risque pas d'ouvrir le sinus de l'autre côté ; car à ce niveau, la cloison est toujours sur la ligne médiane, et ce n'est ordinairement que plus haut qu'elle se déjette latéralement.

La paroi inférieure, ou orbito-nasale, répond à la partie interne du plafond de l'orbite et à l'angle supéro-interne de cette cavité. En dedans elle repose sur la masse latérale de l'ethmoïde, et sur la face supérieure de ce massif osseux.

C'est avec les organes contenus à la partie supérieure de l'orbite, entre l'échancrure sus-orbitaire et la paroi interne, que s'effectuent les rapports les plus variés. On trouve là, séparés de l'os par le périoste orbitaire, le nerf sus-orbitaire, souvent apparent dans un conduit que forme une mince lamelle, quelquefois même logé dans l'épaisseur d'un petit relief que présente à ce niveau la paroi inférieure ; un peu plus loin la branche externe du nasal, les artères frontale et nasale, les muscles releveur, droit supérieur et grand oblique, le tissu cellulaire de l'orbite et enfin le globe oculaire.

La portion la plus interne du sinus contracte, comme nous le verrons plus loin, des rapports immédiats avec les cellules ethmoïdales antérieures. Ce fait anatomique explique la fréquence de la coexistence des suppurations de ces deux organes, c'est-à-dire l'existence de fronto-ethmoïdites.

La paroi postérieure ou cranienne offre le rapport pathologique le plus important; elle répond en effet à la cavité cranienne, la pointe du lobe orbitaire du cerveau vient s'y appuyer et l'intimité de ce rapport rend compte de la fréquence des inflammations méningiennes au cours des sinusites frontales.

Muqueuse de revêtement. — La cavité des sinus frontaux est tapissée par une muqueuse mince, lisse, rosée, peu adhérente à l'os ; elle se continue avec la muqueuse pituitaire dont elle diffère puisque cette dernière est épaisse, plissée, rouge, adhérente à l'os. Avec une pince on peut la soulever et la détacher en entier. Appliquée immédiatement sur l'os elle joue le double rôle de muqueuse et de périoste ; elle peut s'ossifier. Sa transparence est si marquée que le sinus semble tout d'abord constitué par une paroi osseuse complètement à nu.

On peut au microscope (Inzani) reconnaître à cette muqueuse trois couches : fibro-périostique, conjonctive, dermo-épithéliale. Elle présente des glandes simples à mucus et un épithélium à cils vibratiles.

Les nerfs sont nombreux dans la muqueuse. Sous l'épithélium on reconnaît un réseau de fibres anastomosées provenant d'un filet ethmoïdal du nerf nasal. La muqueuse présente une sensibilité générale assez vive qui peut être mise en jeu par le contact direct ou l'accumulation d'un liquide dans la cavité.

Les vaisseaux sanguins forment deux réseaux, l'un profond dans la couche fibreuse, l'autre superficiel dans la couche dermique. Les artères proviennent de la sphéno-palatine et de l'ethmoïdale antérieure. Les veines vont, soit directement, soit par l'intermédiaire des veines ethmoïdales, dans la veine ophtalmique à travers la paroi orbitaire. D'autres veines se rendent dans le sinus longitudinal supérieur, la veine du trou borgne, les veines sphéno-palatines et la veine préparate.

Les lymphatiques ont été injectés par Poirier. Le réseau qu'ils forment est à larges mailles et communique avec les lymphatiques des fosses nasales. Comme les réseaux lymphatiques de la pituitaire ils paraissent être en relation avec les espaces sous-arachnoïdiens du cerveau par l'intermédiaire des canaux qui traversent les parois osseuses (Sieur et Jacob).

Développement. — Les sinus frontaux manquent au moment de la naissance ; ils commencent à apparaître vers l'âge de deux ans et se développent peu à peu jusqu'à l'âge adulte. Les recherches de Steiner, Killian, Hartmann, semblent prouver que ces sinus sont des cellules ethmoïdales antérieures insinuées entre les deux tables du frontal.

CHAPITRE II

SINUS MAXILLAIRES

Caractères généraux. — L'os maxillaire supérieur est creusé d'une vaste cavité et la muqueuse qui la tapisse se continue, par un orifice ouvert dans la paroi externe des fosses nasales, avec la muqueuse du méat moyen. Cette cavité est le sinus maxillaire ou *antre d'Higmore*, situé, comme l'os qui le forme, entre les fosses nasales, les parties molles de la face, au-dessus de la bouche, au-dessous de l'orbite. On le compare classiquement à une pyramide triangulaire dont la base est interne et répond à la paroi externe des fosses nasales, et dont le sommet se trouve en dehors et en haut et répond à la tubérosité malaire. De ses trois parois, l'une le sépare de l'orbite, paroi supérieure ; l'autre répond à la face externe de l'os ; la troisième à sa partie postérieure, elle est sans intérêt pour nous. De la rencontre de ces parois résultent les bords du sinus. Ces bords sont peu nets, mousses, en forme de rigoles, très larges, qu'interrompent fréquemment des cloisons incomplètes.

Il est difficile d'apprécier la capacité moyenne du sinus maxillaire. En effet, il est peu d'organes sujets à d'aussi grandes variétés. Non seulement il a un volume plus grand chez l'homme que chez la femme, dans l'âge avancé que dans l'adolescence, mais encore il offre, dans des conditions en apparence analogues, des prolongements parfois considérables qui modifient singulièrement sa capacité et la font varier beaucoup d'un côté à l'autre sur le même sujet.

La *paroi interne*, ou base du sinus, est concave, et sa résistance est très variable suivant le point considéré. Robuste sur son bord antérieur, vers l'orifice antérieur des fosses nasales, elle renferme là d'épaisses couches compactes entourant une petite masse de tissu spongieux; elle s'amincit à mesure qu'on se porte en arrière dans la région des méats inférieur et moyen où elle se laisse facilement attaquer par le perforateur. A la partie supérieure de cette région l'os fait même défaut, comme on le sait. C'est là en effet qu'existe l'énorme orifice arrondi qui, sur le squelette, établit entre la cavité et la fosse nasale une si large communication. L'apophyse verticale du palatin et l'unguis s'appliquent sur ce trou dont ils diminuent les dimensions; l'apophyse unciforme de l'ethmoïde et le cornet inférieur jouent le même rôle et, s'unissant au-dessus de l'orifice, le divisent en trois parties : un orifice postérieur en arrière de l'apophyse unciforme, un supérieur au-dessus de cette apophyse, un antérieur en avant d'elle. Sur le sujet revêtu de sa muqueuse le premier et le dernier de ces orifices sont comblés, le second qui correspond à la voie de communication est seul ouvert, bien qu'il soit le plus petit des trois.

Plus loin, en arrière, la paroi s'épaissit un peu, mais elle reste assez mince, surtout à la partie moyenne. Au niveau du bord postérieur elle est si fragile qu'elle se brise et reste fréquemment dans le fond de la plaie quand on pratique la résection du maxillaire supérieur. Cette paroi interne, la plus importante en quelque sorte puisqu'elle porte l'orifice émissaire qui sera étudié à part, n'offre guère qu'une saillie remarquable, celle que fait, en haut et en avant, le canal nasal. Elle se montre sous la forme d'un relief arrondi, marqué surtout en haut, puis descend en s'atténuant, d'avant en arrière et de haut en bas, pour se perdre un peu au-dessus et en avant de la partie moyenne de la face interne.

La *paroi antérieure ou faciale* est la seule qui soit accessible à l'examen extérieur et au toucher. Elle est souvent rendue convexe sur une grande partie de son étendue par la saillie qui correspond à la fossette canine marquée sur la face externe de l'os. Cette fossette a des dimensions extrêmement variables, tant en hauteur qu'en largeur et en profondeur. Suivant la saillie plus ou moins considérable qui lui correspondra dans la cavité du sinus, les dimensions de ce dernier pourront être sensiblement modifiées. Zuckerkandl fait remarquer combien les proportions de cette cavité retentissent sur l'esthétique de la face.

Cette fosse est importante au point de vue opératoire, car elle constitue l'une des voies que l'on peut choisir pour pratiquer l'ouverture du sinus. Le perforateur peut profiter des rapports de cette fosse avec le sillon labio-gingival supérieur pour défoncer à ce niveau la paroi osseuse qui présente là son minimum d'épaisseur. Cette épaisseur est de 2 millimètres environ. Elle croît à mesure qu'on s'éloigne de la fosse, soit qu'on descende vers le bord alvéolaire, soit qu'on monte vers le rebord orbitaire qui, nous le verrons plus loin, est très épais et résistant, soit enfin qu'on se dirige vers l'insertion du malaire où l'épaisseur devient encore plus considérable.

La paroi antérieure est parcourue par des canalicules osseux logeant, les uns, les *nerfs dentaires antérieurs*, les autres, des vaisseaux. Parinaud a montré que l'un de ces conduits aboutit en général à l'alvéole de la canine et vient s'ouvrir en avant du canal lacrymal, au niveau de l'angle inféro-interne de l'orbite. C'est par cette voie intra-osseuse que peuvent se propager jusqu'au grand angle de l'œil des suppurations à point de départ alvéolaire.

Pour l'ophtalmologiste, la *paroi supérieure* est celle qui offre le plus d'intérêt, car c'est elle qui présente les rapports orbitaires du sinus et crée les relations qu'affecte avec les affections orbitaires la pathologie du sinus. La paroi supérieure est constituée par la face supérieure de la tubérosité du maxillaire et forme le plancher de l'orbite. Elle est à peu près plane et se dirige un peu obliquement d'avant en arrière et de bas en haut. En avant, cette lame osseuse qui constitue le bord inférieur de l'orbite est très résistante et offre un peu de tissu spongieux qui se continue, depuis la naissance de l'apophyse montante du maxillaire, jusqu'à la suture avec le malaire. Sur toute cette longueur, le bord formé par l'union des parois externe et supérieure du sinus est à 1 centimètre environ du bord orbitaire; c'est dans cette masse osseuse que l'on creuse la petite tranchée destinée à faire échapper le nerf sous-orbitaire quand on veut le conserver dans la résection du maxillaire supérieur. Plus en arrière, la lame osseuse orbito-sinusienne s'amincit parce que la voûte du sinus s'élève et parce que d'autre part le plancher de l'orbite s'excave. Elle devient très mince à la partie postérieure surtout, sur les côtés de la gouttière sous-orbitaire. Il est fréquent de voir en ce point sur les maxillaires secs, de petites déhiscences qui ne sont du reste que des défauts de préparations causés par la macération prolongée de l'os.

La *gouttière* et le *canal osseux sous-orbitaire* constituent le détail anatomique le plus intéressant de cette face supérieure. Quand le sinus est petit la gouttière n'y apparaît pas et le canal lui-même n'offre pas un relief appréciable, la paroi supérieure est plane. Dès que la cavité est un peu considérable au contraire, on voit la portion antérieure de ce canal apparaître comme une sorte de poutre. La saillie aurait sur une coupe vertico-transversale l'aspect d'un triangle à sommet inférieur très arrondi et à base supérieure large. De ce relief partent fréquemment comme les barbes d'une plume, des bourrelets plus petits qui vont aux autres parois de l'antre, bourrelets dont la muqueuse exagère encore les saillies. Quand ces bourrelets, qui contiennent, dans de petits canaux, des rameaux du sous-orbitaire, n'existent pas et que le canal sous-orbitaire est un peu marqué, il crée deux dépressions s'étendant l'une entre lui et la paroi interne du sinus, l'autre entre lui et la région zygomatique. La paroi devient ainsi en quelque sorte un plafond à deux coupoles. Dans le cas où les reliefs secondaires sont plus nombreux, les coupoles se multiplient. A un degré plus avancé elles donnent lieu de véritables loges dont l'étude sera plus logiquement placée à côté de celle des prolongements. Il faut noter que la partie interne de cette face supérieure ne répond pas à l'orbite, mais reçoit la face inférieure de la masse latérale ethmoïdale correspondante.

Les différentes faces du sinus, en s'insérant les unes aux autres, constituent à leur point d'union des *bords*, en général mousses et arrondis plutôt qu'angulaires. Le plus important est celui qui se trouve en bas, dans la région alvéolaire où viennent s'unir les faces postérieure et antérieure. C'est, de tous, celui qui présente le moins la forme d'un dièdre. Il a tout à fait celle d'une gouttière assez large et très arrondie dans laquelle apparaissent des saillies et des dépressions.

Ce bord atteint dans la portion alvéolaire du maxillaire un niveau très inconstant. De là découlent deux conséquences : la cavité s'approche plus ou moins de l'extrémité supérieure des alvéoles et contracte avec les dents des rapports plus ou moins immédiats, et d'autre part la partie la plus déclive du sinus se trouve au-dessus ou au-dessous du plan passant par le plancher des fosses nasales.

Ce dernier point n'a pas d'importance pathologique, mais on a voulu en faire un caractère sexuel et Reschreiter a dit que le sinus de l'homme diffère de celui de la femme en ce que, outre plusieurs autres dissemblances, il descend au-dessous du plan du plancher nasal, alors que celui de la femme ne l'atteint pas. C'est là peut-être en effet la disposition ordinaire, mais il n'est pas rare de rencontrer le type opposé.

Les rapports avec les alvéoles méritent une plus grande attention, car leur importance est considérable. Il existe entre le point déclive du sinus et le fond des alvéoles une masse de tissu spongieux qui prend parfois un développement considérable, de sorte qu'elle repousse en haut le sinus qui se trouve réduit à des dimensions verticales parfois très minimes. On dit que le sinus commence à être anormal quand il est séparé du niveau du plancher nasal par une distance qui dépasse 6 millimètres. Dans ce cas, les alvéoles sont séparées de l'antre par une épaisseur parfois considérable de tissu spongieux, les infections dentaires ne risqueront guère de se propager au sinus, l'ablation d'une dent n'ouvrira pas cette cavité et le perforateur devra agir profondément s'il veut pénétrer par la voie de l'alvéole. Si l'on examine l'antre après avoir fait sauter l'une de ses parois, on voit que sa portion déclive est régulière et ne présente aucune trace de relief alvéolaire.

Dans d'autres cas au contraire, le sinus s'étend profondément dans la masse de tissu spongieux. Il peut descendre jusqu'à 15 millimètres au-dessous du plancher nasal. La lame compacte qui forme la paroi de l'alvéole participe alors directement à la formation de la paroi sinusienne. On voit alors dans le sinus de petites saillies mamelonnées qui sont formées par les alvéoles.

Ces saillies interrompent la régularité de la portion déclive du sinus et la rendent irrégulière. Comme les dimensions transversales du sinus ont augmenté en même temps que les dimensions verticales, il arrive que la partie profonde de l'antre est très largement arrondie et présente à sa partie externe les reliefs alvéolaires. C'est dans ce cas qu'une infection dentaire peut facilement se propager au sinus, que l'extraction d'une dent ouvre cette cavité et que l'instrument qui veut faire la paracentèse en défonçant l'alvéole n'a aucune peine à l'effectuer. Il importe de préciser, pour la thérapeutique, les alvéoles qui viennent ainsi contracter avec l'antre des rapports immédiats. Les incisives sont toujours situées sur un plan vertical passant en avant du sinus. Le trait de scie vertico-transversal qui détacherait ces dents n'ouvrirait pas la cavité. Au contraire, les molaires sont au-dessous du sinus et leurs alvéoles peuvent servir plus utilement de voie de pénétration. Il est difficile de fixer les règles à ce rapport ; on peut dire, cependant, que les sinus grands et moyens atteignent la première molaire et même parfois la canine et que les sinus petits arrivent jusqu'au voisinage de la deuxième. Dans les sinus anormaux de dimensions réduites, les molaires postérieures seules peuvent avoir un rapport, mais il n'y a guère à tenir compte de ces variations extrêmes.

Prolongements. — La forme du sinus maxillaire peut encore varier par suite de l'existence de prolongements qui s'enfoncent dans les masses osseuses voisines et modifient profondément les cavités de la face. Zuckerkandl a fait de ces prolongements une étude très minutieuse. Il en distingue cinq :

1° Prolongements alvéolaire; 2° palatin ; 3° dans l'apophyse montante ; 4° dans le zygoma et 5° dans la partie orbitaire de l'os palatin.

Le prolongement alvéolaire est constitué par la portion de la cavité du sinus qui s'enfonce vers les alvéoles dans les cas où les dimensions de l'antre sont considérables. L'étude en a été faite plus haut.

Le prolongement palatin est une sorte d'exagération de cette disposition. Dans ce cas, la partie déclive du sinus, au lieu d'occuper seulement la région alvéolaire, se continue en dedans et dédouble les lames osseuses du palais. Ce prolongement offre la forme d'un angle dièdre dont le sommet se trouve très près parfois de la ligne médiane et dont les côtés, l'un supérieur nasal, l'autre inférieur buccal, ont parfois une grande minceur. On peut alors voir les suppurations de l'antre se manifester sous forme d'une tuméfaction buccale dont l'ouverture chirurgicale peut, avec succès, être faite à ce niveau. Ce prolongement peut se creuser dans la portion du maxillaire et même dans celle du palatin qui constituent la voûte osseuse du palais. Il peut arriver jusqu'à 5 millimètres de la ligne médiane. Dans le sens sagittal il est d'ordinaire peu large, ne présentant guère en dedans que quelques millimètres.

La fossette creusée dans l'apophyse montante se dirige en haut, quand elle existe, s'interposant entre l'orbite et les fosses nasales, en avant des cellules ethmoïdales antérieures. Elle s'ouvre dans le sinus, entre la paroi interne et le bourrelet du nerf sous-orbitaire. En arrière elle est souvent limitée à ce niveau par l'une des petites crêtes signalées plus haut, qui partent du canal et se dirigent vers la paroi interne du sinus ; c'est dans ce prolongement que vient faire relief le canal nasal. Ce prolongement peut être divisé en logettes secondaires par des cloisons incomplètes. Il se manifeste parfois à l'extérieur par un relief osseux, à paroi mince et transparente, situé sur la face externe de l'os sous le bord de l'orbite, entre le trou sous-orbitaire en dehors et l'origine de la branche montante en dedans.

Le quatrième prolongement est creusé dans la région de la suture maxillo-malaire, quand le sommet de l'antre se prolonge anormalement dans cette direction. Ce prolongement est en général de moindre dimension que les précédents. Il est limité en dedans par le relief du canal sous-alvéolaire qui le sépare du précédent.

Le cinquième prolongement se constitue sous forme d'une cellule qui s'ouvre en arrière, dans l'angle formé par la réunion des trois parois interne, postérieure et supérieure. En cet endroit l'apophyse orbitaire du palatin vient s'appuyer sur le maxillaire. La lame osseuse maxillaire venant à disparaître il se forme à sa place un trou sur lequel repose, à la façon d'une coupole, la cellule ethmoïdale que contribue à former le palatin, et c'est ainsi que cette cellule devient un prolongement de l'antre.

La cavité du sinus est-elle toujours unique? Normalement, on peut dire que les cloisons osseuses qu'elle offre n'ont pas une saillie suffisante pour que les cavités qu'elles limitent méritent d'autres noms que ceux de logettes. Mais il existe dans la science quelques cas de duplicité du sinus. Il n'est pas bien sûr, du reste, qu'on doive rapporter ces cas à une duplicité du sinus et les auteurs croiraient plus volontiers que la cavité surajoutée a une autre origine. Dans ces cas en effet, les deux loges sont superposées. L'inférieure a dans le méat moyen l'ouverture normale du sinus, la supérieure au contraire s'ouvre dans le méat supérieur d'habitude, et semble n'être autre chose qu'une cellule ethmoïdale ayant pris un développement et un siège anormaux. Souvent en effet on voit une ou plusieurs cellules ethmoïdales faire dans la partie supérieure et interne du sinus une saillie assez marquée. L'exagération de cette disposition pour une cellule devenue énorme conduit à l'existence apparente de deux antres. Ce fait n'est du reste pas particulier au sinus maxillaire; Zuckerkandl et Mouret ont signalé de même l'existence d'une cellule ethmoïdale placée au-dessus du sinus sphénoïdal et simulant une duplicité de cette cavité pneumatique.

Os intercalaires. — Hyrlt a signalé dans la constitution de la paroi osseuse du sinus la présence de lamelles osseuses séparées que Zuckerkandl a retrouvées et qu'il appelle faux os intercalaires. Ce sont de petites masses plus ou moins régulières, dont la grosseur varie d'une tête d'épingle à une lentille ou même davantage. On les trouve sous la muqueuse, particulièrement au niveau de la suture maxillo-zygomatique, ou encore en arrière au point où la tubérosité maxillaire s'appuie sur le dos convexe de l'apophyse ptérygoïde. Ce ne sont pas là des productions pathologiques comparables à certaines aiguilles ou lamelles osseuses développées à la face profonde de la muqueuse quand celle-ci a subi une inflammation chronique. Il s'agit au contraire de productions osseuses assez analogues aux os wormiens du crâne et séparés des masses périphériques par un petit espace que comble une lame fibreuse suturale. Souvent ils forment une véritable déhiscence de la paroi du sinus dans laquelle leur ablation laisse un vide.

Orifices. — Si l'on regarde par le sinus l'orifice qui le met en communication avec les fosses nasales, on voit qu'il siège à la partie supérieure et antérieure de l'antre. On le trouve au-dessous du plancher de l'orbite, immédiatement en avant du relief formé par le canal nasal; il est sujet à de très grandes variations. La forme normale paraît être une fente elliptique à grand axe longitudinal, parfois il est arrondi, parfois encore en forme de croissant renflé ou étroit. Zuckerckandl en a mesuré un grand nombre et a trouvé que le plus petit qu'il ait vu était circulaire et d'un diamètre de 3 millimètres. Le plus long avait 19 millimètres de longueur et 5 de largeur. On trouve ordinairement de 7 à 10 millimètres de long et de 2 à 5 millimètres de large.

Cet orifice dont les dimensions paraissent suffisantes pour assurer l'écoulement des sécrétions formées dans l'antre, n'est pas toujours perméable. On doit remarquer d'abord que sa situation au point le plus élevé ne permet pas l'écoulement dans la station verticale. De plus la muqueuse est lâche à ce niveau, se boursoufle facilement, et les lèvres de l'orifice l'obstruent en s'accolant, ce qui ne permet plus l'écoulement des exsudats toujours très épais.

Un orifice inconstant est situé au centre même du méat moyen. Giraldès l'a rencontré 8 fois sur 100 et l'attribuait à un amincissement progressif de la paroi. Sieur et Jacob l'ont noté 1 fois sur 5 sujets.

Rapports. — Les rapports du sinus maxillaire sont ceux-mêmes de l'os dans lequel il est creusé. C'est dire qu'il répond en dehors aux parties molles de la joue, et par sa partie déclive, au sillon gingivo-labial qui permet de l'aborder chirurgicalement. Ce rapport a été diversement interprété, sans doute parce qu'il est variable. Il semble que le point le plus élevé de ce sillon soit à une hauteur très variable, et comme, on le sait, le point déclive du sinus l'est énormément, il résulte que tantôt le rapport existe entre les deux, tantôt le sinus est plus élevé que le sillon. En tout cas, il suffit, après incision de la muqueuse, de décoller un peu les parties molles pour être sûr de perforer la paroi sinusienne. Enfoncer directement au point élevé du sillon pourrait faire courir le risque de ne pas pénétrer dans la cavité.

La paroi postérieure répond à la cavité ptérygo-maxillaire et aux organes qu'elle contient : plexus veineux, artère maxillaire interne et ses branches profondes, nerf maxillaire supérieur et ses rameaux, ainsi que le ganglion sphéno-palatin qui lui est annexé. Ce rapport a, comme on le sait, une importance opératoire puisqu'on a proposé d'entrer dans le sinus par la paroi antérieure, puis de défoncer sa paroi postérieure pour aller atteindre, dans la fosse ptérygo-maxillaire, ainsi ouverte, le nerf et son ganglion.

La paroi interne répond aux fosses nasales. On a déjà vu le détail des rapports que contracte à cet endroit le sinus avec les méats et les cornets, et les différences de niveau qui peuvent exister entre le point déclive du sinus et le plancher des fosses nasales.

La paroi supérieure répond à l'orbite dans la plus grande partie de son étendue et aux organes qu'il contient. Dans cette paroi sont creusés le canal et la gouttière sous-orbitaires logeant le nerf et l'artère du même nom. On a vu déjà combien pouvait être grande la minceur de cette paroi, et les conséquences pathologiques de ce rapport seront développées dans le chapitre relatif aux complications orbitaires des sinusites. Rochet a profité de cette disposition anatomique pour détourner dans le sinus le cours des larmes dans l'obstruction des voies lacrymales. Il crée un orifice faisant communiquer l'antre avec la portion interne du cul-de-sac conjonctival inférieur, en perforant le plancher osseux de l'orbite. Les larmes tombent alors dans le sinus d'où elles s'écoulent ensuite dans la fosse nasale.

La partie interne de la paroi supérieure est en rapport sur une étendue variable, offrant la forme d'une longue bande antéro-postérieure, avec les cellules ethmoïdales. Entre les deux ordres de cavités règne une paroi généralement assez mince appartenant au maxillaire qui vient obturer en ce point les cellules situées à la partie inférieure des masses latérales de l'ethmoïde. Ce rapport explique la possibilité de la propagation aux cellules ethmoïdales des affections septiques, et aussi quelques perforations accidentelles du sinus au cours du curettage des ethmoïdites.

Muqueuse de revêtement. — La membrane qui revêt le sinus maxillaire est beaucoup plus mince que la muqueuse des fosses nasales dont elle représente un prolongement latéral. On y distingue plusieurs couches qui ne sont pas nettement séparées : la couche superficielle renferme un fin réseau fibrillaire avec cellules arrondies, elle est recouverte d'un épithélium à cils vibratiles; la couche moyenne contient des glandes assez analogues aux glandes de Meibomius. La couche la plus profonde est dépourvue de glandes; sa structure est dense, elle est immédiatement accolée à la paroi osseuse; elle tient lieu de périoste, c'est la couche périostique de Zuckerkandl qui peut s'ossifier (Giraldès). On peut ordinairement le séparer facilement de la paroi du sinus. Il n'y a pas de tissu érectile dans la muqueuse du sinus.

Cette muqueuse reçoit des rameaux de la branche externe de l'artère sphéno-palatine, elle-même branche terminale de l'artère maxillaire interne; elle est vascularisée encore par des ramifications de la sous-orbitaire, de l'angulaire, de la buccale, de la palatine supérieure et de l'alvéolaire.

Gurwitsch, Festal ont démontré que les veines du sinus maxillaire aboutissent en grande partie dans la veine ophtalmo-faciale, veine qui, venue de la pituitaire, passe par le trou sphéno-palatin, s'anastomose avec les veines intra-orbitaires et vient se terminer dans la veine faciale au-dessous de l'os malaire. Il existe une petite veine qui peut jouer un certain rôle dans les propagations des inflammations du sinus à l'orbite; issue de l'antre, elle perfore la paroi inférieure de la cavité orbitaire pour se jeter dans la veine ophtalmique supérieure (Gaillard).

Les lymphatiques suivraient le trajet des nerfs (Axel Key). Ils semblent être en communication, les uns avec les lymphatiques de l'orbite, les autres avec ceux de la pituitaire qui, comme l'ont démontré Simon et Sappey, se rendent à des ganglions situés au-devant de l'axis et au niveau des grandes cornes de l'os hyoïde.

Quant aux nerfs, ils proviennent du trijumeau. La muqueuse du sinus maxillaire reçoit une branche du grand nerf palatin émané du ganglion de Meckel, elle contient également des filets venus des nerfs dentaires postérieurs. Dans le sinus se trouve un plexus nerveux formé par le trijumeau et le sympathique, il y a aussi anastomose entre les nerfs sphéno-palatin et nasal interne.

Développement. — Le sinus maxillaire existe à la naissance sous forme d'une petite dépression située en arrière du sillon lacrymal, au-dessus et en dedans de l'alvéole de la deuxième molaire ; peu à peu la fossette se creuse et prend la forme d'une amande. Vers l'âge de 10 ans le sinus maxillaire a acquis un grand développement, plus tard se produisent encore quelques modifications commandées par l'évolution dentaire.

CHAPITRE III

CELLULES ETHMOIDALES

Les masses latérales de l'ethmoïde sont constituées par son massif osseux dont le faible poids contraste vivement avec un volume assez considérable. C'est qu'il est loin d'être compact ; il est au contraire creusé d'une série de cavités à parois toujours très minces qui lui donnent à peu près la constitution d'un rayon de miel. Ces cavités portent le nom de cellules ethmoïdales. Leur étude a été longtemps assez négligée par les anatomistes classiques. Elles ne sont bien connues que depuis que leur pathologie a été mise en évidence. Parmi les mémoires écrits à ce sujet on doit citer d'abord le travail si original et si consciencieux de Zuckerkandl, puis en France la thèse de Ranglaret et plus récemment une publication de Mouret.

Caractères généraux. — Le labyrinthe ethmoïdal n'est pas constitué par le seul os ethmoïde. Beaucoup de ses cavités dépassent en quelque sorte les limites de l'os et sont obstruées par les os voisins lorsque l'ethmoïde est en place. Le frontal, par exemple, sur la partie médiane de sa face inférieure, présente des dépressions en forme de demi-cellules qui viennent s'appuyer sur la face supérieure de l'ethmoïde et former les cavités qui apparaissent béantes sur un os isolé.

Le nombre des cavités ethmoïdales est très variable. Le plus ordinairement, il oscille entre 8 et 10, mais il peut s'abaisser à 4 ou 5 et s'élever jusqu'à 15. Leurs dimensions varient en sens inverse. On peut estimer leur capacité totale à 8 à 10 centimètres cubes et dire que théoriquement leur volume sera d'autant moindre que leur nombre sera plus grand. On remarque d'ordinaire que les plus grandes sont situées en arrière, les plus petites en avant. Elles ont une tendance générale à présenter une forme ovalaire, globuleuse ; mais tassées en quelque sorte les unes contre les autres, elles se déforment pour ainsi dire et quelques-unes poussent entre leurs voisines, pour y trouver place, des prolongements étroits. De plus, elles offrent assez fréquemment des cloisons incomplètes qui semblent les diviser imparfaitement.

Les parois intermédiaires aux cellules sont formées d'une mince lame de tissu compact qui ne présente jamais de déhiscence. Il en résulte que chacune est parfaitement close, isolée de sa voisine et s'ouvre par un orifice spécial. Ce point a été autrefois discuté, il est parfaitement acquis aujourd'hui que les cavités sont sans communication les unes avec les autres.

ORIFICES. — Un certain désaccord règne entre les auteurs au sujet de la situation des orifices qui font communiquer les cellules ethmoïdales avec les fosses nasales. Ces divergences paraissent tenir à l'extrême irrégularité des dispositions anatomiques et on doit en conclure simplement qu'ici les variations sont la règle.

Les orifices sont disposés sur la paroi externe des fosses nasales en groupes distincts dont chacun correspond à des cellules ayant dans l'ensemble une situation particulière, de sorte que l'étude des orifices comporte en même temps celle des cellules qui leur correspondent. Les cellules communiquent toutes avec les fosses nasales, mais il s'en faut qu'il y ait autant d'orifices que de cellules. C'est là un point sur lequel a particulièrement insisté RANGLARET. Il a constaté que souvent une cellule s'ouvre par un orifice spécial, mais que, fréquemment aussi, plusieurs s'ouvrent par un orifice commun. Voici, suivant cet auteur, la disposition qu'affectent toujours les cellules quand elles s'ouvrent dans un orifice commun. L'orifice se continue par un petit canal dans lequel on peut voir s'ouvrir 2, 3 et même 4 cellules. Quelquefois le petit canal est un peu dilaté en ampoule, mais cette dilatation n'est pas suffisante pour représenter une véritable cellule et on ne saurait en conclure que les cavités s'ouvrent les unes dans les autres; on doit simplement admettre que certaines cellules, surtout les petites situées en avant, s'ouvrent par un vestibule commun à plusieurs d'entre elles. Les cellules postérieures et celles qui ont un certain volume ont tendance, au contraire, à s'ouvrir isolément. Les dimensions de ces orifices sont assez variables, mais en général, sur le sujet revêtu de sa muqueuse, elles sont assez restreintes et ne se prêtent guère à un cathétérisme efficace. Un fin stylet seul peut s'y introduire et il serait impossible de songer à traiter les suppurations par la sonde évacuatrice. L'irrégularité de situation des trous ne permet pas d'ailleurs l'introduction de cet appareil.

Ces orifices sont groupés autour du cornet moyen des fosses nasales qui les divise en deux groupes : les uns, situés au-dessus de lui, dans le méat supérieur, par conséquent correspondant à des cellules situées en arrière et qui, de ce fait, sont dites *cellules ethmoïdales postérieures;* les autres sont situés au-dessous de ce cornet, dans le méat moyen, et les cellules qui s'ouvrent là s'appellent cellules *ethmoïdales antérieures*. Il est intéressant de remarquer que les pertuis sont d'autant plus haut sur la paroi nasale externe qu'ils conduisent à des cellules plus postérieures. Cette loi générale s'applique même au sinus sphénoïdal dont l'orifice est situé assez près du plafond des fosses nasales.

CELLULES ETHMOÏDALES POSTÉRIEURES. — Les cellules ethmoïdales postérieures sont caractérisées par deux points : 1° elles occupent la partie postérieure de l'os; 2° elles s'ouvrent au-dessus du cornet moyen. Leur nombre est en général faible, de trois à six. Leurs dimensions ont des tendances à être un peu grandes et c'est en général elles qui ont la capacité la plus considérable.

Quand on enlève, pour les voir, la paroi interne de l'orbite, on est frappé de suite par cette différence de capacité qu'elles ont avec les cellules antérieures. Quelques-unes d'entre elles sont creusées dans le seul ethmoïde et sont limitées en dehors par l'os planum; les autres ont leurs parois complétées par les os voisins; ces os leur donnent un volume variable suivant qu'ils leur offrent une surface plane ou un couvercle concave du côté de la cellule. Ce sont : 1° en arrière le corps du sphénoïde par la portion externe de sa face antérieure; 2° en haut le frontal par la partie de sa face inférieure qui s'étend entre la dépression orbitaire en dehors, l'échancrure ethmoïdale en dedans, le bord postérieur en arrière, la gouttière ethmoïdale antérieure en avant; 3° en bas par le maxillaire supérieur, partie supérieure de sa face externe et par l'apophyse orbitaire du palatin. Il résulte de cette disposition que les cellules se continuent en quelque sorte dans les os voisins; Mouret a constaté que ces cavités dédoublaient la plus grande partie de la voûte orbitaire, et Patel, outre cette même disposition, a vu l'apophyse clinoïde antérieure comme soufflée et le canal optique en entier sculpté dans les cellules. Dans un autre cas une cellule appartenant au groupe ethmoïdal s'insinuait en plein corps du sphénoïde, au-dessus du sinus de cet os, sans toutefois communiquer avec cette cavité. Les cellules ethmoïdales postérieures ont leur orifice nasal, dit-on, au-dessus du cornet moyen. Cela ne signifie pas qu'il soit dans le méat supérieur; si beaucoup d'entre eux sont dans cette cavité, il n'en est pas toujours ainsi. En effet, on sait qu'il existe assez fréquemment un quatrième cornet situé au-dessus du premier cornet classique. Quand existe cette saillie, sur la valeur morphologique de laquelle règne encore une certaine obscurité, on voit parfois que l'orifice des cellules les plus postérieures s'ouvre dans le petit méat que crée l'existence de ce petit cornet. Ce sont alors les cellules les plus voisines des sphénoïdes qui aboutissent en ce point, comme pour justifier la remarque énoncée ci-dessus que les orifices sont d'autant plus haut que les cellules correspondantes sont plus postérieures.

Cellules ethmoïdales antérieures. — Les cellules ethmoïdales antérieures s'ouvrent dans le méat moyen dont il est indispensable de rappeler rapidement la disposition anatomique. Cet espace offre sur sa face externe, dans sa partie moyenne constituée par l'ethmoïde, les orifices ethmoïdaux groupés dans une petite région où s'ouvre aussi le sinus maxillaire et qui offre deux saillies formant avec l'insertion du cornet moyen les berges de deux petites gouttières.

La première gouttière est située entre l'attache du cornet et une saillie de forme et de volume variables qui est la bulle ethmoïdale, c'est le sinus de la bulle (Zuckerckandl) ou sillon rétro-bullaire (Mouret).

La deuxième gouttière, plus profonde, est limitée en haut par la bulle, en bas par une saillie appelée agger nasi. Cette gouttière est dite gouttière de l'infundibulum. Elle forme avec la précédente une sorte de **V** (ou plutôt d'**Y**) ouvert en arrière, dans l'ouverture duquel se trouve la bulle et dont la branche infundibulaire se porte en haut et en avant pour aboutir à la cavité dite infundibulum. Les extrémités divergentes de l'**Y** se perdent sur la paroi du méat.

Cette gouttière de l'infundibulum mérite d'attirer l'attention car elle est le siège des orifices du sinus maxillaire, du sinus frontal, de plusieurs cellules ethmoïdales, et sa disposition soulève de nombreux problèmes.

L'orifice du sinus maxillaire est variable dans son siège comme dans ses

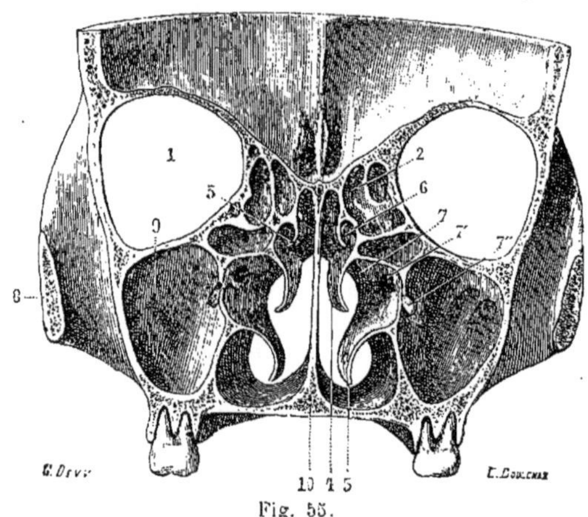

Fig. 55.

Coupe verticale et transversale des sinus (Testut).

1, orbite. — 2, cellules ethmoïdales. — 3, cornet supérieur. — 4, cornet moyen. — 5, cornet inférieur. — 6, méat supérieur. — 7, méat moyen, en communication avec l'infundibulum (7') et le sinus maxillaire (7''). — 9, sinus maxillaire.

dimensions. Souvent placé dans la portion moyenne de la gouttière, au-dessous de la bulle, il peut se trouver à la partie la plus postérieure de cette gouttière ou au contraire sembler absent et s'ouvrir, non dans la gouttière, mais dans le canal qui lui fait suite en haut et en avant.

Dans la gouttière de l'infundibulum, en haut et en avant, viennent déboucher les cellules ethmoïdales les plus antérieures. Cette gouttière se continue en haut par un canal osseux appelé classiquement infundibulum et qu'on a considéré comme une des cellules antérieures dans laquelle viendraient s'ouvrir d'autres cellules et le sinus frontal. Les variations très considérables suivant les cas ont fait admettre à ce sujet plusieurs opinions. Tantôt le canal, à peu près cylindrique, mène droit au sinus frontal, mais sa paroi est percée de plusieurs orifices qui conduisent dans de petites cellules situées très antérieurement. Tantôt ce canal évasé offre l'aspect classique de la cellule dite infundibulum des auteurs classiques.

Tantôt le canal osseux venant du sinus frontal s'ouvre très latéralement dans cette cellule. Tantôt enfin l'infundibulum est comme divisé par une cloison en deux canaux dont l'un mène au sinus frontal et dont l'autre se termine en cul-de-sac constituant ainsi une véritable cellule. Il est facile de voir combien cette variété de dispositions pourra faciliter ou gêner la manœuvre du cathétérisme du sinus frontal.

Les cellules qui débouchent par ces orifices correspondent à la partie la plus antérieure du massif ethmoïdal. Les unes sont creusées dans la face antérieure de l'ethmoïde et sont complétées par l'unguis et quelquefois par l'apophyse montante du maxillaire supérieur; elles s'ouvrent dans la partie la plus supérieure de la gouttière de l'infundibulum, elles sont en petit nombre, une, deux ou trois.

Les autres, situées un peu plus en arrière, sont creusées dans l'ethmoïde dans sa face supérieure et complétées par le frontal qui les met en rapport avec son sinus et le canal qui le rattache aux fosses nasales. Ces cellules sont au nombre de deux, trois ou quatre. Ce sont elles qui s'ouvrent avec le sinus frontal par l'infundibulum et ce sont leurs orifices variables qui ont donné lieu aux discussions rapportées plus haut à propos de l'infundibulum.

Telles sont les cavités qui ont leur ouverture dans la gouttière de l'infundibulum et dans l'infundibulum lui-même. Dans la deuxième gouttière, c'est-à-dire dans celle que limitent la bulle et l'insertion du cornet moyen, existent d'autres orifices. Ceux-ci correspondent à deux ordres de cellules : la bulle ethmoïdale et quelques cellules les plus postérieures des cellules antérieures. Ces dernières n'ont que peu d'intérêt anatomique, ce sont une ou deux cavités, de volume variable, dont les orifices siègent à la partie antérieure de la gouttière qui les reçoit. La bulle est plus intéressante. Elle offre, dans le méat moyen, la forme d'une saillie globuleuse, sphérique ou ovoïde, plus ou moins considérable, parfois à peine saillante, parfois énorme. Son grand axe est parallèle à l'insertion du cornet moyen.

Cette saillie est la paroi d'une cellule souvent insignifiante de volume, mais qui parfois au contraire prend aux dépens des cellules antérieures un volume considérable. Elle est entièrement ethmoïdale, limitée en dehors par l'os planum, et n'atteint ni le frontal en haut, ni le maxillaire en bas, restant toujours séparée de ces os par les cavités qui l'entourent. Elle offre souvent des cloisonnements incomplets. Son orifice s'ouvre à la partie moyenne de la gouttière qui sépare sa saillie nasale du cornet moyen, c'est-à-dire dans la gouttière rétro-bullaire de Mouret.

En résumé, les cellules ethmoïdales se divisent ainsi :

1° Cellules postérieures s'ouvrant au-dessus du cornet moyen dans le méat supérieur ou dans celui du cornet accessoire s'il existe. Elles sont au nombre de 3 à 6.

2° Cellules antérieures offrant 3 sous groupes :

a. Cellules les plus antérieures au nombre de 1, 2, 3, s'ouvrant dans la gouttière de l'infundibulum ;

b. Cellules du groupe de l'infundibulum au nombre de 2, 3, 4, s'ouvrant dans le canal de l'infundibulum ;

c. Groupe de la bulle s'ouvrant dans le sillon rétro-bulbaire, comprenant la bulle et 2 ou 3 cellules voisines des cellules postérieures.

Rapports. — Ainsi constituées dans leur ensemble les cellules ethmoïdales forment, comme les parties latérales de l'os dans lequel elles sont creusées, une masse polyédrique enchâssée dans le massif osseux de la face et contractant avec les cavités et les éléments osseux de cette dernière des rapports très importants. L'étude de ces rapports va montrer la place exacte qu'occupe cette masse, ses connexions et ses voies d'accès.

D'une façon générale, l'ensemble des cavités est situé entre la paroi interne de l'orbite qui est en dehors, la paroi externe des fosses nasales en dedans; l'os frontal et son sinus, la cavité cranienne, sont au-dessus, le sinus maxillaire au-dessous. La portion osseuse du nez les limite en avant, le corps du sphénoïde en arrière.

La face supérieure est en rapport très directement en avant avec le sinus frontal et son canal émissaire. Le sinus déborde en avant les cellules et il n'y a que sa partie postérieure qui soit en rapport avec une ou deux d'entre elles, situées sous l'unguis et séparées du sinus frontal par une lame osseuse tantôt très résistante (Ranglaret), tantôt très mince (Delon). La variabilité des dimensions de cette paroi commune empêche de considérer l'ouverture des cellules ethmoïdales antérieures par le sinus frontal, après trépanation de celui-ci, comme le procédé de choix quand les cavités sont simultanément atteintes de suppuration.

Plus en arrière, la face supérieure du massif ethmoïdal est en rapport, par l'intermédiaire du frontal, qui contribue, comme on l'a vu, à la constitution des cellules, avec la cavité crânienne et la face supérieure des hémisphères. On doit signaler la présence en ce lieu des deux conduits ethmoïdaux antérieur et postérieur, des artères, veines et nerfs qui suivent leur trajet.

En bas, les cellules s'appuient sur la paroi supérieure ou orbitaire du sinus maxillaire. Cette lame osseuse appartenant au maxillaire supérieur est en général assez résistante. Son épaisseur est du reste variable suivant le développement qu'a pris le sinus.

En arrière, les cellules confinent à la partie externe de la face antérieure du sinus sphénoïdal. Ce rapport est important car il permet l'ouverture de la cavité sphénoïdale quand on a pénétré dans les cellules ethmoïdales postérieures. L'épaisseur de la cloison qui les sépare est variable, mais la disposition est très constante. L'instrument porté contre la paroi postérieure des cellules, à la partie moyenne de cette face, peut être poussé en toute sécurité, il pénétrera sûrement dans le sinus sphénoïdal.

La paroi externe du massif ethmoïdal est constituée par la face interne de l'orbite. Les cellules sont là recouvertes par l'os planum et l'unguis. Elles s'étendent en dedans et en arrière de la gouttière nasale jusqu'en arrière du corps du sphénoïde. Elles touchent aux angles internes supérieur et inférieur de l'orbite, de sorte qu'elles ont des rapports orbitaires considérables et très importants. La lame osseuse qui les recouvre là est mince et fragile; un très faible instrument suffit à la pénétrer. C'est en abordant les cellules par cette voie que l'anatomiste les étudie avec le plus de fruit et que l'opérateur les ouvre avec le plus de facilité et de sécurité. De ce rapport résultent encore de fréquentes complications orbitaires au cours des ethmoïdites. On peut et on doit se demander s'il n'y a pas sur cette paroi, la paroi vraiment chirurgicale de l'ethmoïde, une limite visible entre les cellules antérieures et les postérieures. On admet que cette frontière est marquée par le trou ethmoïdal antérieur.

En dedans, le massif ethmoïdal répond à toute la portion de la paroi interne des fosses nasales qui constitue l'ethmoïde, c'est-à-dire à la région qui s'étend entre la lame criblée en haut et à peu près l'insertion du cornet inférieur en bas. Il peut donc être atteint par cette voie.

En avant, la face antérieure de l'ethmoïde regarde assez fortement en dehors, elle est en rapport avec l'unguis et l'apophyse montante du maxillaire supérieur. Cette paroi n'a que peu d'intérêt.

Muqueuse de revêtement. — Au point de vue de la structure, les cellules ethmoïdales comprennent une partie osseuse formée de tissu compact et une muqueuse. Cette dernière est constituée par la membrane pituitaire amincie et modifiée. Son stroma adhère à l'os sous-jacent et son épithélium est à cellules à cils vibratiles, entremêlées de cellules caliciformes.

Les artères de la muqueuse viennent de sources diverses. On voit des rameaux émanés de la sphéno-palatine qui pénètrent par les orifices méatiques; d'autres artérioles viennent des ethmoïdales ou du réseau du sac lacrymal formé par l'angulaire et la palpébrale inférieure.

Les veines se rendent dans les ophtalmiques. Les lymphatiques n'ont pas été décrits, sans doute ils doivent communiquer avec ceux de la pituitaire.

Les nerfs proviennent des nerfs ethmoïdaux et du nerf sphéno-palatin.

Développement. — Les cellules ethmoïdales existent chez le nouveau-né sous la forme de petits culs-de-sac peu profonds, annexés aux fosses nasales. C'est progressivement qu'elles vont pousser des prolongements pour constituer ce massif si curieux au point de vue anatomique et si important en pathologie.

CHAPITRE IV

SINUS SPHÉNOÏDAUX

Caractères généraux. — Les sinus sphénoïdaux sont creusés dans le corps du sphénoïde, de chaque côté d'une cloison sagittale, verticale, qui les sépare. Ils présentent, comme les autres annexes pneumatiques, des variations de volume considérables. Bien que leur forme soit assez irrégulière on peut leur considérer, pour la commodité de la description, quatre parois qui correspondent aux faces classiques du corps sphénoïdal, sauf pour la paroi interne constituée par la cloison qui sépare les deux cavités homologues.

Le sinus peut n'exister que sous forme d'un petit cul-de-sac, s'enfonçant à peine dans l'os, au point où se trouve d'habitude l'orifice émissaire ; il peut au contraire devenir énorme, se prolonger dans l'apophyse basilaire, dans les grandes et petites ailes du sphénoïde, dans les apophyses ptérygoïdes. Dès qu'il acquiert un certain volume, il suit exactement les contours extérieurs de l'os et n'a plus que des parois minces et fragiles. La paroi supérieure, d'abord plane, commence vers la dépression destinée au chiasma, elle est ensuite rendue convexe par la saillie que produit la fosse pituitaire. Un petit prolongement s'enfonce dans la base de la selle turcique ; alors commence d'ordinaire la paroi postérieure légèrement concave. La paroi inférieure, un peu plus large que la supérieure, se continue insensiblement avec la postérieure et se relève doucement en avant pour se continuer, sans ligne de démarcation, avec la paroi antérieure. Celle-ci regarde un peu en bas, est à peu près plane et présente vers sa partie moyenne l'orifice qui s'ouvre dans les fosses nasales. La paroi externe, plane ou rendue convexe par la saillie du sinus caverneux, est un peu oblique en bas et en dehors. La paroi interne, c'est-à-dire la cloison, est rarement médiane. Elle est mince et assez fragile. Toutes ces parois, sauf la postérieure, sont constituées par une lame osseuse compacte qui n'offre que peu de résistance. L'inférieure est d'ordinaire la plus épaisse.

La cavité est très souvent divisée en logettes par des cloisons secondaires (Durand).

L'orifice est situé un peu au-dessus et en dedans du centre de la paroi antérieure. Il est arrondi, mais peut offrir la forme d'un croissant. Ses dimensions sont très irrégulières ; capable d'admettre sur certains sujets une plume de corbeau ou même une petite plume d'oie, il est parfois trop étroit pour admettre un petit stylet. C'est un orifice et non un canal, vu la faible épaisseur de la paroi osseuse.

Du côté des fosses nasales, il offre une disposition qu'a bien décrite ZUCKERKANDL; là où la paroi antérieure du sphénoïde se joint à l'extrémité postéro-latérale de l'ethmoïde se forme une rainure verticale, rainure sphéno-ethmoïdale, limitée en haut par le toit des fosses nasales et s'étendant en bas vers les choanes, ou, lorsque l'insertion du cornet ethmoïdal inférieur (cornet moyen classique) est reportée très en arrière, venant se terminer au niveau de celui-ci. Dans cette rainure se trouve l'orifice du sinus dont les sécrétions s'écoulent le long de sa paroi postérieure. Quand le cornet ethmoïdal supérieur est divisé en deux et qu'il existe un quatrième cornet, cela ne change en rien la disposition de la rainure et ses rapports avec l'orifice sphénoïdal. Mais si la masse latérale de l'ethmoïde s'étend très en arrière et en dehors et si l'orifice sphénoïdal est très grand et voisin de la ligne médiane, ses rapports peuvent être assez modifiés pour que la sérosité s'écoulant du sinus soit obligée de suivre la cloison ethmoïdale. L'orifice siège d'ordinaire immédiatement au-dessous du toit nasal ou quelques millimètres plus bas, très rarement au centre de la portion de la paroi antérieure du sphénoïde qui apparaît dans les fosses nasales. Il faut du reste savoir que même lorsqu'il est situé au niveau du toit des fosses nasales, il ne correspond pas à la partie la plus élevée du sinus, qui déborde notablement en haut de ce toit.

RAPPORTS. — Les rapports du sinus sont très variables suivant les faces que l'on considère, car situé au centre de la base du crâne, il confine à des cavités et à des organes multiples.

Les rapports les plus simples sont ceux de sa face postérieure, qui est confondue avec l'apophyse basilaire; ils n'ont aucun intérêt. La face supérieure prend contact avec le corps pituitaire et les sinus veineux qui occupent avec lui la selle turcique; plus en avant, il est en rapport avec le chiasma des nerfs optiques et un peu avec l'origine de ces nerfs qui viennent bientôt suivre la face latérale du sinus. Ces rapports, bien exposés par BERGER, expliquent la possiblité des compressions ou des inflammations de ces différents organes dans les lésions du sinus. On a noté de la névrite optique, des thromboses du sinus circulaire, etc... La proximité des méninges a pu même être une cause de méningites mortelles.

Sur les parois latérales se trouvent, en arrière, le sinus caverneux et les organes qui sont en rapport intime avec lui : carotide interne et nerfs de l'orbite. Plus en avant, on voit le canal optique et plus bas la fente sphénoïdale avec leur contenu vasculaire et nerveux. La partie la plus antérieure de cette paroi latérale est constituée par la portion du corps sphénoïdal entrant dans la constitution de la paroi orbitaire interne, en arrière de la suture ethmoïdo-sphénoïdale. Ce rapport aurait un grand intérêt opératoire si cette portion osseuse était plus étendue; mais, son siège reculé, le voisinage des organes importants qui lui sont accolés ne permet pas de l'utiliser chirurgicalement. On ne peut pénétrer dans le sinus sphénoïdal directement par l'orbite comme on le fait pour les cellules ethmoïdales. La face antérieure peut être dénommée paroi chirurgicale. Comme on l'a vu à propos de l'orifice du sinus, la partie interne de cette face fait partie des fosses nasales, dans leur partie postéro-supérieure. Le bord postérieur de la lame perpendiculaire de l'ethmoïde soudée sur la ligne médiane à la face antérieure du sphénoïde, sépare les deux fosses nasales. Celles-ci, à ce niveau, sont très étroites, et c'est dans le fond de cette sorte de fente que se glisse le cathéter pour pénétrer dans le sinus par l'orifice normal. On a aussi profité de cette voie pour aborder le sinus en perforant sa paroi antérieure.

En dehors de cette surface nasale, l'ethmoïde vient appliquer sur la paroi antérieure du sinus, la face postérieure de sa masse latérale, et trouve là une paroi postérieure à ses cellules les plus postérieures, qui parfois, comme on l'a vu, se poursuivent dans le corps du sphénoïde. Ce rapport permet encore de pénétrer dans le sinus, et c'est même là le meilleur moyen de le débarrasser par la curette des productions pathologiques. En effet, quand on a pénétré par la voie orbitaire, en effondrant l'os planum dans les cellules ethmoïdales postérieures, il est assez facile de fracturer la paroi postérieure de ces cellules et par conséquent de pénétrer dans la cavité sphénoïdale. Sans doute l'acte opératoire se passe loin des bords de l'orbite, mais c'est encore là peut-être la voie d'intervention la plus sûre.

La face inférieure répond à la partie la plus reculée des fosses nasales et, quand la cavité est un peu grande, à l'arrière-cavité, au cavum nasal.

D'ordinaire, cependant, le sinus ne paraît pas dépasser en arrière le bord postérieur de l'insertion du vomer : c'est ainsi que cette face répond à la gouttière étroite que limitent en dedans le vomer et en dehors l'apophyse ptérygoïde, face interne, doublée de l'apophyse vaginale du palatin. Cette paroi n'a du reste guère d'intérêt.

Muqueuse de revêtement. — La muqueuse du sinus est constituée par un prolongement modifié de la muqueuse des fosses nasales ; elle est plus pâle, plus lisse, plus mince que cette dernière. Moins vasculaire également, elle ne renferme pas de tissu caverneux. La couche profonde de son derme sert de périoste aux parois, la sous-muqueuse renferme des glandes mucipares, l'épithélium est à cils vibratiles.

La muqueuse du sinus est irriguée par des artères provenant de deux sources, les unes viennent des fosses nasales à travers l'orifice sinusien (rameaux de la sphéno-palatine), les autres lui arrivent par des canaux perforants de l'os (rameaux de la pharyngo-palatine et de la vidienne).

Les veines s'échappent par l'orifice du sinus ou perforent les parois osseuses ; elles vont se jeter dans les veines ophtalmiques, dans les sinus coronaire et caverneux.

Les lymphatiques se rendent aux ganglions juxta-pharyngiens.

Les nerfs viennent des plexus de la muqueuse nasale et du ganglion sphéno-palatin.

Développement. — Le sinus sphénoïdal commence à se développer à la naissance pour acquérir ses dimensions normales vers l'âge de vingt-cinq ans. Il apparaît à l'extrémité postérieure du labyrinthe cartilagineux ethmoïdal sous la forme d'une petite dépression de la muqueuse nasale environnée d'une coque cartilagineuse (Dursy).

BIBLIOGRAPHIE DE L'ANATOMIE DES SINUS DE LA FACE

Benjamin Anger. Éléments d'Anatomie chirurgicale. *Paris*, 1869.
Berger. *Thèse de Paris*, 1890.
Delon. *Thèse de Lyon*, juillet 1898.
De Lapersonne. *Soc. franç. d'Opht.* Paris, 1902.
Durand. *Province médicale*, août 1899.
Festal. *Thèse de Paris*, 1887.
Gaillard. *Thèse de Paris*, 1887.
Giraldès. *Mémoires de la Société de Chirur.*, vol. III, Paris.
Guillemain. *Archives d'Ophtalm.*, 1891.
Gurwitsch. *Arch. für Ophtal.*, 1883.
Hajek. Erkrankungen der Nebenhöhlen der Nase. *Leipzig*, 1899.
Hartmann. Anatomische Tafeln.
Inzani. *Lyon médical*, 1872.
Killian. *Archiv für Laryngologie*, vol. I et III.
Mouret. *Nouveau Montpellier médical*, 1898.
Panas. *Thèse de Paris*, 1860, et *Tr. des maladies des yeux*. Paris, 1894.
Parinaud. *Arch. génér. de méd.*, 1880.
Patel. *Lyon médical*, mars 1902.
Poirier. *Traité d'Anatomie humaine. Paris*, 1893.
Ranglaret. *Thèse de Paris*, 1896.
Rochet. In Vandenbossche. *Thèse de Lyon*. 1896.
Sappey. *Traité d'Anatomie descriptive*. 3e édition, 1876.
Sieur et Jacob. Les fosses nasales et leurs sinus. *Paris*, 1901.
Stanculeanu. *Thèse de Paris*, 1902.
Steiner. *Arch. für klin. Chirurgie*, XIII.
Suarez de Mendoza. *Arch. internat. de laryng. et d'otol.*, 1900, p. 483.
Testut. *Traité d'Anatomie humaine*, 4e édition. *Paris*, 1899.
Tillaux. *Thèse de Paris*, février 1862, et *Traité d'anatomie topogr.* Paris, 1882.
Tilley. *The Lancet*, sept. 1896.
Tissier. *Annales des malad. de l'oreille*, février 1899.
Zuckerkandl. Normale und Path. Anat. der Nasenhöhle. *Wien*, 1882.

ANATOMIE ET PHYSIOLOGIE

DES PAUPIÈRES

Par M. A. TERSON (de Paris).

PREMIÈRE PARTIE

ANATOMIE

La région palpébrale a été souvent considérée comme partie accessoire de la région orbitaire, en anatomie topographique. Comme Blandin, Richet admet une région orbitaire externe et une région orbitaire interne; seulement, pour éviter toute équivoque, il préfère les appeler *région orbitaire superficielle* et *région orbitaire profonde*. La région orbitaire superficielle n'est autre que la *région palpébrale*, limitée par le *sourcil*, région frontière qui constitue, à vrai dire, une petite région particulière, à étudier à part et bordant la paupière comme une véritable chaîne de montagnes. En bas, le sillon palpébro-malaire limite la région palpébrale.

CHAPITRE PREMIER

SOURCIL

Caractères généraux. — La région sourcilière est située au-devant de l'arcade orbitaire supérieure et pend même un peu au-dessous du rebord osseux, tandis que le sillon palpébro-malaire correspond assez exactement au rebord osseux : sa saillie est extrêmement variable, d'abord avec l'extension et le volume du système pileux, ensuite avec l'épaisseur diverse de la peau et des tissus sous-cutanés, enfin et surtout avec la proéminence de la lame antérieure du sinus frontal qui forme au niveau et au-dessus du sourcil une éminence (bosse sourcilière) plus ou moins développée. Il y a là un rapport important, au point de vue des traumatismes fortuits ou opératoires, et de la pénétration des corps étrangers dans le sinus par une plaie au niveau du sourcil. La proéminence du cerveau n'est pour rien dans celle de la bosse sourcilière.

Le bord tranchant de l'arcade expose la région, lors d'une contusion simple, à être sectionnée par sa face profonde.

Les poils du sourcil, obliques pour la plupart en haut et en dehors, mais de direction différente suivant le point du sourcil que l'on considère, ont des dimensions variables suivant l'âge et les races et se rejoignent quelquefois sur la ligne médiane.

Pour les opérations à ce niveau, il suffit de les raser pour qu'une incision devienne ensuite, lorsque les poils repoussent, rapidement invisible.

Il est à remarquer que les poils de la queue du sourcil se continuent d'une façon directe, chez beaucoup de sujets, avec ceux de la *pommette*, de façon à entourer presque toute la région palpébrale d'un *cercle pileux* très régulier.

La *forme* même de l'arc sourcilier est tout à fait variable avec les sujets ; elle joue un rôle important par son aspect et sa direction dans l'expression du visage.

Les divers plans qui entrent dans la constitution de la région sourcilière sont : d'abord la *peau*, puis une couche de *tissu conjonctif sous-cutané*, une couche *musculaire*, une nouvelle couche conjonctive, enfin le périoste et l'os.

Anatomie descriptive. — La *peau*, très épaisse (cuir sourcilier), est surtout remarquable par son système pileux auquel de volumineuses glandes sébacées sont annexées. Les furoncles y sont assez fréquents.

La *couche sous-cutanée* se continue avec celle des régions frontale et palpébrale et est traversée obliquement par les fibres du muscle peaucier sourcilier. Elle ne constitue pas une aponévrose superficielle.

La *couche musculaire* est constituée par : 1° les fibres verticales inférieures du *muscle frontal* qui viennent s'insérer à la partie profonde de la peau sur une ligne convexe en haut ; 2° les faisceaux supérieurs horizontaux de l'*orbiculaire;* 3° les faisceaux obliques du *sourcilier* (Voy. plus loin la grande coupe).

Muscle sourcilier. — Le *sourcilier* est le plus profond de ces muscles ; il forme un muscle long de 4 centimètres environ, s'insérant par un ou plusieurs faisceaux sur la portion interne de l'arcade osseuse, très près de son congénère. Puis, suivant une direction oblique supéro-externe et légèrement concave en bas, il se divise en plusieurs faisceaux dont les digitations se croisent avec les fibres des autres peauciers mentionnés ci-dessus, et s'insèrent à la face profonde de la peau à partir du niveau du trou sus-orbitaire. Au-dessous de lui se trouvent, dans la couche cellulaire lâche, l'artère sus-orbitaire, les branches du frontal, enfin le périoste et l'os.

On observerait quelquefois, comme anomalie, un faisceau distinct naissant près de la poulie du grand oblique (Testut). Le sourcilier peut manquer ou son absence est simulée par sa fusion plus ou moins complète avec l'orbiculaire.

Toutefois le sourcilier ne doit pas être considéré simplement comme une partie intégrante de l'orbiculaire.

Alors que la peau est adhérente à la couche musculaire, malgré la faible couche de tissu sous-cutané qui l'en sépare, il y a au contraire au-dessous de la couche musculaire une *couche celluleuse lâche,* qui fait que le sourcil se plisse et glisse facilement en masse et à peu près dans tous les sens, sur le plan solide ostéo-périostique.

Quant au *périoste,* continu à celui de l'os frontal dans les régions frontale et orbitaire, le ligament large des paupières vient s'insérer sur lui et se continue avec son tissu.

Les *artères* de la région sourcilière sont fournies par la temporale superficielle, branche de la carotide externe, et la sus-orbitaire, branche de l'ophtalmique venue elle-même de la carotide interne.

Les *veines* forment deux groupes, l'un externe qui aboutit à la veine temporale superficielle, l'autre interne qui se jette dans la veine ophtalmique ou dans la veine angulaire.

Les *lymphatiques,* que Sappey a injectés facilement chez l'enfant, forment aussi deux groupes, dont l'un interne allant avec les lymphatiques frontaux, jusque dans les ganglions sous-maxillaires, en suivant la direction de la veine faciale. Le groupe externe aboutit aux ganglions parotidiens et au ganglion préauriculaire.

Les *nerfs sensitifs* viennent de l'ophtalmique de Willis par le frontal interne, le frontal externe et les terminaisons du nasal externe.

Les *nerfs moteurs,* musculaires, proviennent du facial.

CHAPITRE II

PAUPIÈRES

Les paupières sont des replis cutanés provenant de la transformation progressive de la peau qui au début de la vie embryonnaire se continuait avec la surface libre du globe oculaire.

CARACTÈRES GÉNÉRAUX ET CONFIGURATION EXTERNE

Les paupières (auxquelles on doit joindre le *sourcil* et la *caroncule*, qui leur appartiennent anatomiquement et physiologiquement) forment une cloison fermant la partie antérieure de l'orbite et recouvrant le globe de l'œil en avant. Elles constituent un organe de protection et de défense pour l'œil, mais facilitent aussi ses mouvements en créant au-devant de lui une cavité doublée de conjonctive et constamment lubrifiée par les larmes et du mucus. Cette cavité dont les paupières sont la charpente, joue donc un rôle analogue à celui que l'aponévrose de Ténon doublée de son revêtement séreux joue en arrière du globe.

La paupière supérieure présente une grande mobilité, et grâce à un système musculaire spécial, se relève et s'abaisse d'une manière constante. Elle est beaucoup plus développée que la paupière inférieure, comme cela devient surtout visible lorsque l'ouverture palpébrale est fermée. La hauteur moyenne de la paupière supérieure est, du bord libre au cul-de-sac supérieur, de 2 centimètres et une fraction (3 à 6 millimètres), tandis que celle de la paupière inférieure est de 1 centimètre et 2 à 4 millimètres. Ces mensurations, prises chez l'adulte, n'ont, comme toutes les mensurations ultérieures, qu'une valeur générale et sont sujettes à de *grandes variations* individuelles, comme tout ce qui concerne la forme et les dimensions des diverses parties de la région palpébrale. La longueur transversale de la paupière supérieure est également plus développée (5 à 6 centimètres) que celle de l'inférieure (4 à 5 centimètres).

Face antérieure. — La face extérieure ou antérieure des paupières présente deux parties bien distinctes, l'une en rapport avec le globe oculaire, l'autre en rapport avec la partie antérieure de l'orbite en dehors du globe.

La partie préoculaire de la paupière, convexe en avant, correspond surtout à la charpente fibreuse (tarse) qui lui conserve sa forme régulière.

La partie préorbitaire est séparée de la précédente par un sillon, orbito-palpébral supérieur et orbito-palpébral inférieur. Comme il est facile de s'en convaincre par l'examen direct de nombreux sujets et de photographies, il y a de très grandes variétés individuelles. Le sillon palpébral supérieur existe toujours, mais il est plus ou moins profond, et quelquefois dédoublé. Le sillon palpébral inférieur est aussi, suivant les sujets, fréquemment dédoublé en deux plis, l'un que nous nommerons tarsal inférieur, et qui suit le bord adhérent du tarse inférieur, et l'autre situé plus bas, sillon ou pli palpébro-malaire, séparant la paupière de la joue. Enfin les dépressions orbitaires supérieure et inférieure sont souvent modifiées aussi. Chez beaucoup de vieillards et chez certains sujets jeunes atteints de blépharo-chalasis, la peau de la paupière supérieure, très développée, forme un bourrelet et quelquefois un véritable *tablier* qui recouvre complètement le sillon orbito-palpébral supérieur et arrive à reposer sur les cils. La dépression orbito-palpébrale inférieure se distend avec l'âge chez quelques sujets et arrive à former de véritables poches uni ou bilobées, mais toujours séparées de la joue par un fin sillon.

Les *rides*, dont la direction est surtout oblique et transversale, s'accentuent comme dans toutes les régions à peau fine, soumises à des mouvements réguliers : il se produit ainsi une foule de plis et de hachures secondaires.

Enfin, dans certaines races (Mongols) et chez certains sujets (anomalie), un repli cutané falciforme (épicanthus) recouvre la commissure interne.

Les dimensions des paupières sont assez variables. Si certaines paupières sont trop larges (euryblépharon de Desmarres), certaines paupières sont aussi plus courtes qu'il ne faudrait (brachyblépharon) et il y a là un état de brièveté congénitale qui même quelquefois empêche l'occlusion totale pendant le sommeil (insuffisance palpébrale).

Pour mesurer les dimensions de la paupière, Fuchs procède de la manière suivante. Après avoir fait fermer les yeux, il mesure la *hauteur* de la paupière supérieure, *distance verticale du bord libre au milieu du sourcil ;* puis il mesure l'*extension* verticale de la peau après en avoir effacé les rides. Pour cela, il saisit la paupière par les cils et il la tend pour déterminer de nouveau la distance du bord libre au sourcil. La hauteur de la paupière donnerait la surface à recouvrir par la paupière, et l'extension verticale de la peau, celle de la quantité de peau dont le sujet dispose pour cela. Le degré d'occlusion des paupières dépend du rapport entre ces deux dimensions. Fuchs pense que chez l'adulte, l'extension verticale de la peau doit dépasser de moitié la hauteur de la paupière pour que la fente palpébrale se ferme facilement. Il y a du lagophtalmos si l'extension de la peau descend au-dessous de ce rapport de 1 fois 1/2 la hauteur de la paupière. Fuchs croit que cet état entraîne du larmoiement et de la blépharite ulcéreuse.

D'après Fuchs, la hauteur et le développement de la paupière augmentent jusque vers l'âge de vingt ans. La hauteur de la paupière supérieure, en moyenne de 12 mm, 5 à un an, arriverait à 2 cm, 5 vers l'âge de vingt ans.

Fuchs admet que la paupière supérieure diminue un peu chez le vieillard par l'abaissement du sourcil. La fente palpébrale diminuerait aussi légèrement; de 18 mm, 5 à un an, elle serait de 28 mm, 2 vers cinquante ans et seulement de 26 mm, 2, vers quatre-vingt ans, comme dimensions générales.

La *forme* et la tension de la paupière varient avec un certain nombre de conditions.

L'état du globe (volume et siège) et de l'orbite fait avancer ou reculer la paupière, profondément excavée chez beaucoup de sujets, surtout chez les sujets maigres, ou même rétractée en arrière dans quelques cas (atrophie, ablation du globe, états pathologiques de l'œil et de l'orbite, opérations diverses). Les rapports de la paupière avec le globe sont tels qu'on peut apprécier le *tonus de l'œil* à travers la paupière supérieure fermée. Le *tonus du contenu de l'orbite* joue également un grand rôle pour donner un aspect proéminent ou excavé aux paupières, dans une foule de circonstances normales ou pathologiques.

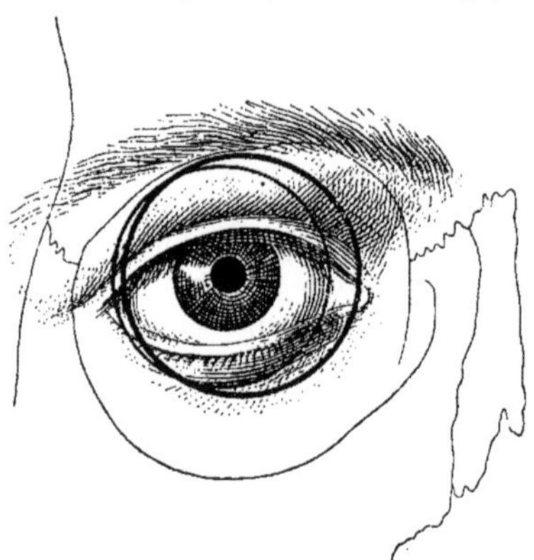

Fig. 56.
Emplacement du globe et du cul-de-sac conjonctival, dans l'orbite et sous les paupières (Merkel).

La *couleur* de la peau des paupières est également à considérer : celle des paupières inférieures est plus foncée (*aréole* palpébrale) et subit des variations de couleur assez fréquentes et souvent en rapport avec l'état général. La vascularisation de la peau palpébrale est rarement très apparente (varicosités).

Un très léger *duvet* existe sur certains points de la peau palpébrale.

Il est à remarquer que la région palpébrale offre avec les plans profonds des *rapports* importants au double point de vue de l'anatomie et de la chirurgie. La figure ci-contre (fig. 56), empruntée à Merkel, donne une idée générale des rapports de la paupière avec le cul-de-sac conjonctival, le globe et les parties osseuses. Il est bon de rappeler ensuite les rapports avec les divers organes qui se trouvent à la partie antérieure de l'orbite, la glande lacrymale orbitaire dans tout le quart externe et supérieur, les vaisseaux et nerfs qui sortent de l'orbite (voir plus loin les figures concernant les vaisseaux et nerfs), le tendon du releveur, enfin la poulie du grand oblique pour la paupière supérieure. La paupière inférieure présente un rapport éloigné avec le petit oblique qui lui est à peu près parallèle dans une partie de son trajet.

Le quart *inféro-externe* de la paupière inférieure est, en restant près de l'os, la seule région de l'orbite où le bistouri puisse pénétrer, sans risquer de léser d'organe intra-orbitaire important.

Enfin, sans empiéter sur la description de la région lacrymale, rappelons que le tendon visible de l'orbiculaire barre le haut de la face antérieure du sac lacrymal dont le grand axe est situé à 3 millimètres et demi de l'angle interne, d'après les recherches que nous avons faites sur le cadavre et nos opérations sur le vivant. Une ponction faite sur une ligne horizontale à 3 millimètres et demi du canthus nous a toujours permis d'entrer d'emblée dans le sac. Au delà de 4 millimètres, on tombe sur l'os.

Bord libre. — Les bords libres des paupières circonscrivent une sorte de *boutonnière*, l'ouverture ou *fente* palpébrale. Cette ouverture, à grand diamètre ordinairement à peu près horizontal, est généralement plus ou moins fusiforme. Mais sa forme, sa direction et ses dimensions varient considérablement avec les cas particuliers et les races.

Les dimensions les plus fréquentes sont de 3 centimètres dans le grand diamètre et de 1 centimètre et demi dans le diamètre vertical : mais ces dimensions varient, toutes choses égales d'ailleurs, suivant les sujets. Les fentes palpébrales courtes et surbaissées font paraître les yeux plus petits, alors que, sauf dans quelques cas de microphtalmie vraie et plus ou moins prononcée, ou de cas pathologiques (moignons, énucléation, etc.), il s'agit seulement de paupières plus exiguës et de fentes palpébrales plus étroites. Dans beaucoup de races, la fente palpébrale est plus étroite et il suffira de citer à ce sujet l'œil mongol (voy. *Anthropologie*). De plus il est bon de tenir compte de la situation exacte du *globe* de l'œil. Les yeux enfoncés n'entr'ouvrent pas la fente palpébrale autant que les yeux proéminents. Dans certains états d'exophtalmie, la fente palpébrale à travers laquelle l'œil fait hernie, paraît presque ronde. Enfin l'état de contraction ou de spasme du releveur ou de l'orbiculaire produit encore de nouvelles déformations dans un sens ou dans l'autre.

La fente palpébrale fermée présente, sauf dans sa portion lacrymale qui est horizontale, une forme concave en haut, qui n'est autre que la forme normale du bord libre de la paupière inférieure, bord à peu près immobile et sur lequel vient s'appuyer le bord convexe de la paupière supérieure. Les bords libres s'appliquent complètement l'un sur l'autre, sans laisser entre eux et la cornée sur laquelle la face concave des paupières se moule par contact direct et complet, une sorte d'interstice admis autrefois (BOERHAAVE) sous le nom de *rivus lacrymalis*.

Le bord libre des paupières possède des rapports très variables avec la cornée. Le bord supérieur en recouvre généralement 1 à 2 millimètres; le bord inférieur n'atteint pas le plus souvent le limbe, le regard étant dirigé directement en avant. Mais ces rapports sont très divers suivant les sujets même normaux : bien des sujets, surtout ceux qui ont les yeux proéminents, ont la cornée entièrement découverte par les paupières, à l'état de dilatation moyenne. Quand l'œil est fermé, la paupière supérieure recouvre la cornée à peu près complètement à elle seule; dans le sommeil où le globe se porte en haut, il est entièrement caché sous la paupière supérieure. Les différentes directions du regard modifient naturellement ces rapports.

L'*ouverture* palpébrale se termine de chaque côté par des angles ou canthus. L'angle interne est beaucoup moins aigu que l'externe et entoure la caroncule lacrymale qui le sépare du globe. Quelquefois cependant l'angle externe ne touche pas directement le globe.

Les extrémités palpébrales qui se réunissent pour limiter les angles, forment les *commissures,* interne et externe. La commissure interne, saillante, correspond au tendon direct de l'orbiculaire, la commissure externe est au contraire légèrement déprimée et est peu à peu accompagnée de rides en éventail (patte d'oie).

La coloration rouge de la joue ne remonterait pas, d'après ARLT, au-dessus de la commissure externe.

La *direction* générale de la fente palpébrale est assez variable avec les sujets dans les mêmes races. Elle est généralement oblique en bas et en dedans. D'après MERKEL et TESTUT, la paupière supérieure étant relevée, l'angle externe serait à 4 millimètres au-dessus d'une ligne horizontale passant par l'angle interne. Mais on trouve quelquefois des sujets où la direction générale de l'ouverture palpébrale est oblique en bas et en dehors, et d'autre part certaines races (Mongols), ont l'obliquité en haut et en dehors beaucoup plus accentuée que la moyenne des races européennes (V. *Anthropologie de l'œil*).

Quand l'œil est fermé, l'angle externe descend légèrement et prend par suite une obliquité inverse de celle de la fente ouverte, la commissure externe ayant été attirée en bas et en dedans par l'occlusion, tandis que la commissure interne est restée fixe.

L'*aspect extérieur du bord libre* des paupières diffère suivant que l'on examine la partie qui est en rapport avec le globe et la partie qui débute au niveau des *points* lacrymaux et enserre la caroncule.

Cette dernière partie est appelée portion *lacrymale;* elle n'a pas de cils, et forme une sorte d'arête mousse qui renferme en haut et en bas le canalicule lacrymal correspondant. Elle ne forme que 1/6 à 1/8 du bord libre, suivant les sujets.

La partie du bord libre située en dehors de l'orifice lacrymal est pourvue de cils (bord ciliaire).

Ce bord libre est, non pas arrondi, mais carré, en *margelle,* présentant par suite à considérer une lèvre antérieure, une lèvre postérieure, un interstice. La largeur moyenne du bord libre est de 2 millimètres au moins, et souvent davantage. Là aussi il y a d'assez grandes variétés individuelles.

Sur le bord antérieur et sur une *surface* d'insertion qui n'est pas absolument linéaire (de sorte qu'on trouve souvent sur une coupe sagittale, deux cils à la fois, sans qu'il y ait de forte obliquité dans la section), se trouvent les cils, poils raides, dont la concavité est en sens opposé pour chaque paupière et qui à l'occlusion se touchent par leur convexité sans se mêler. Les cils de la paupière supérieure sont plus nombreux (100 à 150) que ceux de la paupière inférieure (50 à 80). Ils sont également de 2 à 3 millimètres plus longs (8 à 12 millimètres). La surface d'implantation est plus linéaire pour la paupière inférieure que pour la paupière supérieure. Les cils s'enfoncent en moyenne à 2 millimètres de profondeur. Comme pour tout ce qui concerne la configuration extérieure des paupières, les cils varient beaucoup comme nombre, couleur, dimensions, etc. Leurs déviations constituent les diverses variétés de trichiasis.

On trouve quelquefois des cils, dits aberrants (E. Berger), sur la peau en dedans de la caroncule. Nous avons vu plusieurs fois la caroncule reliée au bord cutané de la paupière par une sorte de petit *aileron* cutané, qui affirme encore que ces régions sont de même origine.

L'*interstice* est assez large et assez bien délimité pour permettre la dissection de la paupière en deux lames, antérieure et postérieure, dans l'exécution de certains procédés opératoires contre le trichiasis ; par l'avivement de la lèvre postérieure, il est possible d'obtenir, *sans intéresser les cils*, une surface cruentée capable d'assurer par *tarsorraphie* la soudure chirurgicale des paupières et l'oblitération permanente plus ou moins limitée de l'ouverture palpébrale.

La lèvre postérieure, tarsienne, présente les orifices des glandes sébacées dites de Meibomius.

Face postérieure. — La face postérieure de chaque paupière forme une demi-cupule qui glisse au-devant du globe et est recouverte de conjonctive à travers laquelle les glandes meibomiennes apparaissent. Elle se termine au niveau du commencement antérieur des culs-de-sac conjonctivaux.

Bord adhérent. — Le bord adhérent ou orbitaire n'est autre que la frontière périphérique de la région palpébrale délimitée comme nous l'avons vu plus haut, et se continuant au delà des sillons orbito-palpébraux supérieur et inférieur avec la région sourcilière, l'orbite et le cul-de-sac conjonctival en haut, avec la joue, l'orbite et le cul-de-sac conjonctival inférieur en bas.

STRUCTURE HISTOLOGIQUE

1° Peau. — La peau de la paupière s'étend du sourcil jusqu'à l'*arête postérieure* du bord libre palpébral.

Le bord libre est donc *tout entier cutané* et la conjonctive ne commence qu'au delà des orifices des glandes de Meibomius. Toutes les glandes du bord libre sont donc des dépendances de la peau. En tout cas il y a lieu de distinguer la structure de la peau de la face antérieure de la paupière de celle du bord libre.

Structure de la face antérieure. — La peau de la *face antérieure* de la paupière présente la structure habituelle de la peau des autres régions où elle est extrêmement fine. Aussi l'épiderme est-il mince, tout en possédant sa couche cornée, son corps muqueux de Malpighi et sa couche cylindrique profonde.

Le derme, également de peu d'épaisseur, possède des papilles « peu développées, qui seraient, sans exception, des papilles musculaires » (WALDEYER).

Des poils fins, de très petite dimension, des glandes pilo-sébacées, de nombreuses glandes sudoripares, sont annexés à l'épiderme. Tous ces organes

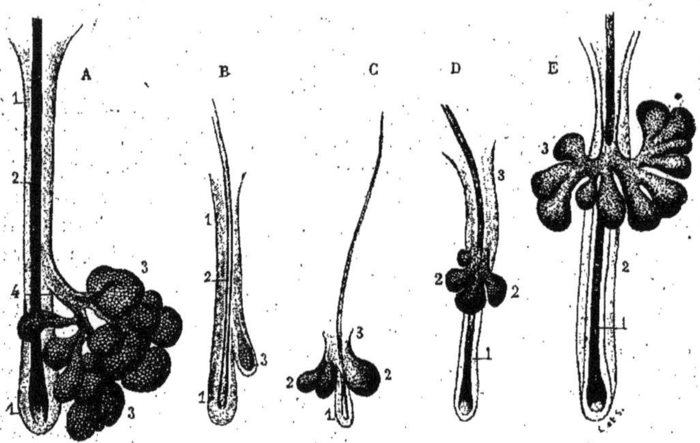

Fig. 57.
Glandes sébacées de la peau des paupières et du sourcil (SAPPEY).
(Grossissement de 40 D.).

A, B, C, D, glandes sébacées de la peau. — 1 et 2, follicule pileux. — 3 et 4, glande sébacée.
E, glande sébacée du sourcil.

sont enveloppés dans des tractus de tissu conjonctif plus lâche, ce qui peut favoriser dans une certaine mesure une mobilité relative de ces organes.

WALDEYER a signalé le premier, au niveau de ces tractus conjonctifs et dans les couches les plus superficielles, un certain nombre de cellules conjonctives *très pigmentées* et de grosses cellules granuleuses qui se trouvent aussi entre les faisceaux des muscles à fibres lisses. Elles contiennent des corpuscules pigmentés et des gouttelettes graisseuses, un peu comme les cellules types du xanthelasma. Elles seraient plus abondantes chez les sujets bruns.

STRUCTURE DU BORD LIBRE. — Le *bord libre* offre par l'hypertrophie de tous les éléments cutanés à ce niveau, une structure toute particulière (voir la grande coupe).

L'épiderme est ici bien plus épais et s'enfonce très profondément entre les papilles dermiques qui sont très développées.

Le tissu dermique et sous-dermique est excessivement dense : il constitue un véritable *cuir ciliaire,* analogue au cuir chevelu. Les cellules pigmentées en seraient fréquemment absentes (WALDEYER).

Le bord libre se divise en deux parties séparées par une région linéaire intermarginale. Ces deux régions sont caractérisées par le développement correspondant d'organes spéciaux. La partie antérieure, *bord ciliaire* proprement dit, est garnie des poils forts et incurvés connus sous le nom de cils, auxquels sont annexées des glandes pilo-sébacées et des glandes sudoripares. La partie postérieure est remarquable par l'ouverture à ce niveau d'une rangée d'énormes glandes sébacées intratarsales, les glandes dites de Meibomius.

Les *cils* sont de gros poils qui vivent cent jours environ (Moll et Donders) ou un peu plus. Nous avons vu leur disposition avec la morphologie des paupières. Histologiquement ils ne diffèrent guère des poils de même volume. D'après Unna, il se produirait au niveau des gaines principales, des gaines secondaires donnant lieu à des rejetons latéraux qui vont constituer de nouveaux cils. On doit se demander si cette disposition peut favoriser le trichiasis, lorsqu'il se produit des modifications pathologiques du bord ciliaire et du tarse. Vidal (de Cassis) avait admis que certains follicules pileux datant de la vie fœtale, se développent tardivement comme les dents hors rang et donnent du trichiasis : mais le fait est absolument douteux.

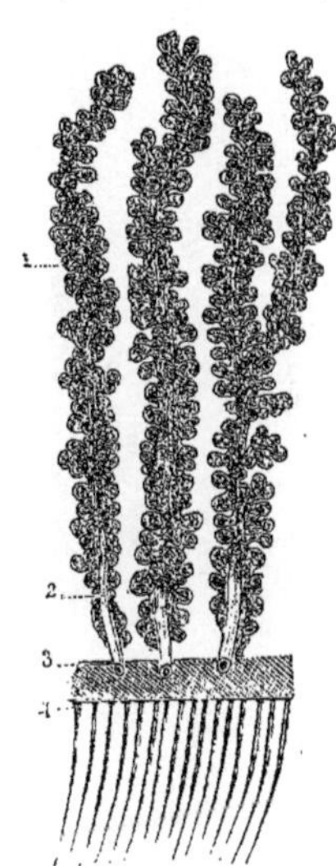

Fig. 58.
Glandes de Meibomius (Testut).
1, corps de la glande. — 2, canal excréteur. — 3, orifice du canal. — 4, cils.

Les *glandes* du bord ciliaire comprennent les glandes sébacées ciliaires, les glandes sudoripares, dites de Moll, les glandes sébacées dites de Meibomius.

Les glandes *sébacées ciliaires* ou *antérieures*, dites aussi de Zeiss, ont été particulièrement décrites par Sappey (fig. 57). Comme il y en a en général deux pour chaque follicule, il y aurait environ 500 glandes ciliaires : leurs dimensions sont fort variables : les unes ont un seul lobule; d'autres, plus rares, ont plusieurs lobules. Elles viennent s'ouvrir souvent très près de l'extrémité libre du follicule. Leur structure histologique est celle des glandes sébacées en général.

Les glandes *sudoripares* situées très près d'elles, à environ 0mm, 2 du bord antérieur (Sattler), ont été décrites par Moll : leur structure est celle d'une glande sudoripare, mais elles semblent moins développées, ayant « un cul-de-sac très large et peu sinueux, donnant sur la coupe l'apparence d'une large vésicule ronde » (Waldeyer). Elles débouchent en général dans *un follicule*.

Les glandes sébacées postérieures ou de Meibomius qui les décrivit minutieusement, tandis que Cassérius (1609), les avait seulement représentées, sont d'énormes glandes sébacées (fig. 58) de volume variable avec le point du tarse où elles se trouvent. Certaines, peu développées, sont entourées par d'autres recourbées autour de leur terminaison. Elles ont la structure des glandes sébacées. Ce sont des glandes en grappe ou plutôt en épi ou en chaîne d'oignons. Il y a 30 à 40 lobules pour les glandes moyennes, lobules simples ou composés et échelonnés sans régularité. Elles ne paraissent pas avoir de membrane propre, mais être seulement creusées dans le tarse où s'enfoncent ces formations épithéliales et où elles sont souvent juxtaposées aux *glandes lacrymales acino-tarsales* (fig. 59) dont nous rappelons l'existence, mais qui se rapportent au système des glandes *lacrymo-conjonctivales*. Leur canal excréteur est très large, il n'est pas sûr qu'il y ait autour des canaux les fibres lisses que COLASANTI a décrites et que WALDEYER n'a pas retrouvées. Il y aurait environ 30 glandes pour la paupière supérieure et 25 pour l'inférieure.

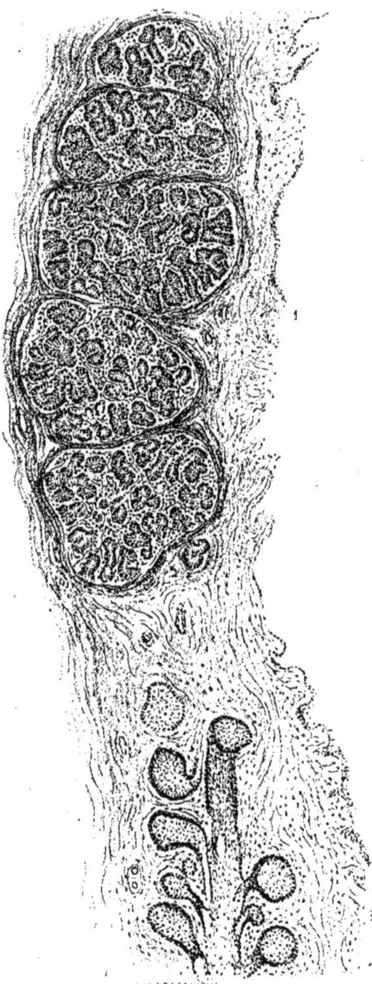

Fig. 59.
Glande acino-tarsale (1) et glande de Meibomius (2) (A. TERSON).

2° Tissu cellulaire sous-cutané. — Le tissu cellulaire sous-jacent à la peau est composé de tissu conjonctif lâche, formant de larges mailles. Les fibres conjonctives sont accompagnées des cellules conjonctives ordinaires et d'un certain nombre de cellules pigmentées et granuleuses citées plus haut. De plus, en quelques points, des fibres musculaires lisses viennent s'insérer à la peau dont elles fixent la *stabilité des plis*, fixité indispensable pour favoriser l'ouverture des paupières et les plis normaux de flexion, qu'elles forment en s'ouvrant; des vaisseaux et des nerfs s'y trouvent également. Il y a excessivement peu de graisse, et c'est un lieu commun de répéter même qu'il n'y en a pas et que les paupières n'engraissent pas. En réalité il y a de petits groupes de cellules adipeuses, mais ces groupes existent surtout vers la périphérie des paupières.

Ce tissu conjonctif lâche se continue d'une part avec le derme, d'autre part avec le tissu conjonctif qui sépare les faisceaux de l'orbiculaire vers le bord adhérent de la paupière; il diminue d'épaisseur en se continuant avec le tissu similaire au niveau du sourcil. Vers le bord ciliaire il cesse pour se confondre avec le tissu conjonctif épais de cette région.

La lymphe circulerait, d'après les auteurs allemands, dans ce tissu conjonctif lâche si favorable aux infiltrations et aux épanchements de toute nature qui peuvent même décoller littéralement la peau.

3° **Couche musculaire.** — Histologiquement la couche musculaire sous-cutanée se compose de fibres striées. Cette couche dont la disposition est bien visible sur la *coupe d'ensemble* de la paupière, appartient à un système musculaire dont nous placerons plus loin la description générale : le *muscle orbiculaire des paupières.*

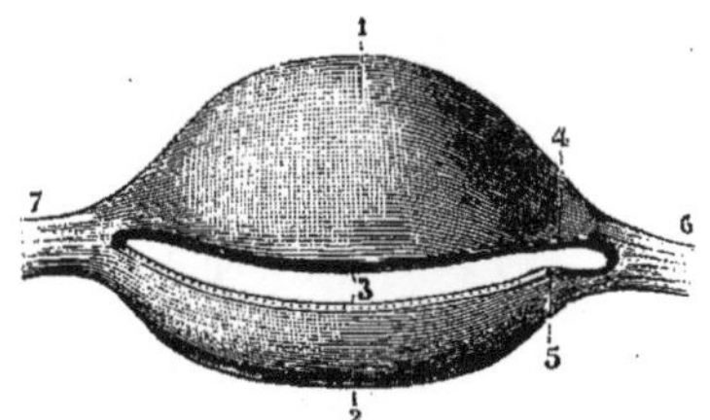

Fig. 60.
Tarses (Testut).
1, tarse supérieur. — 2, tarse inférieur. — 3, fente palpébrale. — 4 et 5, points lacrymaux. — 6, ligament externe. — 7, tendon de l'orbiculaire et ligament interne.

4° **Tissu cellulaire prétarsal.** — Une couche cellulaire lâche de même constitution que la couche sous-cutanée, mais encore plus développée, se trouve entre l'orbiculaire et le tarse : elle favorise aussi les mouvements normaux de l'orbiculaire et du releveur et le déplissement de la paupière supérieure dont le tarse se porte en arrière et en haut, lorsqu'il est ainsi attiré par le releveur palpébral. Cette couche cellulaire lâche a les mêmes conséquences, encore plus importantes, que la couche sous-cutanée, au point de vue pathologique. Au point de vue opératoire, elle se laisse dissocier et décoller avec une facilité même plus grande que la couche sous-cutanée, comme le démontre l'exécution des opérations *prétarsiennes* contre l'entropion et le trichiasis.

5° **Tarse.** — Les tarses (ταρσος, claie) constituent véritablement le squelette de la paupière (fig. 60). Ses dimensions sont différentes pour la paupière supérieure et la paupière inférieure. A la paupière supérieure, le tarse à sa partie médiane a en moyenne 1 centimètre de hauteur, tandis que le tarse inférieur n'a guère que 4 millimètres dans sa partie médiane. L'épaisseur est de 1 millimètre environ pour le bord inférieur du tarse supérieur. A la paupière inférieure, le tarse forme une petite bande de hauteur et d'épaisseur très réduites. Il se continue directement par sa partie large avec le ligament soi-disant suspenseur des paupières, qui forme ce que nous appellerons l'*aponévrose obturatrice* antérieure de l'orbite, et avec l'insertion tendineuse du releveur. Ses extrémités latérales se continuent avec le ligament latéral interne, tendon de l'orbiculaire, et avec le ligament palpébral externe, sur lesquels nous reviendrons en étudiant l'orbiculaire. Ces extrémités constituent l'axe autour duquel le squelette palpébral et la paupière exécuteront (mouvement à peu près complètement limité à la paupière supérieure) leur mouvement de *rotation*,

COUPE DE LA PAUPIÈRE NORMALE

PAR A. TERSON ET E. PLEY

DESSINÉE PAR KARMANSKI

(Grossissement 12/1).

1. Muscle frontal.
2. Épithélium cutané.
3. Poils du sourcil.
4. Glande sudoripare.
5. Muscle orbiculaire.
6. Tissu cellulaire sous-cutané.
7. Poil des paupières.
8. Cil.
9. Glande cilio-sébacée de Zeiss.
10. Glande sébacée.
11. Glande sudoripare de Moll.
12. Glande sébacée de Meibomius (canal excréteur).
13. Muscle de Riolan.
14. Tarse.
15. Arcades artérielles.
16. Glande de Meibomius (corps de la glande).
17. Tissu cellulaire prétarsal.
18. Glandule lacrymale acino-tarsale.
19. Papilles conjonctivales.
20. Glandule lacrymale conjonctivale du cul-de-sac.
21. Tendon cutané du releveur.
22. Épithélium conjonctival.
23. Tissu lymphoïde.
24. Faisceau tarsal du releveur.
25. Faisceau conjonctival du releveur.
26. Muscle de Müller.
27. Releveur.
28. Ligament large.
29. Graisse orbitaire.
30. Périoste.
31. Muscle sourcilier.
32. Sinus frontal.
33. Os frontal.
34. Périoste.

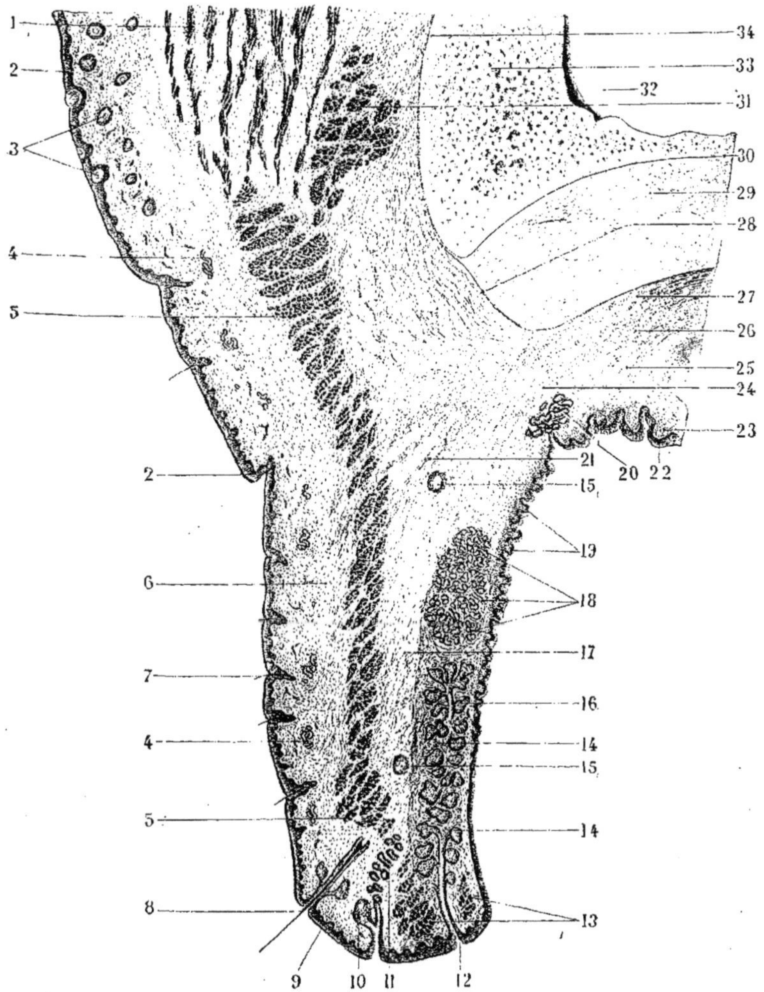
1
2
3
4
5
2
6
7
4
5
8
9
10
11
12
13
14
15
14
16
17
18
19
15
21
20
22
23
24
25
26
27
28
29
30
31
32
33
34

comme une paupière de poupée ou un opercule qui *roule* au-devant du globe.

Du côté du bord ciliaire, le tarse vient se fondre dans le tissu conjonctif épais de ce bord. Du côté de la conjonctive, le tissu du tarse s'unit aussi au tissu conjonctif de la muqueuse du cul-de-sac. D'après WALDEYER, le tissu du tarse est séparé de la conjonctive palpébrale par une bande de fibres conjonctives longitudinales qui irait du cul-de-sac jusqu'au niveau du bord libre. De même une bande conjonctive longitudinale analogue se trouverait à la surface antérieure du tarse et le séparerait du tissu cellulaire lâche prétarsal. En réalité l'adhérence du tarse à la conjonctive est totale et sa séparation est artificielle comme on peut s'en convaincre en disséquant ou opérant la conjonctive tarsale.

Le tissu même du tarse est constitué par un feutrage de fibres conjonctives et de quelques fibres élastiques (W. KRAUSE). Le nom de *cartilage* tarse que divers anatomistes et chirurgiens continuent à employer avec sérénité, consacre probablement dans tous les cas une erreur. Bien que GERLACH, FREY, SAPPEY, KÖLLIKER et d'autres disent y avoir trouvé des cellules cartilagineuses, WALDEYER n'en a jamais rencontré chez l'homme, et, dans les très nombreuses coupes de paupières que nous avons faites, nous n'avons jamais trouvé une seule cellule cartilagineuse. Si, macroscopiquement, le tarse ressemble à un fibro-cartilage, il n'est en somme constitué que par une coque fibreuse.

WALDEYER le considère « comme creusé d'un système de lacunes et de canaux remplis de lymphe. Si le stroma du tarse n'était point traversé par des réseaux vasculaires et nerveux, eux-mêmes entourés d'un tissu conjonctif plus lâche, il apparaîtrait comme presque complètement homogène ».

Quoi qu'il en soit, les tarses ne sont pas nettement séparés du tissu conjonctif de la conjonctive. « On doit admettre que phylogéniquement les tarses se sont formés par l'action même des paupières. A la face interne de ces dernières, le tissu conjonctif s'est épaissi là où il se meut sur la surface plus résistante du bulbe, par une sorte d'adaptation progressive du tissu ambiant » (GEGENBAUR).

CHAPITRE III

CARONCULE

Caractères généraux. — La caroncule lacrymale est une dépendance cutanée qui vient constituer une sorte de borne complétant en dedans le bord de la margelle palpébrale (fig. 61). Elle est reliée à la peau par une muqueuse

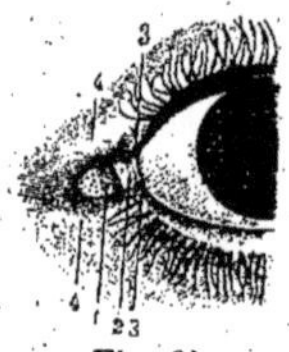

Fig. 61.
Caroncule (Sappey).

1, caroncule. — 2, pli semi-lunaire. — 3, points lacrymaux. — 4, commissure interne.

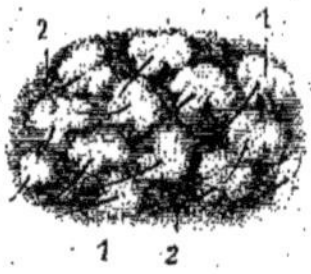

Fig. 62.
Glandes sébacées et poils de la caroncule (Sappey).

1, glandes sébacées. — 2, poils.

dermoïde et chez certains animaux, en particulier chez le veau, le trajet de la caroncule à la peau est un prolongement complètement cutané et la caroncule rugueuse, épaisse et munie de poils volumineux, a l'aspect même de la peau, tandis qu'elle a un aspect muqueux chez l'homme. Sa couleur blanchâtre est due, d'une part à l'existence de volumineuses glandes sébacées dans son intérieur, et d'autre part, à un revêtement de quelques poils blanchâtres qui reposent sur elle (fig. 62).

La forme générale de la caroncule est un ovoïde à grand diamètre transversal. Ses dimensions verticales sont de 3 millimètres environ et horizontales de 5 millimètres.

Elle est séparée du bord ciliaire par la fourche des canalicules et les points lacrymaux viennent s'appuyer au-dessus et au-dessous d'elle. Elle repose en dehors sur le repli semi-lunaire muqueux qui est complètement conjonctival et non plus cutané et appartient à l'anatomie et à la pathologie conjonctivales.

Structure histologique. — La caroncule présente en somme la structure du *bord ciliaire*, dont elle n'est pour nous qu'une partie séparée par la fourche lacrymale.

L'épithélium est pavimenteux au sommet et présente de nombreuses couches comme sur le bord ciliaire. Sur les pentes de la caroncule, il rappelle plutôt l'épithélium conjonctival avec son revêtement cylindrique.

La masse de la caroncule est formée par un tissu conjonctif assez dense, mais où on rencontre (H. Müller) quelques fibres lisses. Il existe aussi « sur son bord médian et jusque sur sa surface, des fibres de l'orbiculaire » (Waldeyer). De la graisse se trouve dans le tissu cellulaire lâche sous-caronculaire.

Les vaisseaux sont fort abondants au niveau de la caroncule; de plus, à

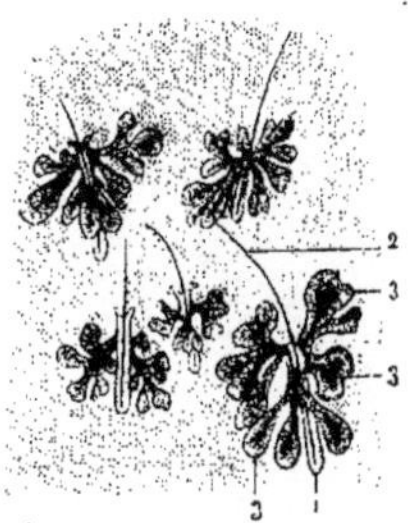

Fig. 63.
Glandes sébacées de la caroncule (Sappey).
1 et 2, poils. — 3, glandes.

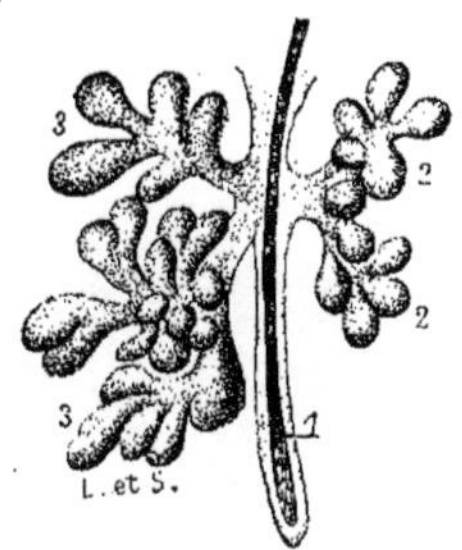

Fig. 64.
Glande sébacée et poils grossis (Sappey).
1, poil. — 2 et 3 glande.

cause de la densité du tissu ambiant, leur section reste plus longtemps béante qu'ailleurs, aussi les hémorragies de la caroncule ont-elles été souvent considérées comme abondantes et prolongées. On a été obligé d'en venir à pincer la caroncule en masse, à cautériser avec le fer rouge, à employer des hémostatiques puissants (gélatine, extrait surrénal), dans les cas où la compression énergique et localisée était insuffisante.

Les nerfs sensitifs viennent du nasal externe.

La partie la plus intéressante de la caroncule est constituée par son système pileux et glandulaire.

Les *poils* sont de nombre et de volume variables, et sont même quelquefois trop développés et déviés (trichiasis).

Les glandes sébacées (fig. 63 et 64) sont, les unes annexées aux poils, les autres plus volumineuses et paraissant indépendantes. Elles rappellent les unes les glandes ciliaires, les autres les glandes meibomiennes.

Rosenmüller déclare même : « sic igitur caroncula omnino id est, quod esset *particula tarsi cum folliculis meibomianis* ». Il considère la substance de la caroncule comme « eadem qua tarsus, cartilaginea et pellucida ».

Waldeyer a parlé de glandes sudoripares modifiées. Malgré des recherches nombreuses, nous n'avons, pas plus que Stieda et Cirincione, retrouvé d'autres glandes que des glandes acineuses analogues aux glandules lacrymales conjonctivales. Krause en avait déjà noté 1 à 4, Ciaccio 1 à 2, Tartuferi 1 à 3.

Stieda, Cirincione et nous-même avons rencontré *une seule* glande acineuse : quelquefois nous n'avons même rencontré que des glandes sébacées. D'après la description que nous en avons donnée, sur des coupes histologiques (l'amas de glandes sébacées opaques empêchant la différenciation morphologique par les acides acétique et tartrique, si utile au contraire pour les glandules conjonctivales et lacrymales), sur douze caroncules de sujets âgés, nous avons vu une glande acineuse (fig. 65) de dimensions variables, mais dont le plus grand diamètre horizontal nous a paru être de 1 millimètre et demi ; le plus souvent, elle nous a semblé unilobée, comme le montre le dessin ci-joint, mais dans deux préparations, elle affectait une forme multilobée, sur

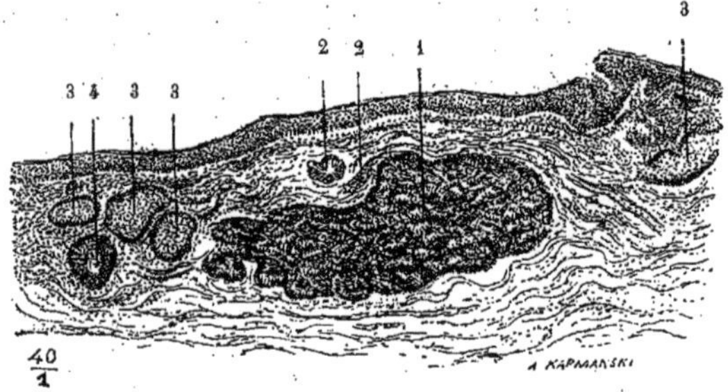

Fig. 65.
Caroncule de l'homme (A. Terson).
1, glande acineuse. — 2, 2, son canal excréteur. — 3, 3, glandes sébacées. — 4, follicule pileux.

laquelle Stieda, en 1890 et depuis, Sgrosso, dans un travail où il parle accessoirement de la caroncule, ont insisté comme plus fréquente.

Quand la glande est formée d'une grosse masse unilobée, elle occupe exactement le centre de la caroncule, étant assez rapprochée de son sommet, au niveau duquel elle s'ouvre entre les orifices des glandes sébacées; quand la glande était polylobée, elle avait plus profondément et plus excentriquement ses lobes à une hauteur irrégulière; elle atteignait souvent directement le tissu adipeux sous-caronculaire. Le canal excréteur est unique, comme disposition générale, quand la glande est unilobée; il peut être unique et constituer l'aboutissant des deux canaux excréteurs des lobes; enfin on a pu voir deux canaux excréteurs isolés. Le canal est large, notablement plus large que les canaux ordinaires des glandes lacrymo-conjonctivales : il est spiralé et tortueux. Son revêtement épithélial se compose d'une seule couche de cellules prismatiques; quant à la glande, elle a la forme acino-tubuleuse; sa membrane est doublée d'une seule couche de cellules épithéliales coniques qui rappellent absolument l'épithélium sécréteur des glandes lacrymales. Elle ne ressemble pas aux glandes de Moll, tubuleuses, à épithélium doublé d'une couche plus externe de cellules caractéristiques, s'ouvrant enfin au niveau d'un follicule pileux.

L'examen histologique ne doit pas faire adopter chez l'homme l'idée qu'il s'agisse d'une minuscule glande de Harder (Giacomini). La glande de Harder avec ses très larges tubes, remplis d'un épithélium tout différent de celui de la glande caronculaire, comme nos recherches sur la glande de Harder du lapin nous l'ont appris (fig. 66), se trouve bien chez les animaux dans cette

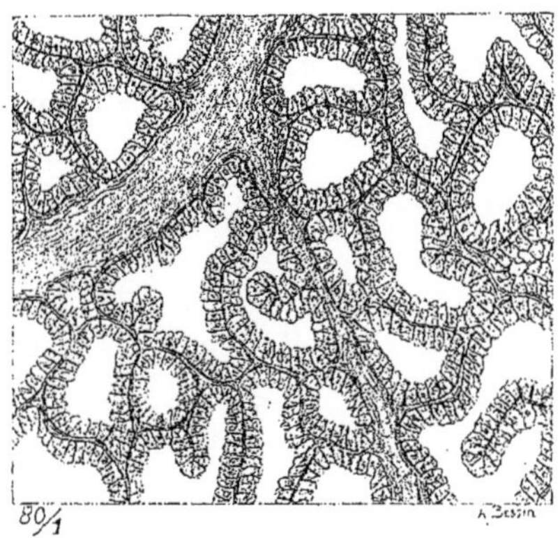

Fig. 66.
Structure de la glande de Harder du lapin (A. TERSON).

région, mais l'argument histologique a ici plus de valeur que l'argument topographique, puisque nombre d'animaux ont des glandes lacrymo-conjonctivales voisines de la glande de Harder.

La caroncule du veau a les glandes acineuses (fig. 67).

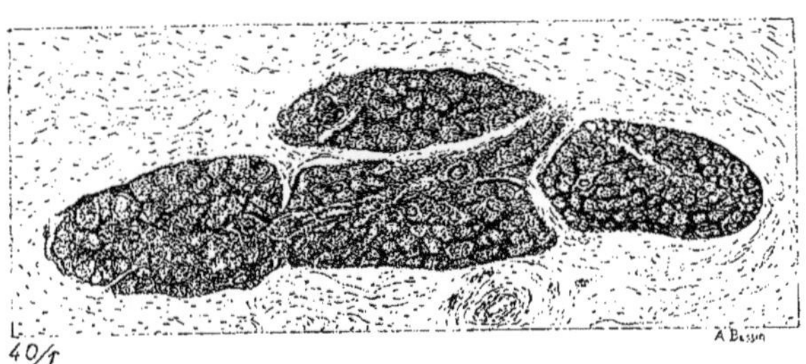

Fig. 67.
Glande acineuse de la caroncule du veau (A. TERSON).

Nous n'avons, pas plus que STIEDA, rencontré de glandes analogues aux glandes sudoripares.

Il n'est pas impossible que les glandes acineuses de la caroncule, bien que paraissant identiques aux glandules conjonctivales, soient la transition entre les glandes sudoripares et les glandes lacrymales proprement dites, car la conjonctive naît d'une modification de la peau.

Quoi qu'il en soit, à la notion simple et ancienne que la caroncule est un prolongement cutané, il nous semble qu'il faut ajouter qu'elle est un fragment du *bord ciliaire*. Son siège, sa densité, sa structure où entrent tous les éléments du bord palpébral (poils, glandes, muscles, peau), de nouvelles données embryogéniques (Cosmettatos), nous paraissent des éléments confirmatifs de cette opinion.

La caroncule conserve un rôle lacrymal par sa glande acineuse, qui permet de lui garder et de justifier sa dénomination de caroncule lacrymale.

CHAPITRE IV

MUSCLES DES PAUPIÈRES

Dissection. — Sappey conseille de préparer comme il suit les muscles des paupières.

1° Faire sur la ligne médiane une incision qui s'étendra du lobe du nez jusqu'au sommet de la tête; 2° soulever une des lèvres de l'incision, puis disséquer parallèlement à leurs fibres, d'abord le pyramidal, et ensuite le frontal,

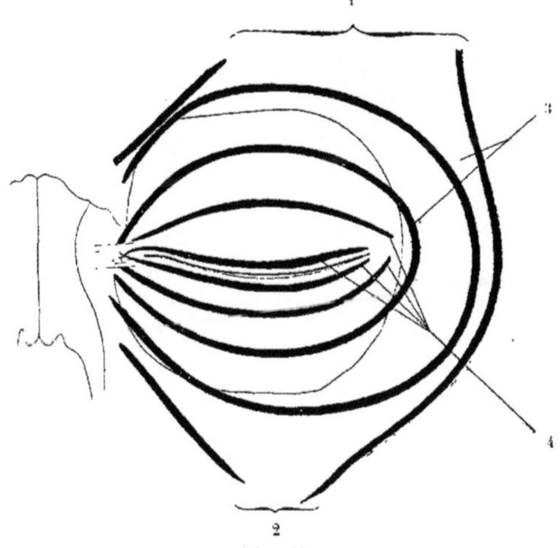

Fig. 68.
Schéma de l'orbiculaire (Merkel).
1 et 2, partie périphérique. — 3, partie préorbitaire. — 4, partie palpébrale.

en ayant soin pour ce dernier de détacher la peau de haut en bas jusqu'au sourcil; 3° enlever aussi la peau du sourcil, en coupant les fibres qui viennent s'insérer à sa face profonde, poursuivre la dissection de haut en bas et mettre en évidence toute la moitié supérieure de l'orbiculaire, puis sa moitié inférieure ; 4° après avoir étudié la face antérieure et les connexions de ce muscle, l'isoler du pourtour de l'orbite et du tarse, puis le renverser de dehors en dedans pour laisser voir l'expansion du releveur qui s'insère au tarse ; 5° enlever la paroi supérieure de l'orbite au ciseau et au maillet ; la partie charnue du releveur est immédiatement au-dessous ; 6° ce muscle étant connu, abattre par un trait de scie la paroi externe de l'orbite, extirper l'œil et les parties molles, puis disséquer avec soin les fibres par lesquelles l'orbiculaire s'attache à la partie interne du pourtour orbitaire et celles qui s'étendent du bord postérieur de la gouttière lacrymale aux points lacrymaux.

Il faut ajouter que le releveur dans ses insertions ne se voit bien que sur la grande coupe histologique de l'ensemble de la paupière supérieure.

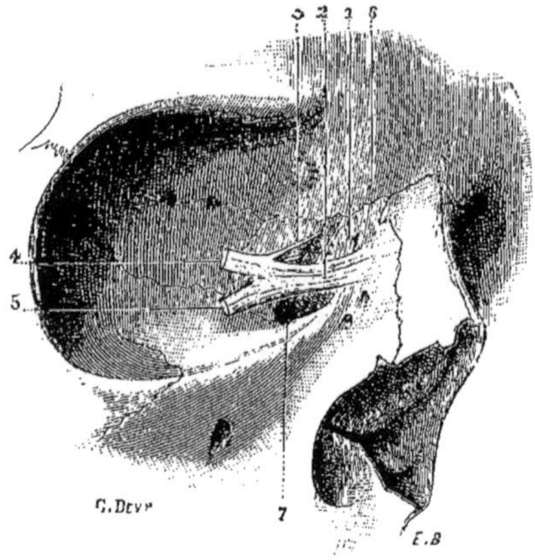

Fig. 69.

Tendons de l'orbiculaire (Testut).

1, gouttière lacrymo-nasale. — 2, tendon direct de l'orbiculaire. — 3, son tendon réfléchi. — 4. branche supérieure et 5, branche inférieure du tendon de l'orbiculaire. — 6, apophyse orbitaire interne. — 7, orifice supérieur du canal nasal.

Anatomie descriptive. — **1° Orbiculaire.** — Le muscle orbiculaire des paupières se compose d'une série de faisceaux occupant la région palpébrale jusqu'au sourcil et à la joue et s'étendant également dans la région lacrymale.

Une dissection soignée et l'examen histologique des coupes d'ensemble de la paupière démontrent déjà trois groupements principaux des faisceaux musculaires comme le schéma précédant le montre (fig. 68). Une première portion tout à fait périphérique, préorbitaire ou orbitaire, une seconde, palpébrale, et une troisième concernant un petit faisceau dans la région des canaux des glandes de Meibomius, et constituant le muscle dit ciliaire ou de Riolan. Le mot de muscle ciliaire, outre qu'il prête à confusion, est inexact, car le muscle est *rétrociliaire*. La dénomination de muscle *rétro-ciliaire* ou de Riolan nous paraît définitivement préférable.

Enfin, si l'on se livre à une dissection minutieuse de la région lacrymale et du tendon de l'orbiculaire, on découvre un nouveau faisceau musculaire que l'on doit rattacher à l'orbiculaire ; c'est le muscle lacrymal, ou de Duverney. Il porte quelquefois le nom de Horner qui en a fait une description très détaillée.

Il y a donc quatre portions différenciées pour l'orbiculaire.

A. *Portion orbitaire et périphérique.* — La portion orbitaire du muscle dépasse les limites de l'ouverture antérieure de l'orbite (portion extraorbitaire de Richet). Ces fibres périphériques ne présentent même pas une direction complètement circulaire, et, après un certain trajet, se perdent dans les peauciers ou dans les fascias environnants. La portion orbitaire constitue une couche de fibres assez épaisses et *rouges*. Les fibres orbitaires supérieures seraient aussi plus intimement unies à la peau que les fibres orbitaires inférieures.

Les insertions fixes des fibres orbitaires se font en plusieurs points. La plus grande partie s'insère sur le *tendon direct* de l'orbiculaire ou ligament palpébral interne (fig. 69).

Ce tendon se divise nettement en deux parties : l'une antérieure, sous-cutanée (portion directe), s'insère sur la lèvre antérieure de la fossette du sac lacrymal et sur l'apophyse montante du maxillaire supérieur. La portion postérieure (portion réfléchie) passe en arrière du sac lacrymal, et s'insère sur la crête de l'unguis. En se réunissant en dehors, ces deux portions fibreuses forment l'ensemble du tendon ou ligament latéral interne. Ce tendon se bifurque bientôt pour constituer l'origine, ou la terminaison si l'on veut, de chacun des tarses.

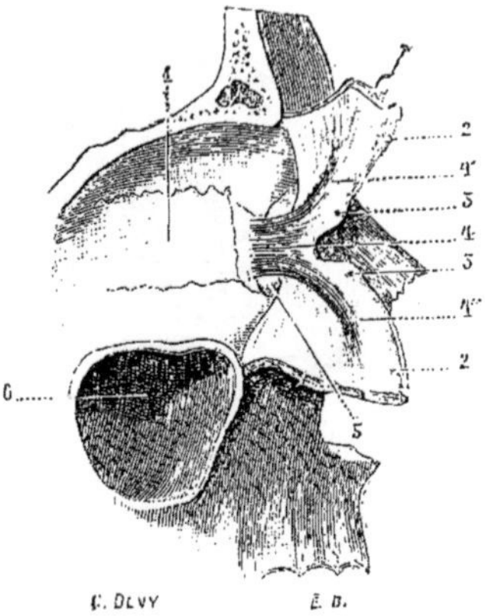

Fig. 70.

Muscle de Duverney-Horner (Testut).

1, face interne de l'orbite (ethmoïde). — 2, les deux paupières, incisées et érignées en dedans pour montrer leur face profonde. — 3, 3, points lacrymaux. — 4, muscle de Horner, avec 4', son faisceau supérieur et 4'', son faisceau inférieur. — 5, orifice supérieur du canal nasal. — 6, sinus maxillaire.

D'autres fibres de la région orbitaire s'insèrent au côté externe de l'apophyse orbitaire interne de l'os frontal.

Un autre groupe s'insère sur l'apophyse montante du maxillaire supérieur, au-devant de l'ouverture de la fossette lacrymale et de l'orifice du canal nasal.

Les insertions mobiles se font surtout dans la région externe au niveau de la face profonde de la peau. Le reste de l'orbiculaire est d'ailleurs assez adhérent à la peau et Merkel attribue à l'insertion de petits faisceaux musculaires les petites fossettes qui se produisent dans la peau du milieu du sourcil et qui sont si visibles dans le froncement des sourcils qui se produit sous l'action de la vive lumière.

B. *Portion palpébrale*. — Les fibres sont tout à fait *pâles* et ont l'apparence des fibres lisses. Elles s'insèrent en dedans sur le tendon direct ; en dehors elles se terminent sur une sorte d'intersection aponévrotique diffuse, appelée assez inexactement *ligament palpébral externe* et qui va de l'angle palpébral externe au rebord orbitaire externe (et même un peu en arrière de lui) où elle s'insère. Il y a donc deux muscles palpébraux, supérieur et inférieur, et qui peuvent se contracter séparément de la portion orbitaire. On peut même diviser la portion palpébrale en *épitarsale* et *péritarsale* (Gad).

Portion ciliaire. — La portion ciliaire décrite par Riolan adhère aux tarses et est séparée du reste du muscle palpébral par le fond des bulbes ciliaires. Elle est en réalité rétro-ciliaire, comme le démontrent les coupes histologiques (voy. la grande coupe). En dehors, cette bande musculaire part du ligament palpébral externe; en dedans, elle s'insère sur le tendon direct et se continuerait en partie avec le muscle lacrymal.

La portion du muscle rétro-ciliaire qui se trouve en arrière et au-dessous des canalicules meibomiens et qui a été surtout décrite par Moll, a reçu quelquefois le nom de portion *subtarsale.*

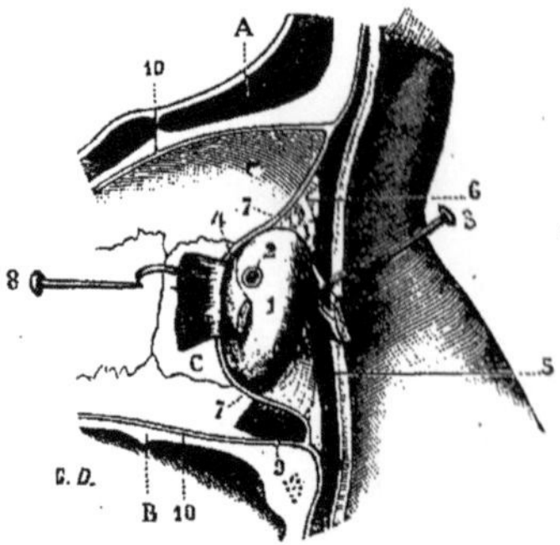

Fig. 71.

Rapports du sac lacrymal avec les tendons de l'orbiculaire (Testut).

A, os frontal. — B, maxillaire supérieur. — C. unguis. — 1, sac lacrymal. — 2, orifice des conduits lacrymaux (enlevés dans la préparation). — 3, tendon direct de l'orbiculaire, érigné en avant. — 4, son tendon réfléchi. — 5, fibres de l'orbiculaire doublant la peau. — 6, tissu cellulaire placé en arrière de l'orbiculaire. — 7, septum orbitale, s'insérant sur la crête de l'unguis. — 8, muscle de Horner. — 9, muscle petit oblique coupé en travers. — 10, périoste orbitaire.

D. *Portion lacrymale.* — La portion lacrymale (fig. 70 et 71) décrite d'abord, mais très brièvement et avec peu de précision par Duverney (1749) qui la nommait tensor tarsi, a également été étudiée par Rosenmüller et surtout Horner, et s'insère sur la crête de l'unguis, en arrière du sac lacrymal (muscle lacrymal postérieur). De forme primitivement rectangulaire ou quadrangulaire, elle se bifurque pour former des branches allant s'insérer au niveau des points lacrymaux. Certaines de ses fibres se continueraient avec les fibres rétrociliaires et celles d'un petit muscle inconstant, appelé *lacrymal antérieur*, ou dépresseur des sourcils (Arlt) et dilatateur supérieur du sac (Bourgeot Saint-Hilaire). Lorsqu'il existe, ce qui est fort rare (Macalister), il se trouve « en avant du sac lacrymal, et est triangulaire comme le lacrymal postérieur dont il est l'homologue. Il s'attache, d'une part au ligament palpébral interne, et d'autre part aux conduits lacrymaux » (Le Double).

Rapports. — Les rapports de l'orbiculaire avec la peau sont de nature assez différente suivant le point où on l'examine. Il est très adhérent à la peau dans la partie supérieure de la région orbitaire, tandis que plus bas et dans la région palpébrale un tissu cellulaire lâche, très infiltrable, l'en sépare. Aussi la partie orbitaire périphérique est-elle plus marquée que les autres parties lors d'une violente contraction du muscle. Le ligament palpébral interne nettement visible sous la peau, surtout par la traction sur la commissure externe, est en rapport en dedans avec l'artère nasale, la veine angulaire et l'élévateur commun. Il barre le sac lacrymal, et constitue ainsi un point de repère important pour son incision cutanée.

Nous avons déjà dit que sur la ligne horizontale assez étendue formée par le tendon, c'est en moyenne à 3 millimètres et demi de l'angle interne des paupières qu'il faut inciser pour tomber juste dans le sac lacrymal.

Le tendon réfléchi de l'orbiculaire se trouve en arrière du sac lacrymal (fig. 72).

L'orbiculaire recouvre les vaisseaux et nerfs de la région, les os qui concourent à la formation de l'orbite et les ligaments larges qui obturent l'ouverture antérieure de l'orbite. Une couche de tissu conjonctif lâche l'en sépare. De plus les faisceaux orbiculaires palpébraux sont traversés par l'expansion que le releveur envoie à la face profonde de la peau.

L'orbiculaire à sa partie périphérique recouvre les peauciers voisins et s'anastomose même avec eux, au point que certains, comme le petit zygomatique et le sourcilier, ont pu être considérés quelquefois comme ses dépendances.

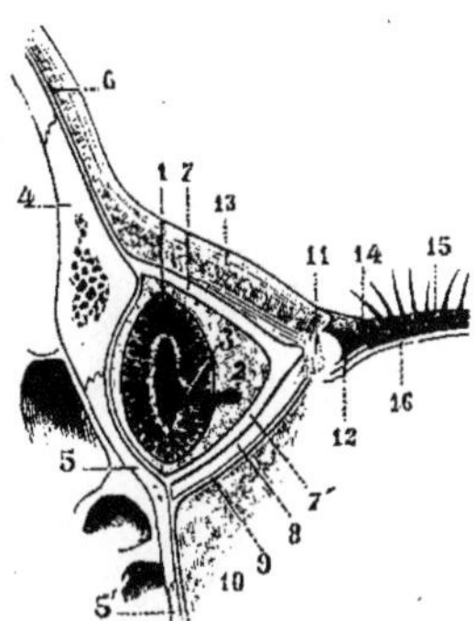

Fig. 72.

Section du sac et des tendons de l'orbiculaire (Testut).

1, sac lacrymal. — 2, conduits lacrymaux. — 3, sinus de Maier. — 4, maxillaire supérieur. — 5, unguis. — 5', os planum de l'ethmoïde. — 6, périoste. — 7 et 7', tendon direct et tendon réfléchi de l'orbiculaire. — 8, muscle de Horner. — 9, septum orbitale. — 10, tissu cellulo-adipeux de l'orbite. — 11, caroncule lacrymale. — 12, pli semi-lunaire. — 13, peau. — 14, point lacrymal inférieur. — 15, bord libre de la paupière inférieure. — 16, conjonctive.

Enfin certaines fibres sont obliques autour des canalicules lacrymaux, mais il ne paraît y avoir aucun anneau musculaire complet ni autour des points, ni autour des canalicules.

Les fibres de l'orbiculaire sont *striées*, mais celles de la région palpébrale sont plus *fines* et plus *pâles* que celles des muscles striés en général.

Les *vaisseaux* viennent de tous les vaisseaux qui contribuent par leurs origines et leurs anastomoses faciales et orbitaires à former les vaisseaux palpébraux.

Les nerfs moteurs viennent de la branche temporo-faciale du facial.

Anomalies. — On a signalé des faisceaux *surnuméraires*. Un petit faisceau autour du sac lacrymal (Theile), indépendant du muscle de Duverney ou joint à lui, s'attacherait quelquefois au bord libre de la paupière ou au canal lacrymal (Foltz). Santorini, Walther, Macalister, Le Double, signalent un petit zygomatique accessoire « situé en dedans et parallèlement au petit zygomatique normal et formé par des fibres venant de l'orbiculaire » (Le Double).

Bochdalek a décrit sous le nom de *transverse de l'orbite*, une bande musculaire partant de la partie supéro-externe de l'os malaire et allant vers l'angle interne se perdre dans le tissu conjonctif ou dans l'élévateur commun de la lèvre supérieure et de l'aile du nez. Il s'agirait d'un déplacement en arrière de certaines fibres de l'orbiculaire (Bochdalek, Macalister).

Il y a d'assez grandes variations dans le volume du muscle et en particulier du ligament palpébral externe, souvent à peine marqué.

Quelquefois la portion extraorbitaire est séparée de la portion orbitaire (Macalister), de même que les autres portions entre elles (portion ciliaire, portion palpébrale, etc.).

Enfin les muscles peauciers voisins peuvent s'unir à l'orbiculaire, en par-

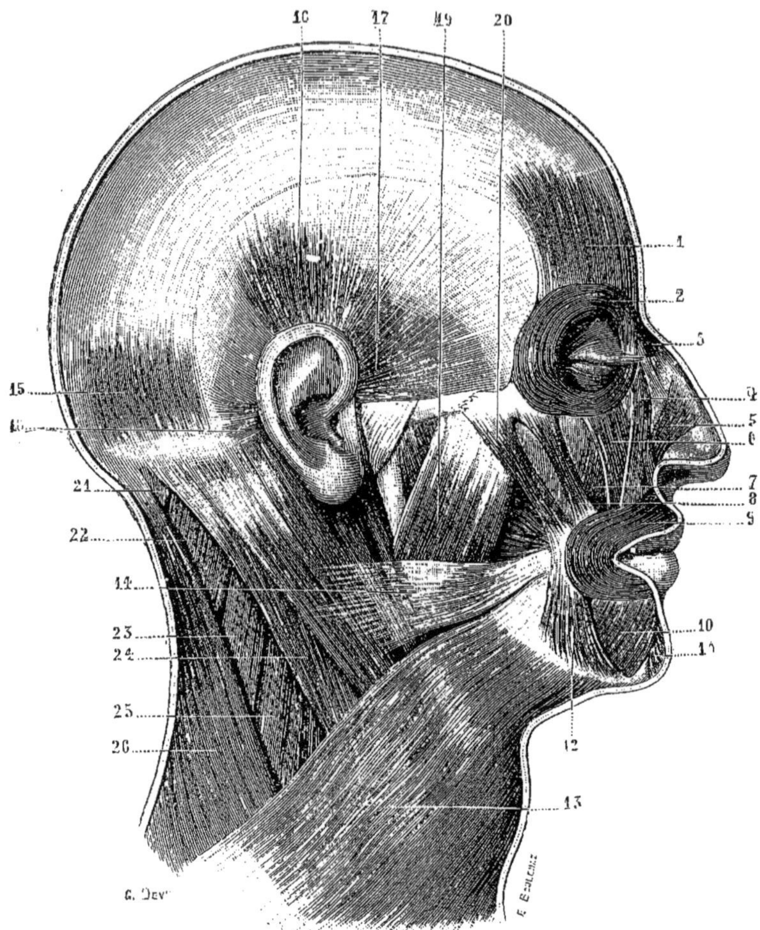

Fig. 73.

Connexions de l'orbiculaire et des autres peauciers de la face (TESTUT).

1, muscle frontal. — 2. muscle orbiculaire des paupières. — 3, pyramidal du nez. — 4. élévateur commun de l'aile du nez et de la lèvre supérieure. — 5, transverse du nez. — 6, élévateur propre de la lèvre supérieure. — 7, canin. — 8, petit zygomatique. — 9, orbiculaire des lèvres. — 10, carré du menton. — 11, muscle de la houppe du menton. — 12, triangulaire des lèvres. — 13, peaucier du cou. — 14, risorius de Santorini. — 15, muscle occipital. — 16, auriculaire supérieur. — 17, auriculaire antérieur. — 18, auriculaire postérieur. — 19, masséter. — 20, grand zygomatique. — 21, complexus. — 22, splénius. — 23, angulaire de l'omoplate. — 24, sterno-cléido-mastoïdien. — 25, scalène postérieur. — 26, trapèze.

ticulier le petit zygomatique, le sourcilier, le frontal et le peaucier, qui a été considéré même comme pouvant former un abaisseur de la paupière inférieure (CALDANI) par un faisceau aberrant à ce niveau.

2° Ligaments larges, releveur palpébral et muscles de Müller. — Au sommet de chaque tarse s'insère une large membrane fibreuse, vraie *aponévrose obturatrice* qui va se fixer ensuite sur le périoste orbitaire, tout en se laissant traverser par les vaisseaux, les nerfs qui émergent de l'orbite, et le releveur de la paupière. Elle est considérée souvent comme un prolongement du périoste (fig. 74).

A ces ligaments sont annexés des plans de fibres musculaires lisses (fig. 75) décrits d'abord par MÜLLER (1858), et que TURNER et SAPPEY ont retrouvés.

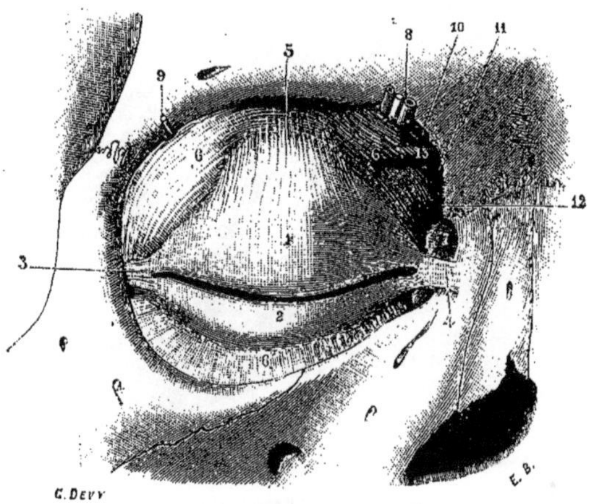

Fig. 74.

Ligament large (TESTUT).

1, tarse supérieur. — 2, tarse inférieur. — 3, ligament latéral externe. — 4, ligament latéral interne. — 5, tendon du releveur de la paupière. — 6, 6', septum orbitale. — 7, sac lacrymal. — 8, vaisseaux et nerfs sus-orbitaires. — 9, artère lacrymale et nerf lacrymal. — 10, trou livrant passage au nerf frontal interne ou sus-trochléaire. — 11, trou pour le nerf nasal externe ou sous-trochléaire et l'artère nasale. — 12, trou pour la veine angulaire. — 13, tendon du grand oblique.

Ils s'étendent du sommet des tarses en haut et en bas jusqu'au cul-de-sac conjonctival, et se perdent ensuite sur les gaines et les expansions ténoniennes. En somme, l'aponévrose de Tenon, les gaines qu'elle donne aux muscles, les ailerons et ses prolongements orbitaires et les muscles lisses précédents ne forment qu'un vaste système.

Les fibres de ces muscles lisses sont surtout verticales, quelques-unes seraient transversales (HENLE). WALDEYER a décrit sur ces fibres des cellules volumineuses.

Le releveur de la paupière supérieure, né au fond de l'orbite (V. Muscles de l'œil) qu'il traverse, vient s'insérer par une série de languettes *fibreuses* à la partie profonde de la peau de la paupière, comme Zinn le remarquait déjà.

Au moment où il traverse le ligament large, sa gaine se double des fibres lisses du muscle supérieur de Müller et va s'insérer au sommet du tarse. Il en résulte que le releveur soulève à la fois la peau et le squelette de la pau-

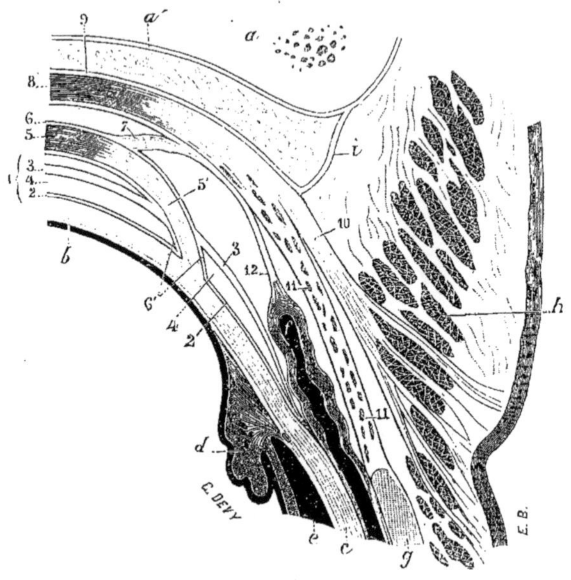

Fig. 75.

Muscles de Müller (Testut).

a, os frontal, avec *a'*, son périoste. — *b*, sclérotique. — *c*, cornée. — *d*, procès ciliaire. — *e*, chambre antérieure de l'œil. — *f*, cul-de-sac supérieur de la conjonctive. — *g*, tarse supérieur. — *h*, muscle orbiculaire des paupières. — *i*, septum orbitale.

1, capsule de Tenon, avec : 2, son feuillet interne ; 3, son feuillet externe ; 4, sa cavité séreuse. — 5, muscle droit supérieur, avec : 5', son tendon ; 6, sa gaine ; 7, son prolongement orbitaire. — 8, muscle releveur de la paupière supérieure, avec : 9, sa gaine ; 10, son tendon conjonctif ; 11, son tendon musculaire ; 12, son expansion pour le cul-de-sac conjonctival.

pière par une double insertion, l'une fibreuse cutanée, l'autre constituée par des fibres conjonctives et des fibres lisses et allant au tarse. Cette expansion tarsienne est en somme constituée par la gaine ténonienne du muscle doublée des fibres lisses et à ce niveau constitue le ligament large.

On a signalé quelques anomalies du releveur palpébral. Il peut manquer ou se détacher du frontal (Kelley). On a vu aussi un faisceau du releveur aller s'insérer sur la poulie du grand oblique (tensor trochleæ de Budge).

La paupière inférieure a été considérée comme ayant quelquefois un dépresseur (Caldani) inséré au niveau du tarse et qui n'est peut-être qu'un faisceau supplémentaire du peaucier de la face (Macalister). Mais il faut admettre que le prolongement ténonien orbitaire du droit inférieur (Tenon) qui donne (de même que la gaine du releveur au cul-de-sac conjonctival supérieur) quelques fibres au cul-de-sac conjonctival inférieur (fig. 76) et va

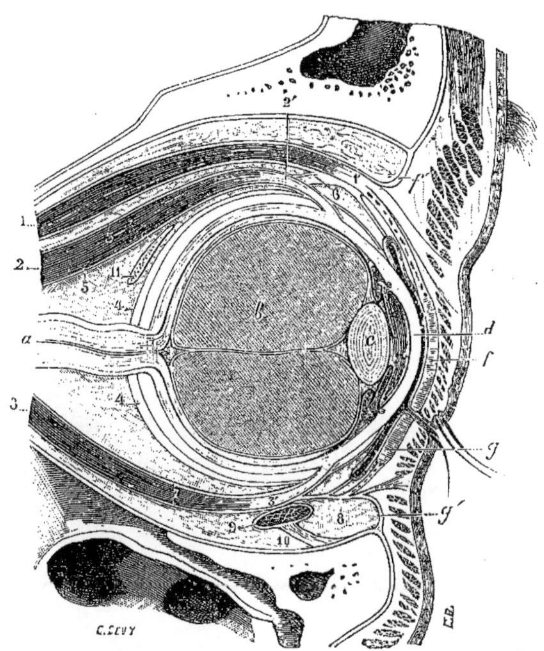

Fig. 76.

Connexions des muscles des paupières et des muscles de l'œil (Testut).

a, nerf optique. — *b*, corps vitré. — *c*, cristallin. — *d*, cornée. — *f*, tarse supérieur, avec *f'*, son ligament large. — *g*, tarse inférieur, avec *g'*, son ligament large.

1, releveur de la paupière supérieure, avec 1', son tendon. — 2, droit supérieur, avec 2', son tendon. — 3, droit inférieur, avec 3', son tendon. — 4, capsule de Tenon. — 5, gaine musculaire du droit supérieur, avec 6, son prolongement orbitaire. — 7, gaine musculaire du droit inférieur, avec 8, son prolongement orbitaire. — 9, muscle petit oblique, avec 10, son prolongement orbitaire. — 11, tendon du grand oblique.

ensuite s'insérer avec le ligament large du tarse inférieur, a un léger rôle dépresseur de cette partie lors des violents mouvements en bas du globe oculaire.

CHAPITRE V

VAISSEAUX

Artères. — La partie périphérique (orbitaire) de la région palpébrale est irriguée par un certain nombre d'artères émergeant de l'orbite (sus-orbitaire,

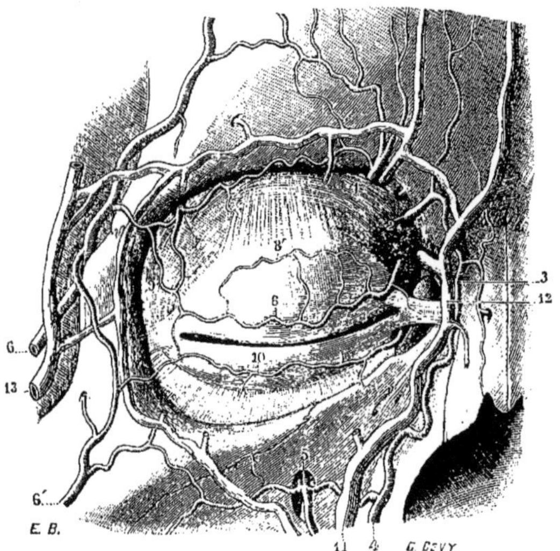

Fig. 77.

Vaisseaux sanguins des paupières (Testut).

1. artère et veine sus-orbitaires. — 2, artère nasale. — 3, artère angulaire, branche terminale de 4, l'artère faciale. — 5, artère sous-orbitaire. — 6, branche antérieure de l'artère temporale superficielle. — 6', rameau malaire de l'artère transversale de la face. — 7, artère lacrymale. — 8, artère palpébrale supérieure, avec 8', son arc externe. — 9, anastomoses de la palpébrale supérieure avec la temporale superficielle et la lacrymale. — 10, artère palpébrale inférieure. — 11, veine faciale. — 12, veine angulaire. — 13, branche de la veine temporale superficielle.

lacrymale, nasale, sous-orbitaire), ou venues de régions voisines superficielles, comme la temporale superficielle et la transversale de la face. Mais la région oculaire de la paupière est munie des artères véritablement importantes dont la disposition spéciale intéresse autant le chirurgien que l'anatomiste.

Ces artères principales proviennent de l'ophtalmique dont elles sont des branches collatérales, et naissent dans la région de l'angle nasal des paupières. On voit donc que les origines éloignées de la vascularisation artérielle des

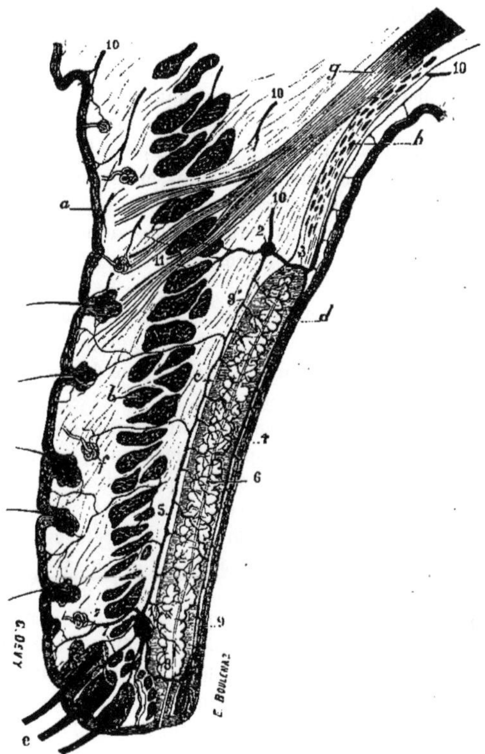

Fig. 78.

Anastomoses et distribution des artères palpébrales (TESTUT).

a, peau. — *b*, orbiculaire. — *c*, tarse. — *d*, conjonctive. — *e*, cils. — *f*, glande sudoripare. — *g*, tendon conjonctif du releveur. — *h*, son tendon musculaire (*muscle palpébral* de MÜLLER).
1, arc artériel interne. — 2, arc artériel externe. — 3, artère perforante externe. — 4, réseau rétro-tarsien. — 5, réseau prétarsien. — 6, réseau des glandes de Meibomius. — 7, artères du bord libre. — 8, artère perforante interne. — 9, 9', anastomoses interne et externe entre les deux réseaux prétarsien et rétro-tarsien. — 10, 10, 10, rameaux descendants provenant de la lacrymale et de la sus-orbitaire. — 11, anastomoses entre le réseau prétarsien et ces dernières artères.

paupières lui sont fournies d'une part par la carotide interne et l'ophtalmique, d'autre part par la carotide externe.

Il y a deux artères palpébrales principales, la *supérieure* et l'*inférieure* (fig. 77). L'artère *supérieure* sort du ligament large des paupières au-dessous de la nasale, puis, s'abaissant vers le bord libre, elle le longe horizontalement jusqu'à l'angle externe, en décrivant un trajet sinueux. Si l'on s'en rapporte aux coupes *verticales* des paupières, on la trouve juste au-devant du tarse, sous l'orbiculaire, à environ 3 millimètres du bord libre. Toutefois, ce rapport n'a qu'une importance chirurgicale relative, car l'artère ne donne lieu qu'à des hémorrhagies, que la simple compression arrête vite.

L'artère *palpébrale inférieure* sort du ligament large au-dessous du ligament palpébral interne et en dehors du sac lacrymal. Au niveau de l'angle temporal des paupières, les deux artères s'anastomosent entre elles, avec adjonction fréquente de rameaux provenant des artères du voisinage. C'est cette anastomose artérielle qui est divisée dans la canthotomie et souvent dans l'extirpation de la glande lacrymale palpébrale au moins pour cette dernière dans les rameaux artériels qui réunissent sa circulation à celle des paupières. Il en résulte au cours de ces opérations un jet de sang artériel qui n'a rien d'imprévu, d'après la constatation anatomique précédente. En somme, comme la bouche et d'autres orifices, la fente palpébrale est entourée d'un anneau artériel.

Les branches qui en partent pour se distribuer aux diverses parties des paupières et même à la conjonctive, ont été longtemps décrites d'une manière générale et n'ont été bien connues que depuis les patientes recherches de Langer et Fuchs.

Il y a deux *arcs* artériels, bien nets surtout à la paupière supérieure.

Le premier, interne (par rapport à la cornée) ou mieux *juxtaciliaire*, est l'artère palpébrale elle-même, décrite plus haut.

L'arc *périphérique* ou *externe* répond au bord supérieur des tarses, très près du tarse, au-dessous du tendon cutané du releveur, presque au-devant du tendon tarsien du même muscle. Il est formé par un rameau détaché de l'artère palpébrale s'unissant à un ramuscule de la lacrymale. A la paupière inférieure, l'arc interne manque souvent. Quand il est développé, il est formé par un rameau de l'artère palpébrale s'anastomosant avec un rameau des artères externes temporale ou transverse de la face.

Les arcs internes émettent eux-mêmes des rameaux de plusieurs ordres.

Les uns, *cutanés* ou antérieurs, servent l'orbiculaire, la peau et les tissus sous-cutanés (fig. 78).

D'autres, *prétarsiens*, forment un réseau au-devant du tarse et donnent, en avant à l'orbiculaire, en arrière au tarse et aux glandes de Meibomius qui sont largement pourvues de capillaires.

Enfin des rameaux, appelés marginaux, se distribuent au bord ciliaire et à toutes ses parties constituantes, pileuses et glandulaires. Quelques-uns perforent le tarse (rameaux perforants internes) et se portent à la conjonctive.

L'arc externe, moins fourni et moins important, donne des rameaux anastomotiques au-devant du tarse et des rameaux à toutes les parties molles prétarsiennes, mais la plupart de ses rameaux (rameaux perforants externes) traversent le bord supérieur du tarse et se rendent à la conjonctive, aussi bien celle du cul-de-sac qu'à celle du tarse.

Les capillaires conjonctivaux sont moniliformes (Langer).

En retournant la paupière supérieure, on voit bien sous la conjonctive transparaître les deux systèmes vasculaires, l'un partant du bord libre, l'autre du bord adhérent du tarse.

En somme, le tissu conjonctival rétro-tarsien est surtout vascularisé par l'arc périphérique ; les tissus prétarsiens par l'arc marginal. Mais ces réseaux s'anastomosent sur une série de points : aussi leur section chirurgicale n'a-t-elle que peu ou pas d'importance et ne prédispose pas au sphacèle.

Veines. — Les veines possèdent un réseau *rétro-tarsien*, sous-conjonctival, communiquant avec les veines musculaires et la veine ophtalmique.

Un réseau *prétarsien* reçoit les veines de toutes les parties prétarsiennes et intratarsiennes (glandes de Meibomius), et forment, après avoir traversé l'orbiculaire, un réseau qui se jette en dehors dans la veine temporale superficielle, en dedans dans la veine faciale ou dans son anastomose avec l'ophtalmique. Ces rapports expliquent les origines palpébrales de certaines phlébites orbitaires.

Lymphatiques. — Un réseau *prétarsien* et un réseau *sous-tarsien* constituent leur origine. Contrairement à la disposition des vaisseaux sanguins, les lymphatiques meibomiens très développés (Colasanti) aboutiraient au réseau sous-tarsien. De plus, pour Fuchs, les valvules n'existeraient que dans les lymphatiques conjonctivaux. Des anastomoses à travers l'orbiculaire et à travers le tarse, réunissent les divers réseaux et seraient surtout visibles sur la paupière supérieure où le tarse est bien développé.

Les vaisseaux correspondants vont se réunir aux vaisseaux qui proviennent du sourcil, et forment par deux canaux superficiels et un profond (Grunert) un groupe interne suivant la veine faciale et allant aux ganglions sous-maxillaires. Le groupe externe (deux canaux superficiels et un profond) va aux ganglions préauriculaire et surtout carotidiens.

CHAPITRE VI

NERFS

Les nerfs palpébraux sont moteurs, sensitifs et sympathiques. Le *facial* donne ses rameaux à l'orbiculaire. D'après Friteau, on voit se détacher du *plexus parotidien* une branche qui croise à angle aigu la transverse de la face, passe sur l'arcade zygomatique et se divise en deux rameaux, dont le supérieur (nerf orbitaire supérieur de Meckel) se dirige vers l'angle externe des paupières, et peut être suivi à la face profonde de l'orbiculaire ; elle donne de nombreux rameaux et s'anastomose avec les filets du trijumeau ; le rameau inférieur contourne le bord inférieur de l'os malaire et se perd dans l'orbiculaire de la paupière inférieure en s'anastomosant avec le ramuscule sous-orbitaire. D'autres rameaux plus inférieurs du facial donnent également quelques ramuscules à la partie inférieure de l'orbiculaire.

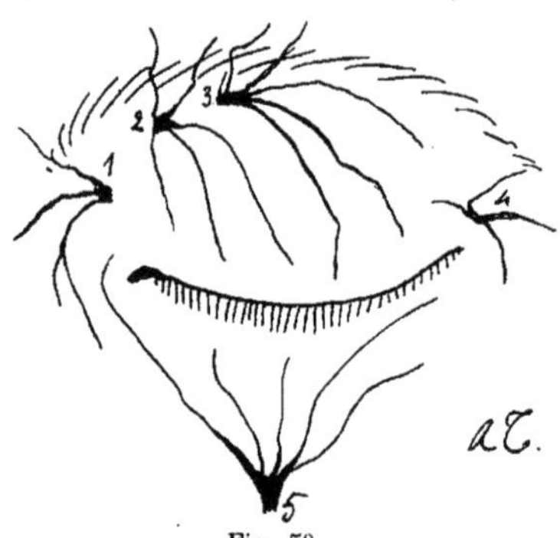

Fig. 79.
Schéma de la distribution des nerfs sensitifs des paupières (A. Terson).

1, nasal externe. — 2, frontal interne. — 3, sus-orbitaire ou frontal externe. — 4, lacrymal. — 5, sous-orbitaire.

Le *trijumeau* donne plusieurs branches (fig. 79) : celles du sous-orbitaire, celles du lacrymal, celles du frontal externe et du frontal interne, celles du nasal externe. Quelques branches zygomatiques arriveraient dans la région externe de la paupière inférieure. La paupière inférieure est surtout innervée par les branches ascendantes du sous-orbitaire, et, d'après les recherches de Zander, certains de ces rameaux remonteraient, surtout en dedans, presque dans la paupière *supérieure*. Le lacrymal innerve la partie externe de la paupière supérieure et s'anastomose dans la paupière inférieure avec les filets ascendants du sous-orbitaire et du zygomatique. Le sus-orbitaire donne des branches descendantes pour la partie moyenne de la paupière supérieure. Enfin le nasal externe donne des filets qui se distribuent à la partie interne de la paupière supérieure et du sourcil et même quelques filets descendraient dans la partie interne de la paupière inférieure (ZANDER).

Le nasal externe se divise souvent avant d'atteindre la poulie du grand oblique. Dans son trajet intra-orbitaire, le nasal externe donne des filets pour la caroncule, le sac et les canalicules lacrymaux. Les anomalies sont assez nombreuses en ce qui concerne la terminaison du nasal externe. DARAIGNEZ et LABOUGLE admettent le plus souvent deux, quelquefois trois branches terminales. Certains filets terminaux innervent la tête du sourcil. L'incision pour l'opération de Badal (arrachement des filets du nasal externe) sera longue de 2 centimètres, parallèle au rebord orbitaire, située à un centimètre environ de ce rebord, elle partira du bord supérieur du tendon de l'orbiculaire pour aller jusqu'au voisinage de la poulie du grand oblique (DARAIGNEZ et LABOUGLE).

Les ramuscules destinés aux diverses couches des tissus palpébraux, d'abord directement prétarsiens, donnent des rameaux antérieurs cutanés, des rameaux conjonctivaux, perforant avec les artères.

CIACCIO a décrit des terminaisons nerveuses jusqu'entre les cellules épithéliales des glandules lacrymales conjonctivales et au niveau des poils caronculaires.

COLASANTI a décrit aussi des ramuscules qui iraient même entre les cellules meibomiennes.

VON MISES a décrit le riche plexus marginal ou bordant qui donne aux glandes du bord ciliaire et aux cils. BACH a étudié les réseaux glandulaires, interglandulaires et ciliaires, enfin les réseaux conjonctivaux. DOGIEL a largement insisté sur les terminaisons nerveuses; il a retrouvé des corpuscules de MEISSNER dans les papilles du bord libre et de la conjonctive voisine (W. KRAUSE).

Il a vu aussi les plexus périmeibomiens, mais n'a pas retrouvé les terminaisons inter-épithéliales glandulaires de certains auteurs.

Les rameaux du *sympathique* iraient aux vaisseaux et aux muscles lisses de Müller. La pathologie et la physiologie du sympathique explique en effet dans une certaine mesure l'action de ce muscle.

L'existence des divers plexus ciliaires et glandulaires fait aussi comprendre d'une part l'exquise sensibilité des cils et du bord ciliaire, si importante pour la défense de l'œil et d'autre part l'activité des fonctions glandulaires de cette région sous l'influence de divers réflexes.

MÉTHODES TECHNIQUES POUR L'EXAMEN DES PAUPIÈRES

Les matériaux peuvent être des paupières d'enfants ou d'adultes et des paupières d'animaux. Les paupières d'enfants très jeunes sont fort utiles à cause de leur *petit volume*, lorsqu'on veut faire des coupes d'*ensemble* de la paupière et des régions qui l'avoisinent. On peut alors, après décalcification de l'os par les liquides usités en pareil cas, avoir des coupes, surtout verticales, embrassant le milieu de la paupière tout entière, la région du sourcil, la région antérieure de l'orbite et le cul-de-sac conjonctival, sans oublier le tendon du releveur ; tout cela peut alors se trouver sur une seule et même coupe.

Les paupières étendues sur une plaque de liège et fixées avec des épingles, sont placées soit dans de l'alcool à 90° soit dans du formol 1/10. Il n'y a alors aucune manœuvre de décoloration à faire plus tard, comme cela a lieu pour la fixation dans les liquides de Müller, de Kleinenberg, les solutions picriques, etc. Avec l'alcool et le formol, le durcissement est très rapide.

Après les lavages habituels, l'inclusion se fera le plus souvent dans la celloïdine, dans la paraffine pour les détails et les coupes en série. Les colorations (picro-carmin, éosine, hématoxyline, etc.), le montage (glycérine, baume du Canada, etc.) ne diffèrent pas des procédés ordinaires employés en histologie.

Les procédés pour la mise en évidence des nerfs ne diffèrent pas non plus de ceux usités pour les corpuscules terminaux si intéressants de la conjonctive et de la cornée, mais ont bénéficié des nouvelles méthodes.

Les vaisseaux sanguins et lymphatiques seront injectés sur des enfants d'après les procédés anciens et récents (Sappey, Gerota).

Il existe des procédés très utiles pour mettre en évidence les divers groupements glandulaires qui se trouvent dans l'épaisseur des paupières, en particulier les glandes meibomiennes et les glandules lacrymales acino-tarsales et du cul-de-sac. Seuls ils permettent d'apprécier convenablement le nombre, les rapports et les dimensions de ces systèmes glandulaires. Il suffit, après avoir dédoublé la paupière en conservant la continuité du tarse avec la conjonctive du cul-de-sac, de faire macérer le tissu dans une solution d'acide tartrique ou mieux acétique à 1/100 ou à 1/50 suivant l'épaisseur des tissus. Ces procédés surtout employés autrefois (Giraldès, Béraud) restent encore aujourd'hui fort utiles, car le tissu s'éclaircit autour des glandes qui restent opaques et qui sont parfaitement nettes si on comprime, en l'étalant entre deux plaques de verre, le fragment macéré. Ce sont ces procédés qui nous ont permis, dans notre thèse (1892), d'obtenir des renseignements comparatifs sur la présence, l'absence, le nombre et le volume des glandules lacrymales accessoires, en particulier des glandes *acino-tarsales*.

DEUXIÈME PARTIE

PHYSIOLOGIE

Fonctions de protection. — Le rôle physiologique que jouent les paupières est un rôle général de *protection*. Leur situation, leur forme et certains de leurs éléments constitutifs (cils) assurent au globe de l'œil et à la cornée une protection *passive*, par leur simple présence. La paupière supérieure, si développée comparativement à l'inférieure, est encore plus utile que l'inférieure pour protéger la cornée. On sait depuis longtemps que certains sujets supportent indéfiniment, et sans lésions cornéennes, la destruction étendue de la paupière inférieure, et cette constatation a été utilisée pour se borner dans quelques cas, et sans autoplastie consécutive, à l'ablation partielle de la paupière inférieure atteinte d'épithélioma. Il est juste d'ajouter qu'il y a d'assez grandes différences individuelles et que, pour la même perte de substance palpébrale, tel sujet aura assez rapidement une ulcération cornéenne dont tel autre ne sera jamais atteint. Il y a là une situation comparable à celle de la kératite lagophtalmique par paralysie de l'orbiculaire, kératite à laquelle certains malades sont beaucoup plus et plus rapidement sujets que d'autres pour un assez grand nombre de motifs dans lesquels la résistance individuelle des téguments et des tissus et la nature des conditions d'existence (corps étrangers, etc.) doivent jouer un rôle prépondérant.

A côté de cette protection passive, se trouve la protection *active* de l'œil. De plus la paupière et le sourcil jouent un rôle d'une importance variable, mais quelquefois considérable dans la circulation lacrymale, dans la vision, dans le sommeil, et dans l'*expression* générale du visage, dans la physionomie.

Nous examinerons successivement la manière dont s'exécutent ces différentes fonctions, puis le mécanisme particulier et le rôle spécial réservé dans ces fonctions d'ensemble à chacun des éléments anatomiques des paupières.

Peau. — Nous n'insisterons pas sur les qualités physiologiques de la peau des paupières. Sa souplesse, sa finesse et son élasticité lui donnent les meilleures aptitudes au rôle qu'elle joue dans cette région mobile et favorisent ses plicatures de flexion.

Au point de vue de la coloration si variable de la paupière, et si importante pour l'expression, L. Dor pense que l'aréole palpébrale surtout visible à la fatigue est due à un réflexe de pigmentation, les cellules chromatophores subissant des migrations qui les rendent plus apparentes et plus manifestes dans la zone qui entoure l'orbiculaire.

Waldeyer croit que les changements de coloration de la peau des paupières se produisent surtout avec les variations de la quantité normale de lymphe contenue dans les mailles du tissu conjonctif.

Quant à la partie cutanée spécialement modifiée, *le bord libre,* l'extrême développement de ses poils (cils), de ses nerfs (plexus ciliaires) et de ses glandes, en font un admirable organe de défense par sa sensibilité exquise et ses sécrétions.

Cils. — Les sourcils et surtout les *cils* constituent une barrière contre les corps étrangers et la lumière trop vive. Leur absence peut prédisposer à des conjonctivites et des kératites, et il y a là un cercle vicieux, car leur chute est souvent engendrée par une blépharo-conjonctivite chronique. Les cils se touchant par leur convexité sans se mêler forment une sorte de garde-crotte au-devant de la cornée. Au niveau de la caroncule, ce ne sont plus que des poils atrophiés dont le rôle devient minime.

Toutefois les cils nous paraissent avoir un rôle considérable comme organes *tactiles.* Ce sont de vraies *antennes* de l'œil ; le plexus nerveux et les corpuscules qui y sont attachés, leur donnent cette sensibilité exquise, si essentielle pour la défense du sac cornéo-conjonctival, qui est l'occasion de sensations et de démangeaisons pénibles à l'état pathologique.

Fonctions de sécrétion. — Le *bord libre* muni de ses nombreuses *glandes* joue un rôle important par sa sécrétion. Ses sécrétions sont celles des glandes de la peau. La sécrétion sudoripare (*glandes de Moll*), la sécrétion sébacée (*glandes ciliaires et meibomiennes*) s'y produisent par le mécanisme banal de la sécrétion de la sueur et du sébum dans toutes les régions de la peau. Les glandes ciliaires doivent en plus jouer un rôle pour la lubréfaction et la conservation des cils. Les glandes de Meibomius donnent une sécrétion visqueuse facile à mettre en évidence par une forte expression du tarse. Cette sécrétion huileuse grisâtre ne paraît pas différer sensiblement de celle des glandes ciliaires (chassie). En tout cas l'émulsion blanchâtre, *crayeuse,* qu'on observe quelquefois, n'est point physiologique et ne constitue point une production normale et habituelle.

Les relations exactes des sécrétions de la peau de la paupière avec les sécrétions colorées (chromhidrose, etc.) ne seraient tranchées que par des *biopsies,* c'est-à-dire par l'ablation et l'examen histologique et bactériologique d'un fragment cutané prélevé sur le vivant au niveau où se produit l'anomalie de sécrétion. Rien ne serait plus simple, avec une injection de cocaïne dans une région, où l'ablation d'un minuscule fragment de peau avec ou sans suture n'entraînerait ni cicatrice définitive ni déformation appréciable.

Les glandes lacrymales *acino-tarsales* ne paraissent présenter aucune différence dans leur fonctionnement avec les glandes lacrymales conjonctivales et orbito-palpébrales. Ces divers systèmes semblent même pouvoir se suppléer en partie, comme les extirpations des glandes lacrymales le montrent et comme nous nous sommes attaché à le démontrer en *synthétisant* la nature et le rôle de ces diverses portions de l'appareil lacrymal.

Les plexus nerveux péri-glandulaires président à la sécrétion des glandes palpébrales, comme nous le verrons plus loin à la physiologie des nerfs palpébraux.

Il n'est pas impossible que le muscle de Riolan ait un certain effet pour l'expression des produits intra-glandulaires.

Il est certain que l'onction abondante des surfaces du bord libre, complétée en dedans par les sécrétions sébacées de la caroncule, a une réelle utilité pour empêcher les larmes de s'écouler trop facilement au dehors. Toutefois il ne faut pas exagérer l'intensité de cette action en somme assez restreinte.

L. Dor admet que la sécrétion meibomienne est bien différente de la sécrétion ciliaire et aurait pour but de garantir l'œil contre la chaleur. Le clignement répartirait cette sécrétion sur la cornée. La chaleur provoquerait une exagération de la sécrétion meibomienne. L. Dor croit que la sécrétion lacrymale est destinée à empêcher le refroidissement de la cornée et la sécrétion meibomienne à empêcher son échauffement.

La sécrétion meibomienne donnerait aussi pendant l'occlusion des paupières dans le sommeil un contact plus complet et plus intime des bords libres.

De même que les sécrétions ciliaires, les sécrétions meibomiennes seraient d'ordre réflexe. La sécrétion trop abondante serait paralytique, sans pouvoir bactéricide et laisserait se produire les infections (chalazion, etc.).

Arloing en sectionnant le cordon vago-sympathique chez la chèvre et le bœuf, a constaté une hypersécrétion extrême des larmes dans l'œil correspondant. De plus cette hypersécrétion se propagerait aux glandes de Meibomius. Le pourtour de l'œil et la surface des paupières seraient alors encombrés par une grande quantité du mucus sécrété par elles.

Caroncule. — La *caroncule* a un rôle général analogue à celui du bord ciliaire. Elle oblitère, elle bouche l'angle interne de l'ouverture palpébrale, qui sans elle serait fort mal défendu. Il est à présumer qu'elle empêche la sécrétion lacrymale normale de s'écouler au dehors et lui permet ainsi de gagner les points lacrymaux : elle régularise ainsi la circulation lacrymale. Mais son rôle est assez limité et dès que la sécrétion lacrymale s'exagère, les larmes s'écoulent au dehors.

D'autre part les anciens (Celse) redoutaient que l'ablation de la caroncule fut suivie d'un épiphora abondant et incurable. Les ablations de la caroncule hypertrophiée ou malade (trachome) ne paraissent pas cependant justifier complètement cette manière de voir. Dans quelques cas, l'ablation de la caroncule a paru au contraire diminuer le larmoiement, soit par rétraction cicatricielle replaçant convenablement les points lacrymaux éversés, soit en supprimant une éversion de ces points par une caroncule trop volumineuse.

La grande *sensibilité* de la caroncule lui donne aussi un rôle de défense comme le bord ciliaire avec ses poils tactiles et ses glandes.

Par ses glandules lacrymales et sébacées, elle joue aussi son rôle dans la lubréfaction de l'angle interne. Mais la structure de ses glandes et la nature de sa sécrétion ne rappellent en rien celles de la glande de Harder des animaux.

Mouvements des paupières. — Les paupières jouent par leur mobilité un rôle aussi important que celui qu'elles jouent par leur simple présence pour la protection de la cornée.

Cette mobilité est tout à fait différente pour la paupière supérieure et pour la paupière inférieure. La paupière supérieure ne s'élève pas comme un rideau vertical : elle roule autour du globe d'avant en arrière, lorsqu'elle se relève. Le releveur attire simultanément le tarse et la portion cutanée où il s'insère, obliquement en arrière et il y a là plutôt un mouvement de charnière autour de l'axe horizontal de ligaments latéraux, qu'un vrai mouvement d'élévation. Dans la blépharoptose, les efforts du frontal pour suppléer le releveur paralysé n'aboutissent qu'à une sorte d'élévation de la paupière, mouvement disgracieux et tout à fait différent de l'attraction de la paupière vers l'orbite.

Aussi les opérations nouvelles telles que l'anastomose du tarse avec le droit supérieur, sont-elles les seules qui puissent prétendre à réaliser le mouvement palpébral physiologique.

La paupière inférieure au contraire n'a que peu de mobilité : quand l'œil se ferme, elle exécute une sorte de mouvement spiroïde qui la plisse vers l'angle interne et attire en dedans la commissure externe. Puis, lorsque la constriction cesse, la paupière inférieure retombe par son propre poids.

Les bords palpébraux se touchent fortement, lors de l'occlusion forcée, et aussi chez la grande majorité des sujets, pendant le sommeil. Ils s'écartent à une distance moyenne fort variable avec les sujets, pour permettre la vision dans toutes les positions. Enfin l'ouverture forcée des paupières découvre toute la cornée (œil hagard) et s'exagère encore par le plissement du front et le relèvement des sourcils.

L'ensemble de ces mouvements a, en plus de la forme, de l'épaisseur, de la couleur et des divers éléments de la configuration du sourcil et des paupières, un grand rôle dans l'*expression* du visage, dans la physionomie. Le sourcil est bien plus encore un *agent d'expression* qu'un agent de protection.

Rôle du sourcil et des paupières dans la physionomie. — Le rôle du sourcil et des paupières dans la physionomie est extrêmement important. Un certain nombre d'auteurs et surtout Duchenne de Boulogne, ont tâché de décomposer ce rôle. Pour Duchenne, le frontal serait le muscle de l'attention, le sourcilier le muscle de la douleur. Le pyramidal, en abaissant la tête du sourcil, donnerait une certaine dureté au regard et annoncerait l'agression. L'orbiculaire supérieur, en abaissant le sourcil, en rétrécissant les fentes palpébrales, donnerait le tableau de la méditation triste (réflexion). L'orbiculaire inférieur, en plissant la paupière et en unissant son action à celle du zygomatique, exprimerait la joie.

En somme et sans avoir à entrer ici dans le détail complet du rôle expressif que les paupières et le sourcil jouent dans tous les aspects du visage (douleur, joie, surprise, dégoût, réflexion, colère, etc.) en unissant leur action à celle des autres peauciers du visage, et sans admettre sur tous les points les assertions de Duchenne, il faut, en face du rôle *protecteur* des paupières et du sourcil, mettre le rôle *expressif* si important de ces mêmes organes dans la physionomie. Mais leur rôle exact à ce point de vue ne peut être exactement apprécié que dans une étude d'*ensemble* des peauciers de la face au point de vue de la physionomie. Ajoutons que les conclusions trop absolues de Duchenne ont été modifiées par Darwin et un certain nombre d'autres auteurs ayant traité la physiologie des muscles de l'expression.

Le livre si intéressant de Darwin et celui de Cuyer sont à lire en entier et à comparer à celui de Duchenne.

On ne saurait d'ailleurs en donner de résumé, car la physiologie de l'expression du visage ne peut se détailler et le rôle du sourcilier et de l'orbiculaire est tellement intimement lié à celui de tous les autres peauciers du visage (réseau musculaire) qui leur adhèrent, qu'il est indécomposable. L'expression du visage avec ses innombrables aspects forme comme un ensemble symphonique dont aucune partie ne peut être détachée sans être incompréhensible (mimique).

Sappey considère qu'un des principaux rôles du sourcil est d'empêcher la sueur frontale de couler directement sur la peau de la paupière et vers l'œil.

Enfin la forme, la couleur, quelquefois différente de celle de la chevelure et des cils, mais le plus souvent harmonique, l'emplacement et le développement de l'arcade sourcilière pileuse, ont une importance manifeste pour l'expression de la face et les divers jeux de physionomie.

Clignement. — A l'état de veille, la paupière supérieure est animée d'un mouvement alternatif de relèvement et d'abaissement, mouvement qui échappe à l'action de la conscience et de la volonté et qui porte le nom de *clignement*.

Dans cet acte, les bords palpébraux arrivent quelquefois, mais non toujours, au contact; les cils se touchent par contre à peu près constamment par leur convexité, s'ils sont bien développés.

Le clignement a pour résultat principal de lubrifier la cornée par les larmes et la sécrétion meibomienne et de reposer la vue : peut-être aussi aide-t-il la circulation lacrymale.

Garten a eu l'idée d'enregistrer photographiquement le clignement. Voici le résumé de ses expériences, d'après V. Henri.

Sur la paupière supérieure et quelquefois sur la paupière inférieure, on colle une très petite bande de papier blanc très fin : on s'en aperçoit au début, mais bientôt, on devient tellement habitué à sa présence qu'on n'y fait plus attention. L'œil est éclairé par une source lumineuse assez forte. Devant l'œil est placé un objectif photographique qui projette l'image de l'œil sur la surface d'un cylindre; sur ce cylindre est collée une feuille de papier photographique sensible; on inscrit en même temps sur ce cylindre les temps. On obtient ainsi un trait blanc correspondant à la feuille de papier blanc collée sur le bord de la paupière supérieure; de plus on voit assez nettement un trait sombre correspondant à la pupille, un trait sombre correspondant au sourcil, et dans le cas où une feuille de papier était collée aussi sur la partie inférieure, on a un deuxième trait blanc correspondant à cette paupière supérieure.

La paupière descend brusquement et très rapidement, puis elle reste un certain temps en bas; sur cette partie de la couche, on voit quelquefois des oscillations; enfin la paupière remonte et elle le fait beaucoup plus lentement qu'elle n'était tombée. L'auteur a mesuré seulement les durées des différentes phases du clignement; il trouve ainsi que la première phase (abaissement de la paupière) a une durée moyenne de 0″,075 à 0″,091 ; la deuxième phase pendant laquelle l'œil reste fermé, est très variable, les durées les plus courtes sont de 0″,13 chez un sujet et 0″,17 chez un autre. Enfin la troisième phase du relèvement de la paupière dure environ 0″,17, de sorte que la durée totale d'un clignement est en moyenne 0″,40.

Henri remarque avec raison qu'il aurait été intéressant de rapprocher de ces nombres les durées des obscurcissements du champ visuel qui ne gênent pas la vision distincte; on sait, en effet, que le clignement ne gêne pas la vision distincte et que la durée de 0″,17 est supérieure à la durée de réaction motrice de l'œil; pendant un clignement, l'œil n'aurait donc pas le temps de se déplacer.

Il est enfin à remarquer que les différentes personnes clignent de manière différente; les unes clignent souvent, d'autres rarement; les unes clignent par groupes une dizaine de fois de suite et puis restent pendant un certain temps sans cligner, d'autres clignent plus régulièrement. Le clignement est modifié par l'attention : lorsque l'attention est fortement concentrée sur une image visuelle ou même sur une impression d'un autre sens ou sur une idée quelconque, on ne cligne pas, ou on cligne plus rarement qu'à l'ordinaire, mais en revanche, dès que l'état de concentration de l'attention cesse, vient une série de clignements rapprochés.

Nous ne croyons guère que la sécrétion meibomienne soit appliquée directement sur la cornée et son rôle nous paraît plutôt de graisser uniquement le rebord palpébral.

Lans a fait récemment une série d'expériences sur le clignement des paupières avec des lunettes à double paroi pouvant contenir de l'eau à des températures variables. Il a cherché à empêcher le refroidissement de la cornée et le dessèchement de la cornée avec de la vapeur d'eau. Lans a trouvé que chez certains sujets le clignement peut cesser pendant 100 secondes si on protège la cornée contre le dessèchement et le froid. Il considère que ni le dessèchement, ni le refroidissement de la cornée, ni l'excitation optique ou sensitive ne sont la cause du clignement normal, bien qu'ils exagèrent sa fréquence.

Le clignement des deux yeux ne serait pas toujours simultané et il y aurait souvent entre les deux mouvements une différence de 1/10 de seconde.

Appréciation et isolement de certaines sensations. — On sait que les paupières se ferment et restent closes lorsqu'il s'agit d'apprécier dans toute leur pureté la musique, certaines odeurs suaves, de déguster tel aliment ou boisson agréable. De même dans la réflexion, dans l'élaboration d'une idée sous l'impression de tel ou tel sentiment (souvenir triste ou doux, etc.), les yeux sont fermés et la sensation de l'idée dominante est isolée, appréciée ou élaborée dans toute son intégrité.

Rôle visuel et protection contre la lumière vive. — On ne confondra pas avec le clignement la simple *constriction partielle* de la fente palpébrale pour améliorer la vision ou diminuer la lumière, comme un diaphragme, et qu'on appelle assez improprement: cligner de l'œil. C'est par cette constriction graduée comme celle d'un diaphragme contractile, que la paupière joue son rôle dans la *vision*, en agissant à la manière des fentes sténopéiques. C'est une sorte de premier iris. On sait combien cette occlusion partielle améliore la vue normale pour les détails (examen d'un tableau) et surtout la vision anormale (myopie, astigmie, etc.). Nous avons même vu des sujets atteints d'anomalies de la réfraction arriver à modifier assez sensiblement la forme de la cornée et la vision, en appuyant leur doigt sur l'angle externe des paupières, de façon à momentanément comprimer l'œil dans un sens améliorant l'anomalie de la réfraction. Nous ne croyons pas que le clignement ait assez de force pour modifier à lui seul la forme et les dimensions de l'œil amétrope.

État des paupières dans le sommeil. — Dans le *sommeil* les paupières se ferment et on sait combien l'occlusion volontaire des paupières favorise la tendance au sommeil, en privant la rétine d'excitation lumineuse et la cornée d'excitations mécaniques par l'air ou autrement.

Toutefois les paupières se ferment plus souvent sous l'influence de la détente générale du sommeil que le sommeil n'est encouragé par leur occlusion.

Cette occlusion des paupières ne se produit pas, comme à l'état de veille, par une contraction de l'orbiculaire qui ne saurait se prolonger pendant toute la nuit. Il faut admettre avec la plupart des auteurs, entre autres Sappey, que la tonicité du muscle le plus fort et le plus volumineux, l'orbiculaire, l'emporte sur celle de l'élévateur, qui a cessé de jouer son rôle dilatateur, fonction essentiellement active, tandis que l'occlusion est déjà une fonction plus passive et favorisée par la tendance à l'occlusion de la paupière supérieure qui retombe par son poids, lors du relâchement général dû à la cessation de l'action consciente. Il est possible d'ailleurs que tout ne soit pas expliqué ainsi, mais il faudrait pour cela avoir une théorie très satisfaisante du mécanisme du sommeil et de son action sur les diverses parties de l'organisme.

Duchenne admet que la prédominance de la force tonique de l'orbiculaire n'explique pas suffisamment l'occlusion pendant le sommeil. Il cite un malade chez lequel l'orbiculaire et le releveur étaient paralysés et où la paupière supérieure s'abaissait cependant si on la relevait. Il admet qu'indépendamment du tonus musculaire, il y a « une force qui tend naturellement à abaisser la paupière supérieure » et cette force lui paraît résider dans la *disposition organique* de la paupière elle-même; d'autres physiologistes admettent que la paupière supérieure finit par retomber par son propre *poids*.

Dans le clignement, il semble que c'est plutôt la perte momentanée de la contraction du releveur qui laisse produire l'occlusion palpébrale par le tonus de l'orbiculaire et le poids de la paupière. Quand on sectionne le facial, il y a encore un peu de clignement; il y aurait donc dans le clignement plutôt la perte momentanée de l'action du releveur que l'excitation simple de l'orbiculaire, réelle par contre quand on ferme fortement les paupières.

On doit reconnaître qu'il y a encore une assez grande incertitude dans l'explication de ces actes physiologiques.

État des paupières après la mort. — Après la *mort*, le mécanisme de l'occlusion et de la non-occlusion des paupières a été aussi souvent discuté et ne paraît pas d'ailleurs soumis à une règle fixe, puisque un certain nombre de cadavres ont les yeux fermés ou à demi-fermés, sans qu'on ait pris le soin de toucher leurs paupières. Quand les yeux restent ouverts, Panas a admis qu'après la dernière contraction de l'orbiculaire, la seule force tonique de l'élévateur qui *semble survivre* (?) à celle de l'orbiculaire, suffit pour tenir les yeux ouverts. Cette explication que Charvot qualifie de tout à fait hypothétique, ne satisfait guère l'esprit. Chez les sujets qui ont les yeux fermés, la paupière à l'état de relâchement complet doit retomber pour les mêmes raisons qui sont à admettre pour le sommeil. Quand les paupières restent ouvertes ou à demi-ouvertes, il est difficile de donner une explication précise. La contraction ultime des muscles dilatateurs ou un obstacle conjonctival à l'abaissement de la paupière supérieure, restent également hypothétiques.

Quoi qu'il en soit, les recherches de Valude et de Gazzaniga ont établi dans quel état se trouvent après la mort les fentes palpébrales. Pour Valude, sur 100 cadavres examinés dans les premières vingt-quatre heures, 7 sujets avaient les yeux entièrement fermés, 12 un œil fermé, l'autre ouvert, 15 les yeux largement ouverts, 66 les yeux à moitié fermés. Près de la moitié des yeux ouverts plus ou moins tendent à se fermer peu à peu. Après le quatrième jour les paupières restent fixes. Les malades gros et asphyxiques mourraient les yeux fermés, les maigres et cachectiques les yeux ouverts. Valude croit qu'on peut reconnaître si l'occlusion a été spontanée ou provoquée. Les paupières fermées par une intervention étrangère présenteraient une empreinte blanchâtre due à la pression du doigt.

On croit donc trop dans le public qu'on meurt les yeux toujours ouverts. Il n'y a aucune règle absolue et Galezowski, en 1876, était arrivé déjà à ces conclusions dans une enquête analogue, assez importante au point de vue médico-légal (testaments, etc.).

Gazzaniga, sur 194 cadavres, a trouvé dans 80 p. 100 les yeux à demi-ouverts, découvrant la moitié de la cornée; dans 12 p. 100 les yeux ouverts et dans 80 p. 100 à demi-fermés, découvrant les 3/4 de la cornée.

Rôle dans l'effort. — La paupière a aussi une action pour régulariser la circulation intra-oculaire et orbitaire. On sait qu'instinctivement les yeux se ferment lors des violents efforts qui envoient le sang vers le crâne, la face, les orbites et les yeux.

La sangle palpébrale agit alors pour comprimer l'œil et l'orbite et lutter contre l'excès d'afflux sanguin et la projection de l'œil (Bell et Darwin). L'occlusion forcée et la constriction des paupières gêne beaucoup pour le toucher digital et l'examen du tonus de l'œil, d'une part en faisant de la paupière un plan trop résistant, d'autre part en exagérant le tonus des yeux normaux, ou hypotones.

Les contractions de l'orbiculaire favorisent peut-être la circulation sanguine des paupières.

Circulation lacrymale. — Le clignement incessant des paupières répartit les larmes sur le globe et il est dû à la paupière *supérieure*. Il semble que la paupière *inférieure* par son mouvement de retrait spiroïde vers l'angle interne soit surtout en jeu pour pousser les larmes vers le grand angle et les points lacrymaux que le muscle de Duverney-Horner fait baigner dans le lac lacrymal, ce qui manque dans la paralysie de l'orbiculaire.

Quant au rôle de l'orbiculaire pour faire cheminer les larmes dans les voies lacrymales, il a été bien souvent discuté. Tout d'abord on doit se rappeler que la capillarité de ces voies et l'action permanente attractive du courant d'air respiratoire des fosses nasales sont les deux *principales* forces qui conduisent les larmes dans le méat inférieur.

Il est démontré que les points lacrymaux n'aspirent pas les larmes par un sphincter comme les lèvres ou une ventouse de caoutchouc. Leur forme ronde favorise l'action du tube lacrymal capillaire, mais une petite incision de l'orifice lacrymal ne supprime pas complètement l'action du canalicule. Pour certains, l'orbiculaire n'agit pas par la fermeture des paupières pour refouler les larmes dans les voies lacrymales (Demtchenko); on sait d'ailleurs que dans le clignement simple, il n'y a aucune force déployée et que les bords ciliaires ne se touchent souvent pas. Toutefois il semble que la pression, même légère, de l'orbiculaire à la fermeture des paupières tend à pousser les larmes dans les conduits lacrymaux béants.

Quant à la dilatation du sac lacrymal par son adhérence au tendon direct de l'orbiculaire, qui a été souvent admise, lorsque l'orbiculaire se contracte, et à son retrait par la pression du ligament qui revient en arrière lorsque l'orbiculaire se relâche, il ne faut pas la nier complètement; il y a là une certaine action de propulsion ou d'aspiration comme la produit le doigt appliqué sur un *compte-gouttes*. Mais cette action est excessivement faible, de même que la compression postérieure que le muscle de Duverney-Horner exerce sur le sac.

Il est à remarquer que, lorsqu'il existe une fistule lacrymale ancienne, les larmes pénètrent dans le sac et s'écoulent sur la joue par la fistule; l'intégrité absolue du sac n'est donc pas nécessaire pour attirer les larmes dans le sac.

Rôle respectif des muscles et des nerfs. — L'action du muscle orbiculaire, du releveur et des mucles lisses envisagée comme nous venons de le faire, est l'action générale de ces muscles. Mais un assez grand nombre de conditions particulières, sans parler des *grandes variétés anatomiques* de forme, *d'épaisseur*, et des dimensions des diverses parties des paupières, suivant l'âge, le sexe, les races et les individus, modifient le résultat de cette action, déjà un peu variable elle-même suivant les sujets, les muscles précédents n'ayant pas eux-mêmes dans tous les cas les mêmes dimensions et la même force.

L'épaisseur de la paupière normale et pathologique, la *tension même du globe hypertone ou hypotone*, le *tonus* et l'état des muscles qui s'insèrent au globe, la tension et la réplétion relative de l'orbite, le volume même du globe, la disparition de la *sensibilité cornéenne* et conjonctivale, tout cela contribue à donner à la fente palpébrale une physionomie particulière et modifie le terrain d'action des muscles qui ouvrent et ferment cette fente. Il ne faut pas oublier en effet que l'action de ces muscles s'exerce, non sur une surface fixe, mais sur une surface maintenue par l'ensemble de ses parties constituantes et de celles qui l'unissent à l'orbite et au globe, dans une sorte d'équilibre. L'élasticité et la variabilité individuelle du tonus de tous ces tissus vivants doit par conséquent, bien que jouant un rôle secondaire, être prise en considération. L'action *séparée* de chaque muscle est la suivante.

Orbiculaire. — Le mode d'action de l'orbiculaire diffère de celui des sphincters, en ce sens qu'il s'exerce, non pas comme un anneau, mais comme une boutonnière transversale en arc dont les extrémités sont fixées et qui s'ouvre et se ferme presque exclusivement par le jeu de sa lèvre supérieure.

Les divers faisceaux de l'orbiculaire peuvent, suivant les cas, se contracter isolément. Cette assertion, déjà entrevue par certains anatomistes (Riolan), a été démontrée expérimentalement par Duchenne et d'autres physiologistes.

Pour Duchenne, les diverses parties du muscle, quoique pouvant agir synergiquement, se contractent le plus souvent d'une manière isolée, surtout pour l'expression.

L'orbiculaire extra-palpébral *supérieur* abaisse et porte en dedans le sourcil. L'extra-palpébral inférieur provoque une dépression au-dessous de la paupière inférieure. L'action du muscle de Duverney-Horner est connue.

Le palpébral *supérieur* abaisse la paupière correspondante, tandis que le palpébral *inférieur* attire en haut et en dedans la paupière inférieure.

Certains auteurs, tels que Gad, ont même été plus loin et considèrent à la partie palpébrale une portion *épitarsale* et une portion *péritarsale*. Le clignement habituel ne s'exercerait guère que par la portion épitarsale et son tonus. Nous retrouverons à la *physiologie pathologique de l'ectropion* (voir Maladies des Paupières), diverses considérations sur le fonctionnement pathologique des diverses parties du muscle. Là encore l'étude des cas pathologiques permet de comprendre le rôle physiologique des parties en cause et ne saurait en aucune façon en être dissociée.

Le muscle de Riolan appuie le rebord palpébral contre le globe et donne un tonus particulier à l'arc tarsal.

L'orbiculaire semble, comme d'autres sphincters, conserver sa contractilité, plusieurs heures après que les autres muscles ont cessé de pouvoir se contracter sous l'influence de l'électricité, comme le montrent les expériences chez les suppliciés (Sappey et Dassy). On sait la violence des contractures de l'orbiculaire (blépharospasme).

Releveur. — Le releveur ne présente pas de particularités dans son mode d'action qu'expliquent suffisamment ses insertions et dont la partie physiologique intéressante est surtout sa synergie avec l'action du droit supérieur.

Muscles de Müller. — On a admis que la fente palpébrale s'élargit légèrement sous l'influence de la *contraction des muscles de Müller*, soit directe, soit par contraction des fibres sous-musculaires qui se trouvent mêlés aux membranes qui tapissent l'orbite et qui refouleraient en avant le contenu orbitaire et par suite le globe.

L'électrisation du *sympathique* cervical (Wagner et Müller) chez l'homme, n'a pas paru donner de protrusion de l'œil. Toutefois la question n'est pas tranchée, vu les problèmes encore incomplètement résolus que soulèvent certaines affections où le sympathique peut être en jeu (enophtalmie dans la paralysie du sympathique cervical, exophtalmie dans la maladie de Basedow, etc.). Toutefois il est permis de croire que les signes de Græfe et de Stellwag sont dus à une contracture des muscles lisses par excitation du sympathique, quoique d'autres théories aient été proposées.

La cocaïne a un effet dilatateur palpébral très marqué, dû à la diminution de la constriction réflexe et peut-être à une action parésiante sur les muscles et les filets sympathiques.

Centres moteurs. — Dans une étude récente, Grasset a bien résumé les connaissances actuelles sur les *centres* qui président à la motricité des paupières.

Pour l'ouverture de la fente palpébrale (releveur), Grasset (1876) a publié la première observation qui tendrait à placer dans le pli courbe, le centre du releveur de la paupière supérieure. Landouzy, Chauffard, Surmont, Lemoine, ont apporté des faits confirmatifs; mais GRASSET reconnaît que d'autres faits sont contradictoires et que la localisation n'est pas encore certaine, bien que l'existence d'un centre soit indiscutable dans l'écorce de l'hémisphère *opposé* (GRASSET).

Pour la fermeture de la fente (orbiculaire), le centre cortical du facial supérieur placé tout d'abord (FERRIER) dans la zone périrolandique, ne serait pas la seule source d'innervation et « le centre spécial visuel du muscle protecteur de l'œil, paraît être dans le pli courbe » (GRASSET). EXNER et PANETH auraient produit la contraction de l'orbiculaire du côté opposé par l'excitation du pli courbe. Ce serait dans le lobe pariétal inférieur que serait « la grande réunion des centres moteurs de déplacement et de protection du globe oculaire ». Il y aurait donc pour le facial une double source d'innervation, zone rolandique pour le facial général, lobule pariétal inférieur pour le facial oculaire; ceci expliquerait l'intégrité plus ou moins grande du facial supérieur dans l'hémiplégie cérébrale.

A côté de ces centres pariétaux que GRASSET appelle *sensorio-moteurs*, il existerait dans la zone périrolandique un autre centre, dit *sensitivo-moteur*, pour les mêmes nerfs.

L'action musculaire étant sous la dépendance de l'action des nerfs, est volontaire ou involontaire.

Une série de *réflexes* provoquent la contraction de l'orbiculaire par l'action du facial.

Le réflexe rétinien à la lumière, ou à l'apparition d'un corps dangereux (réflexe par le nerf optique), le réflexe de toutes les parties sensibles externes de l'œil (peau, conjonctive), surtout marqués dans certaines régions et au niveau de certains organes pourvus de plexus spécialement riches, d'où une extrême sensibilité au contact (cils, cornée), s'exerçant par le trijumeau, provoquent l'occlusion réflexe, partielle ou totale, de la fente palpébrale. Il y a là un important et constant réflexe de *défense*. Le *clignement* est même à ranger à notre avis dans cette catégorie des réflexes de défense et de protection, dont il offre le type permanent. L'occlusion pendant le sommeil rentre aussi dans ce groupe, au point de vue du résultat et de l'action physiologique.

Dans l'étude des réflexes palpébraux, il faut se rappeler plus que jamais que, comme on l'a dit, l'œil « commence au bout des cils pour finir au lobe occipital (KALT) ». Le réflexe a des voies sensitives optiques ou trigémellaires, tandis que ses voies motrices sont le facial et le moteur oculaire commun. Le grand sympathique joue aussi quelquefois un rôle. D'autre part, il y a certainement des centres corticaux pour le clignement, comme le fait remarquer L. DOR dans une bonne étude sur le réflexe palpébral. Ce réflexe manquerait, dans l'hémianopsie corticale, et après l'ablation du cerveau, il ne se produit plus même si le nerf optique est intact.

Ces réflexes sont ordinairement bilatéraux, mais avec de l'exercice on peut arriver à cligner d'un seul côté et même pendant un certain temps à ne pas cligner du tout.

On cligne cinq à six fois par minute, mais ceci est assez variable avec les sujets et l'état de fatigue palpébrale et générale.

L. Dor a particulièrement bien étudié la fatigue du réflexe palpébral. Comme il le dit, « après la période d'hyperexcitation dans laquelle les clignements ont simplement augmenté, l'augmentation de la fatigue du réflexe palpébral d'origine sensorielle donne naissance à des contractions cloniques, au tremblement, puis au spasme, tandis que pour la partie sensitive, on voit la photophobie augmenter ou les démangeaisons conjonctivales devenir des douleurs vraies ; puis apparaît dans la période ultime, l'anesthéso-parésie du réflexe et les yeux se ferment en même temps que la photophobie est remplacée par une anesthésie à la lumière et la douleur par l'anesthésie : c'est l'état des yeux au moment du sommeil d'origine oculaire ».

Grasset classe les mouvements des paupières en trois groupes : réflexes, automatiques et volontaires. Les réflexes sont ceux que les paupières exécutent sous l'influence d'une lumière vive, d'un corps étranger menaçant, etc. Le nerf optique est la voie sensitive, les nerfs palpébraux la voie motrice, les centres de réflexion les tubercules quadrijumeaux.

Les mouvements automatiques seraient l'occlusion des yeux pendant le sommeil ; ils diffèrent des mouvements volontaires et Grasset a vu un cas de paralysie pseudo-bulbaire où le sujet avait ses réflexes de clignement, dormait les yeux fermés et ne pouvait pas les fermer volontairement. Diverses constatations anatomiques prouveraient que le centre de ces mouvements automatiques est plus haut que les noyaux de la base et se trouve dans l'écorce, peut-être dans le lobe pariétal. Le centre des mouvements volontaires spontanés se trouve probablement dans la région préfrontale.

Ces réflexes offrent naturellement chez le sujet normal et pathologique de grandes variations, comme la sensibilité elle-même. On a cité des sujets hystériques où un examen ophtalmoscopique ou une recherche par contact cornéen n'excitait même pas le clignement et, sans entrer même dans ces cas pathologiques, il y a de grandes différences individuelles. Déjà chez les sujets jeunes, les enfants et certaines personnes sensibles, le réflexe occlusif est bien plus rapide et plus violent que chez la plupart des sujets âgés. Le froid le provoquerait plus que le chaud (Nagel). Nous n'insisterons pas sur ces détails qui nous semblent faire surtout partie de l'étude de la sensibilité cornéenne et conjonctivale.

Enfin, lorsqu'on ouvre de force avec *les doigts* la paupière, à l'état normal ou pathologique, l'œil se réfugie le plus haut possible, dans sa position de défense, soit qu'on cherche à toucher l'œil, soit que le besoin de cligner s'exerce. Dans la paralysie de l'orbiculaire, lorsque le sujet cherche à fermer sa paupière paralysée, l'œil se porte aussi en haut et en dehors sous la paupière.

Nous retrouverons (blépharospasme, blépharoptose) les mouvements associés des paupières en relation avec d'autres actes physiologiques ou une autre action sur les régions faciales voisines (ouverture de la bouche, compression des nerfs sensitifs, etc.); olfaction (serrer et ouvrir les narines).

Les mouvements sont synergiques à l'état normal entre le *releveur palpébral* et les muscles rotateurs de la cornée en haut (droit supérieur, petit oblique), pour le regard en haut. Dans le regard forcé en haut, le frontal intervient même pour relever le sourcil et même la paupière et en soulevant le bord ciliaire supérieur, continuer l'action limitée des élévateurs de la cornée et de la paupière supérieure.

Les connexions anatomiques et nerveuses des parties en jeu expliquent cette action supplémentaire. La paupière inférieure est même légèrement attirée mécaniquement en haut avec la paupière supérieure.

On sait que dans le regard en bas, les phénomènes inverses se passent, mais ici la paupière inférieure, tout en se relâchant, ne change guère de place. Peut-être est-elle légèrement attirée en arrière par l'expansion ténonienne du droit inférieur. D'ailleurs ses faibles dimensions anatomiques empêchent déjà la paupière inférieure de gêner en quoi que ce soit le regard, si bas qu'il soit dirigé.

Dans les mouvements latéraux, la pupille n'est nullement cachée par les commissures.

Dans la convergence forcée, les paupières supérieures ont de la tendance à *s'élever fortement.*

Février a bien montré que les mouvements latéraux du globe agissent un peu sur les commissures par l'intermédiaire des muscles droits et de leurs expansions aponévrotiques. Toutefois c'est surtout la commissure externe qui subit un mouvement de retrait, lorsqu'il y a un fort mouvement d'abduction du globe. La commissure interne et son tendon sont beaucoup plus solides et tendus et offrent par suite moins de mobilité. Les muscles droits et obliques par leur jonction avec le système des aponévroses et des muscles palpébraux encadrent le globe entre eux et les paupières et répartissent plus uniformément et plus élastiquement la compression orbiculaire dans toutes les positions qu'ils font prendre au globe.

Connexions des mouvements palpébraux et oculaires. — Nous devons enfin examiner les connexions des mouvements palpébraux avec ceux du globe oculaire.

Certains auteurs ont même donné dans la physiologie palpébrale une importance extrême aux mouvements des muscles du globe.

C'est Gowers qui le premier (1879) a étudié la question à ce point de vue. Le travail de Domeck (1884) constitue sur ce sujet une bonne étude d'ensemble.

Gowers considère qu'on a trop exclusivement rapporté à l'orbiculaire et au releveur les mouvements des paupières. Les mouvements du globe se transmettent aux paupières, non pas seulement par la connexion lâche que ces parties ont entre elles par les expansions aponévrotiques et les culs-de-sac conjonctivaux, mais par la pression directe que le globe moulé sur les concavités palpébrales, leur imprime. Pour cela, il faut que les paupières soient à l'état de tension, de tonus et bien appliquées sur le globe.

Pour la *paupière inférieure*, il semble bien réel que son léger degré d'abaissement, que le prolongement téno-tarsien du droit inférieur peut aussi accentuer, est notablement favorisé par la pression du globe de l'œil quand le regard est dirigé en bas. Quand le regard se relève, l'élasticité des tarses et le tonus musculaire remet la paupière en place ; de plus, l'action éloignée du droit inférieur cesse. La constriction véritable de l'orbiculaire ne paraît pas jouer de rôle bien actif, d'autant plus que, s'il y a une paralysie de l'orbiculaire, la paupière inférieure remonte quand même.

Pour la *paupière supérieure,* lorsque la paupière s'*abaisse* pour le regard en bas, le relâchement du releveur et le poids même de la paupière jouent un rôle, bien plus qu'une contraction de l'orbiculaire; d'autant plus que cet abaissement a lieu (il n'en est pas de même de l'occlusion totale) dans la paralysie de l'orbiculaire. Gowers admet que la pression de la sclérotique pousse la paupière et contribue à la faire descendre.

Toutefois, lorsque la paupière se relève, elle n'est plus guère que sous l'influence du releveur.

Les théories de Gowers ont été combattues par Lang et Fitzgerald qui ont montré que les mouvements de la paupière inférieure se produisaient même si l'œil est réduit de volume et ne la touche pas. Ils admettent que c'est l'élévation de la paupière *supérieure* qui entraîne en haut la paupière inférieure. Gowers répond qu'il n'y a pas de mouvements des canthus, mais rotation des paupières sur eux.

Létiévant a aussi admis le refoulement en avant de l'œil par les graisses orbitaires, comprimées par les muscles droits contractés.

Domeck a repris expérimentalement la question, difficile à trancher sur le vivant autrement que par hypothèses plus ou moins vraisemblables.

Il admet que chaque paupière a une action sur l'opposée par les canthus qui ne restent pas fixes et suivent la translation des voiles palpébraux (Lang et Fritzgerald). Si on trace une ligne à l'encre, au niveau des canthus, on la voit subir des mouvements en haut et en bas.

Le cul-de-sac supérieur conjonctival est trop long pour avoir par union une action connexe aux mouvements du globe. Peut-être n'en est-il pas de même du cul-de-sac inférieur. Dans les mouvements extrêmes de regard en haut, Domeck, ayant sectionné le prolongement palpébral du droit inférieur, et n'ayant pas remarqué de différences expérimentales dans l'abaissement de la paupière inférieure, conclut que le rôle de ce prolongement doit être presque nul.

Il n'admet pas que la contraction simultanée des quatre muscles droits attire assez l'œil en arrière pour chasser en avant les graisses orbitaires, et repousser les paupières. Tout au plus cela pourrait-il se produire dans certains efforts violents. L'électrisation chez un supplicié aiderait à trancher ce problème.

La saillie de la cornée n'aurait que peu ou pas d'effet, car son ablation n'empêche pas les mêmes phénomènes de se produire. De même la théorie des courbures scléroticales repoussant le globe, est insuffisante.

Sabatier et Domeck admettent *avant tout* que pour les *mouvements passifs* des paupières liés à l'élévation et à l'abaissement du globe, c'est l'*accolement passif* sur une large surface des muqueuses palpébrale et oculaire qui est en cause. Le contact nécessaire reste établi par la tonicité des muscles et l'élasticité des tarses. Toutefois l'élévation de la paupière supérieure, même accompagnant celle du globe, nécessite l'action du releveur, car les actions de contact signalées plus haut seraient insuffisantes pour l'expliquer. Les conclusions de Domeck nous semblent justifiées.

BIBLIOGRAPHIE DE L'ANATOMIE ET DE LA PHYSIOLOGIE DES PAUPIÈRES

MORPHOLOGIE DES PAUPIÈRES ET DU SOURCIL

E. Berger. Anat. norm. et path. de l'œil. *Paris*, 1893.
Casserius. Penthestesion, 1609.
Fuchs. Sur l'occlusion palpébrale. *Ann. d'oculist.* Vol. 94 et 95 et *Arch. f. Opht.*, 1885.
Gegenbaur. *Traité d'anat.*, Org. des sens. 1892.
Merkel. *Traité d'anat. topographique*, Organes des sens. I. 1887, et Merkel et Kallius, *Handbuch de Graefe-Soemisch*, I, 1901.
Sappey. *Traité d'anat.* III. Org. des sens, art. Œil.
Schwalbe. *Lehrbuch des Anat. des Auges.* Erlangen. 1887.
Testut. *Traité d'anat. humaine.* Org. des sens, III, art. Œil.
Tillaux. *Traité d'anat. topographique*, Organes des sens.
Zinn. Descriptio anatomica oculi humani, *Gœttingue*, 1780.

HISTOLOGIE GÉNÉRALE DES PAUPIÈRES

Ciaccio. Sulla strutt. della cong. umana, *Bologne.* 1874.
Donders. Untersuch. über die Entwick. und den Wechs. der Cilien. *Arch. f. Opht.*, 1858.
Moll. Bemerk. über den Bau der Augenlides, *Arch. f. Opht.*, 1857.
Schwalbe. *Loc. citat.*
Sappey. *Loc. citat.*
Sattler. Beitrag zur Kennt. der Molldrüsen. *A. f. mikr. Anat.*, XIII.
A. Terson. Les glandes conjonctivales et orbito-palpébrales. *Th. de Paris*, 1892.
Waldeyer. Art. Paupière. *Traité d'ophtalmologie de de Wecker et Landolt*, I.

ANATOMIE ET HISTOLOGIE DE LA CARONCULE

Ciaccio. *Loc. cit.*
Giacomini. *Acad. di med.*, Turin. 1878.
W. Krause. Drüsen der Conj. *Zeitsch. f. rat. med.*, 1854.
Rosenmüller. Descript. anat. partium externum oculi, etc., 1797.
Sappey. *Traité d'anatomie*, art. Œil.
L. Stieda. Ueber Carunk, der Mensch. *A. f. mikr. anat.*, 1890.
Tartuferi. Le gland. di Mollo, *Arch. p. sc. med.* IV, Turin. 1879.
A. Terson. Les glandes acineuses de la caroncule. *Arch. d'Opht.*, 1893.
Waldeyer. *Loc. cit.*

ANATOMIE DES MUSCLES PALPÉBRAUX

Traités d'anatomie déjà cités pour l'anatomie et l'histologie des paupières.
Horner. *Philadelphia Journal*, 1824.

Ledouble. Art. Orbiculaire. *Dict. encycl. des sc. médicales.*
Müller. Ub. ein. glatt. muskel, etc. *Würtzbs. sitzungsbericht.* 1858.
Sappey. Recherches sur quelques muscles à fibres lisses, etc. *Acad. des sciences,* 1867.
Turner. *Nat. Hist. Review,* 1862.

ANATOMIE DES VAISSEAUX DES PAUPIÈRES

Fuchs. Z. anat. der Blut. und Lymphgefässe der Augenlider, *Arch. f. Opht.,* 1878.
Grunnert. *Soc. Opht. d'Heidelberg.* Congrès de 1901.
Langer. Ub. die Blutgef. im Augenlide. *Med. Jahrb. Wien,* 1878.
Sappey. *Traité d'anatomie,* Org. des sens et lymphatiques, III.
Testut. *Traité d'anat.* III. Org. des sens.

ANATOMIE DES NERFS DES PAUPIÈRES

Bach. Die Nerven der Augenlider. *Archiv. für Opht.,* XLI.
Daraignez et Labougle. Et. anat. sur le nasal ext., *Arch. d'Opht.,* 1889.
Dogiel. Die Nervenendigungen im Lidrand und Conj. palp. *Arch. f. mikr. Anat.* T. XLIV.
Friteau. Les branches terminales du facial. *Th. de Paris,* 1896.
Von Mises. Uber die Nerven der Augenlider. *Sitzb. des K. Akad. Wissenschaft.,* 1882.
Zander. Beiträge zur Kentniss der Hautnerven des Kopfes. *Anat. Hefte de Merkel et Bonnet,* T. IX.

PHYSIOLOGIE

Arloing. *Archives de Physiologie,* 1890.
Charvot. Art. Paupières. *Dict. Encycl. des sc. méd.*
Czermak. Die augenärtzl. Operationen (art. Paupières).
Cuyer. La mimique, *Paris,* 1902.
Darwin. Traité de l'expression chez l'homme et les animaux (Trad. franç. par S. Pozzi et Benoit), 1874.
Domeck. Sur les mouvements des paupières. *Thèse de Lyon,* 1884.
L. Dor. La fatigue oculaire, *Paris,* 1899.
Duchenne. Physiologie des mouvements et Traité de la physionomie.
Février. *Annales d'oculistique,* 1894.
Garten et Henri. Sur le clignement. *La Nature,* 1899.
Gazzaniga. *Annali di Ottalmol.* XVI.
Grasset. Anat. clin. des centres nerveux, 1900.
Lans. *Soc. Opht. néerlandaise,* déc. 1900.
Ledouble. Art. Orbiculaire. *Dict. Encycl. des sc. méd.*
Panas. Art. Paupières. *Dict. de méd. et chir. prat.*
Sappey. *Traité d'anatomie* (art. Œil).
Valude. *Bull. de la Soc. de médecine légale* et *Recueil d'Opht.,* 1886.
Wilbrand et Sanger. *Die Neurologie des Auges.* Vol. I.

ANATOMIE ET PHYSIOLOGIE
DE L'APPAREIL LACRYMAL

Par M. E. KALT (de Paris)

GÉNÉRALITÉS

Le globe de l'œil est fermé en avant par la cornée transparente, membrane mince formée d'un tissu peu résistant aux agents extérieurs et dépourvu du réseau vasculaire qui porte en abondance au derme de la peau et des muqueuses le plasma sanguin et les éléments figurés, qui lui sont indispensables pour vivre. Un premier appareil de protection est fourni par les paupières. Leur face muqueuse, tenue constamment humide par l'imbibition séreuse, recouverte d'un épithélium contenant de nombreuses cellules chargées de mucus, empêche déjà, dans une notable mesure, la dessiccation des couches superficielles de la cornée et assure le balayage de cette membrane sur laquelle se déposent incessamment toutes les impuretés de l'atmosphère. Mais il importait de prémunir la cornée contre l'effet de la chaleur, il était nécessaire d'entraîner les particules étrangères souvent volumineuses qui entrent fréquemment par la fente des paupières. La *glande lacrymale,* déjà connue de Galien, est chargée de fournir le liquide nécessaire, et la quantité versée dans le cul-de-sac conjonctival se trouve proportionnée à l'intensité de l'excitation qui aura provoqué le réflexe sécrétoire. En quantité presque insensible à l'état normal, on voit, sous l'influence d'une excitation des terminaisons de la branche ophtalmique, le liquide s'écouler à flot et déborder par-dessus le bord palpébral. Il en est ainsi chez la plupart des animaux vertébrés qui ne vivent pas dans l'eau. Chez l'homme une excitation psychique pourra donner un résultat analogue et certaines observations semblent indiquer que chez les divers animaux, le chien en particulier, le *pleurer psychique* ne soit pas exceptionnel.

L'évaporation semble être normalement la cause principale de la disparition des larmes à la surface de l'œil ainsi que l'on peut s'en assurer chez les personnes dont les voies d'excrétion sont devenues pathologiquement imperméables. Mais depuis ALBERTI et STENON on sait qu'un appareil excréteur spécial est chargé de conduire les larmes dans la cavité nasale. Cet appareil est constitué par les *canalicules lacrymaux*, le *sac lacrymal* et le *canal nasal*. Le conduit membraneux, coudé à angle droit, apparut tout d'abord comme un simple siphon (J.-L. PETIT). Cette explication trop simpliste a dû être abandonnée et c'est l'active contraction du muscle orbiculaire des paupières et de son expansion postérieure, le muscle de HORNER, que nous devons invoquer pour expliquer l'évacuation rapide dans le nez des larmes sécrétées en quantité anormale.

Nous considérerons donc dans l'appareil lacrymal deux parties : l'une *sécrétante*, formée par le système des *glandes lacrymales*, l'autre *excrétante* réprésentée par les *canalicules*, le *sac lacrymal* et le *canal nasal*.

CHAPITRE PREMIER

GLANDES LACRYMALES

Le système des glandes lacrymales comprend : la glande *lacrymale* proprement dite divisée en *portions orbitaire* et *palpébrale*, et une série de *glandules* disposées en série linéaire au niveau du fornix supérieur et à la base des cartilages tarses (*glandes de* Krause, *glandes lacrymales conjonctivales*).

A. Glande lacrymale. — La *glande lacrymale* est située à la partie supérieure, antérieure et externe de l'orbite. Elle se compose de deux parties : la portion *orbitaire* et la portion *accessoire* ou *palpébrale*. Ces deux parties sont séparées incomplètement l'une de l'autre par l'expansion fibreuse qui, du bord externe du muscle releveur de la paupière et de son tendon, se rend au rebord orbitaire externe. Séparées en avant par cette expansion, elles s'unissent en arrière sur une certaine longueur.

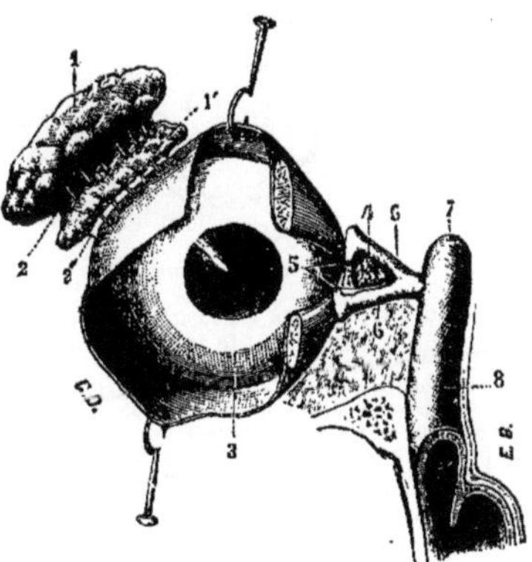

Fig. 80.

Vue d'ensemble de l'appareil lacrymal. (Testut).

1 1', glande lacrymale (portion orbitaire et portion palpébrale). — 2, ses canaux excréteurs. — 3, face antérieure de l'œil recouvert par la conjonctive. — 4, lac lacrymal. — 5, points lacrymaux, — 6, conduits lacrymaux. — 7, sac lacrymal — 8, canal nasal avec — 8' son ouverture dans les fosses nasales.

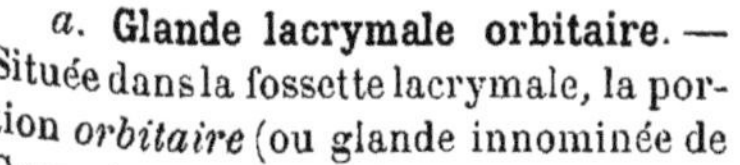

a. **Glande lacrymale orbitaire.** — Située dans la fossette lacrymale, la portion *orbitaire* (ou glande innominée de Galien) présente la forme d'une amande dont la face *supérieure*, convexe, répond à la voûte orbitaire, au périoste de laquelle l'unissent des travées conjonctives quelquefois assez peu résistantes pour permettre un déplacement vers le bas de la glande, spontanément ou à la suite d'un traumatisme.

La face *inférieure*, concave, repose sur le releveur de la paupière, sur l'expansion fibreuse déjà indiquée et sur le droit externe. Le *bord antérieur* mince et tranchant, se dirige parallèlement à l'arcade orbitaire et arrive au contact du ligament large des paupières.

Le *bord postérieur*, un peu plus épais que l'antérieur, répond au tissu cellulo-graisseux de l'orbite et reçoit l'artère et le nerf lacrymal. » (Testut).

D'après Merkel, le diamètre transversal de la glande serait de 20 millimètres; le diamètre antéro-postérieur de 12 millimètres; l'épaisseur de 5 millimètres, chiffres approximatifs et sujets à varier.

D'après les recherches de Bock, on verrait souvent des anomalies de position et de direction de la glande : situation profonde dans l'orbite ou déplacement en avant et en bas, direction antéro-postérieure du grand diamètre de la glande. Celle-ci peut même être divisée en deux portions distinctes.

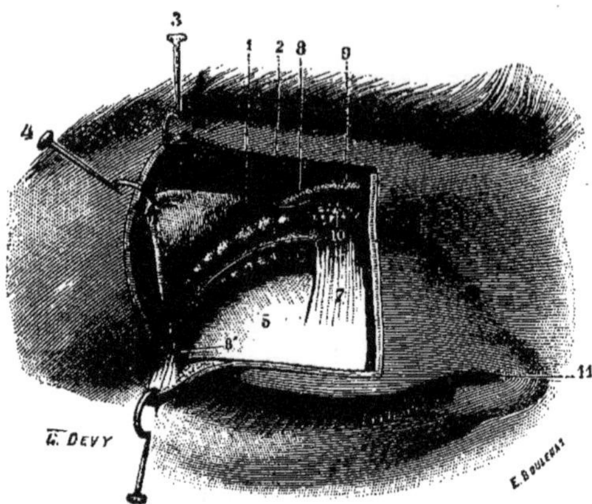

Fig. 81.

Les deux portions de la glande lacrymale vues en avant après dissection de la paupière (œil droit) (Testut).

1, portion orbitaire de la glande lacrymale. — 2, sa portion palpébrale. — 3, peau doublée du muscle orbiculaire. — 4, septum orbitale. — 5, tarse supérieur. — 6, conjonctive. — 6, tendon du releveur. — 8, expansion latérale de ce tendon séparant les deux portions de la glande lacrymale. — 8', attaches latérale de cette expansion sur le rebord orbitaire et à la face profonde des ligaments. — 9, rebord de l'orbite. — 10, paquets graisseux. — 11, angle interne de l'œil.

Une mince capsule conjonctive entoure la glande. Elle est renforcée en haut par quelques trousseaux conjonctifs qui la rattachent à la paroi osseuse et lui forment une sorte de ligament suspenseur.

b. **Glande lacrymale palpébrale.** — La portion *palpébrale* (glande accessoire de Rosenmuller) située au-dessous de la portion orbitaire, est constituée par un amas de lobules variant de 15 à 40 (Sappey). De forme irrégulièrement quadrilatère, aplatie de haut en bas, elle est en rapport en haut avec le tendon du releveur de la paupière et son expansion fibreuse externe, en bas avec la conjonctive où elle fait une saillie bien apparente lorsqu'on relève la portion externe de la paupière supérieure.

Le *bord postérieur* de cette glande se confond en partie avec la portion orbitaire precédente ; le *bord antérieur* repose sur le cul de-sac oculo-conjonctival auquel l'unissent intimement les canaux excréteurs de la glande. Son *extrémité interne* s'arrête ordinairement au niveau de l'extrémité interne de la portion orbitaire. Quant à son *extrémité externe*, elle s'étend jusqu'à la commissure des paupières et empiète même parfois, par un ou deux de ses lobules, sur la paupière inférieure (Testut).

Comme anomalies Bock a constaté l'absence de la glande sept fois sur vingt yeux, et cinq fois son volume ne dépassait pas la grosseur d'une lentille.

Canaux excréteurs. — L'étude des canaux excréteurs des glandes lacrymales a été faite complètement par Gosselin, Sappey et Tillaux. En se servant d'injections de mercure, Sappey est arrivé à remplir les canaux et même les lobules glandulaires. Voici ses conclusions :

1° Ces conduits peuvent être divisés en conduits principaux et conduits accessoires;

2° Les conduits principaux, au nombre de trois à cinq, émanent de la portion orbitaire, et reçoivent, en parcourant la portion palpébrale, tous les canalicules des lobules situés sur leur trajet;

3° Les conduits accessoires, au nombre de deux ou trois, viennent exclusivement des lobules excentriques de cette portion palpébrale et marchent parallèlement aux conduits principaux.

Pour Gosselin, au contraire, deux conduits seulement viennent de la portion orbitaire et six à huit naissent de la portion palpébrale, ces deux ordres de conduits restant indépendants.

Tillaux, sur quinze sujets, aurait rencontré treize fois la disposition signalée par Gosselin, deux fois celle mentionnée par Sappey. Ce dernier auteur en signalant ces divergences, insiste énergiquement sur la dépendance des deux portions de la glande lacrymale et sur la communauté de leurs canaux excréteurs.

Merkel confirme absolument la description de Sappey.

Ces conduits naissent dans l'épaisseur de la glande de chacun de ses grains glanduleux, par autant de ramifications d'une extrême ténuité, lesquelles convergent, s'unissent et forment des troncules, puis des troncs. Ceux-ci se dirigent vers la face concave de l'organe, et, de cette face, vers son bord antérieur. Parvenus au niveau de ce bord, ils s'engagent dans la portion palpébrale, marchent d'arrière en avant en suivant une direction parallèle, puis s'ouvrent à 4 ou 5 millimètres au-dessus du bord adhérent du cartilage tarse de la paupière supérieure, dans l'angle de réflexion de la conjonctive.

Le plus inférieur de ces orifices est situé au niveau du diamètre transversal du globe de l'œil, immédiatement en arrière de l'angle externe des paupières. Les orifices plus élevés sont placés à 3 millimètres les uns des autres, sur une ligne courbe à concavité inférieure. Tous ces conduits sont rectilignes, d'une égale longueur, très régulièrent calibrés, sans communication entre eux, et d'un diamètre qui varie de 0,^{mm}3 à 0,^{mm}4 (Sappey).

Il ressort de cette description que l'ablation de la glande accessoire, facilement abordable par la conjonctive, peut entraîner la destruction des conduits excréteurs de la glande orbitaire et par conséquent la suppression du larmoiement. Cette déduction tirée de considérations anatomiques a été vérifiée pour la première fois en clinique par de Wecker.

Vaisseaux et nerfs. — Les *artères* sont des branches de la lacrymale, et des rameaux perforants de la palpébrale. Leurs bifurcations vont former un réseau à mailles étroites entourant les tubuli sécréteurs. Les petits troncs veineux issus de la glande se jettent dans les *veines musculaires* voisines (muscles droit supérieur et externe) ; plus rarement ils gagnent la veine ophtalmique au voisinage du sinus caverneux. De même que pour l'artère, il existe habituellement une anastomose avec la veine palpébrale supérieure (Gurwitsch).

On n'a pas pu constater de vaisseaux *lymphatiques* vrais. La lymphe circule ici, comme dans les glandes acineuses en général, dans un système de fentes qui entourent les acini (espaces lymphatiques péri-acineux) et qui ont été décrits par Boll et Ranvier. Ces espaces sont revêtus par places de cellules endothéliales et ne diffèrent probablement pas, au point de vue de leur signification anatomique, de ceux qu'on observe en général entre les faisceaux du tissu conjonctif (Testut). Panas a constaté cependant que, lors de tumeurs malignes, les ganglions pré-auriculaire et faciaux peuvent être envahis.

Les *nerfs* émanent de la *branche lacrymale* de l'ophtalmique. Cette branche venue de la partie la plus élevée et la plus étroite de la fente sphénoïdale, longe le bord supérieur du muscle droit externe. Elle traverse la glande en lui abandonnant quelques rameaux, gagne la paupière supérieure, où elle se divise en filets muqueux qui se portent dans la conjonctive palpébrale, en filets antérieurs destinés à la peau de la paupière, enfin en filets temporaux.

Dans la glande les filets suivent les divisions des canaux excréteurs en perdant très rapidement leur myéline.

Dans son trajet orbitaire, le *nerf lacrymal* s'anastomose avec deux nerfs, *le pathétique* et le *rameau orbitaire* du maxillaire supérieur.

L'anastomose avec le pathétique n'est que le retour au lacrymal d'un filet provenant de la branche ophtalmique.

Le *rameau orbitaire* se détache du maxillaire supérieur à sa sortie du trou grand rond, traverse la lame fibro-musculaire qui ferme la fente sphéno-maxillaire vers la partie moyenne de cette fente, et se divise en filet inférieur temporo-malaire, et en filet supérieur *lacrymo-palpébral*. Ce dernier se dirige vers la glande lacrymale où il s'anastomose avec un filet du lacrymal.

Laffay a vu un cas où la glande lacrymale recevait deux rameaux nerveux l'un venant du frontal, l'autre du pathétique ; il n'y avait pas d'anastomose avec le rameau orbitaire du maxillaire supérieur.

Quelquefois le nerf lacrymal reçoit un filet de la racine longue du ganglion ciliaire, ou de ce ganglion lui-même ou enfin du naso-ciliaire.

B. Glandes lacrymales conjonctivales. — Ces glandes ont été découvertes par Krause en 1842. Elles ont été étudiées par Sappey (1853), Krause (1854), Béraud, Ciaccio et plus récemment par A. Terson.

Ces glandes ont une structure analogue à celle des glandes orbitaire et palpébrale. Elles sont toutes formées d'un long canal excréteur qui se subdivise et aboutit à des acini renfermant un épithélium sécréteur semblable à celui des grosses glandes.

Leur volume est variable : un demi-millimètre de diamètre transversal en moyenne, la hauteur pouvant atteindre 3 à 4 millimètres pour les plus grosses. Elles sont réparties dans le tissu sous-muqueux de la conjonctive suivant un arc dont le centre serait la glande lacrymale palpébrale; la longue branche interne passerait immédiatement au-dessus du bord supérieur du tarse de la paupière supérieure, tandis que la branche courbe inférieure se perdrait à peu de distance dans le fornix inférieur.

Quelques-unes sont logées dans l'épaisseur même du tarse supérieur. La grosseur va généralement en diminuant, sauf quelques exceptions, à mesure qu'on se rapproche du grand angle de l'œil. Leur nombre varie de huit à quarante environ dans le cul-de-sac supérieur; de deux à quatre en bas.

STRUCTURE DE LA GLANDE LACRYMALE

La glande lacrymale appartient au groupe des glandes séreuses et présente une grande analogie de structure avec la parotide.

Elle se compose d'un assemblage de lobules dessinant sur les coupes des polyèdres irréguliers et qui constituent le parenchyme de la glande. Ces lobules sont entourés d'une capsule conjonctive mince, dont se détachent des cloisons qui servent de support aux canaux excréteurs, aux vaisseaux et aux nerfs.

La *capsule* et les cloisons sont riches en fibres élastiques qui dessinent un fin réseau au pourtour des alvéoles (Fumagalli).

Les *lobules* sont constitués par des tubes courts, terminés en culs-de-sac contournés et repliés sur eux-mêmes; (Stœhr fait remarquer que le terme de glande *acineuse* est inexact : c'est glande *tubuleuse* qu'il faut dire).

Les *tubuli* sont entourés d'une membrane propre recouverte à sa face interne par les cellules spéciales décrites par Boll sous le nom de *cellules en paniers*. Ce sont des cellules plates, étoilées, à surface striée, à prolongements anastomosés, se moulant sur le contenu glandulaire du cul-de-sac auquel il forme une gaine isolable par dissociation. Comme l'a démontré Ranvier, il s'agit de cellules musculaires d'origine ectodermique. Leur contraction aura pour effet de chasser le produit de sécrétion tombé dans la lumière du cul-de-sac.

Les *éléments sécréteurs* proprement dits sont de grosses cellules irrégulièrement cubiques à noyau rapproché de la base de la cellule. Ils ont été étudiés plus spécialement par Nicolas, Zimmermann et Garnier.

D'après Zimmermann ces cellules présenteraient deux variétés :

a) Des cellules volumineuses, hautes à l'état de charge, basses après évacuation du contenu, et montrant un réseau protoplasmique fin. Le produit de sécrétions s'accumule dans la cellule au voisinage de la lumière du tubulus.

Le noyau est toujours situé assez loin de la base. Entre le noyau et la base de la cellule le protoplasma a une structure fibreuse, un aspect plus sombre.

b) Des cellules d'un second type qui sont plus basses que les premières; le protoplasma montre des mailles larges; le produit de sécrétion ne s'accumule pas en un endroit déterminé, mais est dispersé sous forme de grosses gouttes dans la masse, à l'exception d'une mince bordure voisine de la base, où se trouve le noyau.

Les deux sortes d'éléments montrent des contours nettement arrêtés par des lignes de ciment.

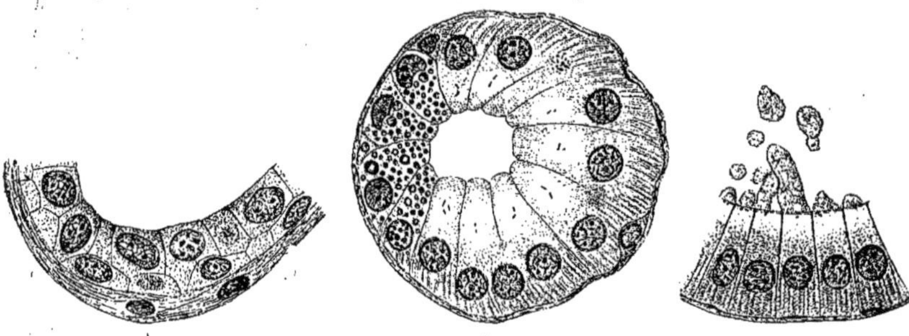

Fig. 82.
Glande lacrymale de l'homme.

A, canal excréteur avec deux rangées de cellules (d'après Zimmermann).
B. Grandes cellules claires remplies du produit de sécrétion; corpuscules centraux contenus dans la masse sécrétée. A gauche petites cellules avec grosses granulations.
C, grandes cellules au stade d'excrétion : à la base des cellules on voit la section, sous forme de lignes noires, de prolongements des cellules basales.

L'auteur a rencontré dans les cellules de la glande lacrymale, comme d'ailleurs dans la parotide et d'autres glandes, un élément spécial sous forme de double bâtonnet, dont la signification est inconnue (fig. B).

Chez le chien, Stanculeanu et Theohari ont trouvé des cellules avec protoplasma à mailles plus ou moins larges, comme chez l'homme, avec un noyau rapproché de la base de la cellule.

Boll dit avoir constaté dans les culs-de-sac la présence de cellules centro-acineuses, fait non confirmé depuis.

Les *canalicules excréteurs* présentent la structure ramifiée, commune à toutes les glandes acineuses. Ils ont une paroi mince avec un double revêtement cellulaire intérieur. L'assise profonde est formée par les cellules musculaires contractiles de Boll; l'assise superficielle est formée de cellules cubiques peu élevées. Ces canalicules se continuent avec la lumière du cul-de-sac et celle-ci à son tour se prolonge entre les éléments épithéliaux par de fins canalicules (canalicules radiés de Langerhans), mais sans dépasser la moitié de leur hauteur.

Les *vaisseaux* sont supportés par le tissu conjonctif très raréfié des septa. Le plasma sanguin tombe dans de larges espaces lymphatiques, facilement injectables, qui entourent les lobules.

La distribution des *nerfs* est mal connue. Les fibres nerveuses perdent rapidement leur gaine de myéline. Boll a décrit des terminaisons intra-cellulaires. Peut-être existe-t-il ici une disposition analogue à celle qui a été trouvée par Ramon y Cajal et Sala dans le pancréas ; les fibres de Remak aboutiraient à des cellules ganglionnaires inter-alvéolaires et de là partiraient des fibrilles variqueuses enlaçant les culs-de-sac et envoyant dans le protoplasma cellulaire des expansions terminées par des boutons.

Dogiel a pu les suivre par l'imprégnation au bleu de méthylène chez le lapin et le cobaye. Tous les petits troncs à leur entrée dans la glande ont perdu leur myéline. Les uns forment des plexus autour des vaisseaux et des canaux excréteurs, dont ils traversent la paroi pour pénétrer dans l'intervalle des cellules épithéliales. Les autres forment un réseau qui entoure les lobules et s'applique à la membrane propre. Les rameaux qui s'en détachent traversent cette membrane pour former un plexus, sous-épithélial, d'où partent des filaments très ténus qui vont former un plexus inter-épithélial. Chaque cellule sécrétante serait entourée d'un réseau de fibrilles.

MÉCANISME DE LA SÉCRÉTION CELLULAIRE

Les dernières recherches ont montré que le protoplasma présente une structure réticulée à mailles plus ou moins larges, et non une structure granuleuse comme on le croyait autrefois. En excitant l'activité cellulaire au moyen de la pilocarpine, Reichel avait constaté, chez le chien, que les cellules devenaient très troubles, et leurs contours diffus, que les noyaux primitivement irréguliers et anguleux prenaient une forme ronde. Malheureusement la technique suivie par l'auteur était tout à fait insuffisante.

Stanculeanu et Theohari répétant la même expérience virent les cellules se colorer plus fortement à la base par les réactifs, le réticulum protoplasmique présenter, à l'intersection des mailles, des granulations fuchsinophiles lui donnant un aspect ponctué.

Garnier expose ainsi les phénomènes qu'on observe dans une cellule de glande séreuse qui sécrète : d'abord, diffusion chromatique à l'intérieur du noyau; puis exsudation de substance colorée qui passe dans la portion voisine du protoplasma cellulaire dont la structure devient fibrillaire (ergastoplasme). Le protoplasme cellulaire augmente de volume; ses travées sont plus nettes et des grains de zymogène apparaissent d'abord aux nœuds d'entrecroisement du réseau protoplasmique, ensuite dans les mailles de ce réseau les plus proches de la région basale. Lorsque la cellule est bourrée de grains de zymogène le stade de sécrétion est fini ; le protoplasma a perdu sa structure fibrillaire à la base de la cellule. Le matériel sécrété est excrété au dehors de l'élément. Mais déjà le noyau a réorganisé sa structure, repris son volume, et il élabore de nouvelles substances qu'il va rejeter dans le protoplasma cellulaire; l'ergastoplasme fibrillaire réapparaît et une nouvelle période de sécrétion recommence.

Chez l'homme atteint de larmoiement chronique, on trouve en dehors des accumulations cellulaires au pourtour des culs-de-sac, signes d'inflammation, des modifications analogues. Les cellules augmentent de volume, contiennent des granulations très apparentes, plus nombreuses que chez le chien pilocarpinisé. Ces granulations s'accumulent irrégulièrement dans le corps cellulaire dont le réticulum disparaît. Elles peuvent prendre un volume énorme, presque égal à celui du noyau; mais alors on trouve à côté des gouttes graisseuses indice de dégénération (Stanculeanu et Theohari).

Le liquide sécrété et rejeté dans la lumière du cul-de-sac par la contraction protoplasmique (Zimmermann) est poussé dans les canalicules de diamètre de plus en plus gros par la contraction des paniers musculaires de Boll et des cellules musculaires qui forment la couche profonde du revêtement interne de ces conduits.

NERFS SÉCRÉTEURS DES LARMES

Il paraissait logique de considérer la branche ophtalmique de la Ve paire comme le conducteur de l'excitation sécrétoire de la glande lacrymale.

Physiologiquement les expériences de Herzenstein, Wolferz venaient à l'appui de cette manière de voir. Ce dernier auteur avait remarqué qu'après section du lacrymal, l'excitation du sympathique cervical provoquait la sécrétion. Demtschenko admit également ces deux voies.

Reich n'obtint aucun résultat par l'excitation du bout périphérique du trijumeau, et admit uniquement la voie sympathique.

En 1893 Goldzieher publia deux faits où, à la suite de paralysie faciale, uni-latérale et totale, le pleurer avait été supprimé du côté paralysé. Il rappela une observation d'Uhthoff où, à la suite d'une névrite de la branche maxillaire supérieure, le même phénomène se produisit, une autre de Schussler où l'élongation du facial pour un tic amena l'écoulement brusque d'une grande quantité de larmes, le fait de Krause où après ablation du ganglion de Gasser le pleurer psychique ne fut en rien modifié, et il conclut que le facial était le véritable nerf sécréteur des larmes.

Cette conclusion clinique s'appuyait encore sur une expérience faite sur le lapin par Vulpian et Journiac : la faradisation de la caisse du tympan amène une forte sécrétion de larmes. Cette sécrétion ne peut plus être provoquée après arrachement du nerf facial. On peut, il est vrai, objecter que, dans cette expérience, le liquide sécrété provenait en grande partie de la glande de Harder. De plus, chez l'animal, l'anastomose entre le facial et le lacrymal par l'intermédiaire du rameau orbitaire du maxillaire supérieur, n'existe pas.

C'est, en effet, cette dernière voie que suivraient les fibres émanées du nerf facial au niveau du ganglion géniculé. De ce ganglion, en suivant le nerf grand pétreux, ces fibres gagneraient le ganglion sphéno-palatin et, de là le nerf maxillaire supérieur, dont le rameau orbitaire est une émanation. Le rameau orbitaire, on le sait, s'anastomose avec le lacrymal au proche voisinage ou dans l'épaisseur même de la glande orbitaire.

Il y a cependant deux objections d'ordre anatomique à faire à cette conception. D'abord le rameau orbitaire se détache du nerf maxillaire supérieur immédiatement après sa sortie du trou grand rond, *avant* le départ des rameaux qui unissent ce nerf au ganglion sphéno-palatin. Enfin l'anastomose entre le rameau orbitaire et le lacrymal ne serait pas constante (Testut).

Chez le singe la section du nerf grand pétreux n'aurait pas empêché la sécrétion lacrymale du même côté (Campos).

En résumé la paralysie totale du facial paraît entraîner la perte de la faculté de pleurer ; mais il est probable que dans cette fonction on ne doit pas refuser un certain rôle au trijumeau.

MÉCANISME DE LA SÉCRÉTION DES LARMES

La sécrétion lacrymale est provoquée, soit par un réflexe dont le point de départ habituel est le territoire innervé par les première et deuxième branches du trijumeau, soit par une excitation psychique : tristesse, douleur, et même joie. Après irritation de la cornée, le réflexe lacrymal persiste lorsque la section de la moelle est faite au-dessous de la quatrième vertèbre cervicale et, mieux encore, au-dessous de la sixième, ce qui correspond au trajet descendant de la racine sensitive du trijumeau. En même temps les mouvements réflexes de l'orbiculaire et de la membrane nictitante sont conservés. Le réflexe lacrymal persiste également lorsque les sections portent au-dessus de l'origine apparente du trijumeau (Seck).

L'excitation de la couche optique provoquerait également la sécrétion des larmes, en même temps qu'apparaissent les signes de l'excitation du sympathique (exophtalmie, dilatation pupillaire). (Bechterew et Mislawsky).

L'excitation intense du nerf optique amène un larmoiement bilatéral, ainsi que les excitations psychiques, tandis que l'irritation du trijumeau n'affecte pas la glande du côté opposé (Wilbrand et Sœnger).

Comme point de départ de réflexes vers la glande lacrymale il y a lieu de rappeler en particulier le sac lacrymal. L'observation ancienne avait montré qu'après la destruction du sac lacrymal pour dacryocystite et oblitération du conduit, le larmoiement diminuait peu à peu pour disparaître même complètement. Cette déduction clinique a été confirmée expérimentalement. Tchernoschwartz a constaté sur le lapin que l'ablation du sac lacrymal était suivie au bout d'un certain temps de la disparition du larmoiement, en dépit de la persistance de causes d'irritation oculaire. Cet arrêt de sécrétion serait la conséquence de l'atrophie des lobes glandulaires ; d'où la conclusion qu'il doit y avoir d'un organe à l'autre une relation probablement de nature nerveuse.

L'auteur signale également des variations considérables du volume, de la glande d'un animal à l'autre.

Bergeon, Estor insistent sur ce fait que le dessèchement de la muqueuse du méat inférieur, par le courant inspiratoire, appelle la sécrétion des larmes. C'est ce dessèchement qui amènerait le larmoiement après l'oblitération des voies lacrymales ; ultérieurement l'acte réflexe s'épuiserait et le larmoiement disparaîtrait.

Chez le nouveau-né l'excitation du globe ou de la muqueuse nasale amène le larmoiement, mais à un degré faible (Axenfeld) ; par contre le pleurer psychique n'apparaît que tardivement. Darwin ne l'a vu survenir que vers quatre mois et demi.

Chez la personne qui va pleurer on constate d'abord des contractions de certains muscles innervés par le facial (muscles palpébraux, petit zygomatique, élévateur de la lèvre supérieure et de l'aile du nez, triangulaire du menton (Duchenne, de Boulogne).

Parmi les autres causes de sécrétion lacrymale il y a lieu de signaler le rire, les efforts de toux, le vomissement et surtout le bâillement.

Le sommeil produit un effet inverse, ce qui explique pourquoi dans la dacryocystite le sac est à peu près vide au réveil, tandis qu'il est distendu dans la journée. (Panas).

COMPOSITION ET ROLE DES LARMES

Le produit de la glande lacrymale est un liquide faiblement alcalin, de goût salé. Sur un patient atteint d'ectropion des paupières supérieures, Magaard a pu estimer la quantité de liquide sécrété à trois grammes par vingt-quatre heures ; une goutte serait sécrétée toutes les vingt minutes.

Des analyses ont été publiées par Frerichs, Arlt, Magaard, Lerch.

Les proportions pour cent sont les suivantes :

Eau.	98,1 à 99
Résidu sec	0,9 à 1,9
Albumine.	0,1 à 1,50
Na Cl et phosphates.	0,4 à 1,3

On remarquera les variations considérables dans la teneur en substances albuminoïdes et en sels; ces variations s'expliquent par les conditions diverses dans lesquelles les larmes ont été recueillies : yeux normaux ou chroniquement enflammés, ou encore artificiellement excités par des vapeurs irritantes; et ce phénomène se reproduit également après l'excitation d'autres glandes séreuses, les glandes salivaires par exemple. Si nous ignorons la composition intime de ces matières albuminoïdes, il nous est cependant permis de penser que leur présence dans les larmes n'est pas inutile, et qu'elles jouent un rôle dans la défense de l'œil contre les agresseurs microbiens. La richesse saline, variable également, paraît commander surtout le degré d'alcalinité des larmes. Des variations dans ce sens ont été signalées depuis longtemps et il semblerait que dans certains cas exceptionnels les larmes puissent même accuser au tournesol une réaction légèrement acide. Ce serait là une cause défavorable à l'action germicide établie par des expériences nombreuses, entreprises dans ces dernières années par Bernhein, Bach, Ahlstroem, etc. Ces auteurs ont montré que les larmes constituent un très mauvais terrain de culture pour les microbes pathogènes. Elles auraient même une action bactéricide marquée contre le staphylococcus aureus (Bach). Valude et Dubief ont eu l'occasion d'examiner une assez grande quantité de liquide lacrymal normal retenu dans une poche conjonctivale après blépharorraphie totale. Ce liquide, quoique albuminoïde, se montrait fort peu altérable spontanément après exposition à l'air libre. Recueilli aseptiquement il resta indéfiniment stérile. La bactéridie charbonneuse ne s'y développait pas et perdait même, à son contact, la faculté de pousser dans les bouillons nutritifs. Un chauffage à 85° faisait disparaître l'action du liquide lacrymal sur les spores charbonneuses, ce qui indique bien la nécessité de la présence de substances albuminoïdes. Ces expériences ont été confirmées par Helleberg qui constata également que les larmes chauffées pendant cinq minutes à 100° perdent le pouvoir bactéricide à l'égard du staphylocoque pyogène,

Gourfein est arrivé à des conclusions analogues pour le bacille de Koch. Des cobayes inoculés dans le sac lacrymal avec des cultures de ce bacille résistaient, tandis qu'ils succombaient à l'infection générale après l'ablation du sac lacrymal.

Il ne faudrait cependant pas attribuer une importance exagérée à cette action bactéricide, qui ne s'est jamais montrée efficace que dans des conditions expérimentales, *in vitro* et particulières. Le rôle des larmes est avant tout de laver, de balayer la surface du globe, surtout lorsqu'un corps étranger est venu s'y déposer. L'expérience journalière a appris à chacun le rôle très efficace des larmes en pareil cas.

L'importance du *lavage* de la conjonctive par les larmes est encore démontrée en clinique par le danger que court à l'occasion d'une plaie accidentelle ou opératoire tout œil atteint de stagnation des larmes. La distension du sac par du muco-pus, l'accumulation dans sa cavité de cultures microbiennes ne sont nullement nécessaires pour amener le développement d'une kératite septique ou d'une iritis purulente, Et pourtant les larmes ne font pas défaut, loin de là, puisque c'est précisément l'exagération de la sécrétion qui nous met en garde contre le danger d'infection,

Inversement, la suppression de la sécrétion lacrymale à la suite de l'ablation chirurgicale de la glande, est souvent suivie d'accidents significatifs. On sait combien est gênant pour les malades le larmoiement incessant qui complique de façon si fâcheuse des altérations minimes de l'appareil d'excrétion des larmes. Après avoir essayé les sondages, les injections variées, l'idée de la suppression de la glande elle-même se présente tout naturellement à l'esprit. L'opération est facile et l'ablation de la glande accessoire, indiquée par de Wecker, supprime du même coup la fonction de la glande orbitaire. Or il n'est pas rare de voir cette opération être suivie d'accidents irritatifs prolongés de la conjonctive plus gênants que le larmoiement lui-même. L'hypersécrétion lacrymale aurait donc un rôle défensif indéniable et que les partisans de l'ablation de la glande lacrymale devront sérieusement prendre en considération.

CHAPITRE II

VOIES D'EXCRÉTION DES LARMES

Les larmes déversées dans le cul-de-sac conjonctival s'étalent sur le globe oculaire dont elles humectent et balaient la surface, puis sont amenées par le clignement vers le grand angle de l'œil dans le *lac lacrymal*. Là elles sont reprises par les *voies lacrymales* qui les conduiront dans le méat inférieur des fosses nasales.

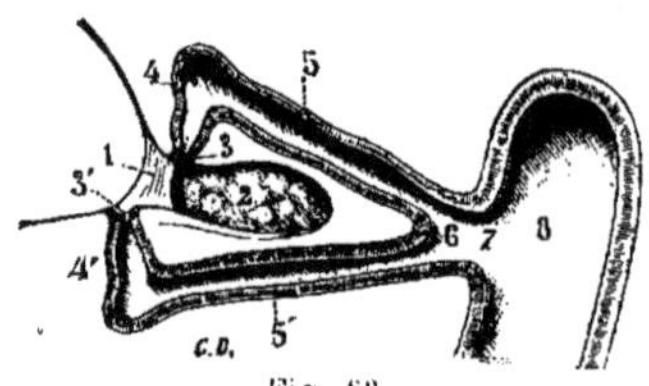

Fig. 83.

Les points lacrymaux, les conduits lacrymaux et l'abouchement de ces derniers dans le sac lacrymal. (TESTUT).

1, pli semi-lunaire. — 2, caroncule lacrymale et lac lacrymal. — 3, 3', points lacrymaux. — 4. 4', portion verticale des conduits lacrymaux. — 5, 5', leur portion horizontale. — 6, portion commune des deux conduits. — 7, son abouchement (sinus de Maier) dans — 8, le sac lacrymal.

Les voies lacrymales se composent des *canalicules*, du *sac lacrymal* et du *canal nasal*.

A). CANALICULES. — Les *canalicules* constituent la portion horizontale de ces voies ; le sac et le canal nasal ont une direction sensiblement verticale. Les canalicules sont deux petits tubes contenus d'abord dans le repli cutané qui limite en haut et en bas le lac lacrymal ; ils cheminent ensuite à la face postérieure du tendon direct de l'orbiculaire pour se réunir habituellement en une portion commune, très courte, qui débouche dans le sac lacrymal vers son tiers supérieur. La longueur de chaque canalicule est de huit à dix millimètres.

Papilles lacrymales. — L'orifice libre de chaque canalicule correspond à une petite saillie conique, de teinte plus claire que les tissus voisins, dite papille lacrymale. Chaque papille marque le point où s'arrêtent dans la paupière les organes glandulaires : glandes de Meibomius, follicules pilo-sébacés. La papille se trouve exactement dans le prolongement des orifices meibomiens, et on n'oubliera pas ce point de repère, dans les cas pathologiques d'effacement de la papille avec atrésie du point lacrymal.

Les deux papilles sont dirigées un peu en arrière, de telle sorte que leur sommet reste constamment en contact avec le globe oculaire, quelle que soit la direction de celui-ci. Quand les paupières se rapprochent, les papilles ne se touchent pas, la papille supérieure étant un peu plus voisine de la commissure interne que l'inférieure, (6 millimètres au lieu de 9,^{mm}5).

L'orifice libre du canalicule, ou *point lacrymal* est situé au sommet de la papille correspondante. Le *supérieur* a un diamètre de 1/4 de millimètre; l'*inférieur* de 1/3, d'où une plus grande facilité pour introduire le dilatateur conique.

A partir du point lacrymal chaque canalicule offre une portion verticale, longue de 2 millimètres environ, Après un léger retrécissement situé à un millimètre de l'orifice, le canalicule se dilate rapidement en une petite ampoule. A partir de cette ampoule la direction du conduit change; elle devient horizontale jusqu'au sac lacrymal. Pour le canalicule supérieur Heinlein et Gerlach indiquent une deuxième dilatation ampullaire qui soulève la paroi supérieure du canalicule au proche voisinage de la première ampoule.

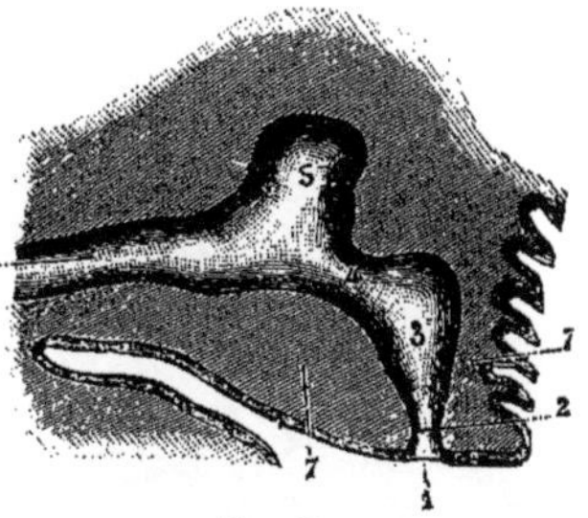

Fig. 84.
Portion verticale du conduit lacrymal supérieur (Testut).

1, point lacrymal. — 2, angustia. — 3. première dilatation piriforme. — 4, rétrécissement moyen. — 5, deuxième dilatation en cul-de-sac. — 6. portion horizontale du conduit lacrymal. — Paupière supérieure.

La portion *horizontale* de chaque canalicule mesure de 5 à 7 millimètres, le diamètre est de 1/2 millimètre, mais peut être porté à 1 millimètre et demi par la dilatation avec les sondes.

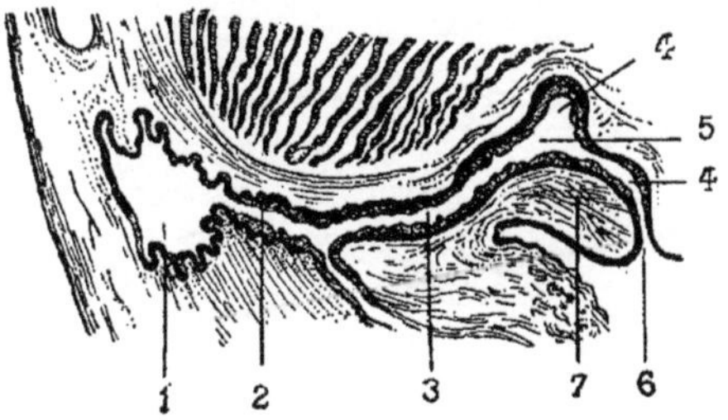

Ces conduits sont entourés de fibres musculaires à direction longitudinale, émanées de l'orbiculaire et du muscle de Horner; elles dessinent à la base de chaque papille un anneau musculaire incomplet. La peau qui les recouvre est très mince et laisse voir par transparence une sonde introduite dans la lumière du canal.

Fig. 85.
Coupe longitudinale des conduits lacrymaux (Gerlach in Testut).

1, sac lacrymal. — 2, canal commun. — 3, portion horizontale. — 4, portion verticale. — 6, point lacrymal.

La portion commune des canalicules est recouverte par le tendon de l'orbiculaire; elle a une longueur de 1 à 3 millimètres. Plus rarement les les deux conduits débouchent isolément dans le sac par des orifices très rapprochés. L'union a lieu au niveau de la paroi externe du sac.

Les canalicules sont formés d'une paroi conjonctive renforcée de nombreuses fibres élastiques; ce sont ces dernières qui donnent aux papilles lacrymales leur rigidité. L'intérieur est tapissé d'un épithélium pavimenteux rappelant celui de la conjonctive.

B. Sac lacrymal. — C'est un réservoir membraneux allongé, logé dans la gouttière formée par l'unguis en arrière et par l'apophyse montant du maxillaire supérieur en avant. La direction de cette gouttière est oblique de haut en

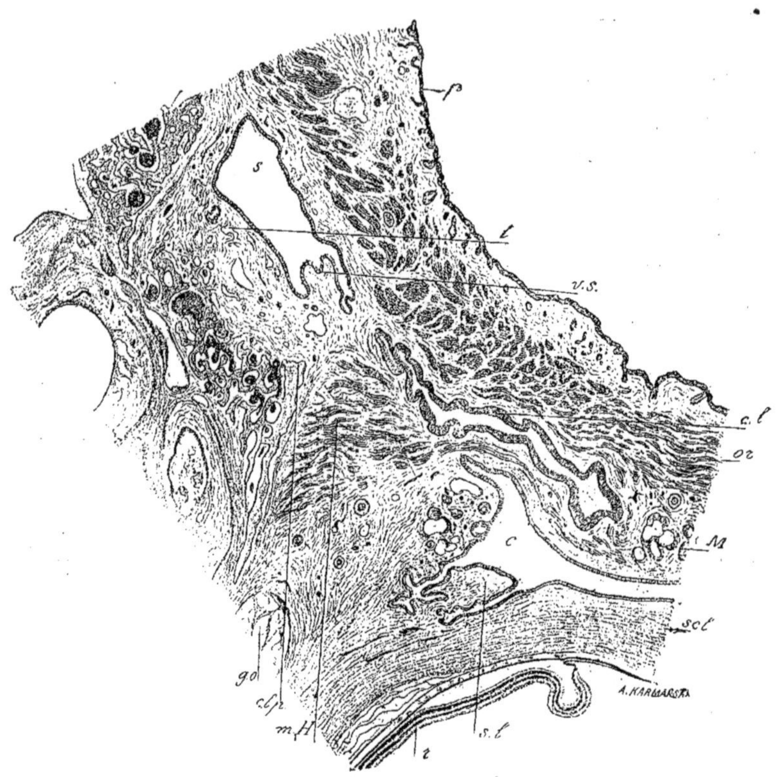

Fig. 86.

Coupe horizontale du sac et du canalicule lacrymal inférieur chez un garçon nouveau né (Rochon-Duvignaud).

Région droite, comprenant en avant la racine du nez, à droite la paupière inférieure (où *M*, désigne une glande de Meibomius).

s, sac lacrymal. — *c.l*, canalicule. — *p*, peau. — *c*, caroncule lacrymale. — *s.l*, repli semi-lunaire. — *scl*, sclérotique. — *m.H*. muscle de Horner s'insérant à la crête lacrymale postérieur (unguis), *c.l.p*, et à la face postérieure du canalicule dont les fibres de l'orbiculaire revêtent la paroi antérieure.

bas, de dedans en dehors et d'avant en arrière. La hauteur du sac atteint de 12 à 15 milimètres, le diamètre antéro-postérieur 6 millimètres et le transversal 4 à 5 millimètres.

En avant le sac est bridé par le tendon direct de l'orbiculaire sur lequel viennent s'insérer les premiers faisceaux de ce muscle. La portion sustendineuse du sac est fort petite (environ 2 millimètres) et ne se dilate pas dans le cours des dacryocystites à l'inverse de la portion inférieure très dilatable par les injections et dont l'ectasie souvent énorme constitue la tumeur lacrymale. Cette face antérieure est recouverte par un tissu conjonctif mince, siège habituel des abcès pré-lacrymaux, et enfin par la peau de la commissure interne des paupières.

La face postérieure est en rapport avec l'unguis auquel elle adhère assez fortement et avec le tendon réfléchi de l'orbiculaire qui s'insère sur la crête lacrymale postérieure. Le muscle de Horner s'insère sur cette même crête et aussi sur la face orbitaire de l'unguis, et il se rend directement aux canalicules lacrymaux dont il forme le revêtement musculaire postérieur. (ROCHON-DUVIGNAUD). Ce muscle n'a donc aucune action sur le sac lacrymal.

Enfin l'aponévrose de Ténon qui s'insère également sur la crête lacrymale postérieure établit une faible barrière entre le sac lacrymal et le contenu cellulo-graisseux de l'orbite.

En haut et en dedans le sac répond aux cellules ethmoïdales : en bas et en dedans au méat moyen. La paroi de l'unguis est ici très mince, souvent atteinte de raréfaction sénile chez les vieillards, et il arrive quelquefois qu'à la suite d'un cathétérisme brutal, la sonde passe directement dans les fosses nasales.

La muqueuse du sac présente une coloration rougeâtre et un aspect plissé. Tout à fait à la partie inférieure ARLT a décrit une fossette qui se dirige en avant et en dehors (recessus de ARLT) et où la sonde s'égare quelquefois. Ce récessus n'est pas constant.

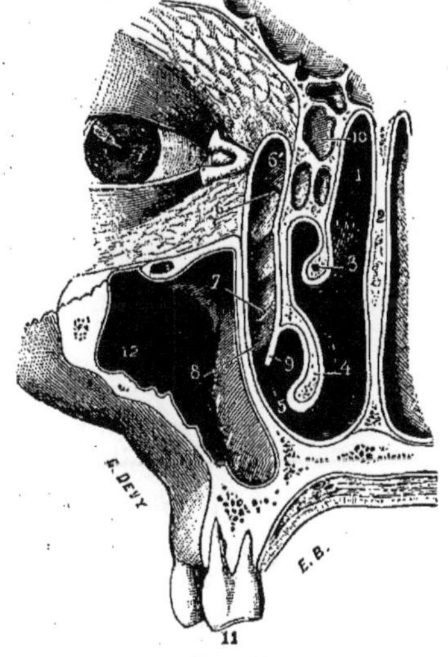

Fig. 87.

Coupe vertico-transversale du *sac* lacrymal et du canal nasal, vue antérieure (TESTUT).

1, fosse nasale droite. — 2, cloison. — 3, cornet moyen. — 4, cornet inférieur. — 5, méat inférieur. — 6, sac lacrymal avec — 6' orifice des conduits lacrymaux. — 7, canal nasal. — 9, valvule de Hasner. — 10, cellules ethmoïdales. — 11, deuxième prémolaire. — 12, sinus maxillaire.

C. CANAL NASAL. — Il fait suite au sac lacrymal et vient s'ouvrir au-dessous du cornet inférieur dans le méat inférieur des fosses nasales. Sa longueur est de 12 à 16 millimètres; elle varie suivant que l'embouchure inférieure se trouve immédiatement au-dessous du cornet ou que le conduit reste sous-muqueux sur un petit trajet. Le diamètre est de 3 millimètres environ, avec léger aplatissement de dehors en dedans. Ce diamètre est sujet à varier. Il diminue chez les sujets à face étroite et à nez saillant. Enfin il présente souvent des anfractuosités rendant le cathétérisme très difficile.

Sa direction est oblique en bas, en arrière ; l'écartement transversal est très faible et se ferait plutôt en dehors. Son axe prolongé aboutirait au niveau de la ligne de séparation de la première avec la seconde molaire. L'extrémité

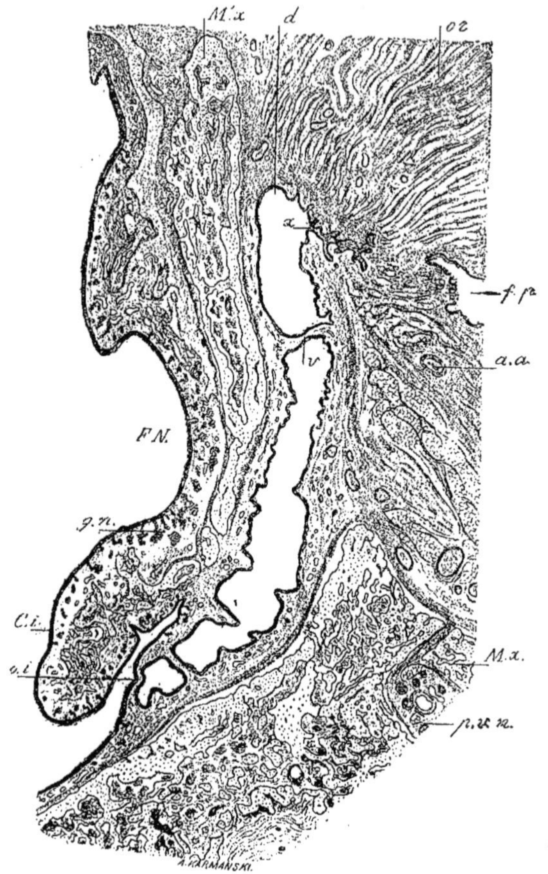

Fig. 88.

Canal lacrymo-nasal d'un garçon ayant vécu quatre mois (Rochon-Duvignaud).
La direction est curviligne et à concavité dirigée vers les fosses nasales.

FN. — *O.i*, orifice inférieur fermé. — *v*, valvules ou diaphragmes incomplets. — *x*, canal commun. — *M.x*, corps du maxillaire supérieur. — *M.x*, son apophyse montante, — *C.i*, cornet inférieur. — *g.n*, glandes nasales — *f.p*, fente palpébrale.

inférieure se trouve en moyenne à 25 millimètres en arrière de l'aile du nez.

Chez le fœtus avant terme, le conduit présente une direction courbe à concavité interne. Le redressement se fera au fur et à mesure du développement du maxillaire supérieur (Rochon-Duvignaud).

Le canal nasal répond en dedans au méat moyen des fosses nasales ; en dehors au sinus maxillaire.

L'orifice inférieur a une forme variable : il est circulaire lorsqu'il occupe le sommet du méat inférieur; habituellement il s'ouvre sur la paroi interne des fosses nasales à une hauteur variable et présente la forme d'un sillon vertical ou oblique, prolongé ou non par une dépression en gouttière dirigée

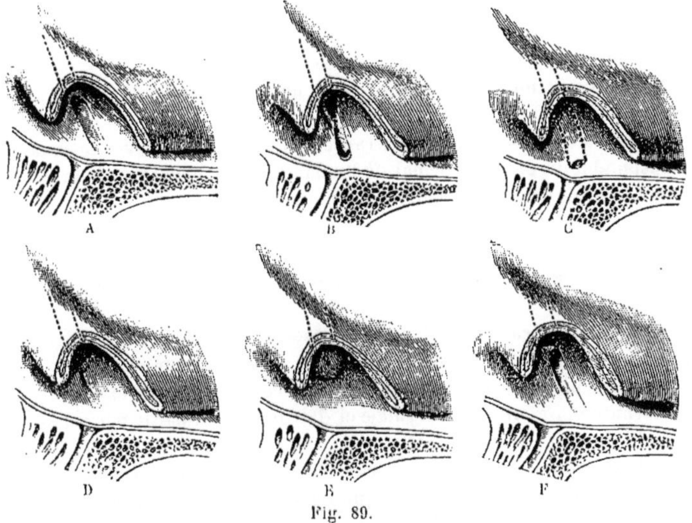

Fig. 89.

Différentes formes de l'orifice inférieur du canal nasal (Testut).

A, orifice prolongé par une gouttière. — B, gouttière se terminant en bas par un petit cul-de-sac. — C, orifice situé très bas presque sur le plancher. — D, orifice en forme de fente. — E, valvule en forme de diaphragme percé à son centre d'un tout petit orifice circulaire. — F, double orifice, l'un supérieur, arrondi, l'autre inférieur, et suivi d'une petite gouttière.

en arrière. Cet orifice est quelquefois très difficile à découvrir sur le cadavre ce qui rend inapplicable dans la grande majorité des cas le procédé de cathétérisme de Laforest, même après résection de l'extrémité antérieure du cornet inférieur.

Exceptionellement cet orifice est perméable à l'air ou aux liquides injectés sous-pression dans les fosses nasales. Il s'agit sans doute alors d'orifices circulaires. Dans la grande majorité des cas l'obturation est assurée par le repli de la muqueuse désigné sous le nom de valvule de Cruveilhier ou de Hasner (Bert).

Valvules. — Il n'existe pas à proprement parler de valvules dans le conduit lacrymo-nasal ; mais la muqueuse au lieu d'être lisse et unie, présente par places des replis transversaux qui n'occupent qu'une partie de la circonférence du conduit. Très rarement ceux-ci ont la forme d'un véritable diaphragme.

Nous avons signalé déjà la valvule de Hasner à l'extrémité inférieure du conduit. C'est un simple repli de la muqueuse descendant librement de la ligne d'insertion du cornet inférieur pour s'appliquer contre l'orifice du conduit.

Chez le nouveau-né cet orifice a été trouvé obstrué, d'un seul côté ou des deux côtés, trois fois sur trente cas. On constate souvent alors l'existence d'une tumeur arrondie qui fait saillie dans le méat inférieur et qui n'est autre chose que la muqueuse imperforée, fortement distendue par le contenu gélatineux du canal nasal, (Bochdalek, Rochon-Duvignaud).

Dans la portion moyenne du canal nasal la valvule de Taillefer n'a pas d'existence constante.

La valvule de Béraud ou de Krause, à l'union du sac avec le canal nasal, correspond à un détroit normal où l'inflammation chronique de la muqueuse amène très souvent l'obstruction du conduit.

STRUCTURE DU CONDUIT LACRYMO-NASAL

Le sac et le canal nasal sont tapissés par une muqueuse revêtue d'un épithélium cylindrique stratifié analogue à celui de la conjonctive.

La paroi propre est formée par un tissu conjonctif épais et serré, renforcé au niveau de la gouttière lacrymale et du canal nasal par le périoste orbitaire auquel l'unit un tissu plus lâche.

Autour du canal nasal ce tissu est traversé par un réseau très serré de veines, véritable tissu caverneux qui a son analogue dans la muqueuse des cornets. On comprend ainsi l'hémorragie abondante qui suit les fausses routes au cours du cathétérisme.

Le derme de la muqueuse du sac lacrymal est riche en cellules lymphoïdes qui forment par places des amas rappelant les follicules de la conjonctive.

L'épithélium est analogue à celui des fosses nasales : c'est un épithélium cylindrique stratifié, à cils vibratiles, contenant de nombreuses cellules à mucus. Des cellules sphériques spéciales, dites cellules basales, occupent la couche la plus profonde de l'épithélium.

Des glandes n'existent dans aucune portion du conduit lacrymo-nasal.

Vaisseaux et nerfs. — Les artères destinées au sac lacrymal et au canal nasal proviennent de la palpébrale inférieure et de la nasale.

Les veines du sac lacrymal sont peu importantes. Autour du canal nasal elles forment le riche réseau veineux dont nous avons parlé. Elles communiquent en bas avec le réseau de la pituitaire, en haut avec celui de l'ophtalmique et de la faciale.

Les lymphatiques du sac se rendent aux troncs qui accompagnent le facial ; ceux du canal nasal communiquent avec le réseau des fosses nasales.

Les nerfs viennent du nasal externe, branche de l'ophtalmique.

MÉCANISME DE L'ÉCOULEMENT DES LARMES

Les larmes répandues dans le cul-de-sac supérieur s'étalent sur le globe et sont amenées par les mouvements de clignement dans le lac lacrymal. Cette progression s'explique par la disposition de l'orbiculaire des paupières qui a pour effet de rapprocher progressivement de dehors en dedans le bord des paupières pendant l'acte du clignement. Le liquide ramené en dedans est retenu par l'enduit gras du bord palpébral. L'occlusion complète de la fente palpébrale n'est donc pas nécessaire (Roser, in Schmidt).

D'après Giraud-Teulon le chef inférieur du muscle de Horner ferait décrire à la paupière inférieure un mouvement d'élévation révélé par les plis cutanés verticaux, et en même temps attirerait en dedans le point lacrymal inférieur.

Pour expliquer l'entrée des larmes dans les voies lacrymo-nasales il y a lieu de tenir compte de deux faits capitaux révélés par l'observation clinique :

1° Le canal nasal peut être devenu imperméable sans pour cela que les larmes cessent de pénétrer dans le sac lacrymal. Dans les cas de dacryocystite avec distension du sac, on voit ce dernier se remplir assez rapidement de larmes lorsque par expression on a chassé le contenu muqueux qui le remplit. Les fistules anciennes laissent échapper sur la joue les larmes qui ont pénétré dans le sac.

2° La contraction de l'orbiculaire est indispensable à l'évacuation des larmes accumulées dans le lac lacrymal. Arlt a fait remarquer depuis longtemps que le premier symptôme dont se plaignent les malades atteints de paralysie faciale légère, est le larmoiement.

J'ai pu vérifier l'exactitude de cette observation chez des malades dont les points lacrymaux n'étaient pas éversés et avaient conservé le contact avec le globe oculaire.

De la première observation on déduira que les variations de la pression de l'air dans les fosses nasales accompagnant les mouvements respiratoires n'ont pas l'importance que leur attribuait Rava. Il ne saurait être question d'une aspiration coïncidant avec les mouvements inspiratoires.

Les larmes arrivent-elles dans le sac par un effet de capillarité ou par un effet d'aspiration venant du sac ?

Il est difficile d'admettre que les déplacements de la paroi antérieure du sac, mobile, et étroitement unie avec le tendon de l'orbiculaire, n'aient pas pour effet de produire, au moment du clignement, des variations dans la capacité de cette cavité, c'est-à-dire des alternatives d'aspiration et de refoulement.

Arlt, Moll, Weber pensaient que le clignement devait s'accompagner de compression du sac et d'expression de son contenu vers le bas; immédiatement après le sac se dilaterait et aspirerait les larmes au travers des canalicules.

Pour Roser, Schmidt, de Wecker la contraction de l'orbiculaire aurait pour effet de dilater la paroi antérieure du sac, de faire le vide et, par conséquent, d'aspirer les larmes, et ceci au moment même où le rapprochement des paupières amène le liquide dans le lac lacrymal.

L'observation d'une gouttelette liquide placée à l'entrée d'une fistule lacrymale montre que la gouttelette est *aspirée* pendant le clignement. Scimemi introduisit un petit tube de verre contenant de l'eau dans une fistule de ce genre et vit également le liquide se porter vers le sac au moment du clignement. Ce liquide revenait lentement dans le tube, le clignement fini. Pendant le clignement normal la dilatation du sac pouvait être évaluée à 2 millimètres cubes; la fermeture énergique des paupières la portait à 30 millimètres cubes. (D'après Arlt la capacité du sac est de 120 millimètres cubes.) Le maximum de dilatation du sac est obtenu en tirant fortement la paupière supérieure vers le haut, ce qui a pour effet de tendre énergiquement le tendon de l'orbiculaire.

On ne saurait toutefois admettre que l'aspiration ainsi produite puisse se faire sentir jusque dans le lac lacrymal au travers des canalicules dont le calibre est normalement si étroit; de plus l'observation apprend que les larmes pénètrent dans le sac malgré l'existence d'une large fistule lacrymale. Force est donc d'invoquer la capillarité pour expliquer le passage des larmes à travers les canalicules, et cette force s'exercera aussi bien dans un conduit circulaire que dans un conduit formé par deux parois accolées (canalicule lacrymal incisé).

Le retrait de la paroi du sac, après le clignement, chasserait le liquide vers le bas; l'élasticité et non une contraction musculaire active, intervient seule ici (Scimemi, Gad). Il faut y ajouter le poids de la colonne liquide étendue depuis le point lacrymal jusqu'à l'orifice inférieur du canal nasal. La pesanteur serait ici le principal facteur de la descente des larmes.

CHAPITRE III

DÉVELOPPEMENT DE L'APPAREIL LACRYMAL

GLANDE LACRYMALE

Les glandes lacrymales naissent sous forme de proliférations pleines de l'épithélium de la conjonctive à l'endroit où elle se replie. Elles apparaissent dans le cours du troisième mois ; à cette époque leurs lobules mesurent jusqu'à un dixième de millimètre et ont déjà une enveloppe mésodermique distincte.

Chez les mammifères elles se constituent sous forme de bourgeons pleins portés par des troncs qui se creusent. De nouveaux bourgeons continuent de pousser dans la profondeur (Kœlliker).

Au moment de la naissance la glande n'a pas acquis son complet développement (Kirchstein) ; elle n'atteint que le 1/3 ou le 1/4 du volume de la glande de l'adulte. Les cellules diffèrent de celles de l'adulte par leur protoplasma moins granulé, plus clair. Le tissu conjonctif interstitiel n'a pas l'aspect de tissu adénoïde qu'il aura plus tard (Axenfeld).

Voies lacrymales. — Baer, en 1827, décrivait les voies lacrymales comme une invagination en doigt de gant de l'épithélium du sinus buccal. Pour Burdach le canal lacrymo-nasal avait son origine au grand angle de l'œil. Vers 1840 Erdl et Coste signalèrent presque en même temps l'existence d'une gouttière lacrymale. Les bords de cette gouttière se rapprochaient, finissaient par se souder, et un conduit allant du nez à l'œil était constitué.

Born en 1876 montre que c'est la prolifération des cellules du fond de la gouttière qui aboutit à la formation d'un cordon épithélial qui se creuse ultérieurement d'une cavité centrale. Ces recherches furent faites d'abord chez les amphibies et les oiseaux, puis chez les mammifères par Ewetzky et Legal, et enfin chez l'homme par Ewetzky, Jouves, Cosmettatos, Stanculeanu.

Ce dernier auteur a examiné des embryons humains à divers stades, à partir de un mois (embryon de 12 millimètres). Sur ce dernier on voit entre le bourgeon maxillaire supérieur et le bourgeon nasal externe la large gouttière lacrymale étendue de l'œil aux fosses nasales, tapissée par une seule assise épithéliale fournie par l'ectoderme. Sur l'embryon de 15 millimètres la gouttière a disparu ; à sa place se trouve une lame épithéliale ayant la même épaisseur partout; c'est la lame naso-lacrymale. Cette lame aboutit en bas aux fosses nasales, en haut à la paupière inférieure. Sur l'embryon de 20 millimètres, les canalicules commencent à se différencier. A partir de ce moment le cordon est formé par une agglomération de grosses cellules polyédriques avec gros noyau.

Sur le fœtus de 35 millimètres le cordon s'épaissit beaucoup, surtout dans sa partie supérieure qui formera le sac; les canalicules ont la forme de deux haricots tournant l'un vers l'autre leur concavité. A ce moment la lumière du conduit apparaît par fonte des cellules centrales; c'est l'époque où les paupières arrivent au contact et se soudent.

Sur le fœtus de 6 centimètres le canal nasal est pourvu d'une lumière dans toute son étendue; l'extrémité inférieure reste close ainsi que les canalicules du haut. L'épithélium pavimenteux devient prismatique muni de cils vibratiles.

Sur le fœtus de 13 cent. 1/2 le canalicule supérieur seul s'ouvre à la paupière. Les deux canalicules entourés de fibres musculaires débouchent par une portion commune dans le sac très dilaté et très anfractueux. Le canal nasal est très courbe; sa concavité est tournée vers le nez.

La muqueuse montre un épithélium prismatique avec cellules caliciformes reposant sur une membrane basale.

Le chorion muqueux apparaît sur le fœtus de 15 centimètres sur lequel également les paupières se séparent.

L'ouverture inférieure du canal nasal ne se montre que vers le huitième mois ou même seulement après la naissance. Elle se ferait à la suite de la distension de l'extrémité inférieure par le contenu gélatineux, et la rupture s'opérerait au côté externe, de sorte qu'il resterait en dedans une portion de muqueuse formant clapet (valvule de Cruveilhier ou de Hasner).

La valvule de Huschke à l'union du sac et du canal est inconstante.

Sur une vingtaine de fœtus à partir du septième mois, Stanculéanu a trouvé quatre fois de la dacryocystite congénitale; Rochon-Duvignaud en a signalé trois sur trente nouveau-nés à terme ou non.

BIBLIOGRAPHIE DE L'ANATOMIE ET DE LA PHYSIOLOGIE DE L'APPAREIL LACRYMAL

ANATOMIE

Arlt. Ueber den Thränenschlauch. *Arch. für Ophl.* vol. 1, fasc. 2.

Axenfeld. Bermorckungen zur Physiologie u. Histologie der Thränendrüse. *Soc. Opht. de Heidelberg*, 1898.

Béraud. Note sur les glandes lacrymales. *Gaz. méd. de Paris*, 1859.

— Détails relatifs au canal lacrymo-nasal. *Gaz. méd. de Paris*, 1852.

Bock. Zur Kenntniss der gesunden u. Kranken Thränendrüse. Wien, 1896.

Boll. Bau der Thränendrüse. *Strickers Handbuch*, 1871.

Ciaccio. Conj. umana. Bologne, 1874.
Dogiel. *Arch. f. mikroscopische Anat.*, vol. XLII, p. 632.
Fumagalli. Tessuto elastico nelle glandole lacrimale. *Monit. Zool. Ital.*, 1897.
Garnier. *Journ. de l'Anat. et de la Physiol.*, 1900.
Gerlach. Beitr. z. normalen Anat. des menschlichen Auges, 1880.
Gurwitsch. *Arch. f. Opht.*, vol. XXIX.
Heinlein. Zur makroskopischen Anatomie der Thränenröhrchen. *Arch. f. Opht.*, vol. XXI. 3.
Krause. Drüsen der Conjonctiva. *Zeitsch. f. ration. Medizin.*, 1854.
Laffay. Anomalies du nerf lacrymal. *Annales d'Ocul.*, vol. CXVIII, p. 45.
Merkel et Kallius. Makroskopische Anat., in *Gräfe et Sämisch*, 2e édit., 1901.
Nicolas. Structure de la glande lacrymale. *Arch de Physiol.*, 1892.
Reichel. *Arch. f. mikrosk. Anat.*, 1879.
Rochon-Duvignaud. Recherches sur l'Anat. et la Pathol. des voies lacr. chez l'adulte et le nouveau-né. *Arch. d'Opht.*, mai 1900.
— Dilatation des voies lacrymales chez le fœtus et le nouveau-né. *Arch. d'Opht.*, vol. XXIX, n° 2.
Sappey. *Traité d'Anatomie.*
Stanculeanu et Théohari. La glande lacrymale dans le larmoiement chronique. *Arch. d'Opht.*, 1898.
Terson. Glandes lacrymales conjonctivales. *Thèse de Paris*, 1892.
Zimmermann. Beitrage zur Kenntniss einiger Drüsen, etc. *Arch. f. mikrosk. Anat.*, 1898.

PHYSIOLOGIE

Axenfeld. Bemerkungen zur Physiol. u. Histol. der Thränendrüse. *Congrès de Heidelberg*, 1898.
Bach. *Congrès de Médecine*. Nuremberg, 1893.
Becterew et Mislawsky. *Neurol. Centralb.*, vol. X, 481.
Bergeron. *Comptes rendus de l'Acad. des Sciences*, vol. LXX, p. 88.
Bernheim. *Beiträge zur Augenheilkunde*, 1893.
Bert. *Soc. Anat. de Paris*, janvier 1901.
Campos. Recherches expérimentales et cliniques sur les nerfs sécréteurs des larmes. *Arch. d'Opht.*, 1897.
Estor. *Journal de l'Anat.*, 1866.
Gad. Beiträge z. Kenntniss der Bewegung der Thränenflüssigkeit. *Festschrift an Prof. Fick*, 1899.
Giraud-Teulon. *Ann. d'Ocul.*, vol. LXIX.
Goldzieher. Beiträge z. Physiol. der Thränendrüse. *Arch. f. Augenheilk*, vol. XXVIII.
Gourfein. *Archives d'Opht.*, vol. XIX, p. 362 et 440.
Helleberg. *Nagel's Jahresbericht*, 1900, p. 249.
Herzenstein. *Arch. f. Anat.*, 1867.
Magaard. *Virchow's Archiv.*, vol. LXXXIX, 1882.
Rava. *Annali di Ottal.*, vol. II, p. 116.
Reich. *Arch. f. Opht.*, vol. XIX.
Scimemi. Beitrag zur Lehre von der Thränenableitung. *Arch. f. Physiol.*, 1892 (partie physiologie).
Seck. *Nagel's Jahresbericht*, 1885, p. 102.
Schmidt. Ueber die Absorption der Thränenflüssigkeiten durch Dilatation des Thränensackes. *Thèse de Marbourg*, 1856.
Tscherno-Schwartz. De l'arrêt de la sécrétion lacrymale et des modif. des glandes lacrym. à la suite de l'extirpation du sac (en russe). *Jahresbericht de Nagel*, 1898.
Valude. Action bactéricide des larmes. *Annales d'Ocul.*, vol. CXXII, p. 168.
Vulpian et Journiac. *Comptes rendus de l'Acad. des Sc.*, 1879.
de Wecker. *Traité d'Ophtalm.*, 1889, p. 1046.
Wilbrand et Sænger. Neurologie des Auges, vol. II, 1901.
Wolferz. Experimentelle Unters. über die Innervationswege der Thränensecretion. *Thèse de Dorpat*, 1871.

DÉVELOPPEMENT

Baer. Entwicklungesgeschichte der Thiere, 1829.
Born. Ueber die Nasenhöhlen u. den Thränennasengang der Amnioten. *Morphol. Jahrb.*, vol. II, 1876 et 1879.
Burdach. Die Physiologie als Erfahrungswissenschaft. 1837.
Cosmettatos. Recherches sur le développement des voies lacrym. *Th. de Paris*, 1898.
Coste. Développement des corps organisés, 1847-1859.
Erdl. Entwicklung des Menschen u. Hubnchens, 1845.
Ewetzky. *Arch. f. Opht.*, vol. XXXIV, 1.
Jouves. Recherches sur le développement des voies lacrym. chez l'embryon de mouton et l'embryon humain. *Thèse de Toulouse*, 1897.
Kirchstein. Ueber die Thränendrüse des Neugebornen. *Dissert. Berlin*, 1894.
Legal. Entwicklungsgeschichte d. Thränennasenganges. *Dissert. Breslau*, 1881.
Stanculeanu. Développement des voies lacrym. chez l'homme et les animaux. *Arch. d'Opht.*, mars 1900.

ANATOMIE GÉNÉRALE DU GLOBE

Par M. E. BERGER (de Paris).

HISTORIQUE

Il faut distinguer trois périodes dans le progrès de la science anatomique du globe de l'œil. Dans la première période, la loi, les mœurs et les préjugés religieux défendent la dissection des cadavres ; on ne connaît que les parties externes de l'œil. Néanmoins la dissection de cadavres d'animaux permet quelques données anatomiques. Ainsi Alkmaeon et ses élèves connaissent déjà le nerf optique qu'ils considèrent comme un canal relié au cerveau. Cette première période comprend toute la période classique de l'ancienne Grèce avec Hippocrate et Anatole.

La deuxième période commence avec la fondation de la science anatomique par l'Ecole de Médecine d'Alexandrie, Ptolémée Ier ayant autorisé la dissection de cadavres. Les maîtres de cette science sont : Hérophile, Erisostrate, Celse, Rufus et Galien.

La troisième période détermine l'anatomie du globe avec le microscope et les nombreuses méthodes de préparation. Depuis un demi-siècle, d'autres méthodes ont surgi : l'ophtalmoscopie et l'ophtalmométrie, permettent d'étudier *in vivo* certaines parties du globe qui est, à l'heure actuelle, l'organe sur lequel l'anatomie est le mieux renseignée.

Galien (131 après J.-C.) est le véritable créateur de l'anatomie macroscopique du globe. Toutes les significations anatomiques du globe, acceptées au Congrès d'anatomie de Bâle, sauf celle du stratum pigmenti, se trouvent déjà chez Galien.

Les anciens appelaient la cornée et la sclérotique ensemble : cornea, sclera ou dura. Plus tard, on réserve le nom de cornea à la partie transparente et celui de sclera à la partie opaque. L'iris avec la choroïde étaient dénommées uvea (ῥαγοειδής χιτων) à cause de la ressemblance de cette membrane avec une grappe de raisin (l'on restreint depuis ce nom à la couche pigmentaire de l'iris ; il est encore en usage pour l'ectropium uveae congenitum). Le mot choroïde vient de sa ressemblance avec le chorion. La rétine (tunica aranea, arachnoïdes) tire son nom des raies pigmentées de la zone de Zinn, qui lui donnent l'aspect d'une toile d'araignée. La capsule lenticulaire est décrite comme une membrane particulière, phakoeïdes. La pupille (*pupillus*, gamin) doit son nom à l'image rapetissée, développée par la surface antérieure de la cornée, image située seulement un peu en arrière du niveau de l'iris. Nous trouvons, chez les anciens, une description du cristallin, du corps vitré et de l'hyaloïde.

L'anatomie de GALIEN était le traité classique au moyen âge. On n'a recommencé la dissection des cadavres qu'au XIVe siècle (MUNDINUS). Les Arabes (AVICENNE surtout, mort à Hamaden en 1036) avaient été forcés d'emprunter toute leur anatomie au traité de GALIEN. Les Universités adoptèrent le canon medicinae (Alkanun fil tebb) d'AVICENNE qui, dans sa première partie (anatomie et physiologie), ne se réfère absolument qu'aux travaux de GALIEN. Cependant, pour les sciences physiques, les Universités subissaient moins l'influence des anciens. C'est ainsi que l'optique, par exemple, fut enseignée d'après la Perspectiva Communis du franciscain Johann PECKAM (mort en 1292, comme archevêque de Canterbury).

Au XVIe et au XVIIe siècles l'étude de l'anatomie reprend un nouvel essor, en même temps que se développent les connaissances sur la physiologie du globe. La loupe et le microscope aident l'anatomiste en ses examens. La loupe fut employée, pour la première fois en anatomie, par MALPIGHI (1628-1694). Le microscope, très défectueux au début, fut d'abord en usage chez HOOKE, puis chez LOEWENHOOK (1632-1752) et SWAMMERDAM. Les moyens de préparation étaient alors très primitifs et maintes fois il arriva que les tissus examinés se trouvaient en état de putréfaction. On découvrit cependant des méthodes pour injecter les vaisseaux ; on le fit d'abord avec de l'air, ensuite avec de la cire liquéfiée (SWAMMERDAM), enfin avec des liquides colorés (RUYSCH, LIEBERKÜHN, 1711-1758). D'ailleurs le microscope ne s'est véritablement perfectionné que dans le dernier siècle (oculaire de CAMPINI ; SELLIGUE construit, en 1824, le premier objectif aplanétique) ; la méthode de coloration de tissus est due à GERLACH.

Il ne faut donc pas s'étonner si l'on relève de nombreuses erreurs chez les anciens micrographes. LOEWENHOOK, par exemple, admit que les fibres optiques réputées creuses d'après les idées des anciens, sont composées de petites boules. La sensation se transmettait, dans sa théorie, d'une boule à l'autre par des chocs successifs dans toute la série d'intermédiaires. Il est très intéressant de suivre le développement des connaissances des fibres optiques ; leur épaisseur était, d'après REIL, celle d'un cheveu ; d'après DUMAS et PRÉVOST, elle n'est plus égale qu'au 1/8 d'un cheveu. La découverte du cylindre-axe (REMAK) et de la cellule nerveuse (EHRENBERG, 1836) ne datent que du dernier siècle.

Les progrès de l'optique n'ont pas manqué de retentir sur la physiologie du globe. En 1575, le franciscain MANZOLYNUS DE MESSINA compare le cristallin à une lentille optique. Johann Baptiste PORTA découvre la chambre noire et lui compare le globe oculaire ; KEPPLER, en 1604, décrit la marche des rayons lumineux de l'œil et admet qu'une image renversée se développe sur la rétine ;

Scheiner (1619) prouve l'existence de cette image que Descartes étudie d'une façon toute particulière (1637). Mariotte découvre la tache aveugle. On en conclut, à tort, que la choroïde est la membrane sensitive du globe. En 1704, à l'Académie royale des sciences de Paris, l'un de ses membres défend cette conclusion que David Brewster adopte encore en 1835.

Les différentes parties du globe ont été soigneusement étudiées. La cornée fut d'abord examinée par Fallope. On admit qu'elle était constituée par quatre ou cinq lamelles. Ces lamelles, les corpuscules cornéens avec leurs prolongements, considérées comme des tuyaux, furent décrits par Todd et Bowman, leur nature cellulaire fut reconnue seulement par Henle et Uechtritz. La membrane de Descemet, mentionnée déjà chez E. Duddel (1729), fut décrite par Descemet (1758). Schlemm décrivit les nerfs cornéens chez les animaux ; Hoyer, Kölliker observèrent les mêmes nerfs, chez l'homme, et découvrirent les plexus nerveux parenchymateux et intra-épithéliaux ; Bochdalek découvrit les nerfs scléroticaux.

L'iris fut étudiée au point de vue physiologique. Prochaska explique le myosis par une congestion vasculaire et Petit (1727) la myose par une lésion du grand sympathique.

Les procès ciliaires, décrits par Fallope, reçurent leur nom de Bartholin. On admit qu'ils touchaient ou dépassaient l'équateur cristallinien (Helmholtz, Sappey, Henke). Mais Becker et Henle reconnurent que ces deux organes étaient séparés par un espace.

Les fibres radiées du muscle de l'accommodation, décrites par Porterfield, Clay Wallace, Todd et Bowman comme compressor lentis, ne furent bien étudiées que par Brücke et Sappey, les fibres circulaires furent découvertes par H. Müller et par Rouget.

Ruysch, par ses injections, reconnut la circulation irienne et choroïdienne ; les résultats de ses recherches furent confirmés par Hovius. Ruysch décrivit la choriocapillaire, Stenon les vasa vorticosa. Les artères ciliaires postérieures courtes et longues furent bien étudiées par Hovius (1716) ; il reconnut qu'elles nourrissaient une partie du nerf optique ; l'anneau vasculaire sclérotical fut décrit par Zinn (1735), confirmé par Haller (1749), oublié ensuite et retrouvé par Tiedemann (1824) et Soemmering (1849). Ed. Jaeger (1861) l'a très bien étudié.

La composition fibrillaire du cristallin était déjà connue de Reil et de Loewenhook ; mais ils admirent la nature musculaire des fibres. Les anciens croyaient que la cristalloïde postérieure était pourvue de vaisseaux dont l'imperméabilité défendait tout accès aux corpuscules sanguins (vasa serosa). L'existence des vasa serosa fut également admise pour la cornée. Berres injecta, sur des yeux d'animaux, des vaisseaux dans la cornée et l'hyaloïde ; Schoebl prouva que la présence de vaisseaux dans ces membranes est due à un cas pathologique. Le canal hyaloïdien fut décrit par Cloquet ; son extrémité postérieure a été bien examinée en 1814 (Martegiana), son extrémité antérieure en 1887.

L'existence d'une chambre postérieure a été longtemps contestée. On admit d'après Petit (1728) que l'iris étendait un diaphragme perpendiculaire qui renfermerait l'humeur aqueuse en deux chambres : la chambre antérieure et la chambre postérieure. Cramer, Rouget (1855) et Henke, se refusèrent encore à admettre cette dernière ; mais Helmholtz, Henle et Arlt l'affirmèrent d'une manière incontestable. La communication des canaux péri-lenticulaire (canal d'Hannover) et postlenticulaire (canal godronné, injecté par Pourfour du Petit) avec la chambre postérieure fut seulement prouvée par les recherches de Schwalbe.

Brücke, auquel nous devons la première monographie détaillée du globe, décrivit la composition lamellaire du corps vitré (1843) et Hannover (1845) crut observer des cloisons radiées, qui ne sont cependant que des voies lymphatiques. Au commencement du dernier siècle, Schlemm découvre le canal qui porte son nom, canal que Rouget et Leber reconnurent comme sinus veineux.

La rétine fut bien étudiée par Jacob qui découvrit les cônes et les bâtonnets ; il les croyait situés à la surface interne de cette membrane ; mais Max Schultze prouva qu'ils se trouvaient à la surface externe (1860). La tache jaune fut découverte par Buzzi et Soemmering qui la crurent une particularité des yeux de l'homme et du singe.

Les voies lymphatiques furent examinées avec soin par Schwalbe et Sappey. Schwalbe a prouvé la communication des espaces péri-choroïdiens, de Tenon, supra-vaginal et intra-vaginal.

Brewster, Treviranus et Bowman (1849) étudièrent avec soin les variations de forme du globe oculaire.

L'embryogénie, l'anthropologie et l'anatomie comparée ont contribué à élargir nos connaissances sur l'anatomie du globe. Une des preuves les plus éclatantes de l'importance de l'anatomie comparée fut donnée par Brücke. En étudiant le tapetum des yeux d'animaux qui réfléchissent la lumière (1845), il a encouragé les recherches de Kussmaul (1845), et de Cumming (1846) sur la question de savoir pourquoi les yeux ne réfléchissent pas tous la lumière. Ces recherches ont abouti à l'invention de l'ophtalmoscope par Helmholtz en 1851.

DESCRIPTION GÉNÉRALE

Forme et dimensions de l'œil. Croissance. Poids. — Le globe oculaire a la forme d'une sphère dont la partie antérieure porte un petit segment d'une sphère de moindre diamètre assez comparable à un verre de montre. Le rayon de courbure du segment antérieur est de 7 à 8 millimètres, celui de la partie postérieure, de 12,7 millimètres.

Le globe de l'œil n'est pas absolument sphérique. C'est seulement à une époque récente que l'on a pu expliquer ces irrégularités de forme depuis longtemps connues. Son diamètre antéro-postérieur, le plus long, est en général de 25 millimètres, exceptionnellement de 26 millimètres (Mauthner) ; le diamètre vertical mesure 23 millimètres ; le diamètre transversal 23,5 millimètres. Les dimensions du globe présentent, d'après Sappey, des variations selon le sexe du sujet. Rappelons les chiffres que ce savant attribue aux trois différents diamètres de l'œil.

	CHEZ L'HOMME	CHEZ LA FEMME
Diamètre antéro-postérieur (axe de l'œil) . . .	24,6mm	23,9mm
— vertical	23,5	23
— transversal	23,9	23,4

Voici les diamètres du globe oculaire du nouveau-né, d'après les recherches de Weiss : diamètre antéro-postérieur, 16,4 millimètres ; diamètre vertical, 15,4 millimètres ; diamètre transversal, 15 millimètres. Les chiffres du diamètre antéro-postérieur que Weiss a relevés à différents âges, nous renseignent sur la croissance du globe : à l'âge de trois mois, ce diamètre est de 18 millimètres ; à deux ans et demi, de 19 millimètres ; à quatre ans, de 21 millimètres ; à huit ans, de 21 millimètres ; à quinze ans, de 22,3 millimètres ; chez l'adulte, de 23,85 millimètres.

On distingue dans l'œil humain : un *pôle* antérieur, correspondant au centre du segment antérieur (cornée), un pôle postérieur, situé au point diamétralement opposé ; l'*équateur* (circonférence équatoriale) qui représente le plus grand cercle de segment postérieur perpendiculaire au diamètre antéro-postérieur, une circonférence horizontale, une circonférence verticale, un *méridien* horizontal, un méridien vertical ; entre les deux, une série de méridiens obliques, dont la signification est faite par l'angle qu'ils forment avec les diamètres horizontal ou vertical, et des *hémisphères*, l'un antérieur, l'autre postérieur, divisés par l'équateur. Les *circonférences* du globe, mesurées avec soin par Weiss, sont indiquées dans les chiffres ci-dessous.

	CHEZ LE NOUVEAU-NÉ	CHEZ L'ADULTE (emmétropie)
Circonférence antéro-postérieure (sagittale) .	51,2mm	76,2mm
— horizontale	52,9	76,85
— équatoriale	51,6	77,62

Le poids de l'œil du nouveau-né est en moyenne de 2290 milligrammes, son volume est de 2,185 centimètres cubes ; le *poids* de l'œil de l'adulte (emmétropie) est de 7 grammes à 7 grammes et demi (en moyenne, d'après Weiss, de 7448 milligrammes), son *volume* est de 7,180 centimètres cubes. Le globe oculaire atteint par sa croissance un poids 3,252 fois plus grand que celui du nouveau-né ; son volume, chez l'adulte, est 3,292 fois plus grand que chez le nouveau-né. Le poids du corps de l'adulte est, en moyenne, 21 fois plus grand que celui du nouveau-né ; pour le cerveau cette proportion est, d'après Vierordt, de 1 : 3,76. Il est donc très intéressant de noter que cette dernière proportion est à peu près identique à celle que nous venons d'indiquer pour la croissance du globe oculaire. Le poids spécifique de l'œil varie de 1,0220 à 1,0302 (Huschke).

La *consistance* du globe, due à la pression des liquides qu'il renferme, atteint jusqu'à 15 millimètres de mercure chez l'adulte; ce chiffre est considérablement inférieur, d'après Nicati, chez le nouveau-né et chez l'enfant.

Situation et rapports. — L'œil est situé dans la cavité orbitaire plus près de la base que du sommet de l'orbite, un peu plus rapproché de la paroi inférieure que de la paroi supérieure, et de même plus rapproché de la paroi externe (de 1 à 2 millimètres) que de la paroi interne. Dans une coupe verticale, la ligne qui réunit le bord supérieur et le bord inférieur de la base de l'orbite rencontre à peu près le sommet du segment antérieur du globe. Dans une coupe horizontale, au contraire, une ligne passant par les bords externe et interne de l'orbite coupe, du côté nasal, le globe oculaire au niveau du rebord cornéo-sclérotical, tandis que, du côté temporal, elle passe en arrière de l'ora serrata ; le diamètre horizontal de la base orbitaire forme, en effet, avec le plan frontal un angle de 10 à 15 degrés. Par suite, le globe est bien protégé contre un traumatisme en haut, en bas et en dedans ; c'est du côté temporal qu'il l'est moins. Le pôle postérieur du globe est situé à peu près au milieu de l'axe orbitaire, c'est-à-dire de la ligne qui va du trou optique au centre de la base orbitaire.

Les rapports du globe avec les parois orbitaires varient selon l'âge et les individus. Chez l'enfant, l'œil est plus saillant que chez l'adulte à cause du volume relativement plus considérable du globe par rapport aux os de la face encore peu développés chez l'enfant. L'état de réplétion de la cavité orbitaire (circulation plus ou moins active, développement plus ou moins grand du tissu adipeux rétrobulbaire) est d'ailleurs très variable, chez l'adulte ; l'œil d'un diamètre normal devient donc saillant dans un cas et cave dans l'autre.

L'axe du globe forme avec celui de l'orbite un angle de 66 degrés; les axes des deux globes ne sont pas parallèles, ils divergent, sur le cadavre, sous un angle de 10 degrés.

Le globe oculaire est en rapport direct, dans les quatre cinquièmes postérieurs, avec la capsule de Tenon ou aponévrose orbitaire interne qui l'enveloppe et le sépare du tissu rétrobulbaire, des muscles (sauf dans leurs terminaisons antérieures) et de la glande lacrymale. Le cinquième antérieur est libre ; ses rapports avec les paupières varient avec le degré d'ouverture de la fente palpébrale.

Le globe oculaire est en rapport : en haut avec le muscle droit supérieur, le muscle releveur palpébral, la portion réfléchie du grand oblique et le nerf frontal ; en dedans avec le muscle droit interne et le nasal externe de l'ophtalmique de Willis ; en dedans et en haut avec la partie charnue du grand oblique, la portion terminale de l'artère ophtalmique ; en dehors avec le muscle droit externe, les tendons terminaux des muscles grand et petit oblique; en haut et en dehors avec la glande lacrymale et le nerf lacrymal ; en bas avec le muscle droit inférieur et le petit oblique qui le séparent du nerf maxillaire supérieur.

CONSTITUTION ANATOMIQUE

Le globe oculaire est composé de trois membranes concentriques ou tuniques enveloppantes. On les a comparées aux feuilles imbriquées d'un oignon, d'où le nom de bulbe (bulbus oculi) qu'on leur a donné. En allant du

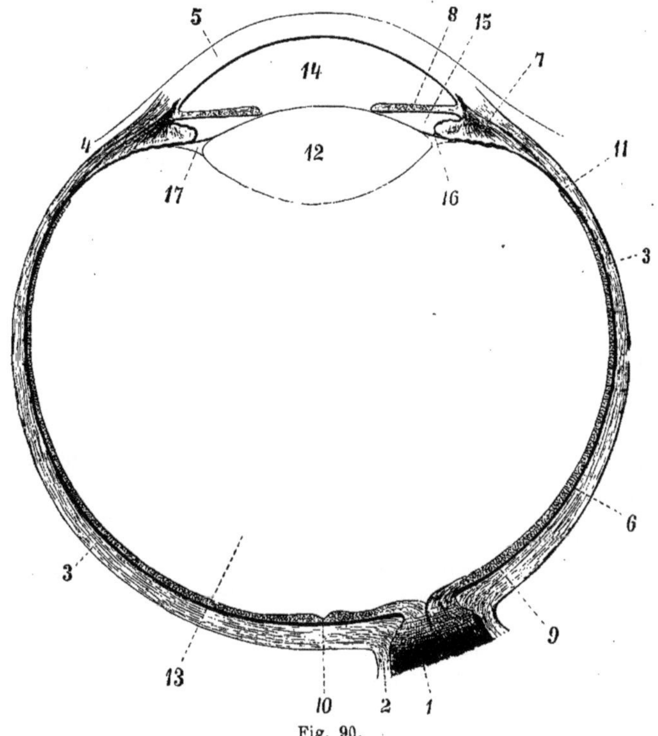

Fig. 90.

Coupe horizontale de l'œil humain (MERKEL).

1, nerf optique. — 2, gaine durale du nerf optique dans sa transmission au tissu sclérotical. — 3, sclérotique. — 4, conjonctive bulbaire. — 5, cornée. — 6, choroïde. — 7, corps ciliaire. — 8, iris. — 9, rétine. — 10, fovea centralis. — 11, ora serrata de la rétine. — 12, cristallin. — 13, corps vitré. — 14, chambre antérieure de l'œil. — 15, partie prézonulaire de la chambre postérieure de l'œil. — 16, fibres zonulaires s'insérant dans la cristalloïde antérieure. — 17, canal décrit par HANNOVER.

dehors en dedans on distingue : 1° une *coque protectrice, tunique externe;* 2° une *coque nourricière,* contenant des vaisseaux, des fibres musculaires et du pigment, *tunique moyenne;* 3° une *coque sensitive, tunique interne.* La tunique externe, de nature fibreuse, est formée par la *cornée* et la *sclérotique.* La cornée constitue en même temps l'un des plus importants milieux réfringents de l'œil. La tunique moyenne est composée de l'*iris* qui joue le rôle du diaphragme dans les instruments d'optique, du *corps ciliaire* et de la *choroïde*. La tunique interne est représentée par la *rétine*. L'espace entre ces trois membranes est comblé par les milieux réfringents : l'*humeur aqueuse*, le *cristallin* et le *corps vitré*. Le diamètre intérieur de l'œil, c'est-à-dire son axe mesuré de la face postérieure de la cornée à la face antérieure de la sclérotique, est, d'après Krause, de 21^{mm},74; le diamètre antéro-postérieur de la chambre antérieure et du cristallin est de 6 à 7 millimètres, celui du corps vitré de 14 à 15 millimètres (Henle).

I. — TUNIQUE EXTERNE DE L'ŒIL

Elle est formée ainsi que nous l'avons déjà dit par : la cornée, la sclérotique.

Cornée. — La cornée représente le cinquième ou le sixième de la circonférence du globe oculaire; c'est une membrane transparente, faisant saillie en avant de la sclérotique. On distingue : une face antérieure convexe et une face postérieure concave de la cornée. Extérieurement, la face antérieure de la cornée est limitée, du côté de la sclérotique par le limbe ou rebord cornéo-scléral; à ce niveau, le tissu transparent de la cornée se transforme subitement en tissu sclérotical. Après la séparation de l'enveloppe externe, on peut constater que la face postérieure est séparée de la sclérotique par un sillon (sulcus corneæ internus); à sa partie périphérique, ce sillon est limité par un bourrelet (bourrelet sclérotical).

La ligne de séparation entre la cornée et la sclérotique, dans le méridien horizontal, offre presque la même étendue à la face postérieure qu'à la face antérieure; la sclérotique n'empiète que légèrement sur la face antérieure de la cornée. Dans une coupe verticale, au contraire, cet empiètement est plus prononcé. En avant, le rebord cornéo-scléral a donc la forme d'une ellipse dont le grand axe est dirigé horizontalement (Helmholtz). En arrière, au contraire, le même rebord présente une forme circulaire de 13 millimètres de diamètre.

Les diamètres de la face antérieure sont, chez l'adulte, d'après Helmholtz : l'horizontal de 11^{mm},9, le petit de 10 millimètres, cependant les diamètres varient beaucoup avec les individus; le diamètre horizontal de la cornée peut varier entre 8 et 14 millimètres (Bock); Sappey l'évalue, en moyenne, à 11 ou 12 millimètres et le diamètre vertical à 10 millimètres. Bock a vu, dans un cas exceptionnel, le diamètre horizontal de 15 millimètres et le vertical de 14 millimètres. Priestley-Smith, d'accord avec Sappey, évalue la moyenne du diamètre horizontal à 11 ou 12 millimètres; il reste au-dessous de ce chiffre dans 17 p. 100, et le dépasse, au contraire, dans les 3,4 p. 100 des sujets. D'après lui, il semble qu'il n'y ait aucun rapport entre les diamètres cornéens et ceux du crâne, aucun rapport non plus avec la taille de l'individu. Entre cinq et dix ans, la cornée a terminé sa croissance.

Entre le sommet et la base de la cornée, HELMHOLTZ a trouvé une distance de 2^{mm},68.

La surface antérieure de la cornée est regardée comme un ellipsoïde à trois axes, le plus grand ayant une direction antéro-postérieure. Les deux petits axes sont perpendiculaires au grand, et, sauf dans quelques cas exceptionnels (DONDERS), ils sont aussi perpendiculaires l'un à l'autre. Dans l'immense majorité des cas, c'est le méridien vertical de la cornée qui l'emporte en courbure sur les autres, tandis que le méridien horizontal est moins courbé; la partie temporale de ce méridien horizontal offre généralement une plus faible courbure que sa partie nasale (LEROY). La cornée, à cause de sa configuration asymétrique, présente donc un ellipsoïde déformé.

Cette irrégularité de forme de la cornée n'est qu'un phénomène partiel de l'irrégularité qu'on observe dans toute la région antérieure de l'œil. La moitié nasale du segment antérieur du globe oculaire est, en effet, moins développée que sa moitié temporale (E. BRÜCKE). L'asymétrie du segment antérieur de l'œil est due à l'action des organes voisins (théorie de ROUX), à l'action dynamique des muscles (LEROY, ED. MEYER) et probablement aussi à la forme de l'orbite. Le muscle droit interne, plus fort et inséré plus en avant, modifie davantage la forme du segment antérieur du globe que le muscle droit externe, moins puissant et inséré plus en arrière. Il est également très intéressant de noter que, d'après ED. MEYER, le segment antérieur de l'œil se rapproche, chez le nouveau-né, de la forme sphérique. Ce n'est que pendant la croissance qu'il devient de plus en plus irrégulier.

Le rayon de courbure de la surface antérieure de la cornée est de 7 à 8 millimètres; il varie dans les différentes parties du même méridien (SULZER).

La face postérieure de la cornée représentant la paroi antérieure de la chambre antérieure, se rapproche beaucoup plus que la face antérieure d'une courbe sphéroïdale. On l'a d'ailleurs démontré par l'étude de la quatrième image de Purkinje que produit cette face postérieure.

Les différences de courbure des faces antérieure et postérieure de la cornée indiquent que son épaisseur n'est pas entièrement uniforme; en effet, chez l'adulte, cette membrane est plus épaisse à la périphérie (1 millimètre à 1^{mm},1); qu'au centre (0^{mm},8).

Au point de vue chimique, la cornée se compose d'une chondrine spéciale (cornéo-chondrine, MICHEL et WAGNER), de globuline et de substance albuminoïde ; l'eau entre dans sa composition dans la proportion de 72,75 p. 100. Son poids est évalué, par HUSCHKE, à 180 milligrammes ; son indice de réfraction est de 1,33 d'après CHASSAT, de 1,35 d'après W. KRAUSE.

STRUCTURE. EMBRYOGÉNIE. — Au point de vue embryogénique, on peut distinguer une partie antérieure ou conjonctivale, une partie moyenne ou sclérale et une partie postérieure ou uvéale.

La *partie conjonctivale* est représentée : 1° par l'épithélium antérieur qui est un épithélium pavimenteux stratifié dont l'épaisseur, au centre de la cornée, est de 45 μ, et à la périphérie de 81 μ ; 2° par le limbe cornéen constitué par du tissu conjonctif entourant le réseau vasculaire péri-cornéen; quelques fibres de ce tissu s'entremêlent avec les fibres du tissu cornéen proprement dit.

La *partie sclérale* est représentée : 1° par une membrane très mince, située au-dessous de l'épithélium antérieur (*membrane de Bowman*, membrane élastique antérieure, membrane basilaire) à apparence anhiste, mais constituée de fibrilles ; l'épaisseur de cette membrane est, au centre de la cornée, de 15 à 20 μ. Elle diminue vers le bord cornéo-scléral ; à 1 millimètre, 1^{mm},5 de ce bord, elle se perd dans la couche parenchymateuse ; 2° cette couche parenchymateuse constitue la plus grande portion de la coupe transversale (substantia propria, couche moyenne). Cette couche est composée de fibrilles, réunies en faisceaux formant des lamelles, et de cellules fusiformes ; l'examen chimique prouve leur analogie avec le tissu chondromateux.

La *partie uvéale* est constituée par : 1° une membrane mince, anhiste (*membrane de Descemet, membrane de Demours*, membrane élastique postérieure), composée de lamelles concentriques unies par un ciment. Cette membrane est plus épaisse à la périphérie (10 à 12 μ) qu'au centre (6 à 8 μ); son épaisseur, comme nous l'avons prouvé, augmente considérablement pendant la croissance; elle n'est qu'une sécrétion cuticulaire des cellules endothéliales ; 2° les dites cellules qui tapissent la face postérieure de la cornée.

Sclérotique. — La sclérotique est une membrane fibreuse qui recouvre les 4/5 ou les 5/6 du globe oculaire. Elle représente un segment de 22 à 24 millimètres de diamètre. En avant, elle se termine au rebord cornéo-scléral ; en arrière, elle est traversée par le nerf optique qui pénètre dans l'œil, du côté nasal, à une distance de 3 ou 4 millimètres du pôle postérieur de la sclérotique. C'est pour cette raison que le méridien horizontal du globe, mesuré depuis le nerf optique jusqu'au centre de la cornée, est beaucoup plus petit du côté nasal (27^{mm},3) que du côté temporal (33^{mm},8, d'après Sappey).

L'épaisseur de la sclérotique atteint son maximum dans les parties antérieure et postérieure. En avant, l'épaississement de cette membrane est dû, en partie, au passage, dans le tissu sclérotical, des tendons des muscles droits de l'œil. Son épaisseur atteint, dans sa partie antérieure, 0^{mm},6 ; elle est, dans sa partie équatoriale, de 0^{mm},4 à 0^{mm},5. D'après Sappey, elle ne serait que de 0^{mm},3 dans la portion équatoriale recouverte par les tendons des muscles oculaires. Sur le pourtour du nerf optique, la sclérotique a une épaisseur de 1 millimètre à 1^{mm},2. Le poids de la sclérotique est de 1^{gr}, 167 d'après Testut ; il représente le sixième (1/9 d'après Sappey, 1/4 d'après Huschke) du poids total du globe. Au point de vue chimique, la sclérotique a absolument la même composition que le tissu conjonctif des tendons ; elle contient 65,5 p 100 d'eau, de la gélatine, une substance albuminoïde et de la globuline.

On distingue, à la sclérotique, un bord antérieur (rebord cornéo-scléral) et deux surfaces, l'une extérieure convexe, l'autre intérieure concave.

La surface extérieure d'un blanc nacré, chez l'adulte, est d'une coloration bleuâtre chez l'enfant et d'un blanc jaunâtre chez le vieillard. Elle est en rapport, en avant, avec la conjonctive bulbaire, en arrière avec la capsule de Ténon. Elle donne insertion, dans sa partie antérieure, aux tendons des quatre muscles droits, dans sa partie postérieure, aux tendons des deux muscles obliques. Elle est traversée par le nerf optique, les nerfs ciliaires et les vaisseaux.

L'*entrée du nerf optique* (canal optique, ouverture postérieure) est située à 3 millimètres en dedans et à 1 millimètre au-dessous du pôle postérieur du globe. Elle est à peu près circulaire dans une coupe transversale, mais elle est en forme de cône, à base postérieure, dans une coupe longitudinale. Le nerf optique est enveloppé de ses gaines dans la partie postérieure du canal optique; les fibres de sa gaine externe (durale) se continuent en partie avec les couches externes de la sclérotique, en partie dans ses couches moyennes. L'enveloppe interne (gaine piale) du nerf optique est séparée de la gaine durale par l'espace intervaginal, qui, en avant, devient très étroit et se termine à une certaine distance de la face interne de la sclérotique (Jaeger). Les fibres de la gaine interne du nerf optique se continuent dans les couches internes de la sclérotique. La sclérotique, dans la partie antérieure du canal optique, est traversée par les faisceaux du nerf optique ; elle forme, à cet endroit, une membrane composée de traînées conjonctives, la *lame criblée* ou lamina cribrosa.

Le diamètre transversal du canal optique, dans sa partie antérieure, est seulement de 1 millimètre à 1 millimètre et demi; il mesure en arrière de 3 millimètres à 5 millimètres et demi. Le plus petit diamètre de l'entrée du nerf optique se trouve généralement à la hauteur de la face interne de la sclérotique, dans quelques cas exceptionnels, un peu en arrière de cette face interne.

La sclérotique présente en outre : 1° des *orifices* antérieurs, disposés en cercle autour et en arrière du rebord cornéo-scléral et traversés par les artères ciliaires antérieures, quelques veinules et des lymphatiques ; 2° des orifices moyens, le plus souvent au nombre de quatre (exceptionnellement 5 à 6) deux supérieurs et deux inférieurs dont l'un interne, l'autre externe, situés un peu en arrière de l'équateur; ils livrent passage aux veines vortiqueuses, de Sténon et aux lymphatiques qui les entourent ; 3° des orifices postérieurs, au nombre de 15 à 20, disposés en cercle autour du pôle postérieur ; deux sont situés un peu en avant, l'un en dedans, l'autre en dehors ; ils sont traversés par les artères ciliaires longues postérieures; les autres sont traversés par les artères ciliaires postérieures courtes et les nerfs ciliaires.

La surface interne de la sclérotique est d'une coloration brunâtre due aux lamelles d'une membrane de tissu conjonctif qui la recouvre : la *lamina fusca.* La sclérotique est séparée de la choroïde par un espace lymphatique : l'espace supra-choroïdien qui est traversé par les lamelles de la lamina fusca.

Structure. — La sclérotique est composée de fibres lamineuses extrêmement minces, dont la plupart de direction méridienne et entremêlées de fibres circulaires moins nombreuses; ces fibres circulaires n'abondent qu'au voisinage du rebord cornéo-scléral et du nerf optique. Au niveau du rebord cornéo-scléral, les fibres méridiennes se continuent par les fibres de la trame cornéenne après avoir changé brusquement de caractère histologique.

L'épaississement de la sclérotique dans sa partie antérieure est dû à la pénétration dans son tissu des aponévroses des muscles droits qui se prolongent par des fibres méridiennes ; les aponévroses des muscles obliques se continuent, au contraire, par les fibres équatoriales. L'épaississement de la partie postérieure de la sclérotique est provoquée par la transition des gaines optiques dans son tissu ; dans cette partie, les fibres s'entrecroisent en réseau plus compliqué. On observe que des faisceaux, d'abord méridiens, se dirigent obliquement, traversent une partie de l'épaisseur de la sclérotique, et se continuent par d'autres faisceaux égalment méridiens. Le funiculus scleralis de Hannover, que cet auteur a considéré comme un faisceau transversal en rapport avec la fente fœtale secondaire n'est pas autre chose qu'un de ces faisceaux obliquement dirigés. Entre les fibrilles de la sclérotique, on trouve des cellules analogues aux cellules fixes de la cornée et des cellules migratrices; la sclérotique contient, en outre, des fibres élastiques, principalement autour des vaisseaux et des nerfs et, dans les couches internes de cette membrane, des cellules pigmentaires, plus nombreuses dans les régions antérieure et postérieure; elles font défaut chez le nouveau-né.

La lamina fusca est composée de lamelles très minces avec cellules pigmentaires entremêlées; quand on a séparé la sclérotique de la choroïde, des lamelles analogues restent adhérentes à la choroïde; aussi certains auteurs admettent-ils une lamina fusca de la sclérotique et une lamina fusca suprachoroïdienne, faisant partie intime de la choroïde. Cette opinion est très discutable, car les deux lames présentent la même structure histologique, et sur une préparation micrographique, constituent une couche uniforme.

Les faces externe et interne de la sclérotique, ainsi que les minces lamelles de la lamina fusca sont recouvertes d'un épithélium pavimenteux simple.

II. — TUNIQUE MOYENNE

La membrane moyenne de l'œil ou *tractus uvéal* est caractérisée par un nombre considérable de vaisseaux et par une grande abondance de pigment. Les anciens anatomistes faisaient commencer le tractus uvéal, représenté en arrière par la choroïde, à l'endroit où le nerf optique pénètre dans le globe, au foramen opticum choroïdeæ; des recherches récentes ont démontré que la choroïde au contraire était perforée par les faisceaux des fibres optiques.

Le tractus uvéal s'applique à la surface interne de la sclérotique jusqu'au bord cornéo-scléral interne; puis il s'écarte de la tunique externe, laissant ainsi, en arrière de la cornée, un espace libre, appelé chambre antérieure. La partie libre du tractus uvéal limite verticalement en arrière la chambre antérieure : c'est l'*iris*. L'iris est percé d'un trou rond ou *pupille*, en général déplacé légèrement du côté nasal.

Dans la partie du tractus uvéal, comprise entre l'ora serrata ou limite de la rétine d'une part, et l'insertion de l'iris, d'autre part (*zone ciliaire*), se trouve intercalé un muscle à fibres lisses, nommé tensor choroïdeæ (Brücke), muscle de l'accommodation ou *muscle ciliaire*, qui mesure 4 millimètres de diamètre sagittal. La portion du tractus uvéal, épaissie par le muscle ciliaire et des plexus veineux, est appelée *corps ciliaire*. Elle se divise en deux parties : 1° une partie antérieure qui présente 70 procès radiaires (Nuel) faisant saillie vers la cavité oculaire; c'est la *couronne ciliaire* : 2° une partie postérieure plane nommée par Henle, *orbiculus ciliaris*.

La portion du tractus uvéal qui commence au niveau de l'ora serrata et se continue jusqu'au foramen opticum porte le nom de *choroïde*. Cette membrane n'est intimement unie à la sclérotique que dans le pourtour du nerf optique. Dans un deuxième point, au niveau du rebord cornéo-scléral, le tractus uvéal est solidement fixé à la sclérotique par des adhérences très fortes qui se rendent au bourrelet sclérotical et aux faisceaux lamineux et qui constituent la paroi interne ou postérieure d'un canal circulaire (*canal de Schlemm*). La choroïde et le corps ciliaire sont séparés de la sclérotique par l'espace supra-choroïdien.

La partie périphérique de l'iris est unie à la partie périphérique de la cornée par un ligament composé de traînées conjonctives séparées par l'humeur aqueuse; c'est le *ligament pectiné de l'iris*.

Iris. — L'*iris* est une membrane de consistance faible, d'un diamètre et d'une épaisseur très variable selon l'âge et l'éclairage; il mesure de 12 à 13 millimètres de diamètre; son épaisseur moyenne est de 0^{mm},3. On lui distingue deux faces, l'une antérieure, l'autre postérieure et deux circonférences une petite (*rebord pupillaire*), et une grande (*rebord périphérique*).

La pupille est un orifice d'un diamètre variable, généralement circulaire, ne présentant que de légères déformations elliptiques à l'état normal mais plus importantes à l'état pathologique. Son diamètre est, d'après Schwalbe, de 3 à 6 millimètres chez l'adulte. Des instantanés photographiques, obtenus plus rapidement que la pupille ne se contracte à la lumière, prouvent que le diamètre pupillaire de l'œil après un séjour de quinze minutes dans une chambre obscure est de 9 à 10 millimètres; le rayon de l'iris n'est donc que de 1^{mm},5 (Claude Dubois-Reymond). Les rapports de l'âge avec le diamètre pupillaire et l'éclairage sont indiqués dans le tableau ci-dessous :

D'après Silberkuhl	
Jusqu'à 20 ans. .	4,1^{mm}
De 20 à 50 ans. .	3,1 à 3,6
Après 50 ans. . .	3

D'après Schadow	Éclairage moyen.	Éclairage intense.
Au-dessous de 20 ans.	6,9^{mm}	3,6^{mm}
De 20 à 40 ans	4,6	2,2
De 40 à 50 ans	5,1	2,8
De 65 à 75 ans	4	2,4

La *face antérieure* de l'iris légèrement convexe et diversement colorée suivant la pigmentation des cheveux et de la peau, présente des particularités qui dérivent de la structure de cette membrane. En effet, l'iris peut être divisé en deux zones : 1° une *zone pupillaire* occupée par un muscle de $1^{mm},5$ de largeur, le *sphincter pupillaire* ou *sphincter irien ;* 2° une *zone périphérique* ou *ciliaire*. Ces deux zones sont séparées l'une de l'autre par un cercle de traînées formant à la face antérieure des saillies et des fossettes (cryptes). Les plus petites de ces fossettes ont un aspect noirâtre tandis que les plus grandes offrent une coloration brunâtre.

La *zone ciliaire* de l'iris, beaucoup plus étendue que la zone pupillaire peut être divisée en trois parties (Fuchs), qui sont, en allant du centre vers la péri-

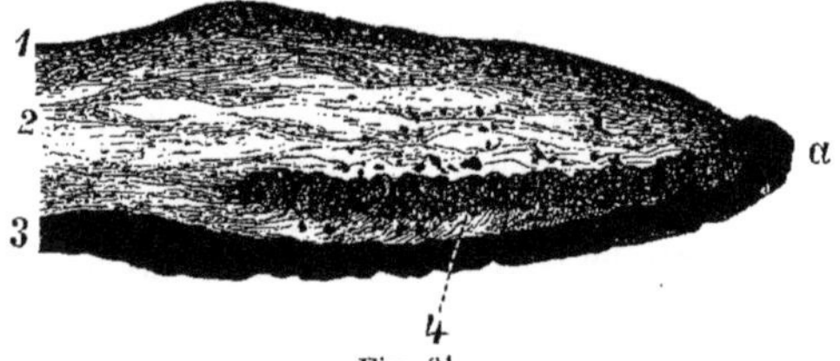

Fig. 91.

Coupe transversale de la portion pupillaire de l'iris, chez l'homme.

a, bord pupillaire. — 1, couche limitante antérieure. — 2, trame vasculaire. — 3, couche pigmentaire. 4, sphincter irien. — La partie située entre 3 et 4 représente la coupe oblique de quelques fibres.

phérie : une partie plane, une partie plissée et une partie périphérique. La partie plissée est caractérisée par des sillons circulaires concentriques qui ne forment pas cependant des cercles complets, et dont le nombre varie de 1 à 8. Ces sillons sont un peu moins pigmentés que les autres portions de l'iris. La partie périphérique de l'iris est presque entièrement recouverte par le limbe cornéen. La face antérieure de l'iris présente de nombreuses inégalités du relief, qui varient selon le diamètre pupillaire. En effet, l'examen avec notre loupe binoculaire permet de constater les changements d'aspect de la face antérieure et particulièrement l'augmentation de l'épaisseur des sillons circulaires et de la portion pupillaire, pendant la mydriase. D'ailleurs, dans toutes les variations de diamètre pupillaire, l'iris est moins épais dans sa partie périphérique que dans sa partie pupillaire.

La *face postérieure* de l'iris est légèrement concave et d'une coloration noire foncée. On y voit un système de plis radiaires très minces, dont la disposition n'a d'ailleurs rien de commun avec celle des procès ciliaires. Ces plis sont interrompus par des sillons circulaires, et les bourrelets situés entre deux sillons présentent encore de petites fossettes secondaires.

La *face antérieure* de l'iris représente la limite postérieure de la chambre antérieure (la face postérieure répond à la chambre postérieure); sa partie périphérique (*grande circonférence*) est contiguë aux procès ciliaires qui produisent sur elle des empreintes plus ou moins accentuées. Le *rebord pupillaire* de la face postérieure est en rapport immédiat avec la surface antérieure du cristallin; l'étendue de la portion pupillaire qui touche le cristallin varie selon la largeur de la pupille; elle est très grande, quand la pupille est contractée et n'est représentée que par le rebord pupillaire si la pupille est dilatée. Helmholtz qui a décrit la première situation comme celle de l'œil normal et Arlt qui admettait la deuxième situation de l'iris, n'ont observé que des phases différentes du site normal.

L'iris est maintenu en position, à la grande circonférence, par les prolongements du ligament pectiné de l'iris, par son tissu conjonctif et ses vaisseaux contigus avec ceux du corps ciliaire; à la petite circonférence par le cristallin. L'iris et le cristallin sont maintenus en position par la tension intra-oculaire qui est absolument la même dans la chambre antérieure et dans le corps vitré. Le rebord pupillaire de l'iris, appuyé sur le cristallin par le tonus musculaire du sphincter irien, sépare hermétiquement les chambres antérieure et postérieure de l'œil (Hamburger). Des fentes capillaires entre le rebord pupillaire et le cristallin, formant une communication entre ces deux chambres de l'œil, admises par certains auteurs (Leber), n'existent pas.

Structure. — L'iris est composé d'une portion uvéale et d'une portion rétinienne qui, distinctes au point de vue embryologique, se différencient nettement sur une coupe transversale.

La *portion uvéale* est représentée d'avant en arrière : 1° par un endothélium recouvrant la face antérieure de l'iris; 2° par une lame antérieure sous-épithéliale (couche limitante antérieure, lamelle irienne antérieure de Zinn) composée de cellules étoilées, fusiformes, auxquelles sont dues les taches pigmentaires de l'iris; 3° par une couche vasculaire qui constitue la majeure partie de l'iris, caractérisée par la disposition lâche du tissu lamineux, par des cellules pigmentées, des lacunes lymphatiques nombreuses et par le *muscle sphincter irien,* qui se trouve à la petite circonférence de l'iris; 4° par une lame élastique vitrée ou membrane basilaire, constituée par des fibres élastiques radialement disposées (membrane de Bruch).

La *portion rétinienne* est représentée par deux couches cellulaires épithéliales pigmentaires, recouvertes d'une membrane vitrée extrêmement mince, de nature cuticulaire, qui est la continuation de la membrane limitante interne de la rétine. D'après Angelucci, elle se réfléchit au rebord pupillaire pour se continuer avec la lame élastique et ses prolongements au corps ciliaire et à la choroïde; cet auteur propose de la nommer membrana basilaris retinæ.

La question de savoir s'il y a ou non un *muscle dilatateur* de la pupille a été très fortement discutée. En effet, en dehors du muscle sphincter irien, composé de fibres lisses disposées en majeure partie circulairement, on en trouve aussi quelques-unes dirigées radialement. Celles-ci, peu développées et courtes, forment des arcades circulaires, ou s'anastomosent avec ces arcades en forme de réseaux musculaires (Grünhagen). Certains auteurs (Henle, Iwanoff, Gabrielidès) admettent cependant une couche de fibres radiées situées dans le stroma irien en avant de la membrane basilaire. La dilatation de la pupille, est expliquée par divers auteurs, soit par l'action du dilatateur de la pupille soit par une action des fibres élastiques de la membrane de Brücke, soit par une contraction des vaisseaux iriens.

Les différents tissus de l'iris subissent divers changements suivant que le sphincter irien est relâché ou contracté. Lorsque la pupille est rétrécie, la largeur de l'iris est augmentée, mais son épaisseur est diminuée; tous les éléments sont étendus en direction radiale et les fibres lisses du sphincter sont dans le voisinage immédiat du rebord pupillaire. L'épaisseur du sphincter varie avec le degré de contraction, de 40 à 80 μ. C'est le seul muscle qui par sa contraction diminue d'épaisseur. Voici l'explication de ce fait : des *faisceaux de tissu conjonctif* naissent du tissu interstitiel de la partie périphérique de ce muscle et se dirigent en arrière et en dehors pour s'insérer sur la membrane de Bruch. La contraction du sphincter irien produit un rétrécissement du cercle formé par les fibres limitrophes du rebord pupillaire, tandis que ce rétrécissement est moins accentué dans les fibres périphériques, à cause de leur insertion à la membrane de Bruch.

Quand la pupille se dilate, les fibres lisses du sphincter ne sont plus immédiatement limitrophes du rebord pupillaire; la couche pigmentaire forme ectropion en avant (en forme d'éperon, Schwalbe) à partir de ce rebord. Toutes les parties des tissus sont relâchées en quelque sorte et même ondulées, et principalement les vaisseaux; l'iris devient plus épais et sa surface est plus grande. Les communications des cryptes avec les lymphatiques du stroma, largement ouvertes pendant la contraction pupillaire, sont fermées s'il y a mydriase (Nuel, Benoit). La lame élastique (*membrane de Bruch*) seule ne présente pas de plissement pendant la dilatation de la pupille; ce fait parlerait en faveur de l'hypothèse expliquant la dilatation pupillaire par la rétraction élastique de cette lame.

Lorsque le sphincter se contracte, les plis concentriques de la face antérieure diminuent de hauteur, les couches superficielles de l'iris glissent sur les couches profondes; ce glissement est facilité par le peu de densité des assises moyennes, présentant un grand nombre de fentes lymphatiques.

L'*angle iridien* est constitué par la rencontre en avant de l'iris et de la cornée. Nous avons déjà mentionné que la partie périphérique de l'iris échappe à l'examen clinique; l'iris est caché par l'empiètement du tissu sclérotical sur celui de la cornée. La racine de l'iris est, en effet, située à 2 ou 3 millimètres en arrière du limbe cornéo-scléral. Elle constitue la limite périphérique de la chambre antérieure. Cette chambre est traversée dans ses parties périphériques par un tissu trabéculaire, le *ligament pectiné de l'iris;* les espaces compris entre les trabécules sont décrits sous le nom d'espace de Fontana (espace cilio-scléral, Rochon-Duvignaud). Ces trabécules, et, par conséquent, les espaces cilio-scléraux, sont très développés chez certains animaux; ils s'amoindrissent progressivement depuis les vertébrés inférieurs (poissons) jusqu'à l'homme. Dans la plupart des animaux, ces espaces sont séparés de la chambre antérieure et forment ainsi un canal nommé *canal de Fontana*. Chez l'homme, au contraire, l'*espace de Fontana* n'est nullement séparé des autres parties de la chambre antérieure. Sur une coupe transversale, l'espace de Fontana affecte une forme triangulaire ; sa paroi antérieure est constituée par les lamelles composant la paroi postérieure du canal de Schlemm et par la portion périphérique de la membrane de Descemet; sa paroi postérieure par la portion périphérique de l'iris ou bord ciliaire; enfin sa limite interne est concave.

Le *ligament pectiné de l'iris* est constitué par des trabécules cylindriques d'apparence homogène et de consistance rigide. Ces trabécules, striés chez quelques animaux, sont, en effet, composés de fibrilles extrêmement minces, agglutinées par un ciment, ayant le même pouvoir réfringent que la fibrille elle-même; les trabécules sont entourés de cellules endothéliales. Sur une coupe transversale, ces trabécules forment des interstices très serrés et irré-

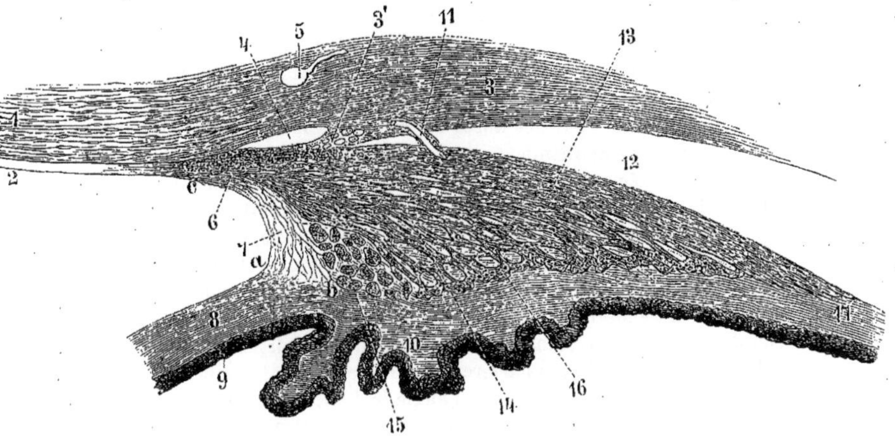

Fig. 92.

Coupe méridienne du corps ciliaire, chez l'homme.

1, cornée. — 2, membrane de Descemet. — 3, sclérotique. — 3', bourrelet sclérotical. — 5, veinule. — 6, paroi interne du canal de Schlemm. — 7, espace de Fontana. — 8, trame de l'iris. — 9, couche pigmentaire de l'iris. — 10, tissu lamineux recouvrant la surface interne du muscle de l'accommodation. — 11, veine ciliaire antérieure. — 12. espace supra-choroïdien. — 13 à 16. muscle de l'accommodation. — 13, fibres méridiennes. — 14, fibres radiées. — 15, fibres circulaires (muscle de Rouget). — 16, fibres circulaires postérieures (F.-E. Schultze). — 17, portion antérieure de la choroïde.

guliers; la direction des fibres est radiaire et, dans quelques-unes, circulaire. Les trabécules du ligament pectiné de l'iris traversent, en avant, la membrane de Descemet pour se continuer par les fibres postérieures de la cornée; elles se continuent en arrière dans les fibres lamineuses de la portion ciliaire de l'iris (prolongements iriens, Irisfortsätze des Allemands).

Le *canal de Schlemm*, dont nous venons de parler, est situé à l'endroit où la cornée et la sclérotique s'unissent. Il est séparé de l'angle irien par un tissu triangulaire qui naît à la partie périphérique de la membrane de Descemet. Cette membrane se divise en deux lamelles, l'une, antérieure, renforcée à sa périphérie, avec un réseau fibrillaire à mailles très larges composé de fibres élastiques et lamineuses tapissées de cellules endothéliales, réunit les deux bords du sillon scléral postérieur (sulcus corneæ postérior) et constitue ainsi la paroi postérieure du canal de Schlemm; l'autre lamelle, postérieure, se divise, à sa partie périphérique, en lamelles très minces, percées d'une grande quantité de trous et composées de fibres, qui d'abord pour la plupart méridiennes se disposent ensuite en partie transversalement au voisinage de l'espace de Fontana (fibres circulaires formant l'anneau tendineux de Döllinger), et forment un tissu où s'insère le muscle de l'accommodation ; cette lamelle se perd en partie dans la racine de l'iris ; le reste se continue en trabécules du ligament pectiné de l'iris.

La paroi antérieure ou externe du canal de Schlemm est, d'après SCHWALBE, constituée de la façon suivante : la lamelle située le plus en arrière de la couche moyenne de la cornée, se sépare, à une distance de $0^{mm},28$ à $0^{mm},32$ en avant du canal de Schlemm, de la membrane de Descemet ; l'espace entre cette lamelle et la membrane est comblé par le réseau de fibres élastiques et lamineuses dont nous venons de parler ; cette lamelle se réfléchit légèrement en avant et se continue par des fibres sclérales, qui forment ainsi la paroi antérieure du canal de Schlemm.

La paroi antérieure du canal de Schlemm dérive donc seule de l'enveloppe externe, la paroi postérieure, au contraire, est au point de vue embryologique une dépendance du tractus uvéal (ZANFARINO, ANGELUCCI).

Le canal de Schlemm, sur une coupe transversale, est aplati, triangulaire ou irrégulier ; il est tantôt simple, tantôt cloisonné, chez le même sujet et tapissé par un endothélium. Ce canal communique en dehors avec des veines sclérales, en dedans avec la chambre antérieure de l'œil. En effet, on peut injecter le canal de Schlemm par l'artère ophtalmique ou par la chambre antérieure ; par cette dernière voie, on injecte l'angle iridien, le tissu réticulaire formant la paroi interne du canal, mais le canal lui-même est mal injecté et l'on trouve en même temps les veines sclérales injectées. Il est intéressant de noter que le canal de Schlemm ne se remplit jamais par une injection des veines, ce qui permettrait de conclure à l'existence de valvules veineuses empêchant le reflux du sang veineux dans le canal. Cependant, les recherches anatomiques n'ont pas réussi à démontrer leur existence. En effet, SCHWALBE et WALDEYER n'ont jamais pu constater de globules sanguins dans la lumière de ce canal, qui cependant est bien injecté de sang dans des cas pathologiques, comme nous avons pu l'observer nous-même. Nous admettons que le canal de Schlemm représente un plexus veineux (ROUGET, LEBER, ROCHON-DUVIGNAUD) qui se rapproche par sa structure des sinus de la dure-mère ; pour SCHWALBE et WALDEYER, au contraire, le canal constituerait une grande lacune lymphatique.

Corps ciliaire. — La *zone ciliaire* ou *corps ciliaire* est composée de deux parties, l'une, antéro-externe (muscle de l'accommodation) ; l'autre, postéro-interne représentant les procès ciliaires et les couches internes du cercle ciliaire. Le corps ciliaire est en rapport, dans sa face externe (convexe) avec l'espace supra-choroïdien, dans sa face interne avec la chambre postérieure de l'œil, la zone de Zinn et le corps vitré.

Le *muscle de l'accommodation* constitue l'organe le plus important du corps ciliaire ; il présente, sur une coupe transversale, une forme triangulaire.

La face large convexe représente la face externe du corps ciliaire, la face antéro-interne est courte et convexe, tandis que la face postérieure est longue et concave. La largeur du muscle est, du côté temporal, de 7 millimètres, et, du côté nasal, de 6 millimètres seulement (Warlomont); son épaisseur dans sa partie antérieure est de 0mm,6 à 0mm,8 ; dans sa partie postérieure de 0mm,2. Le muscle de l'accommodation s'insère en avant sur l'anneau tendineux de Döllinger et par des fibres radiées lamineuses sur la racine de l'iris. Ces fibres radiées, disposées en faisceaux, se retrouvent dans les parties de l'iris correspondant aux dépressions ou vallées ciliaires (Ewing). On comprend donc que la contraction du muscle de l'accommodation agisse sur la paroi interne du canal de Schlemm et sur la racine de l'iris.

Le muscle de l'accommodation est composé de fibres lisses, disposées en réseau; ces fibres, très serrées dans la partie externe, sont, dans la partie interne, séparées par les interstices de tissu lamineux. Au point de vue de la direction, on distingue : 1° des fibres marginales (Sattler) qui s'insèrent sur le bourrelet sclérotical et la sclérotique elle-même; après un court trajet, elles se terminent dans le bord antérieur du corps ciliaire, à la façon des fibres du muscle de Crampton chez les oiseaux; 2° des fibres méridiennes dont la plupart s'insèrent sur l'anneau tendineux de Döllinger et se terminent sur les lamelles de la membrane suprachoroïdienne; 3° des fibres radiées (Iwanoff) ayant la même insertion en avant et qui se dirigent vers l'angle postérieur du muscle; 4° des fibres circulaires, décrites comme muscle de Rouget (1856), ou muscle de Müller (1857), que l'on rencontre surtout dans l'angle formé par les faces antérieure et postérieure du muscle; les fibres circulaires représentent un dixième de la masse totale du muscle de l'accommodation; elles ne sont que des prolongements des fibres méridiennes et ne sauraient constituer un muscle antagoniste de ces fibres. En effet, F. E. Schultze a prouvé que des fibres circulaires existent dans toute l'étendue de la face externe et que toutes les fibres radiées, sans exception, se continuent par des fibres circulaires. Ces fibres circulaires sont très développées chez les hypermétropes et semblent faire défaut dans l'œil myope (Iwanoff, Arlt), mais seulement en apparence. Les recherches du duc Ch. Théodore de Bavière sur l'œil myope ont, en effet, prouvé qu'à la suite de l'allongement de l'œil myope, les fibres circulaires sont distendues et séparées les unes des autres; les fibres radiées et méridiennes de l'œil myope sont amincies.

Les *procès ciliaires* (70 d'après Nüel, rarement 69 ou 71) présentent la forme d'une pyramide triangulaire dont le sommet est dirigé vers la cavité oculaire; ils ont une longueur de 3 à 5 millimètres (Testut), une hauteur de 0mm,8 à un millimètre et une épaisseur de 0mm,12. On distingue, dans les procès ciliaires, une portion basilaire externe et un sommet, qui, après s'être dirigé en avant, se recourbe, sous un angle obtus, pour former la face postéro-interne. Les procès ciliaires arrivent jusqu'au voisinage de l'équateur du cristallin, sans toutefois, chez l'homme, le toucher comme cela arrive chez les oiseaux. Les vallées situées entre les procès ciliaires ont un diamètre transversal de 0mm,2 à 0mm,5. Les procès ciliaires diminuent en arrière de hauteur et s'écartent aussi les uns des autres. Parfois, dans sa portion postérieure, un procès se divise en deux; il est bien plus rare d'en rencontrer de bifides en avant qui se réunissent en arrière. La couronne ciliaire offre quelquefois, dans sa portion postérieure, des saillies accessoires, radiées, interposées entre les procès ciliaires. Les sommets des procès ciliaires forment une surface d'un aspect régulier; mais si on enlève la couche pigmentaire qui les recouvre, on aperçoit une foule de petites fossettes et de sillons, dissimulés par cette couche.

Le *cercle ciliaire* (orbiculus ciliaris), compris entre le corps ciliaire et l'ora serrata, offre une face externe convexe et une face concave, présentant quelques petits plis radiés, nommés par Krause : plicae ciliares.

Le corps ciliaire est composé, au point de vue embryogénique, de deux parties : l'une uvéenne, l'autre rétinienne. La *portion uvéenne* est représentée par les fibres lisses du muscle de l'accommodation, un tissu lamineux contenant des granulations de pigment, des cellules étoilées pigmentées (tissu identique à celui qui sépare les faisceaux du muscle de l'accommodation) et une lame vitrée. La trame des procès ciliaires est constituée par du tissu lamineux et par de nombreux vaisseaux. La couche lamineuse est recouverte par la lame vitrée, composée de deux lamelles, dont l'épaisseur est de 3 à 4 μ. Cette lame vitrée sépare la portion rétinienne du corps ciliaire, portion représentée par une couche de cellules épithéliales pigmentées et recouverte, en dedans, par une couche de cellules cylindriques, la portion ciliaire de la rétine. L'orbiculus ciliaris présente une composition presque analogue. On remarque, en effet, en dedans de la membrane suprachoroïdienne : 1° une couche extrêmement mince de fibres lisses méridiennes; 2° une couche de fibres lamineuses radiées avec des granulations de pigment et des cellules pigmentées; 3° une membrane constituée par des fibres élastiques, membrane qui se continue dans la choroïde (Sattler), 4° la lame vitrée qui, principalement au voisinage de l'ora serrata, offre des épaississements disposés en réseau; les fossettes que présentent ces épaississements sont comblées par : 5° des cellules épithéliales pigmentées; 6° des cellules cylindriques allongées de la pars ciliaris retinae. Les cellules épithéliales pigmentées avec les cellules cylindriques constituent la *portion rétinienne* de cette région.

La *portion ciliaire de la rétine* (*pars ciliaris retinæ*), est recouverte, à sa surface interne, par une membrane cuticulaire qui se continue en avant dans la lamelle anhiste recouvrant la surface postérieure de l'iris, et qui se transforme en arrière dans la membrane limitante interne de la rétine. Les cellules cylindriques sont plus courtes dans la partie antérieure du corps ciliaire (14 μ) que dans l'orbiculus ciliaris (40 à 50 μ) où elles s'allongent et présentent une direction oblique de dehors et en arrière en avant et en dedans. Le tiraillement exercé par le ligament suspenseur du cristallin sur cette région est d'une importance incontestable dans la production des particularités anatomiques énumérées plus haut. Les cellules cylindriques sont séparées, les unes des autres, par des fibres radiées qui se terminent en dedans dans la lame vitrée, ou limitante interne; en dehors elles se continueraient, d'après certains auteurs, jusqu'à la membrane vitrée externe qui sépare les portions uvéenne et rétinienne. Les fibres sont plus résistantes au point de vue chimique (pepsine, Berger) que les cellules cylindriques. On considère les fibres comme analogues aux fibres radiées de Müller du tissu de soutènement de la rétine : les cellules seraient des cellules embryonnaires rétiniennes, non transformées en tissu nerveux (Brücke). Terrien admet que les fibres radiées se continuent en fibres de la zone de Zinn; cette manière de voir est en désaccord avec les données embryogéniques d'après lesquelles les fibres radiées de la portion ciliaire de la rétine seraient d'origine ectodermique, les fibres zonulaires, au contraire, d'origine mésodermique; d'après Terrien ces deux éléments proviendraient de l'ectoderme.

Choroïde. — La *choroïde* forme un segment d'une membrane sphéroïdale; sa consistance est faible; elle se termine, en avant, à l'ora serrata, où son épaisseur n'est que de 0mm,2 à 0mm,3; en arrière elle est perforée par le nerf optique et contribue par des trabécules très minces à la formation de la lame criblée (portion choroïdienne de la lame criblée). Dans sa partie moyenne, son épaisseur est de 0mm,3; au niveau, où pénètrent les artères ciliaires postérieures courtes, elle est de 0mm,4 ou 0mm,5. Sa surface postérieure convexe est en rapport avec l'espace suprachoroïdien. On réussit facilement à la séparer de la sclérotique, sauf dans le pourtour de l'entrée du nerf optique où la choroïde est unie à la sclérotique et se confond avec la gaine interne du nerf optique. La surface interne de la choroïde répond à la rétine.

Au point de vue chimique, la choroïde est composée, comme d'ailleurs le tractus uvéal tout entier, de substances analogues à la globuline et à l'albumine, substances dont il est très difficile de déterminer avec précision la composition à cause de leur mélange avec du sérum sanguin. Le pigment qui donne au tractus uvéal sa coloration caractéristique présente, d'après E. Hirschfeld, une certaine analogie avec l'humine de Hoppe-Seyler; mais elle s'en distingue en ce qu'elle ne renferme ni catéchine, ni acide pyro-catéchique.

La choroïde est composée de 5 couches concentriques qui sont de dehors en dedans : 1° la supra-choroïde; 2° une couche de gros vaisseaux contenant un tissu lamineux, des fibrilles élastiques, des fibres musculaires lisses (H. Müller) et des cellules pigmentées; 3° un réseau de fibres élastiques (couche intervasculaire de Sattler) correspondant au tapetum fibrosum de certains animaux; 4° la membrane de Ruysch ou membrane chorio-capillaire, réseau capillaire qui nourrit les couches externes de la rétine; 5° la membrane vitrée ou membrane de Bruch, composée de deux lamelles; elle est d'origine cuticulaire avec, parfois, des saillies disposées en réseau qui correspondent aux interstices des cellules de l'épithélium pigmentaire de la rétine.

III. — TUNIQUE INTERNE OU TUNIQUE NERVEUSE

La tunique interne s'applique contre la tunique vasculaire ou moyenne sur toute son étendue, du rebord pupillaire jusqu'à l'entrée du nerf optique.

Tandis que cette tunique reste à l'état embryonnaire dans ses portions irienne et ciliaire, elle comprend, dans sa partie postérieure, la *rétine* proprement dite, l'expansion des fibres optiques et leur appareil terminal. Elle se termine, en avant, à la zone ciliaire, à $6^{mm},5$ en arrière de la cornée, (elle forme en ce point la ligne sinueuse, appelée ora serrata), en arrière à la papille optique. Abstraction faite de sa couche externe, la rétine est, à l'état frais, une membrane très mince, de consistance très délicate et parfaitement transparente; elle se distingue de la *papille optique* qui forme une tache blanche de $1^{mm},5$ à $1,^{mm}7$ de diamètre. C'est dans le pourtour de la papille optique que la rétine mesure le plus d'épaisseur; son diamètre transversal est, en ce point, de $0^{mm},3$ à $0^{mm},4$. En se dirigeant vers l'ora serrata, elle s'amincit très rapidement et son diamètre diminue jusqu'à $0^{mm},1$.

A l'état frais la rétine présente une réaction alcaline. Outre des substances analogues à la globuline et à l'albumine, Michel et Wagner y ont trouvé de la lécithine et une grande quantité de cholestéarine ; incolore sous l'influence de la lumière, la rétine est d'une coloration rougeâtre découverte par Boll (1877) et d'autant plus prononcée que les yeux ont été tenus plus longtemps dans l'obscurité avant la mort (Kühne). La substance qui colore la rétine en rouge, le *pourpre visuel* ou *rhodopsine*, se décompose, en effet, sous l'influence de la lumière; elle devient d'abord jaune-orange, puis jaune-chamois; à la fin, la coloration disparaît entièrement. Le pourpre rétinien ne manque que dans la macula lutea et dans la fovea centralis.

Rétine. — La *rétine* représente un segment de sphère, dont la surface extérieure convexe répond à la lame vitrée de la choroïde; la surface interne (antérieure), concave, est en rapport avec le corps vitré; elle n'y adhère toutefois qu'à l'ora serrata. La surface interne présente deux régions importantes au point de vue physiologique, la *macula lutea*, et la *papille optique*.

La *papille optique* est circulaire ou légèrement ovalaire; elle est située à 1 millimètre au-dessous et à 3 millimètres en dedans du pôle postérieur du globe; sa coloration blanchâtre est due aux fibres optiques qui conservent leurs gaines myéliniques jusqu'en arrière de la lame criblée; par ce fait, le diamètre du nerf optique, qui était de 3 millimètres, est réduit à $1^{mm},5$. Le centre de la papille présente une légère dépression en forme d'entonnoir ou de fossette, qui est en partie comblée par un tissu lamineux en forme de ménisque, formant la paroi postérieure de l'*area Martegiani*. Ce ménisque présente fréquemment chez les nouveau-nés un prolongement lamineux, reste de l'artère hyaloïdienne. Les fibres optiques sont dépourvues de la gaine de Schwann, et ne présentent pas les étranglements segmentaires que Ranvier a décrits dans les nerfs périphériques; leur épaisseur est, en moyenne, de 2 μ; néanmoins on trouve quelques fibres volumineuses dont le diamètre varie de 5 à 10 μ. Les fibres fines servent, d'après Gudden, à la vision, tandis que les fibres épaisses joueraient le principal rôle dans le réflexe pupillaire. Les deux sortes de fibres se terminent dans toutes les parties de la rétine. Le nombre des fibres optiques pour chaque nerf est, d'après Krause, de 100.000, et de 500.000

d'après SALZER. Il est probable que ce nombre augmente avec la croissance. Les fibres optiques, réunies en faisceaux, sont probablement agglutinées par un ciment; à la surface des faisceaux existent des cellules aplaties qui forment les parois des fentes lymphatiques séparant les fibres optiques des cloisons insterstitielles. Ces cloisons sont formées, dans la partie postérieure de l'entrée du nerf optique, par la gaine interne (piale) de ce nerf. Le réseau conjonctif sépare les fibres optiques en 800 faisceaux environ ; dans la partie antérieure, ces cloisons sont très nombreuses et forment un réseau à mailles

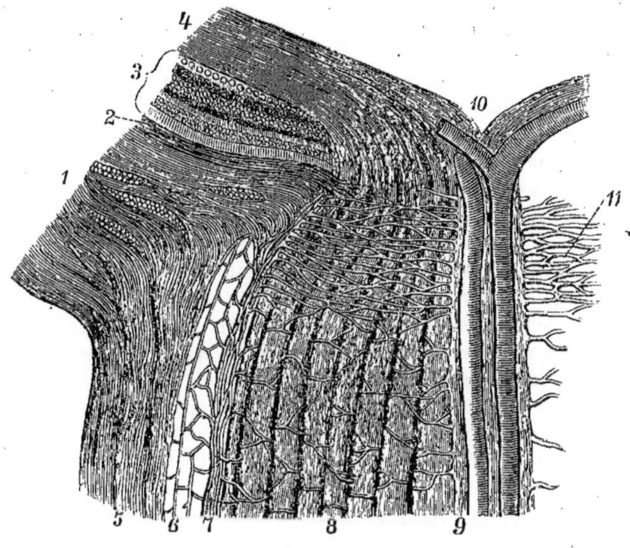

Fig. 93.

Coupe transversale du nerf optique à son entrée dans le globe.

1, sclérotique. — 2, choroïde. — 3, rétine (couches externes). — 4, couche des fibres optiques. — 5, gaine durale du nerf optique. — 6, gaine arachnoïdienne. — 7, gaine piale. — 8, faisceaux des fibres optiques. — 9, faisceau lamineux enveloppant les vaisseaux centraux de la rétine. — 10, excavation centrale (physiologique) de la papille optique. — 11, lame criblée de la sclérotique.

plus serrées du côté nasal, que du côté temporal. A ce niveau, ces cloisons sont formées par les fibres méridiennes de la sclérotique traversant le nerf optique pour aller rejoindre la gaine périvasculaire centrale. Chaque cloison contient un petit vaisseau sanguin provenant des artères ciliaires courtes postérieures. A partir de la papille, le passage des fibres optiques dans la couche interne de la rétine se fait de telle façon que les fibres nasales du nerf deviennent les fibres superficielles de la rétine; les fibres périphériques du nerf constituent les assises profondes de cette couche, et, naturellement, les fibres moyennes vont se disposer dans les parties intermédiaires de la couche interne de la rétine. En d'autres termes, les fibres se réfléchissent pour former la couche interne de la rétine, en conservant la position relative qu'elles occupent dans le nerf les unes par rapport aux autres. Cependant, ce schéma subit quelques modifications que nous allons exposer ci-dessous. Chez l'homme, d'après ONANOFF, on observerait, au niveau de la papille, un entre-croisement de quelques fibres; j'ai pu m'en rendre compte sur une coupe horizontale, mais non sur une coupe verticale. Il se peut que cet entre-croisement soit inconstant chez l'homme; il est, au contraire, très marqué chez les oiseaux, et un grand nombre de fibres nerveuses y participent.

La portion de la rétine qui perçoit le plus distinctement les objets est située à 4 millimètres ($3^{mm},5$ d'après SAPPEY, $3^{mm},915$ d'après LANDOLT) en dehors de la papille optique, un peu au-dessus du méridien horizontal qui doit être placé vers le rebord supérieur de la papille. A cause de sa coloration, cette partie de la rétine a reçu le nom de *tache jaune* (macula lutea). Toutefois, cette coloration diffère sur le vivant et sur le cadavre. A l'ophtalmoscope, et sur une pièce anatomique fraîche, la *macula* apparaît avec une coloration rouge brunâtre, car la rétine, très mince en ce point, laisse voir, par transparence, la coloration choroïdienne. Quand, au contraire, la putréfaction a rendu la rétine opaque, ou s'il s'est produit un décollement rétinien, la macula lutea a l'aspect jaune, dû à son pigment. La tache jaune a une forme ovalaire, à grand diamètre transversal de 2 millimètres à 3 millimètres (TESTUT); son petit diamètre vertical mesure de 1 millimètre à $1^{mm},5$. Au centre de la macula lutea, la coloration jaune fait défaut sur une étendue de $0^{mm},2$ à $0^{mm},4$, où elle est extrêmement mince. Ce point, connu sous le nom de *fovea centralis*, est très vite détruit par la putréfaction, et c'est ce qui explique qu'à la place de la fovea on rencontre, sur des préparations anatomiques, un trou central (foramen centrale retinae, SŒMMERING). Sur un cadavre en décomposition, on peut également constater un pli transversal reliant la papille optique à la macula (plica transversalis, SŒMMERING) et un pli circulaire situé en arrière de l'ora serrata (pli de LANGE); tous deux ne sont que des produits artificiels.

La rétine est formée par les deux feuillets de la vésicule fœtale secondaire de l'œil. Le feuillet externe donne l'épithélium pigmentaire qui se continue en avant dans la couche pigmentaire du corps ciliaire et dans l'assise antérieure de la portion rétinienne de l'iris. Le feuillet interne, représenté dans l'iris par l'assise postérieure de cellules épithéliales pigmentées, formée dans la zone ciliaire par la portion ciliaire de la rétine, se divise dans la portion sensitive de la rétine, en deux parties, dont l'interne ou couche cérébrale fournit les éléments nerveux, l'externe (cellules visuelles de Ranvier, couche neuro-épithéliale de Schwalbe) les terminaisons de ces éléments. Ces deux couches du feuillet interne sont traversées par les fibres radiées de Müller (cellules ou fibres de soutènement); en outre, la couche interne contient des vaisseaux et des fibres conjonctives qui les accompagnent.

La description détaillée de la structure de la rétine sera donnée dans un autre chapitre de cet ouvrage et nous nous bornerons à citer les couches d'après la signification de Ranvier. On constate, sur une coupe transversale, en allant de dedans en dehors : 1° la membrane limitante interne qui se continue en avant pour former la lame vitrée interne de la portion ciliaire de la rétine et la membrane de Müller de la surface postérieure de l'iris; 2° la couche des fibres nerveuses ou des fibres optiques (SCHWALBE); 3° la couche des cellules nerveuses; 4° la couche granuleuse interne (plexus cérébral, couche réticulaire interne, SCHWALBE); 5° la couche des cellules unipolaires, spongioblastes (W. MÜLLER) et la couche des cellules bipolaires (ganglion rétinien, W. MÜLLER) réunies par la plupart des auteurs sous le nom de couche à grains internes (MAX SCHULTZE); 6° la couche basale (couche réticulaire ou granuleuse externe, couche sous-épithéliale, SCHWALBE); 7° la couche à grains externes (corps des cellules visuelles, RANVIER); 8° la membrane limitante externe; 9° les cônes et bâtonnets. Les couches 2 à 6 forment la partie cérébrale, les couches 7 à 9 la partie névro-épithéliale de Ranvier.

La couche des fibres nerveuses ou couche des cylindres-axes présente quelques particularités importantes. A leur point d'émergence de la papille, les fibres nerveuses se dirigent en grande majorité verticalement en haut et en bas, tandis qu'une petite portion de ces fibres se dirigent en dehors vers le côté temporal pour se terminer dans la macula. La couche des fibres nerveuses diminue considérablement, au rebord de la macula, et disparaît même complètement au niveau de la fovea centralis. Pour arriver aux portions de la rétine, situées du côté temporal de la macula, les fibres nerveuses décrivent des courbes; les fibres de la moitié supérieure de la rétine se dirigent d'abord vers le haut, deviennent ensuite horizontales, pour se diriger finalement de haut en bas; les fibres de la moitié inférieure se comportent d'une façon analogue, avec cette différence qu'elles décrivent une courbe à concavité supérieure. Il est évident, que, par suite de cette disposition des fibres optiques, la papille optique présente, dans sa portion temporale, une dépression qui est connue sous le nom d'*excavation physiologique*. La distribution des fibres optiques présente, selon les sujets, de nombreuses variétés. Ed. JAEGER en a décrit une variété où les fibres optiques se divisent, dans la papille, en deux faisceaux, l'un supérieur, l'autre inférieur; à l'ophtalmoscope, la papille allongée dans le sens vertical, présentait des déformations analogues à celles que produit l'astigmatisme.

Les fibres qui se terminent dans la macula, occupent, dans la papille optique, le secteur temporal, dont la pointe est formée par l'entrée des vaisseaux centraux; elles sont d'une épaisseur moindre (BERNHEIMER) que celle des fibres qui passent dans la moitié nasale de la rétine (qui sont d'une épaisseur double); en outre, les premières de ces fibres passent dans la rétine sans s'être ramifiées.

L'épaisseur de la couche des cylindres-axes va en diminuant de la papille à l'ora serrata; à une distance de $0^{mm},5$ de la papille, cette épaisseur est égale à la moitié de la rétine, tandis qu'à $0,^{mm}5$ de l'ora serrata elle est devenue extrêmement faible. Les autres couches rétiniennes se terminent au pourtour de la papille, dont elles sont séparées par un réseau de fibres larges et ramifiées à noyaux arrondis.

La *région de la macula* présente quelques particularités qui méritent d'être signalées. Toutes les couches de la partie cérébrale de la rétine renferment du pigment jaunâtre qui fait défaut dans la fovea centralis, composée d'ailleurs seulement de fibres nerveuses et de la couche neuro-épithéliale. Déjà, au pourtour de la macula, la couche des fibres nerveuses devient très mince, tandis que celle des cellules nerveuses constituée par deux et même trois assises de cellules, augmente d'épaisseur; dans la macula, ces assises sont de sept, huit ou neuf; à ce niveau, la rétine forme, par suite, un bourrelet dont la dépression centrale n'est autre chose que la fovea centralis. C'est autour de

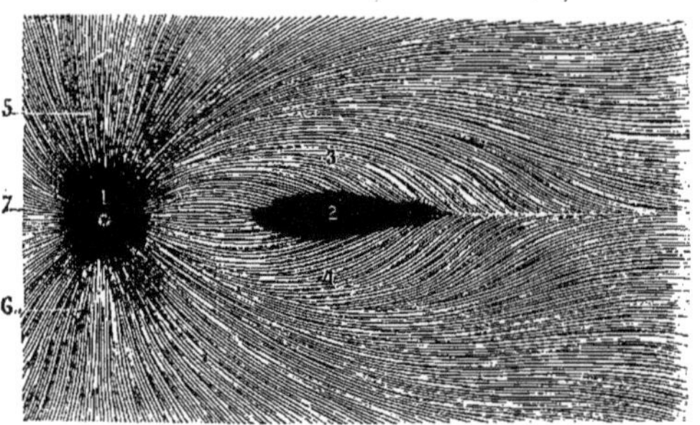

Fig. 94.

Mode d'irradiation des fibres du nerf optique à partir de la papille (Kölliker).

1, papille optique. — 2, macula. — 3, faisceaux de fibres passant au-dessus de la macula. — 4, faisceaux de fibres passant au-dessous. — 5, fibres rayonnant en haut. — 6, fibres rayonnant en bas. — 7, fibres rayonnant en dedans. — N, côté nasal. — T, côté temporal.

cette dépression que se termine d'abord la couche des cellules nerveuses, puis la couche granuleuse interne, enfin la couche à gaine interne qui pénètre le plus loin vers le centre de la fovea. Entre les couches granuleuses et les grains internes se retrouve, dans la macula, une couche à fibres obliques, la couche fibreuse de Henle. La macula n'a que des cônes et pas de bâtonnets; les cônes se distinguent de ceux des autres régions de la rétine par leur faible épaisseur, de 2 μ à 3 μ, 5 au lieu de 4 μ, et par leur longueur considérable, 60 à 75 μ au lieu de 32 à 36 μ. Il en résulte que la macula est munie d'un très grand nombre de cellules visuelles. Becker évalue à 13.000 le nombre des cônes de la fovea centralis. De chaque cellule visuelle part une fibre; cette fibre traverse la couche fibreuse de Henle qu'elle parcourt obliquement en se dirigeant au dehors vers le bord de la macula, où elle pénètre dans la couche à grains internes. Dans cette couche, les fibres traversent de petites cellules nerveuses, et se continuent ensuite avec les prolongements externes des cellules bipolaires. Chaque cellule visuelle se continue dans la macula en une fibre optique. Dans les autres régions de la rétine, au contraire, plusieurs cellules visuelles contribuent à former l'organe périphérique d'une fibre optique. Salzer évalue le nombre des cônes et bâtonnets de la rétine à 3.360.000; il est donc 7 à 8 fois plus grand que celui des fibres optiques. Ces particularités de la macula nous expliquent la grande finesse de la perception visuelle de cette région.

La rétine présente également, à l'*ora serrata*, les particularités de structure suivantes : le tissu de soutènement y est plus développé et les diverses couches, plus minces, s'y terminent successivement. La couche granuleuse

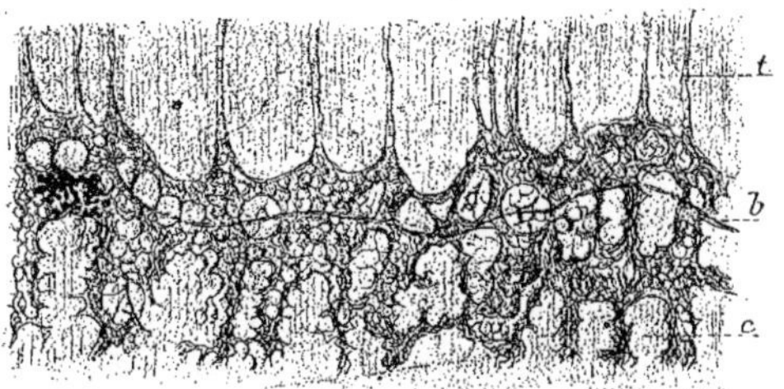

Fig. 95.

Ora serrata retinae d'un vieillard. Vue de face (BERGER).

tz, faisceaux des fibres zonulaires s'insérant aux pointes du rebord interne de l'ora serrata. — *b*, rebord externe de l'ora serrata. — *c*, fentes séniles dans la rétine.

externe disparaît la première, puis la couche granuleuse interne ; un bord arrondi les limite. La couche des cylindraxes et des cellules nerveuses se termine ensuite en arrière de l'ora serrata ; puis la couche des cônes et bâtonnets disparaît à son tour. Ce mode de terminaison des couches de la rétine est beaucoup plus net chez certains animaux, les amphibies par exemple, où

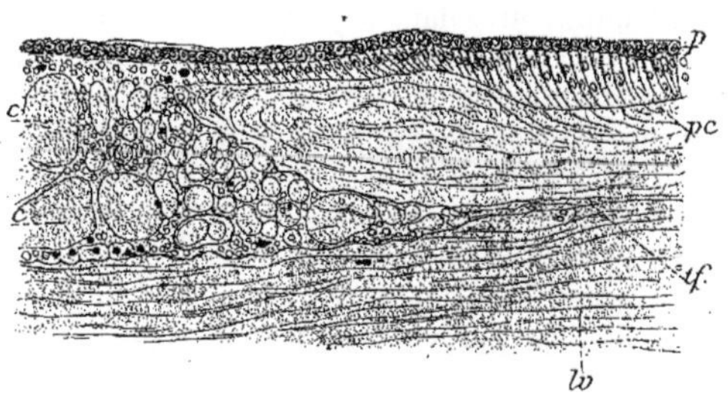

Fig. 96.

Coupe transversale de l'ora serrata retinae d'un vieillard (BERGER).

p, couche pigmentaire de la portion ciliaire de la rétine. — *tf*, fibres zonulaires, — *c*, fentes séniles dans la rétine. — *lv*, corps vitré.

elle ne se fait pas si brusquement que chez l'homme mais graduellement sur une étendue de $0^{mm},1$.

Sur une coupe transversale, le rebord antérieur de la rétine est arrondi chez l'enfant et chez l'adulte. Chez le vieillard, au contraire, le rebord de la surface interne de la rétine dépasse celui de la surface externe. La rétine d'un vieillard (fig. 95) présente des faisceaux de fibres zonulaires développant des pointes de l'ora serrata ; à la coupe transversale (fig. 96), ces pointes se prolongent comme un éperon (Spornförmiger Fortsatz, Dessauer). L'action des faisceaux zonulaires provoque, chez le vieillard, la formation des prolongements à éperon et, comme conséquence, la supertraction du rebord interne de l'ora serrata. En effet, chez le vieillard, à cause d'un avancement du cristallin (étroitesse plus grande de la chambre antérieure) et son augmentation de volume, l'insertion antérieure cristallinienne des fibres zonulaires est déplacée en avant et occasionne, par suite, les altérations que nous avons décrites. La forme festonnée de l'ora serrata est due à l'adaptation du rebord rétinien antérieur à l'action des faisceaux de fibres zonulaires. On retrouve, en effet, dans la série d'animaux où ces fibres existent, cette forme festonnée de l'ora serrata; le rebord antérieur de la rétine, au contraire, est rectiligne chez les animaux où ces fibres n'existent pas (poissons). Schoen a voulu expliquer la forme de l'ora serrata par une altération de forme consécutive à l'action des fibres zonulaires, qui n'existerait pas chez le nouveau-né. Hippel cependant a toujours observé, chez des nouveau-nés, la forme festonnée de l'ora serrata. L'hypothèse de Schoen se trouve ainsi réfutée.

CRISTALLIN

Le cristallin a la forme d'une lentille biconvexe, à deux faces lisses; l'une antérieure, l'autre postérieure, qui, en se réunissant à l'équateur, forment un rebord arrondi. D'après Helmholtz, lorsque le muscle de l'accommodation est au repos, le rayon de courbure de la face antérieure est de 10 millimètres; il est de 6 millimètres pendant la contraction de ce muscle; pour la face postérieure, il est de 6 millimètres dans le premier cas et de 5 millimètres dans le second. Toutefois, ces chiffres ne sont exacts que pour les parties centrales du cristallin, parties essentielles de la vision. En effet, la courbure de la face antérieure se rapproche beaucoup d'une ellipse, dont le grand axe mesurerait de 9 millimètres à $9^{mm},2$ et le petit axe de $3^{mm},75$ à $5^{mm},06$. La face postérieure du cristallin peut être comparée à une parabole, dont le paramètre serait de $8^{m},85$ à $11^{mm},25$.

L'axe du cristallin ne concorde pas avec celui des autres milieux réfringents. Son diamètre horizontal dévie légèrement en arrière (de 3 à 7°, d'après Tscherning); le méridien vertical occupe une position oblique, son extrémité supérieure étant inclinée en avant.

Le cristallin est incolore et transparent chez le nouveau-né; sa partie centrale présente, de trente à quarante ans, une teinte jaunâtre, qui croît avec l'âge en étendue et en intensité. La consistance est molle, chez le nouveau-né; elle durcit avec l'âge dans sa partie centrale (noyau). L'indice optique du cristallin est plus fort au noyau que dans les couches périphériques molles (corticalis). D'après Helmholtz, l'indice total serait de 1,44 à 1,45 (1,4053 pour les couches corticales, et de 1,4541 pour le noyau). Le poids spécifique du cristallin est de 1,079 (Chenevix).

Pendant sa croissance, le cristallin subit des changements de forme et de consistance; par suite, son indice réfringent varie. Chez le nouveau-né, le diamètre antéro-postérieur du cristallin est, en moyenne, de $3^{mm},4$; chez l'adulte, il est sur le cadavre de 4 millimètres ($4^{mm},2$ à $4^{mm},3$, d'après HELMHOLTZ); ce diamètre aurait donc atteint, déjà, presque sa croissance chez le nouveau-né, (SAPPEY). Le diamètre équatorial, au contraire, est de 4 millimètres chez le nouveau-né, de 8 millimètres à l'âge de dix à douze ans et n'arrive à 9 millimètres qu'à l'âge de dix-sept à dix-huit ans; il varie chez l'adulte, entre 9 et 10 millimètres. Chez le nouveau-né, la forme du cristallin se rapproche donc de celle d'une sphère. Pendant la croissance, le poids du cristallin augmente, non seulement son poids absolu, mais aussi son poids spécifique. Il en est de même pour son volume. Le poids du cristallin d'après PRIESTLEY-SMITH, augmente en moyenne de $1^{mgr},5$ par année et son volume s'accroît, pendant le même laps de temps, d'environ $1^{mmc},5$. Le poids spécifique varie de 1,067 à 1,085. D'après PRIESTLEY-SMITH, la croissance du cristallin ne s'arrête pas à l'âge où les autres parties du corps ont terminé leur développement; sauf dans les cas pathologiques, la croissance continue pendant toute la vie. D'après lui, entre vingt et vingt-neuf ans le cristallin cube, en moyenne, 163 millimètres et pèse 174 milligrammes; entre soixante et soixante-neuf ans, il cube 225 millimètres et pèse 240 milligrammes; dans le même espace de temps, son diamètre équatorial s'est accru de $8^{mm},67$ à $9^{mm},47$.

Chimiquement, le cristallin contient, d'après MICHEL et WAGNER, de la globuline (lento-globuline) et une substance albuminoïde particulière (lento-albumine); chez les vieillards, une faible quantité de graisse et de cholestéarine.

Le cristallin est maintenu en position par l'appareil suspenseur du cristallin; sa face antérieure est en rapport avec la chambre antérieure, le rebord pupillaire de l'iris (voir p. 341) et la chambre postérieure de l'œil; le rebord équatorial du cristallin répond au canal zonulaire ou péri-lenticulaire; la face postérieure du cristallin est logée dans une fossette semi-circulaire du corps vitré (*fossa patellaris*).

STRUCTURE. — Au point de vue de sa structure, le cristallin se compose d'une enveloppe *capsule cristallinienne* ou *cristalloïde*, d'un *épithélium pavimenteux*, de *fibres lenticulaires* et d'un *ciment*.

La *cristalloïde* est divisée en deux portions, l'une antérieure (*cristalloïde antérieure*), l'autre postérieure (*cristalloïde postérieure*); elle a l'apparence d'une membrane anhiste, elle est élastique et, au niveau des parties lésées, s'enroule en dehors. Nous avons réussi à la séparer en plusieurs couches concentriques, dont l'externe, d'origine mésodermique, est formée par la zone de Zinn (lamelle zonulaire) et présente, dans sa portion équatoriale, des stries radiées. Les couches internes de la cristalloïde, au contraire, sont des productions cuticulaires de cellules ectodermiques. L'épaisseur de la cristalloïde va en augmentant pendant la croissance; elle est d'après BECKER :

	CHEZ LE NOUVEAU-NÉ	CHEZ L'ADULTE
Au pôle antérieur.	$0^{mm},012$	$0^{mm},016$
A l'équateur	0 ,005	0 ,007
Au pôle postérieur	0 ,0075	0 ,008

Le sac capsulaire est tapissé par des *éléments épithéliaux;* ceux qui recouvrent la face postérieure de la cristalloïde antérieure forment un épithélium pavimenteux simple (*épithélium capsulaire*); le noyau du cristallin est recouvert par des cellules hexagonales allongées, nucléées; à l'équateur, des cellules épithéliales établissent la transition entre ces deux formes de cellules; on les désigne sous le nom de cellules de formation. Le noyau est composé par des cellules hexagonales allongées dépourvues de noyaux, analogues aux cellules de l'épiderme. L'épithélium capsulaire est séparé de la cristalloïde antérieure par une couche très mince de liquide albuminoïde (liquide sous-capsulaire); on admet, en outre, l'existence d'une couche très mince de liquide entre l'épithélium capsulaire et les fibres lenticulaires.

Les *fibres cristalliniennes* allongées sont constituées par un protoplasma biréfringent liquide dans la partie centrale, plus dense dans les parties périphériques; elles forment des bandes aplaties. Les fibres sont plus larges dans les couches externes que dans le noyau; à la périphérie, chez l'adulte, cette largeur est de 10 à 15 μ, l'épaisseur de 4, 5 à 5,5 μ, et la longeur de 8 à 9 millimètres, c'est-à-dire qu'elle mesure les deux tiers d'une ligne méridienne allant d'un pôle à l'autre (Schwalbe); dans le noyau, la largeur n'est plus que de 7 à 8 μ, et l'épaisseur de 2,5 μ. Les fibres pourvues de noyaux présentent une légère augmentation de largeur, correspondant au siège de ce noyau. Les noyaux sphéroïdaux dans les fibres périphériques, ovalaires dans les fibres moyennes, présentent sur une coupe transversale la forme d'un arc (Kernbogen de Becker), dont la signification sera exposée dans l'embryogénie du globe.

Les bords des fibres périphériques sont rectilignes, tandis que ceux des couches moyennes sont dentelés (comparables aux cellules de la couche de Malpighi); les dents de deux fibres voisines s'engrènent les unes avec les autres; les fibres voisines du noyau présentent les phénomènes d'un début d'une nécrobiose, accomplie dans le noyau même, dont les fibres sont comparables aux éléments des couches superficielles de l'épiderme.

Les fibres lenticulaires sont agglutinées par un *ciment,* moins abondant sur les côtés larges (faces) que sur les côtés minces (bords). Ce ciment est détruit plus rapidement par la macération dans l'alcool dilué ou la liqueur de Müller, sur les faces que sur les bords des fibres, ce qui explique pourquoi cette macération produit la dissociation du cristallin en lamelles concentriques, qui se séparent comme les peaux superposées d'un oignon.

Les fibres d'une même lame se disposent suivant trois méridiens formant une étoile, dont le centre est au pôle du cristallin; ces trois méridiens font les uns avec les autres des angles de 120 degrés. Les méridiens de la surface antérieure forment avec ceux de la face postérieure des angles de 60°; de telle sorte qu'on obtient la forme d'un **Y** renversé pour la face antérieure et d'un **Y** droit pour la postérieure. Le trajet de chaque fibre, dont la longueur est, d'après Schwalbe, égale aux deux tiers d'une ligne méridienne, ne s'étend jamais par suite d'un pôle à l'autre, mais il est d'autant plus petit sur la face postérieure du cristallin, qu'il est plus grand sur la face antérieure, et vice versa. En outre, les fibres s'implantent de telle façon sur les rayons de

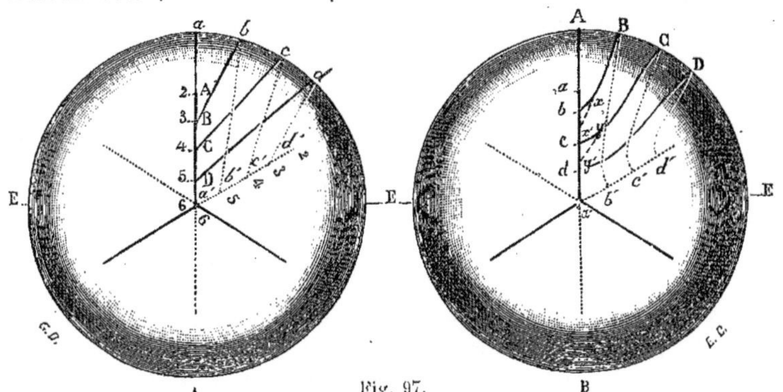

Fig. 97.
Schéma destiné à montrer le mode d'agencement des fibres cristalliniennes (TESTUT).
Les traits pleins représentent les rayons de l'étoile antérieure ; les traits pointillés les trois rayons de l'étoile postérieure. — E, E, équateur.

l'étoile ainsi figurée qu'elles forment avec ces rayons un angle maximum.

Au voisinage des pôles, les trois rayons d'étoile existent toujours seuls ; mais pour la face postérieure, quand on se rapproche de l'équateur, chacun des rayons primitifs peut se diviser en deux rayons secondaires ; chaque rayon secondaire peut, de même, se subdiviser en deux méridiens de troisième ordre ; de telle sorte, que la face postérieure présente, à l'équateur, douze rayons (schéma d'ARNOLD). Il peut arriver pour la face antérieure, que les trois rayons primitifs se continuent jusqu'à la région de l'équateur, deux rayons nouveaux se surajoutent formant ensemble un angle de 45 degrés ; dans ce dernier cas, à l'équateur, on observe douze méridiens, tels qu'ils sont indiqués dans le schéma d'ARNOLD pour la face antérieure. La croissance inégale de diverses fibres est, d'après BECKER, la cause de la multiplicité des rayons dans la portion équatoriale du cristallin ; chez les animaux, elle détermine, dans la disposition et le nombre de ces rayons, des variations caractéristiques pour chaque espèce animale.

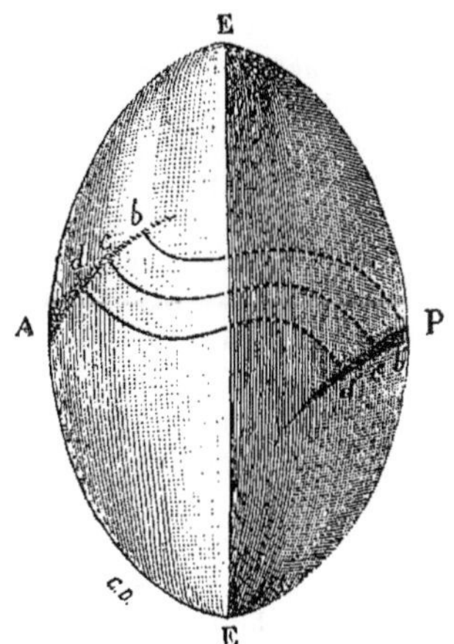

Fig. 98.
Le cristallin, vu par son équateur (TESTUT).
A, face antérieure avec un rayon stellaire. — P, face postérieure avec un autre rayon stellaire. — E, E, équateur.

Les fibres cristalliniennes présentent, à leurs extrémités, de légers renflements en massue (SCHWALBE). En outre, leur protoplasma étant, dans cette partie, plus riche en eau, leur consistance est plus molle. Les deux extrémités et le trajet de chaque fibre ne sont pas situés dans le même plan. La disposition des fibres, telle que nous venons de l'exposer et leur implantation sous un angle maximum, entraînent cette conséquence que les deux extrémités de chaque fibre sont contournées en sens inverse, et présentent, à l'équateur, la forme d'un **S**. Les fibres se recourbent en lignes sinueuses concentriques dont la convexité tournée dans la face antérieure, vers l'axe, regarde finalement l'équateur. Ces modifications déterminent la forme d'une figure en forme de tourbillon (vortex lentis).

CORPS VITRÉ

Le corps vitré occupe les deux tiers postérieurs de la cavité oculaire. Il se compose d'une masse gélatineuse, transparente, de forme sphéroïdale présentant, dans la partie antérieure, une dépression, la *fossa patellaris*, dans laquelle est logé le cristallin. Le corps vitré est limité, en avant, par la cristalloïde postérieure et la zone de Zinn, dans les trois quarts de son pourtour par la rétine, et, en arrière, par la papille optique. Le corps vitré adhère circulairement, à une distance de 1 millimètre environ de l'équateur du cristallin, à la cristalloïde postérieure. Cet anneau adhérent est formé par le *ligament hyaloïdeo-capsulaire* (Wieger, Berger). On observe une deuxième adhérence du corps vitré à l'ora serrata et, dans une étendue de 2 millimètres, à la partie postérieure de la zone de Zinn; dans toutes les autres parties, au contraire, le corps vitré s'applique simplement. Le ligament hyaloïdeo-capsulaire sépare une fente lymphatique (espace post-lenticulaire, Berger) de la portion post-zonulaire de la chambre postérieure de l'œil, qui, à l'état normal, est également représentée par une fente virtuelle.

Le poids spécifique du corps vitré est presque égal à celui de l'eau ; il est, d'après Chenevix, de 1,005 chez l'homme, de 1,0059 chez le bœuf et de 1,0068 à 1,0097 chez le porc. Son pouvoir réfringent (1,339 d'après Brewster) est également très voisin de celui de l'eau (1,335). Si l'on place le corps vitré sur un filtre, la plupart des substances qui le composent (l'humeur vitré) passent au travers; il reste un enchevêtrement qui, d'après Lohmeyer, ne constitue que les 0,21 p. 100 de son poids. D'après Michel et Wagner, cet enchevêtrement est presque entièrement composé de substances analogues à la globuline. Voici, d'après ces deux auteurs, la composition chimique du corps vitré, et celle de l'humeur vitrée d'après Berzelius.

Corps vitré (Michel et Wagner).		*Humeur vitrée* (Berzelius).	
Eau	98,81	Eau	98,40
Matières incombustibles	0,94	Chlorure de sodium	1,42
Albumine	0,09	Albumine	0,16
Autres substances organiques.	0,16	Substances solubles dans l'eau.	0,02

Le corps vitré est traversé par un canal de 2 millimètres de diamètre qui, sous le nom d'*area Martegiana*, commence à la papille optique par une portion élargie. De là, il se dirige obliquement vers la face postérieure du cristallin, où il arrive dans le voisinage de son pôle postérieur pour s'élargir en forme d'entonnoir et se réunir avec l'espace post-lenticulaire. On l'appelle *canal hyaloïdien*, canal de Cloquet (1818), ou canal de Stilling (1868). Par une injection dans la chambre antérieure, Michel a réussi à remplir ce canal; ce fait parlerait en faveur de l'existence de fentes lymphatiques entre l'espace post-lenticulaire et la chambre postérieure de l'œil.

Au point de vue histologique, le corps vitré est composé, dans sa partie périphérique, de lamelles concentriques (Demours, Brücke) dont le nombre, de 8 à 10 en arrière de l'ora serrata, augmente de 3 à 4 en avant de cette dernière (Straub); leur épaisseur varie de 1 à 2 μ. Les cloisons radiées, au contraire, admises par Hannover, n'existent pas. Nos recherches, d'accord avec les observations d'autres auteurs, nous ont prouvé qu'il s'agissait de fentes lymphatiques dirigées radialement.

On s'est demandé, si le corps vitré était enveloppé par une membrane; la question doit être résolue par la négative. Ce que les anciens anatomistes regardaient comme la membrane externe hyaloïde du corps vitré n'est autre chose que la membrane limitante interne de la rétine (Schwalbe). On pourrait très bien conserver le nom d'hyaloïde à la lamelle externe du corps vitré qui se replie pour former la paroi du canal de Cloquet. L'hyaloïde ne se distingue en rien des autres lamelles, sauf dans la partie où elle forme la paroi postérieure de la fente post-zonulaire; des faisceaux de fibres conjonctives radiés, renforcés par d'autres faisceaux circulaires, y représentent le ligament hyaloïdeo-capsulaire.

On retrouve, en outre, dans le corps vitré, des fibres conjonctives rares et qui semblent disparaître au fur et à mesure que se développent des éléments fibrillaires, reliquats de vaisseaux embryonnaires; enfin, en arrière de l'ora serrata, des fibrilles primitives extrêmement fines radiées, qui, d'après Straub, serviraient à la fixation du corps vitré, pendant que Retzius et nous-même les considérons comme des fibrilles primitives de la zone de Zinn.

Les cellules du corps vitré présentent, d'après Iwanoff, trois types : cellules rondes, cellules à prolongements protoplasmiques variables, cellules à vésicules claires, qui tous ne sont que des leucocytes, et se retrouvent surtout sous l'hyaloïde. Schwalbe a pu, en effet, constater dans le corps vitré des mammifères, transplanté dans l'espace lymphatique dorsal de la grenouille, que des leucocytes migrateurs se fixent et se transforment en des cellules analogues à celles qu'on observe dans le corps vitré de l'homme.

LIGAMENT SUSPENSEUR DU CRISTALLIN (ZONULA ZINNII)

Le cristallin est fixé par la *zone de Zinn* (*zonule*). Elle est constituée par un système de petites cordelettes (Hocquard et Masson), que l'on ne peut nullement considérer comme une membrane, à l'instar des anciens anatomistes. La zonule comprend des fibres, pour la plupart radiées : 1° des fibres qui prennent naissance dans l'hyaloïde en arrière de l'ora serrata et forment des faisceaux onduleux de fibrilles extrêment fines (Iwanoff); 2° des fibres qui dérivent des prolongements rétiniens formant le bord festonné de l'ora serrata ; 3° des fibres qui naissent dans la lamelle vitrée de la pars ciliaris retinae et sont surtout nombreuses dans les vallées ciliaires. Ces dernières fibres, décrites par KŒLLIKER, niées longtemps par la plupart des anatomistes, sont, à l'heure actuelle, considérées par certains auteurs comme les seules fibres constituantes de la zonule. De ces divers points, les fibres de la zone de Zinn vont s'insérer au cristallin, en se terminant dans les parties antérieure, équatoriale et postérieure de la cristalloïde. Les fibres zonulaires passant dans la cristalloïde antérieure et celles passant dans la cristalloïde postérieure forment les parois d'un canal (canal péri-lenticulaire, canal d'Hannover, décrit par certains auteurs comme canal de Petit) dont la paroi interne est formée par l'équateur du cristallin.

Sur une coupe méridienne, la partie postérieure de la zone de Zinn affecte la forme d'une ligne qui se prolonge seulement dans certaines préparations jusqu'en arrière de l'ora serrata ou dans l'ora serrata; seulement à 2 millimètres en avant de l'ora serrata, elle est constituée par une couche unie de fibrilles; aux vallées ciliaires, la zonule est représentée par un système de fibres très minces prenant naissance par des fibrilles primitives divergentes sur la lamelle vitrée et qui renforcent les faisceaux de fibres radiées ; aux monticules ciliaires, au contraire, la zonule n'est constituée que par *une* assise de fibres radiées; dans sa partie antérieure, la zone de Zinn présente, sur une coupe, une forme triangulaire correspondant aux parois du canal péri-lenticulaire.

Les fibrilles postérieures de la zone de Zinn, sur une étendue de 2 à 3 millimètres en avant de l'ora serrata, sont unies par un *ciment* à la lamelle vitrée de la portion ciliaire de la rétine et au corps vitré ; les fibrilles ne forment pas une couche unie ; elles sont extrêmement minces sur une coupe méridienne et d'une épaisseur plus grande sur une coupe transversale; par suite elles échappent très facilement à l'examen de coupes méridiennes. Le ciment réunissant les fibres dans la partie postérieure de la zonule, présente de grandes variations individuelles; il se décompose très facilement à la suite des altérations cadavériques. Ces faits nous expliquent pourquoi les injections de substances colorantes faites dans la chambre antérieure de l'œil pénètrent tantôt seulement à 2 où 3 millimètres en avant de l'ora serrata tantôt jusqu'à l'ora serrata (HOCQUARD et MASSON). La zonule, sauf dans sa portion postérieure, est constituée par des fibres que sépare l'humeur aqueuse.

On distingue, dans la zonule : un bord postérieur, limité de façon peu distincte, comme nous venons de le dire; un bord antérieur qui répond à la région équatoriale du cristallin ; une face antérieure ou externe, répondant à la portion ciliaire de la rétine et qui, entre les procès ciliaires et l'équateur du cristallin (portion libre de la zonule), présente la limite de la partie pré-zonulaire de la chambre postérieure de l'œil; enfin une face postérieure qui répond au corps vitré et forme la paroi antérieure de la partie post-zonulaire de la chambre postérieure de l'œil.

Structure. — Les fibres zonulaires sont très réfringentes ; leur diamètre varie entre celui d'une fibrille extrêmement mince et $0^{mm},03$. Je suis arrivé par la macération dans le permanganate de potasse, à dissocier en fibrilles très minces des fibres d'un large diamètre. En dernière analyse, les fibres zonulaires sont donc constituées par des fibrilles très minces, cimentées et disposées en faisceaux qui présentent l'aspect de fibres larges et rigides. Avant de passer dans les cristalloïdes antérieure et postérieure, les fibres se divisent de nouveau, dans la lamelle zonulaire, en fibrilles primitives dont les anatomistes comparent la division aux dents d'une fourchette. Les fibres s'insérant un peu en arrière de l'équateur se terminent par des bouts légèrement arrondis. Les fibres zonulaires sont plus résistantes à la digestion par la pepsine que les fibres élastiques ; elles ne se gonflent pas sous l'action de l'acide acétique. Après s'être déchirées, les fibres zonulaires ont une tendance à s'enrouler en spirale.

Embryogénie. — La plupart des auteurs admettent l'origine mésodermique des fibres zonulaires ; cependant, d'après Terrien, elles seraient d'origine ectodermique. Il considère en effet les fibres zonulaires comme des fibres de Müller extrêmement allongées (donc d'origine ectodermique) traversant les deux couches de la portion ciliaire de la rétine et s'insérant à la face interne de la lame vitrée de la choroïde. On observe quelques cellules endothéliales et des leucocytes entre les fibres zonulaires.

Physiologie. — Un certain nombre de fibres zonulaires se terminent aux parois ciliaires (surtout dans les vallées) et s'entre-croisent (entre-croisement postérieur) avec d'autres fibres qui y naissent, pour, ensuite, se diriger en avant. Ces premières fibres (fibres d'attache, Berger) ont pour but de fixer la zonule au corps ciliaire ; la plupart des autres fibres se terminent dans la cristalloïde (fibres de tiraillement). D'après Gerlach, les fibres zonulaires prenant naissance dans les parties les plus antérieures du corps ciliaire et se terminent dans la cristalloïde postérieure ; les fibres zonulaires qui naissent dans les autres parties du corps ciliaire se terminent, au contraire, dans la cristalloïde antérieure (fibres plus nombreuses). Il en résulte que ces deux sortes de fibres s'entre-croisent (entre-croisement de Gerlach). Terrien distingue les fibres zonulaires en fibres accommodatives (fibres s'insérant dans les cristalloïdes antérieure et postérieure) et fibres de soutien, moins nombreuses (fibres s'insérant un peu en arrière de l'équateur). Un certain nombre de fibres ont une disposition circulaire (fibres annulaires de Claeys) ; on les rencontre surtout dans la portion moyenne de la zonule ; elles se continuent en fibres radiées. Ce sont, au point de vue physiologique, des fibres d'attache.

CHAMBRE ANTÉRIEURE DE L'ŒIL

La chambre antérieure, limitée, en avant, par la cornée, en arrière par l'iris et le cristallin a 13 millimètres de diamètre transverse, $2^{mm},5$ à 3 millimètres de diamètre sagittal; elle a la forme d'un segment de sphère. La chambre antérieure est plus étroite chez le nouveau-né et chez le vieillard que chez l'adulte. L'humeur aqueuse la remplit, ainsi que la chambre postérieure. C'est de cette chambre que provient, en grande partie, l'humeur aqueuse; la surface antérieure de l'iris en fournit beaucoup moins (Hamburger). L'humeur aqueuse passe dans la chambre antérieure par la pupille quand elle est dilatée (voir p. 341). On a prétendu que ce passage s'opérait par une filtration à travers la partie périphérique de l'iris (Ulrich); mais la façon dont se résorbent les substances injectées dans la chambre antérieure ne permet pas d'admettre cette opinion (Stadérini).

De l'espace de Fontana, l'humeur aqueuse passe par filtration dans les veines qui composent le canal de Schlemm, sans qu'il y ait d'ouverture béante entre ces veines et la chambre antérieure; elle gagne ensuite les veines péricornéennes.

Voici la composition chimique de l'humeur aqueuse :

	D'après Michel et Wagner.	D'après Berzelius.
Eau	98,710	98,10
Matière extractive soluble dans l'eau.	0,890	0,75
Albumine.	0,107	Quelques traces.
Autres substances organiques. . . .	0,107	—
Chlorure de sodium.	—	1,15

Michel et Wagner prétendent avoir constaté, dans l'humeur aqueuse, la présence d'un ferment qui coagule la fibrine.

Le pouvoir réfringent de l'humeur aqueuse est évalué à 1,3366 (Helmholtz) et son poids spécifique à 1,0053 (Brewster). D'après Krause, on en trouverait de 24,5 à 35 centigrammes; pour Sappey, il y en aurait de 40 à 45 centigrammes. Histologiquement l'humeur aqueuse ne contient que quelques leucocytes.

CHAMBRE POSTÉRIEURE DE L'ŒIL

La chambre postérieure de l'œil est limitee, en avant, par l'iris qui représente sa paroi antérieure, en arrière, par la partie épaissie de l'hyaloïde, que nous avons décrite comme ligament hyaloïdeo-capsulaire; la paroi externe (grande circonférence) est constituée par la partie antérieure du corps ciliaire, sa paroi interne (petite circonférence) par l'équateur du cristallin.

La portion antérieure de la chambre postérieure (partie *pré-zonulaire*), dont l'existence fut niée longtemps par les anatomistes, a été confondue avant les travaux de Schwalbe avec la chambre postérieure. Le diamètre transverse de la portion pré-zonulaire est plus grand dans les vallées qu'aux monticules ciliaires; de même, le diamètre antéro-postérieur est plus grand dans les vallées qu'aux monticules.

La plupart des fibres zonulaires se développent dans les vallées ciliaires; aux monticules, ces fibres pénètrent plus en avant que dans les vallées. Il résulte de cette disposition : 1° que la portion pré-zonulaire est plus profonde aux vallées qu'aux monticules; cette différence de niveau n'est cependant que de 0^mm,1 à 0^mm,3 (dans la moitié temporale du globe); 2° que l'humeur aqueuse séparant les cordelettes zonulaires pénètre plus profondément dans les vallées qu'aux monticules. En effet, sur des coupes transversales de cette région, on reconnaît que le corps vitré n'arrive pas en contact avec les vallées, ce qui existe pour les monticules. Ces parties intravallaires de la partie zonulaire de la chambre postérieure de l'œil, s'étendent en arrière de 1 millimètre à 1^mm,5 (Berger). Des recessus de la partie pré-zonulaire d'une étendue telle, ont été décrits à l'époque où l'examen à la paraffine ne permettait pas de conserver les fibres zonulaires coupées verticalement. Les auteurs récents ont reconnu que ces recessus pré-zonulaires n'existaient pas.

Le *canal péri-lenticulaire* qui, d'après les expériences cliniques, joue un rôle important dans la nutrition du cristallin (Schlösser), est limité : en avant, par les fibres zonulaires s'insérant sur le cristallin antérieur, en arrière par les fibres qui se terminent dans la cristalloïde postérieure; en dedans, par le rebord équatorial du cristallin. Sur des coupes transversales, le diamètre antéro-postérieur de ce canal est plus grand aux monticules que dans les vallées ; le diamètre transverse, au contraire, est plus grand dans les vallées qu'aux monticules. Les fibres zonulaires, plus nombreuses dans les vallées que sur les crêtes, provoquent par leur tiraillement, dans les vallées, ce resserrement de la lumière du canal péri-lenticulaire, resserrement qui d'ailleurs se manifeste sur le rebord du cristallin où l'on remarque de légères dépressions, en forme de tente (Topolanski), correspondant aux vallées.

Le canal péri-lenticulaire est divisé par les fibres s'insérant un peu en arrière de l'équateur, en deux étages; l'un antérieur, l'autre postérieur. Un liquide injecté dans le canal passe par la paroi antérieure; on ne réussit pas davantage à injecter ce canal avec de l'eau, mais son injection est réalisable par le blanc d'œuf qui, d'ailleurs, ne remplit qu'une certaine partie de sa circonférence et quelquefois aussi se répand dans les prolongements intravallaires de la chambre postérieure.

Le canal péri-lenticulaire est donc bien loin de posséder comme canal toutes les propriétés que les anciens lui attribuaient. On peut cependant conserver cette dénomination pour l'espace péri-lenticulaire de la partie zonulaire de la chambre postérieure.

La *partie post-zonulaire* de la chambre postérieure est une fente circulaire avec une paroi antérieure constituée par les fibres zonulaires et une paroi postérieure représentée par l'hyaloïde; elle offre un rebord antérieur qui correspond à l'insertion du ligament hyaloïdeo-capsulaire et un rebord postérieur qui présente de grandes variétés individuelles, selon l'étendue de la zone circulaire, où un ciment réunit l'hyaloïde avec la zone de Zinn et la pars ciliaris retinae.

Un liquide, injecté dans le canal post-zonulaire, traverse le ligament suspenseur du cristallin et passe dans la chambre postérieure, mais on peut facilement injecter ce canal avec de l'air, méthode classique pour démontrer son existence. « Lorsqu'il est rempli d'air, écrit PETIT, il s'y produit des bosselures semblables aux ornements que l'on fait sur des pièces d'argenterie, que l'on nomme pour cela vaisselle godronnée. » Le canal péri-lenticulaire, au contraire, ne présente jamais les gibbosités du canal post-zonulaire, injecté par de l'air (*canal godronné*, comparé par ZINN au côlon gonflé par les gaz).

Le canal post-zonulaire n'est, à l'état normal, qu'une fente idéale, ne contenant que la quantité du liquide nécessaire pour faciliter le glissement des fibres zonulaires sur l'hyaloïde épaissie. Mais un décollement antérieur du corps vitré, à l'âge sénile, dans différentes affections oculaires et dans des altérations cadavériques, peuvent occasionner un élargissement du diamètre antéro-postérieur de cette fente. Les altérations cadavériques occasionnent en même temps un décollement de quelques fibres zonulaires qui lui donnent l'apparence d'un canal traversé par quelques fibres zonulaires. Les différences relevées dans la description du canal post-zonulaire, chez divers auteurs, s'explique donc très facilement par la différence de l'âge ou de l'état de fraîcheur de l'œil examiné. La plupart sont cependant d'accord sur les qualités de la fente zonulaire, telles que nous venons de les décrire. Quelques-uns cependant admettent avec TESTUT que la fente post-zonulaire est une fente lymphatique béante.

Nous avons déjà décrit les rapports du canal post-zonulaire avec l'espace péri-lenticulaire (voir p. 360). Nous estimons qu'au point de vue historique, le canal péri-lenticulaire, décrit et dessiné, pour la première fois par HANNOVER, devrait conserver le nom de canal d'Hannover et le canal post-lenticulaire, celui de canal de Petit; mais nous ne voulons faire aucune objection à ceux qui préfèrent leur donner un autre nom et appeler également canal de Petit le canal péri-lenticulaire, pourvu qu'ils expliquent dans quel sens ils emploient cette dénomination.

NERFS DU GLOBE OCULAIRE

Le globe oculaire est animé par les *nerfs ciliaires*, dont le plus grand nombre émanent du *ganglion ciliaire*, ganglion qui représente une portion d'un ganglion spinal, simplement traversé par les fibres sympathiques (émanant de la racine sympathique) et les fibres motrices (émanant de la racine courte), alors que les cellules ganglionnaires sont intercalées dans le cours de la plupart des fibres sensitives. Certaines fibres proviennent directement du nasal sans avoir traversé ce ganglion; elles sont réunies en deux ou trois faisceaux, désignés comme nerfs ciliaires longs (voir p. 337), qui, d'après les recherches de JEGOROW, contiennent les fibres dilatatrices de la pupille; ces dernières, tout en suivant la voie du trijumeau, ont leur origine dans le grand sympathique.

Les nerfs ciliaires, au nombre de dix à seize, sont, à l'origine dans le ganglion ciliaire, réunis en deux groupes de rameaux : l'un, plus faible, passe entre le nerf optique et le droit externe ; l'autre, plus fort, passe entre le nerf optique et le droit inférieur (HYRTL). Ces rameaux s'écartent en éventail, dans leur parcours en avant, et traversent la sclérotique, dans le pourtour du nerf optique. Seulement, un filet nerveux très fin se rend au nerf optique; il forme autour de l'artère ophtalmique un réseau très délicat, d'où part un filament (Tiedemann, Langenbeck) accompagnant l'artère centrale de la rétine et qui, quelquefois, naissant directement du ganglion ciliaire (Ribes, Heinzel) forme un réseau nerveux autour de cette artère (W. Krause).

D'après H. Müller, les nerfs ciliaires, après avoir perforé la sclérotique, constituent, à la face externe de la choroïde, un plexus nerveux (*plexus choroïdien*), caractérisé par un grand nombre de cellules ganglionnaires disposées dans les mailles de ses réseaux, plexus qui fournit des rameaux aux vaisseaux de la choroïde ; un deuxième réseau nerveux est situé au-dessous de la lame vitrée (Bietti). Les nerfs ciliaires longs traversent aussi la sclérotique dans le pourtour du nerf optique; ils effectuent leur parcours, comme les autres nerfs ciliaires, dans l'espace supra-choroïdien jusqu'à son extrémité antérieure.

Les faisceaux des nerfs ciliaires pénètrent : 1° en partie dans le corps ciliaire, dans sa face externe, et forment, au-devant du muscle ciliaire, un plexus très riche en cellules nerveuses (*plexus ciliaire*) qui donne des rameaux au muscle de l'accommodation et aux vaisseaux du corps ciliaire, et un deuxième plexus à cellules ganglionnaires situé près de la lame vitrée (Andogsky). Les nerfs ciliaires, après s'être divisés à plusieurs reprises dichotomiquement, pénètrent ensuite dans l'iris et, renforcés de fibres tirant leur origine du corps ciliaire, y entrent au niveau de la grande circonférence de l'iris, près de sa face antérieure, formant des branches radiées qui contiennent quelques fibres myéliniques. Ces branches forment, dans la portion ciliaire de l'iris, un plexus circulaire et passent, une fois transformées en fibres amyéliniques, en avant des gros vaisseaux de la portion pupillaire pour y former un plexus (*plexus irien*); une autre partie des filets nerveux traverse (en avant) l'épaisseur de l'iris et constitue un plexus de fibres extrêmement minces, plexus situé au-dessous de la lame basale antérieure (*fibres sensitives*). Le plexus irien fournit des faisceaux radiés qui se terminent dans le muscle sphincter irien (*fibres motrices*), dans des plexus nerveux entourant les gaines adventices des vaisseaux (*fibres vasomotrices*) et dans des cellules pigmentaires des couches moyenne et antérieure de l'iris ; certaines fibres se portent d'après Arnold et Iwanoff, à la face postérieure de l'iris; on ne connaît pas encore leur terminaison.

2° Une autre partie des nerfs ciliaires traverse la sclérotique un peu en arrière de l'insertion du muscle de l'accommodation et pénètre dans la cornée, en dehors et en avant du canal de Schlemm. A la périphérie de la cornée, des faisceaux nerveux, au nombre de 60, dont chacun est constitué par 2 ou 3 fibres myéliniques, qui, à une distance du rebord cornéo-scléral variable de 3 à 5 millimètres, se dépouillent de la gaine myélinique, forment un plexus (*plexus annulaire*). En outre, d'autres filets nerveux qui se détachent des nerfs conjonctivaux pénètrent dans la sclérotique, avec les artères ciliaires antérieures (*nerfs ciliaires antérieurs*, Boucheron) et se distribuent également dans la cornée, fibres auxquelles la cornée doit de conserver sa sensibilité après la névrotomie optico-ciliaire.

Du plexus annulaire, les filets nerveux se dirigent vers la portion centrale de la cornée pour y former le *plexus fondamental* (Ranvier), d'où se détachent des filets qui, dans la partie antérieure de la cornée, vont constituer le *plexus sub-basal*. Au-dessous de l'épithélium antérieur, on décrit un plexus *sous-épithélial;* enfin, des filets nerveux s'insinuant entre les cellules épithéliales constituent un plexus *intra-épithélial*.

Les auteurs ne sont pas d'accord sur la terminaison des fibres nerveuses de la cornée. D'après Kühne, un certain nombre de filets nerveux se terminerait dans les cellules fixes de la cornée ; les filets intra-épithéliaux se termineraient, d'après quelques auteurs, par un renflement en tire-bouchon, à la surface antérieure de l'épithélium ; Brandt admet que les filets nerveux se terminent dans des organes, analogues aux corpuscules de Krause et situés dans les couches profondes de l'épithélium ; d'après Dogiel, il y aurait deux sortes de terminaisons, les unes en bouton et les autres en tire-bouchon.

Les nerfs de la sclérotique proviennent des nerfs ciliaires ; myéliniques à leur entrée dans cette membrane, ils deviennent amyéliniques après avoir subi plusieurs divisions successives, et leurs cylindraxes se séparent en fibrilles très minces qui, s'entre-croisant à plusieurs reprises, après un très long trajet dans les interstices du tissu sclérotical, s'effilent de manière à se terminer en pointe (Helfreich, Bach).

ARTÈRES DU GLOBE OCULAIRE

Les artères du globe sont des branches de l'ophtalmique (branche de la carotide interne) : l'artère centrale de la rétine, les ciliaires courtes postérieures, les ciliaires longues postérieures ; enfin des branches musculaires fournissent les artères ciliaires antérieures.

Les artères *ciliaires postérieures courtes*, en nombre variables de 3 à 4 jusqu'à 15 ou 20, traversent la sclérotique dans le pourtour du nerf optique après avoir formé le cercle artériel de Zinn, logé dans cette membrane à laquelle ils ont donné des collatérales. Les ciliaires courtes postérieures se ramifient, dans la choroïde, jusqu'à l'ora serrata. Elles s'accolent d'abord à la face externe de la choroïde, se divisent en plusieurs branches et pénètrent à l'intérieur de cette membrane pour y former des branches de la couche moyenne ; ces branches s'anastomosent avec les branches récurrentes des artères ciliaires antérieures. Au niveau du trou optique de la choroïde, les artérioles provenant des ciliaires courtes s'anastomosent avec des branches de l'artère centrale de la rétine.

Les artérioles de la couche moyenne se ramifient en branches plus petites qui sont séparées de la chorio-capillaire par un réseau de fibres élastiques. La chorio-capillaire représente un réseau extrêmement mince de capillaires à mailles allongées dans la direction méridienne ; le resserrement des mailles dudit réseau augmente dans la région de la macula et atteint son maximum dans la fovea centralis (Nuel). La chorio-capillaire nourrit les couches ex-

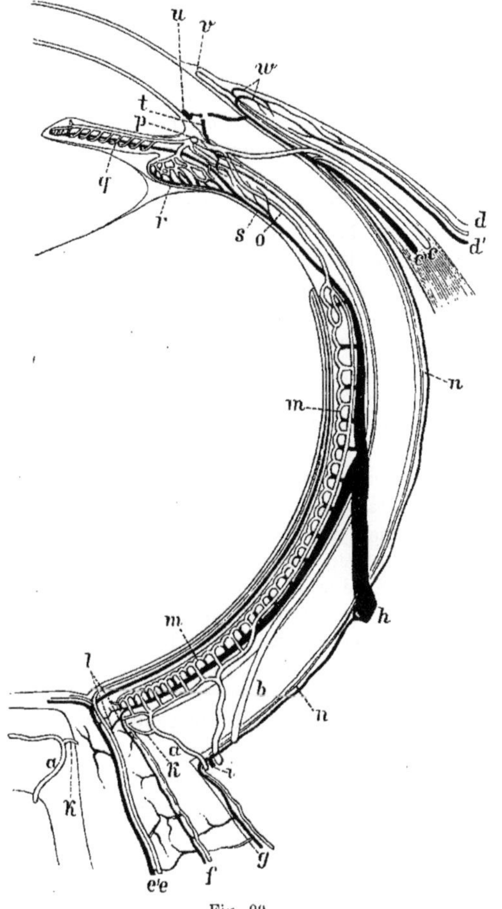

Fig. 99.

Vaisseaux sanguins du globe oculaire. — Schéma d'après Leber. Coupe horizontale. Artères en blanc; veines en noir.

a, *a*, artères ciliaires postérieures courtes. — *ba*, ciliaire postérieure longue. — *c*, *c'*, *a* et *v*, ciliaires antérieures. — *d*, *d'*, *a* et *v*, conjonctivale postérieure. — *e*, *e'*, *a* et *v*, centrale de la rétine. — *f*, vaisseaux de la gaine piale (interne) du nerf optique. — *g*, vaisseaux de la gaine durale. — *h*, vasa vorticosa. — *i*, veine ciliaire postérieure courte. — *k*, *k*, branches des *aa*. ciliaires postérieures courtes passant dans le nerf optique. — *l*, anastomoses des vaisseaux choroïdiens avec ceux du nerf optique. — *m*, choriocapillaire. — *n*, *n*, *a* et *v*, épisclérales. — *o*, artère récurrente de la choroïde. — *p*, coupe transversale du grand cercle artériel de l'iris. — *q*, vaisseaux iriens. — *r*, vaisseaux d'un procès ciliaire. — *s*, veine versant le sang veineux de l'iris et du corps ciliaire dans une branche d'une veine vortiqueuse de Stenon. — *t*, veine ciliaire antérieure. — *u*, plexus veineux représentant le canal de Schlemm. — *v*, anse vasculaire de l'anneau péricornéen. — *w*, *a* et *v*, conjonctivales antérieures.

ternes de la rétine, et la fovea, exempte de vaisseaux; elle s'anastomose avec le réseau du nerf optique au niveau de la lame criblée (Leber, Wolfring).

Les artères *ciliaires longues*, au nombre de deux, l'une interne, l'autre externe, traversent la sclérotique à 5 millimètres en avant des petites ; elles passent entre la choroïde et la sclérotique, se prolongent jusqu'aux procès ciliaires du côté nasal et du côté temporal et se divisent chacune en deux branches : l'une ascendante, l'autre descendante, qui forment, dans la grande circonférence de l'iris, le *grand cercle artériel de l'iris*. De ce cercle partent de nombreuses artérioles qui, à la limite des portions cilliaire et pupillaire, forment le *petit cercle artériel de l'iris*.

Des branches de l'ophtalmique accompagnent les muscles droits et envoient 1 ou 2 rameaux qui sont les artères *ciliaires antérieures*, vers la conjonctive. Ces vaisseaux traversent la sclérotique, dans le voisinage de l'insertion de ces muscles, pour se réunir avec le grand cercle artériel de l'iris, qui, en dehors des rameaux iriens, donne des rameaux postérieurs pour le muscle de l'accommodation et les procès ciliaires (chaque procès reçoit directement une artériole spéciale, ou bien une artériole se divise en deux ou trois branches dont chacune se rend à un procès et se divise en un réseau superficiel) et des rameaux récurrents (ou choroïdiens) qui, très grêles et peu nombreux, s'anastomosent avec le réseau choroïdien.

Les ciliaires antérieures fournissent des rameaux pour le réseau épiscléral qui donne des branches pour la partie antérieure de la sclérotique ; les premières donnent également des artérioles qui nourrissent le réseau péri-cornéen superficiel du limbe cornéen, réseau composé des capillaires formant arcades, dont la convexité regarde le centre de la cornée. En dehors de ce dernier réseau, existe un réseau vasculaire profond (anneau vasculaire profond Schœbl) dont le degré de développement est très variable ; les anses vasculaires qui le constituent proviennent des artérioles accompagnant les nerfs à leur entrée dans la cornée (Hoyer).

L'artère *centrale de la rétine* qui représente une artère terminale, dans le sens de Cohnheim, pénètre dans le nerf optique par sa face inférieure, à 15 millimètres en arrière du globe, se dispose suivant l'axe du nerf et arrive dans la papille optique après avoir donné de petites artérioles pour les cloisons de la lame criblée. Ces artérioles forment des anastomoses avec les branches de l'anneau vasculaire de Zinn qui est constitué par deux ou trois artères ciliaires courtes postérieures. A la surface de la papille optique, l'artère centrale se divise en deux branches : l'une supérieure, l'autre inférieure, et, après un trajet très court, chacune de ces branches se subdivise, de nouveau, en deux branches, l'une nasale et l'autre temporale (plus importante). Des branches nasales, on voit se détacher des branches médianes, l'une supérieure, l'autre inférieure. Des branches temporales ou de leurs ramifications se détachent deux artérioles dirigées horizontalement et qui se rendent à la macula.

Les artères rétiniennes sont situées dans la couche optique et suivent le parcours des fibres optiques ; elles émettent de nombreux ramuscules qui se dirigent dans les couches externes et tissent un réseau capillaire à mailles larges, situé dans les couches des fibres nerveuses et de cellules ganglionnaires, et un réseau à mailles très serrées, situé dans la couche à grains internes (His, Schwalbe). Ces deux réseaux sont réunis par de nombreux capillaires radiés. On trouve des vaisseaux seulement dans la portion cérébrale de la rétine; la portion neuro-épithéliale et la fovea centralis en sont dépourvues.

Le mode de division de l'artère centrale présente de nombreuses variétés individuelles. L'artère peut, dans le tronc, se diviser déjà en ses quatre rameaux; ou bien elle se partage profondément en deux branches, l'une supérieure, l'autre inférieure et la deuxième subdivision se fait à la papille. Les branches supérieure et inférieure peuvent se diriger vers la portion nasale de la rétine et les vaisseaux temporaux (à l'inverse de la majorité des cas) paraissent s'en détacher comme des vaisseaux secondaires (Fuchs).

Les artérioles de la macula peuvent se détacher à une certaine distance en arrière de la papille; généralement, elles se séparent au niveau de la papille. On observe rarement leur origine aux artères ciliaires postérieures courtes (artères *cilio-rétiniennes*); une artériole cilio-rétinienne peut se détacher : 1° de l'anneau de Zinn ; 2° d'une branche de cet anneau qui se divise en une artériole cilio-rétinienne et une choroïdienne ; 3° d'une artère choroïdienne; mais, dans ces deux dernières variations, les artérioles cilio-rétiniennes ne sont que des branches secondaires d'un rameau de l'anneau vasculaire sclérotical (Elschnig); les cilio-rétiniennes sont également des artères terminales dans le sens de Cohnheim.

VEINES DU GLOBE OCULAIRE

La presque totalité du sang veineux du globe oculaire est déversé par les *veines vortiqueuses ;* les veines *ciliaires antérieures* sont de minime importance pour la circulation sanguine ; la *veine centrale de la rétine* ne sert que pour les couches cérébrales de cette membrane et l'entrée du nerf optique.

De la chorio-capillaire se développent des veinules qui, après avoir traversé la lame des fibres élastiques de Sattler, se réunissent en branches de calibre moyen, situées dans la couche moyenne de la choroïde, qui, toujours par des réunions successives en branches plus importantes, forment enfin, à la surface externe de la choroïde, un réseau étoilé très riche, où prennent naissance les veines vortiqueuses (*vasa vorticosa de Sténon*). Ces veines vortiqueuses traversent la sclérotique un peu en arrière de l'équateur, formant ainsi des canaux veineux volumineux dirigés un peu obliquement en arrière et en dehors, et s'ouvrent dans les veines ophtalmiques. Les vasa vorticosa, au nombre de quatre, deux supérieurs et deux inférieurs, sont réunis entre eux par des branches anastomotiques. Il arrive que les veines primitives qui, par leur réunion, constituent une veine vortiqueuse, traversent isolément la sclérotique, et, dans ce cas, le nombre des vasa vorticosa peut aller jusqu'à dix. Schonte a observé une veine vortiqueuse traversant la sclérotique dans le pôle postérieur de l'œil et accompagnant le nerf optique.

Les veines de l'iris suivent, en sens inverse, le même trajet que les artères.

Elles se réunissent aux paquets veineux du corps ciliaire, à la grande circonférence de l'iris.

Le réseau capillaire superficiel de chaque procès ciliaire donne naissance à une veine située au centre des procès ; ces veines se rendent à la surface interne de l'orbiculus ciliaire, passent ensuite à la face externe de la choroïde et se déversent, enfin, dans les vasa vorticosa.

Les veines du muscle de l'accommodation aboutissent, en partie, dans le réseau choroïdien, en partie dans les veines ciliaires antérieures. Celles-ci traversent, comme les artères homonymes, la sclérotique, se réunissent avec les veinules qui se détachent du plexus veineux de Schlemm, de l'anneau vasculaire péri-cornéen, du tissu sclérotical, du réseau épiscléral et avec les veines conjonctivales extérieures ; elles se jettent, enfin, dans les veines des muscles droits (veines musculaires).

Les veinules *ciliaires postérieures courtes* ne traversent pas la sclérotique, comme les artères homonymes. Elles naissent par la réunion de veinules de la sclérotique (portion postérieure) et des veinules de la gaine durale des nerfs optiques et suivent le même trajet que les artères homonymes.

Les veines *rétiniennes* suivent le même trajet que les artères. Les branches principales sont situées dans la couche des fibres optiques ; les artères sont plus superficielles que les veines. On distingue des veines temporales supérieure et inférieure, des veines nasales supérieure et inférieure et une veine maculaire. Le sang veineux de la macula peut se déverser dans les veines choroïdiennes; cette variation (veine *cilio-rétinienne*) est cependant plus rare encore que celle d'une artère cilio-rétinienne.

LYMPHATIQUES DU GLOBE

Les voies lymphatiques du globe seront exposées, en détail, dans le chapitre consacré à l'anatomie des différentes parties de l'œil et dans celui de la circulation générale du globe. Nous nous bornerons donc ici à une vue générale.

On distingue d'après Schwalbe le système lymphatique du globe en deux parties, l'une antérieure, l'autre postérieure. La première comprend les voies lymphatiques de la cornée, de la partie antérieure de la sclérotique, les chambres antérieure et postérieure. La lymphe se déverse dans les lymphatiques de la conjonctive bulbaire. La partie postérieure du système lymphatique comprend les voies lymphatiques du corps vitré, de la rétine, l'espace péri-choroïdien ; la lymphe se déverse dans les espaces de Ténon, supravaginal et intervaginal du nerf optique.

La cornée est dépourvue de vaisseaux lymphatiques. La lymphe y circule dans les fentes interstitielles, très nettement appréciables dans les cas d'œdème cornéen, et représentées par un système lacunaire situé entre les cellules fixes et leurs prolongements protoplasmiques, d'une part, et les parois constituées par la lame fibreuse, d'autre part. Ces lacunes communiquent par les canalicules des nerfs traversant la membrane de Bowman sur les interstices intercellulaires de l'épithélium. La lymphe se déverse dans les lymphatiques de la conjonctive. La sclérotique est pourvue d'un système lacunaire interstitiel analogue.

Les chambres antérieure et postérieure ne représentent qu'un seul espace lymphatique, si la pupille est fortement dilatée. L'humeur aqueuse de la chambre postérieure est sécrétée par les procès ciliaires et la surface postérieure de l'iris ; le canal péri-lenticulaire joue un rôle important dans la nutrition du cristallin, dont le système lymphatique est représenté, d'après Schlœsser, par des lacunes intercellulaires. Le courant lymphatique pénètre dans le cristallin au niveau de l'équateur, se dirige vers le centre de la couche corticale postérieure, puis, en suivant les rayons ou méridiens postérieurs, arrive dans les lacunes péri-nucléaires ; il en sort, en suivant les rayons ou méridiens antérieurs, pour aboutir enfin à une couronne de petits points situés au-dessous de la cristalloïde antérieure. Nous avons déjà parlé de l'existence probable des communications entre la chambre postérieure et l'espace post-lenticulaire.

L'humeur aqueuse de la chambre antérieure est probablement sécrétée en partie par la surface antérieure de l'iris (Hamburger). Les fentes lymphatiques de l'iris se déversent dans la chambre antérieure, d'où le courant lymphatique se dirige vers l'espace de Fontana, traverse la paroi interne du canal de Schlemm et se déverse dans les veines ciliaires antérieures.

Dans la choroïde, la lymphe chemine dans des fentes lymphatiques et des gaines péri-vasculaires ; elle se déverse dans l'espace supra-choroïdien. Cet espace représente un réservoir du courant lymphatique correspondant aux parties nourries par les artères ciliaires courtes postérieures (choroïde, portion neuro-épithéliale de la rétine). L'espace supra-choroïdien communique, par les gaines lymphatiques entourant les vasa vorticosa (Schwalbe) et les artères ciliaires postérieures (Axel Key et Retzius), avec l'espace de Tenon qui communique, à son tour, avec l'espace supra-vaginal, espace lymphatique entourant le nerf optique. Des fentes interstitielles permettraient, d'après Schwalbe, une communication entre l'extrémité postérieure de l'espace supra-choroïdien et l'espace intervaginal du nerf optique.

Le système lymphatique du corps vitré et de la rétine répond aux parties nourries par l'artère centrale de la rétine. Les systèmes lymphatiques antérieur et postérieur communiquent par l'espace post-lenticulaire, d'où la lymphe chemine par le canal hyaloïdien vers la papille optique. La rétine présente des fentes interstitielles radiées ou rondes (entourant les cellules nerveuses), élargies dans le cas d'œdème de cette membrane et d'où la lymphe se déverse dans les gaines péri-vasculaires pour aboutir dans les espaces lymphatiques du nerf optique.

Ces espaces lymphatiques du nerf optique sont en communication avec l'espace intervaginal du nerf optique. En effet, Schwalbe par des injections dans cet espace a réussi à injecter un réseau lymphatique situé entre les faisceaux des fibres optiques et les cloisons fibreuses du nerf optique. Ce réseau est surtout très développé en dedans de la lame criblée. D'autre part, l'espace intervaginal du nerf optique communique avec les espaces subdural et sub-arachnoïdien du cerveau.

Michel a démontré que des fentes interstitielles de la gaine durale du nerf optique permettraient une communication de la lymphe des espaces supra-vaginal et intervaginal.

Ces données anatomiques nous expliquent donc les nombreux rapports des affections cérébrales et orbitaires avec la pathologie du globe oculaire.

BIBLIOGRAPHIE DE L'ANATOMIE GÉNÉRALE DU GLOBE

HISTORIQUE

Arlt. Zur Anatomie des Auges. *Arch. f. Ophthalm.*, III, 2, 1857.

Boll. *Monatsber. d. Berl. Akad.*, 1876.

Bowman. Lectures on the parts concerned in the operation on the eye. *London*, 1849.

Brucke. Beschreibung des menschlichen Augapfels, 1847.

Bochdalek. U. d. Nerven der Sclerotica. *Prag. Vierteljahrs*, 1849.

Cloquet. Mémoire sur la membrane pupillaire et sur la formation du petit cercle artériel de l'iris. *Paris*, 1818.

Demours. Observations anatomiques sur la structure cellulaire du corps vitré. *Mém. de Paris*, 1745.

Albertus Haller. Icones anatomicae. *Goettingue*, 1844.

Hannover. Das Auge. *Leipzig*, 1852.

Hovius. Tractatus de circulari humorum motu in oculis. *Lugdani Batavorum*, 1716.

Hirsch. *Handbuch von Graefe u. Saemisch.* vol. VII.

E. Jaeger, U. d. Einstellungen des dioptrischen Apparates im menschlichen Auge. *Wien*, 1861.

C. Krause. *Meckel's Archiv.*, 1832, p. 86.

Martegiani. Novae observationes de oculo humano. *Naples*, 1814.

Pétrequin. *Annal. d'Ocul.*, 1843.

Petit. Sur les deux espaces que l'humeur aqueuse occupe dans l'œil. *Mém. de l'Acad. de Paris*, 1723.

Retzius A. U. d. Circulus venosus im Auge. *Müller's Archiv.*, 1834.

Rouget. *Soc. de biol.*, 1856.

Ruysch. Responsio in épist. XIII de oculorum tunicis. *Amsterdam*, 1737.

Sappey. *Gaz. Méd.*, nº 26, 27.

Sömmering. *Abbildung des menschlichen Auges*, 1801.

J.-G. Zinn. Descriptio anatomica oculi humani iconibus illustrata. *Goettingue*, 1755.

ANATOMIE DU GLOBE

Andogsky. Zur Frage über die Ganglienzellen der Iris. *Arch. f. Augenheilk.* Vol. XXXIV, f. 2, 1897.

Axenfeld. U. die sogen. vorderen Cilvarnerven. *Ophthalm. Ges. Heidelberg*, 1895.

E. Berger. Anatomie normale et pathologique de l'œil. *Paris*, 1893.

Bietti. *Annali di Ottalmologia*, Vol. XXV, f. 4, p. 319.

Boucheron. Nerfs de l'hémisphère antérieur de l'œil. *Bull. Société de Biol.* Paris, 1891.

Cadiat. Du cristallin. Anatomie et développement. *Paris*, 1876.

Cajal. (Ramon y). Sur la morphologie et les connexions des éléments de la rétine. *Anat. Anzeig*, 1888.

Claeys. De la région ciliaire de la rétine et de la zonule de Zinn. *Bull. de l'Acad. de Méd. de Belgique*, 1886.

Elschnig. Cilio-retinale Gefässe. *Arch. f Ophtalm.* Vol. XLIV, f. 1, 1898.

Gabrielidès. Muscle dilatateur de la pupille. *Arch. d'Ophtalm.* Vol. XV, f. 3, p. 176, 1895.

HAMBURGER. *Centralblatt f. Augenheilk.*, 1898, p. 225.

V. HIPPEL. Uber das normale Auge des Neugeborenen. *Arch. f. Ophtalmologie.* Vol. XLV, p. 286, 1898.

HOCQUARD. Recherches sur l'anatomie et la physiologie de l'appareil accommodateur. *Paris*, 1891.

JULER. Contribution to the anatomy and physiology of iris. *Trans. Internat. Congr.*, 1894, p. 338.

LEBER. Circulus venosus Schlemmii, *Arch. f. Ophtalm.* Vol. XLI, p. 235, 1895.

LINDSAY JOHNSON G., Contributions to the comparative anatomy of the mammalian eye, chiefly based on ophtalmoscopic examination. *Phil. Trans. Roy. Soc.* London, 1901.

NICATI. La glande de l'humeur aqueuse. *Arch. d'Ophtalm.*, 1890, p. 281.

NÜEL et BENOIT. Des espaces lymphatiques de l'iris. *Soc. Belge d'Ophtalm.*, 1898.

RANVIER. Leçons sur la cornée. *Paris*, 1881.

RETTERER. Note sur la structure de l'iris chez les mammifères. *Bull. Soc. de Biologie*, 1888.

ROCHON-DUVIGNAUD. Recherches anatomiques sur l'angle de la chambre antérieure et le canal de Schlemm. *Arch. d'Ophtalm.* Vol. XIII, f. 1, p. 20.

SATTLER. U. d. elastischen Fasern der Lamina cribrosa und des Schnervenstammes. *Arch. f. Anat. u. Physiol.*, 1897.

SCHLÖSSER. Uber die Lymphbahnen der Linse. *Wiesbaden*, 1889.

SCHÖN. Zonula und Ora serrata. *Anatom. Anzeiger*. Vol. X, n° 11, 1894.

SCHONTE. G. J. Vasa vorticosa. *Arch. f. Ophtalm.*, 1898, vol. XLVI, f. 2.

SCHWALBE. Lehrbuch der Anatomie des Auges. *Erlangen*, 1887.

STRAUB. Ligamentum iridis pectinatum. *Arch. f. Ophtalm.* Vol. XXXIII. Beitrag z. Kenntniss des Glaskörpergewebes. *Ibidem*, vol. XXXIV, 1888.

TERRIEN. Recherches sur la structure de la rétine ciliaire et l'origine des fibres de la zone de Zinn. *Arch. d'Ophtalm.*, 1898, p. 555.

TESTUT. *Traité de l'anatomie*, vol. IV.

WEISS. Zur Anatomie der Eintrittstelle des Sehnerven. *Internat. Ophtalm. Congress. Heidelberg*, 1888. Uber das Wachsthum des menschlichen Auges. *Anatomische Hefte von Merkel u. Bonnet*, 1897.

ANATOMIE DE LA CONJONCTIVE

Par M. V. MORAX (de Paris).

CARACTÈRES GÉNÉRAUX

On donne le nom de conjonctive (de *conjungere*, réunir) à la membrane muqueuse qui, au niveau du bord libre des paupières, fait suite à la peau, tapisse la face interne des paupières, puis se recourbe pour recouvrir le segment antérieur du globe et s'arrêter au niveau du limbe de la cornée. Cette limitation est d'ailleurs purement macroscopique, car l'étude histologique montre que l'épithélium cornéen est la continuation de l'épithélium conjonctival, dont il diffère cependant par quelques modifications dans la disposition cellulaire. Conjonctive et épithélium antérieur de la cornée ne sont en réalité qu'une différenciation du tégument externe, de l'ectoderme, adapté aux conditions de mobilité, de glissement de l'organe qu'il recouvre.

Nous en décrirons successivement :

1° La configuration extérieure;

2° La structure.

I. — CONFIGURATION EXTÉRIEURE

Description générale. — On fait commencer la conjonctive au niveau de la lèvre postérieure tranchante du bord libre des paupières. Disons tout de suite que, là comme ailleurs, au niveau de toutes les régions où le tégument externe, de cutané devient muqueux, il n'y a pas en réalité de limitation nette et le passage se fait par une zone intermédiaire où la disposition histologique tient à la fois des caractères de la peau et de ceux de la muqueuse. Sur une coupe histologique verticale, faite perpendiculairement au bord libre de la paupière et colorée par le picrocarmin par exemple, cette disposition devient très évidente même si l'on se contente d'un examen à la loupe. On voit que l'épaisseur de la couche épithéliale, la disposition papillaire du derme qui caractérisent la peau, diminuent insensiblement pour arriver à former la couche épithéliale de faible épaisseur reposant sur un derme uni, qui sont les attributs de la muqueuse proprement dite. Cette disposition tranchée de la muqueuse n'apparaît qu'à 1 millimètre de ce que nous considérons comme la limite anatomique de la conjonctive. La limitation de la conjonctive à la lèvre postérieure du bord libre palpébral est donc arbitraire; il suffit de s'entendre sur ce point.

En partant du bord libre, la conjonctive recouvre tout d'abord la face interne des paupières; elle repose en haut et en bas sur le tarse, auquel elle adhère si fortement qu'il est impossible de la plisser même avec la pince. On donne à cette première partie de la conjonctive le nom de *conjonctive tarsienne.*

Arrivée à la limite inférieure ou supérieure du tarse la conjonctive perd ses adhérences intimes avec les tissus sous-jacents. Elle se plisse horizontalement et se prolonge plus ou moins en arrière, avant de se replier pour se porter sur la sclérotique du segment antérieur du globe. La partie de la conjonctive qui recouvre la sclérotique porte le nom de *conjonctive bulbaire.* La zone comprise entre la conjonctive tarsienne et la conjonctive bulbaire constitue la *conjonctive des culs-de-sac* (le *fornix* des anatomistes allemands).

Enfin dans la région de l'angle interne, la conjonctive du cul-de-sac subit des modifications importantes par suite de la présence du repli semi-lunaire et de la caroncule lacrymale. Nous donnerons donc une description spéciale de la *conjonctive de l'angle interne.*

La distinction de ces quatre régions différentes de la conjonctive n'a pas seulement un intérêt anatomique. Elle répond également à certaines différenciations histologiques fonctionnelles et pathologiques de la conjonctive. Aussi étudierons-nous dans quatre chapitres distincts les quatre régions en question. La disposition générale de la conjonctive au-devant du globe oculaire est celle d'une bourse ou d'un sac dont l'ouverture dirigée en avant correspond à la fente palpébrale. Dans les conditions normales la cavité du sac n'est représentée que par une fente capillaire constamment occupée par une mince couche de liquide lacrymal. Dans certains états pathologiques, par contre, on peut voir se développer une cavité réelle. On a relaté des faits de symblépharon, avec adhérence complète des bords libres des paupières dans toute leur étendue où l'on a vu la sécrétion lacrymale distendre la cavité close et former au-devant du globe un véritable kyste. Chez les enfants on voit fréquemment se produire quelque chose d'analogue, au cours des inflammations de la conjonctive. Dans l'ophtalmie gonococcique des nouveau-nés en particulier la sécrétion purulente s'accumule en quantité souvent considérable dans le sac conjonctival, derrière les voiles palpébraux qui restent réunis par leurs bords par suite du spasme de l'orbiculaire palpébral. La quantité de liquide ainsi contenue peut atteindre 0,5 centimètre cube.

1° Conjonctive tarsienne. — Pour rendre visible la conjonctive tarsienne il est nécessaire de retourner les paupières. Pour la paupière inférieure il suffit d'exercer sur la face cutanée de la paupière une légère traction en bas, tout en engageant l'observé à diriger son regard en haut; pour la paupière supérieure on procédera de la manière suivante : après avoir invité le patient à diriger son regard dans la direction de ses pieds, on saisit délicatement entre le pouce et l'index la rangée des cils de la paupière supérieure puis sans traction violente, on l'attire en bas et un peu en avant du globe oculaire. Alors, en pressant avec une sonde de Bowmann, tenue horizontalement, sur le bord supérieur du cartilage tarse, il suffit de relever le bord ciliaire pour que la luxation du tarse se produise et que toute la conjonctive tarsienne supérieure soit accessible au regard. On arrivera rapidement à se passer de la sonde pour l'exécution de cette petite manœuvre.

La conjonctive tarsienne ne forme aucun pli. Elle est d'une coloration rosée et présente à l'état normal une surface absolument lisse. Sur le fond rosé se détachent, en stries rouges, les vaisseaux dont les troncs venus de la conjonctive du cul-de-sac, affectent une disposition verticale et se ramifient de plus en plus en approchant du bord libre de la paupière.

La conjonctive tarsienne est intimement unie à la face postérieure des tarses et il est difficile de l'isoler de ces organes par la dissection alors que dans tout le reste de son étendue il est aisé de détacher la membrane muqueuse des tissus sous-jacents, soit avec les ciseaux, soit avec le bistouri. Ses dimensions en hauteur sont extrêmement variables et sont en rapport avec les variations de hauteur des tarses.

La conjonctive tarsienne peut être le siège de lésions spéciales : le trachome se localise de préférence à la conjonctive tarsienne de la paupière supérieure. Il en est de même de certaines formes de conjonctivite printanière qui se caractérisent par un développement considérable de saillies papillaires sur la conjonctive tarsienne.

2° Conjonctive du cul-de-sac. — La conjonctive du cul-de-sac s'étend du point où cesse l'adhérence de la muqueuse oculaire au tarse jusqu'au niveau où elle entre en contact avec l'épisclère. Le bord supérieur ou inférieur des tarses permet donc de lui assigner une limite précise. L'aspect macroscopique change légèrement d'ailleurs à partir de ce point. De lisse et d'unie qu'elle était au niveau des tarses, la conjonctive présente une surface moins uniforme : on voit des plis horizontaux plus ou moins développés et qui dans certains processus pathologiques deviennent très évidents alors que chez le fœtus ils font complètement défaut. Ces plis sont en rapport avec la très grande mobilité des globes oculaires et des voiles palpébraux. Ils deviennent de plus en plus marqués et profonds, à mesure que l'on se rapproche du fond du cul-de-sac.

D'après les mensurations de TESTUT la distance qui sépare du bord cornéen le fond du cul-de-sac conjonctival serait :

En haut.	10	millimètres.
En bas	1	—
En dehors	14	—
En dedans	7	—

Les rapports du cul-de-sac conjonctival présentent un intérêt anatomo-chirurgical en raison de certaines interventions qui se font au travers de la conjonctive du cul-de-sac.

C'est en effet au travers du cul-de-sac conjonctival supérieur que l'on extirpe la glande lacrymale palpébrale et c'est par le cul-de-sac supérieur que l'on atteint le releveur de la paupière supérieure dans les procédés opératoires de Motais et de Parinaud.

Fig. 100.
Coupe horizontale de l'œil pour montrer les culs-de-sac interne et externe.

N, côté nasal. — T, côté temporal. 1, cornée. — 2, cul-de-sac interne. — 3, cul-de-sac externe. — 4, caroncule lacrymale. — 5, commissure externe des paupières. — 6, corps vitré.

Le feuillet antérieur ou palpébral de la conjonctive du cul-de-sac supérieur est en rapport immédiat en avant avec le tendon musculaire du releveur de la paupière encore appelé muscle palpébral supérieur de Muller qui vient s'insérer par de petits tendons élastiques sur le bord supérieur du tarse. Ce tendon musculaire sépare le cul-de-sac conjonctival du tendon conjonctif du releveur qui va se terminer dans le tissu cellulaire de la paupière entre les faisceaux de l'orbiculaire. Le fond du cul-de-sac, est adhérent à une expansion des tendons du releveur de la paupière qui a pour effet de l'attirer en haut.

Enfin le feuillet postérieur du cul-de-sac supérieur se trouve en rapport avec le bord antérieur du tendon du droit supérieur. Il en résulte que si l'on veut atteindre le droit supérieur, y découper une languette et la suturer au releveur palpébral, c'est à travers le fond du cul-de-sac qu'il faudra pénétrer et établir la réunion des deux muscles. La figure schématique de Testut montre très nettement cette disposition (fig. 102).

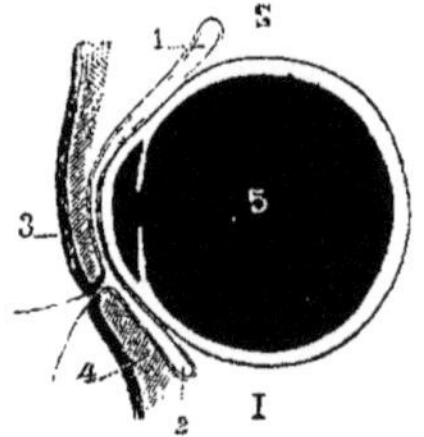

Fig. 101.
Coupe sagittale de l'œil pour montrer le cul-de-sac supérieur et inférieur de la conjonctive (Testut).

S, côté supérieur. — I, côté inférieur. 1, cul-de-sac supérieur. — 2, cul-de-sac inférieur. — 3, paupière supérieure. — 4, paupière inférieure. — 5, corps vitré.

Au niveau de la région supéro-externe, le cul-de-sac palpébral affecte des rapports intéressants avec la glande lacrymale palpébrale. En incisant le fond du cul-de-sac et en se dirigeant vers le globe oculaire on fait saillir aussitôt les lobules de la glande lacrymale palpébrale dont l'excision au travers de la plaie conjonctivale constitue une opération des plus simples.

Le cul-de-sac inférieur est en rapport en avant avec le muscle palpébral inférieur de Muller qui se porte du bord inférieur du tarse au voisinage de l'arcade orbitaire. Le cul-de-sac inférieur n'est qu'indirectement en rapport avec l'insertion osseuse du petit oblique, qui se fait sur le rebord osseux de l'orifice supérieur du canal nasal et se dirige obliquement en dehors. Néanmoins on pourrait atteindre cette insertion du petit oblique, en faisant une incision de la partie la plus interne du cul-de-sac inférieur et en se portant directement sur la crête osseuse que l'on sent facilement avec le doigt.

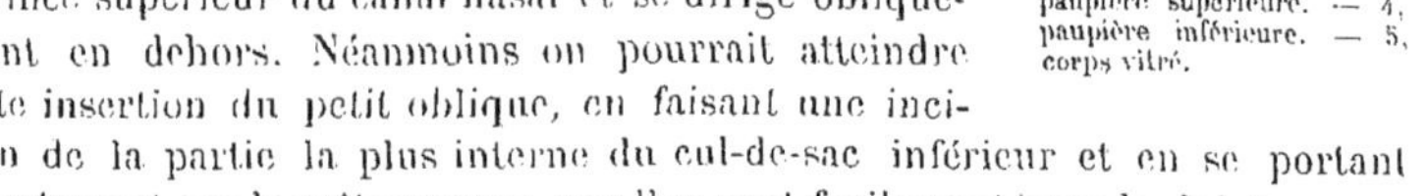

La conjonctive des culs-de-sac repliée et épaissie, lorsque l'œil est immobile, et dans la situation de repos, se laisse distendre et s'enroule sur la sclérotique et les tendons des muscles moteurs de l'œil dans le regard forcé dans les différentes directions.

En aucun moment cependant, et quelle que soit la direction du regard, le cul-de-sac ne se trouve en rapport avec le corps musculaire d'un des muscles moteurs.

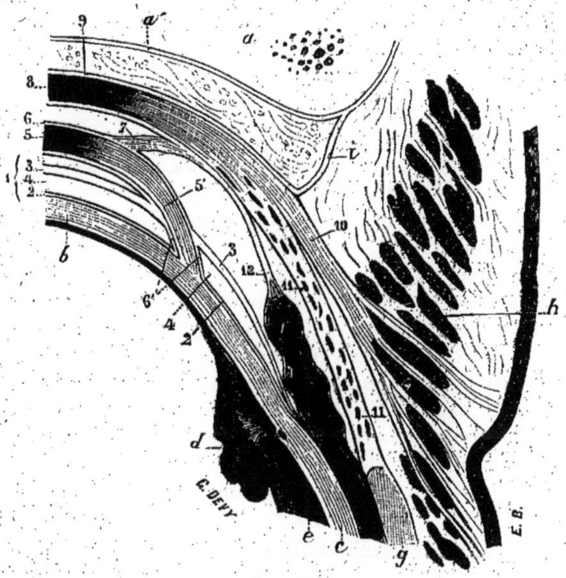

Fig. 102.

Rapports du cul-de-sac conjonctival supérieur avec les muscles (demi-schématique,) (Testut).

f, cul-de-sac supérieur de la conjonctive. — *g*, tarse supérieur. — *h*, muscle orbiculaire des paupières. — , septum orbitale. — *a*, os frontal. — *a'*, son périoste. — *b*, sclérotique. — *c*. cornée — *d*, procès ciliaire — *e*, chambre antérieur de l'œil.

1, capsule de Tenon. — 2, son feuillet interne. — 3, son feuillet externe. — 4, sa cavité séreuse — 5, muscle droit supérieur. — 5' son tendon. — 6, sa gaine. — 7, son prolongement orbitaire. — 8, muscle releveur de la paupière supérieure. — 9, sa gaine — 10, son tendon conjonctif — 11, son tendon musculaire. — 12, son expansion pour le cul-de-sac conjonctival.

3° Conjonctive bulbaire. — Du cul-de-sac conjonctival, la muqueuse se continue sur le globe oculaire, recouvrant le segment antérieur de la sclérotique ainsi que la portion tendineuse des muscles droits de l'œil. Puis elle atteint le limbe et tapisse la cornée en lui adhérant si intimement que l'on a pris l'habitude de comprendre sa description dans celle de la cornée. La mobilité que présente la conjonctive sur la sclérotique et qui fait qu'on peut la plisser et la faire glisser à la surface du globe est déjà considérablement diminuée au niveau du limbe : elle a disparu entièrement sur la cornée transparente : on peut donc décrire à la conjonctive bulbaire :

a) Une portion sclérale ;

b). Une portion intercalaire ou limbique ;

c) Une portion cornéenne.

A. Portion sclérale. — Mince et transparente au niveau de la sclérotique la conjonctive présente une coloration blanche dont la teinte légèrement jaunâtre, bleuâtre ou rosée varie suivant les sujets et les races, en rapport avec le tissu scléral sous-jacent. C'est la partie de l'œil que l'on désigne vulgairement sous le nom de ***blanc de l'œil***. Dans certains états pathologiques de la sclérotique, dans les amincissements de cette membrane qui succèdent à certaines formes de sclérite, la conjonctive prend un ton bleuâtre, noirâtre ou violacé.

Très fréquemment chez l'adulte et le vieillard on rencontre surtout dans le méridien horizontal des taches jaunâtres formant une légère saillie; on les désigne sous le nom de pinguecula.

En raison de sa transparence, la conjonctive sclérale laisse voir non seulement les vaisseaux qui lui sont propres et qui cheminent dans le chorion mais encore certains vaisseaux de l'épisclère et de la sclérotique. Les recherches de van Woerden et de Leber, ont montré quelle est la disposition et la nature des différents vaisseaux visibles dans la fente palpébrale.

D'après ces anatomistes, les vaisseaux propres de la conjonctive se résolvent en deux groupes : *antérieur* et *postérieur*.

Les vaisseaux *conjonctivaux postérieurs* forment de petites branches régulières qui se dirigent en convergeant du cul-de-sac vers la cornée et distribuent sur leur parcours un grand nombre de ramifications. Au voisinage de la cornée celles-ci deviennent si minces qu'on a de la peine à les percevoir à l'œil nu.

Les vaisseaux *conjonctivaux antérieurs* se trouvent au voisinage immédiat de la cornée. Ils se composent de fines branches qui se ramifient à une distance de 3 ou 4 millimètres du limbe, communiquent avec les vaisseaux conjonctivaux postérieurs et présentent quelques anastomoses avec les vaisseaux ciliaires.

L'hyperémie conjonctivale se traduit par un engorgement des vaisseaux, qui va en diminuant du cul-de-sac vers le bord de la cornée; la coloration des vaisseaux est écarlate.

Les vaisseaux *ciliaires antérieurs* ou *vaisseaux perforants*, proviennent des vaisseaux des muscles droits, cheminent sous la conjonctive jusqu'au voisinage du bord de la cornée, où ils transpercent la sclérotique pour se porter à l'iris, au corps ciliaire et aux parties antérieures de la choroïde. Ils forment sous la conjonctive mobile au-dessus d'eux, des bandelettes tortueuses, de coloration violette.

Les vaisseaux *sous-conjonctivaux* ou *épiscléraux* donnent naissance à un fin réseau autour de la cornée dans une étendue de 6 millimètres. Ces vaisseaux ne sont pas visibles à l'état normal mais il suffit d'irriter l'œil d'une façon ou de l'autre pour les rendre apparents. Ils sont très minces et présentent des anastomoses avec les vaisseaux perforants avec lesquels ils constituent l'*anneau vasculaire périkératique*. Lorsque celui-ci est injecté, lorsqu'il y a, suivant l'expression consacrée, injection périkératique, les vaisseaux se distinguent des vaisseaux conjonctivaux par leur coloration violette, coloration due, d'après Jitta et Haab, aux propriétés optiques de la conjonctive. D'après les expériences de Jitta, en effet, la conjonctive constitue un milieu trouble qui prend à la lumière réfléchie une coloration bleue, dès que le fond sur lequel elle repose renvoie moins de lumière. Le rouge des vaisseaux engorgés, ajouté au bleu de la conjonctive produit alors sur notre rétine l'impression du violet.

B. Portion limbique ou intercalaire — Au niveau de l'union de la cornée à la sclérotique, la conjonctive devient adhérente au tissu sous-jacent. Elle constitue la région dite *limbe de la cornée* qui a une pathologie spéciale. En effet dans la conjonctivite printanière, les altérations du limbe sont souvent les seules qui se produisent. Certaines néoplasies, notamment l'épithélioma, débutent le plus souvent à ce niveau ; il serait facile de multiplier ces exemples.

Lorsqu'on incise la cornée à sa périphérie et que la ligne d'incision de la plaie passe par le limbe, on constate que les lèvres de la plaie peuvent se juxtaposer exactement si une pression venue du dedans ne les force pas à s'entr'ouvrir. Cela tient aux adhérences de la conjonctive du limbe au tissu rigide sous-jacent de la cornée. Lorsque par contre on a fait une incision cornéenne plus periphérique, le couteau peut en sortant tailler un lambeau de conjonctive sclérale. En réappliquant le lambeau on constate toujours un intervalle entre les deux lèvres de la plaie conjonctivale. Cet intervalle tient à l'élasticité de la conjonctive sclérale. Néanmoins il n'y a aucune conclusion à en tirer au point de vue de la préférence à donner à telle ou telle incision cornéenne dans l'opération de la cataracte.

Dans l'œdème conjonctival intense, la conjonctive du limbe peut être dissociée et soulevée par le liquide de l'œdème ; elle forme une saillie bosselée qui surplombe la cornée transparente et à laquelle on donne le nom de *chémosis*.

C. Portion cornéenne proprement dite. — Ici la conjonctive devient absolument transparente et ne se distingue plus du tissu sous-jacent de la cornée. Son étude ne peut plus être faite, qu'à l'aide du microscope. Les couches cellulaires se réduisent à un épithélium et à une membrane élastique que nous étudierons avec la cornée.

4° Conjonctive de l'angle interne. — Au niveau de l'angle interne des paupières, dans la portion ovalaire comprise entre les points lacrymaux et la commissure interne, on constate dans l'œil normal, une petite saillie d'un rouge vif, limitée par un sillon circulaire, c'est la *caroncule lacrymale*. Du côté du globe oculaire, la caroncule en est séparée par un petit bourrelet dont la direction est légèrement inclinée de haut en bas et de dedans en dehors, c'est le *repli semi-lunaire,* vestige de la *membrane clignotante* ou troisième paupière des oiseaux.

A. Caroncule lacrymale. — La caroncule sera décrite avec les paupières, c'est un organe de nature cutanée et non muqueuse, et qui ne rentre pas par conséquent dans la description de la conjonctive.

B. Repli semi-lunaire. — Le repli semi-lunaire est séparé de la caroncule par une très légère gouttière, tandis qu'une rainure profonde, la sépare de la conjonctive bulbaire.

Le repli semi-lunaire apparaît nettement dans le mouvement d'abduction. Dans ces conditions, la largeur visible du repli est de 3 à 4 millimètres environ. A l'état de repos de l'œil, la profondeur de la rainure mesurée à l'aide d'un stylet est de 2 millimètres.

Dans l'abduction extrême, il n'y a plus de sillon et la conjonctive passe directement de la face antérieure du repli semi-lunaire sur le globe oculaire, souvent même sans que l'on puisse reconnaître la limite nette de ces deux portions de la conjonctive.

Dans certaines affections du repli semi-lunaire, notamment lorsque cette région est le siège d'un chancre syphilitique, on voit le repli semi-lunaire acquérir des proportions démesurées et recouvrir la conjonctive bulbaire dans une étendue de 5 à 6 millimètres.

II. — STRUCTURE DE LA CONJONCTIVE

La conjonctive comprend comme toutes les muqueuses un recouvrement continu de cellules épithéliales; c'est la *couche épithéliale,* supportée par le *derme* ou *chorion* de la conjonctive qui représente la couche profonde. Nous aurons à envisager en outre les *glandes* annexées à la muqueuse conjonctivale, puis enfin ses *vaisseaux* et ses *nerfs.*

Couche épithéliale. — La muqueuse conjonctivale rentre, de par la disposition de ses cellules épithéliales, dans le type des muqueuses à épithélium cylindrique, ou à épithélium pavimenteux, suivant la région que l'on envisage.

La disposition pavimenteuse de l'épithélium correspond à la portion oculaire proprement dite de la conjonctive ou si l'on veut, au feuillet postérieur comprenant la plus grande partie de la paroi postérieure du cul-de-sac et la conjonctive bulbaire. Au contraire, la paroi antérieure du cul-de-sac et la conjonctive tarsienne dans toute son étendue est tapissée par un épithélium cylindrique. Nous aurons en outre à envisager les modifications épithéliales qui se produisent au niveau du limbe et au niveau du bord libre des paupières.

A. Feuillet antérieur. Conjonctive tarsienne et paroi antérieure du cul-de-sac. — Etudié sur des pièces fixées et sur des coupes fines, perpendiculaires à la surface de la muqueuse, l'épithélium cylindrique se réduit en général à deux couches de cellules : l'une superficielle est composée d'une seule rangée de cellules allongées, cylindriques ; l'autre profonde beaucoup moins épaisse est formée par une ou deux rangées de cellules aplaties.

Les cellules épithéliales cylindriques ont en réalité des formes très variables par suite des pressions réciproques qu'elles supportent; la disposition la plus frequente est la disposition conique ou pyramidale à base tournée vers l'extérieur, à sommet dirigé vers la profondeur de la muqueuse.

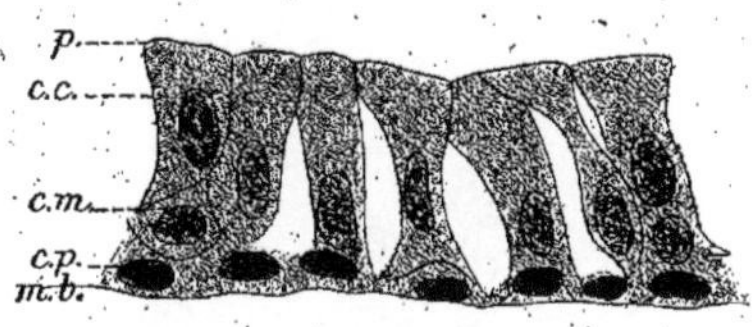

Fig. 103.
Épithélium de la conjonctive tarsienne de l'homme (Villard).
m.b, membrane basale. — *c.p*, cellules de la couche profonde. — *c.m*, cellule de la couche moyenne. — *c.c*, cellules cylindriques. — *p*, plateau.

Ces cellules ont un noyau ovale qui se colore fortement par les différents réactifs et dont le siège par rapport à la hauteur de la cellule n'est pas uniforme. D'une manière générale cependant on peut dire qu'il est plus voisin de l'extrémité profonde de la cellule que de son extrémité superficielle.

Sur la coupe, la ligne des noyaux colorés ne forme pas une rangée absolument rectiligne comme dans certaines muqueuses; elle est légèrement sinueuse et souvent double en certains points.

Le protoplasma cellulaire est finement granuleux : au niveau de la surface libre de la cellule, il se condense pour former un petit plateau qui se traduit par une ligne mince plus fortement teintée que le reste de la cellule (Villard). Pendant longtemps on a admis sur la foi des descriptions de Reich l'existence d'un plateau hyalin assez épais et transparent siégeant à la surface de ces cellules cylindriques. Mais cette disposition, que l'on rencontre parfois, ne repose, ainsi que que l'a nettement démontré Villard, que sur une erreur d'interprétation. Il arrive en effet que sur une certaine étendue la surface de l'épithélium se recouvre d'une mince couche de mucus et si l'on ne l'étudie pas sur une assez grande surface on pourrait croire qu'il s'agit d'une partie de la cellule. Il est facile de voir, lorsque les tissus ont été rapidement fixés, que la couche de mucus est indépendante des cellules et qu'elle ne forme pas un revêtement uniforme et continu à toute l'étendue du revêtement épithélial cylindrique. Très souvent enfin, ce revêtement de mucus fait complètement défaut ce qui suffirait à démontrer qu'il ne s'agit pas d'une disposition anatomique de la cellule.

A côté des cellules que nous venons de décrire, on rencontre assez fréquemment des cellules dites caliciformes que nous décrirons avec quelques détails à propos de la couche épithéliale du feuillet postérieur.

Les cellules profondes qui forment une seule rangée continue et reposent sur la membrane basale sont souvent séparées de la couche des cellules cylindriques superficielles par une ou deux *couches moyennes formées par des cellules polygonales*. C'est surtout dans le cul-de-sac que l'on rencontre cette disposition alors que la conjonctive tarsienne proprement dite ne compte guère plus de deux couches cellulaires.

Les *cellules profondes* sont aplaties et présentent un noyau ovale dont le grand axe est parallèle à la surface conjonctivale. Le noyau se colore d'une manière plus intense que le noyau des cellules superficielles ou moyennes. Les contours de ces cellules sont moins nets que ceux des cellules cylindriques. Le protoplasma y est moins abondant par rapport au noyau et plus granuleux.

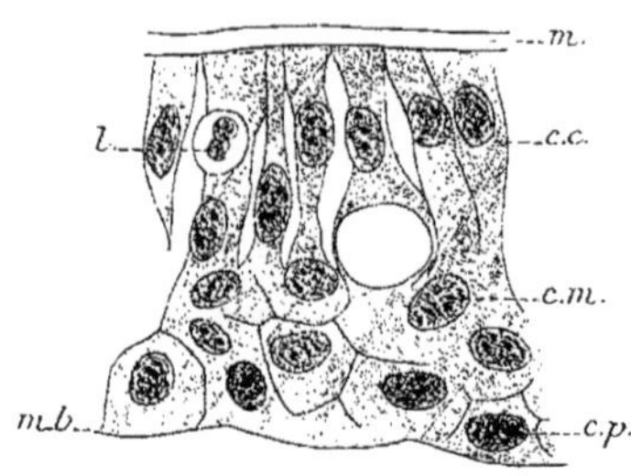

Fig. 104.

Épithélium conjonctival de l'homme dans le cul-de-sac supérieur (Villard).

m.b, membrane basale, — *c.p*, cellules de la couche profonde. — *c.m*, cellules de la couche moyenne. — *c.c*, cellules cylindriques — *l*, leucocyte polynucléé. — *m*, couche de mucus.

En dehors des cellules épithéliales, on peut rencontrer, dans cette couche, des cellules à noyaux multilobés et fortement colorés et à protoplasma peu abondant : ce sont des *leucocytes polynucléaires migrateurs* toujours en petit nombre lorsque la conjonctive ne présente aucune modification pathologique. Leur siège, dans l'épaisseur de la couche épithéliale, est naturellement des plus variables.

B. Feuillet postérieur. Portion externe de la conjonctive bulbaire et paroi postérieure du cul-de-sac. — L'épithélium qui recouvre le feuillet postérieur de la conjonctive, présente une disposition pavimenteuse stratifiée, résultant de la superposition de trois couches cellulaires : une couche superficielle formée de cellules cubiques, une couche moyenne de cellules polygonales et enfin une couche profonde de cellules cylindriques ou cubiques appelée aussi couche des cellules génératrices (Villard).

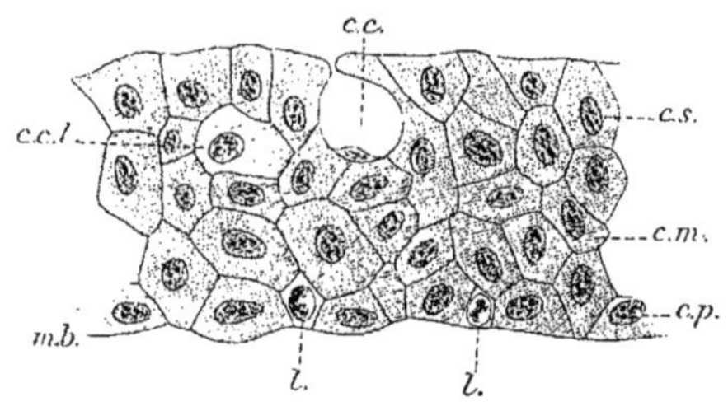

Fig. 105.

Épithélium du feuillet postérieur de la conjonctive de l'homme (Villard).

m.b, membrane basale. — *l*. leucocyte — *c.p*, couche profonde. — *c.m*, couche moyenne. — *c.s*, couche superficielle — *c.c.l*, cellules claires. — *c.c*, cellules caliciformes.

Les cellules de la *couche superficielle* sont cubiques ou même cylindriques mais cette disposition cylindrique est toujours beaucoup moins nettement accusée que celle du feuillet antérieur ; elle établit une transition, entre la disposition nettement cylindrique de la conjonctive tarsienne, et la disposition nettement pavimenteuse que nous retrouverons au niveau du limbe conjonctival.

A côté des cellules cubiques ou cylindriques de cette couche superficielle, on trouve constamment des cellules claires rappelant la disposition des cellules caliciformes de la muqueuse intestinale.

Ces cellules se retrouvent dans les couches moyennes et jusqu'au voisinage de la couche profonde. Nous nous étendrons plus longuement sur leur nature et leur signification après avoir décrit ces deux dernières couches.

La *couche moyenne* est formée de cellules polygonales dont les noyaux ovalaires présentent les orientations les plus variées.

La *couche profonde ou couche génératrice* est formée de cellules cubiques dont le noyau se colore fortement et dont le protoplasma renferme fréquemment dans la zone péri-nucléaire, des granulations pigmentaires.

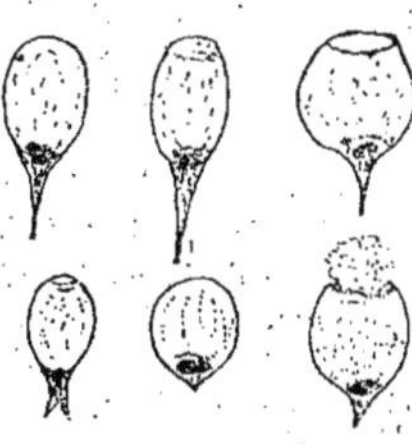

Fig. 106. Différents types de cellules caliciformes de la conjonctive (LEEDHAM-GREEN).

Revenons maintenant aux *cellules caliciformes* que beaucoup d'auteurs ont considérées pendant longtemps comme une modification pathologique ou sénile, hypothèse que les recherches de LEEDHAM GREEN et celles de VILLARD n'ont pas confirmées. Ces observateurs ont examiné des coupes de conjonctive aux différents âges de la vie et ils ont pu démontrer la constance de ces cellules à mucine chez le fœtus, chez le nouveau-né, chez l'enfant aux différents âges et chez l'adulte dans des conditions absolument normales. La cellule caliciforme ou cellule à mucine est donc un des éléments constitutifs de la couche épithéliale. Sur les coupes colorées par les solutions de carmin ou d'hématoxyline, la cellule caliciforme présente les apparences d'une cellule claire ou même d'une lacune, d'un espace vide entre les autres éléments cellulaires.

Pour bien les mettre en évidence, il faut colorer les coupes avec une solution faible de thionine (2 gouttes de solution aqueuse saturée de thionine dans 5 centimètres cubes d'eau distillée ; colorer pendant quinze minutes, laver à l'eau et monter dans la glycérine). Ce colorant a l'avantage de donner à la mucine une teinte rouge violet alors que les autres éléments cellulaires se colorent en bleu.

Ces cellules caliciformes ont une forme ovale. Lorsqu'on les dissocie, on constate que chaque cellule présente une membrane cellulaire nettement définie qui apparaît toujours avec un double contour. Cette membrane est élastique et assez résistante. Une partie seulement de ces cellules caliciformes possède un pied, qui est habituellement court et se termine par une extrémité pointue. Quelquefois, surtout pour les cellules superficielles, l'extrémité du pied est fourchue. Ce pied est formé par du protoplasma granuleux qui se colore facilement mais d'une manière peu intense. La membrane cellulaire par contre ne se colore pas. Le contenu cellulaire présente les caractères de la mucine et se colore en rouge violet avec la thionine. Le noyau siège dans la partie la plus large de la cellule, au voisinage de la membrane d'enveloppe ; il est toujours entouré d'une petite zone de protoplasma. Le noyau est arrondi ; quelquefois il est légèrement aplati. Au point opposé au noyau on constate une ouverture claire circulaire. C'est par cet orifice que s'évacue le mucus produit dans la cellule, et on voit souvent le bouchon de mucus en voie d'expulsion. Cette stomate ne se rencontre pas dans les cellules caliciformes des couches profondes.

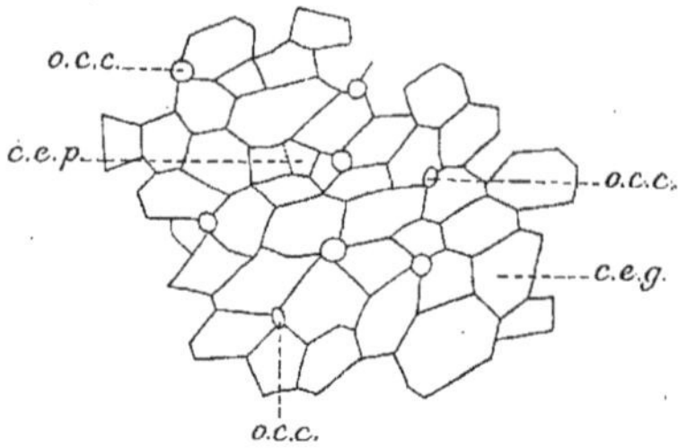

Fig. 107.

Épithélium de la conjonctive de l'homme vu de face. Imprégnation au liquide picro-osmio-argentique (VILLARD).

o.c.c, ouvertures des cellules caliciformes. — c.e.p, cellules épithéliales de petite taille. — c.e.g, cellules épithéliales plus grandes.

Sur les coupes non colorées, les cellules caliciformes apparaissent sous forme de taches blanches très réfringentes dont le contenu est très finement granuleux. On les rencontre jusqu'au voisinage de la couche génératrice et GREEN admet qu'elles se développent dans la profondeur de la couche épithéliale et qu'elles montent peu à peu à la surface de la muqueuse. Dans les couches profondes elles constituent une petite vésicule arrondie régulière qui peu à peu s'allonge. Son contenu à ce stade n'a pas encore la réaction franche de la mucine après coloration par la thionine.

Cette disposition des cellules caliciformes est la même chez les animaux et chez l'homme (GREEN, VILLARD), avec cette différence cependant que dans l'œil du chat et du lapin les cellules caliciformes sont beaucoup plus abondantes.

Au point de vue de l'abondance des cellules caliciformes, la conjonctive bulbaire et celle du cul-de-sac en présentent le plus grand nombre.

Leur nombre diminue rapidement au voisinage du bord libre des paupières et du limbe cornéen.

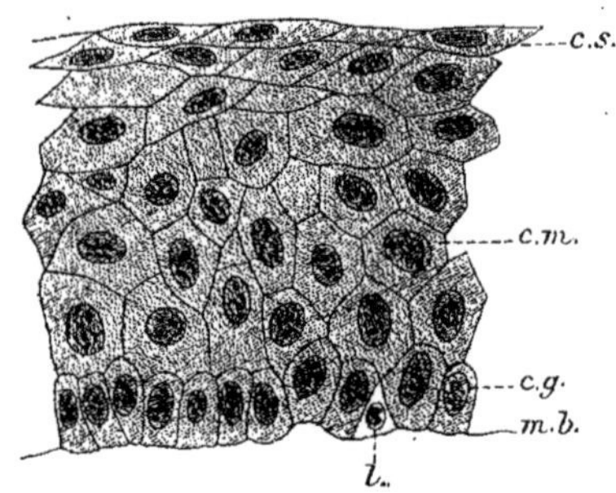

Fig. 108.

Épithélium de la conjonctive bulbaire de l'homme au voisinage de la cornée (VILLARD).

m.b, membrane basale. — l, leucocyte. — c.g, couche génératrice — c.m. couche moyenne. — c.s, couche superficielle.

Si l'on examine la couche épithéliale de la conjonctive, de face, après imprégnation au liquide picro-osmio-argentique qui délimite nettement les cellules on voit, au milieu du pavé que forment les contours polygonaux des cellules épithéliales ordinaires, de petits contours circulaires régulièrement arrondis et assez régulièrement disposés. Ce sont les orifices des cellules caliciformes. Il suffit d'abaisser l'objectif pour voir une cellule à mucus correspondre à ces ouvertures circulaires qui ont de 3 à 4 μ alors que le corps cellulaire a jusqu'à 16 μ (VILLARD) (fig. 107).

C. Partie interne de la conjonctive bulbaire. Région du limbe. — L'épithélium prend de plus en plus, à mesure qu'on se rapproche de la cornée, les caractères de l'épithélium pavimenteux stratifié.

Les couches superficielles sont représentées par plusieurs couches de cellules aplaties, qui, sur les coupes, présentent une forme en fuseau avec, au centre, un noyau fortement coloré.

La couche moyenne est constituée par plusieurs rangées de cellules polygonales dont le noyau central ovalaire présente une orientation variable. Enfin la couche profonde, ou génératrice, est formée par de petites cellules cylindriques, ou cubiques, implantées verticalement sur la membrane basale, et presque entièrement remplies par le noyau, qui prend plus fortement la couleur que les noyaux des cellules des autres couches. Le protoplasma de ces cellules est donc très peu abondant, et les noyaux semblent pressés les uns contre les autres. Ce n'est que par l'examen de cette couche que l'on peut établir une distinction entre l'épithélium cornéen et l'épithélium conjonctival de la portion interne ou du limbe. Au niveau de la cornée, en effet, cette couche génératrice est formée par des cellules basales ou cellules *pédales*, dont le noyau n'est pas plus coloré que ceux des couches supérieures, ce qui à côté du noyau des cellules basales de la conjonctive, la fait paraître pâle. Ces noyaux de la couche basale de la cornée sont en outre plus volumineux, arrondis ou très légèrement ovalaires. Ils sont situés dans la partie large de la cellule basale, et sont par conséquent séparés de la membrane de Bowmann par une couche protoplasmique plus épaisse. En outre, les espaces qui séparent les noyaux de la couche basale de la cornée, sont plus larges. Le passage de l'épithélium conjonctival à l'épithélium cornéen est insensible. Les cellules basales de la conjonctive deviennent plus riches en protoplasma et prennent peu à peu les caractères des cellules pédales de la cornée.

Un des autres caractères, qui différencie l'épithélium cornéen de l'épithélium conjonctival au niveau du limbe, c'est la présence de pigment dans les cellules épithéliales, surtout chez les sujets à cheveux noirs. C'est surtout dans la région du limbe que l'on constate la présence de cette pigmentation (Fuchs). Du côté de la cornée elle cesse brusquement, et du côté de la conjonctive bulbaire elle diminue progressivement à mesure qu'on s'éloigne de la région du limbe. Les cellules basales sont le plus richement pigmentées; les couches supérieures ne le sont que peu ou même pas du tout. Très souvent le pigment qui occupe les cellules moyennes, au lieu d'être uniformément réparti dans le protoplasma, se dispose en croissant d'un seul côté du noyau cellulaire.

D. Partie limitante de la conjonctive tarsienne. — La zone de transition entre la couche épithéliale de la conjonctive tarsienne et la couche épidermique du bord libre des paupières, est excessivement courte, et mesure moins de 1 millimètre (0^mm^,5 à 0^mm^,6 d'après Villard). L'épithélium devient plus épais par suite, surtout, de l'augmentation du nombre des cellules de la couche moyenne.

« De plus, en dehors de cet épaississement, on voit les cellules cylindriques s'incliner légèrement vers le bord libre, de manière à se coucher les unes sur les autres en se recouvrant. L'épithélium cylindrique se continue ainsi, par des transitions insensibles, avec les cellules plates de la surface qui constituent l'épithélium pavimenteux du bord libre. Pour accentuer encore les caractères de transition de cette couche, les premières cellules plates de l'épithélium pavimenteux ressemblent d'autant plus aux cellules cylindriques inclinées, qu'elles ne sont pas imprégnées de substance cornée. En effet, l'éléidine qui

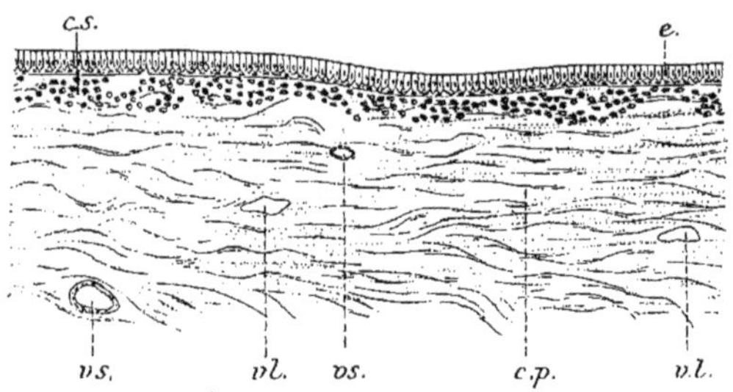

Fig. 107.
Coupe transversale de la conjonctive de l'homme; feuillet antérieur, portion supra-tarsienne (VILLARD.)
e, épithélium. — *c.s*, couche superficielle (adénoïde) du derme. — *c.p*, couche profonde (fibreuse) du derme. — *v.s*, vaisseaux sanguins. — *v.l*, vaisseaux lymphatiques.

précède cette substance n'apparaît que plus loin, au delà de l'angle droit qui sépare la conjonctive du bord marginal » (VILLARD).

Derme de la conjonctive. — La couche épithéliale est supportée par le derme ou chorion muqueux de la conjonctive dont le sépare une membrane basale continue et beaucoup moins nettement limitée que la membrane de Bowmann avec laquelle elle se continue.

Ce chorion muqueux est formé essentiellement par un tissu conjonctif lâche supportant un riche réseau vasculaire et lymphatique. On peut lui reconnaître deux couches distinctes, l'une *superficielle* ou *adénoïde*, l'autre plus épaisse, profonde, que l'on désigne du nom de *couche profonde* ou *fibreuse* (VILLARD).

A. COUCHE SUPERFICIELLE. — La couche superficielle est peu développée. Vue sur une coupe perpendiculaire à la surface, elle paraît à peine plus épaisse que la couche épithéliale, mais par contre elle est beaucoup moins régulière et présente une succession de renflements ou de rétrécissements dans son épaisseur. Examinée à un faible grossissement (50 diamètres par exemple) elle se distingue, à première vue, des couches profondes, par une richesse beaucoup plus grande en noyaux cellulaires; alors que les couches profondes ne présentent que des noyaux espacés, la couche superficielle au contraire en paraît plus ou moins infiltrée.

D'après VILLARD l'épaisseur variable de cette couche serait de 40 μ environ au niveau du feuillet antérieur de la conjonctive, de 15 à 70 μ au niveau du cul-de-sac, et de 14 à 27 μ au voisinage de la cornée.

Cette couche est formée par un tissu conjonctif délicat dont les minces faisceaux forment une trame fine que les leucocytes infiltrent avec la plus grande facilité ; aussi certains auteurs comme Ciaccio, Blumberg, Raehlmann l'ont considérée comme formée de tissu réticulé. Villard admet au contraire que la présence des leucocytes au sein du tissu conjonctif qui constitue cette couche, finit par entraîner une disposition réticulée des éléments fibrillaires, comme cela arrive d'ailleurs, dans tous les points du tissu conjonctif, où les leucocytes migrateurs séjournent en certain nombre.

Notons cependant que la présence des leucocytes dans cette couche est loin d'être constante, ou que tout au moins ils peuvent être en si petit nombre, qu'en les voyant ainsi dispersés on ne songe nullement à en faire un tissu adénoïde. Quoi qu'il en soit, l'infiltration leucocytaire de ce tissu se fait en premier lieu, et à la plus légère irritation, alors que l'infiltration des couches profondes du derme de la conjonctive ne se produit que dans certaines conditions spéciales. Cette disposition de la sous-muqueuse, qui n'est d'ailleurs pas particulière à la conjonctive, constitue évidemment une ligne de défense contre les organismes venus du dehors. Au niveau de la conjonctive tarsienne et des culs-de-sac, l'infiltration leucocytaire est presque constante, tandis qu'elle n'existe pas à l'état normal et ne se produit que dans les conditions pathologiques au niveau de la conjonctive bulbaire.

Le derme ne présente pas de dispositions papillaires, sauf dans la zone de transition entre la conjonctive et la cornée où l'on trouve quelques rangées de saillies papillaires.

Les mailles du réticulum qui constitue cette couche superficielle sont formées par de fines fibres ; celles-ci viennent s'appuyer sur les parois des vaisseaux qui traversent le tissu, pour faire corps avec elle.

B. Couche profonde ou fibreuse. — Cette couche profonde se continue sans transition avec la première. Elle est surtout marquée au niveau des culs-de-sac et de la conjonctive bulbaire. Au niveau du tarse elle est en quelque sorte remplacée par la présence du tarse.

Dans les culs-de-sac l'épaisseur de cette couche atteint de $0^{mm},7$ à $1^{mm},6$, tandis qu'au niveau de la conjonctive bulbaire elle est réduite à $0^{mm},1$ ou $0^{mm},5$.

Elle est constituée par des faisceaux connectifs puissants, entrelacés, dont la direction prépondérante est perpendiculaire au bord libre de la paupière. On y rencontre du tissu élastique en assez grande abondance.

La distribution du tissu élastique dans la conjonctive humaine a été étudiée par Hoppe dans un cas d'argyrose de la conjonctive résultant de l'instillation prolongée d'un collyre de nitrate d'argent. La réduction du sel d'argent ne se produisant d'après cet auteur qu'au niveau des fibres élastiques, il en résulte que l'argyrose constitue une méthode élégante pour l'étude du tissu élastique. Voici la description qu'il en donne : au niveau de la conjonctive tarsienne, on reconnait deux couches de tissu élastique ; la superficielle, qui paraît très foncée, est séparée de l'épithélium par une couche de tissu conjonctif non pigmenté. Par endroits partent, de cette couche, des faisceaux de fibres élastiques peu ondulées, qui montent verticalement vers l'épithélium et se fixent sur la membrane basale de l'épithélium. Des éléments de la couche élastique superficielle forment des mailles arrondies ou polygonales.

La seconde couche élastique est plus profonde. De cette couche partent aussi des faisceaux de fibres élastiques qui montent verticalement vers l'épithélium.

La structure du tissu élastique de la conjonctive bulbaire est plus simple et la distinction de plusieurs couches est moins évidente. On voit cependant sous l'épithélium de petits faisceaux de fibres élastiques, qui se distinguent des faisceaux plus épais des couches profondes.

C'est dans cette couche profonde de la conjonctive que sont contenus les artères, les veines, les lymphatiques et tous les troncs nerveux. C'est dans cette couche aussi que se trouvent les glandes de Krause.

Il n'existe pas de limites profondes de cette couche qui se confond insensiblement avec le tissu conjonctif sous-jacent.

Glandes de la conjonctive. — La muqueuse oculaire ne présente qu'un très faible développement de l'appareil glandulaire, si l'on en excepte les deux formations les plus volumineuses, les glandes lacrymales orbitaire et palpébrale, auxquelles il est d'usage de consacrer une description spéciale. En dehors de ces glandes on ne rencontre qu'un nombre relativement restreint de *glandes acineuses,* qui peuvent être considérées comme des glandes lacrymales accessoires, limitées aux culs-de-sac et à la conjonctive tarsienne.

On décrit en outre sous le nom de *glande de Henle* des prétendues glandes en tube dont le caractère glandulaire n'est plus admis, et que l'on ne rencontre que sur la conjonctive tarsienne. Il ressort de la distribution des organes glandulaires que nous venons d'indiquer que la conjonctive bulbaire en est complètement dépourvue. On a cependant décrit au voisinage du limbe des *glandes utriculaires ou glandes de Manz.* Cet auteur ne les a observées que chez les animaux. Stromeyer, Henle et Ciaccio ont prétendu les avoir vues aussi chez l'homme, mais leur existence est mise en doute par la plupart des auteurs (Waldeyer, Terson).

A. Glandes acineuses. Glandes de Krause et de Ciaccio. — Avant d'étudier la structure histologique propre de ces glandes, ce que l'on fait par le procédé des coupes fines, nous devons nous rendre compte de leur situation et de leur disposition macroscopique.

Pour cela, on procédera ainsi que l'indique Terson : on dédouble le bord libre de la paupière supérieure et de la paupière inférieure avec un fin bistouri, puis en disséquant on laisse le tarse adhérent à la conjonctive et on sépare, avec de fins ciseaux, les culs-de-sac et la conjonctive bulbaire, des tissus sous-jacents. On obtient ainsi la totalité de l'entonnoir conjonctival dans lequel on pratique une incision horizontale réunissant ses deux bords libres de la caroncule au limbe, ce qui permet de l'étaler entre deux lames de verre. On éclaircit alors les tissus par macération dans une solution d'acide acétique à 1/100 pendant vingt-quatre heures. Les glandes restent opaques ainsi que leurs canaux excréteurs, tandis que le reste du tissu tend à devenir transparent. Comme la préparation comprend le tarse, il va sans dire que le système des glandes de Meibomius sera mis en évidence, ainsi d'ailleurs que la glande lacrymale palpébrale.

On voit, par ce procédé d'examen, que les glandes acineuses se présentent

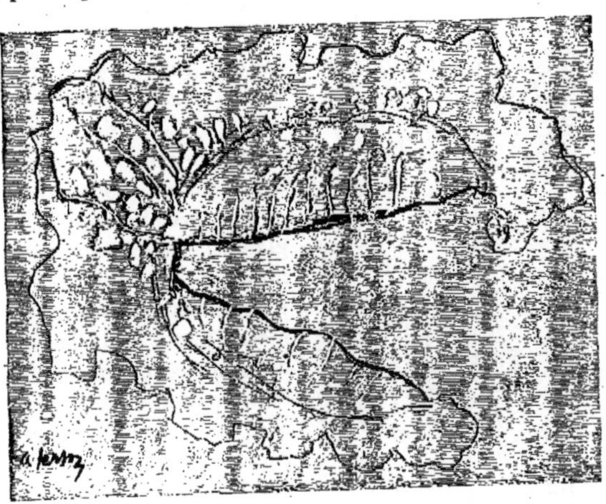

Fig. 110.
Glande acineuse de la conjonctive (TERSON).
Système des culs-de-sac et acino-tarsal moyennement développés et mis en évidence par l'action de l'acide tartrique. Les parties claires correspondent aux glandes acineuses et aux glandes de Meibomius formant des lignes parallèles.

sous forme de petites masses arrondies d'où partent des traînées linéaires, représentant leurs canaux excréteurs. Ces masses forment deux groupements distincts, l'un, constant, constitue le système des *glandes acineuses du cul-de-sac* ou *glandes de Krause* proprement dites, qui n'est en quelque sorte que la continuation de l'arc glandulaire, dont l'extrémité externe est formée par la glande lacrymale palpébrale ; l'autre inconstant, et plus ou moins développé, forme le système des *glandes acineuses tarso-conjonctivales* que VILLARD a proposé d'appeler *glandes de Ciaccio*.

Les glandes acineuses du cul-de-sac sont disposées suivant une ligne arquée sur la préparation étalée de la conjonctive. Abondantes et plus volumineuses du côté de l'extrémité externe du cul-de-sac supérieur, où elles se confondent avec la glande lacrymale palpébrale, leur volume et leur nombre vont en diminuant jusqu'à la partie moyenne du cul-de-sac, pour augmenter légèrement au delà (TERSON). KRAUSE a compté une fois 42 glandes, mais c'est un maximum et le nombre en est excessivement variable. CIACCIO en compte d'habitude 8 à 20 en haut, de 2 à 4 en bas. TERSON en a trouvé une trentaine dans les cas où elles paraissaient le plus fournies. En bas il n'en a jamais rencontré plus de 4. Dans les cas les moins fournis ce même observateur en a trouvé 8 à 10 dans le cul-de-sac supérieur et 2 dans le cul-de-sac inférieur.

Quant à leur volume, KRAUSE, CIACCIO, TERSON indiquent un diamètre de $0^{mm},4$ à $0^{mm},5$ en général et une hauteur de 3 à 4 millimètres pour les plus grosses. Il y en a de minuscules que l'on ne découvre qu'avec la loupe.

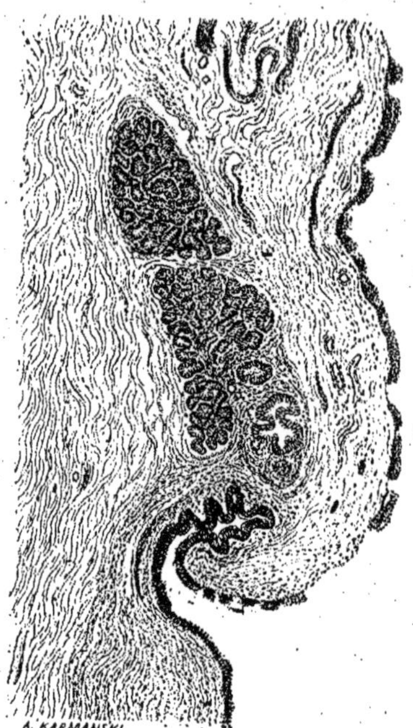

Fig. 111.
Glande acineuse de la conjonctive au niveau du cul-de-sac supérieur (TERSON). Grossissement de 60 diamètres.

Les canaux excréteurs sont en général obliques par rapport au cul-de-sac. Ce canal peut être contourné et même spiralé (TERSON).

Le système des *glandes acineuses ou acino-tubuleuses du tarse* est beaucoup moins constant et beaucoup moins développé que le précédent. Les glandes, trois ou quatre fois plus volumineuses que les glandes de Krause proprement dites, sont situées plus ou moins haut, dans le tarse, au-dessus des glandes de Meibomius qu'elles coiffent, ou dont elles sont séparées, dessinant ainsi sur les préparations macroscopiques un point-virgule, la virgule étant formée par la glande meibomienne.

On rencontre une fois ou deux, d'après TERSON, trois grosses glandes tarsiennes dans le tarse de la paupière supérieure. Dans le tarse de l'inférieure, on n'en trouve jamais plus d'une et elle manque une fois sur trois.

Ces glandes sont assez volumineuses ; elles sont souvent plus grosses que les plus grosses glandes conjonctivales et présentent un canal excréteur long et sinueux qui peut passer entre les acini des glandes de Meibomius.

Structure histologique des glandes acino-tubuleuses. — Pour étudier la structure de ces glandes il est nécessaire de fixer les tissus et d'en pratiquer des coupes fines. On voit par cette méthode que ces glandes présentent un canal excréteur qui se divise en lobules et se renfle pour former les acini.

Le *canal excréteur* est tapissé par une ou deux couches de cellules cylindriques et, au voisinage de son abouchement dans le cul-de-sac, cet épithélium présente souvent la disposition caliciforme. Le canal est doublé pa une fine couche de tissu conjonctif un peu épaissi et contenant dans ses mailles un nombre variable de leucocytes.

Les *acini* ont une structure identique à celle des glandes lacrymales. On y trouve une membrane propre composée de cellules aplaties, recouvertes par une seule couche de cellules épithéliales, de forme pyramidale, à gros noyau externe plus ou moins visible, suivant l'état de repos ou d'activité de la glande. Ces cellules remplissent presque complètement l'acinus.

Les glandes du tarse ne se distinguent des glandes du cul-de-sac que par la disposition du tissu fibreux autour des acini.

Les glandes de Ciaccio siègent, en effet, au sein d'un tissu fibreux très analogue au tissu du tarse, et qui envoie, entre les différents lobules glandulaires, des bandes fibreuses épaisses qui émettent des travées secondaires plus fines, se distribuant entre les différents acini comme des cloisons résistantes. Il résulte de cette structure que, sur la coupe, les tubes épithéliaux plus ou moins renflés en acini, sont séparés les uns des autres par des travées épaisses de tissu fibreux, qui leur forme comme un cadre rigide (Villard). Les acini des glandes de Krause ordinaires ne sont séparés les uns des autres que par de fines travées conjonctives. On se rendra bien compte de ces différences de disposition sur les figures empruntées à l'excellente thèse de Terson.

Ces glandes sont entourées par un réseau vasculaire assez riche et reçoivent aussi des filets nerveux.

B. Glandes tubuleuses. Glandes de Henle. — Les seules glandes conjonctivales que mette en évidence l'examen macroscopique sont celles que nous venons de décrire. Sur les coupes histologiques perpendiculaires à la surface de la muqueuse on voit souvent au niveau du cul-de-sac et de la partie correspondante de la conjonctive tarsienne des dépressions utriculaires que Henle a considérées comme des glandes tubuleuses, mais auxquelles un très grand nombre d'auteurs refusent toute signification glandulaire.

L'existence réelle de ces dépressions n'est pas contestée et seule l'interprétation qui en a été donnée est sujette à discussion. Nous décrirons donc tout d'abord les formations que l'on observe.

Lorsque les coupes de la paupière sont verticales et perpendiculaires au bord libre on voit qu'en certains points l'épithélium s'infléchit par places, pénétrant plus ou moins profondément dans le derme conjonctival. Il forme ainsi un cul-de-sac qui pourrait être pris pour une glande, mais qui se retrouve au même niveau sur toutes les coupes parallèles, montrant par là qu'il s'agit de la coupe d'un véritable repli en sillon disposé parallèlement au bord libre de la paupière. Stieda en a le premier décrit le mode de formation.

A côté de ces sillons, on rencontre sur la conjonctive tarsienne seulement, de véritables invaginations, en doigt de gant, plus ou moins renflées dans la profondeur, et parfois même divisées en deux. En examinant la conjonctive à plat on voit que l'abouchement de la glande se fait par un orifice arrondi et étroit (Villard). La paroi de ces tubes est formée par un épithélium qui ne diffère pas notablement de celui de la conjonctive tarsienne et où l'on reconnaît une couche superficielle de cellules cylindriques avec un nombre variable de cellules caliciformes, et une couche profonde de cellules minces allongées dont le noyau se colore plus fortement. Les cellules cylindriques sont plus allongées que celles de la conjonctive tarsienne, la situation du noyau y est plus constante ; enfin elles diffèrent encore par l'absence du plateau cuticulaire (VILLARD).

Pour les premières formations que nous avons signalées, et auxquelles nous réservons le nom de sillons de Stiéda, la démonstration de leur nature non glandulaire nous paraît absolument faite. Quant aux dépressions ou invaginations qui constituent véritablement les tubes de Henle, faut-il les envisager comme des organes glandulaires ? Evidemment l'absence d'un réseau vasculaire propre, d'une disposition spéciale des tissus sous-jacents, ne permet pas de leur accorder un rôle sécréteur bien important, mais si l'on ne peut les assimiler aux glandes acineuses, au point de vue fonctionnel, on ne peut cependant leur refuser absolument toute signification glandulaire. Les formations kystiques et les concrétions spéciales dont ils peuvent devenir le siège, me paraissent justifier cette opinion.

Vaisseaux de la conjonctive. — ARTÈRES. — Au point de vue de l'irrigation vasculaire, la conjonctive appartient à deux systèmes différents ; par sa plus grande étendue : conjonctive tarsienne, conjonctive des culs-de-sac et partie externe de la conjonctive bulbaire, elle se rattache au système vasculaire palpébral ; enfin par une petite partie de la conjonctive bulbaire elle participe à la vascularisation du segment antérieur du globe oculaire. Ces deux systèmes s'anastomosent d'ailleurs entre eux dans l'épaisseur de la conjonctive bulbaire.

Il est nécessaire que nous rappelions très rapidement la disposition générale de ces systèmes vasculaires.

Dans la région de l'angle interne de l'œil, au niveau de la poulie du grand oblique, *l'artère ophtalmique*, branche collatérale de la carotide interne, donne naissance *à deux artères palpébrales, inférieure et supérieure*, qui se placent dans chaque paupière correspondante entre l'orbiculaire et le tarse, et se portent de la commissure interne à la commissure externe, parallèlement au bord libre des paupières. En dehors de ces vaisseaux et décrivant une courbe, à concavité inférieure pour la paupière supérieure, et à concavité supérieure pour la paupière inférieure, on trouve un autre vaisseau qui chemine le long du bord adhérent du tarse, constituant l'*arc externe* par rapport au premier décrit, désigné aussi sous le nom d'*arc interne*.

Ces deux arcs se rejoignent à l'extrémité temporale du tarse et présentent entre eux de nombreuses anastomoses verticales. La conjonctive reçoit principalement son sang de l'arc externe, mais l'arc interne lui envoie aussi un certain nombre de rameaux : ce sont des *rameaux perforants internes* qui traversent le tarse au voisinage de son bord libre et vont se distribuer à la portion de la muqueuse conjonctivale qui avoisine ce bord.

L'arc externe envoie la plus grande partie de son sang à la conjonctive par les *rameaux perforants externes*. Ces rameaux partis de l'arc externe qui comme l'interne est situé au-devant du cartilage tarse, perforent ce cartilage, atteignent le tissu sous-conjonctival et s'y divisent en deux groupes de ramifications :

a) L'un qui se dirige vers le bord libre des paupières en formant le *réseau rétro-tarsien* ou *sous-conjonctival*, qui s'anastomose au voisinage du bord

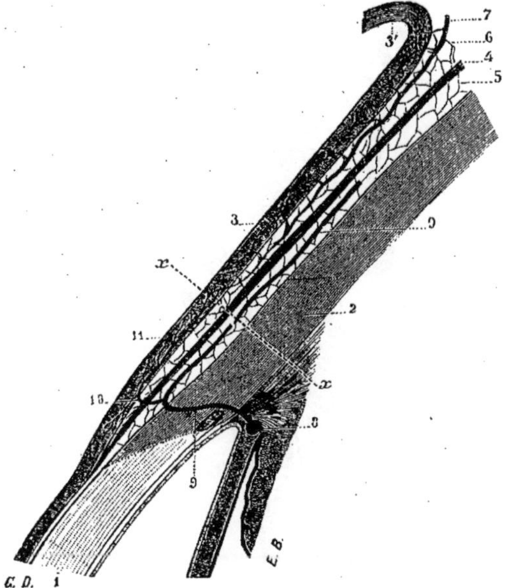

Fig. 112.

Schéma représentant la circulation de la conjonctive bulbaire (Testut).

1, cornée. — 2, sclérotique. — 3, conjonctive bulbaire avec, 3', son cul-de-sac. — 4, capsule de Ténon, — 5, espace supra-sclérotical. — 6, tissu cellulaire sous-conjonctival. — 7, artère conjonctivale postérieure irriguant la plus grande partie de la conjonctive bulbaire. — 8, grand cercle artériel de l'iris. — 9, une artère ciliaire antérieure. — 10, une collatérale de ce dernier vaisseau destiné à — 11, territoire ciliaire de la conjonctive —*xx*, limite des deux territoires vasculaires de la conjonctive.

libre avec les rameaux perforants internes, branches de l'arc interne. Ce réseau est presque uniquement destiné à la conjonctive. Il se ramifie dans le derme de la muqueuse tarsienne et se réunit en un plexus capillaire sous-épithélial.

b) L'autre groupe est constitué par des branches ascendantes ou descendantes (suivant que l'on envisage la paupière supérieure ou l'inférieure) qui contournent le cul-de-sac conjonctival et se dirigent en sens radiaire vers la cornée : ce sont les *artères conjonctivales postérieures* qui peuvent aussi être fournies directement par les nombreuses anastomoses que forme l'arc externe avec la lacrymale, la sus-orbitaire, la nasale, la sous-orbitaire et la temporale. Ces artères conjonctivales postérieures sont flexueuses et assez irrégulières dans leurs diamètres. Elles arrivent jusqu'à 3 ou 4 millimètres en dehors du limbe cornéen, mais elles n'en sont souvent séparées que par une distance beaucoup moins grande.

On reconnaît le plus souvent, dans les méridiens principaux du globe, les vaisseaux les plus volumineux qui appartiennent à ce groupe et qui dessinent

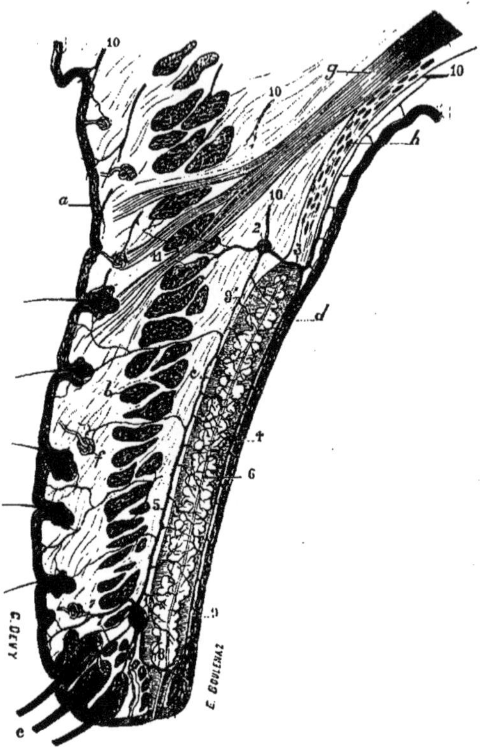

Fig. 113.

Schéma montrant, sur une coupe sagittale, la circulation artérielle de la conjonctive tarsienne et du cul-de-sac (TESTUT).

a, peau. — *b*, orbiculaire. — *c*, tarse. — *d*, conjonctive — *e*, cils. — *f*, glande sudoripare. — *g*, tendon conjonctif du releveur. — *h*, tendon musculaire du releveur.

1, arc artériel interne. — 2, arc artériel externe. — 3, artère perforante externe. — 4, réseau rétro-tarsien. — 5, réseau pré-tarsien.—9,9', anastomose entre les deux réseaux pré-tarsien et rétro-tarsien,—10 rameaux descendants provenant de la lacrymale et de la sus-orbitaire.—11, anastomose entre le réseau pré-tarsien et ces artères.

leurs fines arborisations rouges sur la teinte blanchâtre de la sclérotique.

C'est au niveau de cette partie interne de la conjonctive bulbaire que les veines conjonctivales postérieures s'anastomosent avec les veines conjonctivales antérieures, qui font partie du système vasculaire du segment antérieur du globe, que nous allons étudier maintenant.

Les *artères musculaires*, au nombre de deux pour chaque muscle droit, sauf l'externe qui n'en a qu'une, donnent naissance après leur trajet dans l'épaisseur du muscle et au voisinage du tendon, à des branches artérielles qui se portent vers la cornée, en se plaçant sur la face externe de la sclérotique et qui, arrivées à 1 ou 2 millimètres du limbe, perforent obliquement la sclérotique et se jettent dans le grand cercle artériel de l'iris; ce sont les branches ou *artères ciliaires antérieures.*

C'est de ces artères ciliaires antérieures que partent les *artères conjonctivales antérieures* (Testut) nées au niveau du point où l'artère ciliaire antérieure pénètre dans l'épaisseur de la sclérotique. Ces artères conjonctivales antérieures se portent en avant, pour pénétrer dans le derme conjonctival, puis de là, en dehors, dans la direction du cul-de-sac conjonctival. A quelques millimètres de la cornée se trouve la limite des territoires dépendant des artères conjonctivales antérieures et des artères conjonctivales postérieures. Il va sans dire que cette description est un peu schématique et que la distribution vasculaire est sujette, dans cette région comme dans toutes les autres, à des variations individuelles considérables.

Veines. — La disposition des vaisseaux veineux ne diffère guère de la disposition des vaisseaux artériels. On retrouve, ici encore, l'existence de deux territoires vasculaires veineux principaux : palpébral et ciliaire. Deux veines accompagnent les artères conjonctivales postérieures, et vont se jeter, ainsi que le réseau veineux rétro-tarsien qui ramène le sang de la conjonctive tarsienne, dans les veines musculaires, et de là dans la veine ophtalmique.

Des anastomoses avec les veines palpébrales établissent une communication du système veineux conjonctival avec le système veineux de la face, par la faciale et la temporale superficielle.

Les veines qui naissent du territoire ciliaire de la conjonctive se jettent dans les veines ciliaires antérieures, et ramènent par conséquent aussi le sang veineux de cette région dans la veine ophtalmique.

Réseau capillaire. — Les rameaux qui se détachent des artères conjonctivales antérieures ou postérieures se ramifient dans le derme de la muqueuse, et se résolvent dans la couche superficielle du derme, en un réseau capillaire très développé, qui avoisine immédiatement l'épithélium dont il n'est séparé par place que par la membrane basale. Langer a décrit à ces capillaires un aspect moniliforme tout spécial résultant des dilatations ampullaires latérales ou circulaires irrégulières, qui les font ressembler à des dilatations anévrismales (fig. 114).

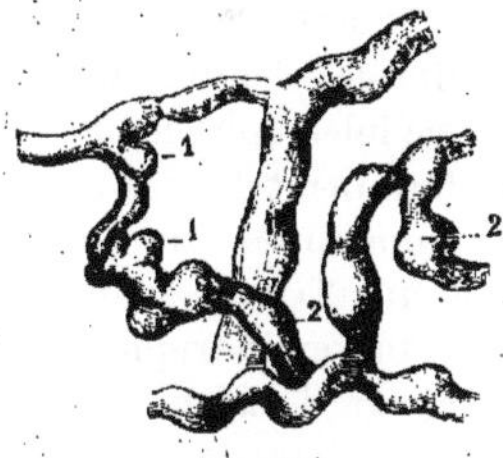

Fig. 114.

Vaisseaux capillaires de la conjonctive (Testut, d'après Langer).

1,1, dilatations latérales. — 2,2, dilatations circulaires.

Vaisseaux lymphatiques. — Les vaisseaux lymphatiques forment deux réseaux : l'un superficiel, qui correspond au réseau capillaire sanguin, est situé dans la couche superficielle du derme conjonctival, l'autre profond, disposé à la limite de la couche superficielle et de la couche fibreuse.

Pour bien mettre les lymphatiques en relief. Villard conseille de recourir à l'injection interstitielle au moyen de la solution de Renaut[1]. On injecte dans le tissu conjonctif du derme conjonctival et le liquide imprègne les contours des cellules endothéliales. Pour observer la disposition des lymphatiques, il suffit d'examiner à plat de grands lambeaux de conjonctive montés dans le baume du Canada sans aucune coloration. Les vaisseaux lymphatiques qui naissent de ces réseaux se portent : les uns vers l'angle externe où ils se joignent aux lymphatiques des paupières pour se rendre au ganglion préauriculaire et aux ganglions parotidiens, les autres à l'angle interne et de là aux ganglions sous-maxillaires.

Au niveau du limbe, le réseau lymphatique, formé par des capillaires très ténus, est en relation directe avec les lacunes interstitielles de la cornée, et on peut le remplir à l'aide d'injections poussées dans le tissu propre de la cornée.

Nerfs et terminaisons nerveuses. — Le nerf nasal externe, le lacrymal et les nerfs ciliaires fournissent les filets nerveux sensitifs de la conjonctive bulbaire et tarsienne. Ils dépendent tous de l'ophtalmique de Willis et par conséquent du trijumeau.

Les tubes nerveux pénètrent jusque dans la couche superficielle du derme conjonctival, y perdent leur gaine myélinique et forment un premier plexus sous-épithélial ou encore plexus conjonctival de Bach Ce plexus ne paraît pas développé de la même manière dans les différents points de la conjonctive. D'après Bach ce réseau serait plus particulièrement marqué au niveau de la conjonctive tarsienne dans les régions correspondant au fond des glandes de Meibomius et au voisinage du bord libre. Ce plus grand développement du réseau nerveux serait d'ailleurs en rapport avec une sensibilité plus accusée de ces régions. De ce réseau partent des fibrilles pour les organes contenus dans le derme; d'autres fibrilles perforent la membrane basale et forment entre les cellules épithéliales un *plexus interépithélial*. On admet que les fibrilles se terminent dans la couche épithéliale par de petits renflements en forme de boutons situés à une distance plus ou moins grande de la surface libre de l'épithélium (Testut), comme cela a été observé pour les autres muqueuses à épithélium cylindrique ou pavimenteux stratifié, mais nous n'avons trouvé à cet égard aucune indication précise.

En dehors de ces terminaisons interépithéliales qui ne diffèrent pas de celles que l'on rencontre dans l'épiderme, la conjonctive présente des terminaisons nerveuses spéciales, les *corpuscules de Krause* découverts par Krause. Ces corpuscules représentent des corpuscules de Pacini dont les cellules sont réduites

[1] On fait une première solution de :

Acide osmique à 1 p. 100	20 cm³
Solution saturée d'acide picrique	80 —

et à 75 centimètres cubes de cette première solution on ajoute 25 centimètres cubes d'une solution de nitrate d'argent à 1 p. 100.

à une seule enveloppe et dont la masse centrale volumineuse est composée de cellules polyédriques (Longworth). On les rencontre surtout dans le domaine du nerf lacrymal, c'est-à-dire dans la partie supéro-externe de la conjonctive (Ciaccio, Poncet). On en compte 5 ou 6 par 40 millimètres carrés. Ce sont de petites masses sphériques ou piriformes dont le plus grand diamètre varie de 0,30 à 0,60 μ.

Le corpuscule de Krause reçoit une ou deux fibres afférentes à myéline qui, au moment de pénétrer sa capsule, perdent leur enveloppe puis s'enroulent, se replient plus ou moins autour de sa surface antérieure, et finalement se terminent par des extrémités libres et renflées entre les cellules polyédriques tactiles.

BIBLIOGRAPHIE DE L'ANATOMIE DE LA CONJONCTIVE

Bach. Die Nerven der Augenlider und der Sklera. *Von Graefe's Archiv f. Opht.*, vol. XLI, f. 3, p. 50, 1895.

E. Fuchs. Ueber das Pterygium. *Von Graefe's Archiv f. Ophtalm.*, vol. XXXVIII, f. 2, p. 40.

Hoppe. Argyrose. *Von Graefe's Arch. für Opht.*, vol. L, p. 660.

Leedham Green. Ueber die Bedeutung der Becherzellen der conjunctiva. *Th. Heidelberg*, 1894, et *Von Graefe's Arch. f. Opht.*, vol. XL, f. 1, p. 1.

A. Terson. Les glandes lacrymales conjonctivales et orbito-palpébrales. *Th. Paris*, 1892.

Testut. *Traité d'anatomie humaine*, 4e édition, 1899, vol. III.

H. Villard. Anatomie pathologique de la conjonctivite granuleuse. *Th. de Montpellier*, 1896.

ANATOMIE DE LA CORNÉE

Par M. V. MORAX (de Paris).

CARACTÈRES GÉNÉRAUX

La cornée est la partie transparente du globe oculaire. Elle fait au-devant de lui une légère saillie en raison de sa courbe plus marquée, correspondant à un rayon de courbure plus petit. Elle se distingue, en outre, de la sclérotique, qu'elle paraît continuer, par sa translucidité parfaite, grâce à laquelle on peut voir l'iris et la pupille à l'examen direct. Chez le vieillard il se forme fréquemment, un peu en dedans de la limite périphérique de la cornée, une ligne étroite, grisâtre, apparaissant d'abord à la partie supérieure, puis à la partie inférieure de la cornée, formant deux arcs dont les extrémités tendent à se rejoindre, et qui constituent le cercle sénile ou gérontoxon.

Lorsque les paupières sont ouvertes, la cornée correspond, dans sa plus grande partie, à la fente palpébrale. A l'état normal, la paupière supérieure recouvre le quart ou le cinquième de son diamètre vertical, et ce n'est guère que dans les cas pathologiques d'exophtalmie, que la totalité de la cornée se trouve découverte.

Son épaisseur n'est pas uniforme et, chez l'adulte, on constate sur les coupes transversales que si elle atteint 1 millimètre à la périphérie, dans les régions centrales, elle ne dépasse pas 0 millimètre 8.

J'étudierai dans un premier chapitre la configuration macroscopique de la cornée. Un second chapitre sera consacré à sa structure microscopique.

I. — CONFIGURATION MACROSCOPIQUE DE LA CORNÉE

La cornée présente à envisager deux faces : l'une antérieure, l'autre postérieure, et une circonférence.

Face antérieure. — La face antérieure est convexe, lisse, brillante, réfléchissant les objets extérieurs, comme le ferait un miroir convexe dont la courbure ne serait pas absolument régulière dans toute sa surface. Lorsqu'on examine, par exemple, le reflet d'une vaste surface quadrilatère claire, comme le réalise une fenêtre ouverte sur le ciel, on constate que l'image réfléchie présente malgré sa petitesse une déformation manifeste. On peut en déduire que la cornée ne représente pas un segment de sphère régulière. Leroy l'assimile à un ellipsoïde déformé. La courbure diminue du centre à la périphérie, mais d'une manière inégale pour tous les méridiens. L'aplatissement vertical supérieur et inférieur serait le double de l'aplatissement temporal, et l'aplatissement nasal, le quadruple de ce dernier. Cet aplatissement serait, pour Leroy, causé principalement par les muscles moteurs du globe.

Mais, ainsi que l'a montré Sulzer, cette relation entre la dissymétrie de la cornée et le système des muscles moteurs du globe n'est pas confirmée par l'étude des courbures de la cornée dans les cas de strabisme. D'ailleurs si la dissymétrie indiquée par Leroy se rencontre dans les 3/4 environ des cornées mesurées, on peut observer dans 1/4 des cas une dissymétrie inverse dans un des méridiens principaux ou dans tous les deux, sans que l'on constate dans ces faits une anomalie de l'équilibre musculaire.

Sulzer a déterminé très exactement à l'aide de l'ophtalmomètre de Javal la courbure de la partie centrale de la cornée, puis dans chaque méridien la courbure des points situés à 5, 10, 15, 25, 30° du point central. Cette méthode de mesure permet d'apprécier la courbure d'une étendue maxima de 65° alors qu'en réalité l'étendue totale de la cornée correspond à environ 100°.

De ces recherches, il résulte que les parties centrales de la cornée s'éloignent peu de la forme d'une calotte sphérique (abstraction faite de l'astigmatisme). A une certaine distance du point d'intersection de la ligne visuelle avec la cornée, en moyenne à une distance angulaire de 15°, soit 2 millimètres environ de distance linéaire, le rayon de courbure commence à augmenter brusquement. A partir de ce point, la surface cornéenne présente des courbures assimilables à celles d'ellipsoïdes, dont les excentricités augmentent au fur et à mesure qu'on se rapproche du limbe cornéen; mais, ainsi que l'a vu Leroy, l'aplatissement n'est pas symétrique le long des méridiens principaux.

Nous ne nous occuperons pas ici de l'inégalité légère de courbure entre deux méridiens principaux du centre de la cornée. Cet astigmatisme en quelque sorte physiologique sera envisagé à propos de cette amétropie. Rappelons seulement ici que c'est presque exclusivement aux modifications de forme de la cornée qu'est lié l'astigmatisme. Le rayon de courbure de la calotte sphérique centrale est de 7 à 8mm,5.

Sur un total de 1114 yeux examinés, Sulzer a trouvé un rayon de courbure moyen de 7mm,628, ce qui correspond à une force réfringente moyenne de 43,697 dioptries. Les variations de force réfringente de la cornée sont comprises entre 30 et 50 D. Si l'on compare la courbure cornéenne (il ne s'agit toujours ici que de la calotte sphérique centrale) des emmétropes et des amétropes, on constate que les cornées des yeux myopes sont plus réfringentes que celles des yeux emmétropes, tandis que le contraire s'observe pour l'hypermétropie.

Quant aux dimensions de la face antérieure de la cornée, elles ne sont pas les mêmes, suivant que l'on envisage le méridien horizontal et le méridien vertical, en raison de la disposition elliptique de la circonférence cornéenne; le méridien vertical mesure 11 millimètres en moyenne, et le méridien horizontal, 12 millimètres.

Face postérieure. — La face postérieure de la cornée, concave et lisse, est toujours baignée dans l'humeur aqueuse, car elle constitue la paroi antérieure de la chambre antérieure. Pour en faire l'examen sur l'œil énucléé, il faut, après section équatoriale du globe, enlever le cristallin et l'iris.

Son rayon de courbure moyen est de 7mm,5.

Elle est nettement circulaire et présente un diamètre de 13 millimètres.

Circonférence. — Les limites de la cornée avec la sclérotique sont marquées par le changement de transparence des tissus qui repose sur de légères modifications de structure. Les différents tissus de la cornée se continuent avec ceux de la sclérotique de telle sorte que la séparation de la cornée avec la sclérotique n'est pas possible par la dissection. Dans certains traumatismes oculaires, on voit néanmoins se produire, au niveau du point de jonction scléro-cornéenne, une déchirure par éclatement qui peut s'étendre à la 1/2 ou aux 2/3 de la cornée ; ce fait nous prouve qu'il y a, à ce niveau, une zone de moindre résistance par suite de modifications de structure des tissus.

Lorsqu'on fait une coupe antéro-postérieure du globe suivant le méridien horizontal et suivant le méridien vertical, on constate que la circonférence cornéenne est taillée en biseau aux dépens de sa face antérieure et que dans le méridien horizontal le biseau est plus prononcé que dans le méridien vertical.

II. — STRUCTURE

L'étude de la structure cornéenne doit être faite par la méthode des coupes histologiques. Sur une coupe antéro-postérieure de la cornée, on reconnaît trois couches principales : la *couche épithéliale*, le *tissu propre* de la cornée et la *couche endothéliale*. Ces couches sont séparées les unes des autres par deux lames élastiques ou membranes *basales antérieure* et *postérieure*. Les coupes traitées par les colorants nucléaires montrent avec la plus grande évidence cette disposition de structure que j'étudierai successivement en procédant d'avant en arrière. J'envisagerai ensuite les lymphatiques et les nerfs de la cornée.

1° Couche épithéliale antérieure. — Cette couche d'épithélium pavimenteux stratifié forme un revêtement uniforme et régulier, qui se continue avec le revêtement épithélial de la conjonctive bulbaire par une modification insensible que j'ai indiquée à propos de la structure de la conjonctive au niveau du limbe. Je rappellerai seulement que la distinction de l'épithélium cornéen de l'épithélium conjonctival, peut se faire par l'aspect des cellules basales, plus basses et à noyau plus fortement coloré, dans l'épithélium conjonctival que dans l'épithélium cornéen.

Son épaisseur chez l'homme est d'environ 0,03 millimètre. On reconnaît au moins cinq couches de cellules épithéliales superposées, qui toutes sont pourvues d'un noyau nettement apparent. Les cellules superficielles sont

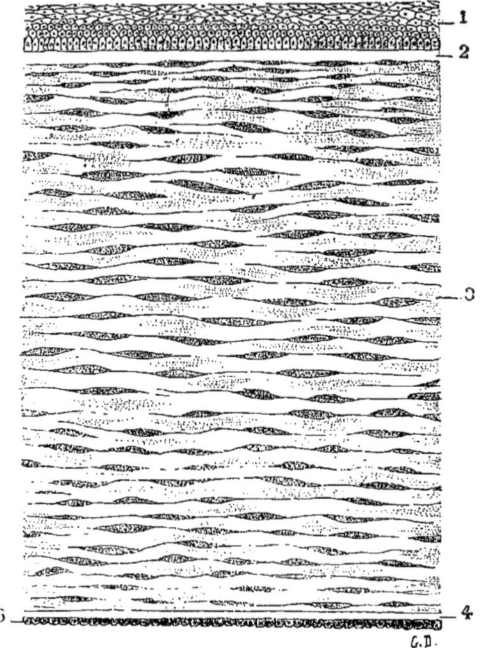

Fig. 115.

Coupe verticale de la cornée (Testut).

1, couche épithéliale antérieure. — 2, lame élastique antérieure ou membrane de Bowman. — 3, Tissu propre de la cornée. — 4, lame élastique postérieure ou membrane de Descemet. — 5, couche endothéliale postérieure.

aplaties dans le sens antéro-postérieur et leur noyau ovalaire est dirigé parallèlement à la surface épithéliale. Dans la couche moyenne, les cellules sont cubiques ou polyédriques et leur noyau est plus ou moins arrondi.

Les cellules profondes sont cylindriques, à noyau volumineux ne se colorant pas plus fortement que le noyau des cellules des autres couches.

Parmi les cellules profondes de l'épithélium cornéen, on en trouve toujours quelques-unes qui diffèrent de leurs voisines par certains caractères; elles se colorent plus vivement par le carmin, l'hématoxyline et la plupart des autres colorants; elles sont minces et comme comprimées (Ranvier). Ce sont les cellules à pied des Allemands ou cellules pédales (Rollet). Plus molles et plus chargées de matériaux nutritifs que celles qui les entourent, parce qu'elles sont en évolution formative, elles se sont laissé comprimer par elles ; c'est pour cela qu'elles sont plus minces. Pour Ranvier, auquel nous empruntons cette description, ces cellules auraient un rôle très important dans la cicatrisation des plaies épithéliales. En effet, lorsqu'on pratique une incision superficielle de la cornée, on voit, après quatre à six heures, un bourgeon épithélial qui se dégage de l'épithélium au niveau de chaque surface de section et qui s'avance vers le fond de la plaie en rampant. Au fur et à mesure que les cellules épithéliales, par suite de l'écoulement de la masse, arrivent au contact de la section d'une lame cornéenne, elles s'y accolent et s'y fixent au moyen d'une substance gluante qu'elles sécrètent, et qui est sans doute la même qui les unit entre elles. On constate en même temps que la couche épithéliale, qui avoisine la solution de continuité, s'affaisse légèrement, la couche moyenne de cellules cubiques disparaît en partie ou en totalité, et les cellules cylindriques perdent de leur hauteur et s'élargissent. On ne voit plus de cellules à pied, et l'on ne constate en aucun point de son épaisseur de figures de division directe ou karyokinétique. Ranvier donne de ces phénomènes l'interprétation suivante : la cicatrisation des plaies épithéliales de la cornée est *mécanique;* les cellules profondes de l'épithélium cornéen sont à l'état de tension comme des billes molles et élastiques comprimées dans un sac.

2° Lame élastique antérieure. Membrane de Bowmann. — On l'appelle aussi membrane basale antérieure ou couche limitante antérieure. Elle fait directement suite à la membrane basale de la conjonctive. C'est une membrane mince, hyaline, amorphe, qui sur les coupes présente une épaisseur comprise entre 8 à 12 millimètres.

On ne parvient pas à l'isoler complètement des tissus sous-jacents, comme c'est le cas, par contre, pour la membrane de Descemet. Bowmann avait déjà décrit entre la membrane basale antérieure et le parenchyme cornéen, des fibres de soutènement qui font des angles variables avec les lames du tissu propre de la cornée. Pour Waldeyer cette lame basale ne serait que le résultat d'une condensation du tissu cornéen. A un fort grossissement et sous l'influence de certains réactifs, on réussirait à la dissocier en fibrilles.

Ses réactions histochimiques ne permettent pas de l'assimiler au tissu élastique ; elle ne se colore pas en jaune par le picrocarmin et elle est attaquée par la potasse.

Elle est perforée en maints endroits par les filets nerveux qui, venus du plexus sous-basal, la traversent pour aller former, à sa surface, le plexus sous-épithélial.

Lorsqu'une cause irritative agit sur l'épithélium cornéen, on voit de très bonne heure des leucocytes s'accumuler sous la membrane basale, au point correspondant, et franchir cette membrane pour se porter dans la couche épithéliale. Profitent-ils, comme on l'a prétendu, des orifices correspondant aux fibres nerveuses ou en créent-ils d'autres ? Il est possible que les deux cas puissent se produire. La résorption partielle de la membrane de Bowmann dans la plupart des ulcères infectieux est un phénomène des plus constants et qui paraît intimement lié à la présence des phagocytes.

3° Tissu propre de la cornée. Parenchyme cornéen. — Le tissu propre de la cornée constitue la plus grande épaisseur de cette membrane. C'est un tissu dense, transparent, ne se laissant pas facilement dissocier et que l'on ne peut étudier que par des coupes parallèles ou antéro-postérieures. Sur les coupes, on lui reconnaît une substance fondamentale, composée de faisceaux fibrillaires réunis par un ciment intercellulaire, un système lacunaire dans lequel on rencontre deux sortes d'éléments cellulaires : les cellules fixes de la cornée et, en moins grand nombre dans les conditions normales, des leucocytes migrateurs. J'envisagerai successivement ces différents éléments.

a) Fibres de la cornée. — Lorsqu'on examine au microscope, à un faible grossissement, des coupes antéro-postérieures ou parallèles, on reconnaît à la cornée une disposition lamellaire ; les lamelles sont parallèles à sa surface et aplaties d'avant en arrière. A un plus fort grossissement, on voit que ces lamelles sont le résultat de la réunion de faisceaux dont les éléments constituants sont de fines fibrilles, excessivement délicates, mais ne différant en rien des éléments semblables du tissu conjonctif. Seule, la disposition en est assez régulière et parallèle, et c'est à cette disposition que semble due la transparence de la cornée. Lorsqu'on dissocie les fibrilles d'un faisceau conjonctif de la cornée, on les voit prendre une disposition ondulée. L'existence de quelques fines fibres élastiques, au voisinage de la sclérotique, admise par Henle et Waldeyer, a été contestée par Alt, mais il est possible qu'il y ait à cet égard des variations, et, comme la sclérotique contient de nombreux éléments élastiques, il se peut fort bien que dans certains cas, quelques-uns de ces éléments s'avancent plus ou moins dans le parenchyme cornéen. Le seul fait important, et sur lequel tous les auteurs sont d'accord, c'est que les parties centrales de la cornée sont totalement dépourvues de fibres élastiques.

Le *ciment intercellulaire* qui réunit les fibrilles, les faisceaux et les lames cornéennes est formé par une substance protoplasmique qui manifeste sa présence par une mince ligne réfringente autour des fibrilles ou des faisceaux ; en certains points seulement elle présente parfois un aspect finement granuleux.

J'ai dit que les faisceaux fibrillaires avaient une disposition assez régulière. On constate néanmoins qu'il existe des entrecroisements et des enchevêtrements multiples résultant de la double disposition méridienne et équatoriale des faisceaux. Mais dans une même lame la disposition des fibrilles est toujours la même, tandis qu'entre deux lames superposées, on trouve fréquemment une différence de direction à angle droit. On trouve en outre des fibres suturales qui sont cependant beaucoup moins développées que les précédentes et qui se dirigent obliquement et réunissent assez faiblement les lames cornéennes entre elles : la dissociation macroscopique de ces lames n'est pas difficile. Ces fibres suturales existent d'ailleurs surtout dans les couches antérieures du parenchyme cornéen.

b) Système lacunaire de la cornée. — Pour mettre en évidence le système lacunaire de la cornée, l'examen direct ne suffit pas, il faut user d'artifices de préparation.

Deux méthodes se prêtent plus particulièrement à cette démonstration : l'une consiste dans l'imprégnation à l'aide du nitrate d'argent, l'autre dans l'injection interstitielle de bleu de Prusse.

Sur les coupes parallèles à la surface cornéenne, traitées par la méthode du nitrate d'argent, qui se dépose sur les lames cornéennes sans colorer les cellules et le système canaliculaire et qui, par conséquent, le fait apparaître en blanc sur fond noir, on reconnaît un système de *canaux ou canalicules* qui se croisent et s'anastomosent en tous sens et qui s'élargissent en certains points pour constituer des *lacunes*. Celles-ci se trouvent plus particulièrement entre les lames cornéennes, d'où leur disposition générale parallèle les unes par rapport aux autres. Les petits canaux, par contre, traversent le tissu cornéen dans tous les sens.

La dimension des canalicules et des lacunes est des plus variables, mais Recklinghausen et Waldeyer ont insisté sur la division en trois zones du parenchyme cornéen : une zone superficielle où les canalicules et les espaces sont les moins développés, une zone interne voisine de la membrane de Descemet, où les canalicules et les lacunes sont les plus larges, et, entre les deux, une zone moyenne, où leur dimension est intermédiaire.

Ce système de canalicules et de lacunes ne possède pas de parois propres.

On peut se demander si ce système lacunaire et canaliculaire n'est pas en quelque sorte virtuel, et si, à l'état normal, il n'est pas complètement occupé par les cellules fixes de la cornée, les leucocytes migrateurs et les fibres nerveuses du plexus cornéen. La plasticité des cellules fixes de la cornée que les recherches de Ranvier sur la cicatrisation des plaies cornéennes ont mis si nettement en évidence, me paraît nécessiter la conclusion que ce système lacunaire est toujours occupé par les éléments cellulaires ou nerveux dans les conditions normales, de même que les cellules osseuses remplissent les cavités creusées dans le tissu compact de l'os.

Les tissus cornéens sont, cela va sans dire, toujours imprégnés de sérosité, mais il ne semble pas y avoir à l'état normal de circulation intra-cornéenne comparable à celle qui existe dans un vaisseau sanguin ou lymphatique.

Coccius admettait une communication de ce système lacunaire avec les vaisseaux sanguins, tandis que Recklinghausen le supposait en communication avec le système lymphatique, et pensait à l'existence d'une véritable circulation dans le parenchyme cornéen. Mais ainsi que l'a montré Gruber, on ne peut concevoir une circulation, en quelque sorte mécanique, dans un système qui n'a pas de voie d'élimination et qui a la même disposition, quel que soit le méridien de la cornée que l'on envisage. On est forcé de conclure que la circulation des matériaux nutritifs est exclusivement le fait de l'activité vitale des cellules ou des tissus et qu'il n'y a pas, comme on l'a supposé, des courants nutritifs spéciaux dans le parenchyme cornéen.

c) Cellules de la cornée. Cellules fixes et cellules migratrices. — Si, au lieu d'imprégner le tissu encore vivant de la cornée de nitrate d'argent, on fait agir le chlorure d'or, on obtiendra une image très différente. L'image négative devient positive avec le sel d'or qui ne colore pas la substance fibrillaire et le ciment intercellulaire, mais qui colore directement les cellules.

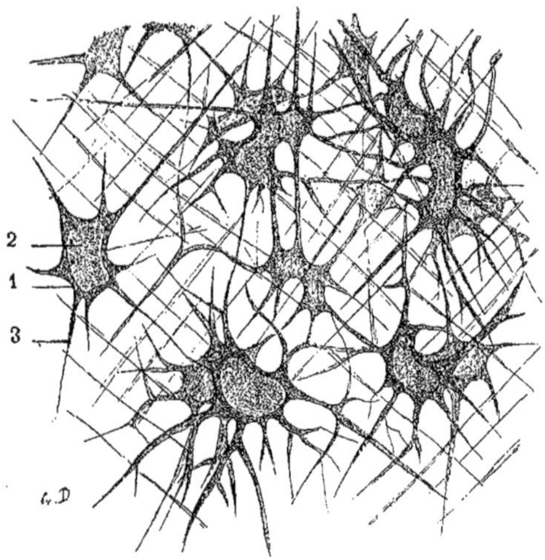

Fig. 116.
Cellules fixes de la cornée d'une grenouille traitées par le chlorure d'or, vues de face (Testut d'après Rollet).
1, une cellule cornéenne. — 2, son noyau. — 3, ses prolongements.

Sur les coupes parallèles à la surface cornéenne qui font voir les éléments cellulaires de face, les *cellules fixes de la cornée* présentent une forme très irrégulièrement étoilée, avec des prolongements qui correspondent exactement à la disposition du système lacunaire. Ces cellules sont pourvues d'un noyau assez volumineux contenant un ou deux nucléoles. Leur protoplasma est finement granuleux, surtout autour du noyau.

Quelques-unes des cellules fixes de la cornée renferment des granulations pigmentaires. Elles ne diffèrent en rien de celles que nous venons de décrire. Elles sont plus abondantes chez les nègres. Sur des coupes transversales, les cellules fixes se présentent sous forme de fuseaux, avec un léger renflement au niveau du noyau qui est cependant fortement aplati.

Ballowitz a montré qu'au cours du développement post-embryonnaire, les noyaux des cellules fixes de la cornée de l'homme et des vertébrés subissent des modifications de formes. D'ovalaires, d'elliptiques ou d'arrondis qu'ils sont chez le nouveau-né, ils prennent plus tard les formes les plus variées. Cette polymorphie s'explique par l'influence exercée sur la forme du noyau par les espaces interlamellaires où ils doivent se mouler.

Ballowitz décrit à côté du noyau de chaque cellule fixe de la cornée un « mikrocentrum » formé presque toujours par deux centrosomes. Ces centrosomes ont souvent une forme de bâtonnets. Cette disposition diffère de celle que l'on observe dans le noyau des leucocytes, par l'absence d'une sphère relativement grande qui entoure toujours le « mikrocentrum ».

Les prolongements cellulaires s'anastomosent les uns avec les autres et forment ainsi un réseau protoplasmique continu.

Lorsqu'on fait une section de la cornée, on voit, ainsi que l'a démontré Ranvier, que les prolongements sectionnés des cellules fixes poussent des bourgeons protoplasmiques dans la surface des sections, et recouvrent celles-ci d'une lame protoplasmique résultant de l'anastomose des bourgeons des différentes cellules. Il existe donc, pour ces cellules fixes de la cornée, une propriété plastique relative, qui n'est pas forcément le résultat d'une contractibilité propre, mais qui paraît en rapport avec des équilibres de pression ou de tension cellulaire, analogues à ceux que nous avons signalés, d'après les recherches de Ranvier, dans la couche épithéliale.

En dehors des cellules fixes de la cornée, on rencontre des *cellules mobiles ou migratrices* qui ne sont pas autre chose que des globules blancs du sang, des leucocytes. Leur présence dans la cornée est constante, mais, dans les conditions normales, les cellules sont en très petit nombre, surtout par rapport aux cellules fixes. Dès qu'il se produit un phénomène irritatif, dans l'épaisseur ou à la surface de la cornée, on voit le nombre des cellules migratrices augmenter dans des proportions considérables, infiltrer toutes les couches de la substance propre de la cornée, ou plus particulièrement quelqu'une d'entre elles.

Je n'aborderai pas ici la question du retour à l'état mobile des cellules fixes de la cornée, de la transformation des leucocytes en cellules fixes du tissu conjonctif et réciproquement. Les recherches de biologie générale ne me semblent pas avoir démontré l'exactitude de cette hypothèse. Les faits avancés par ses partisans (Recklinghausen, Stricker, etc.) démontrent en tout cas combien il est parfois difficile de différencier une cellule fixe de la cornée d'un leucocyte migrateur.

4° Membrane de Descemet. Lame élastique postérieure (membrane basale postérieure (Ranvier). — Le tissu propre de la cornée est limité à sa partie postérieure par une membrane véritable que l'on parvient facilement à séparer de la cornée. Dans l'œil d'un animal il est excessivement facile, en exerçant des tractions avec une pince, d'enlever la totalité de la membrane de Descemet avec son endothélium. On isole ainsi une membrane mince transparente, qui s'enroule sur elle-même par suite de son élasticité propre.

Sur les coupes antéro-postérieures de la cornée, la membrane de Descemet forme une mince bande hyaline d'une épaisseur supérieure à celle de la membrane de Bowmann et atteignant 10 à 12 μ.

Pour Ranvier elle est formée d'un nombre considérable de lamelles extrêmement minces et superposées comme les feuillets d'un livre.

Elle présente une assez grande analogie avec la membrane vitrée de la choroïde, à laquelle voudraient l'assimiler quelques anatomistes (Waldeyer).

A la périphérie de la cornée, la membrane de Descemet prend une apparence fibrillaire manifeste et constitue, un peu en dedans du canal de Schlemm,

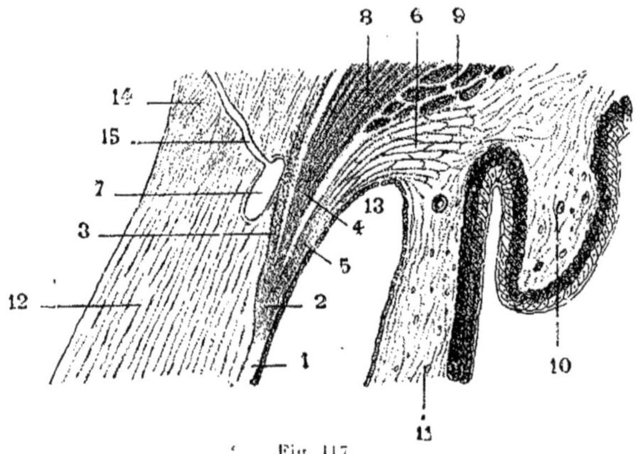

Fig. 117.

Coupe méridienne de l'angle irido-cornéen pour montrer le ligament pectiné de Hueck (Testut).

1, lame élastique postérieure de la cornée. — 2, anneau tendineux de Döllinger, avec ses trois plans de fibres qui en partent. — 3, fibres sclérales chargées de granulations. — 4, fibres moyennes ou ciliaires. — 5, fibres postérieures formant le ligament pectiné de Hueck. — 6, espaces de Fontana — 7, canal de Schlemm. — 8, fibres radiées du muscle ciliaire. — 9, fibres annulaires de ce muscle. — 10, procès ciliaires. — 11, iris. — 12, cornée. — 13, angle irido-cornéen. — 14, sclérotique — 15, une veine sclérale.

un renflement léger qui porte le nom d'*anneau tendineux de Döllinger*. De cet anneau partent en éventail des fibrilles élastiques divergentes qui forment des faisceaux auxquels on peut reconnaître trois groupements principaux : antérieur, moyen ou postérieur.

Le *faisceau antérieur* double la paroi postérieure du canal de Schlemm et va se confondre avec les fibres élastiques de la sclérotique.

Le *faisceau moyen* se termine sur le muscle ciliaire.

Le *faisceau postérieur* se réfléchit en arrière, en décrivant une courbe à concavité tournée vers l'axe de l'œil, et vient se confondre avec la face antérieure de l'iris ; c'est ce faisceau postérieur de fibres élastiques qui constitue le *ligament pectiné* ou *ligament de Hueck*. Ce ligament pectiné n'existe chez l'homme qu'à l'état rudimentaire, alors que chez l'animal et chez le fœtus il est nettement développé (Rochon-Duvignaud). A cette période de développement, on trouve dans l'angle irido-cornéen, et en remplissant l'extrême pointe, un tissu trabéculaire très développé, dont la charpente est formée par les fibrilles de ce faisceau postérieur de la membrane de Descemet (fig. 118 et 119). Avec le développement de l'œil, ce tissu trabéculaire disparaît peu à peu complètement, et il est rare d'en retrouver même des traces, comme cela est représenté dans la figure que nous empruntons à ROCHON-DUVIGNAUD (fig. 120).

Lorsqu'on étudie, ainsi que l'a fait RANVIER, les processus de réparation des plaies de la membrane de Descemet, on voit qu'après une solution de continuité, la membrane vitrée peut se réparer, et que la régénération débute par les bords de la plaie, pour en gagner peu à peu le centre. La nouvelle mem-

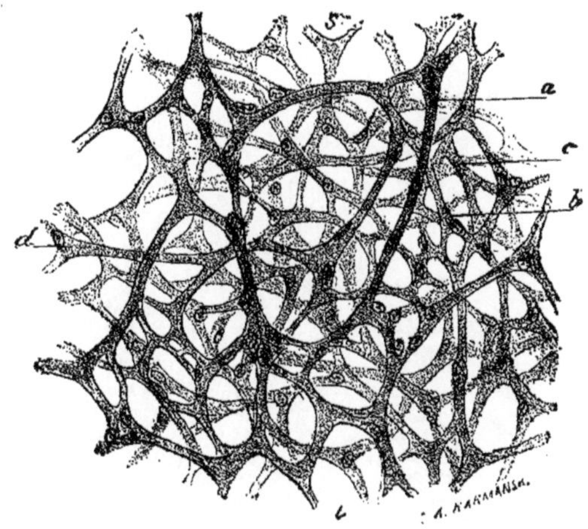

Fig. 118.

Fragment du système trabéculaire de l'angle irido-cornéen (TESTUT d'après ROCHON-DUVIGNEAUD)

a, une trabécule du premier plan, celui tourné vers l'humeur aqueuse. — *b*, une trabécule du deuxième plan. — *c*, une trabécule du troisième plan. — *d*, noyau des cellules endothéliales appliquées à la surface des trabécules. — *f*, côté du tendon-ciliaire — *i*, côté de la membrane de Descemet.

brane s'insère sur l'ancienne, et l'on voit nettement que les nouvelles lamelles ne se développent qu'à la face antérieure des cellules endothéliales et qu'elles sont sécrétées par ces cellules.

5° Couche endothéliale postérieure. Endothélium de Descemet. — Lorsqu'on a séparé la membrane de Descemet en la décortiquant, et qu'on la traite par le nitrate d'argent, on voit, si on l'étale entre deux lames et qu'on l'examine au microscope, se dessiner en noir une mosaïque régulière, qui correspond aux contours des cellules endothéliales qui revêtent la membrane de Descemet en arrière. Ces contours présentent par endroits de petites zones circulaires que l'on considère comme des stomates.

Sur des coupes antéro-postérieures, on reconnaît que cette couche endothéliale est constituée par une seule rangée de cellules aplaties, dont l'épaisseur est de 4 à 6 μ et la longueur de 20 à 25 μ.

D'après BALLOWITZ, dont les recherches n'ont porté jusqu'ici que sur la cornée de la chèvre et du chat, les cellules endothéliales de Descemet contiennent dans leur partie centrale un noyau volumineux qui, à la naissance, est régulièrement ovalaire ou arrondi. Peu à peu, la forme primordiale se modifie : le noyau affecte successivement la forme d'un rein, d'une saucisse, puis

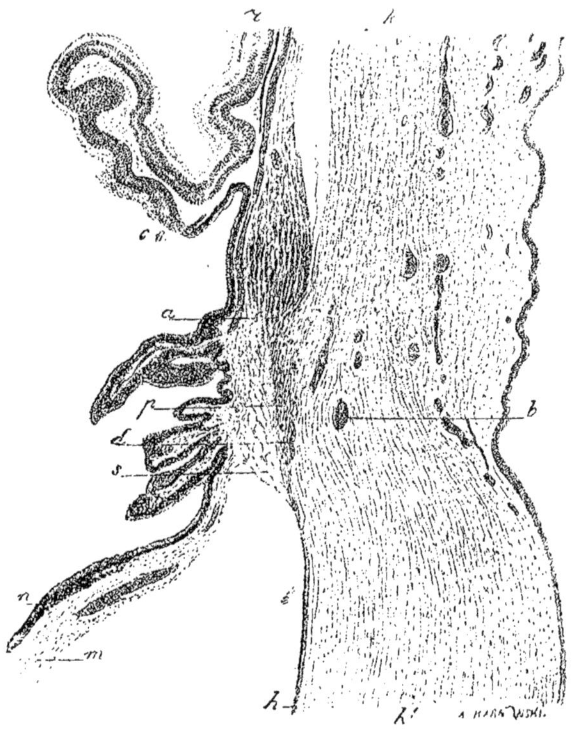

Fig. 119

Angle irien d'un fœtus humain âgé de 6 mois (ROCHON-DUVIGNEAUD).

k, sclérotique. — *k'*, cornée. — *a*, muscle ciliaire — *h*, membrane de Descemet — *p*, réticulum scléro-cornéen. — *s*, réticulum cilio-scléral, — *d*, canal de Schlemm. — *b*, veinule intra-sclérale. — *m*, couche conjonctive de l'iris. — *n*, couche pigmentaire de l'iris.

d'un fer à cheval. Chez les animaux âgés, les noyaux présentent des formes de crochet, de marteau ou de **S**. Ce qui est curieux, c'est que toutes les cellules de Descemet se trouvent toujours au même degré de leur évolution ; on ne constate d'ailleurs de proliférations cellulaires que dans les premiers temps après la naissance.

Vaisseaux sanguins. — A l'état normal, la cornée humaine ne renferme aucun vaisseau, mais on sait combien facilement, dans certains processus pathologiques, on peut voir des vaisseaux se développer, soit à sa surface, en continuation avec des vaisseaux conjonctivaux, soit dans sa profondeur, reliés alors aux vaisseaux scléroticaux. Ce développement vasculaire corres-

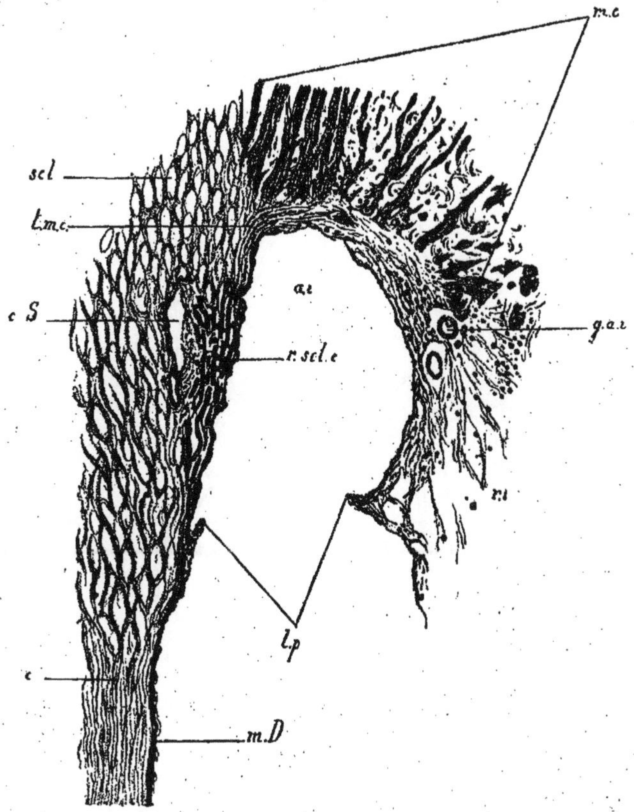

Fig. 120
L'angle irien de l'homme adulte.

scl, sclérotique. — *m.D*, membrane de Descemet. — *c*, cornée. — *ai*, angle irien — *l.p*, une trabécule du ligament pectiné — *m.c*, muscle ciliaire. — *r.i*, veine de l'iris. — *c.S*, canal de Schlemm, — *r.scl.c*, réticulum scléro-cornéen.

pond, d'ailleurs, à une disposition spéciale des vaisseaux, que l'on retrouve à la périphérie de la cornée, dans la région du limbe. Des branches des *artères ciliaires antérieures* s'anastomosent avec des branches conjonctivales, provenant aussi des ciliaires antérieures en formant, au niveau du limbe, un plexus capillaire, dont se détachent des anses vasculaires marginales, qui deviendront, dans les processus pathologiques, le point de départ des néo-vaisseaux. Même, dans les conditions normales, on trouverait, d'après les recherches de ALT, des anses vasculaires pénétrant plus ou moins loin dans les parties marginales de la cornée, et se terminant par une extrémité arrondie ou effilée (fig. 121). Les *veines* efférentes qui naissent de ce plexus capillaire dans les couches profondes de la circonférence cornéenne, vont se jeter dans les *veines ciliaires antérieures* par le système des veines épithéliales.

Vaisseaux lymphatiques. — Ce que j'ai dit du système lacunaire de

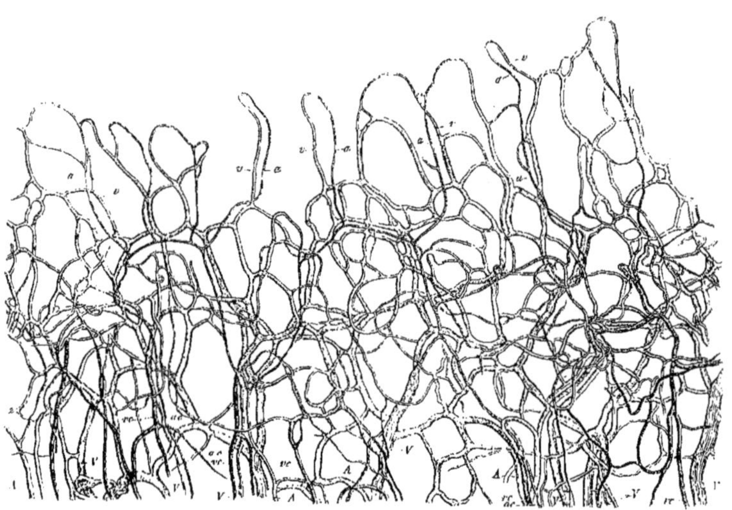

Fig. 121.
Anses vasculaires de la cornée (d'après GRAEFE et SAEMISCH).

la cornée me dispense d'insister longuement sur la circulation lymphatique. On ne trouve nulle part de vaisseaux tapissés d'un endothélium, et dont l'assimilation à un lymphatique soit possible, à l'exception toutefois du *canal de Schlemm* que l'on décrit, tantôt avec la sclérotique, tantôt avec la cornée, en raison de sa situation à la limite de ces deux membranes. Le canal de Schlemm a une disposition circulaire. Sur des coupes antéro-postérieures, quel que soit le méridien dans lequel la coupe est faite, on reconnaît une lacune ovalaire, à grand diamètre parallèle à la cornée, et plus rapprochée de la face postérieure de la cornée que de sa face antérieure. On lui décrit une *paroi externe* ou antérieure qui répond au tissu fibreux compact de la sclérotique et une *paroi interne* ou postérieure, qui, ainsi que nous l'avons vu, est en rapport avec les fibrilles antérieures de l'épanouissement scléral de la membrane de Descemet; ces fibrilles le séparent du tissu trabéculaire et de la chambre antérieure. Ce canal de Schlemm n'a pas de paroi propre, mais il présente un revêtement endothélial. Si l'on étudie sa structure intérieure sur une série de coupes successives on reconnaît qu'il existe une sorte de cloisonnement que ROCHON-DUVIGNAUD compare à celui des sinus de la dure-mère et qui justifierait la dénomination de *sinus scléral* (ROCHON-DUVIGNAUD). En certains points, ce canal peut même se subdiviser en plusieurs canaux (LEBER). On constate fréquemment, sur les coupes, la communication de ce sinus avec certaines veines sclérales situées au-devant de lui et constituant le plexus veineux de ROUGET et LEBER. De même, LEBER l'a vu en communication par son bord postérieur avec de petites veines provenant du réseau capillaire du muscle ciliaire.

Sur les coupes d'yeux normaux ou pathologiques énucléés, on ne trouve jamais, quelque rapide que soit la fixation, de globules sanguins dans la lumière du canal de Schlemm. D'autre part on parvient assez facilement à injecter le canal avec des masses d'injection, lorsqu'on injecte dans les veines. Ces deux faits qui ne sont pas contestés, ont rendu l'interprétation de la nature du canal de SCHLEMM des plus difficiles et si LEBER reconnaît formellement la nature veineuse de ce canal, ROCHON-DUVIGNEAUD fait encore quelques réserves. Par contre il est démontré que ce canal ne communique pas avec la chambre antérieure (LEBER).

Nerfs. — Les nerfs de la cornée ont été découverts par SCHLEMM en 1832; leur étude, purement microscopique, a été faite tout d'abord par la méthode au chlorure d'or, indiquée par COHNHEIM et perfectionnée par RANVIER.

Lorsque EHRLICH eut découvert une nouvelle méthode d'étude des filets nerveux terminaux, basée sur la coloration élective de ces fibres par une injection intra-vasculaire de bleu de méthylène, HOSCH reprit l'étude des nerfs de la cornée, et confirma les résultats obtenus par RANVIER avec la méthode du chlorure d'or.

Une trentaine de troncs nerveux, constitués par des fibres à myéline et provenant des nerfs ciliaires, pénètrent la cornée par sa périphérie; aussitôt après leur pénétration dans le parenchyme cornéen, les fibres nerveuses perdent leur myéline, et constituent des fibrilles fines, avec de légères varicosités, qui se divisent par dichotomie, à la manière des branches d'un arbre, et qui s'anastomosent richement entre elles, pour former, dans les parties moyennes de la cornée, le *plexus basal*. Au niveau des divisions, il y a un épaississement, et les fibrilles, juxtaposées jusque-là, se croisent dans toutes les directions. Au niveau de ces épaississements, se trouvent des cellules à noyaux allongés que His considérait comme des cellules ganglionnaires, alors que HOYER, HOSCH, les considèrent comme des cellules névrogliques. Après avoir franchi cet épaississement, les fibrilles se réunissent de nouveau jusqu'à un prochain nœud, où elles se divisent à nouveau pour se réfléchir. Ce mode de disposition se répète ainsi plusieurs fois, tandis que le petit tronc nerveux gagne le centre de la cornée, dans un sens radiaire. Les anastomoses entre les rameaux nerveux sont très variées, tantôt droites, tantôt recourbées en arc, tantôt enfin spiralées.

Il n'y a pas de terminaisons des fibres nerveuses dans les cellules de la cornée comme LANDOWSKI l'avait prétendu. Il s'agit là d'une erreur d'interprétation, car, ainsi que l'a signalé HOYER et que l'a démontré HOSCH par la méthode au bleu de méthylène, les fibrilles nerveuses suivent de préférence le système lacunaire de la cornée.

Du plexus principal partent des fibres longues, qui s'en détachent dans un plan perpendiculaire, se portent en avant en perforant la membrane basale, et constituent, sous l'épithélium cornéen, le *plexus sous-épithélial*.

De celui-ci, on voit se détacher une foule de fibrilles fines, avec des varicosités, qui se portent en ligne droite en avant, ou dans différentes directions, et peuvent se subdiviser ou s'anastomoser entre elles. Elles se terminent par un *bouton terminal* semblable aux varicosités. Pour l'étude des terminaisons, la méthode de l'or est préférable. Ces boutons terminaux paraissent bien des terminaisons et non des artifices de préparation comme le soutenait HOYER.

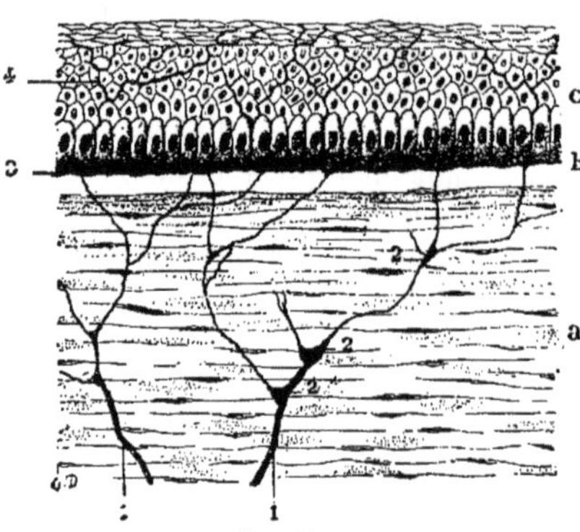

Fig. 122.

Coupe transversale de la cornée pour montrer les trois plexus nerveux (TESTUT).

1, deux rameaux afférents. — 2, réseau sous-basal. — 3, réseau sous-épithélial. — 4, réseau intra-épithélial. — 5, boutons terminaux.

a, tissus cornéens. — *b*, lame élastique antérieure. — *c*, couche épithéliale antérieure.

On donne le nom de *nerfs cornéens antérieurs* aux fibres nerveuses qui se distribuent comme je viens de le décrire, et qui perforent la membrane de Bowmann, pour se distribuer dans l'épaisseur de l'épithélium antérieur. Les *nerfs cornéens postérieurs* proviennent des mêmes troncs d'origine, mais ils se portent en arrière, vers la membrane de Descemet, dans laquelle ils se perdent en partie.

Ces nerfs se distingueraient des précédents par leur trajet rectiligne sur une plus longue étendue, et par leurs coudes à angle droit.

BIBLIOGRAPHIE DE L'ANATOMIE DE LA CORNÉE

BALLOWITZ. Zur Kenntniss der Hornhautzellen des Menschen und der Wirbelthiere, *Von Graefe's Archiv f. Opht.*, vol. XLIX, f. 1, p. 8.

— *Von Graefe's Archiv f. Opht.*, vol. L., f. 2, p. 260.

DOGIEL. Die Nerven der Cornea des Menschen. *Anat. Anzeiger*, 1890, p. 483.

GRUBER. Beitrage zur Kenntniss der Hornhaut-Circulation. *Von Graefe's Archiv f. Opht.*, XL, f. 4, p. 25.

GUTMANN. Ueber die Natur des Schlemm'schen Canal, etc. *Von Graefe's Archiv., f. Opht.*, 1895, vol. XLI, f. 1, p. 28.

HOSCH. Ehrlich's methylenblaumethode und ihre Anwendung a. d. Auge. *Von Graefe's Archiv f. Opht.* vol. XXXVII, f. 3, p. 46.

LEBER. Der circulus venosus Schlemmii steht nicht in offener Verbindung mit der vorderem Augenkammer. *Von Graefe's Archiv f. Opht.*, 1895.

RANVIER. Leçons sur la cornée. *Paris*, 1878.

— Recherches expérimentales sur le mécanisme de la cicatrisation des plaies de la cornée. *Archives d'anatomie microscopique*, 1898, vol. II, f. 1 et 2.

ROCHON-DUVIGNEAUD. Recherches sur l'angle de la chambre antérieure et le canal de Schlemm. *Th. de Paris*, 1892.

SULZER. La forme de la cornée humaine et son influence sur la vision. *Archives d'Ophtalmologie*, 1890.

ANATOMIE ET PHYSIOLOGIE
DE LA SCLÉROTIQUE

Par M. ROHMER (de Nancy)

CARACTÈRES GÉNÉRAUX

La sclérotique est une membrane dense, assez résistante, qui forme, pour ainsi dire, le squelette de l'œil ; elle constitue à la fois l'enveloppe protectrice des parties plus délicates et plus importantes de la vision, et la muraille après laquelle s'insèrent et prennent point d'appui les muscles aussi bien extrinsèques qu'intrinsèques, destinés, les uns, à mouvoir l'organe dans son ensemble, les autres, à mettre en jeu certains accessoires, utiles à la vision (iris et muscle ciliaire) suivant des conditions spéciales et particulières.

La sclérotique s'étend depuis l'entrée du nerf optique, en arrière, jusqu'au niveau du sillon scléro-cornéen, en avant. Elle forme une boule creuse, jamais tout à fait sphérique, puisque nombre de conditions peuvent venir, presque chez chaque sujet, modifier la forme de la sphère (tension intra-oculaire, tiraillements musculaires, inflammations de la sclérotique ou de son voisinage, etc.).

C'est une partie relativement simple de l'œil, qui n'a, jusqu'alors, que peu attiré l'attention des observateurs. Ses éléments anatomiques une fois reconnus, on s'est contenté de les généraliser et de penser que, comme structure aussi bien que comme fonction, il s'agissait d'un organe unitaire. Même la connaissance de certaines particularités anatomiques ne peut ébranler l'idée que la sclérotique avait une signification physiologique non différenciée.

HISTORIQUE.

Merkel, Waldeyer, Schwalbe, Rauber décrivaient la sclérotique comme composée de faisceaux fibrillaires de tissu conjonctif, dirigés surtout dans le sens méridional et équatorial, puis se croisant à angle droit. Les faisceaux s'entrecroisent les uns avec les autres. L'existence de plusieurs couches, admise par Henle, n'est confirmée ni par Merkel, ni par Waldeyer. Les faisceaux équatoriaux se trouvent surtout près du bord cornéen, d'après Schwalbe et Merkel, tandis que pour Alt c'est surtout dans la région du nerf optique qu'abondent les faisceaux circulaires. Quant à la puissance de la sclérotique, d'un commun accord on la juge plus épaisse dans la région du nerf optique, tandis qu'elle s'amincit à mesure qu'on s'avance vers sa partie antérieure, où elle n'augmente d'épaisseur que grâce à l'adjonction des insertions tendineuses des muscles. Ses parties les plus minces sont aux points d'insertion des muscles ; les tendons des obliques se continuent avec les fibres équatoriales, ceux des droits avec les faisceaux méridionaux. Les tendons des muscles droits s'étalent en éventail (Schwalbe, Merkel, Alt), et c'est ce qui donne à la sclérotique antérieure son épaisseur.

Quant à la présence des fibres élastiques, elle est brièvement mentionnée par Merkel, Waldeyer, Schwalbe, Rauber ; ces deux derniers les signalent surtout dans les couches internes. Wedl insiste sur leur abondance, tandis que Merkel n'en signale qu'un petit nombre. Sattler, plus récemment, a confirmé les vues de Wedl, et insiste sur leur grand nombre et la finesse extraordinaire de leurs fibres ; elles suivent les mêmes trajets obliques et longitudinaux que les fibres conjonctives ; on les trouve surtout abondamment dans les couches les plus internes.

Bach insiste à son tour sur l'abondance des filets nerveux dans la sclérotique, filets sympathiques qui accompagnent les vaisseaux. A ces travaux, il faut ajouter ceux plus récents d'Ischreyt qui a confirmé beaucoup de points d'anatomie déjà connus, mais qui s'est surtout appesanti sur les propriétés physiologiques de la sclérotique.

STRUCTURE

Tissu de la sclérotique. — D'une façon générale, la sclérotique présente sa plus grande épaisseur au voisinage du nerf optique, où elle varie de 1,5 millimètre à 1 millimètre chez l'adulte, tandis que chez l'enfant de dix à douze ans, cette épaisseur n'est que de 0,5 à 0,6 millimètre ; au voisinage de la cornée, elle est plus mince, et mesure chez l'adulte de 0,7 à 0,4 millimètre, et 0,4 millimètre chez l'enfant ; enfin, sa plus grande minceur est vers la partie moyenne où elle est de 0,4 à 0,3 millimètre chez l'adulte, et 0,2 millimètre chez l'enfant.

La face externe de la sclérotique est recouverte d'une couche lâche de tissu cellulaire qui la sépare de la conjonctive, et qui envoie de fins prolongements dans l'épaisseur même de la membrane. Cette couche cellulaire, revêtue de cellules endothéliales que l'on met en évidence par le nitrate d'argent, constitue en réalité la paroi inférieure de l'espace de Ténon.

Quant à sa structure, la sclérotique se compose de *faisceaux de tissu fibreux entrelacés*, surtout transversaux et antéro-postérieurs ; ces faisceaux s'entrecroisent entre eux, puis aussi d'une couche à l'autre. On y retrouve aussi quelques rares fibres élastiques, mais qui ont tendance à disparaître chez le vieillard. Voilà ce que l'on savait nettement jusqu'alors.

D'après les recherches récentes d'Ischreyt, on voit, sur des coupes passant par le méridien horizontal, deux sortes de faisceaux de fibres; les uns transversaux, et les autres plus ou moins longitudinaux. Les premiers comprennent aussi des fibres obliques allant rejoindre la ligne médiane à angle aigu.

Les fibres méridionales (longitudinales) se trouvent en plus ou moins grande quantité depuis le pôle postérieur jusqu'au limbe, et paraissent former la masse principale. Là où, comme au niveau de la région équatoriale, elles ne reçoivent que peu de fibres obliques, on les voit former des ondulations, empiétant plus ou moins les unes sur les autres, et montrant, sur des préparations coloriées, un tissu solide assez également imprégné par la couleur. Les faisceaux obliques sont visibles surtout dans la partie antérieure ainsi qu'au pôle postérieur, tandis que dans la région équatoriale elles sont beaucoup plus rares.

La proportion entre les deux espèces de fibres, longitudinales et obliques, n'est pas toujours facile à apprécier; les premières dominent au niveau de l'équateur, tandis que les obliques sont plus abondantes au niveau du pôle postérieur.

La puissance des faisceaux longitudinaux semble rester la même, sauf dans la région antérieure, où ils sont renforcés par les tendons des muscles droits. A ce point de vue, l'épaississement de la sclérotique, dans cette région, ne peut être attribué qu'en partie aux fibres obliques, tandis que l'épaisseur de la calotte postérieure est presque due uniquement à la présence de ces sortes de fibres. Il y a cependant là de grandes différences individuelles, et aucune régularité n'existe dans la distribution des fibres.

Des recherches plus précises ont permis à Ischreyt de confirmer certains points et de concevoir que la sclérotique, d'une façon générale, est composée de faisceaux tendineux légèrement ondulés, qui se croisent dans les directions les plus variées, mais cependant suivent partout une direction déterminée. Comme conséquence de cette structure, le tissu sclérotical, ainsi que le montrent les coupes, ne perd nulle part le caractère de la régularité.

Dans la moitié antérieure de la coque sclérale, à l'exception des parties qui avoisinent le limbe, on peut distinguer deux directions essentielles, l'une dans le sens de l'équateur et l'autre dans le sens du méridien. Les faisceaux d'une direction se séparent pour laisser passer entre eux ceux de l'autre. Le croisement des faisceaux se fait généralement à angle très aigu; on ne trouve nulle part de faisceaux s'enfonçant obliquement dans la profondeur, rarement ils sont légèrement inclinés dans ce sens. L'entrecroisement des fibres voisines paraît être très intime, mais des coupes colorées d'une façon diffuse ne donnent aucune indication à ce sujet.

Dans la région du limbe le tissu s'enchevêtre, en ce sens que les fibres méridionales, venant de l'équateur, prennent des directions obliques. La direction primitive est surtout conservée dans les couches superficielles, tandis que dans la profondeur, des fibres nombreuses et fines venant de l'équatoriale forment des faisceaux circulaires, abondants surtout dans les couches les plus profondes. Aussi, par le fait que l'ensemble des faisceaux de cette région diminue de valeur, il en résulte que la membrane devient plus mince.

Dans la région de l'équateur, la disposition précédente des fibres méridionales et équatoriales, fait place à une autre qui se répand dans toute la calotte postérieure, et ne trouve d'interruption qu'à l'insertion des obliques et au niveau du canal optique. Ischreyt, d'après ses préparations, n'a pu exactement déterminer la direction des fibres ; mais il est certain que le parcours en est très variable et qu'elles se croisent à angles aigus ; car de cette façon seulement on peut expliquer pourquoi, sur une coupe transversale quelconque, les faisceaux paraissent diminuer de nombre.

Les insertions musculaires apportent quelques modifications à cette structure générale. Les quatre muscles droits s'insèrent avec une largeur à peu égale, dans une zone facile à reconnaître, grâce à de nombreux faisceaux circulaires. Ces derniers se trouvent surtout dans les couches superficielles et diminuent vers la profondeur pour y faire place à des faisceaux méridionaux allant de l'équateur vers le limbe. Les faisceaux équatoriaux sont surtout nombreux dans le voisinage immédiat des insertions tendineuses, tandis qu'ils diminuent en avant et en arrière. Les faisceaux tendineux s'insinuent entre les fibres circulaires dans la direction méridionale et dans une direction assez oblique jusqu'à 30°, pour se diviser notablement dans la profondeur.

Les obliques, d'après leur insertion, appartiennent déjà à la calotte postérieure, et la sclérotique montre à ce niveau la structure décrite précédemment. Les tendons s'insèrent dans une direction équatoriale, mais la différence est totale, entre les muscles qui s'insèrent directement et ceux qui ont une direction oblique, quant à la façon dont les faisceaux tendineux pénètrent dans la sclérotique. Tandis que pour les obliques la direction est de 30°, les autres, au contraire, forment un angle aigu de telle sorte qu'on pourrait appeler cela un accolement des tendons plutôt qu'une pénétration. Ces différences s'expliquent par la différence d'action des divers groupes de muscles.

En résumé, et d'une façon générale, les fibres circulaires dominent au niveau du pôle postérieur, tandis que les fibres obliques sont nombreuses dans la région scléro-cornéenne, soumise à de nombreuses tractions, et ayant besoin, par conséquent, d'être renforcée ; au contraire, les fibres longitudinales prédominent dans la région équatoriale.

En avant, la sclérotique se continue fibre à fibre avec les lames cornéennes, seulement le mode d'intrication des faisceaux conjonctifs se modifie, se régularise dans la cornée ; l'enchevêtrement dans tous les sens fait place à une stratification régulière qui est l'une des conditions de la transparence nécessaire à la cornée (Rochon-Duvigneaud).

En arrière, au niveau de la pénétration du nerf optique, il n'existe pas d'ouverture circulaire, ainsi qu'on peut s'en convaincre en faisant disparaître les parties nerveuses à l'aide d'une macération prolongée dans l'eau. On voit alors la sclérotique offrir en ce point de nombreux trous destinés au passage des fibres nerveuses ; de là le nom de *lame criblée de la sclérotique* (PANAS).

Il résulte de cette disposition que la sclérotique présente, en ce point, une diminution de résistance à la pression intra-oculaire, qui se manifeste de la façon la plus nette dans les affections oculaires qui ont pour résultat d'augmenter la pression interne de cet organe.

De même que dans la cornée, on trouve dans la sclérotique des *cellules fixes et plates* pourvues de noyaux. Chez l'homme, presque toutes ces cellules, à l'exception de celles du voisinage du nerf optique et du pourtour scléro-cornéen, ne présentent pas de pigment, tandis qu'on en trouve chez certains animaux tels que le bœuf, le chat, etc. On rencontre aussi des cellules migratrices, mais en bien plus petit nombre que dans le stroma cornéen.

Cependant, à l'entrée du nerf optique et au voisinage de la cornée, les couches les plus profondes de la sclérotique renferment des *cellules étoilées* fortement *pigmentées*, analogues à celles de la choroïde ; ces cellules seraient surtout abondantes chez les sujets bruns.

Sur une coupe méridienne, on observe au voisinage du limbe scléral et près de la face interne, une large ouverture sous forme de fente, qui n'est autre que la section d'un espace circulaire, connu sous le nom de *canal de Schlemm*. Il n'est pas rare de rencontrer une ou deux fentes surnuméraires plus petites, et autour, la lumière de vésicules remplies de globules sanguins.

Outre les fibres conjonctives, on savait depuis longtemps que la sclérotique renferme des *fibres élastiques ;* mais là encore, rien de précis n'avait été fait et on restait dans le vague ; il a fallu les recherches toutes récentes pour mettre les choses au point.

SATTLER, en se servant de la méthode Spalteholz (de Leipzig), avait pu obtenir des préparations microscopiques très nettes. Il put voir dans la sclérotique un certain nombre de fibres élastiques. Très minces, ces fibres sont parallèles aux faisceaux de tissu conjonctif. Ces fibres élastiques de la sclérotique sont peu nombreuses, mais elles existent. On peut trouver aussi de nombreuses fibres élastiques au point d'insertion des muscles droits.

LEBER en avait aussi trouvé beaucoup à l'entrée du nerf optique.

Dernièrement ISCHREYT a coloré les fibres élastiques par la méthode de Weigert (résorcine-fuchsine). Il confirme les recherches antérieures de KIRIBUCHI qui a montré que l'âge a une grande influence sur le nombre des fibres élastiques, et que chez les jeunes gens et surtout chez les nouveau-nés, les fibres élastiques sont moins nombreuses et plus fines que chez les adultes.

La région équatoriale est, en général, plus pauvre en fibres élastiques que la région postérieure. C'est à la superficie de la région équatoriale que le nombre en est le plus grand ; il diminue dans les couches moyennes et augmente vers l'intérieur où le nombre en est à peu près le même qu'à l'extérieur. En arrière, au contraire, ce sont les couches externes qui sont le moins fournies, tandis que les fibres élastiques augmentent de dehors en dedans et atteignent leur maximum dans les couches internes. SATTLER avait déjà attiré l'attention sur la finesse excessive des fibres élastiques de la sclérotique, et sur l'impossibilité de déterminer leur épaisseur au micromètre ; cette épaisseur paraît être la même dans toutes les couches et toutes les régions de la sclérotique.

Nerfs. — La littérature qui a trait aux *nerfs de la sclérotique* est fort pauvre. La première communication sur ce point a été faite en 1849 par Bochdaleck. Celui-ci décrit les nerfs qui passent à travers la sclérotique; il parle aussi d'un riche réseau nerveux qui pénètre dans le tissu de la sclérotique et se divise en une multitude de branches; mais ses dessins microscopiques se bornent à montrer les doubles contours des plus fins filets nerveux. Il ne donne aucune preuve d'une terminaison de nerfs dans la sclérotique.

Ces données furent étudiées ensuite par Kölliker, Luschka et Arnold; mais ces auteurs ne purent prouver que les nerfs décrits par Bochdaleck ne faisaient autre chose, si ce n'est que de traverser la sclérotique, et trouvaient leur terminaison propre dans le muscle ciliaire.

La preuve de la présence de nerfs propres à la sclérotique ne put être donnée que du jour où l'on put montrer la cessation des fibres nerveuses dans un organe terminal.

Helfreich, après imprégnation avec des sels d'or, examina la sclérotique de la grenouille, d'oiseaux et de petits mammifères, et il réussit à montrer la terminaison des nerfs dans la sclérotique.

Bach a confirmé les recherches d'Helfreich; il a fait des préparations sur un embryon humain et sur un lapin nouveau-né. Comme il n'existe pour ainsi dire aucune préparation des nerfs de la sclérotique faite par la méthode de Golgi-Cajal, il a pu restreindre ses recherches. Sur ses dessins copiés d'après nature, on voit quelques filets nerveux pénétrant dans la sclérotique qui se divisent en formant un plexus. De plus, on voit aussi un filet nerveux qui aborde une branche artérielle, qui se ramifie autour d'elle (Bach).

En outre de ces filets nerveux qui se terminent directement dans la sclérotique même, cette membrane est encore *traversée par les nerfs et artères ciliaires;* les uns et les autres, quoique non destinés à la membrane scléroticale, affectent cependant dans leurs rapports vis-à-vis d'elle, des dispositions spéciales qu'il est intéressant de connaître et important de signaler.

Les nerfs, non destinés à la sclérotique, déjà décrits par Waldeyer, se trouvent surtout au voisinage de la cornée; partout ailleurs on n'a pu en déceler. Ces nerfs proviennent des nerfs ciliaires superficiels étudiés par Boucheron, nerfs sensitifs venant de l'orbite, et enlacent l'hémisphère antérieur de l'œil, moins la cornée, d'un réseau de filets nerveux, comparables dans une certaine mesure au réseau de ficelles qui recouvrent les ballons; ils sont placés, entre l'épisclère et la conjonctive, sur les deux faces de la capsule antérieure de Ténon, proviennent des nerfs orbitaires sensitifs, et forment un réseau à mailles de quatre à cinq couches superposées généralement quadrilatères. La couche la plus superficielle constitue le *plexus conjonctival,* la couche la plus postérieure c'est le *plexus prétendineux.* Les deux ou trois couches intermédiaires sont placées en avant et en arrière, ou dans l'épaisseur de la capsule de Ténon. Chacun des filets du plexus est accompagné d'une artère ou deux, et de deux ou trois veines anastomosées les unes avec les autres. Il y a là un faisceau vasculo-nerveux assez volumineux entouré de gaines ; au milieu du faisceau est caché le filet nerveux. C'est ce qui rend difficile l'action des réactifs sur ces nerfs (Boucheron).

La terminaison des nerfs ciliaires superficiels ou leur aboutissant, c'est : 1° la périphérie de la cornée, dont nous n'avons pas à nous occuper ; 2° l'épisclère.

Du côté de l'épisclère, on voit les filets nerveux en tire-bouchon descendant du nœud le plus profond du plexus ciliaire superficiel aborder la sclérotique. Souvent c'est au niveau d'un de ces grands trous perforants sclérotiсaux que passent les vaisseaux ciliaires superficiels et les nerfs ciliaires profonds. Alors le nerf ciliaire superficiel en tire-bouchon s'implante à angle droit sur la branche horizontale (ou tangente) la plus extérieure du nerf ciliaire profond et il mêle ses fibres au nerf profond, dans le sens antérieur et postérieur. On peut voir s'implanter deux ou trois nerfs superficiels en tire-bouchon sur une même branche en fer à cheval du nerf ciliaire profond.

Parfois le trou sclérotical est très petit et ne laisse passer qu'un petit filet nerveux profond, sur lequel s'embranche un petit nerf superficiel en tire-bouchon.

Ces nerfs en tire-bouchon abordent aussi la sclérotique sur des points non troués, et alors ils s'embranchent sur le rameau du nerf ciliaire profond, là où ils le rencontrent.

Ces points de rencontre entre les nerfs en tire-bouchon et les nerfs ciliaires profonds, à la surface sclérale externe, sont habituellement le centre d'émission de longs filets nerveux, fins et rectilignes, se croisant en $\times$ avec d'autres filets venus du voisinage, et qui constituent un des éléments du plexus épiscléral.

Tous ces nerfs vont vers la cornée.

Vaisseaux. — *Les rapports des artères ciliaires longues et courtes avec la sclérotique* ne sont pas moins intéressants à signaler; avec notre collègue Jacques, nous avons attiré l'attention sur les particularités suivantes :

Les artères ciliaires longues, au nombre de deux, une externe et une interne plus grêle, traversent très obliquement la sclérotique d'avant en arrière. Durant tout ce trajet, elles sont entourées d'un espace lymphatique large, comparable à celui qui environne les vasa vorticosa, et établissent une communication directe entre l'espace supra-choroïdien de Schwalbe et l'espace de Ténon. Aussi, à leur passage à travers la sclérotique, les parois des artères n'adhèrent nullement à la membrane scléroticale, ce qui permet leur dilatation et leur rétraction faciles.

Au contraire, pour les artères ciliaires courtes postérieures, on voit, au niveau de leur entrée dans la sclérotique, celle-ci se déprimer en forme d'entonnoir dans lequel s'enfonce l'artère entourée de tissu cellulaire lâche. Celui-ci disparaît bientôt et la gangue scléroticale vient en contact immédiat avec la paroi artérielle. En même temps la tunique adventice devient de moins en moins distincte, et la tunique musculaire se réduit de plus en plus.

Du côté de la face choroïdienne, on retrouve la disposition en entonnoir, mais celui-ci est moins profond et les artères ciliaires courtes postérieures sont déjà dans la choroïde qu'elles n'ont pas encore recouvré leur constitution primitive; leur tunique musculaire est toujours très réduite et il y a là, évidemment, un point faible.

Mais ici encore, les artères ciliaires aussi bien longues que courtes, ne sont pas destinées à irriguer directement la sclérotique ; celle-ci vit par imbibition de voisinage.

En effet, entre les faisceaux de fibres conjonctives se trouvent des espaces lymphatiques revêtus de cellules plates, remplis de lymphe et contenant des cellules fixes et des cellules migratrices, celles-ci en petit nombre ; c'est dans ces espaces lymphatiques que la lymphe circule et communique avec les espaces lymphatiques supra-choroïdien et supra-sclérotical.

PROPRIÉTÉS PHYSIOLOGIQUES DE LA SCLÉROTIQUE

De toutes les propriétés de la sclérotique, celle qu'on a étudiée le plus souvent est son élasticité.

Ainsi que le dit avec juste raison Ischreyt, si beaucoup d'auteurs ne mettent pas actuellement en doute cette élasticité, cependant le nombre n'est pas minime de ceux qui pensent que cette propriété physiologique n'a qu'une importance secondaire ; c'est, du moins, dans ce sens qu'il faut interpréter le silence des auteurs sur ce point.

Parmi les auteurs anciens, v. Arlt mentionne bien l'élasticité de la sclérotique, mais sans la croire bien notable. Donders la croit à peine élastique, et pense que son extension est très minime ; par contre, Leber, Stellwag, v. Carion, v. Graefe et A. Weber croient pertinemment à l'élasticité de la sclérotique, quand ils admettent que la perte de cette propriété par le fait de l'âge est une prédisposition au glaucome; v. Schulten, Straub, Landois, Chodin, Schneller, v. Krüdener sont du même avis, tandis que Fick pense que l'élasticité de la sclérotique n'a aucune importance pratique. Les classiques sont en général muets sur ce point de la question, et Nimier et Despagnet, en particulier, en font une membrane très dense non élastique.

C'est en Allemagne qu'ont paru les principaux travaux sur la question.

Dans ses travaux sur la circulation intra-oculaire de 1884, v. Schulten augmentant la pression intra-oculaire sur des yeux de lapins et de chiens, a montré que l'extension élastique du bulbe est relativement importante avec de basses pressions, tandis qu'elle diminue rapidement pour devenir très minime avec 30 à 40 millimètres de mercure. Pour lui, la sclérotique a un rôle régulateur très important ; son extension élastique diminuant si rapidement sous l'influence d'une augmentation de pression, contrebalance chaque augmentation notable de pression sanguine intra-oculaire et modère en même temps l'action en retour nuisible que pourrait produire chaque afflux sanguin important.

SCHNELLER, en 1899, a même calculé que pour une pression de 40 à 50 millimètres de mercure, l'augmentation de surface de la sclérotique peut aller jusqu'à 3 millimètres carrés, chez le lapin, et, 6^{m2},5 à 8^{m2},5 chez le chien. Cette extension minime se produit lorsque la sclérotique cède sur tous ses points. Il se demande si elle serait plus considérable quand l'extension se fait dans certaines directions, comme lorsque la pression musculaire agit sur le globe de l'œil; des recherches dans ce sens n'ont pas encore été faites. SCHNELLER, plus tard, a trouvé par des déterminations de la réfraction sur des yeux de jeunes gens que, pendant la convergence ou l'abaissement du regard visuel, la réfraction peut augmenter de 0,5 à 2,0 dioptries; ce qui, d'après lui, ne peut être attribué qu'à une augmentation de l'axe oculaire. Celle-ci est surtout sensible au niveau du pôle postérieur, où l'élongation de la sclérotique, d'après l'augmentation de la réfraction, doit être de 1/6 à 2/3 de millimètre au maximum. Cette élongation du globe produite par la pression musculaire est compensée par une diminution du diamètre équatorial, là où s'insèrent les muscles oculaires.

Pour STRAUB (1889), il ne s'agit pas là d'une propriété physique des éléments élastiques de la sclérotique. Au début, l'augmentation de pression déplisse seulement la sclérotique, puis seulement l'élasticité propre entre en jeu. Le rôle de la sclérotique consiste donc surtout, pour lui, à neutraliser les changements produits par la pression musculaire pendant la fixation et la position de repos. La preuve, c'est que, dans l'atrophie du globe, la sclérotique se rapetisse concentriquement et que son épaisseur devient jusqu'à trois fois plus considérable qu'à l'état normal; la pression intra-oculaire n'a donc que peu d'action sur la sclérotique.

SATTLER, en 1894, combat ces conclusions, et trouve les chiffres de SCHNELLER beaucoup trop élevés. Il n'a pu constater une augmentation de réfraction par le fait de l'accommodation ou de l'abaissement du regard; ce qui ne prouve pas cependant, d'une façon absolue, qu'il n'y a pas une légère augmentation de réfraction, et les faits de SCHNELLER ne peuvent pas être rejetés d'emblée. GRUBER, en 1898, abonde aussi dans le sens de STRAUB.

Simultanément, en 1898, ISCHREYT et SENDRIER publient leurs importantes recherches sur l'élasticité de la sclérotique, dont les résultats concordent sur presque tous les points, ainsi que nous le verrons plus loin.

Sans doute, beaucoup d'auteurs sont d'accord pour croire que des causes générales, telles que la pression, l'extension, l'augmentation de volume, peuvent distendre la sclérotique; mais quand il s'est agi d'apprécier l'influence des conditions locales, telles que certains troubles de circulation, les conclusions ont été faussées. Aussi, à ce point de vue, les termes du problème doivent-ils être nettement posés.

La structure du globe oculaire est telle que le tiers antérieur de sa surface interne est affecté à l'appareil sécrétoire et optique, tandis que l'énorme cavité postérieure est remplie par la gelée du corps vitré; ce qui semble montrer que c'est surtout vers cette calotte postérieure que vont se manifester les variations d'étendue consécutives aux variations de volume. Tandis que la partie antérieure, au contraire, a un autre but : elle sert d'échafaudage aux systèmes cristalliniens et sécrétoires, et en même temps de point d'appui aux muscles extérieurs de l'œil; elle doit donc, pour cette raison, avoir des propriétés physiques spéciales.

On avait déjà cherché à éclaircir la question de savoir si diverses parties de la sclérotique avaient une élasticité différente, ou si la calotte postérieure, grâce à des propriétés spéciales, était capable d'être soumise à des variations de volume.

Pour déterminer l'élasticité de la sclérotique, on possède deux moyens : ou bien, élever expérimentalement la pression intra-oculaire et la mesurer au manomètre, ou bien rechercher l'extensibilité de bandelettes taillées dans la sclérotique.

Déjà Weber en 1877 avait essayé de se servir de la première méthode pour mesurer la force de résistance de la sclérotique; d'après lui, cette force est bien plus faible dans l'enfance et l'adolescence où elle ne résiste pas longtemps à une pression intra-oculaire de 25 millimètres de mercure (Sendrier). Cette même méthode avait été utilisée aussi par v. Schultén, mais elle ne peut donner des renseignements que sur l'extensibilité générale de la sclérotique, et ne peut être employée quand on veut reconnaître les différences individuelles de chacune de ses parties ou régions.

Weber a aussi essayé de déterminer au moyen de tractions la résistance élastique de la sclérotique. Cette résistance étudiée sur des bandes de sclérotique découpées dans divers sens, a donné les résultats suivants : une bande équatoriale de 0^{m},008 s'est rompue une première fois sous une traction de 2^{kg},850, une seconde fois avec 4^{kg},750. Une bande méridienne de même largeur s'était rompue également sous les mêmes tractions.

Weber a eu tort de se servir d'yeux pris sur le cadavre, qui sont toujours plus ou moins altérés par la décomposition; de plus, il n'a pas pensé que ses lambeaux étaient pris sur différentes parties de la sclérotique, ce qui peut déjà expliquer la grande différence observée dans ses résultats.

Sendrier a repris ces expériences de Weber avec des yeux de sujets de vingt à quarante-cinq ans, énucléés moins de vingt-quatre heures après la mort. Des bandelettes de sclérotique de 0^{mm},006 de large se rompaient avec des poids de 2^{kg},100 à 2^{k},250, chez un sujet de vingt-ans, pour une bande méridienne, tandis qu'une bande équatoriale n'a supporté que 1^{kg},800. Mêmes résultats chez des sujets plus âgés (quarante-cinq ans), tandis que chez un sujet de douze ans, deux bandes méridiennes n'ont pu supporter plus de 450 grammes, une bande équatoriale 230 grammes; chez un sujet de dix ans, ces chiffres se sont abaissés à 420 grammes pour une bande méridienne et 250 grammes pour une bande équatoriale.

Sendrier a conclu d'une part, à la moindre résistance des bandes équatoriales, et d'autre part à la moindre résistance de la sclérotique de l'enfant.

Ischreyt à son tour a repris ces expériences, mais sans aller jusqu'à la rupture des lambeaux scléroticaux. Il a seulement cherché à déterminer leur degré d'extensibilité avec des poids différents, et sur des lambeaux pris sur des régions diverses de la sclérotique. Pour cela, il se servit d'un petit appareil composé d'un plateau de balance fixé après le lambeau sclérotical à mesurer, lequel lambeau était lui-même pris dans une pince fixe; deux aiguilles manœuvrant sur un cadran permettaient de lire 1/8 de millimètre de déplacement et de l'évaluer à 1/16 de millimètre.

A défaut d'yeux humains frais, Ischreyt prit des yeux de ruminants et de porcs, construits à peu près sur le type des yeux humains. Les yeux ainsi fraîchement énucléés étaient placés dans une solution faible de formol (environ 1/5 p. 100) et coupés en deux en arrière de l'équateur. La sclérotique débarrassée de son tissu épiscléral et de la choroïde était découpée en lambeaux de longueur et de largeur déterminés, lesquels étaient placés de suite sur l'appareil afin d'éviter la rétraction ou le froncement. L'épaisseur des lambeaux était mesurée avec un compas de Zeiss.

Des lambeaux de 3 à 6 millimètres de large, sur 20 à 30 millimètres de long, furent soumis à des poids variant de 100 à 2000 grammes.

Les résultats furent les suivants :

D'une façon générale, l'augmentation de longueur des languettes scléroticales n'est pas directement proportionnelle au poids, mais elle diminue à mesure que le poids augmente.

La partie postérieure de la sclérotique, y compris le pôle, montre, avec des poids faibles, une élasticité bien moindre que la partie antérieure.

Avec des poids forts, l'augmentation de longueur des languettes postérieures est moindre que celle des antérieures.

Des lambeaux taillés dans le sens longitudinal (antéro-postérieur) dans la moitié antérieure de la sclérotique s'étirent plus facilement que ceux taillés dans le sens méridional (transversal).

En récapitulant ces résultats, on voit, comme le dit Ischreyt, que la calotte postérieure de la sclérotique diffère en deux points de sa partie antérieure; d'abord, comme structure, et ensuite par ses propriétés physiques.

Anatomiquement, la sclérotique postérieure est plus épaisse; car, aux fibres méridionales viennent s'ajouter encore des fibres obliques en grand nombre, dont la direction indique déjà qu'une contraction de la capsule scléroticale se fera surtout dans le sens de leur direction, c'est-à-dire, d'avant en arrière. La conséquence de cette structure différente, c'est la possibilité d'une plus grande extension, laquelle se manifeste surtout, indépendamment de la traction expérimentale avec les poids, avec de basses pressions, par conséquent dans les limites des conditions physiologiques. Pour apprécier à sa juste valeur la plus grande mobilité de la calotte postérieure, il ne faut pas oublier que la zone équatoriale, la plus mince de toute la capsule scléroticale, reçoit un soutien notable par les muscles qui s'y appuient et empêchent ainsi l'extension de ces parties.

Toutes ces considérations rendent très probable le rôle joué par la calotte scléroticale postérieure, qu'on peut assimiler à un appareil élastique, et dont la fonction physiologique est de compenser les variations de volume, et de donner de l'espace, comme le voulait SCHNELLER, aux liquides chassés de la région équatoriale par la pression musculaire. Il est impossible de dire si cette partie postérieure de la sclérotique entre seule en jeu, ou si les autres régions se laissent aussi légèrement distendre; d'après SCHNELLER et SATTLER, il y a, sur ce point, des différences individuelles assez marquées.

A côté de cette fonction régulatrice pour la pression intra-oculaire, la calotte scléroticale postérieure en a encore une autre non moins importante; par ce fait même qu'elle cède devant les variations de pressions intra-oculaires, faibles mais incessantes, elle dérobe la papille et la macula à l'action de cette pression. Dans toute autre partie plus rigide de la sclérotique les choses ne se passeraient pas de même, et il est digne de remarque de voir que les parties les plus ténues ou les plus délicates de l'appareil nerveux sont précisément en rapport avec la partie de la sclérotique qui cède le mieux.

On n'a pas jusqu'alors suffisamment insisté sur le pôle protecteur que joue la sclérotique vis-à-vis de la rétine. STRAUB pense que son action protectrice sur les éléments nerveux délicats s'exerce par une régularisation indirecte de la circulation. ISCHREYT croit plutôt qu'elle est destinée à amortir les chocs que peut recevoir le globe de l'œil, et qui augmentent chaque fois la pression intra-oculaire; si, en effet, la sclérotique était rigide, chaque augmentation de pression dans l'intérieur de l'œil aurait pour conséquence une compression des membranes molles de l'œil; la rétine, en particulier, serait de ce fait bien plus exposée, tandis que la choroïde, par comparaison, est douée d'une bien plus grande élasticité. La sclérotique est donc destinée à amortir les chocs sur le globe de l'œil.

Il m'est pourtant impossible d'admettre pour ma part que la seule convergence puisse produire un léger allongement de l'axe de l'œil, et que, comme le veut ISCHREYT, et d'autres avec lui, cet allongement est compensé par un effort d'accommodation. C'est là un contresens; déjà l'allongement mécanique tend à rendre myope; si on ajoute encore à cela un effort de réfraction, le foyer postérieur de l'image tendra à se rapprocher du cristallin en accommodation et à s'éloigner de la rétine; la myopie n'en sera qu'augmentée. Il semble donc qu'il y ait là une interprétation un peu erronée de faits peut-être encore mal observés et qui demandent d'autres expériences plus probantes pour pouvoir être acceptés sans restriction.

BIBLIOGRAPHIE DE L'ANATOMIE ET DE LA PHYSIOLOGIE DE LA SCLÉROTIQUE

ALT. *Compend. d. norm. u. pathol. Histologie des Auges*, 1880, p. 41.
v. ARLT. *Die Krankeiten des Auges*. 1858, II, p. 2.
BACH. Die Nerven der Hornhaut und Sklera. *Arch. f. Augenheilk*, XXXIII, p. 165.
BACH. Die Nerven der Augenlider und der Sklera, etc. *Graefe's Arch.* XLI, III, 1895, p. 50.

BOUCHERON. Nerfs ciliaires superficiels chez l'homme. *Arch. d'Opht.*, 1891, vol. II.

V. GRAEFE. Beitr. z. Pathol. und Therapie des Glaukoms. *Graefe's Arch. f. Opht.*, XV, 3, p. 230, 1868.

GRUBER. Physikal. Studien über Augendruck und Augenspannung. *Arch. f. Augenheilk.* XXXIII, 1896.

ISCHREYT. Zur Mechanik der Sklera. *Graefe's Arch.*, XLVI, 3, 1898, p. 677.

— Anat. und physik. Untersuchungen der Rindersklera. *Graefe's Arch.*, XLVIII, 2, 1899, p. 386.

— Ueber den Faserbündelverlauf in der Lederhaut des Menschen. *Graefe's Arch.*, XLVIII, 3, 1890, p. 506.

— Ueber die elastischen Fasern in der Sklera des Menschen. *Graefe's Arch.*, XLIX, 3, 1908, p. 512.

KOSTER. Zur Untersuchung der Elasticität der Sklera. *Graefe's Arch.*, XLIX, 2, 1899, p. 448.

v. KRÜDENER. Ueber Circulationstörungen und Spannungsänderungen des Auges beim Aderhautsarkom. *Arch. f. Augenheilk.*, XXXI.

LANDOIS. *Lehrb. der Physiol. des Menschen*, 1889.

MERKEL. *Handbuch v. Graefe u. Sämisch.*, I, 1, 1874.

PANAS. *Traité des maladies des yeux*, vol. I, p. 8.

RAUBER. *Lehrb. der Anatomie des Menschen.* 1894.

ROCHON-DUVIGNEAUD. Précis iconographique d'anatomie normale de l'œil, p. 34 et 36. *Paris*, Soc. d'éditions scientifiques.

ROHMER et JACQUES. *Archives d'Opht.*, p. 465, 1895.

SATTLER. Untersuchungen über die Frage nach dem Vorkommen einer aüsseren Accommodation durch Muskeldruck. *Graefe's Arch.*, XL, 3, p. 239, 1894.

— Démonstration des fibres élastiques de la sclérotique. *Soc. d'Opht. de Heidelberg*, 1896 et 1897.

SCHNELLER. Ueber die Vormveränderungen des Auges durch Muskeldruck. *Graefe's Arch. f. Opht.*, XXXV, I, 1889.

v. SCHULTEN. Experim. Unters. über die Circulationsverhältnisse des Auges. *Graefe's Arch.* XXX, 3, 1884.

SENDRIER. Contribution à l'étude des ruptures de la sclérotique, *Thèse de Bordeaux*, 1897-1898.

STRAUB. Ueber das Gleichgewicht der Gewebs und Flüssigkeitsspannungen im Auge, *Graefe's Arch.*, XXXV, 2, 1889.

SCHWALBE. *Lehrbuch der Anat. des Auges*, 1887.

WALDEYER. *Handbuch von Graefe u. Sämisch.*, vol. 1, 1874.

A. WEBER. Die Ursache des Glaukoms. *Graefe's Arch.*, XXIII, 1, 1877, p. 22-25.

ANATOMIE ET PHYSIOLOGIE

DU TRACTUS UVÉAL

Par M. VENNEMAN (de Louvain).

CHAPITRE PREMIER

ANATOMIE

MORPHOLOGIE

L'anatomie descriptive compare l'œil humain à une sphère et lui distingue un *contenu* et une *enveloppe :* le contenu étant formé par plusieurs milieux transparents, placés, les uns derrière les autres, suivant l'axe antéro-postérieur du globe ; l'enveloppe se décomposant en trois membranes emboîtées les unes dans les autres.

Le *tractus uvéal* représenterait la deuxième membrane, placée entre la membrane fibreuse, externe (cornée-sclérotique), et la membrane nerveuse, interne (rétine).

L'embryologie (*ontogénie*) et l'anatomie comparée (*phylogénie*) nous font mieux comprendre la valeur réelle des différentes parties constituantes du globe oculaire.

L'embryogénie nous enseigne que l'organe de la vision se compose essentiellement de deux pièces, l'une et l'autre d'origine ectodermique : la *rétine* et le *cristallin*.

L'œil de l'animal invertébré n'est pas formé d'autre chose que d'une rétine et d'un cristallin. Chez l'animal vertébré — chez l'homme par conséquent — il s'interpose entre le cristallin et la rétine un second milieu dioptrique, d'origine mésodermique, le *corps vitré :* sorte de tissu conjonctif muqueux, très chargé d'eau, enfermé dans une poche hyaline : la membrane hyaloïde (fig. 123, A).

Autour de ces trois organes importants : le *cristallin* (*cr*), le *corps vitré* (*v*) et la *rétine* (*r*), le tissu mésodermique se condense en *membrane enveloppante* (*env.*).

Au début de la vie embryonnaire, l'enveloppe mésodermique est formée de tissu conjonctif muqueux comme le reste du mésoderme embryonnaire. Mais de très bonne heure l'aplatissement de ses cellules étoilées et leur arrangement en séries linéaires, parallèles et concentriques autour du contenu oculaire, indiquent la structure lamellaire que gardera le tissu conjonctif fibrillaire adulte destiné à le remplacer.

Au premier mois de la vie fœtale, l'enveloppe conjonctive de l'œil humain est encore *unique*. Toutefois, la moitié interne seule renferme les vaisseaux

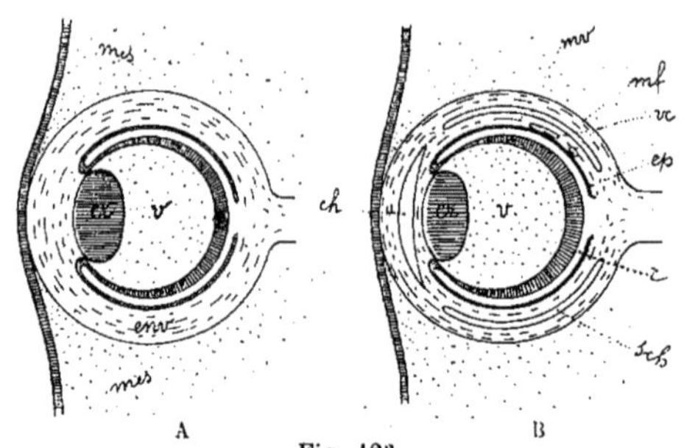

Fig. 123.

Schéma d'un œil de vertébré.

A, avant, — B, après le clivage de l'enveloppe mésodermique (*env*) en membrane fibreuse (*mf*) et en membrane vasculaire (*mv*).

capillaires (*vc*) servant à la nutrition des cellules épithéliales, en prolifération active, de la membrane proximale de la vésicule oculaire secondaire (le futur *épithélium pigmenté de la rétine*) (*ep*, fig. 123, B). Ce n'est que plus tard que l'enveloppe se clive et se partage en *deux* membranes : l'une avasculaire externe (*mf*), l'autre interne (*mv*), destinée au contraire à devenir de plus en plus riche en vaisseaux sanguins. La moitié externe de l'enveloppe primitive constituera la *membrane fibreuse scléro-cornéenne*. La moitié interne formera la *tunique vasculaire uvéale* adulte.

Le clivage de l'enveloppe primitive s'opère par l'apparition de la *chambre antérieure* (*ch.*) tout à fait en avant, et de l'*espace suprachoroïdien* (*sch.*) au milieu et en arrière.

Ces deux cavités séreuses ne communiquent pas librement entre elles. Il existe entre les deux une zone étroite où le clivage n'a pas eu lieu. Chez l'adulte, l'humeur aqueuse de la chambre antérieure ne se mêle à la sérosité de l'espace suprachoroïdien, que par voie de diffusion ou d'osmose, à travers le tissu fibreux devenu le tendon du muscle accommodateur.

La zone où l'enveloppe oculaire primitive reste indivise, correspond au niveau de passage des vaisseaux ciliaires antérieurs à travers la portion fibreuse, exactement à l'endroit où les racines des veines ciliaires s'anastomosent pour former le *plexus veineux circulaire* de Leber, l'équivalent de l'ancien *canal de Schlemm*.

HISTORIQUE

L'attache solide qui persiste entre les deux membranes dérivées de l'enveloppe primitive, explique le *ligament ciliaire* que les anciens anatomistes ont trouvé dans l'œil adulte.

En avant du ligament ciliaire, la lame vasculaire, avec son revêtement épithélial postérieur, dont nous parlerons plus tard, constitue l'*iris*. Les premiers parmi les anciens Grecs l'appelaient ῥαγοειδής de ῥάξ, grain de raisin, parce que, avec sa couleur naturellement foncée chez les peuples d'Orient, sa surface lisse antérieure ou extérieure et sa surface humide et irrégulière postérieure ou intérieure, cette membrane ressemble à la pelure détachée d'un grain de raisin rouge. Quelques auteurs latins ont traduit *uvea*, de *uva* : raisin ; d'où le nom français : *uvée*. Mais déjà dans Rufus, 100 ap. J.-C., on trouve ἶρις, arc-en-ciel, pour désigner la partie antérieure de la membrane vasculaire de l'œil.

En arrière du ligament ciliaire la lame vasculaire, toujours avec son revêtement épithélial intérieur, s'appelle la *choroïde*. Les mêmes Grecs anciens, frappés de l'abondance des vaisseaux contenus dans la membrane, la comparaient à l'enveloppe de l'œuf fœtal, le chorion : χόριον, d'où χοριοειδής. Les Allemands emploient couramment le mot, plus correct, de *chorioïdea ;* pour la facilité de l'élocution nous disons *choroïde* et non pas *chorioïde*.

Nos anciens anatomistes désignaient sous le nom d'*uvée* ou de *tractus uvéal* la membrane vasculaire tout entière, avec son épithélium pigmenté, couvrant d'une façon continue toute sa surface interne. Ils croyaient que la rétine provenait de la vésicule oculaire secondaire tout entière et que la lame mésodermique formait partout elle-même son revêtement épithélial.

En 1863 Kölliker et Babuchin démontrèrent que la membrane intérieure ou distale de la vésicule oculaire secondaire formait à elle seule les différentes couches connues de la rétine et que l'épithélium pigmenté, désigné alors sous le nom d'*épithélium pigmenté de la choroïde*, naissait aux dépens de la membrane extérieure ou proximale de la même vésicule. Ils proposèrent donc de débaptiser l'épithélium de la choroïde et de l'appeler désormais *épithélium pigmenté de la rétine*. Max Schultze adopta cette manière de voir et décrivit cet épithélium comme dixième couche de la rétine, à la suite des neuf autres plus internes signalées par H. Müller.

Malgré l'autorité qui s'attache au nom de ces deux grands anatomistes, nous pensons que cette modification apportée à la description des membranes oculaires ne constitua point un progrès, ni au point de vue anatomique, ni au point de vue médical ou ophtalmologique.

Malgré son origine embryonnaire différente, l'épithélium pigmenté appartient toujours, anatomiquement et physiologiquement, à la choroïde, comme l'épithélium de la peau et des muqueuses appartient anatomiquement et physiologiquement au derme cutané et aux chorions muqueux. La membrane conjonctive nourricière complète la membrane épithéliale de revêtement:

Malgré leur origine blastodermique distincte, elles ne peuvent être séparées l'une de l'autre ni par l'anatomiste, ni par le physiologiste, ni surtout par le médecin.

Si donc l'épithélium pigmentaire n'appartient pas originairement à la choroïde, par contre anatomiquement et physiologiquement la choroïde a toujours appartenu à l'épithélium pigmenté, comme membrane nourricière, pendant le développement embryonnaire et, après la naissance, elle continue de fournir à cet épithélium les matériaux nutritifs nécessaires pour son fonctionnement régulier dans l'acte physiologique de la vision.

Nous rencontrons d'ailleurs au cerveau une disposition analogue dans les plexus choroïdiens. Or, personne, je pense, ne s'est avisé de rattacher aux couches du cerveau l'épithélium épendymaire qui recouvre ces touffes vasculaires intraventriculaires.

D'un autre côté, l'épithélium pigmenté reste, pendant toute la vie extra-utérine, indépendant du neuro-épithélium rétinien. A aucun moment de l'existence, ces deux épithéliums ne contractent l'un avec l'autre d'adhérence intime, de fusionnement substantiel, protoplasmatique. La cavité de la vésicule oculaire persiste indéfiniment, sous forme de cavité virtuelle que les épanchements pathologiques ne rouvrent qu'avec trop de facilité.

Il n'y a d'exception que pour la partie antérieure de la vésicule, où les deux feuillets se soudent plus intimement, à cause de la disparition de la membrane nourricière du feuillet rétinien : la *membrane capsulo-pupillaire*.

Au point de vue médical, dans l'intérêt des études ophtalmologiques, la modification proposée par Kölliker, loin d'être un progrès, a été un recul. Les premières lésions anatomiques des maladies de la choroïde se concentrent sur la membrane épithéliale, soi-disant rétinienne : dans les différentes choroïdites, par exemple, les symptômes ophtalmoscopiques dépendent avant tout des altérations anatomiques de cette membrane.

I. — DESCRIPTION GÉNÉRALE ET MORPHOLOGIQUE

Division. — Nous appuyant donc sur ces considérations, nous désignerons comme autrefois sous le nom d'*uvée* ou de *tractus uvéal*, l'enveloppe vasculaire tout entière avec son revêtement épithélial pigmenté. Seulement, pour ne pas rompre trop ouvertement avec l'enseignement classique, nous diviserons l'uvée en *uvée conjonctive* et en *uvée épithéliale*. Ainsi nous gardons aux deux parties anatomiques constitutives de notre tractus uvéal, leur valeur embryologique respective : l'uvée conjonctive provenant du mésoderme, et l'uvée épithéliale provenant de l'ectoderme, par l'intermédiaire du feuillet externe ou proximal de la vésicule oculaire secondaire.

Nous savons déjà que le ligament ciliaire divise le tractus uvéal en une portion antérieure : l'*iris*, et en une portion postérieure : la *choroïde*.

Corps ciliaire. — Genèse du corps ciliaire. — Le besoin qu'éprouve l'animal vertébré d'adapter son œil à toute distance, tantôt pour la vision des objets rapprochés et tantôt pour la vision des objets éloignés, ce besoin d'adaptation fait apparaître dans la membrane vasculaire un muscle accommodateur capable de faire varier, selon les nécessités, l'installation ou la forme des milieux dioptriques précédant la rétine. Ce muscle occupe le bord antérieur de la choroïde sur une largeur de 3 à 4 millimètres (Iwanoff). Il ne faut pas oublier que le muscle ciliaire se prolonge en arrière beaucoup plus loin que ne pensaient nos anciens anatomistes avant l'emploi du microscope. A l'œil nu ou à la loupe, ils ne voyaient que la partie épaisse, grise, qu'ils prenaient pour du tissu fibreux : un renforcement de leur *ligament ciliaire*.

La zone antérieure de la choroïde épaissie par l'apparition du muscle accommodateur forme la *zone ciliaire : tunica ciliaris* de Vésale, *cercle ciliaire* de Henle, ou mieux encore *corps ciliaire* de Fallope, en tenant compte des élévations papillaires qui garnissent sa face interne et dont nous parlerons tout à l'heure.

L'apparition du muscle accommodateur subdivise la *choroïde* en *corps ciliaire* et en *choroïde proprement dite*. Le tractus uvéal se compose donc de trois parties : l'*iris*, le *corps ciliaire* et la *choroïde*. Cette division toutefois est purement morphologique et ne se superpose nullement avec la division physiologique que nous verrons plus tard, à propos de la distribution des vaisseaux : division qui intéresse beaucoup plus le pathologiste que la première adoptée par l'anatomiste.

Avec l'apparition du muscle accommodateur, le globe oculaire tout entier se trouve lui-même partagé en trois segments, vaguement comparables aux trois parties constituantes d'un appareil photographique : l'objectif, le soufflet et le cadre recevant la plaque sensible. Seulement le soufflet dépliable a été remplacé par un appareil plus fixe, portant dans son axe des lentilles interchangeables. Mais, comme dans l'œil humain c'est la force réfringente de la lentille qui change et non la lentille elle-même, le segment moyen ou *intercalaire* (Leuckart), pour agir efficacement sur le cristallin, a besoin de garder quand même un certain jeu, alors que le segment dioptrique antérieur et le segment visuel postérieur conservent invariablement la même forme et le même emplacement.

Genèse des procès ciliaires. Rôle des faisceaux circulaires, méridiens et radiés du muscle accommodateur. — C'est en majeure partie à l'existence du muscle accommodateur qu'il faut attribuer le plissement de la surface interne du corps ciliaire.

La contraction de ses faisceaux *circulaires* ramasse la membrane conjonctive en plis longitudinaux. Les plis principaux ou *crêtes ciliaires* sont au nombre assez constant de soixante-dix (Merkel). Dans leur ensemble les *crêtes* ou *procès ciliaires* forment une collerette élégante, régulièrement plissée autour du cristallin et qui mérite bien le nom de *couronne ciliaire* (Luschka), surtout si l'on examine cette disposition anatomique en regardant la face postérieure du cristallin, après avoir coupé le globe en deux suivant le plan équatorial. Et si l'on parvient à enlever la partie antérieure du corps vitré avec sa membrane hyaloïde, ce qui entraîne l'épithélium pigmenté du sommet des crêtes, on voit autour du bord du cristallin une magnifique couronne de rayons grisâtres qui tranchent vivement sur le fond noir du corps ciliaire. Ces rayons n'atteignent pas la ligne sinueuse, dentée, que forme l'*ora serrata* ou limite antérieure de la rétine; il reste entre cette ligne et la couronne ciliaire une zone plane de la largeur d'un millimètre environ.

Cette nouvelle subdivision du corps ciliaire en une portion ondulée ou *plissée*, antérieure, et une portion *plane* postérieure (Vésale) est sans importance pratique et il n'y a pas lieu d'insister sur les dénominations *couronne ciliaire* et *anneau ciliaire* (*orbiculus ciliaris*) qui ont été souvent employées fort mal à propos.

La contraction des faisceaux *longitudinaux* crée à son tour des plissements circulaires, parallèles à l'équateur du globe. Ces plis circulaires sont nécessairement coupés par les procès ciliaires, beaucoup plus saillants. Mais les crêtes ciliaires sont entamées elles-mêmes par le plissement circulaire ; les procès ciliaires sont découpés, entaillés perpendiculairement à leur longueur en collines séparées, et de hauteur décroissante d'avant en arrière.

Entre les soixante-dix crêtes principales du corps ciliaire existent des crêtes secondaires beaucoup plus basses et aussi moins longues, s'élevant tardivement de la portion plane et n'atteignant jamais en avant le niveau du renflement principal ou saillie de tête du procès ciliaire.

Sur le flanc des crêtes principales, en avant surtout, sur les parties massives antérieures, on trouve encore des ébauches de plissements longitudinaux compliquant singulièrement la conformation de chacun des procès ciliaires.

Souvent deux plissements longitudinaux se fusionnent en avant pour constituer une grosse crête unique : le procès ciliaire semble alors avoir une double racine en arrière.

En toute circonstance, la conformation des procès ciliaires se ressent énormément de l'importance relative des deux muscles antagonistes : longitudinal et circulaire. Ainsi dans les yeux à pouvoir accommodateur faible, dans les yeux myopes, par exemple, les fibres circulaires sont peu abondantes et, conformément à la faiblesse du muscle circulaire formant les plis longitudinaux, les procès ciliaires sont peu élevés. Le sommet de la crête triangulaire que forme chacun des procès reste beaucoup plus éloigné du bord équatorial du cristallin que dans l'œil emmétrope. Au contraire, dans l'œil hypermétrope, le muscle circulaire étant très développé, les procès ciliaires s'élèvent très haut : leur sommet touche presque à l'équateur de la lentille. En même temps le bord antérieur des procès ciliaires descend très loin derrière la face postérieure de l'iris, de façon à former un récessus circulaire très profond appelé l'*angle irido-ciliaire* ou l'*espace rétro-iridien* (Panas).

Les procès ciliaires de l'œil hypermétrope paraissent ainsi plus trapus, plus ramassés sur eux-mêmes en avant. Ils ne se prolongent pas en arrière en pente lentement décroissante comme les crêtes ciliaires des yeux myopes.

Dans les tubes musculo-membraneux chez les invertébrés, les fibres musculaires ne forment pas des couches absolument distinctes de fibres musculaires longitudinales et de fibres musculaires circulaires. Les fibres longitudinales, par exemple, après avoir suivi exactement la ligne axiale sur une distance variable, dévient brusquement de leur direction primitive pour aller se continuer dans une direction diamétralement opposée avec les fibres transversales. Sans doute que cette disposition garantit mieux le fonctionnement régulier et synergique de toutes les couches musculaires dont se compose la paroi contractile. Les fibres obliques, *anastomotiques* entre les couches régulières, établissent probablement une balance de contraction entre les fibres longitudinales qui raccourcissent le canal et les fibres circulaires qui en retrécissent le calibre.

Une disposition analogue se rencontre dans le muscle accommodateur de l'œil humain et en complique singulièrement la structure miscrocopique. Entre le muscle longitudinal externe et le muscle circulaire interne existent de nombreux faisceaux de fibres obliques appelées *fibres radiées* parce qu'elles rayonnent du tendon du muscle ciliaire vers le bord interne du corps ciliaire. Ces faisceaux radiés représentent la portion oblique des fibres musculaires de tantôt, et comme celles-ci, ces faisceaux ont une direction longitudinale au début : en avant, près du ligament ciliaire, pour changer insensiblement de direction, en arrière, et aider à former les faisceaux circulaires. Dans leur partie antérieure les faisceaux radiés travaillent comme les faisceaux longitudinaux, dans leur partie postérieure, au contraire, comme les faisceaux circulaires. C'est ainsi que leur partie moyenne peut utilement établir l'équilibre entre les deux portions du muscle ciliaire et régler convenablement le travail de chacun d'eux. Sans doute aussi que ces fibres radiées en réglant de la sorte la contraction des deux muscles ciliaires : le muscle longitudinal de Brücke (*ml*) et le muscle circulaire de H. Muller (*mc*) garantissent mieux l'absolue précision du processus d'accommodation (fig. 124).

Le corps ciliaire et la choroïde sont revêtus à l'intérieur d'un épithélium pigmenté : l'*uvée épithéliale*. Nous avons dit déjà qu'au niveau de la choroïde l'épithélium pigmenté ne se soude pas avec la couche des cônes et bâtonnets de la rétine. Les cellules épithéliales se laissent seulement déprimer par les articles externes des cellules visuelles. Mais au niveau du corps ciliaire les cellules de la membrane distale ou rétinienne de la vésicule oculaire secondaire se soudent intimement aux cellules pigmentées de la membrane uvéale de cette vésicule, par une substance fondamentale intermédiaire cimentante. A ce niveau l'uvée épithéliale est formée d'une double rangée de cellules épithéliales dont nous décrirons plus loin les caractères histologiques.

L'*uvée conjonctive* et l'*uvée épithéliale* sont aussi cimentées entre elles d'une façon indissoluble par une substance fondamentale intermédiaire homogène étalée en membrane entre les deux : la *lame vitrée*, dont nous nous occuperons encore plus loin.

Iris. — Genèse de la pupille. Sphincter de la pupille et division de l'iris

EN DEUX ZONES. — Il nous reste à faire l'étude morphologique de l'uvée conjonctive et de l'uvée épithéliale en avant du ligament ciliaire.

En avant du ligament ciliaire la membrane vasculaire de l'œil sert à former l'iris. Dans l'appareil dioptrique que représente le globe oculaire, l'iris

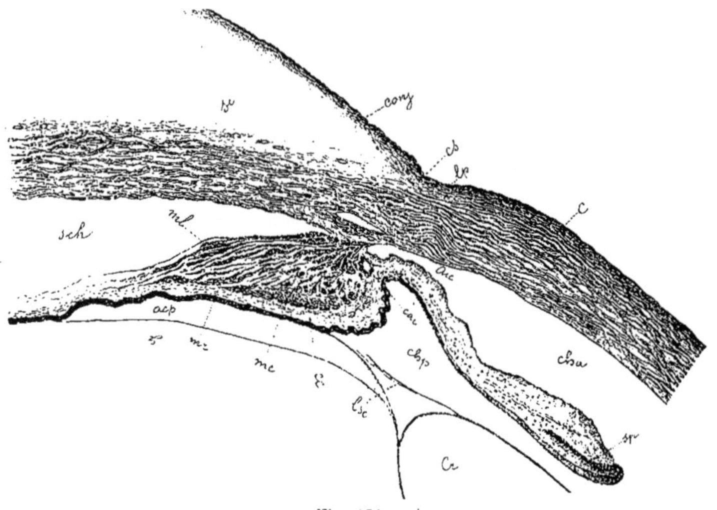

Fig. 124.

Coupe méridienne de l'œil humain au point de rencontre de l'iris et du corps ciliaire avec la sclérotique et la cornée (ligament ciliaire)

c, cornée. — *sc*, sclérotique. — *conj*, conjonctive bulbaire. — *aic* angle irido-cornéen. — *cha*, chambre antérieure. — *chp*. chambre postérieure. — *sp*, sphincter de la pupille. — *cai*, cercle artériel de l'iris — *ml*, muscle longitudinal de Brücke. — *mc*, muscle circulaire de H. Müller. — *mr*, muscle radié. — *cc*, corps ciliaire, — *lsc*, ligament suspenseur du cristallin. — *h*, membrane hyaloïde. — *acp*, arrière-cavité de la chambre postérieure. — *sch*, espace supra-choroïdien. — *cs*, canal de Schlemm. — *lp*, ligament pectiné.

forme un diaphragme circulaire à ouverture centrale mobile. Le trou central de l'iris se nomme la *pupille*.

Pupille vient du latin *pupilla*, mauvaise transcription de *pupula*, diminutif de *pupa*, petite fille. *Pupa* même est la traduction de κόρη, jeune fille, employé dans les livres hippocratiques pour désigner la miniature, la réduction de sa propre image que l'on voit dans le *noir* de l'œil, au siège même de la vision, ainsi que le croyaient les anciens.

Le diamètre de l'iris mesure 13 millimètres. La pupille n'occupe pas exactement le centre du diaphragme oculaire. Le plus souvent elle est légèrement déplacée du côté nasal et aussi tant soit peu vers l'angle supéro-interne de l'orbite.

A l'éclairage ordinaire du jour la pupille mesure en moyenne 3 à 4 millimètres. La pupille est ronde, du moins en apparence. Quand on la mesure exactement on la trouve légèrement ovalaire, son grand axe vertical étant légèrement incliné en dedans ou en dehors.

Quant à la formation de la pupille et de la chambre postérieure, on sait que l'oblitération de l'artère hyaloïdienne à partir de la papille du nerf optique, entraîne la disparition de la membrane capsulo-pupillaire. C'est ainsi que se forme en avant du cristallin et en dedans du corps ciliaire la chambre postérieure de l'œil. Le ligament suspenseur du cristallin est un résidu de la membrane capsulaire embryonnaire.

La résorption de toute la membrane pupillaire ferait communiquer plus largement que cela n'a lieu en réalité, les deux chambres de l'œil, si avec l'apparition du muscle sphincter de la pupille, il ne se formait pas derrière la membrane pupillaire en voie de résorption un repli circulaire libre de toute adhérence et large comme le sphincter lui-même, c'est-à-dire d'un millimètre environ.

L'apparition de ce repli en dehors de l'uvée conjonctive primitive, derrière la membrane pupillaire destinée à disparaître, divise naturellement l'iris en deux zones admises depuis longtemps, la *zone pupillaire* et la *zone ciliaire*. Cette dernière est la plus large : elle est aussi large que le muscle dilatateur de la pupille et s'étend du bord externe du sphincter à l'attache ciliaire de l'iris.

Dessins de l'iris. — Les contractions répétées des muscles de l'iris ont fait apparaître sur les deux faces de cette membrane un plissement élégant. A la face postérieure où il n'existe, pour la majeure partie, qu'une couche de cellules épithéliales au-dessus de la couche musculaire, le plissement est fort délicat. A la face antérieure où le tissu conjonctif abonde, les plis sont plus amples, mais en revanche beaucoup moins nombreux.

Le plissement se fait dans le sens perpendiculaire à la direction des faisceaux musculaires; de façon que, au niveau de la portion moyenne de l'iris, où il n'existe que des fibres musculaires radiées, les plis sont circulaires. A l'aide de la loupe on voit très bien sur la face antérieure de l'iris le dessin de ce plissement circulaire sous forme de lignes concentriques un peu moins foncées que le reste de la membrane. Le nombre et la direction de ces lignes varient quelque peu d'un individu à l'autre, comme les lignes de la main dont ces cercles sont les homologues. Fuchs, dans ces derniers temps, a rappelé l'attention sur ces lignes concentriques, déjà fort bien connues des anciens, et les a nommées *sillons de contraction*.

Ces sillons se détachent si bien sur le fond coloré de l'iris parce que à leur niveau l'iris est plus mince, plus dense, moins vascularisé et aussi moins chargé de pigment.

Sur la face postérieure de l'iris on retrouve les mêmes sillons, mais à peine indiqués et plusieurs fois dédoublés, comme nous le disions plus haut.

Au niveau de la portion pupillaire, le plissement se fait plutôt suivant une direction radiaire : c'est-à-dire perpendiculairement à la direction des faisceaux circulaires du sphincter. Les plis y sont très prononcés en même temps que fort nombreux et les sillons qui les séparent creusent entre eux des gorges profondes ou *cryptes*, spécialement à la limite de la zone pupillaire et de la zone ciliaire. Ces plis représentent ce qu'on appelle le *relief* de l'iris. Ce relief fait partie des *dessins* de l'iris. Nous connaissons déjà comme faisant égalcment partie des dessins de l'iris, les sillons circulaires de la portion ciliaire. Il reste à y ajouter les traits radiés blancs ou grisâtres de la même portion ciliaire et à les expliquer.

A l'œil nu et beaucoup mieux encore à la loupe, on voit sur la face antérieure de l'iris des lignes blanches ou grisâtres légèrement ondulées, qui rayonnent de la périphérie de l'iris, venant de derrière le limbe conjonctival, vers les racines des crêtes en relief de la zone pupillaire. Ce sont les vaisseaux radiés de l'iris, artères ou veines, dont l'épaisse paroi, non pigmentée, cache et le rouge du sang circulant dans leur intérieur et la teinte fondamentale bleue de l'iris venant de l'épithélium postérieur pigmenté. A travers le tissu conjonctif muqueux transparent, non pigmenté, on voit très bien ces gros vaisseaux. A cause de leur teinte plus claire, ils ressortent sur le fond sombre. On dirait qu'ils courent à la surface de l'iris comme des crêtes radiées. Sur la coupe microscopique on voit cependant que ces vaisseaux se trouvent au milieu du stroma muqueux, plutôt plus près de la membrane contractile que de l'endothélium antérieur.

Au fur et à mesure que les cellules de la couche conjonctive antérieure ou superficielle prennent plus de pigment, le dessin de ces vaisseaux rayonnants se couvre par endroits et tend de plus en plus à s'effacer complètement.

Derrière le limbe conjonctival existent encore des dessins sur la surface antérieure de l'iris, mais on ne peut naturellement les voir qu'en disséquant le globe : en réséquant toute la cornée. Ces dessins ont donc été fort négligés par les cliniciens. Fuchs les a décrits comme des *cryptes périphériques* ou *ciliaires* semblables aux *cryptes pupillaires* beaucoup mieux connues des anciens anatomistes. Voici quelle est leur origine.

Les contractions des fibres circulaires du muscle accommodateur étendent leur influence ondulante longitudinale sur la partie périphérique de la membrane irienne : la *portion marginale* de Fuchs.

La rencontre à ce niveau de la force plissante longitudinale avec l'autre force plissante circulaire, due au muscle dilatateur de l'iris, forme une fois de plus de petits cratères losangiques qui rappellent en tout point ceux plus larges et plus profonds qui existent sur la ligne nodulaire — si on peut dire — qui sépare la zone pupillaire de la zone moyenne, la zone d'action du muscle sphincter de la zone d'action du muscle dilatateur.

Le froncement longitudinal se manifeste même plus sur la face postérieure de la zone ciliaire de l'iris que sur la face antérieure. De très nombreux plis rayonnent, à la face postérieure, vers le centre pupillaire. Ces plis prolongent, tout en les dédoublant, les procès ciliaires et les crêtes secondaires des vallons inter-ciliaires.

Chez les myopes où la contraction longitudinale domine sur la contraction circulaire, le plissement circulaire du corps ciliaire se prolonge plus que chez l'emmétrope sur la face postérieure de l'iris; les procès ciliaires dans l'œil myope ne s'arrêtent pas brusquement à la racine de l'iris; de petites crêtes circulaires se détachent jusque sur la face postérieure de cette membrane.

Situation de l'iris par rapport aux milieux transparents. — L'iris limite en arrière la chambre antérieure de l'œil. S'il n'y avait pas de cristallin dans l'intérieur de l'œil, la membrane irienne pendrait à peu près perpendiculairement au milieu de l'humeur aqueuse remplissant les deux chambres. Cependant à la périphérie de l'iris, près de son attache ciliaire, il existerait toujours une petite déviation en avant : les procès ciliaires, par le développement qu'acquièrent leurs segments de tête, relèvent légèrement la portion marginale de l'iris et la forcent à suivre un court temps la courbure de la face postérieure de la cornée. Ainsi naît *l'angle irido-cornéen* (fig. 124, *aic*), plus ou moins large ou, comme on dit plus souvent, mais non sans une certaine amphibologie dans l'expression, plus ou moins profond. Disons plus ou moins haut, la hauteur de l'angle mesurant l'espace sur lequel iris et cornée restent à peu près parallèles.

Mais même en dedans de l'angle irido-cornéen l'iris ne tombe pas d'aplomb sur l'axe du globe : le cristallin pousse sa partie centrale péripupillaire en avant vers la cornée. Grâce à la tonicité du muscle sphincter de la pupille, la zone pupillaire s'applique très énergiquement sur la cristalloïde antérieure et ferme hermétiquement la communication entre les deux chambres, avec autant de précision qu'une soupape élastique.

Plus le cristallin avance dans l'œil, en totalité : par le relâchement de son appareil suspenseur, ou en partie : par l'exagération de la courbure de sa face antérieure, lors de l'accommodation, plus large sera la partie de l'iris appliquée directement sur la cristalloïde antérieure.

L'abondance de l'humeur aqueuse dans la chambre antérieure joue aussi un grand rôle dans l'arrangement des rapports réciproques que doivent affecter la cornée, l'iris et le cristallin. L'enfant ne produit pas beaucoup d'humeur aqueuse, sa chambre antérieure est basse, son iris repose largement sur le cristallin. Avec l'âge la chambre antérieure s'approfondit, le cristallin recule, l'iris s'en détache de plus en plus, mais l'angle irido-cornéen se dessine et sera d'autant plus haut que l'accommodateur est plus puissant et les procès ciliaires plus volumineux. Dans l'œil myope avec faible muscle accommodateur et de maigres procès ciliaires, l'angle irido-cornéen n'existe presque pas, l'iris pend perpendiculairement au-devant du cristallin et effleure à peine la face antérieure de la lentille; et si par hasard l'iris ne touche même pas le sommet de la courbure antérieure du cristallin, cette membrane flotte au gré de son propre poids au milieu d'un liquide qui presse partout sur elle avec la même force.

Chez le vieillard les sources de l'humeur aqueuse se dessèchent, la chambre antérieure se vide, l'iris et derrière lui le cristallin avancent de nouveau vers la cornée : toute la chambre antérieure devient angle irido-cornéen.

La chambre antérieure paraît toujours moins profonde qu'elle n'est en réalité. A travers l'humeur aqueuse, formant avec la cornée une lentille convexe-concave, grossissante, les dessins de l'iris nous apparaissent plus grands, plus clairs; l'iris tend à ressortir en avant du blanc de l'œil, en avant du limbe conjonctival dont les détails sont plus flous.

Cavités lymphatiques de l'œil. — Indépendance des cavités lymphatiques de l'œil. — D'après ce qui a été exposé plus haut on sait que les cavités séreuses de l'œil, les deux chambres réunies et l'espace suprachoroïdien, sont des cavités closes. Nulle part il n'existe pour elles de voie d'ecoulement *canalisée,* mettant en communication directe leur contenu liquide avec celui de la canalisation lymphatique ou sanguine ou permettant le déversement de leur trop-plein dans une autre cavité séreuse voisine. Elles ne possèdent que des voies de diffusion ou d'osmose.

Le liquide séreux de ces cavités peut, à la rigueur, passer *partout* à travers leur paroi limitante; mais certains points de la paroi présentent moins de résistance au courant osmotique parce que l'épaisseur de la paroi y est moindre, ou parce que le tissu formant l'enveloppe est moins dense en cet endroit, ou enfin parce qu'il existe dans le voisinage de ces *points de filtration* une circulation veineuse ou lymphatique, emportant plus facilement, plus promptement le liquide de diffusion qui imbibe les tissus. Les expériences faites avec les solutions colorées, très diffusibles, prouvent à l'évidence l'existence de ces voies de filtration ou de diffusion (Leber). Pour la démonstration on peut employer indifféremment des yeux fraîchement énucléés ou injecter les liquides diffusibles dans les yeux d'animaux encore vivants.

Pour la chambre antérieure, la voie de filtration principale existe dans l'angle irido-cornéen. Les solutions diffusibles passent par osmose à travers l'enveloppe fibreuse amincie à ce niveau par la présence du plexus veineux et viennent imbiber le tissu conjonctif épiscléral, le teignant en rouge, si l'on injecte dans la chambre antérieure une solution de carmin, ou en jaune vert, si l'on a employé, comme je l'ai fait de préférence, la solution de fluorescéine. Jamais les solutions non diffusibles, comme le bleu de Prusse, ne filtrent au dehors, ni dans les vaisseaux, ni dans le tissu conjonctif, ni dans une autre cavité séreuse voisine.

Les liquides de la chambre antérieure diffusent aussi, quoique plus difficilement, vers l'espace suprachoroïdien, à travers le ligament ciliaire ou tendon du muscle ciliaire.

Les voies de diffusion et de passage direct de la chambre postérieure nous intéressent moins et seront exposées ailleurs.

Pour la cavité suprachoroïdienne on admettait autrefois l'existence de nombreuses voies d'écoulement vers l'espace de Ténon, sous forme de véritables gaines lymphatiques entourant chaque vaisseau et chaque nerf dans le canal sclérotical qui leur sert de passage. On avait prétendu injecter l'un de ces espaces en poussant le liquide d'injection dans l'autre. Nous savons aujourd'hui qu'il s'agissait de phénomènes de diffusion, sauf peut-être pour les gaines des veines vorticines (Fuchs). Mais Langer, dans ces derniers temps, a contesté aussi l'existence de ces dernières, en se basant sur des injections faites dans de meilleures conditions que celles réalisées par ses prédécesseurs. Effectivement, il n'est pas possible d'y démontrer par l'imprégnation au nitrate d'argent l'existence d'un endothélium de revêtement. Or cet endothélium ne pourrait manquer à l'intérieur de la gaine lymphatique, si celle-ci existait réellement. L'espace libre qui reste entre le tissu fibreux de la sclérotique et le tissu lamellaire dense de la paroi veineuse, est occupé, là où il se présente, par une sorte de tissu conjonctif lamellaire très lâche avec substance fondamentale homogène, sans ou presque sans fibrilles : une sorte de tissu muqueux lamellaire, très perméable aux solutions diffusibles.

Si donc nous devons admettre que les injections d'Axel-Key et Retzius et celles de Schwalbe n'avaient établi que des communications artificielles, au même titre que les injections de la cornée par Bowman avaient créé artificiellement les tubes lymphatiques cornéens, trop longtemps admis sans raison; si nous devons accepter comme démontré que la sérosité des espaces suprachoroïdiens ne passe pas directement par des courants libres, canalisés dans les espaces séreux voisins; les gaines conjonctives délicates qui entourent les vaisseaux et les nerfs traversant la sclérotique, n'en sont pas moins des voies de prédilection pour la diffusion des liquides. Les canaux scléroticaux restent, malgré tout, les voies de diffusion pour les humeurs intérieures de l'œil vers le tissu épiscléral, l'espace de Ténon et la gaine intervaginale du nerf optique.

Genèse du ligament pectiné. — Dans sa partie centrale — c'est-à-dire axiale — la chambre antérieure forme une cavité unique dès le deuxième mois de la vie embryonnaire. C'est à peine si, exceptionnellement, par anomalie, il persiste çà et là, surtout périphériquement, quelque mince travée unissant encore la cornée à la membrane pupillaire à travers la chambre antérieure, très basse d'ailleurs à cette époque. A la naissance toute trace de brides conjonctives a disparu, sauf dans l'angle irido-cornéen près du ligament ciliaire. Là les travées unissantes rejoignant l'enveloppe fibreuse, la cornée, à l'uvée conjonctive, sont très nombreuses. On dirait qu'à ce niveau, le creusement de la chambre antérieure a échoué, et que le clivage de la membrane d'enveloppe primitive n'a abouti qu'à une dislocation de ses lamelles constituantes. De nombreuses lacunes séparent ces lamelles. Mais ces lacunes sont coupées par les travées anastomotiques obliques que s'envoient mutuellement les lames parallèles voisines. Toutes ces lacunes, toutes ces cavités, communiquent entre elles, librement, en contournant les travées. Dans leur ensemble elles forment une cavité multiloculaire, bien close du côté de l'espace supra-choroïdien par une vraie lame fibreuse, mais ouverte par mille orifices du côté de la chambre antérieure. Ce sont les *espaces de Fontana*, décrits par cet auteur comme un canal unique, le *canal de Fontana*. Le tissu conjonctif fibreux, d'aspect spongieux, dans lequel sont creusés les espaces de Fontana, s'appelle le *ligament pectiné*.

La partie des travées pectinéales étendues entre la cornée, en avant, et la zone la plus périphérique de l'iris, en arrière, constitue le *ligament pectiné de l'iris.* On ne peut pas oublier que, pour Nueck, le ligament pectiné de l'iris n'était formé que par les premières grosses travées superficielles : celles qui limitent immédiatement la chambre antérieure et qui, chez les herbivores examinés par Nueck, sont ordinairement très puissantes, très massives. Ces fortes dents, semblables aux dents d'un peigne, quand on les tend entre la cornée et l'iris, à travers la chambre antérieure, n'existent pas chez l'homme.

Les dents du peigne des herbivores sont d'ailleurs constituées, comme les autres travées du ligament pectiné, par une colonne axiale aplatie, formée de tissu fibrillaire, autour de laquelle s'enroule une membrane homogène, la continuation de la membrane de Descemet; le tout étant revêtu enfin par le même revêtement endothélial que celui de la cornée (Ranvier).

Si la chambre antérieure continue de s'accroître périphériquement vers le ligament ciliaire, les attaches iriennes se rompent et un nouveau ligament pectiné apparaît entre la cornée et le corps ciliaire. C'est cette disposition anatomique qui se rencontre chez l'homme; l'œil humain n'a pas de ligament pectiné de l'iris; il a un ligament pectiné du corps ciliaire, avec les mêmes espaces de Fontana que le premier.

Il importe de savoir exactement que le ligament pectiné n'est nullement l'épanouissement en éventail de la membrane de Descemet. S'il existe sur les travées conjonctives, qui constituent ce ligament, une gaine hyaline formée de la même substance homogène que celle qui forme la membrane postérieure de la cornée, c'est que ces travées se trouvent, au milieu de l'humeur aqueuse sous forte tension, dans les mêmes conditions physiques que la face postérieure de la cornée.

On sait d'ailleurs, depuis les beaux travaux de Ranvier sur la structure de la cornée, que, au niveau de l'insertion des travées sur la membrane de Descemet, celle-ci présente un trou, à travers lequel passe le tissu conjonctif de la travée et que, au delà de cette lacune, le faisceau conjonctif de la travée se mêle aux faisceaux du parenchyme cornéen.

Canal de Schlemm. — A l'étude du ligament pectiné et des espaces de Fontana se rattache, d'une façon fort intime, une autre question non moins controversée, c'est celle qui concerne la valeur anatomique du canal de Schlemm. Le canal de Schlemm appartient-il au système lymphatique (Schwalbe, Fuchs)? Ou bien le canal de Schlemm représente-t-il un canal veineux unique ou un plexus veineux (Leber)?

La description du canal de Schlemm rentre dans le chapitre qui traite de l'enveloppe fibreuse du globe. Mais ce canal joue un rôle trop important dans les processus pathologiques qui attaquent la membrane vasculaire, pour que je néglige complètement ici de traiter la question, et que je renonce entièrement à formuler mon opinion au sujet de la solution à lui donner.

Nous savons déjà que, lors de la division de l'enveloppe vasculaire primitive en deux membranes distinctes, le clivage respecte la zone circulaire que traversent les veines ciliaires antérieures. Les canaux qui se rencontreront chez l'adulte dans la ligne de soudure scléro-cornéenne appartiennent donc positivement au système vasculaire sanguin. Aussi n'est-il pas tout à fait exceptionnel de trouver dans le canal de Schlemm des globules rouges, au même titre que dans les veinules qui en partent dans la direction du tissu episcléral, ou vers d'autres petites veines ciliaires qui accompagnent les artères ciliaires antérieures dans leur passage à travers la sclérotique. Le canal de Schlemm, faut-il en conclure, est un canal veineux, unique ou complexe, peu importe.

Mais nous avons vu d'autre part que chez l'homme le creusement de la chambre antérieure libère complètement l'iris de ses attaches avec la cornée, coupe par conséquent toute communication entre la circulation veineuse irienne et les veines ciliaires antérieures. Le canal de Schlemm cesse donc — *chez l'homme* — de recevoir le sang veineux de l'iris, qui doit chercher ailleurs une nouvelle voie de déversement et la trouve du côté des veines ciliaires postérieures. Dès lors le canal de Schlemm ne se remplit plus de sang que par regorgement d'une partie du sang veineux, que seules les veinules du muscle ciliaire continuent de verser dans les veinules ciliaires antérieures, un peu en arrière du canal lui-même. Le canal de Schlemm continue bien d'appartenir au système veineux, mais ce n'est plus comme canal de déversement direct, c'est comme une sorte de canal de dérivation, utilisé seulement au moment d'engorgement excessif des voies ordinaires.

Et, si le creusement de la chambre antérieure réussit à trouer aussi le tendon du muscle ciliaire de façon à mettre en contact l'humeur aqueuse et la paroi du vaisseau renfermé dans le canal, la tension élevée sous laquelle se trouve constamment l'humeur aqueuse peut très bien déprimer cette paroi mal soutenue par une tension sanguine qui fléchit à chaque instant, pénétrer dans le canal même et refouler la veine vide, aplatie, contre la paroi externe. A partir de ce moment le canal de Schlemm n'est plus qu'une arrière-cavité de la chambre antérieure.

Combien de fois sur cent le canal de Schlemm reste-t-il vaisseau sanguin, ouvert largement à la circulation veineuse, et combien de fois représente-t-il un canal circulaire rempli d'humeur aqueuse ? Il faudra pour répondre à cette question des recherches délicates et multipliées.

II. — STRUCTURE

Nous décrirons successivement la structure de l'iris, du corps ciliaire, de la choroïde.

Iris. — Stroma conjonctif du parenchyme irien. — Chez la plupart de nos animaux domestiques la charpente conjonctive de l'iris est formée de tissu conjonctif fibrillaire ordinaire. Chez l'homme le tissu mésodermique qui forme le parenchyme irien n'a pas atteint, pour la majeure partie, ce parfait degré de développement. En maint endroit il s'est arrêté à des stades d'évolution inférieurs.

Chez l'embryon humain le tissu mésodermique destiné à devenir tissu conjonctif est constitué par des cellules globuleuses, intimement juxtaposées, sans substance fondamentale intermédiaire apparente.

Cependant un certain nombre de ces cellules ne sont pas rondes, mais étoilées. Elles présentent des prolongements protoplasmatiques plus ou moins nombreux. Ces prolongements se glissent entre les autres cellules arrondies. Ils sont souvent tellement minces qu'on éprouve beaucoup de peine à les voir dans les coupes microscopiques, à moins qu'une circonstance heureuse, la présence de granulations pigmentées dans leur intérieur, par exemple, ne les rende tout à fait évidents.

Les prolongements des cellules étoilées se ramifient et s'anastomosent. C'est dans les mailles du réseau protoplasmatique ainsi formé que se logent les cellules globuleuses, soit isolées, soit réunies à plusieurs et formant de petits groupements.

Tel est le tissu conjonctif de la période embryonnaire, tel est aussi le tissu d'involution qui résulte du retour vers la forme embryonnaire d'un tissu conjonctif adulte accidentellement surnourri.

Ce tissu cellulaire existe dans l'iris humain adulte, formant toute la lame superficielle antérieure de son parenchyme (Michel). C'est la *couche limitante antérieure* de l'iris, appelée autrefois la *couche granuleuse* et quelquefois aussi maintenant la *couche des noyaux* (Panas).

A mesure que l'embryon se développe, une substance fondamentale intermédiaire vient séparer les cellules contiguës de son tissu conjonctif. Cette substance fondamentale est molle, homogène et renferme de la mucine. Tout en se séparant les unes des autres les cellules gardent le contact par des bras anastomotiques.

Les cellules rondes sont devenues à leur tour des cellules étoilées et anastomosées, plus petites toutefois que les grandes cellules étoilées primitives, dont quelques-unes d'ailleurs se sont creusées en vaisseaux sanguins ou lymphatiques.

C'est le tissu conjonctif de la période fœtale : le *tissu muqueux*. Chez l'homme l'évolution du tissu conjonctif irien s'arrête là : au tissu muqueux. Toute la *couche vasculaire* de l'iris, ainsi nommée parce qu'elle renferme les gros vaisseaux radiaires, est formée de tissu muqueux. La paroi conjonctive des vaisseaux continue seule l'évolution, de l'enfance à la vieillesse, vers le tissu conjonctif fibrillaire.

Entre la couche de tissu conjonctif embryonnaire ou cellulaire proprement dite et la couche de tissu conjonctif muqueux parfait s'étend une zone de transition où tous les stades de l'évolution conjonctive se trouvent représentés.

Dans la substance fondamentale homogène du tissu conjonctif fœtal ou muqueux apparaissent plus tard des fibrilles conjonctives. Ces fibrilles s'unissent en faisceaux et ces faisceaux remplacent finalement toute ou presque toute la substance homogène ou muqueuse. C'est le *tissu conjonctif adulte* ou *fibrillaire*. Ce tissu conjonctif est peu représenté dans l'iris de l'homme.

Nous venons de dire qu'il se rencontre dans la paroi des vaisseaux sous la forme lamellaire. Il tapisse en couche mince la face antérieure de la *limitante postérieure* : le dilatateur de la pupille. Il remplit l'espace compris entre le sphincter de la pupille et l'uvée épithéliale de l'iris. Il pénètre aussi entre les faisceaux musculaires du sphincter et s'avance jusqu'au-devant de ce muscle plus ou moins loin dans le parenchyme muqueux de cette zone.

Endothélium séreux de la face antérieure de l'iris. — Lorsque le tissu conjonctif limite une cavité séreuse, quel que soit le degré d'évolution auquel il est arrivé, ce tissu arrange constamment ses cellules superficielles en cellules endothéliales. La chambre de l'œil étant une cavité séreuse, il doit exister sur la face antérieure de l'iris une membrane endothéliale continue. Ici il est toutefois plus exact de dire que les parties libres des cellules de la couche embryonnaire antérieure, se recouvrent d'une pellicule cuticulaire.

Quand le globe oculaire nous arrive dans d'excellentes conditions, parfaitement normal et tout frais, c'est-à-dire immédiatement après l'extirpation, comme les chirurgiens peuvent nous en fournir quelquefois, le nitrate d'argent fait apparaître sur toute la face antérieure de l'iris la plus belle et la plus élégante des *imprégnations endothéliales*. Mais quand l'iris cesse d'être tout à fait frais, la nitratation manque complètement son effet. Quand l'iris, tout en étant frais, très vivant, n'est pas absolument normal, absolument sain, c'est dans le fond des cryptes tout d'abord que le dessin endothélial ne se laisse plus marquer. Il ne faut même pas que l'iris soit fort malade, pour qu'il puisse se montrer des lacunes de nitratation. En des points aussi reculés, aussi profonds, que sont les cryptes, l'humeur aqueuse s'altère encore plus que partout ailleurs dans la chambre antérieure; elle a donc vite fait de désorganiser la cuticule protectrice, ce qui supprime du coup l'imprégnation. La perte de la cuticule protectrice précède de longtemps la mort de la cellule endothéliale. Ce bouclier une fois perdu, la cellule conjonctive entre plus tôt en ébullition : sous l'excès de la stimulation phlogogène elle se surnourrit, grossit et entre en multiplication. La disparition du dessin endothélial n'est donc pas un signe de la mort du tissu de revêtement séreux.

Fuchs pense que l'endothélium fait toujours défaut dans le fond des cryptes de la zone pupillaire, comme aussi dans les enfoncements qu'il décrit dans la portion marginale de la zone ciliaire. Il croit que ces dépressions conduisent directement dans un large espace lymphatique occupant le centre de l'iris autour des gros vaisseaux radiés. Mais nous venons de voir qu'il s'agit d'un tissu muqueux et non d'espaces lymphatiques communicants.

Pour bien se convaincre de la structure muqueuse du parenchyme irien, il suffit de recourir à une manœuvre de laboratoire, déjà employée par Ranvier, pour démontrer de même que dans le mésentère de la grenouille les faisceaux fibrillaires placés entre les deux couches endothéliales se trouvent plongés dans une substance fondamentale homogène. Avec un scalpel bien tranchant on sectionne nettement en travers une coupe microscopique de l'iris, et l'on constate aisément, qu'entre les prolongements anastomosés des cellules étoilées de la couche vasculaire, existe une substance fondamentale homogène, tranchant nettement par son bord coupé avec le vide séparant les deux tronçons d'iris (fig. 125).

Les cryptes de la zone pupillaire et les cratères de la région marginale de Fuchs sont donc des enfoncements borgnes. Ils ne peuvent se continuer dans des fentes lymphatiques qui n'existent pas. Nulle part, dans n'importe quel organisme animal, on ne voit une édification cellulaire semblable à celle que

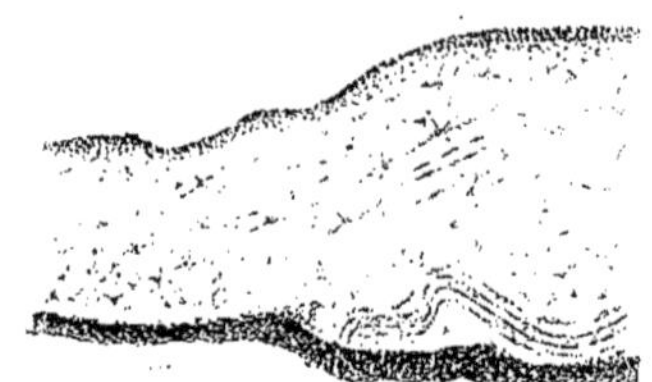

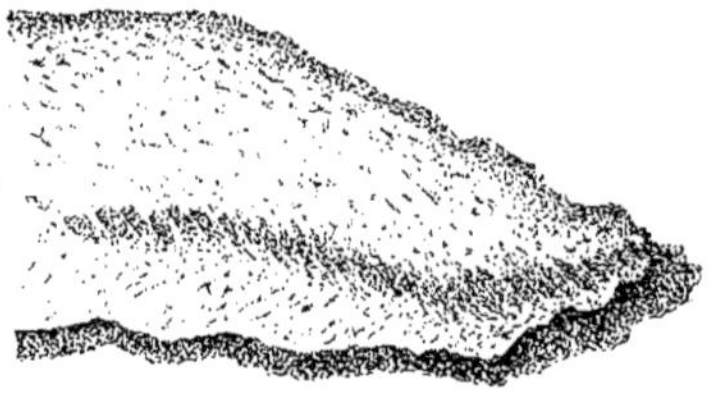

Fig. 125.

Section transversale d'une coupe radiée de l'iris, pour montrer qu'il existe une substance fondamentale homogène dans les mailles des cellules étoilées et anastomosées du tissu muqueux, formant le stroma du parenchyme irien.

décrivent les auteurs au niveau de la couche vasculaire de l'iris. Il ne saurait apparaître tout à coup un tissu aussi extraordinaire chez un être aussi avancé dans l'évolution que l'homme occupant le plus haut degré de l'échelle animale. D'ailleurs s'il existait réellement des fentes lymphatiques en communication avec la chambre antérieure il faudrait trouver sur les parois de ces fentes et sur les travées qui les traversent un revêtement endothélial que j'ai recherché en vain sur des iris humains parfaitement sains et frais où le nitrate d'argent avait dessiné à la perfection l'endothélium de tous les vaisseaux.

Quant aux expériences entreprises par Nuel pour démontrer l'existence des fentes lymphatiques de Fuchs, à l'aide d'injections d'encre de Chine dans le corps vitré, elles se laissent réfuter par des expériences semblables faites par Staderini au laboratoire de Sattler quelques années auparavant. Staderini déposait avec beaucoup de précaution à l'aide d'une canule très tranchante, une gouttelette d'encre de Chine bien aseptique sur la face antérieure de l'iris. Une inflammation avec exsudat fibrineux suit de près le dépôt du corps étranger. La fibrine englobe la gouttelette et la fixe à la surface de l'iris, là où elle a été déposée. Petit à petit on voit disparaître la tache d'encre ; les grains de charbon pénètrent par phagocytose dans les cellules endothéliales revivifiées de la face antérieure de l'iris, et, de bras protoplasmique en bras protoplasmatique, à travers le corps de toutes ces cellules anastomosées, le pigment noir arrive profondément dans l'iris jusque dans les cellules étoilées qui enlacent la paroi des vaisseaux radiaires. Il s'agit donc d'un simple phénomène de phagocytose, très évident dans les expériences plus délicates de

STADERINI où les macrophages ou cellules fixes entrent seules en jeu. Que le chemin parcouru par ces particules de charbon indique la voie de certains courants osmotiques, cela je l'accepte sans hésitation.

Le parenchyme de l'iris ne peut donc pas bien se diviser, ainsi qu'il a été fait, en deux couches superposées : la *couche limitante antérieure* et la *couche vasculaire*. Le stroma irien est formé de tissu conjonctif dont l'évolution a marché d'avant en arrière : près de la surface antérieure il est de nature embryonnaire ou cellulaire ; au centre, autour des vaisseaux radiaires, il est muqueux ; en arrière, au-devant de la limitante postérieure, il est fibrillaire. Le revêtement endothélial antérieur appartient à la couche granuleuse elle-même.

DILATATEUR DE LA PUPILLE. — Derrière le stroma conjonctif de l'iris se trouve la *membrane limitante postérieure*, considérée par la plupart des auteurs classiques comme étant une membrane élastique fibrillaire : la continuation de la membrane basale séparant l'uvée conjonctive de l'uvée épithéliale au niveau du corps ciliaire et de la choroïde : la continuation par conséquent de la lame vitrée du corps ciliaire (FUCHS). Les observations anciennes de HENLE et de IWANOFF confirmées par les recherches plus récentes de GRYNFELTT et de beaucoup d'autres ont établi que les fibrilles de la limitante postérieure sont de nature musculaire. Avec la couche de cellules épithéliales fusiformes placées immédiatement en arrière, ce plan de fibrilles musculaires forme le dilatateur de la pupille.

Les cellules fusiformes dont il s'agit ici proviennent de la membrane uvéale de la vésicule oculaire secondaire. Elles représentent la continuation de l'uvée épithéliale de la choroïde et du corps ciliaire. Comme ces cellules épithéliales elles renferment du pigment, mais beaucoup moins.

Le plus long diamètre de ces cellules fusiformes est dirigé dans la direction du rayon de l'iris.

Le muscle dilatateur de l'iris n'est donc pas construit sur le type des tissus musculaires lisses que l'on rencontre ailleurs dans l'organisme. D'abord il est d'origine épithéliale, ectodermique et non conjonctive ou mésodermique : le matériel de construction diffère. Néanmoins nous connaissons d'autres fibres musculaires lisses ayant la même origine embryonnaire et placées comme les cellules épithéliales en dehors, au-dessus de la membrane basale séparant le tissu mésodermique adulte du tissu épi ou hypoblastique ; par exemple les fibres en spirale de la glande sudoripare. Depuis la découverte faite par NUSSBAUM, que le muscle sphincter de la pupille est formé également par les cellules de la membrane proximale ou uvéale de la vésicule secondaire, il ne peut rester aucune hésitation pour admettre la nature musculaire de la couche épithéliale uvéale de l'iris.

Le muscle dilatateur reste cependant toujours un muscle un peu extraordinaire. Ainsi il a du pigment dans le protoplasme non différencié de ses cellules. Ensuite il n'est pas possible de délimiter les territoires cellulaires par l'imprégnation au nitrate d'argent d'un ciment intercellulaire. Le ciment cellulaire manquant probablement ici, l'individualisation des éléments cellulaires n'a pas eu lieu comme dans les tissus musculaires lisses ordinaires. Aussi est-il impossible avec les moyens de dissociation ordinaires : alcool au tiers, sérum iodé, etc., d'isoler les cellules musculaires pour en décrire la forme individuelle : pour ma part, je ne suis pas parvenu à le faire. Quant aux fibrilles de la limitante elles se comportent vis-à-vis des réactifs comme des fibrilles musculaires et non comme des fibres élastiques.

Épithélium de la face postérieure de l'iris. — Derrière le muscle dilatateur de la pupille avec ses corps protoplasmiques fusiformes, pigmentés et nucléés, se trouve une seconde couche épithéliale pigmentée : la *rétine irienne*. Ces cellules sont les dérivées immédiates de la membrane distale ou rétinienne de la vésicule oculaire secondaire. Elles représentent donc la continuation sur l'iris de la couche incolore qui recouvre tout le corps ciliaire. Cette seconde couche épithéliale postérieure de l'iris n'est que très lâchement unie à la première : aussi s'en détache-t-elle avec la plus grande facilité dans les préparations et même pendant la vie, soit par suite d'adhérences contractées par la membrane superficielle, avec le cristallin, par exemple, soit par la formation de petits exsudats liquides entre les deux membranes. Cela rappelle l'union peu intime qui existe entre la rétine optique et l'épithélium pigmenté de la choroïde.

Sur l'iris la couche épithéliale incolore du corps ciliaire prend tout à coup tant de pigment qu'on ne peut même plus distingner ni les contours des cellules, ni le noyau. On ne voit qu'une épaisse couche de pigment noir, de 30 à 35 μ de hauteur, avec des bosselures très nombreuses, spécialement dans le voisinage de la grande circonférence de l'iris. Chez le fœtus, quelquefois chez le nouveau-né et aussi chez l'albinos adulte, on voit parfaitement bien que les cellules qui constituent la couche rétinienne de l'iris sont les équivalentes et la continuation des cellules ciliaires. D'après Fuchs, qui dessine dans sa deuxième édition française la coupe d'un œil albinos, les cellules épithéliales sont encore cylindriques avec un noyau quelque peu déplacé vers la base d'attache.

Au niveau des bosselures l'épithélium rétinien de l'iris ne paraît pas simple. On dirait que les cellules sont montées les unes sur les autres en petits tas arrondis dont les noyaux occupent des niveaux différents. Grunert nous a donné l'explication de cette stratification apparente : les cellules rétiniennes de l'iris sont formées d'un protoplasme très ductile ; elles sont aussi malléables que les cellules épithéliales de la vessie qui changent de forme suivant l'état de réplétion du réservoir urinaire, et comme ces dernières elles varient promptement leur forme. Larges et régulièrement polyédriques quand la pupille est rétrécie et la membrane irienne largement étalée, elles se rétrécissent, s'allongent du côté de la chambre postérieure, se serrant mutuellement comme pour s'écraser quand la pupille se dilate et que l'iris se ramasse en plis vers le corps ciliaire. Les noyaux, moins compressibles que les corps cellulaires, glissent les uns à côté des autres, tout en restant dans leur cellule respective, et, s'étageant en rangées superposées, simulent l'existence d'un épithélium stratifié.

Quand la pupille est fort rétrécie, l'épithélium pigmenté rétinien de l'iris déborde dans le champ pupillaire. On le voit comme un ourlet noir du bord pupillaire, surtout quand le cristallin n'est plus parfaitement transparent. Cet ourlet noir est frangé, ou du moins paraît tel, à cause du froncement radiaire que provoque sur la face postérieure de l'iris la contraction du muscle sphincter de la pupille.

Coloration de l'iris : couleur naturelle et coloration d'interférence. — La plupart des enfants naissent avec des yeux d'un bleu foncé, couleur d'ardoise. Par un phénomène d'interférence bien connu le pigment noir de la face postérieure de l'iris, vu à travers la mince couche de tissu cellulo-muqueux du stroma, vire vers le bleu. Au fur et à mesure que le parenchyme irien, agissant comme milieu trouble, augmente d'épaisseur, la teinte noir bleu pâlit ; après quelques semaines l'enfant a des yeux plus clairs : bleu ciel d'abord, puis gris. Quand la couche conjonctive est exceptionnellement épaisse ou que sa transparence est naturellement plus troublée, l'iris prend un reflet jaune et le jaune de cette nouvelle interférence ajouté au bleu de la première donne aux yeux une teinte verdâtre.

Au bout d'un an environ l'iris commence à prendre une coloration propre : une couleur réelle, positive, s'ajoute aux colorations apparentes de l'iris, grâce à la formation de granulations pigmentaires dans l'intérieur du protoplasme de ses cellules. Les grains de pigment ont une coloration qui varie du jaune clair au noir sépia, en passant par toute la gamme intermédiaire jaune orange, jaune ocre, ocre brun et brun foncé. Le substratum protoplasmique de ces grains, les albuminoïdes qui en forment la trame, sont incolores ; c'est l'hémoglobine et ses dérivés qui leur donne leur coloration propre, plus ou moins foncée suivant l'âge ou la densité des grains eux-mêmes. L'hémoglobine cédée par le sang, diffuse dans tout l'iris, pénètre dans les cellules, se fixe sur les granulations volumineuses qu'elles renferment et s'y transforme en une substance insoluble, plus foncée en couleur. Tout pigment oculaire a la même origine hématique. Tous ces pigments renferment du fer comme l'hémoglobine elle-même. Seulement au fur et à mesure que le pigment vieillit et se fonce, il devient plus difficile de déceler la présence du métal par les réactions micro-chimiques.

Le pigment remplit surtout les cellules de la couche antérieure de l'iris : cellules rondes et cellules étoilées. Et comme ces cellules sont fort serrées les unes contre les autres, c'est spécialement à cette couche antérieure qu'il faut attribuer la coloration particulière de l'iris (Fuchs).

Le pigment se dépose aussi dans les cellules étoilées de la couche vasculaire. Mais en dehors de ces cellules étoilées, enlaçant les vaisseaux, la paroi vasculaire demeure parfaitement incolore. Nous savons déjà que les cellules fusiformes de l'uvée épithéliale irienne et plus encore les cellules épithéliales de la couche rétinienne de l'iris sont toutes remplies de pigment fort noir.

Quelques grosses cellules noires se rencontrent au milieu des travées conjonctives fibrillaires qui traversent le sphincter de la pupille. En avant du sphincter, il en existe aussi fort souvent de semblables.

Si le pigment est répandu uniformément dans toute la membrane de l'iris, la teinte est aussi partout la même. S'il s'accumule par endroits, la distribution irrégulière de la matière colorante donne à l'iris un aspect tigré. Quelques taches très bien limitées, rousses, brunes ou noires, prennent la valeur de véritables *nævi*. Ces taches peuvent simuler des corps étrangers ayant pénétré dans l'œil et s'étant fixés sur l'iris. Par un jeu de la nature rare, mais déjà observé, ces nævi se fusionnent quelquefois de façon à constituer des lettres ou des chiffres. Le cas le plus extraordinaire de l'espèce est certainement celui de Deneffe, où l'on lisait sans peine sur l'iris d'une femme les chiffres 45 à droite et 10 à gauche.

La coloration d'un iris peut être différente de celle de l'autre : c'est ce qu'on appelle des yeux *vairons*.

Vaisseaux de l'iris. — Nous parlerons des artères et des veines de l'iris à propos de la circulation artérielle et veineuse de la choroïde.

Un détail important de la structure de l'iris et sur lequel les auteurs n'ont pas suffisamment appelé l'attention à mon avis, c'est l'existence d'un réseau capillaire sanguin sous-endothélial particulièrement développé en deux endroits précis : la région du sphincter de la pupille et la région marginale ou périphérique. Ce réseau s'élève dans les crêtes qui entourent, comme de véritables margelles, les cryptes de ces régions.

Du côté de la face postérieure, des anses capillaires s'élèvent aussi partout où il existe le moindre plissement, la plus petite crête conjonctive.

2° Corps ciliaire. — Pour ce qui regarde la structure du corps ciliaire nous devons revenir un instant sur le muscle ciliaire; nous dirons ensuite un mot du stroma conjonctif du corps ciliaire; nous nous étendrons un peu plus longuement sur le double revêtement épithélial et sur les rapports de ces épithéliums avec le corps vitré et le ligament suspenseur du cristallin, et nous réserverons pour le chapitre de la choroïde la description des vaisseaux, comme déjà nous avons réservé celle des artères et veines de l'iris.

Muscle ciliaire. — Selon moi, il faut renoncer à l'idée devenue classique d'attribuer au muscle ciliaire la forme triangulaire : précisément à cause de la difficulté d'orientation des angles et des côtés d'un triangle dont la forme même varie d'un sujet à l'autre. J'aime mieux comparer le muscle ciliaire à un demi-éventail, ou plutôt à un éventail à demi ouvert du côté de l'axe du globe. Le tendon du muscle : le ligament pectiné, figure la poignée de l'éventail.

Les faisceaux musculaires en figurent les lames.

Les faisceaux musculaires se disposent d'ailleurs en véritables lames ; non en lames indépendantes, mais en lames anastomosées, formant, comme presque toujours, un système de tentes.

Les plus externes, disposées en plans parallèles, suivent la courbe de la sclérotique, bien parallèlement à sa face interne. Elles se prolongent en arrière dans les lames conjonctives de la membrane supra-choroïdienne. Celles-ci vont s'attacher de plus en plus loin en arrière sur la surface interne de la membrane fibreuse, jusqu'au delà de la ligne équatoriale. Cette partie du muscle forme le véritable muscle *longitudinal* désigné quelquefois sous le nom de *muscle de Brücke*, qui découvrit en 1846 la nature musculaire du ligament ciliaire. Ce muscle représente la moitié fermée de l'éventail. A vrai dire ce muscle ne constitue pas un muscle tenseur de la choroïde puisqu'il s'attache à la sclérotique par l'intermédiaire des lames supra-choroïdiennes, et non à la choroïde proprement dite. Ce muscle est plutôt l'équivalent du muscle de Crampton chez les oiseaux ; il s'efforce pendant sa contraction de tirer en avant tout le segment postérieur de l'œil vers le segment antérieur cornéen, pendant qu'il essaie de plisser circulairement toute la portion intermédiaire à ses attaches.

Les lames musculaires suivantes, en dedans du muscle longitudinal, abandonnent de plus en plus la courbe de la sclérotique, jusqu'à devenir presque perpendiculaires sur l'axe du globe. C'est la moitié ouverte de l'éventail.

A cause de leur direction, on appelle ces lames des lames *radiées*. A leur extrémité postérieure, ces lames se fendillent et se décomposent en leurs faisceaux constituants. Ceux-ci se recourbent, en décrivant une spirale, de façon à devenir des faisceaux circulaires au milieu du tissu conjonctif, représentant, au niveau du corps ciliaire, la continuation de l'uvée conjonctive choroïdienne.

Pas plus que les lames longitudinales, les faisceaux radiés ne touchent donc directement à la choroïde. Pendant leur contraction, elles n'exercent aucune traction sur la membrane nourricière de la portion visuelle de l'œil. Leur effort de traction s'épuise dans le corps ciliaire.

A cause de l'enroulement que nous venons de voir, les lames internes ou radiées ont un trajet longitudinal de plus en plus court ; les lames de l'éventail paraissent comme coupées, raccourcies, et cela d'autant plus qu'elles sont plus ouvertes.

Tout à fait en avant des lames les plus courtes, presque verticales sur l'axe du globe, se trouvent quelques faisceaux circulaires indépendants, qui devraient représenter le muscle *circulaire* de H. Müller. Mais en réalité le muscle circulaire comprend aussi tous les faisceaux circulaires qui terminent les lames radiées.

On affirme un peu à la légère que le muscle ciliaire s'atrophie avec l'âge, et l'on n'hésite pas de faire coïncider le début de cette atrophie sénile avec le commencement de la presbytie vers la quarantaine. Il est certain qu'à cet âge l'atrophie, même partielle, du muscle ciliaire n'existe pas et qu'elle ne commence en réalité que plus tard, dans la vieillesse, alors que tous les muscles, striés et lisses, perdent de leur poids, s'émacient. Le volume occupé dans le corps ciliaire par le muscle accommodateur, ne diminue même pas sensiblement chez le vieillard. Les fibres musculaires sont moins grosses plutôt que moins nombreuses : les faisceaux paraissent plus petits et les noyaux plus serrés dans leur intérieur. Mais le tissu conjonctif inter-fasciculaire a augmenté notablement. Il existe comme une sorte de sclérose sénile du muscle.

Procès ciliaires. — Les *procès ciliaires* se modifient beaucoup avec l'âge du sujet. Ils tendent à s'affaisser, à diminuer de volume, à niveler leur surface au fur et à mesure que la force contractile du muscle accommodateur baisse : ce qui n'est pas synonyme de diminution de l'amplitude d'accommodation; il importe de s'en souvenir. Cependant la circulation veineuse s'embarrasse de plus en plus avec les progrès de l'âge ou de la sénilité générale. Les larges capillaires veineux des procès ciliaires s'élargissent et s'allongent : la crête vasculaire a donc beaucoup plus de raisons pour s'hypertrophier que pour diminuer. Les premières saillies descendent loin derrière l'iris dans la chambre postérieure jusqu'à dépasser même la ligne équatoriale du cristallin. Les saillies suivantes s'allongent proportionnellement, mais ne peuvent descendre en ligne droite derrière la saillie de tête devenue trop grosse. Elles sont forcées d'obliquer vers la profondeur de la chambre postérieure. La portion ondulée du procès ciliaire en paraît comme brisée angulairement par rapport à la portion plane. Cette disposition existe surtout dans le vieil œil hypermétrope dont les procès sont déjà plus volumineux à l'état normal.

Les saillies de tête du procès ne sauraient augmenter de volume sans pousser en avant l'iris, rétrécir par la même occasion la chambre antérieure et augmenter la longueur de l'angle irido-cornéen.

La charpente conjonctive du corps ciliaire est beaucoup plus avancée en développement que celle de l'iris. Son tissu conjonctif est franchement fibrillaire sans être pour cela du tissu fibreux, dense. Le tissu conjonctif pénètre entre les lames du muscle ciliaire et double ce muscle d'une puissante lame conjonctive du côté interne et antérieur. Les divisions des procès ciliaires sont comme les saillies papillaires de cette sorte de derme qui encadre le muscle accommodateur.

Les fibrilles élastiques ne manquent pas dans la substance fondamentale du tissu conjonctif des corps ciliaires. Il existe aussi tout un réseau de grandes cellules étoilées et anastomosées, toutes remplies de granulations pigmentaires, à la base des crêtes ciliaires, et jusque dans l'intérieur des saillies papillaires. De larges vaisseaux capillaires sillonnent d'ailleurs les procès ciliaires et favorisent le dépôt de pigment hématogène dans les cellules granuleuses du tissu conjonctif.

Revêtement épithélial du corps ciliaire : couche uvéale et couche rétinienne. — Sur l'*orbiculus ciliaris* ou portion plane du corps ciliaire, l'uvée épithéliale renferme beaucoup plus de pigment qu'au niveau de la choroïde.

Tandis que l'épithélium pigmenté recouvre la choroïde d'une couche brune, l'anneau ciliaire est d'un noir sépia. Sur la crête des procès ciliaires, le pigment est un peu moins abondant, mais, entre les procès, les vallons apparaissent très noirs.

Les cellules de l'uvée épithéliale ciliaire sont cubiques. Elles reposent sur la lame vitrée du corps ciliaire qui les sépare, comme une véritable membrane basale, de leur derme conjonctif sous-jacent.

Le froncement de la membrane vasculaire, sous l'influence de la contraction du muscle accommodateur, est très faible au niveau de la portion du corps ciliaire qui dépasse en arrière le muscle. A distance, l'accommodation n'est plus capable d'entraîner dans le plissement tout le tissu conjonctif sous-épithélial ; la membrane basale seule présente quelques reliefs longitudinaux et circulaires qui se coupent à angle droit en formant des mailles quadrangulaires. Au fond des fossettes circonscrites par les reliefs de la membrane vitrée, les cellules épithéliales uvéales se casent de leur mieux. Quant aux dimensions de ces mailles, elles diminuent d'arrière en avant. Près de l'ora serrata, il n'existe que quelques vagues indications de crêtes longitudinales et circulaires. Vers le milieu de la zone, les mailles sont bien dessinées, très grandes, très allongées dans le sens du méridien. Elles sont très petites au contraire, losangiques ou arrondies au pied des procès ciliaires (H. Müller).

Aussi loin que l'effort de plissement produit par la contraction du muscle accommodateur, se fait sentir sur la membrane vasculaire de l'œil, la membrane distale ou rétinienne de la vésicule oculaire secondaire ne se développe pas comme rétine. La délicate fonction de la vision ne saurait s'accorder avec la formation d'images irrégulières et changeantes sur une surface ondulée et ondulante.

Les cellules épithéliales qui revêtent en dedans l'uvée épithéliale du corps ciliaire, sont dépourvues de pigment. Elles sont d'origine ectodermique, provenant, comme nous l'avons déjà dit, de la membrane rétinienne de la vésicule oculaire secondaire. Mais il n'est pas correct du tout de les assimiler aux fibres radiées de H. Müller dans la rétine. Kölliker a reconnu que la transformation insensible des cellules de soutènement en cellules épithéliales allongées de l'anneau ciliaire, ne se laisse nullement démontrer sur des coupes microscopiques fines de l'ora serrata. La portion principale de ces grands éléments rétiniens, la substance kératinique trouve son équivalent dans la cuticule qui recouvre les cellules épithéliales ciliaires et dans les prolongements que cette cuticule envoie entre les cellules. Le noyau et la petite quantité de protoplasme qui entoure le noyau d'une fibre de Müller, peuvent seuls être considérés comme l'équivalent d'une cellule ciliaire tout entière.

Les cellules ciliaires de la zone plane du corps ciliaire sont hautes de 40 à 50 μ près de l'ora serrata, et larges de 5 à 8 μ (H. Müller). La hauteur de ces cellules baisse lentement en se rapprochant des procès ciliaires, sur le sommet desquels elle descend à 14 μ. Ici, ce sont plutôt des cellules cubiques, car en même temps qu'elles perdent en hauteur, elles gagnent en largeur.

Sur la surface interne des cellules épithéliales ciliaires, il existe une cuticule continue, recouvrant d'une membrane ininterrompue tout le corps ciliaire (Schwalbe, Manfredi). Cette membrane représente au niveau du corps ciliaire la membrane limitante interne de la rétine et comme celle-ci, pousse entre les cellules plus externes des prolongements nombreux. Ces prolongements forment d'abord un réseau en bas-relief qui circonscrit régulièrement les têtes légèrement arrondies des cellules. D'autres prolongements filiformes se détachent de ce réseau, spécialement là où naissent les cordages du ligament suspenseur du cristallin, s'enfoncent profondément entre les cellules, traversent les deux rangées de cellules épithéliales et vont se confondre avec la substance qui forme la lame vitrée du corps ciliaire.

Les cellules ciliaires sont-elles des cellules glandulaires ? Elles n'en ont aucun caractère anatomique. Le revêtement cuticulaire qui garnit leur surface libre doit les faire ranger parmi les cellules de revêtement. La présence de cette cuticule doit même gêner la diffusion de la sérosité sanguine que fournissent parfois en abondance les touffes vasculaires du corps ciliaire. Dans les yeux énucléés qui ont été le siège d'une congestion pendant la vie, on trouve souvent la cuticule soulevée par lambeaux, sous forme de cloches, au-dessus de l'épithélium ciliaire.

Il faut d'ailleurs se souvenir que l'humeur aqueuse ne renferme aucun principe particulier qui puisse donner à ce liquide la valeur d'un produit de sécrétion. L'humeur aqueuse est un liquide de diffusion, d'osmose, au même titre que la sérosité qui humecte toutes les séreuses et toutes les muqueuses du corps.

Y a-t-il parmi les cellules épithéliales du corps ciliaire, de véritables cellules neuro-épithéliales ? Aucune recherche anatomique n'a été faite dans cette direction. La sensibilité très grande de la surface ciliaire nous le fait cependant supposer, à moins de rapporter la sensibilité douloureuse des procès ciliaires à la couche pigmentée sous-jacente, ou plus loin encore aux filets nerveux sensitifs du stroma conjonctif.

Au niveau de la portion plane du corps ciliaire, les deux couches épithéliales sont solidement cimentées entre elles par les formations cuticulaires qui les traversent, reliant les cordages du ligament suspenseur à la lame vitrée du corps ciliaire. Partout ailleurs sur les procès ciliaires où il n'existe pas de fibres concourant à la formation du ligament de Zinn, les deux couches épihéliales sont unies beaucoup moins intimement. De petits exsudats les séparent très fréquemment en formant de petits kystes qui ne sont pas rares sur les procès ciliaires des vieillards.

Le corps vitré avec sa membrane d'enveloppe hyaline, la *membrane hyaloïde,* s'avance sur toute la partie plane du corps ciliaire et jusque sur le pied des procès ciliaires. La membrane hyaloïde repose directement sur la crête ciliaire, mais elle ne descend pas dans les vallons, comme si, à leur naissance, les plis ciliaires avaient soulevé le corps vitré. Entre les crêtes, la chambre postérieure se prolonge donc en longs couloirs ou arrière-cavités remplies d'humeur aqueuse et traversées par les derniers câbles du ligament suspenseur.

Aussi, quand on détache le corps vitré en avant de l'ora serrata, sur un œil de cadavre, l'opération entraîne l'épithélium cubique incolore et l'épithélium pigmenté qui recouvrent les crêtes ciliaires et laisse intact ce double revêtement au fond des vallons ; d'où l'image que nous connaissons déjà : une couronne de rayons blanc grisâtre, semblables à des cils blancs, autour du cristallin : la *couronne ciliaire*.

Vaisseaux sanguins et lymphatiques du tractus uvéal. — Dans le stroma muqueux de l'uvée conjonctive se répandent les nombreux vaisseaux artériels, veineux et capillaires qui ont fait donner au tractus uvéal le nom de membrane vasculaire de l'œil.

Les artères de l'uvée conjonctive sont appelées artères *ciliaires*. Il en arrive à cette membrane par le pôle postérieur, près du nerf optique; ce sont les *artères ciliaires postérieures*. Il en arrive d'autres par les parties antérieures du globe, un peu en arrière de la ligne scléro-cornéenne; ce sont es *artères ciliaires antérieures* (fig. 126) (*c*).

Les artères ciliaires postérieures se distinguent en : postérieures *courtes* (*a*) et en postérieures *longues* (*b*), suivant qu'elles sont destinées à se résoudre en réseaux capillaires nourriciers, dans le segment postérieur ou choroïdien du globe, ou qu'elles se dirigent directement en avant pour aller nourrir le corps ciliaire et ses dépendances, ensemble avec les artères ciliaires antérieures qui nourrissent aussi l'iris.

Cette disposition des artères ciliaires crée deux territoires artériels dans le tractus uvéal, presque complètement indépendants l'un de l'autre : celui de l'iris et du corps ciliaire commun pour les deux organes et celui de la choroïde.

Circulation artérielle de l'iris et du corps ciliaire. — Les deux artères ciliaires postérieures longues sont les seules branches collatérales de l'artère ophtalmique qui pénètrent directement dans l'intérieur du globe sans se diviser au préalable en branches collatérales ou terminales. Elles apportent dans l'intérieur de l'œil une tension artérielle de beaucoup supérieure à celle de tous les autres vaisseaux ciliaires ou rétiniens. Cette tension est neutralisée en majeure partie par l'élasticité de leur paroi. Mais si cette paroi vient à se rompre accidentellement, l'écoulement de leur sang se fait avec une telle force qu'il donne lieu à ces accidents redoutables qu'on appelle les *hémorragies expulsives* du globe (A. Terson).

Avant de pénétrer dans l'intérieur du globe, les quatre ou cinq *artères ciliaires antérieures* se divisent en leurs branches terminales. Celles-ci traversent la sclérotique un peu en arrière du ligament pectiné, passent à travers la cavité supra-choroïdienne, pénètrent dans le muscle accommodateur et vont renforcer le cercle artériel de l'iris (*p*) en s'anastomosant avec lui.

Les *artères ciliaires postérieures longues* sont deux branches collatérales de l'artère ophtalmique, qui se détachent directement du tronc ou d'une autre branche très importante. Elles pénètrent dans l'œil, un peu plus en avant que les artères ciliaires postérieures courtes. Elles traversent la sclérotique par un long canal oblique, dans le plan du méridien horizontal du globe, l'une du côté temporal, l'autre du côté nasal. Elles conservent cette situation dans l'espace supra-choroïdien, reposant sur la face interne de la sclérotique,

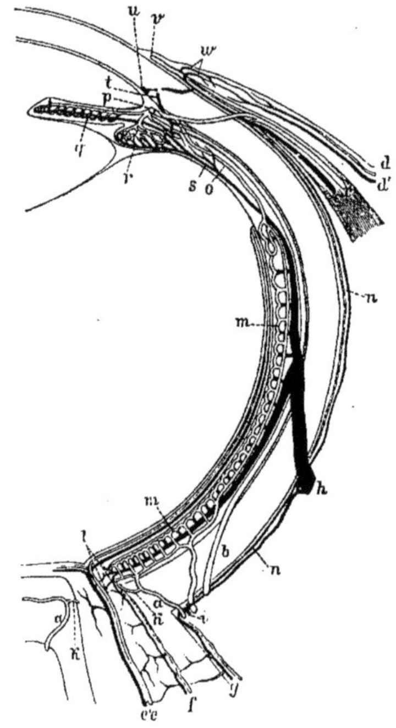

Fig. 126.

Schéma des vaisseaux sanguins de l'œil (LEBER).

Coupe horizontale. Artères en blanc, veines en noir. — *a*, art. ciliaire post. courte ; — *b*, art. cil. post. longue ; — *c*, *c'*, art. et veine ciliaires ant. ; — *d*, *d'*, art. et veine conjonctivale post. : — *e*, *e'*, art. et veine centrale de la rétine ; — *f*, vaiss. de la gaine piale du nerf optique : — *g*, vaiss de la gaine durale ; — *h*, veine vorticine ; — *k*, branche d'une art. cil. post. courte passant dans le nerf optique ; — *l*, anastomose des vaisseaux choroïdiens avec ceux du nerf optique ; — *m*, chorio-capillaire : — *n*, vaisseaux épiscléraux ; — *o*, art. récurrente ; — *p*, coupe transversale du cercle artériel de l'iris ; — *q*, vaiss. iriens ; — *r*, vaiss. d'un procès ciliaire ; — *s*, veine irido-ciliaire ; — *t*, veine cil. ant. ; — *u*, plexus veineux du canal de Schlemm ; — *v*, vaisseaux péricornéens ; — *w*, vaisseaux conjonctivaux antérieurs.

jusque près du tendon du muscle accommodateur. A ce niveau ces deux artères se recourbent en dedans, passent dans la masse musculaire et se divisent aussitôt après en deux branches terminales, l'une montant vers l'extrémité supérieure du diamètre vertical de la cornée, l'autre descendant vers l'extrémité inférieure du même diamètre. Sur la ligne médiane du globe, en haut et en bas, les branches temporales s'anastomosent par inosculation avec les branches nasales, formant de la sorte un anneau complet : le *cercle artériel de l'iris* (*p*). Ce vaisseau circulaire, ainsi que nous l'avons vu tout à l'heure, est renforcé de distance en distance par les branches perforantes des artères ciliaires antérieures.

Le cercle artériel de l'iris n'occupe pas même la base d'implantation de l'iris sur le corps ciliaire. Il se trouve tout entier dans le corps ciliaire même ; dans le tissu conjonctif qui recouvre en avant le muscle accommodateur ou dans les parties antérieures du muscle lui-même. Quelquefois le cercle artériel se dédouble, un embranchement occupant le stroma conjonctif, l'autre la masse musculaire.

Du cercle artériel de l'iris partent de très nombreuses branches terminales : en arrière du côté de la choroïde, les branches *récurrentes* (Leber) (*o*), anastomotiques avec le réseau artériel choroïdien antérieur; en dedans du côté des procès ciliaires et de l'iris, de petits troncs communs pour les touffes vasculaires (*r*) des crêtes ciliaires et pour les vaisseaux radiaires du diaphragme oculaire; enfin, en dehors, du côté du muscle accommodateur, des branches pour les plans musculaires et le tissu conjonctif qui les sépare.

Sur leur trajet rétrograde, les branches anastomotiques récurrentes ne fournissent que fort peu de capillaires à la portion plane du corps ciliaire.

Les artérioles collatérales qui pénètrent dans la base des segments ciliaires se résolvent très brusquement en un fort réseau capillaire qui s'étale sous la membrane vitrée des saillies ciliaires (*q*).

Les artères radiaires de l'iris, avant de se placer au milieu du tissu muqueux de l'iris, se divisent en branches terminales se dirigeant, dans la direction du rayon, *de la grande circonférence* de l'iris *à la petite circonférence* de l'iris ou bord pupillaire.

Au niveau du bord périphérique du muscle sphincter les branches collatérales que les petits troncs envoient au sphincter et au tissu conjonctif muqueux et cellulaire qui recouvre le muscle en avant, s'anastomosent très largement entre elles, formant une espèce de petit cercle artériel de l'iris.

Choroïde. — Circulation artérielle de la choroïde. — Les trois ou quatre artères ciliaires postérieures courtes que fournit l'artère ophtalmique à la choroïde, ne pénètrent pas *directement* dans l'intérieur du globe. Leurs troncs se divisent auparavant en une vingtaine de branches terminales, qui longent le nerf optique en l'entourant de toute part, et traversent la sclérotique par un canal presque droit tout près de l'insertion du nerf optique sur le globe.

Au delà de la sclérotique, ces artérioles terminales pénètrent directement dans les couches externes du tissu conjonctif choroïdien et s'y divisent à leur tour en un grand nombre de branches collatérales : les unes tout près du nerf optique, les autres plus loin en avant. Ces branches collatérales s'enfoncent un peu plus dans le stroma choroïdien. Par leurs anastomoses réciproques, elles forment le réseau artériel qui s'étend sur tout le territoire de la choroïde.

Les quelques artérioles qui se résolvent en arborisation terminale, aussitôt après leur entrée dans la choroïde, forment par leurs anastomoses réciproques, un réseau artériel continu garantissant la circulation dans une zone péri-papillaire d'un diamètre papillaire environ. Les artérioles d'un deuxième groupe ne concourant pas directement à la formation de ce premier réseau artériel, gardent leur trajet rectiligne à côté des veines qui forment les vortex et s'en vont former un deuxième réseau plus en avant vers la région équatoriale. Quelques branches restantes, avec les faibles branches récurrentes venant du grand cercle artériel, comme nous le savons déjà, forment une troisième zone artérielle prééquatoriale.

Ces trois zones artérielles ne sont pas complètement indépendantes l'une de l'autre ; elles communiquent entre elles par plusieurs anastomoses importantes qui doivent présenter les plus grandes variations individuelles et expliquer, en pathologie, l'extension variable du processus inflammatoire de l'un à l'autre de ces territoires.

Pour la région maculaire il existe dans la choroïde une quatrième zone de distribution du sang artériel plus ou moins indépendante. Cette zone est comme enfoncée à la façon d'un coin entre la zone péripapillaire et la zone suivante, du côté temporal de la papille. Deux ou trois subdivisions des artères ciliaires postérieures courtes pénètrent à travers la sclérotique, assez en dehors du cercle péripapillaire. Ces artérioles se résolvent immédiatement en artérioles plus petites pour former un réseau qui occupe une situation assez profonde dans la choroïde parce que, à ce niveau, il existe déjà des veines très volumineuses formant les racines des veines vorticines.

Anastomoses entre la circulation choroïdienne et la circulation rétinienne. — Revenons un instant sur la zone artérielle péripapillaire.

Deux ou trois (Leber) artères ciliaires postérieures courtes, rarement quatre ou davantage (E.v. Jaeger), parmi les plus rapprochées de l'entrée du nerf optique dans le globe, fournissent à la fois du sang artériel à la choroïde et au nerf optique. Ces artères forment par l'anastomose réciproque de leurs branches de division un cercle artériel dans le tissu de la sclérotique : *cercle artériel de Zinn* pour lequel Leber a proposé le nom de *cercle artériel du nerf optique.*

C'est du cercle artériel de Zinn que partent d'un côté des branches terminales (*k*) pour la portion du nerf optique comprise dans le trou optique de la sclérotique ; et de l'autre côté des branches nourricières de la choroïde dans le voisinage immédiat de la papille.

Cette première anastomose entre la circulation du nerf optique et celle de la choroïde est purement artérielle. Comme il n'existe pas, ainsi que nous le verrons bientôt, de veines correspondantes aux troncs des artères ciliaires postérieures, le sang veineux du nerf optique s'en va par les veines du nerf optique et celui de la choroïde par les racines des veines vorticines.

Au niveau du trou optique de la choroïde existe une autre anastomose entre la circulation choroïdienne et celle de la papille du nerf optique. Ici la communication est directe (*l*) et non par vaisseau interposé : le réseau artériel de la choroïde, celui de la zone péripapillaire, se prolonge entre les faisceaux du nerf optique dans la portion choroïdienne de la lame criblée. Quelques branches s'avancent plus en avant dans la papille et même jusque dans la rétine. Toutefois les collatérales envoyées dans la rétine sont si peu importantes qu'il est impossible de constater leur existence à l'aide de l'ophtalmoscope par exemple, à moins de se trouver devant des cas spéciaux, devant de véritables anomalies que l'existence de cette anastomose explique parfaitement. Ces branches choroïdio-rétiniennes sortent toujours de la choroïde au voisinage immédiat de la papille ; jamais ou presque jamais à grande distance de cette dernière.

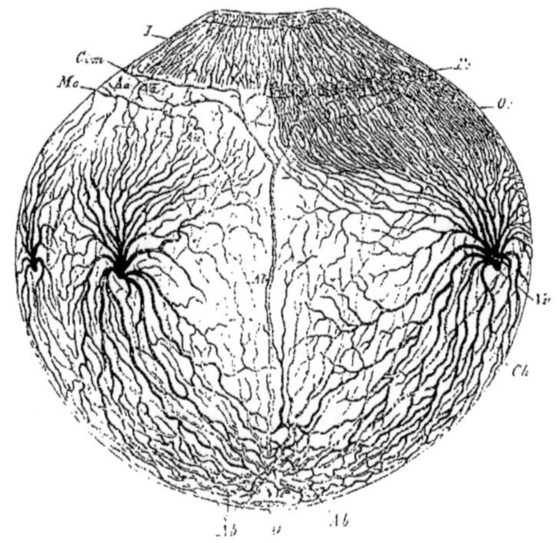

Fig. 127.

Schéma des vaisseaux du tractus uvéal (Leber).

A droite on voit les vaisseaux des procès ciliaires et ceux de la portion plane du corps ciliaire. A gauche le muscle ciliaire cache ces vaisseaux. — *I*, iris ; — *Mc*, muscle ciliaire ; — *Pc*, procès ciliaire ; — *Oc*, anneau ciliaire : *orbiculus ciliaris* ; — *Ch*, choroïde ; — *O*, entrée du nerf optique ; — *Ab*, art. cil. courte ; — *Al*, art. cil. longue ; — *Aa*, art. cil. ant. ; — *Cim*, cercle art. de l'iris ; — *Vr*, veine vorticine ; — *Va*, veine cil. ant. ; — *Aa*, art. récurrente de la choroïde.

Cette seconde anastomose est à la fois artérielle et veineuse : les veines du nerf optique communiquent à canal ouvert avec les premières racines postérieures des veines vorticines.

Enfin le réseau capillaire choroïdien lui-même se continue, dans la papille du nerf optique, avec le réseau capillaire intra-fasciculaire du nerf.

Toutes ces anastomoses expliquent, à la rigueur, la possibilité de la restauration de la circulation artérielle de la rétine après oblitération totale de l'artère centrale de la rétine par thrombose ou embolie. Elles font comprendre d'autre part la congestion collatérale de la papille du nerf optique dans les inflammations de la choroïde. Il importait donc de connaître ces communications entre deux systèmes circulatoires au premier abord complètement indépendants l'un de l'autre.

Capillaires de la choroïde. — De tous ces réseaux artériels de la choroïde partent des branches terminales très délicates se résolvant presque immédiatement en capillaires (*m*). Entre le réseau artériel et le réseau capillaire sous-basal ou sous-épithélial il n'y a que peu d'épaisseur de tissu conjonctif choroïdien, 20 à 30 μ. Loewe l'avait appelé le *stratum intervasculaire*. Il désignait sous le nom de *zone vasculaire* la couche des réseaux artériels et veineux.

Les artérioles terminales du réseau capillaire ont donc un trajet fort court à parcourir et le font généralement en obliquant légèrement d'arrière en avant. Chaque petite artériole terminale fournit à une petite étendue de la chorio-capillaire. Ce domaine de distribution lui est propre et s'étend autour de son embouchure dans un tout petit rayon. L'artériole n'occupe le centre de ce domaine que pour autant qu'elle tombe perpendiculairement sur la chorio-capillaire. Quand sa direction est très oblique elle reste excentriquement placée en arrière de son domaine, de forme plutôt ovalaire que circulaire.

A cause de la largeur des vaisseaux capillaires de la chorio-capillaire, on ne peut pas attribuer à ces artérioles la valeur de véritables artères terminales dans le sens que Cohnheim attribuait à cette expression. Le réseau capillaire est continu et ses voies sont larges assez pour suppléer à l'obstruction de quelques-uns des petits canaux d'apport. Le sang arrive aussi facilement dans un de ces petits territoires, dont nous avons parlé, par une des artérioles terminales voisines que par sa propre artériole. Néanmoins cette disposition anatomique existe et la suppléance ne dépasse pas certaines limites, en sorte que tout cela n'est pas sans exercer une influence sérieuse sur la pathogénie des affections choroïdiennes, sur la forme des lésions ophtalmoscopiques et sur la localisation systématique des altérations anatomiques, qui serait autrement, incompréhensible.

Il est assez surprenant que le calibre des capillaires augmente légèrement du pôle postérieur vers l'ora serrata. Aucune nécessité fonctionnelle ne commande cette disposition anatomique. On croirait au contraire que c'est en arrière, là où la rétine fonctionne le plus utilement et le plus intensivement, que les capillaires devraient être le plus larges. Or, au niveau de la macula les capillaires sont de même largeur que partout ailleurs; ils sont même un peu plus petits que dans le voisinage de l'ora serrata. Il est vrai que les mailles du réseau maculaire sont également plus petites, ce qui fait en somme que le réseau capillaire est plus serré là que partout ailleurs.

Le mode de développement du globe oculaire explique toutes ces contradictions.

Chez le nouveau-né les capillaires mesurent 7 à 10 μ. Chez l'adulte, d'après les mensurations de Leber, les mêmes capillaires mesurent jusque 20 μ au pôle postérieur, 30 μ à l'équateur et 36 μ près de l'ora serrata. C'est donc dans le voisinage de la macula que ces petits vaisseaux ont le mieux gardé leurs dimensions primitives, ce qui est parfaitement en accord avec le genre de développement en volume du globe pendant la vie tant intra-utérine qu'extra-utérine. C'est au niveau de la macula que le globe oculaire arrête d'abord sa croissance. Ce retard dans la croissance date du dernier mois de la vie fœtale, il est comme nous le savons maintenant la cause de la formation de la fovea (Nussbaum). Après la naissance ce sont les parties antérieures de l'œil qui se dilatent le plus.

C'est encore ce mode particulier de développement du globe oculaire qui exerce la plus grande influence sur la forme et les dimensions des mailles du réseau capillaire, et beaucoup moins qu'on ne le pense, les nécessités fonctionnelles.

En arrière dans l'étendue du pôle postérieur, et spécialement tout autour du nerf optique, les mailles chez l'adulte sont restées rondes comme avant la naissance et leur diamètre varie entre 3 et 18 μ, toujours d'après les mensurations de Leber. Les mailles sont donc souvent moins larges que les travées, les capillaires sont plus gros que les espaces qui les séparent. Au niveau de l'équateur les mailles ont jusque 110 μ de longueur. Près de l'ora serrata leur diamètre antéro-postérieur peut atteindre 400 μ. Quant à la largeur des mailles elle n'augmente pas en proportion de la longueur, elle double tout au plus de valeur, progressant lentement d'arrière en avant. Tout cela concorde avec un accroissement excentrique du globe.

Circulation veineuse du tractus uvéal. — Au delà du réseau capillaire nourricier, le sang veineux reprend habituellement en sens inverse le chemin déjà suivi par le sang artériel. Dans les conditions normales, usuelles, la veine accompagne en satellite l'artère correspondante.

Cette disposition typique des canaux vasculaires sanguins n'existe pas pour le globe oculaire, pas plus que pour tout le contenu de l'orbite.

Le sang artériel arrive au contenu de l'orbite par l'artère ophtalmique, branche collatérale de l'artère carotide interne. C'est dans l'intérieur même de la boite cranienne que l'artère ophtalmique se détache de l'artère carotide. Pour arriver dans l'orbite elle doit traverser le canal du nerf optique.

Le sang veineux de l'orbite doit éprouver quelque difficulté à rentrer de la cavité orbitaire dans l'intérieur du crâne afin de s'y déverser dans le sinus caverneux menant à la veine jugulaire interne. Une partie du sang veineux orbitaire trouve un écoulement plus facile vers les veines faciales près de l'angle supéro-interne de l'orbite. Une autre partie du sang veineux orbitaire préfère se déverser dans le plexus veineux ptérygoïdien. Seul le restant, une quantité variable, suit la voie naturelle primitive correspondant à la circulation embryonnaire vers le sinus caverneux.

Aussi l'anatomie descriptive admet-elle pour une artère deux *veines ophtalmiques*, non satellites, bien entendu, chargées de ramener le sang désartérialisé hors de l'orbite : la *veine ophtalmique supérieure* et la *veine ophtalmique inférieure*.

La veine ophtalmique supérieure se jette dans le sinus caverneux en arrière, mais elle communique largement en avant avec la veine angulaire, origine de la veine faciale.

La veine ophtalmique inférieure se déverse dans le plexus ptérygoïdien, origine de la veine maxillaire, en bas, et ne conserve en haut qu'une anastomose sans importance avec le sinus caverneux, soit directement par un canal spécial, soit indirectement par l'intermédiaire de la veine ophtalmique supérieure.

Le sang veineux du globe oculaire, comme celui de l'orbite entière, se partage entre ces deux veines ophtalmiques situées, l'une près de la voûte, l'autre presque sur le plancher. Le sang veineux de l'hémisphère supérieur du globe va à la veine ophtalmique supérieure; celui de l'hémisphère inférieur à la veine inférieure.

Le même partage se fait pour le sang veineux du tractus uvéal : à peu près tout le sang veineux de l'uvée conjonctive conflue vers les veines équatoriales perforantes de la sclérotique.

Parmi ces veines perforantes, les unes, celles de l'hémisphère supérieur, vont rejoindre la veine ophtalmique supérieure; les autres, celles de l'hémisphère inférieur, vont à l'ophtalmique inférieure. Et comme, en règle générale, il y a deux grandes veines perforantes équatoriales pour l'hémisphère supérieur, et deux veines principales pour l'hémisphère inférieur, nous pouvons parfaitement admettre avec Fuchs deux paires de *veines vorticines* (*h*) — c'est le nom de ces veines perforantes équatoriales, — une paire supérieure recueillant le sang de la moitié supérieure du tractus uvéal, et une paire inférieure recevant le sang veineux de l'autre moitié.

Pendant leur trajet à travers le canal sclérotical oblique, les deux veines perforantes convergent vers le méridien vertical embryonnaire, primitif du globe méridien qui passe en arrière, non pas par la macula comme chez l'adulte, mais par le sommet du nerf optique. Cela est conforme à la disposition primitive des vaisseaux avant le développement excentrique du globe : la moitié latérale du globe oculaire se développant davantage que la moitié nasale. C'est ce qui explique la plus grande obliquité du trajet de la veine vorticine externe et aussi la plus grande longueur de son canal sclérotical. La disposition étrange des deux veines de chaque paire rappelle donc une disposition symétrique embryonnaire.

Il convient de remarquer ici que le trajet oblique des veines vorticines et celui des artères ciliaires postérieures longues à travers la sclérotique tient exclusivement à l'inégalité qui existe entre l'agrandissement des parties antérieures du globe oculaire et le développement du pôle postérieur. Ces obliquités n'ont aucune raison d'être téléologique. La disposition oblique des canaux renfermant ces vaisseaux reste sans action sur la circulation normale. Elle ne garantit pas la circulation de retour, et ne saurait pas davantage la gêner, tant que c'est la tension du sang elle-même qui règle la tension intra-oculaire.

Quand il existe plus de deux veines vorticines pour un hémisphère choroïdien, ce qui arrive presque toujours, les veines qui sortent des tourbillons secondaires s'unissent à une des veines principales soit dès avant leur entrée dans le canal sclérotical, soit dans l'intérieur du canal même, soit plus fréquemment encore au sortir du canal. Plus loin les deux veines vorticines, inférieure et supérieure, s'abouchent séparément dans leur veine opthalmique correspondante, ou bien elles se réunissent au préalable en un tronc unique.

Au niveau du pôle postérieur les veines radiculaires de toutes les veines vorticines principales s'anastomosent largement. A la région équatoriale elles restent beaucoup plus indépendantes, de tourbillon à tourbillon, surtout d'un hémisphère horizontal à l'autre. En avant, près de l'ora serrata, rien ne rappelle chez l'homme le plexus veineux antérieur ou *canal de Hovius,* dont il sera question plus loin.

Tourbillons veineux de la choroïde. — Voyons maintenant comment se constituent les veines vorticines elles-mêmes; comment elles prennent leur sang dans la choroïde, dans le corps ciliaire et dans l'iris.

Au niveau de la choroïde la canalisation pour la circulation veineuse de retour commence par de petites veinules radiculaires, presque en tout point semblables aux dernières petites artérioles terminales, et placées comme celles-ci dans la couche conjonctive qui sépare la chorio-capillaire du réseau artériel. A chacune de ces veinules initiales correspond aussi un petit domaine du réseau capillaire; petit domaine arrondi, circulaire ou ovalaire, dont le centre est occupé par un petit sinus ou dilatation ampullaire, le commencement de la veinule initiale. Les divisions artérielles de la chorio-capillaire et les territoires veineux ne se superposent pas. Le domaine de distribution d'une artériole par exemple se partage entre plusieurs petites veinules initiales.

Toutes les petites veinules initiales sortant du réseau capillaire, se réunissent successivement en petites veines rectilignes qui convergent vers les grands sinus équatoriaux. Chacun de ces sinus représente le commencement d'une veine vorticine.

Si les veines radiculaires ralliaient toutes leur sinus en ligne droite, cela formerait une belle étoile. Mais le trajet de ces veines est ondulé, en courbes fort amples dans lesquelles les vaisseaux paraissent parallèles et non convergents ; l'ensemble forme donc plutôt un tourbillon : *vortex* en latin.

Le nombre des veines diminue naturellement à mesure qu'on approche du centre du tourbillon par le fusionnement de deux veines en un tronc plus volumineux. Mais quelques-unes de ces veines sont très longues, gardant leur calibre primitif jusque tout près du sinus.

Les veines sont d'ailleurs si nombreuses qu'elles paraissent à elles seules former tout le stroma de la choroïde. Entre les veines parallèles il existe moins d'intervalle que les veines ne sont larges elles-mêmes : sur la choroïde exsangue, affaissée bien entendu. Car il faut croire que sur le vivant les vaisseaux ne sont pas aussi serrés dans le tractus uvéal. C'est ce que nous démontre d'ailleurs l'image ophtalmoscopique quand le pigment de l'épithélium choroïdien ne nous barre pas la vue jusque dans le stroma choroïdien. Sur les préparations de la choroïde d'un œil énucléé pour panophtalmie, étalées en membrane, on constate également plus de tissu entre les veines que dans la choroïde d'un œil sain préparé de la même façon.

L'uvée conjonctive équivaut après tout à une membrane érectile. C'est elle qui supporte la pression intra-oculaire, qu'elle règle d'ailleurs elle-même, sous l'impulsion du système nerveux et par l'intermédiaire des humeurs qu'elle sécrète.

Veines communes de l'iris et du corps ciliaire. — Les veinules *radiaires* qui ont recueilli le sang désartérialisé du parenchyme irien, confluent, tout près de la grande circonférence de l'iris, en petites veines plus importantes qui traversent d'avant en arrière le corps ciliaire, depuis le bord ciliaire de l'iris jusqu'à l'ora serrata. Ces veines sont placées dans le corps ciliaire, entre le muscle ciliaire qui est en dehors et les procès ciliaires qui se trouvent en dedans. Elles rasent donc la base des saillies vasculaires, mais en se plaçant dans les vallons qui séparent les crêtes ciliaires. Dans la base même des procès ciliaires se trouve le vaisseau veineux qui recueille, d'avant en arrière, les veinules qui descendent du milieu de chacune des touffes vasculaires. Et, comme ces dernières veines ciliaires reçoivent encore en avant quelques veinules radiaires de l'iris, elles ont ordinairement un volume supérieur à celui des veines ciliaires des vallons. Ces deux sortes de vaisseaux veineux : veines iriennes proprement dites et veines iridociliaires, se dirigent en arrière vers l'ora serrata, bien parallèlement les unes aux autres, sans anastomoses transversales importantes. Ces anastomoses transversales se rencontrent chez beaucoup d'animaux, constituant le *canal de Hovius;* mais ce plexus veineux circulaire n'existe pas chez l'homme.

Ce ne sont pas ces veines iriennes et irido-ciliaires parallèles, à direction méridienne, qui forment sur la portion plane du corps ciliaire les plis longitudinaux de l'anneau ciliaire. Ces plis, prolongements immédiats de toutes les crêtes principales et accessoires du corps ciliaire, sont formés de la même façon que les procès ciliaires, à la suite de la contraction du muscle ciliaire et du plissement qui doit en résulter pour toute la membrane uvéale. Si ces plis sont ici peu élevés, s'ils comprennent seulement la lame vitrée, sous forme de crête en bas-relief interne, c'est que l'influence du muscle contracté ne s'étend qu'avec peine jusqu'à cet endroit relativement éloigné, sortant de son rayon d'action immédiate. Néanmoins les veines choisissent ces lignes de moindre résistance, et c'est en dessous des crêtes longitudinales que l'on trouve les veines méridiennes et, sous les crêtes transversales, les quelques anastomoses transversales qui existent entre elles.

Comme nous avons fait remarquer que les veines irido-ciliaires se trouvent immédiatement sous la lame vitrée du corps ciliaire, il en ressort qu'au niveau de la portion plane, il ne peut pas exister beaucoup de capillaires séparant les veines parallèles de la membrane basale sous-épithéliale.

Quant aux artères récurrentes fournies par le cercle artériel de l'iris et qui traversent la même région, d'avant en arrière comme les veines et dans la même direction méridienne, pour aller renforcer la circulation artérielle de la partie antérieure de la choroïde, ces artères sont placées en dehors du plan des veines. Pour atteindre leur destination elles devront donc envoyer leurs branches entre les veines parallèles vers l'intérieur du globe. Il y a donc là, dans la zone antérieure de la choroïde, une disposition des vaisseaux analogue à celle qui existe, beaucoup plus importante, en arrière, autour du nerf optique : un enchevêtrement des vaisseaux artériels et veineux, une pénétration des artères de dehors en dedans à travers le plan des veines.

Une petite partie du sang veineux du corps ciliaire, celui du muscle ciliaire, garde la voie primitive, embryonnaire : celle des *veines ciliaires antérieures*, satellites des artères du même nom.

Tant que nous restons dans la portion ciliaire de l'uvée conjonctive, les veinules radiculaires venant de l'iris et du corps ciliaire conservent une direction exactement parallèle entre elles et parallèle à la direction des méridiens du globe. Au niveau du méridien horizontal seulement, méridien occupé par les deux artères ciliaires postérieures longues, une de chaque côté du globe, les veinules s'écartent un peu obliquement de leur chemin, c'est-à-dire qu'elles s'éloignent de plus en plus de la grande artère ciliaire à mesure qu'elles poursuivent leur route en arrière vers les sinus. C'est le commencement du partage des courants veineux en deux grands bassins : un bassin supérieur correspondant à l'hémisphère supérieur du globe et un bassin inférieur correspondant à l'hémisphère inférieur.

A partir de l'ora serrata la division des courants s'achève. Pour chacun des grands bassins il se forme des groupes qui convergent vers leur sinus correspondant comme le font les branches radiculaires venant de la région équatoriale et de la région postérieure.

Il est à noter qu'au pôle postérieur de l'œil le point de départ des veines radiculaires des tourbillons n'est pas la région maculaire, mais bien le pourtour de la papille, conformément à la disposition embryonnaire primitive. La région maculaire de la choroïde est donc traversée par des veinules déjà volumineuses.

En avant de l'équateur les petites veinules choroïdiennes initiales, au delà du réseau capillaire, ne forment pas de longues veines radiculaires propres pour le tourbillon. Ces veinules utilisent les veines qui reviennent de la région ciliaire, en masses parallèles. La circulation veineuse de la région antérieure de la choroïde est donc moins autonome que celle des autres régions. Elle se confond avec la circulation de retour de la région irido-ciliaire.

Les veines radiculaires des tourbillons occupent les couches externes du stroma choroïdien en dehors du réseau artériel. Ce n'est que tout à fait en arrière, près du nerf optique, avant la division des artérioles ciliaires postérieures en branches collatérales, que les veines encore très minces sont placées en dedans des artères. Néanmoins je ne trouve aucun avantage à diviser la partie externe de la choroïde en couche des gros vaisseaux : externe, et en couche des vaisseaux moyens : interne (Sattler). Cette subdivision du stroma choroïdien n'existe pas en réalité ; du moins elle manque en beaucoup d'endroits ; partout, entre autres où le gros vaisseau artériel ou veineux a besoin de toute la largeur de la membrane, il laisse à peine entre sa paroi et la chorio-capillaire, la couche conjonctive occupée par les artérioles terminales et les veinules initiales. Ailleurs encore elle manque parce que les vaisseaux de petits calibres se mêlent à ceux de moyen calibre et qu'à ce niveau il n'y a pas de gros vaisseaux.

Les tourbillons veineux ne sont pas absolument indépendants : ils s'anastomosent entre eux et même assez largement.

En haut et en bas, dans la ligne du méridien vertical, les veines radiculaires du tourbillon temporal et celles du tourbillon nasal sont communes : elles représentent de larges anastomoses entre les deux vortex de la même paire.

La circulation veineuse de l'hémisphère supérieur ne demeure pas plus indépendante de celle de l'hémisphère inférieur que la circulation des deux tourbillons d'une même paire. En arrière, autour du nerf optique, de nombreuses veines s'abouchent l'une dans l'autre, formant un plexus continu confondant les circulations veineuses si nettement divisées vers la région équatoriale.

Stroma de la choroïde. — Nous savons déjà que chez le fœtus humain le stroma de la choroïde est formé de tissu conjonctif muqueux. Celui de l'adulte est charpenté de même : il est donc formé d'un tissu muqueux, d'aspect lamellaire, grâce à l'arrangement en plans parallèles de ses corpuscules étoilés et anastomosés. Chaque plan de cellules forme une plasmodie réticulée avec des noyaux ovalaires dans les renforcements ou nœuds du réseau protoplasmique. Ces plans cellulaires sont restés parallèles aux plans cellulaires analogues de la sclérotique, pour autant du moins que le leur permettent les vaisseaux. La disposition s'est parfaitement conservée dans les lames de la suprachoroïde ou *lamina fusca*, malgré la substitution des espaces séreux à la substance fondamentale homogène. Elle est beaucoup plus troublée dans la couche des vaisseaux. Elle réapparaît ensuite dans la zone intervasculaire de Lœwe que les artérioles terminales et les veinules initiales traversent presque perpendiculairement.

Les cellules étoilées et anastomosées du dernier plan, celui qui touche à la lame vitrée, forment une plasmodie creuse pour la circulation du sang : c'est la chorio-capillaire même.

La chorio-capillaire est une lame de tissu conjonctif muqueux dont toutes les cellules et leurs prolongements anastomotiques ont été creusés en capillaires par la poussée envahissante du sang choroïdien. Ce réseau capillaire est resté à un stade de formation inférieur. C'est un des rares réseaux capillaires du corps humain dont le nitrate d'argent ne parvient pas à délimiter des contours endothéliaux ; il n'est pas nitratable comme on dit.

Dans les mailles du réseau protoplasmatique creusé pour la circulation sanguine, la substance fondamentale homogène molle du tissu conjonctif muqueux s'est conservée. Et comme le réseau protoplasmique tout entier a servi à la canalisation, il ne reste donc que des mailles vides de cellules et de noyaux. Les petites cellules rondes, mononucléaires, que l'on y rencontre de temps en temps, doivent être considérées comme des cellules ambulantes ; soit que ces cellules représentent des globules blancs sortis des capillaires, soit qu'elles dérivent de la prolifération cellulaire sur place, au niveau d'un des nœuds nucléés : ce que j'admettrais très volontiers à la suite d'un état congestif plus ou moins durable. Ainsi SATTLER a trouvé ces cellules rondes dans les mailles de la chorio-capillaire des yeux myopes.

Sur la surface externe de la paroi vasculaire, entre la lame protoplasmatique et la substance fondamentale intermédiaire des mailles SATTLER a vu aussi quelques cellules fusiformes. Avec raison, il en a fait des cellules adventices du vaisseau capillaire. Les cellules fusiformes représentent peut-être un degré d'évolution plus avancé des cellules rondes.

Entre le réseau capillaire et l'úvée épithéliale, la substance fondamentale homogène forme, en se condensant et en modifiant quelque peu sa constitution chimique, la lame élastinoïde qui sépare toujours la trame conjonctive de son revêtement épithélial : la *lame vitrée* (fig. 128, *lv*). Sa moitié externe, voisine des capillaires, est restée plus molle que sa moitié interne qui touche à l'uvée épithéliale et qui est plus ferme. Par contre celle-ci est restée homogène, tandis qu'il est né un fin réticulum élastique dans l'autre. D'où la possibilité anatomique de diviser la lame vitrée en deux membranes : ce qui n'est nullement nécessaire ni même utile au point de vue morphologique.

Dans la substance fondamentale molle qui sépare les plans cellulaires plus en dehors dans la choroïde, il existe des réseaux élastiques délicats semblables ; leurs fibrilles présentent toutefois beaucoup plus de résistance à l'action dissolvante des réactifs chimiques.

Dans toute la choroïde d'ailleurs domine l'élément élastique : là où la substance fondamentale intermédiaire cesse d'être homogène et commence à devenir fibrillaire, on trouve partout des fibrilles avec les caractères physiques et micro-chimiques des fibres élastiques. Jamais dans une choroïde normale on ne trouve chez l'homme des faisceaux de fibrilles conjonctives. L'existence de ceux-ci dénonce une sclérose inflammatoire.

Il n'existe pas de granulations pigmentaires dans la paroi protoplasmique de la chorio-capillaire. Il n'en existe pas davantage dans les cellules du premier plan protoplasmique suivant. Ce n'est que plus en dehors et petit à petit que l'on voit apparaître les grains colorés en jaune, ocre, brun ou noir. Plus les grains des cellules choroïdiennes sont foncés en couleur, plus ils sont nombreux dans chaque cellule, et plus vite ils apparaissent dans les plans cellulaires qui vont en se fonçant de la surface interne vers la surface externe. Il reste néanmoins toujours possible de distinguer dans l'uvée conjonctive une couche pigmentée renfermant le réseau artériel et les tourbillons veineux et une couche claire contenant le réseau capillaire et les artérioles terminales avec les veinules initiales correspondantes. Dans cette dernière couche le pigment manque absolument ou est excessivement rare, même dans les yeux les plus foncés.

Ni l'endothélium des artères et des veines, ni les cellules de la paroi conjonctive de ces vaisseaux ne renferment des granulations pigmentaires. Les véritables cellules adventices étoilées ont seules du pigment. Au niveau des vaisseaux la choroïde possède donc toujours moins de pigment que dans l'intervalle des vaisseaux, dans les mailles de leur réseau. Il en résulte un élégant gaufrage clair sur fond noir reproduisant très exactement la distribution des gros vaisseaux ainsi que nous avons déjà eu l'occasion de le dire à propos de l'étude des artères et des veines se ramifiant dans l'uvée conjonctive.

La choroïde de l'œil énucléé, exsangue par conséquent, ne mesure que 0,08 à 0,16 millimètre (Iwanoff). Certainement la choroïde est plus épaisse dans l'œil vivant. Il suffit d'examiner au microscope un œil énucléé tout au début d'une panophtalmite, pour se convaincre que cette membrane est beaucoup plus grosse lorsque les vaisseaux ont leur développement naturel et que la substance fondamentale homogène du stroma possède toute sa turgescence. Dans l'œil panophtalmitique le tissu conjonctif pourrait à la rigueur paraître gonflé par l'œdème inflammatoire, mais dans une cavité close à paroi résistante, comme l'enveloppe fibreuse, et à contenu liquide incompressible, comme les humeurs oculaires, ce gonflement ne peut être notable. La substance fondamentale a tout au plus gagné plus de fermeté : elle est devenue plus albumineuse, plus facilement coagulable. Pendant la préparation de la pièce anatomique pour l'examen microscopique, les liquides fixateurs n'ont pas pu extraire une aussi grande quantité d'eau ; ce qui fait que les rapports de tous les éléments constitutifs ont été mieux gardés et que les dimensions de la membrane qui nous paraissaient exagérées sont en réalité très peu différentes de la normale. Pour la choroïde d'un œil humain énucléé dans de pareilles conditions j'ai mesuré 300 μ près du nerf optique et 230 μ près de l'ora serrata.

Épithélium pigmenté de la choroïde. — *L'épithélium pigmenté de la choroïde* ou *uvée épithéliale* est formé d'une rangée unique de cellules polygonales, le plus souvent régulièrement hexagonales. Dans leur ensemble ces cellules forment une mosaïque élégante recouvrant toute la lame vitrée de la choroïde. La hauteur des cellules, abstraction faite des prolongements qu'elles peuvent envoyer entre les articles externes des cônes et des bâtonnets, reste toujours en dessous de leur diamètre transversal. La largeur des cellules varie légèrement suivant les endroits. Au niveau de la macula rétinienne se trouvent les cellules les moins larges : elles ne mesurent que 0,012 millimètre, recouvrant chacune une dizaine de cônes. Par contre, les cellules y sont plus hautes qu'ailleurs. Les plus grandes cellules épithéliales pigmentées, avec une longueur de 18 μ occupent la zone équatoriale. Près de l'ora serrata il en existe quelques-unes qui se font remarquer, au milieu des autres, par leurs dimensions exagérées, leurs contours arrondis et la présence de deux noyaux au milieu de leur protoplasme. Ce sont des cellules en voie de division. Il ne faut cependant pas attribuer à cette région une importance qu'elle n'a pas, et en faire, comme l'ont proposé quelques auteurs, la *zone de prolifération* ou la *zone germinative,* chargée de fournir les nouvelles cellules pigmentées, destinées à remplacer celles qui disparaissent dans le segment postérieur du globe. Normalement il n'existe pas d'usure régulière des cellules pigmentées, et il n'y a pas, pour l'épithélium pavimenteux simple de la choroïde, un processus de régénération. Semblable substitution de cellules neuves à des cellules caduques ne se rencontre que pour les épithéliums stratifiés des surfaces externes et internes du corps.

Les contours des cellules pigmentées sont nettement marqués par une couche de ciment intercellulaire homogène, dépourvu de pigment. Près de la lame vitrée la substance cimentante intercellulaire est quelquefois beaucoup plus dense. Elle se continue alors directement avec la masse homogène de la membrane vitrée. Dans ces conditions, quand les cellules épithéliales sont tombées, il existe à la surface interne de la lame vitrée un réseau en bas-relief que le nitrate d'argent marque en noir, suivant la méthode de VON RECKLINGHAUSEN. Ce qui prouve que la substance homogène qui forme la lame vitrée appartient autant aux cellules épithéliales pigmentées qu'aux cellules conjonctives de la choroïde.

Chez les vertébrés inférieurs les cellules épithéliales pigmentées envoient des prolongements filiformes, semblables à de longs cils vibratiles, entre les cônes et les bâtonnets. Chez l'homme les articles externes des cellules visuelles s'enfoncent également dans le protoplasme des cellules épithéliales pigmentées; mais il n'existe pas, comme nous le disions plus haut, de fusionnement substantiel entre les deux couches épithéliales, même au niveau de la macula où la pénétration semble encore plus intime qu'ailleurs; il n'y a qu'un simple engrenage produit sous l'action stimulante des rayons lumineux. A la suite de cette stimulation les cellules épithéliales pigmentées se gorgent de sucs nourriciers, deviennent turgescentes et pressent sur les parties plus rigides des cellules visuelles, les déprimant légèrement et remplissant de leur protoplasme noir plus ductile les intervalles qui séparent ces derniers.

Les granulations pigmentaires de l'uvée épithéliale sont arrondies ou légèrement anguleuses au centre du corps cellulaire. Sur le côté des noyaux et dans les prolongements protoplasmatiques internes, les granulations s'allongent et prennent un aspect cristallin de courtes aiguilles. Il n'y a pas de pigment dans la zone protoplasmatique externe qui touche à la lame vitrée. On dirait que le courant nourricier venant de la chorio-capillaire, oriente ces corps solides et les entraîne dans la direction des couches de la rétine. Il est à présumer que les cellules épithéliales de l'uvée fabriquent la substance visuelle qui doit imbiber les cellules neuro-épithéliales de la rétine pour les rendre sensibles aux ondes lumineuses : c'est au moment de l'écoulement de ce produit que le courant d'osmose entraîne le pigment.

Dans les cellules épithéliales uvéales de l'homme, il n'existe ni gouttelettes graisseuses, blanches ou colorées, ni granulations myéloïdes d'EWALD-KUHNE, ni granulations aleuronoïdes d'ANGELUCCI, comme cela existe pour certains vertébrés inférieurs.

Quand l'uvée épithéliale manque de pigment comme chez l'homme albinos, il est possible que le protoplasme cellulaire renferme des grains incolores.

Vaisseaux lymphatiques. — Quelques auteurs ont décrit des gaines lymphatiques autour des vaisseaux de la choroïde. De véritables voies lymphatiques, garnies en dedans du revêtement endothélial habituel, typique des espaces remplis de lymphe en circulation, n'existent nulle part autour des vaisseaux de l'uvée conjonctive ; pas plus autour des vaisseaux de la choroïde, qu'autour des vaisseaux du corps ciliaire et de l'iris. Seulement la paroi de ces vaisseaux est relativement très épaisse. Seuls les capillaires de la choroïde n'ont que leur membrane endothéliale.

La paroi conjonctive des vaisseaux du tractus uvéal est formée de tissu conjonctif lamellaire. Sur une coupe transversale des lames concentriques de cellules conjonctives plates circonscrivent en nombre plus ou moins grand la ligne endothéliale du vaisseau et, comme pour la ligne endothéliale, le trait qui marque les lames protoplasmatiques est renforcé de distance en distance par la coupe d'un noyau. Entre les lames cellulaires circulaires existe une substance fondamentale intermédiaire, homogène chez le fœtus, à peine fibrillaire chez le nouveau-né, mais nettement fibrillaire chez l'adulte. Chez ce dernier, les fibrilles parallèles à l'axe du vaisseau, forment des plans s'emboîtant aussi régulièrement que les lames cellulaires concentriques.

Les sucs nourriciers peuvent imbiber cette substance fondamentale fibrillaire et diffuser à travers elle, mais ils ne coulent pas dans des espaces ouverts, comme beaucoup d'auteurs le pensent.

Il n'y a pas davantage d'espace lymphatique libre autour des vaisseaux sanguins : la surface externe de l'épaisse paroi conjonctive se continue directement avec le tissu fondamental de l'uvée conjonctive.

L'inflammation au début, avant que l'infiltration cellulaire ait eu le temps de se produire, rend cette structure de la paroi vasculaire très évidente. L'œdème inflammatoire fait gonfler la substance fondamentale intermédiaire et la rend moins réfringente, ce qui fait trancher davantage la coupe des lames protoplasmatiques sur le fond transparent.

En résumé, le tractus uvéal est assimilable, quant à sa structure, à une muqueuse revêtue d'un épithélium cubique. En effet, sous l'épithélium pigmenté se trouve une *membrane basale* : la *lame vitrée ;* sous la membrane basale, un mince *chorion* ou *derme :* les lames incolores traversées perpendiculairement par les artérioles terminales ; sous le derme enfin, le *tissu conjonctif muqueux* ou *sous-muqueux* dans lequel s'étalent, comme toujours, le réseau artériel et le plexus veineux : ici, les *tourbillons veineux*. Sans tenir absolument aux termes usuels de membrane basale, couche capillaire, derme, etc., nous proposons d'accepter comme rationnelle la division de la choroïde en cinq couches (fig. 128) :

1° L'épithélium pigmenté de la choroïde (*epch*) ;

2° La lame vitrée (*lv*) ;

3° La chorio-capillaire (*chc*) ;

4° La couche dermique des artérioles terminales et des veinules initiales (*d*) ;

5° La couche du réseau artériel et des tourbillons veineux (*rv*).

La couche *dermique*, très mince chez l'homme, devient beaucoup plus épaisse chez certains animaux. Dans ces dernières conditions, le nombre des artérioles terminales et des vésicules initiales n'augmentant pas, le stroma conjonctif devient beaucoup plus dense et constitue ce qu'on est convenu d'appeler le *tapis*.

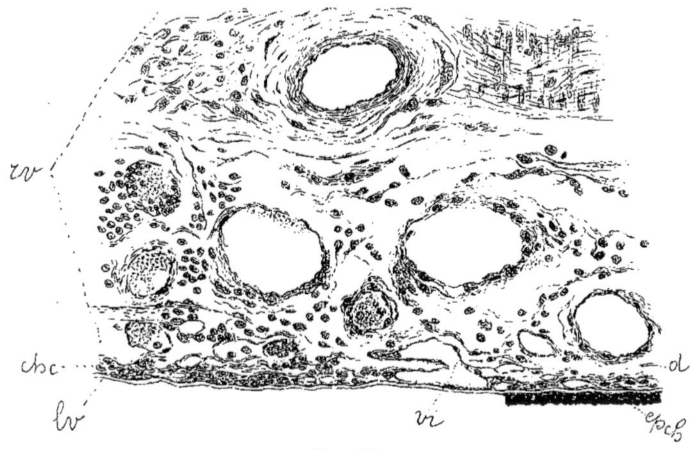

Fig. 128.

Coupe de la choroïde d'un œil atteint de panophtalmie tout au début.

epch, épithélium pigmenté de la choroïde ou uvée épithéliale. — *lv*. lame vitrée ou membrane basale. — *chc*. chorio-capillaire. — *d*. couche dermique des artérioles terminales et des veines initiales *vi*. — *rv*. couche du réseau artériel et des tourbillons veineux.

Nerf du tractus uvéal. — Les nerfs ciliaires se divisent, comme les artères ciliaires, en nerfs ciliaires antérieurs et en nerfs ciliaires postérieurs. Les nerfs ciliaires antérieurs se rendent à la cornée et ne nous intéressent pas ici. Les nerfs ciliaires postérieurs se divisent en nerfs ciliaires courts, venant du ganglion ciliaire, et en nerfs ciliaires postérieurs longs, détachés directement du nerf naso-ciliaire ou nasal, troisième branche de division du nerf ophtalmique de Willis. Il n'y a que deux nerfs ciliaires longs pour une quinzaine de nerfs ciliaires courts. Tous longent le nerf optique, traversent la sclérotique plus ou moins loin de la papille du nerf optique et se placent aussitôt dans les couches externes de la choroïde, sous forme de cordons plats, qui suivent d'arrière en avant la direction des méridiens. Sur leur trajet, ils détachent de petits rameaux vaso-moteurs qui s'enfoncent dans le stroma choroïdien avec les artères choroïdiennes. Arrivés au niveau du corps ciliaire ils forment un plexus nerveux ganglionnaire d'où partent les branches terminales motrices pour le muscle accommodateur et les muscles de l'iris et les branches terminales sensitives apportant la sensibilité à la surface épithéliale de l'iris et du corps ciliaire, à la surface endothéliale antérieure de l'iris et aux deux faces, endothéliale et épithéliale, de la cornée.

Les nouvelles méthodes de Golgi et d'Ehrlich n'ont pas encore été suffisamment appliquées à l'étude de la distribution des terminaisons nerveuses dans l'iris et le corps ciliaire, pour que nous puissions donner une description définitive de la distribution des fibres nerveuses dans ces organes. Nous devons, en attendant mieux, nous contenter des notions générales connues à propos de la terminaison des fibres motrices dans les muscles lisses, des vasomoteurs dans la paroi des vaisseaux, et des fibres sensitives dans les revêtements épithéliaux et endothéliaux des autres parties du corps.

CHAPITRE II

PHYSIOLOGIE

Le *tractus uvéal* étant la membrane la plus riche en vaisseaux de l'œil humain, il est tout naturel d'attribuer à cette enveloppe du globe oculaire un rôle de membrane nourricière. Ce ne peut cependant pas être son rôle unique ; d'une part, elle renferme des fibres musculaires lisses, réunies en masses fasciculées : véritables muscles, dont la physiologie nous intéressera tout à l'heure ; et, d'autre part, les autres membranes possèdent des vaisseaux propres, qu'elles doivent naturellement utiliser pour leur nutrition particulière. Que l'humeur aqueuse, le cristallin et le corps vitré, privés de vaisseaux sanguins chez l'homme adulte, tirent leurs matériaux de rénovation des vaisseaux d'ailleurs, du tractus uvéal notamment, cela ne peut présenter aucun doute. Nous verrons ces choses en détail plus loin.

Nous savons déjà que le tractus uvéal possède deux circulations artérielles complètement indépendantes l'une de l'autre. Même pour la nutrition normale des milieux de l'œil, nous devons donc distinguer entre la partie irido-ciliaire du tractus uvéal et la partie choroïdienne.

La circulation sanguine de retour est commune aux deux circulations artérielles d'aller, et n'est symétrique avec aucune d'elles. Cette disposition asymétrique des deux courants sanguins reste toutefois sans importance pour la nutrition normale du globe. Par contre, elle influence considérablement la pathologie de cet organe.

Tout le sang veineux de l'iris et du corps ciliaire devrait repasser par le muscle ciliaire, dans des veines satellites des branches artérielles, constituantes du cercle artériel de l'iris ; mais la contraction du muscle ciliaire s'y oppose. La pression que les faisceaux de ce muscle exercent sur les veines ciliaires antérieures, ferme en grande partie ces voies naturelles. Le sang, prenant alors une voie détournée, remplit les troncs veineux des capillaires artériels appartenant aux replis du cercle ciliaire. Ces capillaires ne pouvant plus se dégorger facilement et étant d'autre part mal soutenus par le tissu lâche des procès, se laissent distendre considérablement et transforment les replis ciliaires en touffes vasculaires veineuses dont l'importance physiologique me paraît singulièrement exagérée.

Nous avons déjà dit que chez les vertébrés, qui accommodent leurs yeux pour la vision à des distances variables, la contraction du muscle ciliaire a fait naître insensiblement ce plissement interne de la portion intermédiaire du tractus uvéal entre l'iris et la choroïde. Chez les poissons qui n'accommodent pas, il n'y a pas encore de procès ciliaires. Dans le glaucome absolu, quand toute accommodation a cessé, la circulation veineuse ciliaire antérieure se rétablit et les procès ciliaires tendent à disparaître. Le myope, qui n'accommode guère, quand il ne corrige pas sa myopie par des verres concaves, a des procès ciliaires moins compliqués que l'emmétrope ou l'hypermétrope, dont le muscle accommodateur est sans cesse mis à contribution.

Enfin un œil énucléé, jeté tout vivant dans les liquides fixateurs, présente à l'examen microscopique une couronne ciliaire beaucoup plus compliquée qu'un œil pris sur le cadavre et traité de la même façon pour l'étude microscopique : une preuve, que la contraction du muscle accommodateur augmente le froncement du cercle ciliaire (Merkel).

IRIS ET CORPS CILIAIRE

Mouvements de l'iris agissant comme diaphragme de l'œil. — Dans l'appareil dioptrique que représente le globe oculaire, l'*iris*, avec sa *pupille*, remplit le rôle d'un diaphragme opaque à ouverture centrale mobile. Suivant que la rétine demande, pour y voir convenablement, sans effort ni éblouissement, plus ou moins de lumière, l'orifice central de ce diaphragme s'ouvre ou se referme *spontanément*. Ce mouvement alternatif de la pupille est effectivement un mouvement inconscient, complètement indépendant de notre volonté, un mouvement *réflexe*. Étant provoqué par les variations d'éclairage auxquelles est soumise constamment notre rétine, ce phénomène physiologique a été désigné, avec raison, sous le nom de *réflexe lumineux* de la pupille. Quand l'intensité lumineuse s'exagère, la pupille se rétrécit, grâce à la contraction réflexe du muscle sphincter de l'iris. Quand la lumière faiblit, au contraire, la pupille se dilate par la contraction du muscle dilatateur.

En dehors de la contraction rapide, clonique et *isolée* de chacun de ces deux muscles, pendant le réflexe lumineux, les deux antagonistes se trouvent, comme tous les muscles innervés par le centre cérébro-spinal, dans un état de contraction permanente, tonique et *simultanée*. Il en résulte que le diaphragme irien se trouve constamment tendu au-devant du cristallin, comme une membrane ferme, qui ne flotte pas au milieu du liquide remplissant les deux chambres aqueuses.

C'est grâce à la situation spéciale que le cristallin occupe par rapport au diaphragme contractile, que cette rigidité de l'iris se trouve garantie dans les yeux normaux. En effet, le sommet antérieur de la lentille cristallinienne occupe, dans l'axe du globe, un plan antérieur à celui de l'insertion périphérique de l'iris sur le corps ciliaire. De par sa tonicité musculaire la membrane irienne ne repose donc pas simplement sur la cristalloïde antérieure, mais s'applique contre celle-ci avec une certaine force. Pendant ses excursions alternatives, le bord pupillaire glisse à frottement doux, *humide*, sur le cristallin, mais ce frottement est suffisamment énergique pour séparer nettement les deux chambres, comme avec une soupape élastique.

A moins de variations de tension notables entre les deux chambres, cette disposition empêche absolument que le liquide de l'une de ces chambres ne passe dans l'autre (HAMBURGER), autrement que par *diffusion* à travers tout l'iris (ULRICH).

Une augmentation de la tension dans la chambre antérieure ne servirait qu'à resserrer encore le contact intime de l'iris et du cristallin. L'humeur aqueuse de cette chambre ne peut en aucune façon forcer la soupape pupillaire pour aller se mélanger avec le liquide de la chambre postérieure. Elle peut déprimer la membrane irienne et refouler sa portion ciliaire vers les procès ciliaires. En même temps elle dilatera la pupille mécaniquement, de préférence dans sa moitié supérieure.

Pour forcer entièrement la soupape, ouvrir réellement la chambre postérieure et coller l'iris, en partie ou en totalité, contre la face interne des procès ciliaires, il faut une force de tension considérable, comme peut en communiquer à l'humeur aqueuse de la chambre antérieure un coup de poing sur l'œil.

L'humeur aqueuse de la chambre postérieure arrive plus facilement dans la chambre antérieure. Elle passe directement à travers la pupille en soulevant un coin du bord de l'iris, toujours la partie supérieure de préférence. Ce passage se fait naturellement, au moment du relâchement du sphincter de la pupille, au moment où la pupille se dilate spontanément.

Dans les conditions normales, quand la tension de la chambre postérieure s'équilibre parfaitement avec celle de la chambre antérieure, ce passage n'a point lieu. La tension peut même être légèrement supérieure dans la chambre postérieure, que ce passage ne s'effectue pas encore. L'iris tendu sur le cristallin peut supporter un excès de tension équivalent à quelques millimètres de mercure.

Dès que la tension s'élève au delà ou que le sphincter se relâche, le mélange se fait brusquement, sous le bord supérieur de la pupille, soulevé par le flot du liquide s'échappant de la chambre postérieure.

Tous ces phénomènes se laissent parfaitement démontrer sur le lapin vivant, en introduisant dans le sang de cet animal une substance colorée très diffusible, comme la fluorescéine (EHRLICH).

Nous reviendrons encore plus loin sur ces expériences dont l'importance ne saurait être méconnue.

Un mouvement réflexe ne comporte que la contraction d'un seul muscle ou d'un groupe de muscles agissant tous dans le même sens. Le ou les muscles antagonistes, agissant en sens inverse, restent complètement inactifs, dans un état de relâchemement presque complet, au moins au début du mouvement réflexe. C'est ainsi que pour une augmentation brusque de la lumière le muscle sphincter de la pupille se contracte tout à coup spasmodiquement et la pupille se rétrécit promptement et énergiquement. Si promptement et si énergiquement que le mouvement en devient quelquefois douloureux. Au sortir d'un souterrain mal éclairé, la lumière du grand jour nous impressionne très désagréablement. Quand nous faisons tout à coup de la lumière dans un appartement sombre, nous éprouvons dans l'œil un spasme douloureux qui dure jusqu'au moment où la rétine, s'étant adaptée au nouvel éclairage, n'exige plus un rétrécissement aussi exagéré du diaphragme irien.

Un mouvement réflexe n'est jamais aussi précis qu'un mouvement volontaire : celui-ci étant le résultat d'une éducation préliminaire de plusieurs centres nerveux, associés par l'exercice. Aussi le réflexe lumineux de la pupille dépasse-t-il facilement le but visé. Au moment du rétrécissement réflexe de la pupille pour surabondance de lumière, le sphincter se contracte trop énergiquement et ferme trop l'écran à l'entrée des rayons lumineux. Une dilatation réflexe doit corriger aussitôt le rétrécissement exagéré de la pupille. Et cette première correction pouvant encore facilement dépasser le but, une seconde correction inverse devient quelquefois nécessaire, et ainsi de suite. Il en résulte pour chaque changement d'éclairage une oscillation pupillaire facilement constatable à la simple inspection de l'œil. Ces oscillations apparentes se reproduisent aussi souvent que se présentent des variations importantes d'éclairage, ce qui est fréquent, même dans les conditions normales. Dans les intervalles, les oscillations se prolongent sous forme d'excursions alternantes minuscules, visibles seulement à l'aide des stratagèmes d'observation délicate employés en physiologie optique (vision *entoptique*). La promptitude avec laquelle la sensibilité de notre rétine s'émousse sous un éclairage constant explique ces dernières variations pupillaires.

Les oscillations de notre pupille sont donc incessantes. Elles ne chôment jamais pendant la période de veille.

La nuit, pendant le sommeil, l'iris entre dans une période de repos absolu : la pupille étant alors fortement rétrécie. Il en est de même pendant le sommeil provoqué, chloroformique. Au moment du réveil, la pupille se dilate soudainement, au maximum, pour revenir ensuite au degré de dilatation imposé par le réflexe lumineux. C'est l'explication de l'éblouissement douloureux que nous éprouvons quand nous nous éveillons dans une chambre déjà éclairée.

Au sortir du sommeil, la pupille se dilate par une sorte de réflexe qui n'a rien de commun avec le réflexe lumineux ; c'est une *dilatation réflexe* qui succède à l'excitation énergique de n'importe quel nerf sensitif. Au réveil, des excitations sensitives et sensorielles nombreuses assaillent notre cerveau de toute part. Ces excitations soudaines d'une substance cérébrale reposée, provoquent une grande dilatation de la pupille ; comme aussi, pendant le jour, une douleur aiguë, une excitation sensorielle excessive, la peur, font dilater notre pupille encore davantage.

Dans le commerce habituel de la vie, ces influences sensorielles se font sentir sur notre pupille, qui se dilate à chaque fois que nous utilisons ces sensations pour élaborer notre pensée. Cette dilatation réflexe, par son étendue et sa durée, peut mesurer jusqu'à un certain point le degré de notre activité cérébrale.

La pupille du maniaque est dilatée, celle de l'idiot, du dément paralytique, est rétrécie.

Toutes ces dernières *dilatations réflexes* de la pupille sont d'ordre supérieur, d'origine *corticale*. C'est le *réflexe psychique* de la pupille, opposé au *réflexe lumineux* d'origine mésencéphalique, ou *axial*, d'ordre inférieur, par conséquent.

Pendant l'agonie, comme aussi au moment où le sommeil chloroformique devient dangereux, la pupille se dilate mécaniquement, sous l'effort de la tension intra-oculaire ; le sang, sous trop faible pression, grâce à la déchéance subite du cœur, n'arrive plus dans l'intérieur du globe pour contrebalancer cette pression intra-oculaire, restée la même.

Après la mort, la raideur cadavérique des muscles intrinsèques ramène le rétrécissement de la pupille. Plus tard, quand les fibres lisses du sphincter meurent à leur tour et se détendent, la pupille se redilate un peu. L'évaporation lente de l'humeur aqueuse et de l'humeur vitrée empêche cependant que la dilatation dépasse la moyenne, et, dans les yeux tout à fait ramollis, la pupille redevient même petite.

Reprenons maintenant l'étude physiologique du réflexe lumineux : le rétrécissement et la dilatation de la pupille sous l'influence de la lumière.

Dans le double réflexe lumineux que nous attribuons à la pupille, l'incitation au mouvement réflexe part de la rétine pour remonter aux centres nerveux inférieurs de l'axe cérébro-spinal ou névraxe. De là, après réflexion, l'incitation descend par les voies centrifuges ou motrices, aboutissant aux fibres lisses des deux muscles iriens, avec lesquelles leurs fibrilles terminales se fusionnent et s'anastomosent.

A cet arc réflexe *continu*, l'anatomie contemporaine a substitué, sans grande utilité pratique, toutefois, deux neurones principaux et quelques neurones secondaires, les uns et les autres absolument indépendants : autant de chaînons isolés d'une chaîne devant néanmoins fonctionner comme un câble continu, conducteur de l'influx nerveux.

Voyons d'abord l'arc réflexe de la contraction pupillaire.

Après deux neurones secondaires, initiaux : la cellule sensorielle visuelle et la cellule ganglionnaire bipolaire, commence le grand neurone sensitif ou centripète, la cellule nerveuse ganglionnaire, multipolaire, dont le prolongement nerveux se rend à un des centres optiques inférieurs ou primaires du névraxe : corps genouillé externe, couche optique ou tubercule quadrijumeau antérieur (?). Là, le grand neurone moteur ou centrifuge dont la cellule nerveuse se trouve dans la colonne grise, motrice, du névraxe cranien, noyau de l'oculo-moteur commun, placé sous l'aqueduc de Sylvius, recueille à l'aide de ses prolongements protoplasmatiques ou dendrites, l'influx nerveux, tombé des fibrilles terminales libres du neurone sensitif. Le neurone moteur renvoie aussitôt cet influx nerveux le long de son prolongement nerveux, jusqu'aux fibres lisses du sphincter de la pupille. Toutefois, sur leur trajet, les fibres nerveuses motrices de l'oculo-moteur commun, destinées au sphincter de la pupille, passent par deux centres nerveux périphériques : le ganglion optique et le plexus nerveux ganglionnaire ciliaire. Il doit en résulter des complications dans la marche du courant nerveux au passage de ces centres. Seulement, la distribution anatomique des voies de dérivation qui peuvent s'y rencontrer et l'influence physiologique que leur présence exerce sur le courant, nous échappent complètement jusqu'ici.

Entre la terminaison libre des fibres du nerf optique dans les centres optiques, primaires ou axiaux, et les cellules motrices du noyau de la troisième paire, peuvent s'intercaler d'autres neurones secondaires dont la réalité anatomique et la valeur physiologique ne sont pas mieux établies. Les anatomistes sont en train de les classer comme neurones d'associations homolatérales, permettant d'obtenir une contraction complète de tout le muscle sphincter pour une excitation limitée à une partie de la rétine seulement.

D'autres neurones d'association, ou intercalaires, existent déjà dans la rétine même et remplissent la même fonction. Et, sur la voie de retour, dans le ganglion ophtalmique ainsi que dans le plexus nerveux ciliaire, doivent se trouver des neurones secondaires ayant des fonctions d'association semblables.

Quoi qu'il en soit, l'excitation lumineuse de n'importe quel point de la rétine produit constamment le même réflexe lumineux du resserrement total de la pupille. La rapidité et l'intensité de la réaction restent toutefois sous la dépendance de l'intensité de l'excitation. Aussi l'excitation de la région maculaire, dont les neurones ont une délicatesse de touche plus grande, provoque-t-elle toujours une réaction pupillaire plus vive que celle de toute autre partie périphérique de la rétine.

A côté des associations homolatérales des neurones composant l'arc réflexe lumineux d'une moitié de notre corps, existent des associations hétérolatérales entre les neurones de l'arc réflexe de droite et ceux de l'arc réflexe de gauche. Nous devons nous arrêter un instant à ces associations commissurales qui doivent nous expliquer comment il se fait que lorsque la pupille de droite se contracte pour excitation lumineuse de la rétine du même côté, l'autre pupille de gauche se rétrécit de même et dans la même proportion. En effet, le jeu d'une pupille entraîne fatalement le jeu de l'autre par un mouvement combiné, symétrique, appelé *réaction consensuelle* de la pupille.

Chez l'homme, l'entrecroisement partiel des fibres optiques dans le chiasma suffirait pour expliquer cette double contraction pupillaire, puisqu'une partie seulement des fibres optiques de la rétine de droite va aux centres optiques axiaux de droite, l'autre partie se rendant aux centres optiques primaires de gauche. Mais cette disposition, particulière à l'homme, ne saurait expliquer le rétrécissement réflexe des deux pupilles quand cet entrecroisement n'existe pas, ou quand, chez l'homme même, une des bandelettes optiques est totalement détruite. Dans ces cas il faut, pour expliquer le réflexe lumineux bilatéral, symétrique ou consensuel, recourir aux associations centrales, ou admettre un entrecroisement partiel correspondant des fibres motrices pupillo-constrictrices du côté opposé.

Effectivement les deux dispositions sont réalisées dans le cerveau humain et anatomiquement démontrées (Bernheimer). Mais tandis que d'autres auteurs admettent des neurones intercalaires, commissuraux, entre les centres optiques et les ganglions moteurs, Bernheimer n'admet pour les neurones moteurs que des associations directes par l'intermédiaire de leurs prolongements protoplasmatiques. Pendant que les courts dendrites des cellules pupillo-constrictrices du ganglion de la troisième paire recueillent l'excitation lumineuse apportée par la bandelette optique du même côté, leurs longs dendrites vont chercher de l'autre côté de la ligne médiane l'excitation sensorielle apportée par la bandelette optique de l'autre côté.

Je ne puis admettre qu'il y ait dans les nerfs optiques des fibres nerveuses exclusivement chargées de produire le réflexe lumineux sans participer autrement à l'acte physiologique de la vision. Ces fibres optiques *pupillaires* passeraient par le tubercule quadrijumeau antérieur avant d'atteindre le ganglion de l'oculo-moteur commun, tandis que les fibres optiques *visuelles* se termineraient dans les centres optiques inférieurs de la couche optique (Bernheimer).

Le réflexe lumineux consensuel n'est pas toujours et absolument égal des deux côtés. L'œil qui est le plus rapproché de la source lumineuse a le plus souvent une pupille un peu plus petite que l'œil de l'autre côté, resté davantage dans l'ombre. Quand l'éclairage des deux yeux est le même et que l'on cache un des deux yeux avec la main, la pupille de l'autre œil se dilatera légèrement ; et si après on écarte la main, non seulement la pupille de l'œil subitement découvert se contractera, mais aussi la pupille de l'œil qui n'avait pas été soustrait à l'influence de la lumière, et les deux pupilles s'arrêteront au même degré de contraction de part et d'autre. Cet éclairage uniforme des deux yeux est nécessaire pour que le réflexe consensuel soit absolument égal pour les deux yeux.

Quand les deux yeux sont éclairés de même, qu'ils y voient de même ou différemment, peu importe, les pupilles sont toujours les mêmes, également dilatées ou contractées suivant les circonstances. Mais quand un œil est complètement aveugle, sa pupille a au moins une tendance à rester en retard de réaction sur l'autre.

La *dilatation réflexe lumineuse* suit un arc réflexe beaucoup plus compliqué, que les recherches physiologiques n'ont pas clairement tracé jusqu'ici. La voie d'aller est la même jusqu'aux centres optiques axiaux. La voie de retour diffère. Pour quelques-uns le centre pupillo-dilatateur se confond avec le centre pupillo-constricteur, mais les fibres motrices destinées au dilatateur de la pupille arrivent à destination en suivant les branches du trijumeau.

Le plus grand nombre de physiologistes placent le centre de réflexion dans la moelle épinière cervicale, ancien centre *cilio-spinal*, et font faire aux fibres motrices du muscle dilatateur le chemin détourné du grand sympathique du cou et du ganglion optique.

Néanmoins toutes les fibres irido-dilatatrices ne sont pas contenues dans le grand sympathique du cou, puisque chez le chat, après l'extirpation du ganglion cervical supérieur et du ganglion thoracique supérieur, l'irritation d'un nerf sensitif produit encore de la dilatation pupillaire (Vulpian). Quelques-unes des fibres irido-dilatatrices viennent dans l'orbite avec un nerf cranien, probablement le trijumeau, et atteignent l'œil soit directement (Hensen et Voelkers), soit par l'intermédiaire du ganglion optique (Vulpian et Franck).

L'arc réflexe de la dilatation pupillaire *psychique* est plus ample encore. C'est la grande piste des champs de courses, comparée à la petite piste, que représente l'arc réflexe du mouvement réflexe lumineux. Le départ et l'arrivée sont les mêmes ; la piste change et s'allonge entre le centre optique inférieur et le noyau des muscles. Dans les centres optiques inférieurs se trouvent des cellules nerveuses dont les dendrites recueillent directement ou indirectement, par des neurones intercalaires ou d'associations, l'influx nerveux tombant des terminaisons libres des fibres optiques ; et dont d'autre part le neuraxone transporte par le chemin des fibres rayonnantes l'impression jusqu'à l'écorce corticale du lobe occipital du même côté. Dans la substance grise des circonvolutions occipitales se trouvent des neurones qui, directement ou indirectement, recueillent l'excitation et la transmettent par la même voie des fibres rayonnantes au ganglion moteur de l'axe nerveux cranien et cervical, où nous retrouvons les neurones moteurs innervant les fibres lisses du sphincter et du dilatateur de la pupille.

Lorsque, dans le réflexe pupillaire psychique, il ne s'agit pas d'impressions sensorielles lumineuses, mais d'autres impressions sensorielles ou sensitives ordinaires, la voie d'aller remonte le long des fibres nerveuses sensitives ou sensorielles jusqu'aux centres sensitifs inférieurs de ces fibres, pour de là, par des neurones supérieurs, arriver à l'écorce cérébrale correspondante. De ce point de l'écorce cérébrale, l'influx nerveux utilise des neurones d'association homolatérale pour arriver aux cellules de l'écorce cérébrale optique du lobe occipital. Le reste du trajet descendant est le même que tout à l'heure.

A côté des deux réflexes pupillaires *centraux*, le réflexe lumineux, cérébro-spinal ou axial, et le réflexe psychique ou cortical, il existe un troisième réflexe pupillaire, réflexe *périphérique*, d'ordre tout à fait inférieur donc. Pour ce dernier réflexe, le renversement du courant nerveux centripète a lieu dans le centre périphérique que représente le plexus nerveux ganglionnaire de la région ciliaire. Une simple excitation mécanique des fibres ou terminaisons nerveuses sensitives de l'iris suffit pour provoquer la contraction du sphincter de la pupille. C'est ainsi que le froissement de l'iris, à travers la paupière et la cornée, nous aide à faire rentrer l'iris par resserrement de la pupille, après l'extraction de la cataracte. Chez quelques animaux l'iris de l'œil est suffisamment sensible à l'action chimique ou calorique de la lumière pour provoquer encore le resserrement de la pupille, quand le globe a été énucléé et séparé, par conséquent, de tous ses centres.

Nous ne savons absolument rien des réflexes pupillaires qui pourraient avoir leur centre dans le ganglion ophtalmique.

Il existe une quatrième réaction pupillaire signalée pour la première fois par un médecin italien, Galassi, et étudiée dans la suite par Westphal et Pilz. Le phénomène consiste en un rétrécissement de la pupille au moment où le muscle orbiculaire de la paupière se contracte énergiquement ; peu importe que cette contraction soit suivie ou non d'effet, que les paupières se ferment réellement au-devant du globe (Westphal) ou qu'elles en soient empêchées parce que l'examinateur les maintient de force écartées (Pilz). Si l'on a laissé les paupières se fermer énergiquement et que l'on ouvre brusquement l'œil dès que le patient commence à relâcher la contraction de son muscle, on trouve la pupille encore rétrécie, mais elle se dilate aussitôt malgré la pénétration de la lumière dans l'œil. C'est un vrai réflexe *paradoxal* ou *inverse* de la pupille (Westphal).

Les Allemands désignent l'ensemble du phénomène sous le nom de *réaction de Pilz-Westphal*. En attendant qu'on lui trouve un nom plus expressif, nous acceptons cette désignation qui ne préjuge rien sur la nature de cette contraction encore mal interprétée.

Nous voudrions considérer ce mouvement pupillaire comme le pendant ou l'antagoniste du réflexe dilatateur psychique, et non, ainsi que le font les précédents auteurs, comme un simple mouvement associé ou synergique de la contraction du muscle orbiculaire des paupières. Encore moins admettons-nous que la contraction pupillaire soit sous la dépendance ou le résultat d'une congestion sanguine intra-oculaire par suite de la pression exercée sur le contenu de l'orbite derrière les paupières spasmodiquement fermées. Au moment de commander la fermeture des paupières, notre sensorium éprouve la sensation prémonitoire d'une suppression brusque et radicale des sensations importantes que lui fournit, en temps ordinaire, le principal organe des sens : l'organe de la vision. La conscience de cette disparition imminente d'une stimulation de premier ordre permet à la pupille de se contracter par réaction réflexe comme elle se ferme pendant le sommeil sous les paupières fermées. Au moment où les paupières se rouvrent, le réflexe psychique, un moment suspendu, redilate la pupille, jusqu'à ce que le réflexe lumineux inférieur reprenne le dessus et ferme la pupille, selon les convenances de la rétine.

Les multiples réactions pupillaires que nous connaissons déjà et d'autres que nous verrons plus loin troublent facilement le phénomène de Pilz-Westphal et rendent son observation particulièrement difficile. C'est pourquoi on le crut d'abord de nature exclusivement pathologique (Galassi). La recherche des réactions pupillaires et la détermination précise de leur nature constituent d'ailleurs toujours une opération fort délicate.

Pour étudier dans tous leurs détails et anomalies possibles les différentes réactions de la pupille il convient d'en faire l'examen en chambre noire. En pleine lumière la délicatesse de leur jeu nous échappe facilement, parce qu'il nous est impossible d'éliminer alors l'accommodation et la convergence qui troublent toujours les purs réflexes. Pour la clinique toutefois l'examen au grand jour suffit ordinairement.

Il y aurait donc en somme trois réactions pupillaires réflexes avec centre de réflexion particulier pour chacune d'entre elles.

1° Une réaction pupillaire avec centre périphérique dans le plexus nerveux ganglionnaire du corps ciliaire : rétrécissement réflexe de la pupille à la suite des excitations directes des fibres sensitives de l'iris.

2° Une réaction pupillaire avec centre inférieur dans l'axe cérébro-spinal. Cette réaction est double : un rétrécissement de la pupille sous l'excitation lumineuse *exagérée* de la rétine et une dilatation de la pupille sous l'excitation lumineuse *insuffisante* de la rétine. L'ensemble constitue la réaction lumineuse ou le réflexe lumineux de la pupille.

3° Une réaction pupillaire avec centre supérieur cortical. Cette réaction serait double également : une dilatation de la pupille sous l'excitation énergique de l'écorce cérébrale par la voie de n'importe quel nerf sensitif ou sensoriel, y compris la rétine ; un rétrécissement de la pupille par insuffisance d'excitation de l'écorce cérébrale ou inattention de notre sensorium aux irritations existantes.

Sauf la première de ces réactions réflexes, toutes pourraient être bilatérales pour une excitation unilatérale, consensuelles ou symétriques. Quelques unes le sont régulièrement.

Enfin, la pupille se resserre quand les vaisseaux sanguins de l'iris se congestionnent, se remplissent de sang artériel ou de sang veineux. Ce rétrécissement est purement mécanique et résulte du gonflement de la membrane suivant son rayon et aux dépens de son orifice central.

Au contraire, la pupille se dilate quand les vaisseaux se vident sans que du nouveau sang artériel vienne remplacer celui qui s'en va par les veines. Ces conditions sont réalisées aussi bien dans l'anémie générale que dans l'anémie locale. La pression intra-oculaire aide manifestement à produire cette ischémie extrême de l'iris.

Il existe dans le grand sympathique du cou des fibres motrices, vaso-dilatatrices et vaso-constrictrices, destinées aux vaisseaux de l'œil en général et à ceux de l'iris en particulier. Ces fibres atteignent le globe oculaire en passant par le ganglion ophtalmique. D'autres fibres nerveuses sympathiques arrivent directement du plexus carotidien au globe oculaire en suivant les nerfs ciliaires longs du trijumeau. La section du trijumeau à l'intérieur du crâne chez les animaux provoque immédiatement un rétrécissement de la pupille, par paralysie des vaso-dilatateurs (Cl. Bernard) ou par excitation des vaso-constricteurs (Schiff). En tout cas ce rétrécissement est passager.

Comme les fibres dilatatrices de la pupille, les fibres vaso-motrices du sympathique viennent de la région du centre cilio-spinal. Celles qui accompagnent le nerf trijumeau (Vulpian, Franck) doivent venir de plus haut.

L'iris ne peut servir comme diaphragme réglant l'éclairage du fond de l'œil, que grâce au revêtement épithélial pigmenté de sa face postérieure. Cet épithélium noir arrête les rayons lumineux inutiles, tant ceux qui viennent de l'extérieur que ceux qui reviennent de l'intérieur après réflexion.

L'*albinos*, dépourvu de pigment cellulaire dans son iris comme ailleurs, ne peut utiliser cette membrane, trouée, comme diaphragme opaque. La lumière passe directement à travers son iris transparent, incapable d'éteindre les rayons qui y pénètrent. Aussi, chez lui, se réfracte-t-elle irrégulièrement à travers les parties périphériques de sa cornée et de son cristallin et provoque-t-elle un éblouissement qui gêne considérablement sa vision.

Néanmoins son iris ne lui est-il pas complètement inutile. Le diaphragme irien remplit encore d'autres fonctions aussi importantes que celles d'écarter les rayons périphériques. Ensemble avec le corps ciliaire, l'iris constitue l'appareil accommodateur de notre œil. Ensemble avec le corps ciliaire, l'iris constitue aussi l'appareil de réglage de l'équilibre hydrostatique du globe oculaire.

Nous allons étudier cette double fonction en commençant par la fonction accommodatrice.

Fonction accommodatrice des muscles irido-ciliaires. — Pour voir à toute distance, notre œil a besoin d'un appareil accommodateur, comparable à la vis de réglage de la lorgnette de spectacle. Le jeu de cet appareil est soumis à notre volonté ; notre cerveau commande les mouvements volontaires que ce jeu comporte.

Pour mettre à exécution un mouvement volontaire quelconque — par exemple la flexion de l'avant-bras sur le bras — notre écorce cérébrale ne commande pas la contraction exclusive des muscles fléchisseurs du bras, laissant dans l'inaction complète, dans le relâchement absolu, les muscles extenseurs antagonistes. Ce ne serait pas là un mouvement volontaire, précis, mais une sorte de mouvement réflexe, un saut brusque, lequel n'atteindrait jamais d'emblée le degré de flexion utile. Pour obtenir du premier coup sans hésitation et avec toute la rigueur désirable l'effet commandé, il faut que les deux catégories de muscles antagonistes, extenseurs et fléchisseurs, entrent simultanément en contraction. Seulement, puisqu'il s'agit ici de réaliser une flexion, les muscles fléchisseurs se contracteront avec une énergie supérieure. La différence d'énergie en faveur des muscles à effet utile, sera d'autant plus grande que le mouvement commandé devra s'exécuter plus rapidement. Toutefois, cette différence s'effacera graduellement au fur et à mesure que le mouvement s'exécute et s'achève. Vers la fin du mouvement la différence n'existera pour ainsi dire plus, et au moment précis où le but visé se trouve atteint elle sera réduite à zéro ; fléchisseurs et extenseurs se contractant avec la même énergie. Les uns et les autres garderont ce même degré de contraction, parfaitement équilibré, tant que le même point de flexion devra être maintenu.

Il en est absolument de même pour les mouvements volontaires de l'accommodation. Aussi dans l'œil, comme partout ailleurs où existent des mouvements volontaires, les muscles sont-ils disposés par *paires antagonistes.* Au muscle sphincter de la pupille est opposé le muscle dilatateur de la pupille. Au muscle ciliaire, circulaire de H. Müller, est opposé le muscle ciliaire, méridien de Brücke. Nous avons déjà indiqué, dans la partie anatomique, la valeur du muscle radiaire, intermédiaire aux deux antagonistes, confondant, chez l'homme, les efforts de l'un et de l'autre muscle : réglant, avec plus de précision encore et à chaque moment de la contraction, leurs effets utiles.

Les muscles *circulaires*, sphincter de la pupille et portion ciliaire de Müller, semblent spécialement servir à l'accommodation de l'œil pour la vision rapprochée. Ces deux muscles se contractent ensemble, par un mouvement *associé* ou *synergique*, avec les muscles *abaisseurs-convergeurs* du globe : droit interne, droit inférieur et grand oblique, tous muscles servant à converger les lignes visuelles de nos deux yeux sur un objet rapproché et habituellement placé au-dessous du plan horizontal des deux globes.

Les muscles *longitudinaux*, dilatateur de la pupille et portion ciliaire de Brücke, semblent spécialement destinés à l'installation de l'œil pour la vision à distance. Ces deux muscles se contractent ensemble avec les muscles *élévateurs-divergeurs* du globe : droit externe, droit supérieur et petit oblique, tous muscles servant à mettre en position parallèle les deux lignes visuelles dans la direction d'un objet placé à une distance infinie ou supposée telle et élevé à la hauteur du plan horizontal des deux yeux ou au-dessus.

La contraction pupillaire qui accompagne l'accommodation et la convergence est appelée à tort *réflexe* pupillaire d'accommodation ou de convergence. Il ne s'agit pas d'un mouvement réflexe, mais d'un mouvement *volontaire, associé* ou *synergique*.

Quand je ferme la main sur un objet pour m'en saisir, je ne commande pas seulement aux grands muscles fléchisseurs des doigts d'entrer en contraction, mais encore à tous les petits muscles de la main dont les mouvements préciseront l'application des doigts sur l'objet convoité. Ce n'est pas parce que je songe moins à tous ces petits muscles peu connus, cachés dans le creux de la paume de la main, que je devrais considérer leur contraction comme un mouvement réflexe, ni même comme un mouvement associé ou synergique.

La dilatation pupillaire qui accompagne l'installation pour la vision éloignée et qui fait partie du mouvement musculaire commandé pour la déconvergence des lignes visuelles, l'élévation du regard et la détente du muscle accommodateur, a été moins prise en considération que le resserrement de la pupille dans le mouvement inverse. Cette dilatation est un mouvement volontaire, associé ou synergique au même titre que le premier.

Les deux mouvements pupillaires réunis forment la *réaction pupillaire associée, synergique* ou *volontaire*.

La contraction réflexe de la pupille dure entre 0,23″ et 0,33″. La contraction associée, synergique à la convergence et à l'accommodation, est beaucoup plus lente, entre 0,72″ et 0,90″ (Vintschgau). Cette différence dans la durée de deux mouvements, qui autrement devraient être identiques, montre suffisamment qu'ils sont de nature dissemblable : le premier, plus rapide, est réflexe, le second, plus lent, est volontaire.

La pupille se dilate toujours plus lentement qu'elle ne se contracte : le muscle dilatateur est plus faible que son antagoniste, le sphincter de la pupille. La dilatation réflexe ressemble donc davantage à la dilatation volontaire, commandée.

Sécrétion de l'humeur aqueuse par l'iris et le corps ciliaire. — Examinons maintenant de quelle façon l'iris et le corps ciliaire interviennent dans le réglage de l'hydrostatique oculaire.

Partout où des vaisseaux capillaires viennent émerger à la surface des tissus parenchymateux, jusque sous le revêtement épithélial qui recouvre les organes, partout ces vaisseaux laissent filtrer une partie de leur plasma sanguin jusque dans l'espace libre ambiant, extérieur ou intérieur. C'est là une loi générale, souveraine, dont beaucoup d'oculistes ne se sont pas suffisamment inquiétés à propos de la production de l'humeur aqueuse.

A la surface antérieure de l'iris, sous le revêtement endothélial continu, existent de nombreux capillaires sanguins, qui doivent verser de la sérosité sanguine filtrée dans la chambre antérieure. A la face postérieure de l'iris, sauf à la périphérie où commencent déjà les replis ciliaires, cette filtration doit être beaucoup moins abondante parce que le nombre des capillaires y est moins grand et que le revêtement épithélial est double. Au niveau des replis ou procès ciliaires les capillaires sont très nombreux et très larges : conditions très favorables pour une filtration abondante, malgré le double revêtement épithélial. Il est vrai que ces derniers capillaires appartiennent au système veineux. Mais nous manquons jusqu'ici d'expériences physiologiques précises pour savoir si la filtration exosmotique est plus ou moins active dans telle ou telle espèce de capillaires sanguins. Au niveau de la portion plane, les larges capillaires veineux sont remplacés par de minces capillaires artériels dont le produit d'exsudation passe, pour la plus grande part, directement dans l'humeur vitrée, surtout en arrière, près de l'ora serrata où le corps vitré touche directement à l'épithélium ciliaire.

L'humeur aqueuse des deux chambres, filtrée à travers l'endothélium des vaisseaux et le revêtement épithélial de l'iris et du corps ciliaire, n'est pas un véritable produit de sécrétion. Il n'y a pas dans l'humeur aqueuse un principe nouveau qui ne préexiste pas dans le sang. Le filtre représenté par les cellules endothéliales et épithéliales, ne laisse même passer qu'une partie des éléments solubles du plasma sanguin : les substances les plus diffusibles. L'humeur aqueuse ne renferme pas de substances fibrinogènes, à peine des traces d'albumine, presque pas autre chose que des sels ; surtout l'humeur aqueuse de la chambre antérieure.

Dans les conditions normales cette filtration produit un liquide à tension osmotique supérieure à celle du plasma sanguin. A partir du moment où l'humeur aqueuse a atteint la composition moléculaire du plasma sanguin, la filtration se trouve arrêtée. L'humeur aqueuse devient un liquide stagnant comme le liquide céphalo-rachidien ou l'endolymphe et périlymphe du labyrinthe auditif. Sa composition ne change plus, tant que la composition du sang en sels très diffusibles reste la même et que le filtre animal garde son intégrité vitale, ne devient pas malade.

Il est vrai, d'autre part, que si de nouveaux principes très diffusibles sont versés dans le sang, les échanges osmotiques entre le plasma et l'humeur aqueuse reprendront, jusqu'à ce que la concentration isotonique des deux liquides soit rétablie. Les injections de fluorescéine, à concentration suffisante, dans le sang du lapin démontrent cette vérité (Nicati).

Il doit en être de même pour les toxines solubles et diffusibles que les maladies infectieuses et les auto-infections entérogènes ou histiogènes font apparaître dans le sang en circulation.

De même qu'il suffit d'introduire dans le sang de l'iris et du corps ciliaire des substances très diffusibles pour les voir apparaître au bout d'un certain temps dans l'humeur aqueuse, de même des substances solubles et diffusibles introduites dans la chambre antérieure sont restituées au sang par des courants osmotiques inverses qui s'établissent, *exceptionnellement*, entre l'humeur aqueuse et le sang des capillaires de l'iris et du corps ciliaire. Le sang de l'hyphéma, le pus de l'hypopyon, les fibres cristalliniennes de la cataracte traumatique, après désorganisation et dissolution dans l'humeur aqueuse, sont repris de cette façon par les vaisseaux de l'iris et du corps ciliaire.

Ne croyant pas à l'existence des espaces lymphatiques iriens de Fuchs, je ne puis accorder à l'iris un pouvoir absorbant supérieur à celui que lui a toujours accordé Leber : le pouvoir absorbant d'une séreuse ou d'une muqueuse avec ses capillaires sous-épithéliaux. J'ai déjà donné mon opinion au sujet des expériences de Nuel et Benoit. Malgré leur réelle importance je ne crois pas devoir revenir encore là-dessus, après ce que j'en ai dit dans la partie anatomique.

Les vaisseaux de l'iris et du corps ciliaire sont donc chargés de veiller à la concentration isotonique de l'humeur aqueuse vis-à-vis de leur propre plasma. C'est grâce à sa tension osmotique, légèrement supérieure à celle du plasma sanguin, que l'humeur aqueuse donne à la cornée sa courbure régulière et conserve à son parenchyme la transparence parfaite que nous lui connaissons. Sans humeur aqueuse derrière elle, la cornée s'aplatit et s'opacifie.

Le réseau vasculaire de l'iris est vraiment trop riche pour n'avoir à nourrir que le tissu muqueux de son parenchyme et les deux petits muscles à fibres lisses. Quant aux revêtements épithéliaux, antérieur et postérieur, ils n'ont pas de fonction physiologique particulière à remplir, nécessitant une irrigation sanguine, *artérielle*, aussi importante. Le réseau capillaire qui occupe la couche réticulaire antérieure existe là pour la filtration de l'humeur aqueuse.

C'est donc l'humeur aqueuse, avec sa tension osmotique supérieure, qui règle, en définitive, la tension intra-oculaire, ensemble avec le corps vitré. La substance fondamentale intermédiaire du tissu muqueux, que représente le corps vitré, est tellement œdématiée, tellement gorgée d'une solution saline filtrée, que cet organe est assimilable jusqu'à un certain point au liquide des chambres aqueuses et partage avec ce liquide les fonctions physiologiques importantes dont nous nous occupons : le réglage de l'hydrostatique oculaire.

L'humeur aqueuse et l'humeur vitrée tendent les membranes du globe oculaire comme la sérosité de l'œdème tend la peau des membres, quelquefois jusqu'à gêner la circulation dans les vaisseaux, au point de rendre la peau pâle et froide ; comme la sérosité de l'épanchement articulaire distend la synoviale de l'articulation.

La composition de l'humeur aqueuse est aussi constante que la tension intra-oculaire, l'une réglant d'ailleurs l'autre. Composition et tension de l'humeur aqueuse varient d'un individu à l'autre. Chez un même individu les variations de tension d'ordre pathologique sont régulièrement concordantes avec les variations du pouvoir isotonique de l'humeur aqueuse et du plasma sanguin.

La quantité d'humeur aqueuse sécrétée dans un œil varie beaucoup. C'est son abondance plus ou moins grande qui règle la profondeur de la chambre antérieure à l'état normal. Cette chambre est très développée dans la jeunesse. Elle diminue avec l'âge et est finalement très peu profonde chez le vieillard.

Pendant l'accommodation la chambre antérieure diminue aux environs de l'axe antéro-postérieur, là où la face antérieure du cristallin bombe en avant sous l'effort du muscle accommodateur ; elle s'approfondit périphériquement. Peut-être qu'à ce moment, grâce à la pression plus élevée que le déplacement du diaphragme irido-cristallinien fait naître dans la chambre antérieure, l'humeur aqueuse filtre à travers l'angle irido-cornéen. La chambre antérieure de l'hypermétrope dont l'accommodation est incessante devient très basse. La chambre antérieure du myope non corrigé, qui n'accommode guère, est au contraire très profonde.

Comme il existe un courant endosmotique qui introduit dans la chambre antérieure, à travers la cornée transparente, la solution d'atropine instillée dans l'œil, de même il doit exister un courant exosmotique qui de la chambre antérieure fait passer dans la cornée et jusqu'à sa surface les substances diffusibles que renferme normalement ou accidentellement l'humeur aqueuse. J'accepte, avec Leber, que le passage de diffusion à travers la substance fondamentale chondrigène de la cornée doit être beaucoup plus lente qu'à travers la substance collagène de la région scléro-cornéenne. A ce titre l'angle irido-cornéen mérite vraiment le nom d'angle de filtration. Mais, je le répète, les courants osmotiques ne s'établissent entre la chambre antérieure et le tissu conjonctif épiscléral que pour autant qu'il existe d'une part des substances diffusibles qui n'existent point d'autre part. En introduisant par le pôle postérieur une solution de fluorescéine dans la chambre antérieure d'un œil énucléé, tout frais, on voit que la fluorescéine passe beaucoup plus rapidement à travers l'angle de filtration qu'à travers la cornée. Pour constater le faible passage à travers la cornée il faut gratter l'épithélium antérieur et recueillir le liquide filtré à l'aide d'un papier buvard humecté, ou le recevoir directement dans de l'eau claire.

Que l'endothélium de Descemet ne laisse absolument passer aucun courant osmotique, comme le prétend Leber, je ne saurais l'admettre. L'endothélium qui recouvre les travées du ligament pectiné de l'iris est absolument le même que celui de la face interne de la cornée, et personne cependant ne songe à nier la filtration dans l'angle irido-cornéen.

Dans les conditions anormales, pathologiques, quand des substances phlogogènes diffusibles existent dans la chambre antérieure, la filtration osmotique a surtout lieu du côté épiscléral. Les lésions inflammatoires de cette région pendant l'iritis séreuse (Knies) en sont une démonstration éclatante. Mais les lésions cornéennes de la kératite ponctuée dans la même maladie montrent suffisamment qu'il existe aussi du côté des lames profondes de la cornée un courant exosmotique phlogogène.

L'épithélium antérieur de la cornée est un aussi grand obstacle à la filtration de l'humeur aqueuse à travers la cornée que l'endothélium de Descemet. Aucun des deux épithéliums ne constitue un obstacle absolu à la diffusion osmotique. Aussi bien que l'atropine pénètre dans la chambre antérieure, du dehors en dedans, à travers la cornée, aussi bien la fluorescéine introduite dans la chambre antérieure passe à la surface de la cornée de dedans en dehors.

La surface antérieure de l'iris tout entière contribue à la sécrétion de l'humeur aqueuse, mais le phénomène de la filtration commence toujours dans le voisinage du sphincter pupillaire (Schick). C'est par l'orifice des cryptes de cette région, comme par des bouches de fontaine, que la fluorescéine jaillit dans la cavité de la chambre antérieure pour s'y mélanger petit à petit avec l'humeur aqueuse incolore. Mais avant que le mélange de cette substance éminemment diffusible ait eu le temps de se faire, on a vu le courant de filtration se dessiner sous forme d'une traînée verdâtre tendant à gagner les parties déclives de la chambre antérieure.

Quand l'humeur aqueuse colorée par la fluorescéine vient de la chambre postérieure, on voit arriver de derrière l'iris des nuages verdâtres, et non pas un filet liquide d'un beau vert. Cet aspect floconneux est dû à la présence de l'albumine dans le liquide de la chambre postérieure. Il y a toujours un peu d'albumine dans l'humeur aqueuse que fournissent les capillaires *veineux* de la chambre postérieure, mais le courant de diffusion avec la fluorescéine en entraîne une plus grande quantité.

L'humeur aqueuse de la chambre postérieure est donc en réalité différente de celle de la chambre antérieure. Ces nuages albumineux, colorés par la fluorescéine, le prouvent surabondamment.

A travers une pupille artificielle on peut constater le même phénomène de la double sécrétion. La filtration de la chambre antérieure apparaît d'ailleurs plus tôt que celle de la chambre postérieure : de cinq à dix minutes (Schick). Il faut cependant noter que sur le fond gris de l'iris du lapin on voit mieux, plus vite par conséquent, la teinte verte de la fluorescéine que sur le noir de la pupille artificielle.

La priorité d'apparition du courant de diffusion coloré dans la chambre antérieure indique clairement que pour l'élaboration de l'humeur aqueuse *normale,* les vaisseaux de l'iris jouent pour le moins un rôle aussi important que ceux des corps ciliaires (Ehrlich, Schick, Hamburger). Pour toute séreuse ou muqueuse, la filtration de sérosité, tant qu'elle reste normale, demeure dévolue aux capillaires artériels. L'épanchement pathologique, non inflammatoire, est la conséquence de la stase sanguine dans les capillaires veineux.

Quand on ponctionne la chambre antérieure pour laisser écouler l'humeur aqueuse normale, nous savons que cette chambre brusquement vidée, se remplit au bout de quelques minutes d'une humeur aqueuse nouvelle. En apparence identique à la première, cette humeur aqueuse nouvelle diffère cependant notablement dans sa composition. Elle n'a point le même coefficient de densité, elle renferme plus d'albumine et quelquefois même des substances fibrinogènes qui la rendent spontanément coagulable. Il s'agit donc d'une filtration anormale, pathologique de l'humeur aqueuse. Chez le lapin soumis à semblable expérience, Greeff a remarqué que l'épithélium des procès ciliaires présente après cette manœuvre une altération particulière, constante, consistant en soulèvements de cet épithélium par des gouttes liquides, que les liquides fixateurs employés pour l'examen microscopique, coagulent en boules réfringentes, homogènes. Ces sortes de cloches épithéliales renferment toujours quelques globules blancs et de temps en temps aussi des globules rouges. Greeff attache à cette observation microscopique une grande importance, prétendant que cette sécrétion anormale de la nouvelle humeur aqueuse, surprise sur le fait, indique le lieu de sécrétion de l'humeur aqueuse normale. C'est comme si je voulais démontrer que la sécrétion sudorale a lieu par toute la couche muqueuse de Malpighi parce que, en grattant la couche cornée de l'épiderme de la peau, je vois suinter des gouttelettes liquides ailleurs que par les pores des glandes sudoripares, et cela malgré la différence qu'il y a entre la composition chimique de ces gouttelettes coagulables et celle de la sueur normale.

Nous savons d'autre part que dans les chambres aqueuses vidées par la paracentèse, le corps vitré envoie une partie de son eau d'imbibition. C'est ainsi que sur le cadavre, la chambre ponctionnée peut encore se remplir d'humeur aqueuse nouvelle (Deutschmann). Nous ne pouvons donc pas, comme le fait Greeff, étudier la sécrétion normale de l'humeur aqueuse en provoquant une sécrétion pathologique dans des conditions qui s'écartent si considérablement des dispositions habituelles.

Nutrition du cristallin et du corps vitré. — Sans preuves expérimentales ou cliniques suffisantes nous admettons que les procès ciliaires nourrissent le corps vitré. L'étude des yeux pathologiques nous démontre cependant que les capillaires de la portion plane du corps ciliaire fournissent avant tout au corps vitré les éléments inflammatoires. Les désordres inflammatoires des couches antérieures du corps vitré et ceux de la portion plane du corps ciliaire sont toujours en parfaite concordance. Des troubles notoires existent déjà dans le vitré quand les replis ciliaires se montrent à peine malades.

Le processus pathologique que nous appelons *inflammation*, n'étant après tout qu'une exagération de la nutrition normale, montre bien mieux que les substances très diffusibles introduites expérimentalement dans le sang, la marche des courants de *nutrition ordinaire*. Dans l'inflammation ces courants sont exagérés et cette exagération rend ces courants accessibles à notre observation. Avec les substances très diffusibles nous créons des courants de diffusion nouveaux, non pas suivant les besoins habituels des tissus fonctionnant, mais suivant les lois physiques de la diffusion des liquides.

Nous admettons aussi que les procès ciliaires nourrissent le cristallin. Mais dans certaines irido-cyclites ce sont les couches profondes du cristallin qui s'altèrent d'abord, comme si le courant nourricier adultéré venait du côté de la face postérieure de la lentille, des vaisseaux de la portion plane qui versent leur transsudat directement dans le vitré. Dans d'autres iritis où les principes irritants viennent certainement du côté de la chambre antérieure, ce sont les couches antérieures du cristallin qui se troublent, et les cellules capsulaires qui entrent en prolifération,

CHOROIDE

La présence dans la choroïde d'un aussi grand nombre de vaisseaux indique clairement que cette membrane sert à nourrir des milieux de toute première importance pour l'acte physiologique de la vision.

Nous avons comparé la choroïde, avec son épithélium hexagonal pigmenté, à une membrane muqueuse. Le riche réseau capillaire qui se trouve sous la membrane basale ou *lame vitrée* sur laquelle repose l'épithélium pigmenté, doit servir, avant tout, à nourrir les cellules hexagonales qui composent le revêtement de cette espèce de muqueuse. Probablement que la fonction de cet épithélium dans l'acte physiologique de la vision, est beaucoup plus importante que l'on s'imagine. Cet épithélium est d'ailleurs chargé de sécréter un certain nombre de substances colorées, comme l'*érythropsine* ou pourpre rétinien, qu'utilisent ensuite les cônes et les bâtonnets des cellules sensorielles. D'autres expériences démontrent que ces cellules épithéliales, suivant que la rétine est éclairée ou non, éprouvent des modifications importantes dans leur forme et dans l'arrangement de leurs granulations pigmentaires.

Enfin le pigment de l'épithélium hexagonal, comme celui de toute la choroïde d'ailleurs, sert à absorber les rayons lumineux dont la réflexion inutile pourrait troubler la netteté des images rétiniennes.

Depuis Leber on soutient généralement que la chorio-capillaire fournit aussi les matériaux nutritifs nécessaires aux cellules visuelles de la rétine. Pour les rétines privées de vaisseaux propres, comme cela existe chez certains animaux, il semble démontré qu'il doive en être ainsi (Nuel), surtout s'il n'existe pas de vaisseaux vitréens ou toute autre édification vasculaire capable de remplacer les vaisseaux rétiniens absents. Mais la rétine humaine, la seule qui nous intéresse ici, a des vaisseaux capillaires jusque sous sa couche épithéliale sensorielle, comme toute autre membrane muqueuse, et, dans ces conditions, ces capillaires pourraient à la rigueur suffire pour garantir la nutrition du revêtement épithélial, comme partout ailleurs. Détachée de la choroïde, dans le décollement de la rétine, par exemple, cette membrane conserve, chez l'homme, toutes ses propriétés vitales : réappliquée contre l'épithélium pigmenté, la rétine humaine peut reprendre encore, longtemps après, ses fonctions physiologiques. Tandis que, privée de sa circulation sanguine propre, par thrombose ou embolie de l'artère centrale de la rétine, elle perd promptement sa sensibilité à la lumière. Au niveau d'une tache atrophique de la choroïde, au-dessus d'un colobome congénital de cette membrane, la rétine peut conserver son pouvoir sensoriel, grâce à ses vaisseaux nourriciers propres, et malgré l'absence de la chorio-capillaire à cet endroit.

Il n'en est pas moins vrai que le transsudat nourricier de la chorio-capillaire, s'il n'est pas utilisé complètement par l'épithélium pigmenté de la choroïde, peut servir encore, même chez l'homme, à l'entretien des cellules visuelles et même à la nutrition des autres couches de la rétine.

Dans les expériences avec la fluorescéine, la choroïde s'inonde bien plus d'humeur verte que la rétine. Le courant exsudatif éprouve donc une certaine résistance à se diffuser du côté de la membrane nerveuse (Schick).

Les capillaires de la choroïde n'envoient aucun courant nourricier au corps vitré. Chez l'homme les couches antérieures du vitréum sont nourries par la portion plane du corps ciliaire, ainsi que nous l'avons vu plus haut. Quant aux couches du pôle postérieur, les vaisseaux du nerf optique et de la rétine pourvoient à leur nutrition. Dans les inflammations strictement limitées à la choroïde le corps vitré garde sa transparence. Dans la papillo-rétinite le fond du vitréum se trouble fréquemment.

Quoi qu'il en soit, dans les conditions normales les éléments nobles de la rétine humaine, dont les échanges nutritifs doivent être particulièrement garantis : les cellules ganglionnaires multipolaires et bipolaires, et les deux plexus nerveux des couches réticulées ou moléculaires, sont certainement nourris par les vaisseaux propres de la rétine. Quant aux cellules visuelles, représentant la couche granuleuse externe et celle des cônes et bâtonnets, il semble que pendant l'acte de la vision il ne se produit pas pour elles une usure aussi grande pour qu'elles doivent devenir absolument tributaires de la circulation choroïdienne. Les éléments sensoriels visuels ne paraissent pas être d'une structure aussi délicate que les autres parties de la rétine. Après la section du nerf optique, les cellules ganglionnaires et les plexus rétiniens sont depuis longtemps le siège de dégénérescence atrophique, alors que les grains externes, avec leurs cônes et bâtonnets, conservent encore parfaitement leur forme et leur structure primitives (Wagenmann).

BIBLIOGRAPHIE DE L'ANATOMIE ET DE LA PHYSIOLOGIE DU TRACTUS UVÉAL

ANATOMIE

Axelkey et Retzius. Studien in der Anatomie des Nervensystems und des Bindegewebes. *Stockholm*, 1875, p. 209.

Berger (E.). Anatomie normale et pathologique de l'œil. *Paris*, 1893.

Bernheimer. Experimentelle Studien zur Kentniss der Bahnen der synergischen Augenbewegungen beim Affen und der Beziehung der Vierhügel zu denselben. *Sitzungb. der akad. d. Wissensch. in Wien.*, CVIII, 1899, 3 mai.

BIRCH-HIRSCHFELD. Ein seltener Fall von Ligment anomalie der Iris. *Klin. monast. f. Aug.*, XXXVIII, p. 568.

BOUCHERON. L'épithélium aquipare et vitréipare du corps ciliaire. *Recueil d'Opht.*, 1883. Fév.

BRUECKE. Ein neuer Muskel im Auge (Tensor Chorioideæ). *Med. zeit. d. vereines f. Heilkunde*, n° 27, 1846.

— Ueber den Musculus Cramptonianus und den spannmuskel der Chorioidea. *Mullers Arch.*, 1846, p. 370.

ELSCHNIG. Ueber Bau und Function des Ciliarmuskels. *Wiener med. Presse*, 1898, p. 884.

EROFEW. Zur Lehre von den intra-oculären Muskeln des Menschen. *Inaug. diss. Petersburg*, 1880.

EVERSBUSCH. Vergleichende anatomische Untersuchungen über die feineren Verhaltnisse der Irismusculatur mit besonderer Berucksichtigung der dilatorischen Frage. *Ber. der Heidelberg. Opht. Ges.*, XVI, p. 54.

FONTAN. Contribution à l'histologie de la choroïde. *Rec. d'Opht.*, 1885, 1, p. 29.

FUCHS. Beiträge zur normalen Anatomie des Augapfels. *Arch. f. Ophth.*, XXX, 4, p. 1.

— Beitrage zur normalen Anatomie des Menschlichen Iris. *Arch. f. Ophth.*, XXXI, 3, p. 361.

— Manuel d'Ophtalmologie. *Paris*, 1892.

GABRIELIDÈS (A.). Recherches sur l'embryologie et l'anatomie comparée de l'angle de la chambre antérieure chez le poulet et chez l'homme. *Arch. d'Opht.*, XV.

GERLACH. Ueber die Beziehungen des ciliaren Ursprungs der Iris zu dem Brücke'schen Muskel. *Sitzungb. der Phys. med. Societ. zu Erlangen*, 1879.

GOLDZIEHER. Beitrage zur normalen und pathologischen Anatomie der Aderhaut. *Centr. f. prakt. Aug.*, 1883. Fév.-mars.

GREEFF. Befunde am Corpus ciliare nach Punction der vorderen Kammer. *Arch. f. augenh*

— Der Bau und das ophtalmoskopische Aussehen der Chorioidea. *Augenärtzl. Unterrichtstafeln.* Magnus. 1897,

GRUENHAGEN. Ueber das Vorkommen eines Dilatator pupillæ in der Iris des Menschen und der Saugethiere. *Zeitsch. f. rat. Med.*, XXVIII.

— Ueber den vermeintlichen Dilatator des Kaninchen-Iris. *Zeitsch. f. rat. Med.*, XXXVI.

— Zur Frage über die Irismuskulatur. *Arch. f. mikrosk. Anat.*, IX.

— Ueber die hinterste Schicht der menschlichen Iris. *Arch. f. mikrosk. Anat.*, IX.

GRUNERT. Der dilatator pupillæ des Menschen, ein beitrag zur Anatomie und Physiologie der Irismuskulatur. *Wiesbaden*, 1898.

GRYNFELTT. Le muscle dilatateur de la pupille chez les mammifères. *Montpellier*, 1899.

HACHE. Sur la structure de la choroïde et sur l'analogie des espaces conjonctifs et des cavités lymphatiques. *Compt. rend. hebd. Acad. d. Scienc.*, CIV, p. 101.

HAMBURGER. Besteht freie Kommunikation zwischen vorderer und hinterer Augenkammer? *Centr. f. Aug.*, XXII, p. 225.

— Erwiderung auf Levinsohns Arbeit : Zur Frage der standigen kommunikation zwischen vorderer und hinterer Augenkammer. *Klin. Monatsbl. f. Aug.*, XXXVII, p. 144.

HENLE. *Handbuch der systematische Anatomie*. Braunschweig, 1866.

HOVIUS. De circulari humorum motu in oculis. *Lugd.*, 1716.

IWANOFF. Tunica vasculosa. *Strickers Handbuch der Lehre von den Geweben*. Leipzig, 1871.

KOGANEI. Untersuchungen über den Bau der Iris des Menschen und der Wirbeltiere. *Arch. f. Mikr. Anat.*, XXV, p. 1.

KRUCKMANN. Anatomisches über der Pigment epithelzellen der Retina. *Arch. f. Opht.*, XLVII, p. 644.

LEBER. Anatomische Untersuchungen über die Blutgefasse des Menschlichen Auges. *Wien*, 1865.

— Untersuchungen über den Verlauf und Zusammenhang der Gefasse im menschlichen auge. *Arch. f. Ophth.*, XI, 1, p. 27.

— *Handbuch der Lehre von Geweben*. Leipzig, 1872.

— *Handbuch der gesammten Augenheilkunde*. Leipzig.

LEUCKART. Organologie des Auges. *Græfe und Sæmisch. Hand. d. Augenh.*, II, 2, p. 145.

LUSCHKA. *Anatomie des menschlichen Kopfes*. Tubingen, 1867.

LEBER. Der circulus venosus Schlemmii steht nicht in offener Verbindung mit der vorderen Augenkammer. *Arch. f. Ophth.*, XLI, 1, p. 235.
MICHEL. *Lehrbuch der Augenheilkunde*, II, Edit. 1890, p. 309.
MULLER (H.). Anatomische Beiträge zur Ophthalmologie. *Arch. f. Ophth.*, II, 2, et III, 1.
— Gesammelte und hinterlassene Schriften zur Anatomie und Physiologie des Auges. *Leipzig*, 1872.
MEYER. De la forme de l'hémisphère antérieur de l'œil. *Revue génér. d'Opht.*, 1889, p. 529.
MERKEL. Der Dilatator pupillæ. *Zeitsch. f. rat. Med.*, XXXIV.
— Die Muskulatur der menschlichen Iris. *Rostock*, 1873.
— *Handbuch der gesammten Augenheilkunde*. Leipzig, 1874.
MORANO. Della guaina linfatica dei vasi della coroïdea. — *Bollettino dei Naturalisti e Medici Napoli*, 1873.
— *Annali d'Ottalmologia*, VI.
— *Centralb. f. d. med. Wiss.*, 1874.
PANAS. *Traité des maladies des yeux*. Paris, 1894.
ROCHON-DUVIGNEAUD. Précis iconographique d'anatomie normale de l'œil. *Paris*, 1894.
RANVIER. Leçons d'anatomie générale faites au Collège de France. Année 1878-1879 : Cornée. *Paris*, 1881.
SCHULTZE (M.). Retina. *Handbuch der Lehre von den Geweben*. Leipzig, 1872.
SATTLER. Ueber den feineren Bau der Chorioidea des Menschen nebst Beiträgen zur pathologischen und vergleichenden Anatomie der Aderhaut. *Arch. f. Opht.*, XXII, 2, p. 1.
STADERINI (Sattler). *Arch. f. Ophth.*, XXXVII, 3, p. 113.
SCHWALBE. Untersuchungen über die Lymphbahnen des Auges und ihre Begrenzungen. *Arch. f. mikr. Anat.*, VI.
— Ueber ein mit Endothel bekleidetes Hoehlensystem zwischen Chorioidea und Sclera. *Med. Centralbl.*, 1868.
— *Lehrbuch der Neurologie*, 1879.
SCHLEMM. Ueber den Kanal an der Verbindungsstelle von Sclerotica und Cornea. *Zeitsch. f Opht.*, I, p. 1, 1830.
SMIRNOW. Zum Baue der Chorioïdea propria des erwachsenen Menschen. *Arch. für Ophth.*, XLVII, p. 451.
ULRICH. Ueber die Ernährung des Auges. *Arch. f. Ophth.*, XXVI, 3, p. 35.
VIALLETON. Sur le muscle dilatateur de la pupille chez l'homme. *Arch. d'anat. microsc.*, I, 3, 1897.
VIRCHOW (N.). Ueber die verschiedenen Formen des ligamentum pectinatum Iridis. *Arch. f. Anat. u. Phys.*, 1885, p. 571.
— Ueber Form und Falten des Corpus ciliare bei Säugetieren. *Morphol. Jahrb*, XI, p. 437.

PHYSIOLOGIE

ADAMUK. Zur Frage über den Einfluss der Chorioïdea auf die Ernährung der Netzhaut. *Arch. f. Aug.*, XXXII, p. 256.
— Bijdrage tot de physiologie van den. N. oculo-motorius. — *Nederlandsch archief voor Genees-en natuurkunde*, 1870.
DEUTSCHMANN. Zur Regeneration des Humor aqueus nach Entleerung desselben aus der vorderen Augenkammer. *Arch. f. Ophth.*, XXV, 1, p. 99.
EHRLICH. Ueber provocirte Fluorescenzerscheinungen im Auge. *Deutsch. med. Woch.*, 1882, nos 2, 3 et 4.
FUKALA. Ueber die physiologische Bedeutung des Brücke'schen Muskels. *Wien. med. Presse*, 1898, p. 796.
— Was est die Aufgabe des Brücke'schen Muskels? *Arch. f. Augenh.* XXXVI, p. 65.
KRUCKMANN. Physiologisches über die Pigmentepithelzellen der retina. *Arch. f. Augenh.*, XLIX, p. 1.
KORBLING. Ueber das Verhaltniss der Pupillenweite zur Refraktion und zum Alter. *Inaug. Diss.* München, 1894.
LEBER. Studien über den Flussigkeitwechsel im Auge. *Arch. f. Ophth.*, XIX, 2, p. 87, et XX, 2, p. 205.
LEPLAT. Nouvelles recherches sur la circulation du liquide intra-oculaire. *Ann. d'Ocul.*, CI, p. 123.

MAYS. Ueber den Eisengehalt des Fuscins. *Arch. f. Opht.*, XXXIX, 3, p. 112.

NUEL. De la vascularisation de la choroïde et de la nutrition de la rétine, principalement de la fovea centralis. *Arch. d'Opht.*, XII, 2, p. 70.

NUEL et BENOIT. Voies d'élimination de l'humeur aqueuse dans la chambre antérieure, *IXe Congrès international d'Ophtalmologie*. Utrecht.

NICATI. Appareil glandulaire de l'œil des mammifères. *Progrès médical*, 1889, n° 18. *Arch. d'Opht.*, X et XI.

PFISTER. Ueber das Verhalten der Pupille und einiger Reflexe am Auge im Säuglings und frühen Kindesalter. *Arch. f. Kinderheilk*, 1898, p. 11.

PICQUÉ. Des mouvements de la pupille. *Soc. franç. d'Opht.*, 1889.

ROCHON-DUVIGNEAUD. Recherches sur l'angle de la chambre antérieure et du canal de Schlemm. *Arch. d'Opht.*, XII, p. 732.

— Recherches anatomiques sur l'angle de la chambre antérieure et le canal de Schlemm. *Arch. d'Opht.*, XIII, 1, p. 20; 2, p. 108.

SCHICK. Experimentelle Beiträge zur Lehre vom Flüssigkeitswechsel im Auge, mit vorzugsweiser Berücksichtigung der Regeneration des Humor aquaeus. *Arch. f. Opht.*, XXXI, 2, p. 35.

SCHÖLER. Das Fluorescein in seiner Bedeutung zur Erforschung des Flüssigkeitswechsels im Auge. *Verhandl. d. phys. Ges. z. Berlin*, 1882, 19 fév.

V. VINTSCHGAU. Weitere Betrachtungen über die Bewegungen der eigenen Iris. *Arch. f. d. ges. Phys.*, XXXVII, p. 184.

ANATOMIE DU CRISTALLIN

Par MM. TRUC et VIALLETON (de Montpellier).

HISTORIQUE

Par M. H. DOR (de Lyon).

Il est très probable que les anciens Égyptiens ont déjà connu l'existence du cristallin. Quelques passages du papyrus Ebers semblent l'indiquer. Ce papyrus semble être une reproduction du quatrième des six livres hermétiques. Une phrase de ce papyrus a été traduite par « cécité due au cristallin ». Ebers, interrogé à ce sujet par Hirsch, l'auteur de l'histoire de l'Ophtalmologie dans la première édition du traité de Graefe-Samisch, répondit ce qui suit : « Il s'agit de l'interprétation du mot « benen ». Il faut remarquer qu'on lui a ajouté un signe déterminatif O qui a la forme d'une lentille; il faut du reste conclure du texte du papyrus qu'il s'agit d'une partie de l'œil « par laquelle on peut devenir aveugle ». Le même mot se trouve dans une autre partie du papyrus en rapport avec les mots « en anti » pour indiquer une goutte de résine, par conséquent un corps sphérique transparent. En outre le mot « buoni » existe dans la langue copte pour désigner une pierre précieuse (gemma) et ici encore se retrouve l'idée de la « transparence ». Il est donc assez naturel, en présence de cette goutte de résine et de la gemma, de penser au cristallin, et cela d'autant plus que l'on sait que les anciens Égyptiens étaient très experts dans l'art de travailler le verre, et que la forme lenticulaire était très propre à servir à la fabrication de fausses pierres précieuses. Hippocrate désigne trois membranes de l'œil dont la troisième contient τὸ ὑγρον, un liquide provenant du cerveau et qui se coagule à l'air. Le cristallin, si on l'a vu, devait être considéré comme un caillot. (Fuchs, in *Puschmann's Handb. d. Gesch. d. Medizin*, I, 2, p. 241.) On trouve aussi quelques indications dans les ouvrages des anciens médecins grecs, latins puis arabes, mais elles sont peu précises, et il est d'autant plus étonnant de voir une description exacte du cristallin et de sa capsule dans un ouvrage d'un médecin d'Éphèse qui vivait à la fin du premier siècle et au commencement du second siècle de notre ère. Nous voulons parler de Rufus. Il est classé par Galien dans les νεώτεροι. Il est donc antérieur à GALIEN. Il décrit les tuniques de l'œil, sclérotique et cornée, choroïde et iris. « La seconde se modèle sur la première jusqu'au cercle que l'on nomme *couronne* (corps et procès ciliaires) et s'y rattache; là, offrant à sa partie moyenne une solution de continuité, elle est percée d'un trou rond. La troisième tunique (et ici RUFUS, comme bien d'autres avant et après lui ,confond la rétine et la membrane hyaloïde) partant du canal dont il a été question (nerf optique) renferme un liquide analogue au blanc d'œuf et qu'on nomme hyaloïde (ὑαλοειδὲς). Cette tunique est très mince; on l'appelle

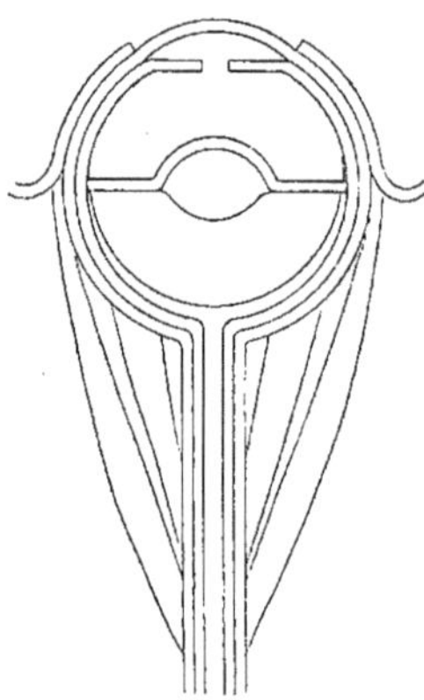

Fig. 129.
D'après VÉSALE.

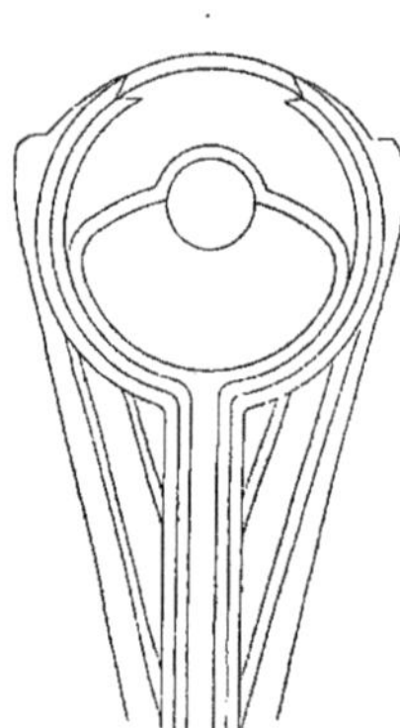

Fig. 130.
D'après BARTISCH.

hyaloïde eu égard à la consistance du liquide qu'elle contient, *arachnoïde* à cause de sa ténuité, enfin *réticulaire* (αμφιβληστροειδής) à cause de l'entrecroisement des vaisseaux et de sa forme, car elle va en s'évasant, en s'aplatissant et se creusant pour recevoir la quatrième membrane (capsule du cristallin), laquelle renferme un liquide semblable à du cristal (cristallin); par une de ses moitiés cette quatrième tunique est dirigée en avant, étant contiguë au trou de la seconde (pupille); par l'autre elle repose sur la membrane arachnoïde. On appelle la quatrième tunique *discoïde* et *phakoïde* à cause de sa forme et *cristalloïde* eu égard à la consistance du liquide qu'elle contient. Quelques-uns ne jugent pas devoir l'appeler une membrane, disant que c'est une certaine substance coagulée. »

Ἔστι δὲ λεπτὸς ἄγαν οὗτος; καλεῖται δὲ ἀπὸ μὲν τῆς τοῦ ὑγροῦ πήξεως, ὑαλοειδής, ἀπὸ δὲ τῆς λεπτότητος, ἀραχνοειδής· αμφιβληστροειδής δὲ διὰ τὴν τῶν αγγείων καταπλοκήν, καὶ τὸ σχῆμα; ἀπο γὰρ σεενοῦ εἰς πλάτος ἀνευρύνεται, καὶ κοιλαίνεται πρὸς παραδοχὴν τοῦ τεταρτοῦ χιτῶνος ὃς ὑγρὸν περιέχει κρυστάλλῳ παρακλήσιον, οὗ τὸ μὲν ἥμισυ προκύπτει συνεχὲς ὑπάρχον τῷ τοῦ δευτέρου τρήματι· τὸ δὲ ἥμισυ σύγκειται τῷ ἀραχνοειδεῖ. Οὗτος τοίνον κέκληται δισκοειδὴς καὶ φακοειδὴς ἀπὸ τοῦ σχήματος, κρυσταλλοειδὴς δὲ ἀπὸ τῆς τοῦ ὑγροῦ πήξεως. Τοῦτον δὲ οὐκ ἀξιοῦσι τίνες χιτῶνα ὀνομάζειν· ἐπίπαγον δὲ τινα ὑμενώδη λέγουσιν εἶναι (p. 171 et 172).

Nous ne poursuivrons pas cette étude historique dans l'antiquité. Rappelons seulement que Hippocrate admettait pour l'œil trois membranes; la plupart des auteurs grecs, quatre; Sylvius et Fallope cinq; Vésale six et Galien sept. On sait que toutes les études anatomiques des anciens étaient faites sur des animaux et l'on admet généralement que Vésale (1542) fut le premier qui reconnut la nécessité de faire des examens du cadavre de l'homme. Or si nous prenons son bel ouvrage « De humani corporis fabrica » nous sommes très étonné de trouver le cristallin situé presque au milieu de l'œil (Voir fig. 129). Quarante ans plus tard (1583), dans l'Ophtalmodouleia de Bartisch, il avance sensiblement (fig. 130); puis un peu plus encore dans le Theatrum anatomicum de Caspar Bauhinus (1605). Il faut probablement attribuer cette conception au fait que nos prédécesseurs ne connaissaient pas nos méthodes de durcissement, et, faisant leurs sections d'avant en arrière, refoulaient ainsi le cristallin dans le corps vitré. En effet, nous voyons au contraire dans Fabrice d'Aquapendente le cristallin en contact avec la cornée (fig. 131), mais il a bien soin de dire dans le chapitre « De modo dissecandi tunicas, humores et oculi nervos » qu'il faut, pour étudier l'œil, le couper suivant deux sections, une équatoriale transverse et une longitudinale antéro-postérieure. « Primus, tum tunicas, tum humores universas integras porrigit sectione potissimum per longitudinem oculi, ut putor, *a posterioribus ad anteriores partes directa...* »

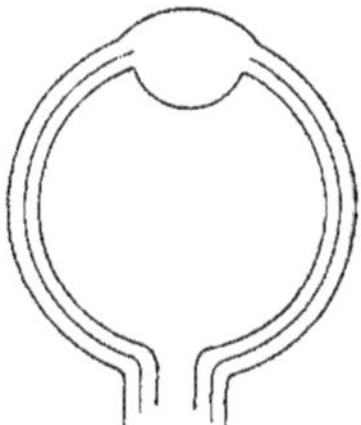
Fig. 131.
D'après Fabrice d'Aquapendente.

On sait que Petit fut le premier qui fit congeler des yeux pour en mesurer les dimensions. « Quæ ut accuratius inquirerent glaciatis usi sunt oculis » (*Mém. de l'Ac. des Sc. de Paris*, 1723, p. 39); mais Baerens en 1819 ajoute « Interim cum frigus, expansione facta, naturales admodum immutat dimensiones, ex mensione oculorum recentium post sectionem illorum horizontalem hac dimensiones multo accuratius inveniebantur » (p. 7). Mais malgré toutes ces recherches, ce n'est qu'en 1818, dans le second traité de Soemmering, que nous trouvons une coupe exacte de l'œil. Dans son grand ouvrage de 1801 il donna un dessin agrandi d'une coupe de l'œil, mais l'axe optique tombe directement sur la papille optique (bien que dans une autre planche plus petite, pl. 5, il donne un dessin exact). La même erreur se retrouve en 1810 chez Schroeter et en 1818 chez Demours.

Après l'étude de l'ensemble du cristallin passons maintenant à celle de quelques-unes de ses parties.

Fallope, de la Hire, Morgagni et Petit décrivent la capsule. Morgagni affirme qu'il existe entre la capsule et le cristallin quelques gouttes d'un liquide qui, depuis, a porté son nom. Mais nous savons aujourd'hui que, à part quelques cas pathologiques, le liquide de Morgagni n'existe pas et qu'il s'agissait d'une production cadavérique, mais il faut arriver jusqu'à Koelliker pour que les discussions à ce sujet cessent tout à fait.

Petit découvre le canal godronné mais il se trompe sur les rapports de ce canal avec la capsule et la membrane hyaloïde lorsqu'il dit (*Mém. de l'Acad.*, 1730, p. 623) : « Il ne faut que des yeux pour voir la continuité de la capsule avec l'hyaloïde. » CAMPER confirme la découverte de PETIT et donne le premier le nom de canal de PETIT. Mais c'est ZINN qui donne la description la plus exacte de la corona ciliaris de CAMPER, et, depuis lors, l'organe de soutien du cristallin s'appelle zonule de ZINN.

SCHOEN et TERRIEN admettent qu'une partie au moins des fibres de la zonule provient de la pars ciliaris retinæ et RABL va plus loin encore et conclut que, non seulement la zonule, mais le corps vitré appartiennent, au point de vue génésique, à la rétine. « La rétine, la zonule et le corps vitré sont des formations purement ectodermiques et ont une origine commune. »

L'anatomie macroscopique est désormais complète et il nous reste à donner les résultats des recherches microscopiques. LEEUWENHOEK reconnaît le premier que le cristallin est composé par des fibres. BREWSTER décrit la direction des fibres et la disposition étoilée des deux surfaces du cristallin. WERNECK découvre l'épithélium de la surface intérieure de la partie antérieure de la capsule, HARTING et BOWMAN décrivent les noyaux des fibres cristalliniennes et KOELLIKER démontre que ce ne sont pas les fibres mais de véritables tubes creux. Enfin RABL démontre la structure lamellaire du cristallin et la met en opposition avec la structure en couches concentriques admise jusqu'à ce jour.

CARACTÈRES GÉNÉRAUX

Le *cristallin* est une lentille biconvexe, située immédiatement en arrière de la pupille, entre l'iris, le corps vitré et les procès ciliaires.

On peut l'examiner chez le vivant, à travers la pupille, surtout après mydriase ; sur le cadavre en enlevant la cornée, l'iris, en sectionnant les ligaments zonulaires et en rompant les quelques adhérences qui existent du côté du vitré.

La *face antérieure* du cristallin répond, du centre à la périphérie : à l'espace et au bord pupillaire, à l'humeur aqueuse qui le baigne, au corps ciliaire près duquel il est maintenu par son ligament suspenseur.

Le *pôle antérieur* correspond au centre de la pupille et se trouve éloigné de la cornée d'environ 2 millimètres, plus ou moins suivant la longueur de l'œil et le degré d'accommodation.

La *face postérieure* est appliquée exactement, dans toute son étendue, dans une dépression correspondante du vitré, la fossette patellaire.

Le *pôle postérieur* correspond au centre de la fossette patellaire et se trouve distant de la tache jaune rétinienne de 15 à 16 millimètres, sans modification accommodative notable.

La *circonférence*, ou *équateur*, est régulière, à bord émoussé, en rapport avec le *canal ou espace de Petit*, compris entre les fibres antérieures et postérieures de la zonule de Zinn.

Le cristallin est placé de champ dans l'œil, mais son axe ne coïncide pas exactement avec l'axe antéro-postérieur du globe. Il existe, d'après Tscherning, une double déviation lenticulaire : l'une du bord externe, en arrière, autour de l'axe vertical, de 3 à 7 degrés ; l'autre du bord supérieur, en avant, autour de l'axe transversal, de 0 à 3 degrés.

La *position* du cristallin est maintenue par la pression normale des liquides oculaires, en avant par l'iris, en arrière par des adhérences de la fossette patellaire constituant le ligament hyaloïdo-capsulaire de Berger et surtout à la périphérie par le ligament zonulaire, d'où les fibres venues de la région ciliaire s'implantent solidement au niveau de la zone équatoriale de la lentille.

Le cristallin est transparent et incolore dans l'enfance et l'adolescence ; il reste transparent chez l'adulte, mais présente dans sa portion centrale une teinte grisâtre ; chez le vieillard enfin, la teinte devient ambrée et s'étend progressivement du centre à la périphérie. La teinte ambrée paraît en rapport avec la sénilité, et, de ce fait, encore peu appréciée chez les animaux.

La consistance du cristallin varie avec les espèces animales, l'âge, et ses diverses parties, sans compter de multiples conditions individuelles ou morbides. Cette consistance semble en rapport avec le volume de la lentille ; il en est ainsi pour le cheval, le bœuf, le mouton, le chien, le lapin, etc. Le cristallin est très dur parmi les poissons, très mou parmi les oiseaux ; sa consistance est moyenne chez les mammifères.

Chez l'homme, il durcit graduellement de l'enfance à la vieillesse et du centre à la périphérie. A peu près homogène à la naissance, il présente vers l'adolescence et surtout l'âge mûr deux portions distinctes : la portion périphérique, molle, gélatineuse, constituant la masse corticale ; l'autre centrale, dure, formant le noyau. Le noyau augmente toujours aux dépens de la masse corticale et l'ensemble, de globulaire, devient plus ou moins discoïde.

La réfraction, parallèlement à la consistance, subit des modifications appréciables. Le noyau se constitue et son indice réfringent augmente chez l'enfant de 1,431, à 1,436 chez l'adolescent, et 1,441 chez l'adulte d'après Woinow ; mais tandis que le centre de la lentille durcit et que sa réfraction s'accroît, sa courbure diminue et réduit cette réfraction. Il en résulte une compensation assez exacte et une fixité presque absolue de la réfraction statique (H. Bertin-Sans).

Cette réfraction est variable avec les diverses zones cristalliniennes : 1,405 pour les couches superficielles ; 1,429 pour les couches moyennes ; 1,454 pour le noyau, d'après Krause. La réfraction totale chez l'adulte, selon Helmholtz, varierait de 1,419 à 1,440.

Le volume dépend de l'axe et du diamètre.

Le diamètre du cristallin ou sa largeur varie de 9 à 10 millimètres ; son axe ou son épaisseur est de 4,5 à 5 millimètres. Les dimensions antéro-postérieures sont à peu près constantes ; les dimensions transversales augmentent graduellement depuis 7 millimètres à la naissance, jusqu'à 8 millimètres vers douze ans et 9 ou 10 vers vingt ou vingt-cinq ans.

La forme initiale, à peu près sphérique, devient donc progressivement discoïde, en dehors même des modifications résultant de l'accommodation.

Le poids de la lentille cristallinienne est de 25 centigrammes environ ; il serait en moyenne, chez l'adulte, de 21,8 milligrammes, d'après Sappey. Elle contient 60 p. 100 d'eau, 5 p. 100 de sels divers, 35 p. 100 de matières albuminoïdes représentées en grande partie par de la cristalline ou phaco-globuline qui se coagule à 93 degrés ; il coexiste également un peu d'albumine ordinaire.

Le cristallin se modifie notablement sous l'influence de divers agents physiques, chimiques ou pathologiques. La chaleur, la lumière n'ont qu'une action incertaine. L'exposition à l'air produit la dessiccation. La mort entraîne un trouble rapide.

L'eau gonfle la lentille et la dissocie en segments, lames et lamelles. L'alcool la durcit et la rend plus ou moins friable. Les acides l'opacifient ; l'acide azotique lui donne une teinte jaune.

L'humeur aqueuse et le corps vitré, quand la capsule est ouverte ou altérée, entraînent la formation d'une cataracte et la résorption de la lentille. Les altérations choroïdiennes, rétiniennes, l'artério-sclérose et certaines intoxications produisent aussi l'opacification cataractée.

Au point de vue anatomique, l'appareil cristallinien comprend la *lentille*, son *enveloppe capsulaire* et son *ligament suspenseur*. Nous les étudierons successivement ; mais avant d'entrer dans l'exposé de chacune de ces parties, il convient d'indiquer l'évolution de l'ensemble et des diverses modalités dans la série animale. Nous mettrons en œuvre, à cet égard, les recherches de notre ancien élève Damianoff et surtout les indications multiples que notre excellent collègue et ami, Vialleton, nous a fournies dans son laboratoire d'histologie à la Faculté de médecine de Montpellier.

Le cristallin dans la série animale. — Un corps lenticulaire, placé en avant des éléments visuels et à leur voisinage, se rencontre dans un grand nombre d'animaux de divers groupes. Mais la nature et l'origine sont tellement différentes que sa valeur morphologique parmi les Invertébrés est très variable ; chez les Vertébrés, au contraire, le cristallin est une formation toujours comparable à elle-même et de même signification morphologique. Nous signalerons quelques cas empruntés à différents Invertébrés pour donner une idée à la fois simple et suffisante de ces différentes variétés de cristallin.

Dans les yeux composés des insectes, qui sont formés d'éléments rétiniens placés côte à côte, constituant une masse convexe en dehors et dérivée des cellules épithéliales du tégument par simple différenciation, on voit que la membrane anhiste, qui recouvre partout le tégument et qui a reçu le nom de cuticule, devient plus épaisse au niveau de l'œil composé. Là, elle se divise en une série de petits champs polygonaux dont chacun répond à une des facettes de l'œil composé. Sur une coupe axiale, cette cuticule forme devant chaque œil élémentaire un petit renflement lenticulaire qui est en quelque sorte la lentille, le cristallin de cet œil. On a parfois donné à cet épaississement le nom de « *lentille cornéenne* », voulant dire par là que l'on comparait la membrane par laquelle il est formé à la cornée des vertébrés. C'est là une analogie trompeuse ; aucune comparaison n'est possible entre ces éléments ; tout ce que l'on peut dire, c'est que la petite lentille cuticulaire placée au-devant de l'œil élémentaire est fonctionnellement un appareil de réfraction.

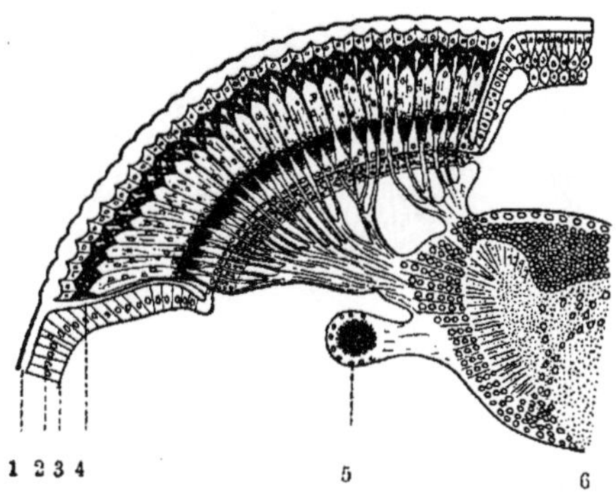

Fig. 132.
Œil composé d'un insecte (Torficula) (CARRIÈRE, emprunté à HATSCHECK).

1, cuticule chitineuse qui forme les lentilles cornéennes. — 2, épithélium cutané qui se continue avec l'épithélium visuel. — 3, membrane basale. — 4, lamelle de chitine formant le bord de l'œil. — 5, rudiment de l'œil larvaire. — 6, cerveau.

Chez des animaux voisins des précédents, les Araignées, les yeux élémentaires, comparables du reste aux précédents, au lieu de se grouper en une surface convexe extérieurement, forment au contraire une surface concave (fig. 133). Mais la cuticule qui passe au-devant de cette surface, au lieu de former des facettes multiples et individualisées, s'épaissit en une grosse lentille unique, commune à tous les yeux élémentaires et remplissant exactement la concavité dessinée par ces derniers. Dans ce cas, l'analogie avec un cristallin est véritablement frappante, mais l'équivalence morphologique avec le cristallin des Vertébrés n'existe pas plus que dans le cas précédent.

Chez certaines Annélides errantes, les Alciopes, on trouve deux yeux avec un cristallin bien développé. L'œil a la forme d'une sphère dont les deux tiers postérieurs sont occupés par la rétine, tandis qu'en avant on voit (fig. 134) une lentille cristallinienne sphérique, accolée immédiatement en dedans de la couche extérieure de l'œil et maintenue en place par une sorte d'anneau que l'on a comparé quelquefois à des procès ciliaires, mais qui ne présente bien entendu avec ces derniers qu'une ressemblance très lointaine. Le cristallin des Alciopes est absolument anhiste. Il est formé par une substance très réfringente, disposée en couches concentriques ne renfermant ni cellules ni noyaux. Il se rapproche par là de la lentille circulaire anhiste des Insectes et des Araignées. Il ne lui est toutefois pas entièrement comparable, car il n'est pas constitué par une cuticule, laquelle ne joue chez les Mollusques qu'un rôle très subordonné, mais il est très probablement sécrété par les

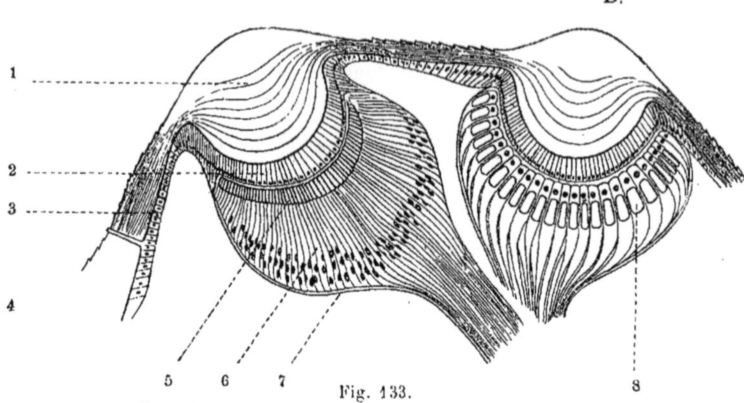

Fig. 133.
Yeux des Araignées (Grenacher, emprunté à Hatschek).

A, œil antérieur. — B, œil postérieur.
1, lentille cuticulaire. — 2, cellules du corps vitré. — 3, hypoderme. — 4, cuticule. — 5, bâtonnets. — 6, cellules de la rétine. — 7, membrane basale. — 8, formations en bâtonnets qui se trouvent à l'intérieur des cellules de la rétine.

cellules de la paroi antérieure de l'œil. La vaste cavité située entre lui et la

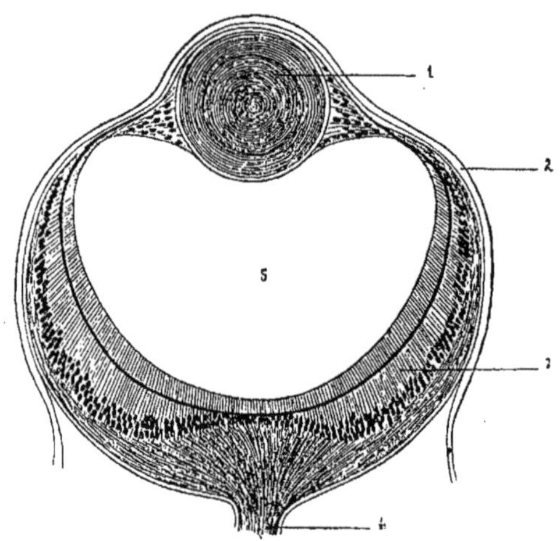

A.
Fig. 134.
Œil de l'Alciope (Greef, emprunté à Hatschek).

1, cristallin. — 2, épithélium cutané. — 3, rétine traversée par la zone pigmentaire. — 4, nerf optique. 5, corps vitré.

rétine est remplie par un corps vitré, corps vitré très spécial lui aussi, et formé, comme l'a montré KLEINENBERG, par un produit de sécrétion de certaines cellules de la rétine, c'est-à-dire d'origine purement ectodermique.

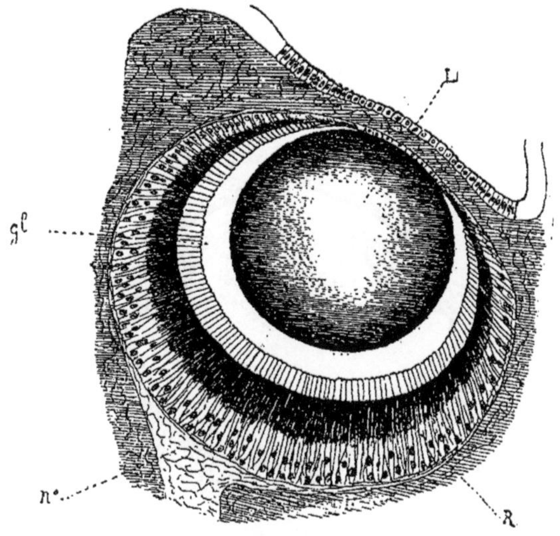

Fig. 135.
Œil de Mollusque gastéropode (HILGER, emprunté à Rémy PERRIER).
L, cristallin. — Gl, corps vitré. — R, rétine. — n° nerf optique.

Chez les Mollusques gastéropodes, on trouve des yeux assez semblables à ceux de l'Alciope et possédant aussi un cristallin, comme le montre la figure ci-jointe (RÉMY PERRIER). Ce cristallin, comme celui de l'Alciope, n'est pas formé d'éléments cellulaires et est complètement anhiste.

Le cristallin des Céphalopodes offre un intérêt tout particulier, en ce sens qu'il appartient à un œil d'une structure très compliquée, présentant quelques analogies avec celui des Vertébrés, et parce que le développement en est bien connu. Chez ces Mollusques, l'œil apparaît tout d'abord sous la forme d'une fossette ectodermique naissant sur les côtés de la tête et sans connexion aucune, au début, avec le système nerveux central. Cette fossette s'agrandit de plus en plus, en même temps qu'elle se transforme en une vésicule, par rapprochement de ses bords. Les cellules de la moitié postérieure de cette vésicule grandissent, s'allongent beaucoup et vont former la rétine proprement dite. Les cellules de la moitié antérieure restent simples

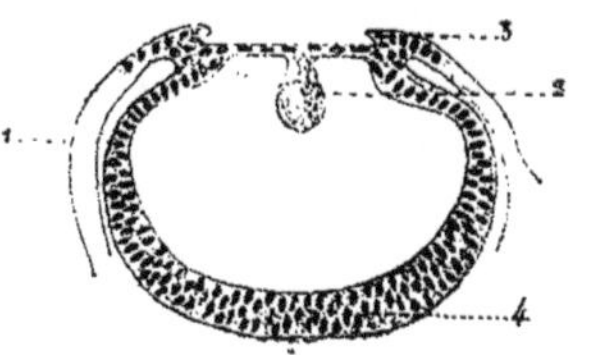

Fig. 136.
Formation du cristallin chez les Mollusques céphalopodes.
1, épithélium cutané. — 2, cristallin. — 3, passage de la vésicule optique dans l'épithélium cutané. — 4, paroi de la vésicule optique.

ou même deviennent aplaties au pôle antérieur de la vésicule. A ce niveau, dès que la vésicule s'est complètement fermée par soudure des bords de la fossette primitive, on voit apparaître tant sur la face externe du pôle antérieur de l'œil, que sur sa face interne qui regarde la cavité oculaire, un produit de sécrétion qui s'accumule en constituant un petit organe réfringent placé sur le milieu de la paroi antérieure de l'œil et constitué par deux moitiés, l'une

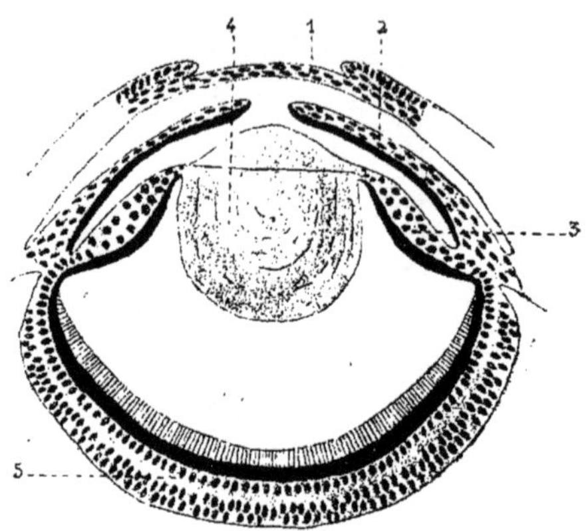

Fig. 137.
Formation du cristallin chez les Mollusques céphalopodes.

1, cornée. — 2, iris. — 3, paroi antérieure de la vésicule optique. — 4, cristallin composé de deux parties, une antérieure, l'autre postérieure. — 5, paroi postérieure de la vésicule optique (rétine).

externe, produite par les sécrétions de la face externe ou antérieure de la vésicule optique, l'autre interne formée par la sécrétion de la face interne ou inférieure. Cette dernière est encore seule présente dans la figure 136. Cette lentille s'accroît de plus en plus. Toutes les cellules ont disparu au niveau de la paroi antérieure de la vésicule optique, qui constitue maintenant une simple cloison anhiste, ou mieux, un simple plan de clivage entre les deux moitiés antérieure et postérieure de la lentille, laquelle se trouve ainsi placée sur la paroi antérieure de la vésicule optique primitive, sur laquelle elle est en quelque sorte à cheval, et dont la partie restée en dehors d'elle constitue comme un anneau suspenseur. Pendant que s'effectuait ce développement, deux replis de la peau se sont soulevés autour de la vésicule optique et se sont fermés au-devant d'elle, constituant une sorte de chambre antérieure de l'œil. En même temps, un iris s'est formé sur la paroi antérieure de la vésicule optique au-devant du cristallin, et ainsi s'est terminé un organe qui présente, comme on le voit, de nombreuses analogies avec notre propre organe visuel. Mais, là encore, le cristallin est morphologiquement une formation très distincte de celui des Vertébrés. Il est anhiste, il est produit par une sécrétion, et enfin il naît de la paroi antérieure de la vésicule optique; tous caractères qui le rapprochent du cristallin que nous avons vu chez les autres Invertébrés, mais qui le différencient totalement du nôtre.

Jusqu'ici, nous avons eu affaire à des cristallins anhistes formés le plus souvent par la paroi antérieure de la vésicule optique, et les yeux dans lesquels ils se sont rencontrés présentent des *rétines directes*, c'est-à-dire dont

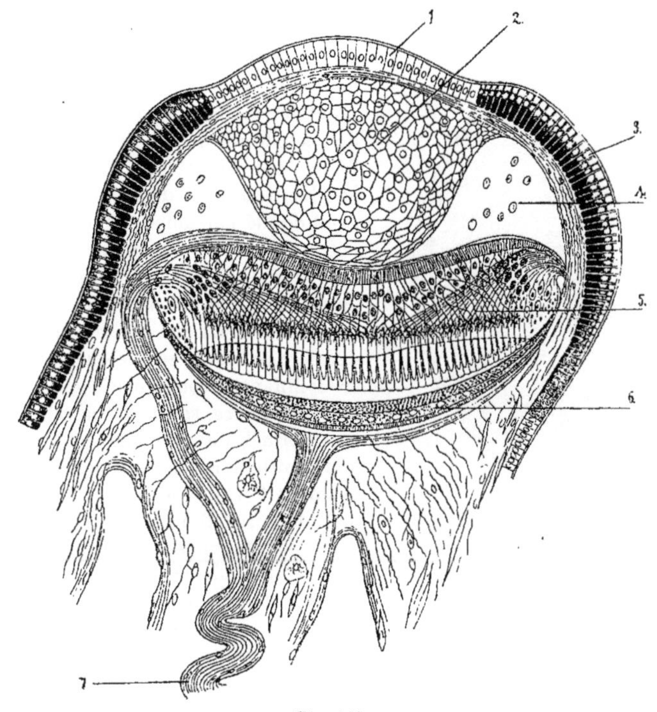

Fig. 138.

Œil du Pecten Jacobœus (Patten, emprunté à Hatscheck).

1, cornée. — 2, cristallin. — 3, épithélium cutané, pigmenté autour de l'œil. — 4, sinus sanguin autour du cristallin. — 5, rétine. — 6, épithélium pigmenté et tapis. — 7, nerf optique.

les parties représentant les bâtonnets s'offraient directement à la lumière. Il existe cependant un cas où la rétine est tournée comme chez nous en sens inverse et présente à la lumière sa face profonde. C'est le cas des yeux situés sur le bord du manteau de l'animal dit Coquille de Saint-Jacques (Pecten Jacobœus) ; dans ce cas, comme le montre la figure 138, on voit que le cristallin est une masse lenticulaire composée de cellules, modifiée d'une façon convenable et rendue transparente, et placée à la face profonde du tégument, en avant de la rétine inverse. Il est probable que ce cristallin cellulaire a pris naissance tout à fait indépendamment de la vésicule optique, comme c'est le cas pour le cristallin des Vertébrés. Du reste, la structure histologique du cristallin du Pecten diffère encore profondément de celle du cristallin vertébral, car il est formé tout entier par des cellules polygonales, ne contient aucune fibre, ne possède pas de cristalloïde, et est accolé par sa face antérieure à la face postérieure du tégument.

Le cristallin des Vertébrés est, contrairement à ce que nous venons de voir pour les autres groupes d'animaux, une formation remarquablement une, tant au point de vue morphologique qu'au point de vue histologique. Il naît toujours de l'ectoderme de la tête, sous la forme d'une petite fossette qui s'enfonce de plus en plus, se sépare de l'ectoderme qui lui avait donné naissance, pour former une petite vésicule sous-tégumentaire, la vésicule cristallinienne, qui se place au pôle antérieur de la vésicule optique primitive, émanée du cerveau antérieur. Cette dernière se moule en quelque sorte sur le cristallin, pour constituer la vésicule optique secondaire, source de la rétine, avec son épithélium pigmenté, et la double lame épithéliale qui continue la rétine en avant de l'ora serrata (pars ciliaris retinæ). Le cristallin se montre donc ainsi dès le début, comme une formation purement épithéliale née de l'ectoderme, et il garde pendant toute la vie ce caractère épithélial vrai, c'est-à-dire qu'il n'est jamais pénétré par des vaisseaux ni par des éléments mésodermiques, et que c'est même peut-être le seul organe profond qui soit dans ce cas.

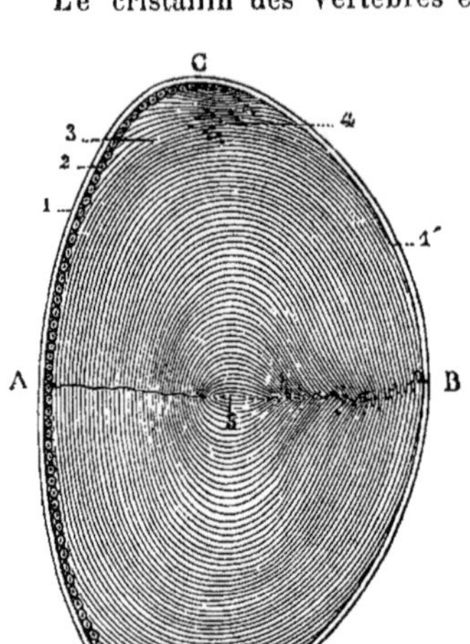

Fig. 139.
Section méridienne du cristallin (BABUCHIN).

A. face antérieure. — B, face postérieure. — C, équateur.
1, cristalloïde antérieure. — 1, cristalloïde postérieure. — 2, couche épithéliale. — 3, masse des fibres cristalliniennes. — 4. noyaux des fibres disposées en S dans la région équatoriale. — 5, noyau du cristallin.

Pour réaliser sa forme définitive, la vésicule cristallinienne se comporte d'une manière très simple. Les cellules de sa partie antérieure restent cubiques ou à peu près telles (épithélium antérieur); celles de la moitié postérieure, au contraire, s'allongent en fibres qui deviennent les fibres définitives de l'organe. Les cellules de la région équatoriale, qui établissent le passage entre l'épithélium antérieur et les fibres, montrent toutes les phases de transition entre les cellules ordinaires et les fibres; c'est à leur niveau que se fait l'accroissement du cristallin. On reviendra plus loin sur cette disposition intéressante.

Au début de la formation du cristallin, les fibres centrales sont droites et vont du pôle antérieur au pôle postérieur de l'organe. Les fibres périphériques, au contraire, sont arquées et décrivent une courbe à concavité externe.

Au fur et à mesure que le cristallin s'accroît, cette disposition change, et les fibres arquées se courbent en sens inverse, c'est-à-dire en présentant une convexité antérieure, tournée vers la périphérie, et, ainsi de suite, des cellules incessamment engendrées par la prolifération de la zone équatoriale qui constitue le noyau central du cristallin, sur lequel les couches néoformées se déposent concentriquement, comme les tuniques successives d'un bulbe d'oignon. Pendant ce temps-là, c'est-à-dire pendant la vie fœtale, qui est la période d'accroissement maximum du cristallin, cet organe est entouré par une capsule vasculaire, laquelle toutefois reste toujours séparée de lui par une mince couche anhiste, rudiment de la cristalloïde, qui constitue une barrière infranchissable aux éléments conjonctivo-vasculaires et isole le cristallin épithélial.

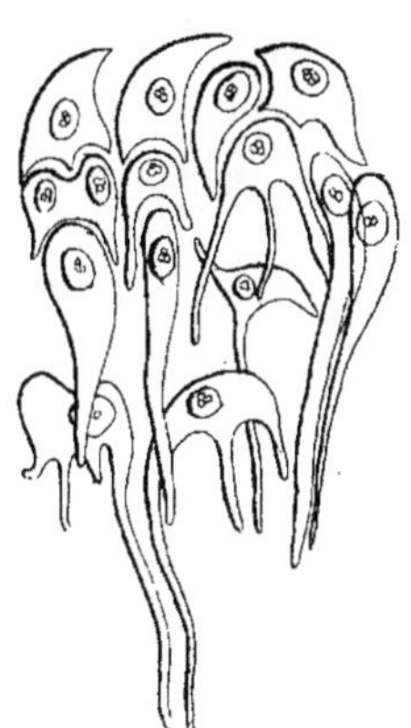

Fig. 140.
Cellules cristalliniennes de la taupe (Leydig).

De cette courte description, il résulte que l'on peut envisager dans le cristallin les parties suivantes :

1° Un épithélium antérieur ;

2° Des fibres cristalliniennes ;

3° Une membrane d'enveloppe, la cristalloïde.

Avant d'étudier à part chacun de ces éléments, nous dirons quelques mots de la structure du cristallin envisagé en général parmi les différents vertébrés. Et d'abord, à part la forme extérieure qui varie, comme on sait, de celle d'une lentille biconvexe, comme chez l'homme, à celle d'une sphère comme chez les poissons et chez les animaux aquatiques en général, la structure du cristallin varie très peu, et il est toujours constitué de la même manière par un épithélium antérieur et des couches concentriques de fibres. Les quelques différences que l'on relève n'infirment en rien cette loi générale. Ainsi, chez la taupe, il n'y a pas de fibres cristalliniennes, mais il existe à leur place des cellules polygonales, irrégulières, à angles plus ou moins prolongés en pointe (fig. 140, Leydig), mais ce n'est là qu'une simple variété d'épithélium, dont la forme s'explique par ce fait que le cristallin, restant toujours rudimentaire, les cellules de sa moitié postérieure n'ont pas besoin de s'allonger en fibres. Et cela est si vrai que, chez l'ammocète, larve de la lamproie, dont l'œil reste pendant longtemps à un état de développement imparfait, on trouve un cristallin dont les cellules de la moitié postérieure sont en quelque sorte arrêtées dans leur évolution et présentent une forme intermédiaire à celle des cellules de l'épithélium antérieur et celle des fibres. Le cristallin d'une ammocète longue de 5 centimètres, c'est-à-dire à un état de développement déjà très avancé, présente à peu près la même structure que celui d'un embryon de poulet au 3e jour de l'incubation.

A part ces deux exceptions, auxquelles on peut joindre encore le cas du cristallin de l'Amblyopsis spelaeus, petit poisson de la caverne du Mammouth en Amérique, et de la Cecilie (Cœcilia annulata), qui présentent tous deux un caractère embryonnaire se rapprochant de celui qu'offre le cristallin de la taupe, il n'y a pas de différence importante dans la structure du cristallin de tous les autres vertébrés, car on ne peut compter pour telle la disposition particulière des cellules de la zone équatoriale de transition qui, chez les oiseaux et chez les reptiles, ont souvent été décrites à part de l'épithélium antérieur et des fibres, comme un strate particulier formé de cellules disposées radiairement. Sur les figures qui en ont été données (Vogt et Yung, *Anatomie comparée*, t. II, fig. 316), il est facile de se convaincre qu'il n'y a qu'une disposition un peu spéciale de la zone de transition. D'autre part, l'affirmation de Leydig, que, dans le cristallin de la salamandre terrestre, les fibres alterneraient avec des séries de cellules, ne paraît pas avoir été confirmée, et je n'ai pu la vérifier moi-même sur un exemplaire de cet animal. En somme, la structure du cristallin est remarquablement uniforme chez tous les vertébrés doués d'un œil bien constitué. Les exceptions que nous avons signalées en effet se rapportent à des animaux aveugles, vivant sous terre, dans la vase, ou dans des cavernes obscures.

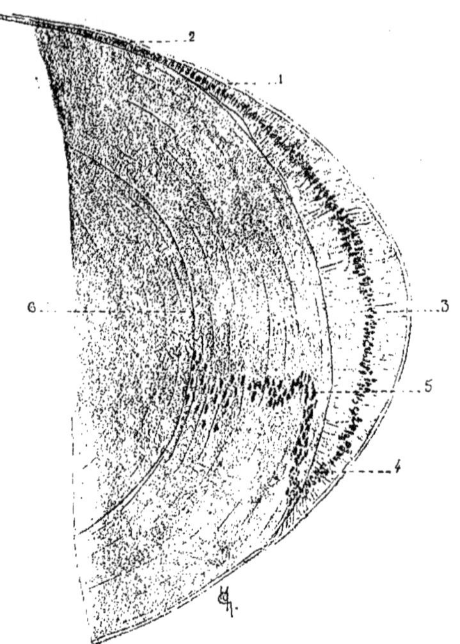

Fig. 141.
Zone équatoriale de transition du cristallin des oiseaux et des reptiles.

1, cristalloïde. — 2, épithélium antérieur. — 3, cellules radiées. — 4, zone de transition. — 5, noyaux des fibres. — 6, noyau du cristallin.

Nous verrons plus loin que la distribution des fibres dans les différentes couches concentriques de la lentille présente des variations intéressantes dans les différents animaux; mais cette description doit être renvoyée au moment où se fera l'étude des fibres.

STRUCTURE DU CRISTALLIN

Epithélium antérieur. — L'épithélium antérieur est formé par une rangée unique de cellules aplaties, placées immédiatement en arrière de la cristalloïde postérieure, qu'elles suivent généralement lorsqu'on la détache du cristallin sur le frais. Cependant, ces cellules ne sont pas fortement soudées à la face postérieure de la cristalloïde, et dans nombre de cas elles ne s'enlèvent pas avec elle. Ce sont des cellules à contour polygonal à peu près régulier, mais qui présentent sur leurs bords des ponts protoplasmiques intercellulaires qui les réunissent toutes les unes aux autres et qui ont sans doute conduit Gayet à décrire ce qu'il a appelé leur engrènement. En fait, à cause de cette propriété, ces cellules ressemblent beaucoup à celles qui doublent la membrane de Descemet en arrière et limitent la chambre antérieure de l'œil. Lorsqu'on les imprègne par le nitrate d'argent, la réduction de ce métal ne se fait pas suivant des lignes minces et régulières, mais au contraire suivant des bandes larges et courtes qui dessinent le contour de la cellule comme par un trait grossier discontinu. Les fragments du trait correspondent à la substance intercellulaire ou au ciment interposé entre les cellules, les interruptions du trait sont dues à la présence des ponts protoplasmiques intercellulaires. Cette disposition n'existe que pour les cellules de la partie médiane de l'épithélium antérieur, lesquelles possèdent des noyaux ovales un peu irréguliers qui se colorent faiblement par les réactifs. Au fur et à mesure qu'on avance vers la zone équatoriale de transition, on voit les caractères des cellules changer, leurs contours deviennent plus fins et plus réguliers, ce qui indique à la fois une diminution de l'épaisseur du ciment intercellulaire et une importance moins grande des ponts intercellulaires. Enfin, les noyaux se colorent plus vivement, les cellules deviennent moins larges et plus épaisses. Tandis que, vers le milieu de la cristalloïde antérieure, les cellules de l'épithélium ne s'ordonnent jamais en rangées ou en fibres régulières (fig. 152), cela devient au contraire la règle pour la zone équatoriale, et l'on voit alors les cellules s'ordonner en fibres radiales d'une régularité admirable et qui passent insensiblement aux fibres de la zone de transition. En arrière, les cellules de l'épithélium antérieur confinent aux fibres du cristallin, dont elles sont séparées par une couche d'albumine extrêmement mince. Il ne faut pas oublier, en effet, que ces couches de séparation que nous rencontrerons

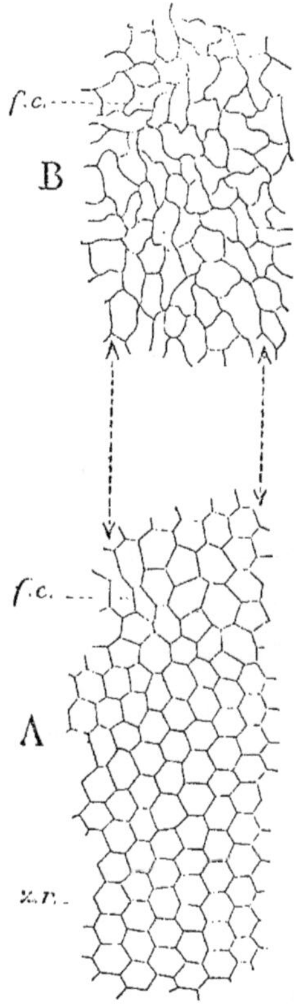

Fig. 142.

Épithélium antérieur du cristallin du chat nouveau-né (Damianoff).

A, zone de transition de l'épithélium antérieur ou fibres. — B, zone voisine du centre de la cristalloïde postérieure. — zr, imprégnation des cellules de transition. — *fc*, imprégnation du pied des fibres cristalliniennes.

dans divers points du cristallin sont d'une minceur extrême, et peut-être, en voulant en faire des voies nutritives pour l'organe, a-t-on été conduit à en exagérer l'épaisseur. Quoi qu'il en soit, il est certain que les fibres du cristallin doivent glisser très facilement contre la face postérieure des cellules de l'épithélium antérieur, car tout indique que, dans le développement du cristallin, une série de glissements analogues a dû se produire, quand ce ne serait que pour permettre aux fibres de passer de la forme concave en dehors à la forme inverse, comme nous l'avons vu précédemment.

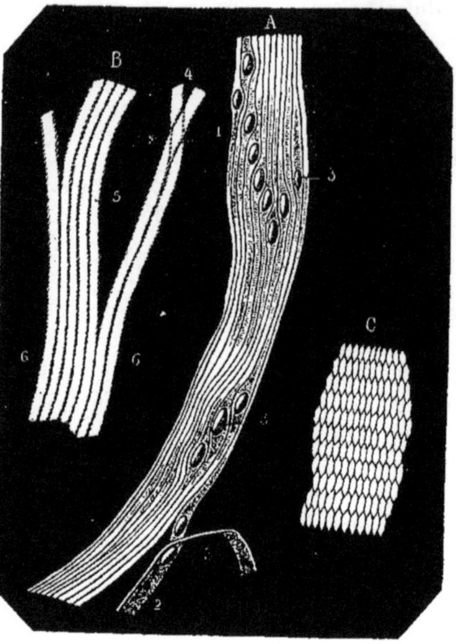

Fig. 143.

Fibres du cristallin à l'état d'isolement : A, fibres nucléées ; B, fibres dentelées ; C, fibres vues en coupe transversale, pour montrer leur forme hexagonale (Testut).

1, fibres nucléées, vues par leur bord. — 2, deux fibres nucléées, vues par leur face. — 3, noyau. — 4, fibres dentelées en partie séparées les unes des autres. — 5, leur large face. — 6, leurs faces latérales, avec leurs prolongements en forme de dents, destinés à s'engrener dans les prolongements des fibres voisines.

Fibres du cristallin.—La structure fibreuse du cristallin a été entrevue il y a déjà longtemps par Leuwenhoeck (1722), mais elle n'a été bien étudiée que depuis par Brewster (1833-1836), puis par les histologistes contemporains, Kölliker, Babuchin, Schwalbe, etc. Les fibres du cristallin ont la forme de rubans épais, prismatiques, hexagonaux sur une coupe transversale, avec deux faces larges et quatre côtés plus étroits. La longueur de ces rubans varie naturellement suivant qu'on les prend au centre ou à la périphérie du cristallin ; ces derniers, qui sont les plus longs, mesurent, d'après Schwalbe, jusqu'à 8 millimètres de longueur (fig. 143). La largeur des fibres cristalliniennes varie de 10 à 15 μ, leur épaisseur de 3 à 5 μ. Ces fibres, à l'état frais, paraissent formées par une substance assez molle et qui peut même s'écouler par les cassures qui y sont faites. Au fur et à mesure des progrès de l'âge, les fibres cristalliniennes deviennent plus dures, et cette dureté se manifeste surtout dans les fibres du centre qui constituent une masse dure, appelée le noyau du cristallin. En même temps qu'elle se durcit, la substance des fibres perd un peu de sa transparence première, de sorte que chez les personnes âgées, le cristallin prend une teinte légèrement jaunâtre.

Les fibres du cristallin dérivent, comme on l'a vu, des cellules épithéliales de la moitié postérieure de la vésicule cristallinienne. Elles conservent, pour la plupart, leur caractère cellulaire, marqué par la présence d'un noyau allongé, placé sur le trajet de la fibre. Ces noyaux ne se rencontrent toutefois que dans les fibres des couches périphériques, et ils manquent totalement dans celles du noyau central. Les noyaux occupent dans l'épaisseur du cristallin une zone (fig. 144) assez voisine de sa paroi antérieure, et, sur les coupes verticales du cristallin, ces noyaux dessinent avec ceux de la zone de transition une sorte d'*S* couché. Les fibres sont unies entre elles, mais d'une façon plus solide par leurs bords que par leurs faces interne et externe regardant le centre et la circonférence du cristallin. Il en résulte que ce dernier a une tendance à se cliver en couches concentriques emboîtées les unes dans les autres (fig. 145).

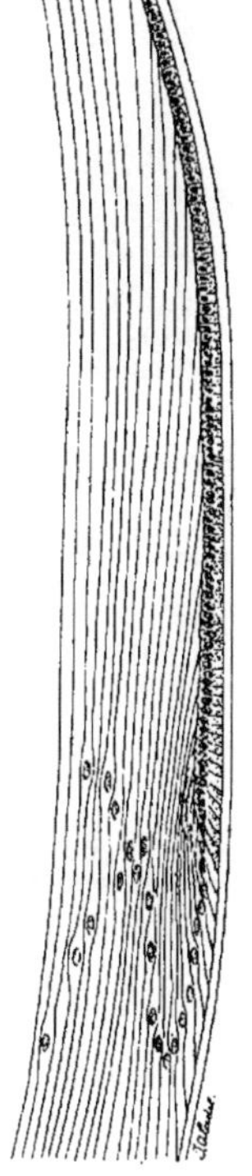

Fig. 144.
Paroi antéro-latérale du cristallin du porc, coupe verticale.

Il est très facile d'assurer ce clivage en faisant bouillir des cristallins; par contre, d'autres méthodes de préparation donnent des résultats bien différents. Ainsi Rabl, en se servant pour durcir les cristallins de sublimé avec adjonction d'acide picrique ou de chlorure de platine, après avoir traité de la sorte de nombreux cristallins de sélaciens, amphibies, reptiles, oiseaux, mammifères, et enfin de l'homme à toutes les périodes de leur développement, arrive à la conclusion que le cristallin est composé de nombreuses lamelles radiaires, partant de la périphérie et se dirigeant vers le centre (fig. 146). Il a compté le nombre de ces lamelles et en trouve 1474 chez un enfant âgé de trois mois et, chez deux hommes adultes, une fois 2111 et une fois 2258. Il résulte de ses recherches que l'organisation de ces lamelles varie sur les espèces et il ajoute : « On peut aussi sûrement reconnaître sur une coupe du cristallin l'animal auquel il appartient qu'on peut le reconnaître par l'examen d'une dent. »

La disposition des fibres cristalliniennes a été étudiée par Brewster chez un grand nombre d'animaux, et il a ramené les formes qu'elle peut présenter à trois types principaux : dans le premier et le plus simple, les fibres convergent toutes vers les deux pôles de la lentille de la même façon que les lignes méridiennes tracées sur les mappemondes. Ce type se rencontre chez beaucoup de poissons, chez des reptiles, des oiseaux, et, parmi les mammifères, chez l'ornithorhynque. Dans un second type, les fibres, au lieu d'aboutir autour du pôle, viennent s'implanter sur une ligne droite passant par ce dernier et s'étendant de part et d'autre de lui, d'une quantité égale. Au pôle opposé, il existe également une ligne d'insertion pour les fibres, mais celle-ci est disposée à angle droit de la précédente, de telle sorte que la plupart des fibres, pour se rendre d'un pôle à l'autre, décrivent non seulement une courbe parallèle à celle de la surface de la lentille, mais encore sont tordues sur elles-mêmes. Celles-là seules qui partent des extrémités de ces lignes d'insertion sont contenues dans un même plan. Ce mode d'organisation s'observe chez beaucoup de poissons, saumon, carpe, raie, etc., chez l'alligator, chez le marsouin, le dauphin, le lièvre et le lapin. Dans le troisième type, enfin, les lignes polaires sur lesquelles viennent s'insérer les fibres ne sont plus simples, mais multiples, et représentent chacune une étoile à trois branches dont les rayons égaux et équidistants sont séparés les uns des autres par des angles de 120°. Comme dans le second type, l'étoile antérieure n'est pas superposable à la postérieure, mais, au contraire, elle est disposée de façon à ce que ses rayons tombent exactement au milieu de l'intervalle compris entre ceux de l'étoile postérieure; en

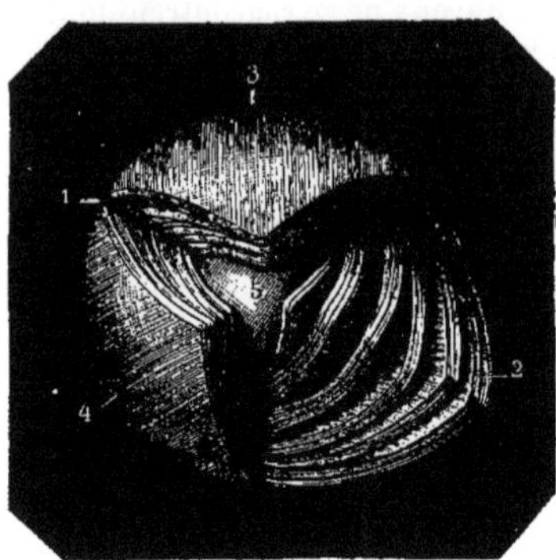

Fig. 145.
Segmentation de la face postérieure du cristallin.

1, rayon stellaire. — 2, un secteur du cristallin décomposé en lamelles. — 3, 4, deux autres secteurs restés intacts. — 5, noyau.

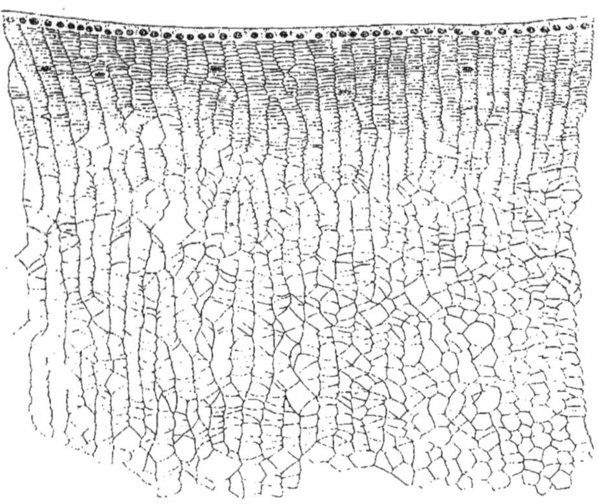

Fig. 146.
Fibres cristalliniennes de l'homme adulte (Rabl).

d'autres termes, chaque rayon de l'étoile antérieure fait avec celui de l'étoile postérieure correspondant un angle de 60°. Cette dernière disposition est très répandue dans la classe des mammifères, elle se rencontre également dans le fœtus humain, mais avec les progrès du développement et à mesure que de nouvelles couches concentriques de fibres s'ajoutent à celles qui existent déjà, la disposition devient plus compliquée, les rayons de l'étoile se dédoublent et sont portés au nombre de six ou davantage. Chez la baleine, le phoque et l'ours, l'étoile cristallinienne est à quatre branches.

Comme on vient de le voir par la gradation successive de la structure que

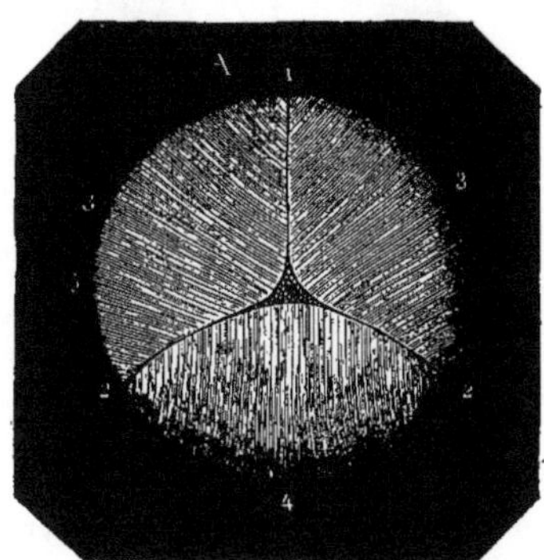

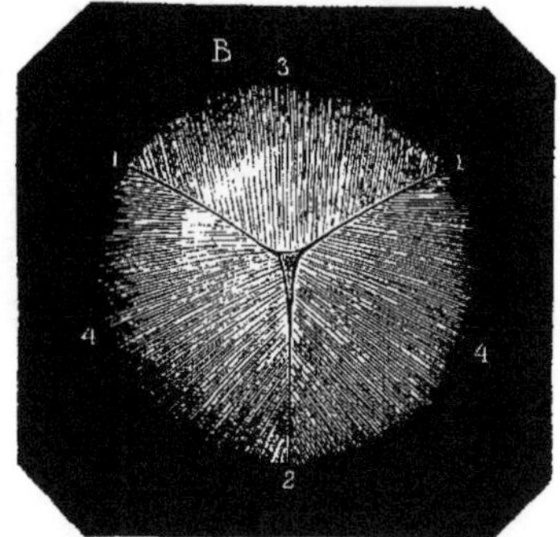

Fig. 147.

Cristallin vu : A, par sa face antérieure ; B, par sa face postérieure (Testut).

Fig. A. — 1, rayon stellaire ascendant et vertical. — 2, rayons stellaires obliquement descendants et divergents sous un angle de 120°. — 3, 3, secteur supérieur. — 4, 4, secteurs inférieurs.
Fig. B. — 1, 1, rayons stellaires obliquement ascendants ou divergents sous un angle de 120°. — 2, rayon stellaire descendant et vertical. — 3, secteur supérieur. — 4, 4, secteurs inférieurs.

nous venons d'exposer, l'arrangement stellaire des fibres du cristallin est dû à la complication de plus en plus grande de leur mode d'insertion au voisinage des pôles de la lentille, et nous avons vu aussi que cette complication peut atteindre chez le même animal un point plus élevé avec la suite du développement. Comme, dans chaque couche du cristallin, les fibres ont la même longueur, il en résulte qu'elles sont disposées un peu différemment suivant qu'elles s'insèrent à l'extrémité d'un rayon ou au centre de l'étoile (fig. 147). Celles qui partent de l'extrémité d'un rayon n'ont qu'un court trajet à faire sur la face du cristallin où se trouve leur étoile d'origine ; elles parcourent, au contraire, un bien plus long chemin sur la face opposée de la lentille où elles doivent arriver sur le centre de l'étoile correspondante. La substance qui forme les lignes d'insertion des fibres a une grande importance. C'est une substance amorphe, réfringente, très comparable aux ciments qui unissent les cellules épithéliales en divers points du corps. Cette substance forme, à travers l'épaisseur du cristallin, des lames minces, qui s'enfoncent d'autant moins profondément dans cet organe qu'elles appartiennent à des couches plus superficielles. Ainsi, les rayons en quelque sorte surnuméraires des étoiles cristalliniennes de l'homme adulte, ne s'étendent pas au delà des couches les dernières formées. Au contraire, les trois rayons principaux qui existent chez le fœtus s'enfoncent beaucoup plus profondément, et enfin, au niveau du noyau du cristallin, les cloisons d'insertion sont encore plus réduites et l'on peut penser, d'après ce qu'on voit sur les coupes, que dans la partie la

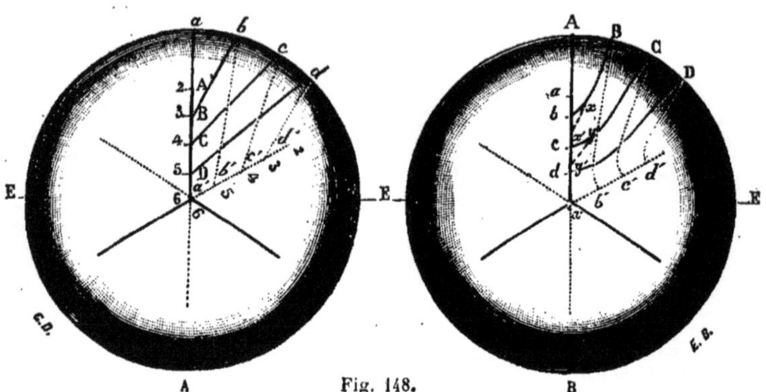

Fig. 148.

Schéma destiné à montrer le mode d'agencement des fibres cristalliniennes (Testut).

Les traits pleins représentent les rayons de l'étoile antérieure; les traits pointillés, les trois rayons de l'étoile postérieure, — E, E, équateur.

plus centrale du noyau, les fibres sont disposées comme dans le type n° 1 à la façon de méridiens et que la substance amorphe est réduite à une simple ligne axiale.

On a voulu souvent faire jouer à cette substance amorphe un rôle important comme voie de la lymphe dans le cristallin, et l'on a fait remarquer que les cloisons qu'elle forme se continuent en dehors avec une mince couche de substance analogue placée entre l'épithélium antérieur et les fibres d'une part, et, d'autre part, avec une couche semblable située à la face postérieure du cristallin, entre les fibres et la cristalloïde. En réalité, il ne faut pas oublier que toutes ces cloisons ou ces couches de substance sont d'une minceur extrême et que, si elles peuvent jouer un rôle dans la transmission des liquides nutritifs à travers l'épaisseur du cristallin, il ne faut en rien les assimiler à des fentes lymphatiques.

Cristalloïde. — La cristalloïde est une membrane parfaitement anhiste et transparente, *à l'état normal,* et qui entoure complètement le cristallin. On la divise en *cristalloïde antérieure* et *cristalloïde postérieure,* suivant qu'elle revêt l'une ou l'autre face de la lentille (fig. 149). Cette distinction est justifiée jusqu'à un certain point par une différence d'épaisseur assez marquée qui existe entre les deux cristalloïdes : l'antérieure mesurant 10 à 15 μ, la postérieure 5 à 7 μ seulement. Mais, au point de vue génétique, on ne peut établir aucune différence entre ces deux membranes ; toutes deux ont exactement la même origine, comme nous le verrons plus loin. L'épaisseur de la partie antérieure est peut-être simplement en corrélation avec le plus grand pouvoir de variation de courbure de la partie du cristallin qu'elle recouvre.

La cristalloïde est toujours parfaitement homogène et transparente à l'état normal. On peut cependant la diviser en lamelles par l'action de certains réactifs, comme l'a fait E. Berger à l'aide du permanganate de potasse. Elle prend assez bien quelques matières colorantes, hématéine, couleurs d'aniline, etc.; mais, comme l'a déjà vu Gayet, il persiste toujours sur sa face antérieure une mince couche qui ne se colore pas. Cela prouve que l'homogénéité de la cristalloïde n'est que relative à l'action de la lumière, qu'elle réfracte également dans toutes ses parties, mais qu'elle peut être en réalité formée de substances chimiques un peu différentes; et cela du reste est le cas ordinaire pour l'œil, dans lequel nous voyons une infinité de tissus de nature et de composition très différentes (cornée, cristallin, corps vitré, rétine) présenter à l'état normal et pendant la vie une transparence admirable. L'origine de la cristalloïde a été depuis longtemps discutée. Les uns, comme Kessler, ont voulu la considérer comme une production spéciale de l'épithélium cristallinien; d'autres, comme Iwanoff, Lieberkühn, Babuchin, Arnold, Berger, l'ont regardée comme formée par une couche mésodermique enveloppant de bonne heure le cristallin; d'autres enfin, Kölliker, Schwalbe, etc., la regardent comme une production mixte provenant à la fois d'une sécrétion cuticulaire fournie par les cellules du cristallin, et d'une partie surajoutée provenant du tissu mésodermique qui enveloppe cette lentille dans le cours de la vie fœtale.

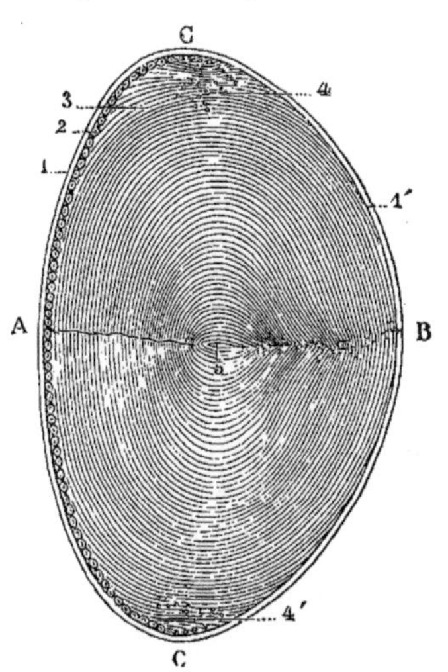

Fig. 149.
Section méridienne du cristallin (Babuchin).

A, face antérieure. — B, face postérieure. — C, équateur.

1, cristalloïde antérieure. — 1', cristalloïde postérieure. — 2, couche épithéliale. — 3, masse des fibres cristalliniennes. — 4, noyaux des fibres disposées en S dans la région équatoriale. — 5, noyau du cristallin.

Dans une thèse récente, Damianoff se rallie entièrement à cette dernière manière de voir et expose les raisons qui militent en sa faveur : d'abord, on ne peut nier qu'il existe autour du cristallin, dès le début de sa formation et avant toute apparition autour de lui d'éléments mésodermiques, une véritable cuticule très mince formée soit par la face antérieure des cellules de l'épithélium antérieur, soit, à la face postérieure, par l'extrémité postérieure des cellules allongées en fibres. C'est là une sorte de membrane basale qui accompagne l'épithélium de la lentille cristallinienne, comme dans tant d'autres points de l'économie une basale analogue se forme à la face profonde de l'épithélium, constituant soit une ligne de séparation de l'épithélium avec le reste du tissu sous-jacent, soit une sorte de lame de support.

Mais bientôt, un réseau vasculaire parti soit de l'artère hyaloïdienne, soit du mésoderme qui entoure le bord antérieur de l'ouverture de la cupule optique, enveloppe le cristallin. C'est le réseau vasculaire péri-cristallinien, dont la partie antérieure est connue sous le nom de membrane pupillaire ou de membrane de Wachendorff. Dès ce moment, la cristalloïde, qui n'était représentée jusqu'alors que par la basale dont nous avons parlé, laquelle était fort mince, devient plus épaisse, plus apparente, et, sur une coupe transversale, on voit alors autour du tissu propre du cristallin une enveloppe complexe qui comprend les parties suivantes : 1° une membrane transparente, anhiste, présentant tous les caractères de la cristalloïde définitive, mais moins épaisse qu'elle, limitée en dedans du côté du cristallin par un trait net, répondant à la basale dont nous avons parlé précédemment ; 2° en dehors de la précédente, une lame également homogène, mais renfermant des vaisseaux sanguins : c'est la lame vasculaire péri-cristallinienne. A propos de cette lame, il faut insister sur un fait qui ressort bien de la thèse de Damianoff, c'est qu'elle n'est pas isolable de la cristalloïde embryonnaire, mais qu'elle forme avec elle un tout indivisible. En effet, dans toutes les préparations que l'on peut faire de la membrane vasculaire en l'étalant à plat, par exemple, pour voir la disposition de ses vaisseaux, on entraîne avec elle la cristalloïde proprement dite, et dans certaines coupes on peut voir cette membrane vasculaire se déchirer en deux par le milieu de son épaisseur, plutôt que de se séparer à sa partie profonde de la cristalloïde qui lui est sous-jacente. Une semblable déchirure représentée figure 7, planche III (*Thèse de Damanioff*), montre l'adhérence très forte de cette membrane à la cristalloïde et laisse voir qu'une séparation facile de ces deux membranes ne peut pas exister et que l'on peut tout au plus rompre les vaisseaux en les fendant dans le sens de leur longueur. Cette donnée, rapprochée du fait bien connu que la cristalloïde augmente en épaisseur depuis l'apparition de la membrane vasculaire jusqu'à sa disparition, est toute en faveur de l'idée que la cristalloïde est sécrétée par les vaisseaux de l'enveloppe vasculaire. Nous allons voir aussi que, d'après Damianoff, cette dernière s'incorpore tout entière dans la cristalloïde à la fin du développement fœtal, au moment de ce que l'on a appelé la disparition de la membrane pupillaire. Le processus est le suivant : la membrane vasculaire est constituée par un lacis de vaisseaux capillaires de différentes grosseurs, qui, partis de l'artère hyaloïdienne, entourent l'équateur du cristallin en suivant, pour arriver jusqu'à lui, une direction radiale, puis, l'ayant dépassé, se prolongent radialement sur la face antérieure de la lentille jusqu'au voisinage du pôle antérieur, où ils se réunissent les uns aux autres en formant des boucles ou des anses allongées dont la convexité regarde le centre de la pupille. C'est là une disposition bien connue, figurée depuis bien longtemps. Ces vaisseaux sont, avons-nous dit, des capillaires ; en effet, bien qu'ils soient de taille très variable et qu'on reconnaisse parmi eux des branches maîtresses et des rameaux de premier, deuxième et troisième ordre de plus en plus fins, ils ont tous la même structure et sont formés d'un simple tube endothélial sur lequel ne s'appliquent jamais de fibres musculaires. Ces vaisseaux sont réunis les uns avec les autres par l'intermédiaire d'une substance amorphe qui leur forme comme une lame de soutien et qui se confond, comme nous l'avons dit plus haut, avec la cristalloïde déjà formée, ou qui plus exactement

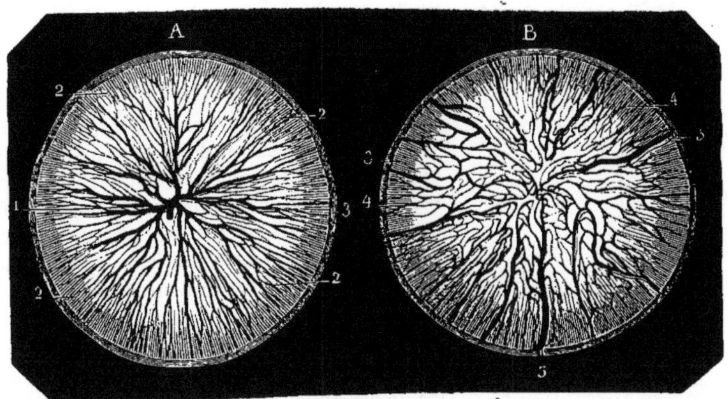

Fig. 150.

La capsule vasculaire du cristallin chez un chat nouveau né : A, vue sur la face postérieure de l'organe ; B, vue sur sa face antérieure (Testut).

1, artère hyaloïdienne sectionnée. — 2, vaisseaux radiés se dirigeant vers l'équateur. — 4, ces mêmes vaisseaux après avoir contourné l'équateur. — 5, vaisseaux veineux se rendant à l'iris. — 6, membrane capsulo-pupillaire.

n'en est que la partie superficielle. Entre les branches capillaires du réseau, on peut voir çà et là, à la surface de cette lame homogène continue, quelques cellules plates du tissu connectif, mais très rares, et il n'y a pas dans la membrane vasculaire d'autre élément histologique que ces deux sortes d'éléments : tubes endothéliaux des capillaires, quelques cellules connectives. Il est fort possible que la partie superficielle ou externe de la lame fondamentale de la membrane vasculaire soit constituée par une couche plus molle, moins fortement incorporée que la partie profonde à la cristalloïde, et c'est cette partie superficielle qui dans certaines préparations pourrait se séparer de cette dernière, entraînant avec elle des fragments de vaisseaux.

On sait que les vaisseaux ne persistent pas autour du cristallin au delà de la naissance et que la membrane vasculaire disparaît, comme on dit. Comment s'opère cette disparition ? C'est là un fait encore inexpliqué, et l'un des derniers auteurs qui aient étudié la membrane vasculaire du cristallin, Schultze, déclare qu'il ne peut fournir aucune donnée sur ce point.

D'après la thèse citée plus haut, il semble que cette disparition n'est pas complète et ne porte en réalité que sur les vaisseaux et sur les cellules connectives, tandis que la lame fondamentale dans laquelle ces éléments sont plongés persisterait, en devenant la partie la plus externe de la cristalloïde définitive. En effet, on peut voir, à un moment donné du développement, que les fibres de la zonule s'insèrent sur la membrane vasculaire elle-même. Il est donc impossible que cette membrane disparaisse en réalité, car, à ce moment, les fibres de la zonule perdant leur insertion cristallinienne, la lentille ne serait plus soutenue et il devrait se faire à nouveau une seconde insertion des fibres zonulaires, ce qui est contradictoire avec leur mode de développement, comme on le verra plus tard. Il est donc infiniment probable que la *disparition* de la membrane vasculaire se réduit à la disparition de ses éléments figurés, tandis que sa partie anhiste persiste [1]; elle répond évidemment à cette lame externe de la cristalloïde que Berger a distinguée déjà et qu'il appelle la lamelle zonulaire, voulant exprimer par là cette idée que cette lamelle résulte de la réunion des fibres zonulaires se prolongeant vers les pôles au delà de leur insertion. Leur développement nous montrera plus tard qu'il ne peut pas s'agir là de fibres zonulaires, mais simplement de la membrane vasculaire elle-même.

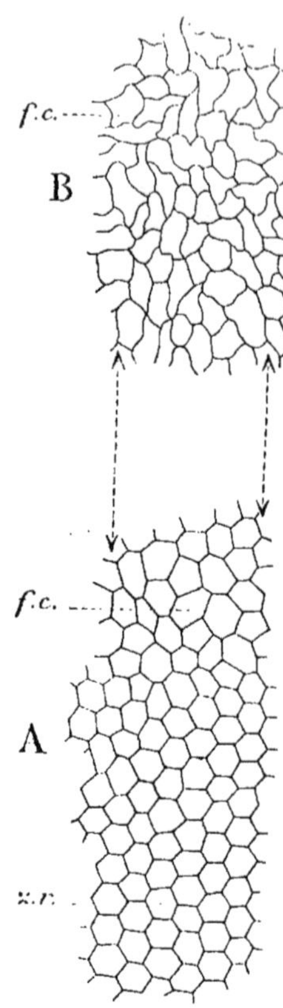

Fig. 151.
Épithélium antérieur du cristallin du chat nouveau-né (Damianoff).

A, zone de transition de l'épithélium antérieur aux fibres. — B, zone voisine de la cristalloïde postérieure. — zr, imprégnation des cellules de transition. — fc, imprégnation du pied des fibres cristalliniennes.

Cette étude faite nous a fait comprendre la genèse de la cristalloïde. Il nous reste encore à parler d'un certain nombre de discussions sur quelques détails de sa structure. Il est bien entendu que la cristalloïde est une lamelle anhiste, hyaline et homogène, et personne ne cherche plus, à l'heure qu'il est, à trouver dans son épaisseur aucune cellule ni aucune fibre ; mais quelques procédés d'investigation particuliers ont pu faire penser qu'il existait à sa surface des éléments cellulaires aplatis, ce sont les imprégnations d'argent. Ces imprégnations faites soit sur la cristalloïde antérieure, soit sur la postérieure, permettent d'obtenir une série de figures variées qui ont alimenté de nombreuses discussions. Sur la cristalloïde antérieure, pas de difficultés, parce que les imprégnations que l'on obtient se laissent aisément rapporter aux cellules de l'épithélium

[1] Cette disparition des éléments cellulaires serait-elle due à l'influence de l'humeur aqueuse qui, comme l'a montré Ranvier, a la propriété de détruire les leucocytes? Si l'on remarque que la disparition de la membrane vasculaire coïncide à peu près avec la formation de la chambre antérieure, cette hypothèse pourra peut-être paraître fondée.

antérieur ; mais, sur la cristalloïde postérieure, il n'en est pas de même, car cette cristalloïde, n'étant pas tapissée intérieurement comme la précédente par un épithélium, on ne sait à quoi attribuer les figures que l'argent y dessine, et l'on s'est demandé s'il ne s'agissait pas là d'un endothélium appliqué à la face postérieure du cristallin et formé de cellules plates appartenant au corps vitré et disposées toutes les unes au contact des autres, puis qui seraient restées au contact du cristallin lorsqu'on enlève ce dernier.

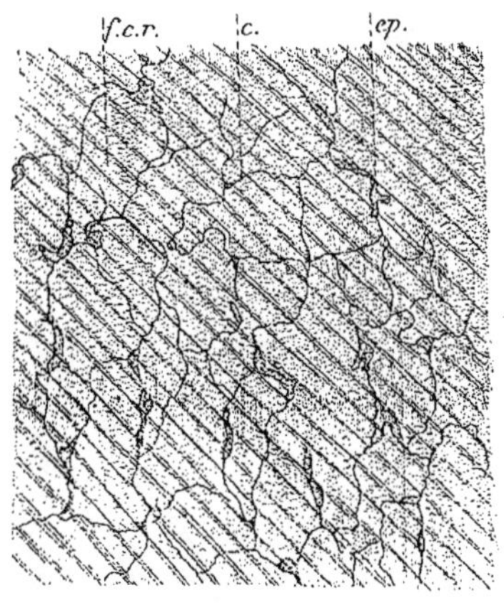

Fig. 152.
Cristalloïde postérieure du lapin et fibres cristalliniennes ; imprégnation au nitrate d'argent (Damianoff).

c, contours des figures pseudo-endothéliales. — ep, épaississement du contour. — fcr, fibres du cristallin.

Damianoff, qui a discuté très longuement les différentes variétés de figures obtenues par les différents auteurs, conclut qu'elles se rapportent toutes à trois catégories distinctes, et on peut d'après lui distinguer : 1° des figures répondant à l'imprégnation des cellules de la cristalloïde antérieure, ou bien du pied des cellules de la zone équatoriale, pied qui s'implante plus ou moins perpendiculairement sur la cristalloïde (Kölliker, Ulrich, Rubbatel, etc.). Les figures de cette première catégorie sont des polygones réguliers d'assez petit diamètre (le diamètre des cellules ou des fibres), rangés avec une régularité admirable au niveau des cellules qui forment le passsage entre l'épithélium antérieur et les fibres (fig. 151), puis moins bien ordonnés et à contours irréguliers et sinueux au fur et à mesure qu'on se rapproche du pôle postérieur du cristallin ; 2° les autres figures ne se rencontrent que sur la cristalloïde postérieure ; elles sont plus larges, plus irrégulières, et répondent assez bien aux dessins des endothéliums traités par l'argent, bien que, dans nombre de cas, les contours des figures n'arrivent pas à constituer des territoires fermés et, par conséquent, ne donnent plus qu'un aspect vaguement endothélial, pseudo-endothélial. Ces figures répondent à deux parties bien différentes : les unes ne sont autre chose que l'imprégnation des lignes de contact qui existent entre des fragments de la très mince couche d'albumine placée entre les fibres et la cristalloïde ; il s'agit donc tout simplement de l'imprégnation des bords de gouttelettes ou mieux de plaquettes albumineuses, comme l'avait pensé Deutschmann. Les autres (fig. 152) se rattachent à des lignes d'épaississement de la cristalloïde, ou, comme le dit Ulrich, à des lignes de vernis. Gayet avait aussi attiré l'attention sur la rugosité de la cristalloïde.

Ainsi, toute discussion sur la présence d'éléments cellulaires compris dans l'épaisseur de la cristalloïde et lui appartenant en propre, ou bien venus du corps vitré et simplement appliqués contre elle, est maintenant superflue. Et, comme nous l'avons dit plus haut, cette membrane doit être considérée comme absolument anhiste et homogène, bien qu'elle provienne de diverses sources.

ZONE DE ZINN

Pour comprendre la structure de la zone de Zinn, il est bon d'adopter la notion classique que cet organe est formé par un dédoublement de la mem-

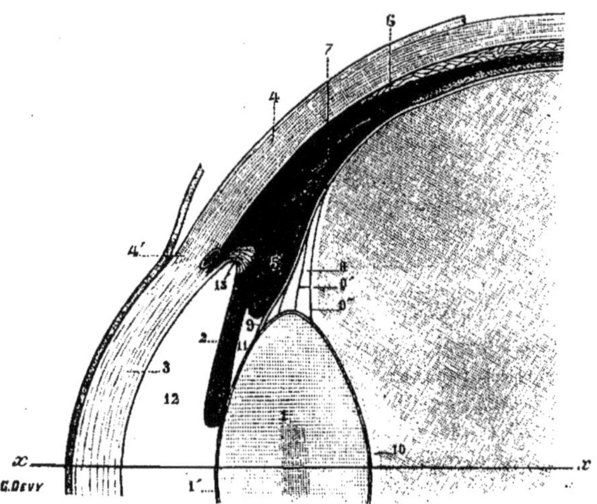

Fig. 153.

L'insertion cristallinienne de la zonule et le canal godronné de Petit, vus sur une coupe méridienne de l'œil.

x, *x*, axe antéro-postérieur de l'œil. — 1, cristallin, avec 1' sa capsule. — 2, iris. — 3, cornée. — 4, sclérotique. — 4', ligne de soudure scléro-cornéenne. — 5, procès ciliaires. — 6, portion ciliaire de la rétine. — 7, zonule. — 8, canal de Petit. — 9, fibres zonulaires à insertion prééquatoriale. — 9', fibres zonulaires à insertion équatoriale. — 9'', fibres zonulaires à insertion postéquatoriale. — 10, espace postlenticulaire. — 11, chambre postérieure. — 12, chambre antérieure. — 13, ligament pectiné et espace de Fontana.

brane hyaloïde dans lequel serait contenu le cristallin. Suivant cette notion, admise avec quelques variantes par Aeby, Brailey, Hache, Kölliker, Schwalbe, Ulrich, Schoen, la zone de Zinn consisterait en un anneau biconvexe creux, placé sur l'équateur du cristallin, et dont la tranche regardant en dehors et en arrière se continuerait avec la membrane hyaloïde. L'anneau biconvexe constitué par la zonule étant creux, il en résulte que l'on trouve dans son épaisseur un espace circulaire prismatique triangulaire, dont la base reposerait sur l'équateur du cristallin et dont le sommet se continuerait avec l'hyaloïde. Cet espace circulaire a été effectivement décrit depuis longtemps par Petit et il est connu sous le nom de canal de Petit (fig. 153). De nombreuses discussions ont été émises sur l'existence réelle de ce canal et sur sa position exacte. C'est ainsi que certains auteurs ont voulu le placer, non pas entre les deux feuillets de la zone de Zinn, mais en arrière de celle-ci, entre elle et le corps vitré ; nous verrons plus loin que ce sont là de fausses interprétations des choses, et qu'il existe bien, là où l'avait décrit Petit, un canal plus ou moins parfait, mais incontestable, et qu'il y a bien en réalité, tout autour de l'équateur du cristallin, un espace rempli par l'humeur aqueuse et siégeant en quelque sorte entre les lames fenêtrées de la zonule. Nous reviendrons ultérieurement sur les détails de structure de ce canal.

La conception que nous venons d'exposer est très simple et très séduisante, cependant, depuis longtemps déjà elle ne pouvait être conservée dans son éloquente simplicité. On avait d'abord remarqué que les lames antérieure et postérieure de la zonule n'étaient pas continues, mais étaient formées par un treillage de fibres plus ou moins serrées (Hocquard et Masson) différant absolument de la mince pellicule continue qui limite le corps vitré et qu'on appelle l'hyaloïde. On vit, en outre, que ces fibres différaient sensiblement par leur aspect et par leur réaction de celles que l'on peut apercevoir sur les coupes du corps vitré ; tandis que ces dernières sont flexueuses, peu réfringentes, prennent bien l'hématoxyline et le carmin (E. Berger), les fibres zonulaires sont raides, droites, ne se colorent pas par le carmin, ni par l'hématoxyline, mais bien par l'acide picrique et le picro-carmin, comme les fibres élastiques. Elles sont en outre très réfringentes, et les classiques (Testut) les rapprochent volontiers des fibres élastiques. Les auteurs, même ceux qui les rattachent étroitement au corps vitré, font remarquer qu'elles constituent comme une condensation des fibres de ce dernier ; c'est ainsi que les décrit Hache, qui les assimile à de véritables petits tendons connectifs. Ainsi donc, les simples caractères des fibres de la zonule séparaient déjà cette dernière de la membrane hyaloïde. Lorsqu'on s'aperçut en outre qu'il existait dans le canal de Petit des fibres zonulaires, le traversant de part en part, l'idée que la zonule procédait d'un simple dédoublement de l'hyaloïde fut un peu ébranlée, et il est évident que la présence de ces fibres équatoriales troubla l'idée nette qu'on se faisait du canal de Petit ; de là, les hésitations et les dénégations qui s'élevèrent sur la réalité de ce conduit. En réalité, on sait aujourd'hui que la zonule n'a rien à faire avec l'hyaloïde. Elle est constituée par des fibres venues des procès ciliaires et qui se portent sur les deux faces du cristallin de part et d'autres de son équateur. C'est là une conception déjà ancienne, puisqu'elle remonte à Zinn lui-même, et qui a été soutenue par Gerlach, Dessauer, Claeys, Czermak, Topolanski, Collins, Agababow, et, en France, ces derniers temps, par Terrien et par Damianoff. Pour tous ces auteurs, la zonule de Zinn est indépendante de l'hyaloïde. Elle est formées par des fibres venues de la rétine ciliaire, soit en arrière des procès, immédiatement au-devant de l' « ora serrata », soit des procès eux-mêmes, et, tant de leurs parties saillantes, que des vallées ciliaires. Il existe des divergences entre tous ces auteurs au sujet de l'origine de ces fibres, mais ce sont là des points de détail que nous retrouverons plus tard. Pour le moment, contentons-nous d'examiner la manière dont les fibres zonulaires se comportent par rapport au cristallin. Ces fibres, avons-nous dit, naissent soit en avant de l'ora serrata, soit au niveau des procès eux-mêmes.

Si l'on s'en rapporte à Terrien, on voit (fig. 154) que les fibres venues de l'ora serrata se portent sur la face antérieure du cristallin, tandis que celles nées des procès ciliaires se jettent sur la face postérieure de la lentille en croisant les précédentes. Ainsi, il y aurait un plan de fibres nées de la portion postérieure de la rétine ciliaire pour la face antérieure du cristallin, et un second plan antérieur se portant sur la face postérieure de la lentille. On voit aussi, dans le triangle compris entre ces deux plans et l'équateur du cristallin la section de quelques fibres répondant aux fibres équatoriales dont il a été question plus haut.

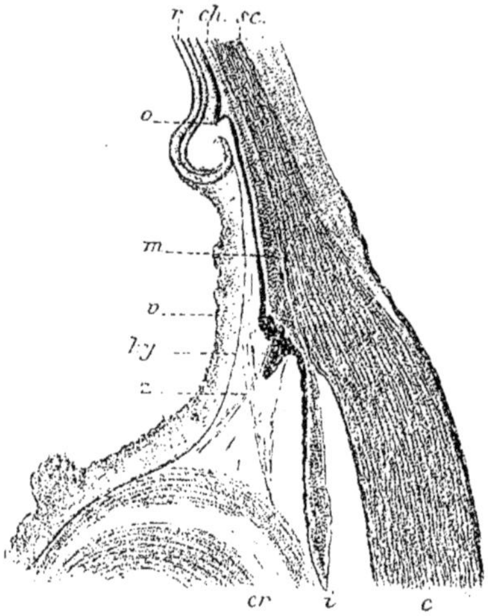

Fig. 154.
Zonule de Zinn (Terrien).

c, cornée. — *sc*, sclérotique. — *ch*. choroïde. — *r*, rétine. — *o*, ora serrata. — *m*, muscle ciliaire. — *v*, vitré. — *hy*, hyaloïde. — *z*, zonule. — *i*, iris. — *cr*, cristallin.

Les données tirées de la figure de Terrien peuvent être considérées comme très exactes au point de vue général, à la condition expresse de se garder de trop schématiser et de considérer comme constant et nécessaire l'entrecroisement des fibres postérieures avec celles du plan antérieur. On voit, en effet, dans sa figure, des fibres se porter directement des procès ciliaires à la lame antérieure de la zonule, et il est évident que la disposition inverse se rencontre aussi. Du reste, on sait depuis longtemps qu'il y a, non seulement dans la zonule, des fibres radiées se portant du corps ciliaire au cristallin, mais qu'il existe aussi des fibres arquées se portant d'un point à l'autre de la circonférence ciliaire et qu'on a appelées des fibres d'association.

En arrière de la zonule, on distingue le corps vitré avec sa membrane hyaloïde mince et parfaitement indépendante de l'appareil zonulaire.

Il résulte de tout cela qu'il existe tout autour du cristallin un espace prismatique annulaire qui répond plus ou moins exactement au canal de Petit, mais qui n'est pas un canal véritable en ce sens que ses parois ne sont pas continues (fibres de la zonule) et que sa lumière est elle-même traversée et irrégulièrement cloisonnée par des fibres. Mais, s'il ne s'agit pas là d'un canal parfait, il n'en est pas moins vrai que cet espace constitue une voie très aisément perméable tout autour du cristallin et remplie à l'état de vie par l'humeur aqueuse. Lorsqu'on ouvre un œil sous l'eau en fendant son pôle postérieur, si on enlève avec soin le corps vitré, on peut ensuite insuffler de l'air dans le canal de Petit à l'aide d'une pipette de verre très effilée ; et l'on voit alors ce canal présenter les renflements et les étranglements successifs qui lui ont fait donner le nom de canal godronné (fig. 155). L'air insufflé reste contenu dans cet espace, parce que le treillis de fibres est trop serré pour qu'il puisse passer au travers sous forme de bulles; mais si l'on n'a pas usé de grandes précautions pour enlever le corps vitré, l'air insufflé s'échappe le plus souvent par des ruptures de la paroi postérieure de la zonule de Zinn, et l'on ne parvient à insuffler le canal de Petit que partiellement ou pas du tout. Quand l'insufflation a bien réussi, le canal se présente avec l'aspect godronné qui lui a valu son nom, et dont les parties renflées répondent aux vallées ciliaires, les étranglements aux procès. Ainsi, contrairement à l'opinion classique, la zonule n'a rien de commun avec la membrane hyaloïde, mais doit être rattachée au contraire aux procès ciliaires. Les recherches de Damianoff font comprendre clairement, semble-t-il, la nature et l'origine de cette membrane. En étudiant le développement de l'œil chez quelques animaux domestiques, chien, chat, lapin, cet auteur a remarqué qu'à un moment donné les procès ciliaires sont en contact immédiat avec l'équateur du cristallin, lequel est enveloppé à ce moment par sa membrane vasculaire. Les procès adhèrent très fortement à cette dernière sur la plus grande partie de leur étendue, et on peut s'assurer qu'ils lui sont rattachés par une substance tenace, tellement bien qu'on ne peut les en arracher sans causer de déchirures. Autour de la zone d'adhérence des procès au cristallin, on peut voir des filaments partant de l'épithélium ciliaire et aboutissant à la lentille. Ce sont les premières fibres zonulaires (fig. 156, Damianoff). Au fur et à mesure que l'œil se développe, ses enveloppes grandissent proportionnellement beaucoup plus que le cristallin et s'écartent de ce dernier. Mais les procès ciliaires lui restent attachés par une série de fibres minces qui s'étirent en quelque sorte entre eux et lui et constituent les fibres zonulaires. Ces fibres sont donc, pour Damianoff, des produits de sécrétion; elles sont en réalité engendrées par les cellules claires de l'épithélium des procès ciliaires (couche interne), entre lesquels elles prennent pour ainsi dire racine dans des petits canaux péri-cellulaires analogues à ceux qu'on a décrits depuis longtemps autour des cellules glandulaires. Cette opinion diffère beaucoup de celle de Terrien, qui considère les fibres de la zonule comme analogues aux fibres de Mueller de la rétine. On trouvera dans la thèse de Damianoff une discussion suffisante des idées de Terrien et de celles des autres auteurs. Nous pensons que l'on peut accepter très aisément la nature de produits de

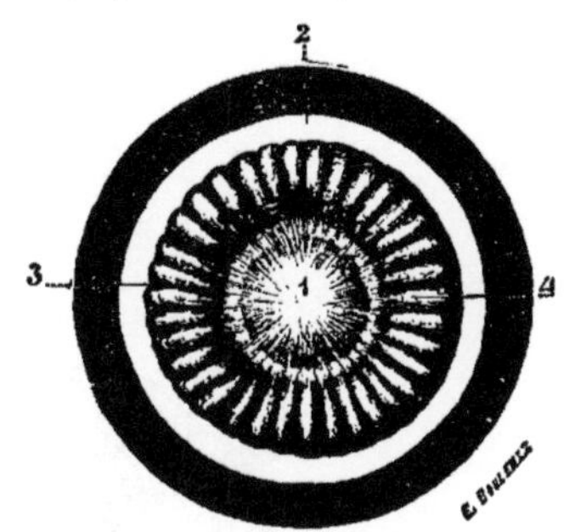

Fig. 155.
Le cristallin et son ligament suspenseur après insufflation du canal de Petit (Testut).

1, cristallin. — 2, partie postérieure de la zonule, lisse et unie. — 3, sa partie antérieure soulevée par places et formant la paroi antérieure du canal de Petit. — 4, les renflements arrondis en godrons de ce dernier canal.

Les parties renflées répondent aux vallées ciliaires, les parties rétrécies aux monticules.

sécrétion pour les fibres zonulaires. En effet, un détail anatomique, signalé par Vogt et Yung dans leur anatomie comparée, vient, en plus des raisons fournies par Damianoff, à l'appui de cette opinion ; c'est le suivant : il existe chez les cyclostomes entre la face postérieure de l'iris et le pourtour antérieur du cristallin des filaments excessivement fins et déliés. Ce sont là, sans doute, des homologues des fibres zonulaires fournies par l'épithélium de

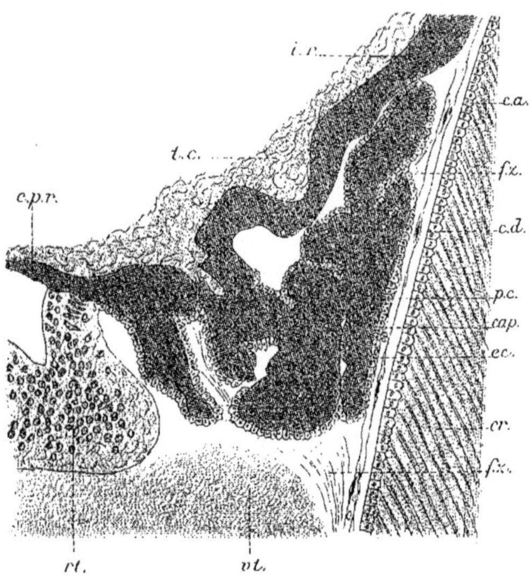

Fig. 156.

Coupe méridienne d'un œil de lapin de cinq jours. Fibres zonulaires (Damianoff).

cap, capsule vasculaire. — *cd*, cristalloïde. — *cr*, fibres du cristallin. — *ea*, épithélium antérieur. — *ec*, épithélium ciliaire. — *cpr*, épithélium pigmenté de la rétine et des procès. — *fz*, fibres zonulaires. — *ir*, iris. — *rt*, rétine. — *pc*, procès ciliaires. — *tc*, tissu conjonctif. — *vt*, vitré.

l'iris, et l'on ne peut songer en ce cas à les comparer à des fibres de Mueller. Enfin, la formation des fibres zonulaires par étirement d'un produit de sécrétion explique d'une manière très simple le développement de la zonule si difficile à comprendre dans toute autre hypothèse, et en particulier dans celle qui voulait faire de la zonule un simple dédoublement de l'hyaloïde. Si l'on réfléchit, en effet, que le cristallin est formé bien avant le corps vitré, on peut se demander comment l'hyaloïde se dédoublera à un moment donné pour le recevoir. Au contraire, on conçoit parfaitement les rapports définitifs qui existent entre le cristallin et la zonule, si l'on réfléchit que cette dernière provient du produit de sécrétion d'une surface épithéliale qui s'est moulée sur l'étendue du cristallin où les fibres zonulaires doivent s'attacher. Et pour rendre plus claire et plus compréhensible la nature des fibres zonulaires, Vialleton, dans le laboratoire duquel la thèse de Damianoff a été faite, lui a suggéré cette hypothèse assez séduisante que ces fibres pouvaient être comparées au byssus par lequel certains mollusques lamellibranches s'attachent aux corps submergés. Le byssus est produit par une glande particulière placée dans le pied des animaux. Lorsqu'ils veulent se fixer sur un corps étranger, ils appliquent sur lui leur pied, puis s'en écartent lentement, en étirant les sortes de fibres qui les fixent à ce corps. De même, le cristallin pourrait être en quelque sorte comparé à un corps étranger fixé et maintenu en place dans l'œil par les procès ciliaires qui ont sécrété autour de lui la zonule. L'auteur de cette hypothèse ne la donne, du reste, que comme telle et comme un moyen facile de comprendre la nature morphologique de cette formation sur laquelle on a tant discuté.

BIBLIOGRAPHIE DE L'ANATOMIE DU CRISTALLIN

CRISTALLIN

Arnold. Die Linse und das Strahlenplättchen. *Graefe und Saemisch Handb. d. Augenheilh.* Vol. I, 1874.

Babuchin. Die Linse. *Stricker's Handbuch der Lehre von den Geweben.* 1872.

Baerens. Dissert. sistens systematis lentis crystallinae monographiam physiologicam. *Tubingen*, 1819.

Bartisch. Ophthalmodouleia. *Dresde*, 1583.

C. Bauhini. Theatrum anatomicum. *Francfort*, 1605.

O. Becker. Pathologie und Therapie das Linsensystems. *Handb. von Graefe-Saemisch*, vol. V. Leipzig, 1877.

— *Revue générale d'ophtalmologie*, vol. I, p. 273. Paris, 1882.

— Zur Anatomie der gesunden und kranken Linse. *Wiesbaden*, 1883.

Berger. Bemerkungen über die Linsenkapsel. *Centrabl. für prak. Augenheilkunde*, 1882.

— Anatomie normale et pathologique de l'œil. *Paris*, 1893.

Bowman. Lectures on the part concerned in operations of the Eye. *London*, 1849.

Brewster. On the anat. and optic. structures of the lens, etc. *Philosoph. transact.* 1833.

— *Id.*, 1836.

Camper. Diss. de quibusdam oculi partibus. *Lugd. Batav.*, 1746.

Claus. *Traité de Zoologie*. Traduction française de Moquin-Tandon, 2e édit. *Paris*, 188 .

Damianoff. Recher. hist. sur la cristalloïde et sur la zonule de Zinn. *Thèse de Montpellier*, avec 3 planches, 1900.

De la Hire. *Mém. de l'Acad.*, 1706.

Demours. *Traité des maladies des yeux*, 1818.

Deutschmann. Untersuch. über die Pathogenese der Cataract. *Archiv. f. Ophthalmologie.* Vol. XXIII, 1877.

— Même titre. *Arch. f. Ophth.* Vol. XXVI, 1880.

G. Ebers. Papyrus Ebers, das Buch über die Arzneimittel der alten Ægypter. 1 vol. *Leipzig*, 1875.

Fabricii ab Aquapendente. Opera Omnia. *Lipsiae*, 1688.

Gayet. Article Cristallin in *Dict. encycl. des Sc. médicales*. 1re série, vol. XXIII.

Harting. In Hoeven's Tijdskrift, XII, 1846.

Hatscheck. *Lehrbuch der Zoologie*. Iena, 1888.

Iwanoff. Beiträge zur norm. und pathol. Anat. des Auges. *Arch. für Ophth.*, 1869. Vol. XV.

Kessler. Entwickelung des Auges. *Dissertation*. *Dorpat*, 1871.

Kœlliker. Mikrosk. Anatomie, II, 2 p.

Kölliker. *Elem. d'histol. humaine*, 2e édit. de franç. *Paris*, 1868.

— *Traité d'embryologie*, trad. franç. de Schneider. *Paris*, 1882.

Leeuwenhœk. *Philosophical transactions*, 1684 et 1685.

Leydig. *Traité d'histol. de l'homme et des animaux*, trad. par Lahilonne. Paris, 1866.

Leuwenhoeck. De form. humoris cristallini, etc. *Arcana naturæ dilecta*. 1722.
Lieberkühn. Ueber d. Auge d. Wierbelthierembryo. *Schrif. d. Naturforsch. Gesellschaft zu Marburg*. Vol. X. 1872.
Milne-Edwards. *Leçons sur la Phys. et sur l'Anat. comparée*. Vol. , 18 .
Morgagni. Adversus. anat. VI, nos 71 et 90 et Epistol. XVIII, n° 32.
Perrier (Rémy). *Eléments d'Anat. comparée*. Paris, 1893.
Petit. *Mém. de l'Acad. de Paris*, 1723, 1728, 1730.
Puschmann. *Handbuch der Geschichte der Medizin*. Livr. 1-4. Iéna, 1901-1902.
Rabl. Ueber den Bau und die Entwickelung der Linse (324 pages avec planches lithogr. et 132 figures dans le texte). *Leipzig*, 1900.
Rubbatel. Recherches sur le dévol. du cristallin, etc. *Thèse de Berne*. 1885.
Rufus d'Éphèse. Œuvres publiées par Daremberg et Ruelle. *Paris*, imp. Nation. 1879.
Schwalbe. Article Cristallin in *Traité d'Ophthalm. de de Wecker et Landolt*. Paris, 1886.
Schön. Zonula und Ora serrata. *Anat. Anzeiger*, X, janvier 1895.
Soemmering. Abbildungen des menschlichen Auges, 1801.
— De oculorum sectione horizontali, 1818.
Schroeter. Das menschliche Auge, 1801.
Testut. *Traité d'Anatomie humaine*, 4e édit. Paris, 1899.
Tscherning. *Optique physiologique*. 1898. *C. R. Ac. Sc.* 1888.
Ulrich. Zur Anat. d. canalis Petiti und der anstossenden Gewebe. *Arch. für Ophth.*, t. XXVI, 1880.
Vésale. *De humani corporis fabrica*. 1542.
Vogt et Yung. *Anat. comparée pratique*, t. II, 1894.
Wiedersheim. *Manuel d'Anat. comp. des Vertébrés*. Trad. par Moquin-Tandon. *Paris*, 1890.
Werneck. *Ammon's Zeitschrift*, 1834 et 1835.
Zinn. Descriptio oculi humani. *Gotting.*, 1755.

ZONE DE ZINN

Aeby. Der Canal. Petiti und der Zonula Zinnii. *Arch. f. Ophthalmologie*. Vol. XXVIII, 1882.
Agababow. Unters. über die Natur der Zonula ciliaris. *Arch. für mikrosk. Anat.* Vol. L. 1897.
Berger. Beiträge zur Anat. d. Zonula Zinnii. *Arch. f. Ophth.* Vol. XXVIII, 1883.
— Bemerk. zur Zonulafrage. *Arch. f. Ophth.* Vol. XXXI, 1886.
— *Anat. norm. et path. de l'œil*. Paris, 1893.
Claeys. De la région cil. de la rétine, etc. *Bulletin. Acad. roy. médecine de Belgique*. Vol. XX, 1886.
Collins. On the devel. and abnormalities of the Zonula of Zinn. *The London ophth. hosp. reports*. 1891.
Czermak. Zur Zonulafrage. *Arch. f. Opht.* Vol. XXXI, 1885.
— Erwiederung auf Dr Dessauer, etc. *Klin. Monatsbl. f. Augenheilkunde*. Vol. XXIII, 1886.
Damianoff. Recherches histol., etc. *Thèse de Montpellier*. 1900.
Dessauer. Zur Zonulafrage. *Klinische. Monat. f. Augenheil.*, 1883.
Garnier. Ueber d. norm. und pathol. Zustand. etc. *Arch. f. Augenheilkunde*. Vol. XXIV, 1891.
Gerlach. Beiträge zur norm. Anat. des mensch. Auges. *Leipzig*, 1880.
Hache. Sur l'hyaloïde et la zone de Zinn. *Mémoires Soc. de Biologie*. Paris, 1889.
Hocquard et Masson. Etude sur les rapports, etc. *Archives d'Ophthal.*, 1883.
Petit J.-L. La zonule de Zinn. *Mém. de l'Académie des Sc.* Paris, 1726.
Schoen. Zonula und Grenzhaut des Glaskörpers. *Arch. f. Ophth.* Vol. XXXII, 1886.
Schwalbe. De canali Petiti. *Halle*, 1872.
— Article Zonula in *Traité d'opht. de de Wecker et Landolt*. Paris, 1886.
Terrien. Recherches sur la struct. de la rétine, etc. *Thèse de Paris*, 1898.
— Mode d'insertion des fibres zonulaires, etc. *Arch. d'Opht.* Vol. XIX, 1899.
Topolanski. Ueber den Bau der Zonula, etc. *Arch. f. Ophth.* Vol. XXXVII, 1891.
Ulrich. Zur Anat. and Phys. d. canalis Petiti, etc. *Arch. f. Opht.* Vol. XXVI, 1880.
Zinn. Descriptio anat. oculi humani. *Göttingen*, 1755.

ANATOMIE ET PHYSIOLOGIE

DU CORPS VITRÉ

Par M. ROHMER (de Nancy).

CHAPITRE PREMIER

ANATOMIE

Caractères généraux. — Le corps vitré est cette masse transparente, d'aspect et de consistance gélatineux, qui remplit tout l'espace postérieur de l'œil compris entre la rétine, d'une part, et la face postérieure du cristallin, d'autre part. Si par son volume il est le plus considérable des milieux de l'œil, par sa structure, au contraire, il est certes un des plus simples.

Rapports. — Sa forme générale est celle d'un sphéroïde déprimé en cupule à sa partie antérieure, dépression désignée sous le nom de *fossa patellaris* et destinée à loger le cristallin. De chaque côté de cette fosse, en avant de l'*ora serrata* de la rétine, il s'adosse à la zonule de Zinn dont il est séparé par une sorte de fente capillaire qui s'élargit vers le bord du cristallin, et délimite ainsi autour de celui-ci un canal, *le canal de Petit*, rempli de liquide pendant la vie ; ce canal communique avec la chambre postérieure et, par suite, avec l'antérieure, au moyen de fines ouvertures placées en sens radié entre les fibres de la zonule qui s'étalent librement des crêtes ciliaires au bord du cristallin.

Dans le reste de son étendue, en allant d'avant en arrière, depuis la zone de Zinn jusqu'au nerf optique, le vitré est directement en rapport avec la rétine dont il n'est séparé que par une mince membrane d'enveloppe, la *membrane hyaloïde ;* celle-ci suit toutes les déformations du corps vitré, et entre autres, se prolonge dans le *canal hyaloïdien*, que l'on voit bien sur une coupe antéro-postérieure, vestige de l'état fœtal, pendant lequel il donnait passage à l'artère hyaloïdienne, conservée au moins virtuellement pendant l'état de formation complète, et servant encore à la circulation lymphatique de l'œil.

Entre la membrane hyaloïdienne et la rétine, il n'y a que des rapports de contiguïté; mais au niveau de l'ora serrata et de la zonule de Zinn, il y a adhérence intime entre ces diverses membranes; même, à la face postérieure du cristallin, Wieger et Berger ont décrit sous le nom de ligament *hyaloïdéo-capsulaire* un certain nombre de fibres conjonctives qui, partant de la face antérieure du vitré, viennent s'implanter circulairement sur la cristalloïde postérieure, à un millimètre en arrière de l'équateur. Si Testut pense que la présence de ces fibres n'établit entre le corps vitré et le cristallin qu'une bien faible adhérence, ce dernier se détachant sans difficulté, et par son simple poids, de la fossa patellaris, lorsqu'on a incisé circulairement son ligament suspenseur, par contre Schwalbe prétend que les deux tissus ne peuvent être séparés que difficilement.

Division. — Nous étudierons donc successivement, dans le corps vitré : 1° sa membrane enveloppante, l'*hyaloïde*, avec sa partie antérieure modifiée, la *zone de Zinn;* et, 2° le contenu, l'*humeur vitrée*, proprement dite.

Membrane hyaloïde (de ὑαλός, verre, et εἶδος, ressemblance). — C'est une membrane mince et délicate qui enveloppe le corps vitré dans ses quatre cinquièmes postérieurs, depuis la papille optique jusqu'au niveau du bord du cristallin, tandis que toute la partie du vitré qui forme la fosse patellaire en est dépourvue ; à cet endroit l'humeur vitréenne est directement en contact avec la cristalloïde postérieure.

Certains auteurs ont nié l'existence de cette membrane ou l'ont confondue avec la limitante interne de la rétine ; Lieberkühn, en 1872, a pu affirmer son existence propre et ses rapports directs avec le corps vitré, en montrant, sur l'œil des poissons, qu'elle se développe aux dépens du feuillet moyen du blastoderme, tandis que la rétine, y compris sa membrane limitante interne, provient de la vésicule oculaire, laquelle, on le sait, n'est qu'une expansion latérale de la vésicule cérébrale antérieure (Testut). D'autre part, sur l'œil des oiseaux, l'hyaloïde ne finit pas avec la rétine au bord du pecten, mais lui forme un revêtement complet. Sur l'œil de l'homme et des mammifères en général (Schwalbe), il se produit, lorsqu'on la place pendant une journée dans de l'alcool très faible, une séparation constante et très lisse entre la rétine et le corps vitré; sur de pareilles préparations, on trouve constamment la surface du corps vitré en contact avec l'hyaloïde qui se continue avec la zonule et le cristallin; au contraire, la rétine se trouve vers sa surface interne simplement garnie d'une *margo limitans*. Que l'hyaloïde reste aisément, sur des yeux *frais* qu'on vide de leur corps vitré, attachée à la rétine, cela ne signifie rien pour ce qui regarde la question que nous agitons ici, car la séparation n'a pas lieu avec le corps vitré; constamment une mince couche périphérique de la gélatine du corps vitré reste de même attachée aux membranes; d'ailleurs cela ne se passe ainsi que pour les corps vitrés des animaux adultes. Sur de jeunes animaux, par exemple chez le veau, qui présente un corps vitré d'une consistance notable, l'hyaloïde suit dans des yeux frais le corps vitré qui s'en échappe.

Au microscope, la membrane hyaloïde, dans toute sa partie postérieure, c'est-à-dire, abstraction faite de la zone de Zinn, se présente sous forme de membrane anhiste, claire et transparente comme du verre, faisant de nombreux plis grâce auxquels on peut la voir au microscope. A *sa surface externe*, en contact avec la rétine, sont adhérentes des gouttelettes transparentes que la réaction micro-chimique fait reconnaître pour de l'albumine échappé, d'après SCHWALBE, des cônes des fibres les plus radiées dirigées vers l'hyaloïde ; quelquefois les cônes des fibres les plus radiées sont même restés attachés, par les émanations réticulées de leurs bords, aux cônes sphériques; alors toute la surface externe de la membrane hyaloïde présente un aspect réticulé.

Sur la face interne, on rencontre, soit sous forme d'amas, soit à l'état de dissémination irrégulière, des éléments cellulaires à un ou deux noyaux, qui sont les *cellules subhyaloïdiennes de Ciaccio*. Ces cellules, tantôt arrondies, tantôt fusiformes, ou même étoilées, sont plus nombreuses (SCHWALBE) au niveau de l'ora serrata et de la papille optique que sur tout autre point de la membrane hyaloïde ; leur nombre décroît progressivement de ces deux régions vers l'équateur. Les cellules subhyaloïdiennes ne paraissent être que des globules blancs qui occupent les couches les plus externes de l'humeur vitrée et qui se sont échappés par diapédèse des réseaux vasculaires voisins (TESTUT). Elles sont surtout nombreuses près de l'ora serrata et à l'entrée du nerf optique, tandis que leur nombre décroît progressivement de ces deux régions vers l'équateur; leur accumulation dans les parties antérieures et postérieures du corps vitré se rapporte au plus proche voisinage de leur source que représentent les vaisseaux du corps ciliaire et de la papille. D'ailleurs, il s'en rencontre aussi constamment quelques-unes isolées, sur la surface externe de la membrane vitréenne, entre celle-ci et la rétine (IWANOFF).

Zone de Zinn ou zonule. — Dans la région de l'ora serrata, l'hyaloïde commence peu à peu à s'épaissir et à changer de structure en devenant *zone circulaire*. Deux points importants sont alors à noter dans sa conformation : d'une part, en même temps que l'hyaloïde s'épaissit et devient plus résistante, on voit apparaître au sein de la substance amorphe qui la constitue, tout un système de fibrilles, probablement de nature élastique, qui se dirigent d'arrière en avant parallèlement aux méridiens de l'œil ; très minces et très rares encore au niveau de l'ora serrata, ces fibrilles augmentent en nombre et en force au fur et à mesure qu'elles se rapprochent du cristallin, sur lequel elles se terminent. D'autre part, l'hyaloïde se dédouble, en apparence, en deux feuillets qui vont rejoindre, l'un, la face antérieure, l'autre, la face postérieure du cristallin, en délimitant entre eux un espace lymphatique, le *canal de Petit*. Il est donc facile de comprendre que les fibres zonulaires divergent au niveau de leur insertion antérieure, pour occuper, sur le cristallin, une zone bien plus étendue que l'épaisseur de la membrane dont elles émanent ; il en résulte aussi que leur ensemble, vu sur une coupe méridienne de l'œil, représente un triangle dont le sommet regarde l'ora serrata, et dont la base, dirigée en sens opposé, répond à la fois à la cristalloïde antérieure, à l'équateur de la lentille et à la cristalloïde postérieure (fig. 155).

Ajoutons encore que le feuillet postérieur de la zonule n'est pas une membrane continue, mais qu'elle est représentée, au voisinage du cristallin,

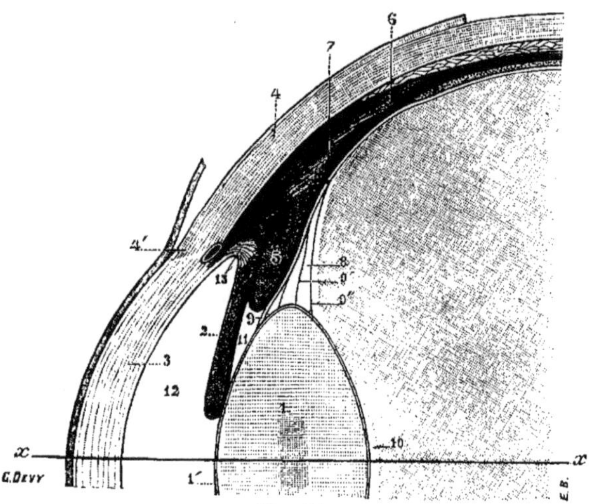

Fig. 155.

L'insertion cristallinienne de la zonule et le canal godronné de Petit, vus sur une coupe méridienne de l'œil.

x, x, axe antéro-postérieur de l'œil. — 1, cristallin, avec — 1' sa capsule. — 2, iris. — 3, cornée. — 4, sclérotique. — 4'. ligne de soudure scléro-cornéenne. — 5, procès ciliaires. — 6, portion ciliaire de la rétine. — 7, zonule. — 8, canal de Petit. — 9, fibres zonulaires à insertion prééquatoriale. — 9' fibres zonulaires à insertion équatoriale. — 9'' fibres zonulaires à insertion postéquatoriale. — 10, espace, postlenticulaire, — 11, chambre postérieure. — 12, chambre antérieure. — 13, ligament pectiné et espace de Fontana.

ainsi que le montre la figure 156, par une multitude de petits cordages tendineux, qui suivent des directions différentes et qui sont séparés les uns des autres par des espaces en forme de fentes, à travers lesquelles circule la lymphe.

Nous allons donc décrire successivement : le sommet, la base et les deux faces du triangle zonulaire.

Le *sommet* de la zonule ou bord postérieur correspond à l'endroit où, près de l'ora serrata, l'hyaloïde commence à se modifier, à s'épaissir et se dédoubler (fig. 155,7).

La *base*, ou bord antérieur de la zonule, est précisément, délimitée par l'écartement des fibres de l'hyaloïde, fibres dont les unes (fig. 155,9) se fixent sur la cristalloïde antérieure, un peu en avant de l'équateur, et dont les autres (fig. 155,9'), mais en plus petit nombre, s'attachent sur l'équateur lui-même;

il en est quelques-unes enfin (155,9″) qui, se portant plus en arrière encore, viennent s'insérer sur la cristalloïde postérieure.

La *face externe* ou antérieure, au voisinage de l'ora serrata, s'applique contre la limitante interne de la rétine et lui adhère d'une façon tellement intime qu'elle fait pour ainsi dire corps avec elle; tandis que plus en avant, au niveau des procès ciliaires, la zonule, tout en restant adhérente à la portion ciliaire de la rétine (à tel point que lorsqu'on enlève le cristallin avec sa zonule, on enlève en même temps une partie du pigment ciliaire, lequel se dessine en lignes noirâtres sur la face externe de la zonule), se plisse exactement comme les procès ciliaires; elle suit ainsi les crêtes et les sillons des procès disposés en sens méridien. Il faut remarquer cependant que si la zonule adhère au sommet des petits monticules ciliaires, elle ne tapisse pas le fond des vallons, et ménage de la sorte de petites cavités, des espaces libres décrits par Kuhnt sous le nom de *recessus cameræ posterioris* (prolongements de la chambre postérieure); au nombre de soixante-dix environ, ces espaces correspondant à chaque vallée ciliaire communiquent, à la base des procès, avec la chambre postérieure de l'œil dont ils ne sont que de simples diverticules, remplis de même d'un liquide transparent, incolore, qui n'est autre que de la lymphe. Ces vallées de même longueur que les vallées ciliaires, se terminent en cul-de-sac un peu en avant de l'ora serrata.

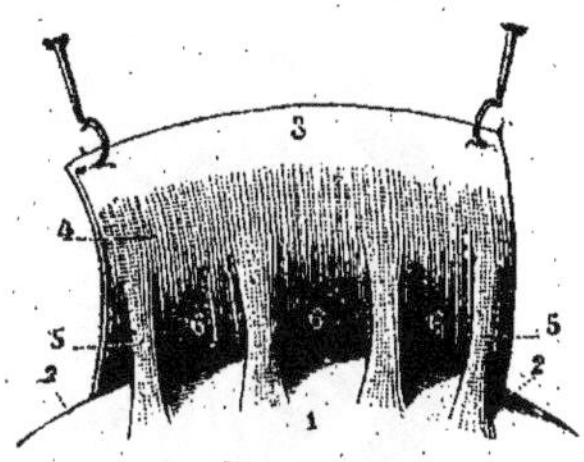

Fig. 156.

Insertion de la zonule sur le cristallin; vue postérieure (*schématique*). (Testut.)

1, face postérieure du cristallin. — 2, son équateur. — 3, zonule (sa partie lisse et homogène). — 4, faisceaux zonulaires antérieurs, insérés sur la cristalloïde antérieure. — 5, faisceaux postérieurs insérés sur la cristalloïde postérieure. — 6, parties larges du canal de Petit, celles qui se renflent en godrons par l'insufflation du canal.

La *face interne* de la zonule est directement en rapport avec le corps vitré, au moins au niveau de l'ora serrata; mais à 2 ou 3 millimètres en avant de cette région, le vitré s'écarte peu à peu de la membrane zonulaire, de telle sorte, qu'à partir de ce point jusqu'à la face postérieure du cristallin, il en résulte une fente d'abord, puis un espace qui va en s'élargissant pour former au niveau de la lentille un véritable canal; c'est *le canal godronné de Petit* ou *espace lymphatique post-zonulaire* (fig. 155,8).

Ce canal entoure donc tout l'équateur du cristallin, et, sur une coupe méridienne, présente la forme d'une pyramide triangulaire (fig. 155); la représentation de cette coupe permet en même temps de bien saisir ses limites qui sont : en dedans l'équateur du cristallin, en arrière l'humeur vitrée dépourvue de toute enveloppe, en avant les faisceaux d'insertion de la zonule et du cristallin (fig. 156); ces faisceaux, que nous avons déjà décrits plus haut, sont isolés et indépendants les uns des autres, et forment une paroi percée à jour par une multitude de fentes interfasciculaires qui permettent une communication facile entre le canal de Petit et la chambre postérieure. Ce sont ces mêmes faisceaux qui déterminent les bosselures arrondies ou godrons (d'où le nom de *canal godronné*) que produit sur la face postérieure de la zonule l'insufflation d'air dans l'espace de Petit (fig. 157,4).

Or, comme les faisceaux zonulaires qui s'insèrent sur l'équateur du cristallin ou sur la cristalloïde postérieure correspondent précisément aux monticules ciliaires en face desquels ils sont placés, il en résulte que les vallées sont élargies; au contraire, le rétrécissement du canal godronné s'accentue au niveau des monticules. De cette sorte le canal de Petit insufflé représente un chapelet de bulles d'air disposé en collier autour du cristallin, ainsi que le montre la figure précédente; il est bon de dire que cet aspect est un artifice de préparation qu'on ne saurait, sans cela, retrouver sur une pièce fraîche.

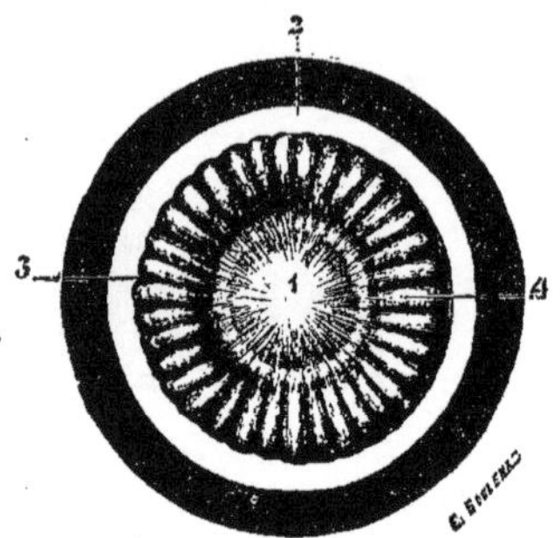

Fig. 157.
Le cristallin et son ligament suspenseur après insufflation du canal de Petit. (TESTUT.)

1, cristallin. — 2, partie postérieure de la zonule, lisse et unie. — 3, sa partie antérieure soulevée par places et formant la paroi antérieure du canal de Petit. — 4, les renflements arrondis ou godrons de ce dernier canal.

Les parties renflées répondent aux vallées ciliaires, les parties rétrécies aux monticules.

CAMPOS, élève de PANAS, a décrit récemment des filaments qui, au niveau de la portion réfléchie de la membrane hyaloïde, à chacun de ses soulèvements ou godrons, se détachent au nombre de deux, puis après s'être rejoints, s'enroulent en spirale et se dirigent vers la région ciliaire. A une petite distance de cette région, la corde ainsi formée (*ligament cordiforme* de CAMPOS) se résoud dans ses fibrilles constituantes que l'on peut suivre jusqu'au sommet du procès ciliaire, au niveau duquel elle s'insère. Ces ligaments suspendraient, pour ainsi dire, la portion réfléchie de la membrane hyaloïde; en effet, la gelée vitréenne molle, tremblotante, a besoin d'être soutenue par une membrane résistante et immobile. C'est pour cela que l'hyaloïde s'épaissit en avant, ayant perdu à ce niveau tout point d'appui ; les ligaments cordiformes en assurent l'immobilité. Ce sont ces ligaments aussi qui déterminent les plicatures de la membrane hyaloïde et lui donnent un aspect godronné; ce sont eux qui par leur ensemble constituent, d'après CAMPOS, l'appareil suspenseur de la portion réfléchie de la membrane hyaloïde.

D'après CZERMAK, la zonule de Zinn n'est pas un tissu membraneux, mais un système assez compliqué de fibres. L'espace traversé par ces fibres appartient à la chambre postérieure et est rempli d'humeur aqueuse. Il n'existe pas de canal de Petit. Les fibrilles d'origine de la zonule proviennent de la lamelle vitrée de la portion ciliaire de la rétine; aucune ne vient du corps vitré. La lamelle vitrée ne se continue pas en arrière dans la limitante interne de la rétine, mais dans la couche limitante du corps vitré. Entre les fibres de la zonule, on observe quelques plaques endothéliales, et quelques cellules migratrices, qui adhèrent aux fibres par le moyen de leurs prolongements protoplasmiques. La forme de la lamelle vitrée, telle qu'elle est décrite, explique les préparations microscopiques obtenues par Aeby et tous les auteurs. Ce qu'ils ont décrit comme ligament suspenseur n'est pas la zonule, mais la lamelle vitrée de la portion ciliaire de la rétine.

Terrien et Panas ont précisé davantage, dans ces derniers temps, l'origine des fibres de la zonule. Pour ces auteurs, elles naissent toutes de la rétine ciliaire, un peu en avant de l'ora serrata ; aucune ne vient du vitré. Parties de la pars ciliaris retinæ, elles vont se jeter pour la plupart sur les faces antérieure et postérieure du cristallin et sur l'équateur de cette lentille en formant là un espace triangulaire à sommet dirigé vers la périphérie, baigné par l'humeur aqueuse et décrit à tort sous le nom de « canal de Petit ». D'autres se jettent, soit sur la membrane hyaloïde, soit sur la rétine ciliaire elle-même, en reliant à la façon d'un pont deux points de cette membrane plus ou moins éloignés l'un de l'autre (fibres d'association).

Au niveau de la rétine ciliaire, elles ne s'arrêtent pas à la membrane basale qu'on décrit généralement comme recouvrant l'extrémité libre des cellules claires, et qui n'existe pas en réalité. Arrivées à peu de distance de ces cellules, elles se dissocient en un pinceau de fibrilles, dont chacune pénètre dans l'interstice limité par deux cellules contiguës, traverse la couche pigmentée, et va s'insérer à la face interne de la lame vitrée de la choroïde qui présente à ce niveau une série d'élevures et de dépressions peut-être en rapport avec l'insertion des fibres zonulaires.

Les fibres de la zonule se comportent donc en tous points comme des fibres de soutien qui, au lieu de se terminer en dedans par une base élargie pour former la limitante interne de la rétine, continueraient leur trajet et iraient se perdre, la plupart sur le cristallin, quelques-unes sur la membrane hyaloïde, d'autres sur la rétine ciliaire elle-même.

On peut ainsi considérer les fibres de la zonule comme des fibres de Müller extrêmement allongées. L'embryologie ne permet pas encore de trancher la question, mais il semble difficile de les faire provenir du corps vitré ; elles en sont très différentes chez l'adulte, et nulle part, on n'assiste à cette transformation chez l'embryon. Bien au contraire, elles semblent se développer de la périphérie vers le centre, c'est-à-dire de la rétine ciliaire vers le cristallin, et apparaissent tardivement (quatrième mois) alors que le vitré commence à se rétracter et est déjà condensé à la périphérie.

Les fibres de la zonule seraient donc d'origine ectodermique comme la rétine elle-même et cette manière de voir diffère beaucoup de celle admise en général qui les fait provenir du corps vitré (Terrien).

Humeur vitrée. — L'humeur vitrée, contenue dans la membrane hyaloïde, est une substance gélatineuse, gluante, vitreuse, dont la composition chimique, la richesse en eau, et surtout la consistance varient suivant les diverses espèces de mammifères, et chez l'homme suivant l'âge de l'individu. Chez l'embryon, le tissu de l'humeur vitrée est plus dense, plus résistant que chez l'animal adulte, et cette diminution de consistance semble se rapporter ici essentiellement à l'augmentation de l'eau qui entre dans sa composition ; c'est probablement aussi à une plus grande richesse en eau qu'il faut attribuer la moindre consistance du corps vitré de l'homme comparativement à celui du mouton et d'autres mammifères. Pour la même raison, l'humeur vitrée, chez certains animaux (homme, poisson), se caractérise par ses qualités visqueuses, filamenteuses, tandis qu'elle représente chez d'autres (chien, bœuf) une gélatine gluante et compressible; la présence de la mucine chez les premiers, son absence chez les seconds, expliquent encore en partie cette différence, car les corps vitrés privés de mucine se caractérisent pas une plus grande richesse en albumine, quoique peu élevée (0,136 p. 100 chez le veau, d'après Lohmeyer).

Les analyses chimiques du vitré donnent la composition suivante, d'après Berzelius et Lohmeyer :

	Berzelius	Lohmeyer	
Eau	98,50	98,640	p. 100.
Albumine	0,16	0,136	(albuminate de soude).
Chlorure de sodium	1,42	0,7757	p. 100.
Substance soluble dans l'eau	0,02	»	
Graisse	»	0,0016	—
Masses extractives	»	0,3200	—
Chlorure de potassium	»	0,0605	—
Sulfure de potassium	»	0,0148	—
Phosphate de chaux	»	0,0101	—
Phosphate de magnésie	»	0,0032	—
Phosphate de fer	»	0,0026	—
Craie	»	0,0133	—

Michel et Wagner ont trouvé que le corps vitré renferme : eau, 98,81 ; cendres, 0,91; albumine, 0,09; autres substances organiques, 0,16. Les membranes du corps vitré, séchées par filtration, faisaient de 0,0246 à 0,0247 p. 100 de la masse totale.

Berzélius, Lohmeyer et Ciaccio nient la présence de la mucine chez l'homme; Virchow et Schwalbe, au contraire, l'admettent. D'après Millon et Wöhler, le corps vitré contient aussi de l'urée; après avoir nourri les animaux avec de la garance, Berzélius a constaté une coloration rouge du corps vitré.

Ajoutons encore qu'en transportant le corps vitré sur un filtre, la majeure partie en dégoutte sous forme d'un liquide transparent, renfermant les sels et matières extractives, tandis qu'il ne reste sur le filtre, après avoir enlevé l'hyaloïde, qu'un faible reste d'une substance visqueuse et membraneuse dont la composition chimique n'a pas encore été déterminée (Schwalbe).

Boé a cependant constaté, dans le vitré, la présence de la glutine, principe que l'on obtient en soumettant au même traitement le tissu conjonctif (tendons, ligaments, aponévroses); il en conclut que le corps vitré n'est pas seulement constitué par une substance amorphe, mais qu'il contient aussi une trame de tissu conjonctif extrêmement fine.

Structure du vitré. — En anatomie générale, le corps vitré doit être considéré comme une formation conjonctive qui a perdu peu à peu dans le cours du développement, ses éléments figurés, fibres et cellules, et dont la substance amorphe, devenue très riche en eau, se trouve constamment parcourue par des cellules lymphatiques (Testut).

L'étude de la composition anatomique de l'humeur vitrée nous convaincra encore mieux de la véracité de cette conception.

Lorsque l'on plonge des yeux, soit dans la solution de Müller (Schwalbe), soit dans de faibles solutions d'acide chromique (Gerlach), soit dans de l'acide phénique (Smith), ou du sublimé (1-2 p. 100) (Retzius), ou encore qu'on les congèle (il est bon de faire séjourner les préparations dans l'alcool, puis de les inclure dans la celloïdine), on peut arriver à voir que l'humeur vitrée ne forme pas, comme on pourrait le penser au premier abord, un bloc compact et homogène; mais elle est divisée sur une coupe équatoriale en de nombreux segments par un système d'interstices ou fentes, qui jouent à leur égard le rôle de véritables cloisons séparatives. Ces fentes affectent deux directions principales. A la périphérie du corps vitré, elles sont circulaires, concentriques, dirigées parallèlement aux membranes de l'œil. Au centre du corps vitré, au contraire, elles sont radiées et forment autant de cloisons antéro-postérieures qui tombent perpendiculairement, d'une part sur la membrane hyaloïde, d'autre part, sur le canal hyaloïdien (fig. 158).

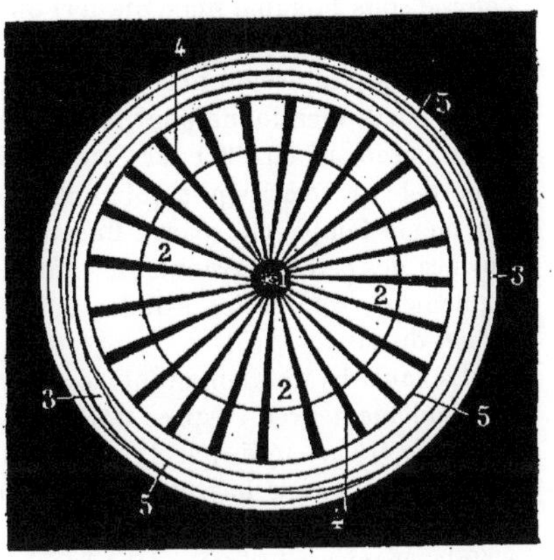

Fig. 158.

Schéma représentant, sur une coupe équatoriale du corps vitré, la double disposition de ses segments et des fentes qui les séparent. (Testut.)

1, canal central ou hyaloïdien. — 2, segments en quartiers d'orange. — 3, segments en écailles d'oignon. — 4, fentes radiaires. — 5, fentes circulaires.

Bowmann a comparé ces fentes et les segments qu'elles déterminent au centre du vitré à des tranches d'orange qui seraient au nombre de 180 pour Hannover, tandis que Schwalbe en compte 37 seulement; les fentes périphériques seraient analogues, comme disposition, à des écailles d'oignon.

Mais, tandis que pour les animaux il existe une substance centrale condensée, celle-ci présente chez l'homme une trame lâche et facilement destructible. La gélatine du noyau se fendille sous l'influence de l'acide chromique en sens radié et se rétracte en un certain nombre de cloisons radiées qui s'attachent près de l'axe qui renferme le canal central. Ici nous rencontrons une substance solide en bien moins grande quantité qu'à la périphérie, fait qui concorde parfaitement avec la plus grande liquéfaction des parties centrales du corps vitré (Schwalbe).

Comme faisant suite aux fentes que l'on décrit, après préparation, dans le corps vitré, il nous faut signaler encore le *canal central ou canal hyaloïdien*, large de 2 millimètres environ, rempli d'un liquide transparent, et qui se dirige de la papille du nerf optique où il est plus dilaté (*area Martegiani*) jusque vers la surface postérieure du cristallin où il se termine encore par une extrémité évasée, que Berger a désignée sous le nom d'*espace post-lenticulaire*.

Pour démontrer l'existence de ce canal, Stilling laisse dégoutter une solution de carmin sur le corps vitré détaché de sa membrane, et au niveau du voisinage du nerf optique ; la section équatoriale permet alors de voir le canal coloré sur la coupe. Schwalbe, dans le même but, injecte une substance colorée sous la gaine piale du nerf optique, et remplit ainsi le canal central, en même temps qu'il démontre la connexion du canal hyaloïdien avec les voies lymphatiques du nerf optique.

Ce canal, mentionné pour la première fois par Cloquet en 1818, puis décrit minutieusement en 1869 par Stilling, est tapissé d'une membrane vitreuse apparente grâce à ses plis qui sont à tout moment aisément reconnaissables; en même temps, elle paraît finement striée. Par places, on rencontre à sa surface des cellules granuleuses aplaties d'une façon irrégulière, et qui probablement, comme les cellules subhyaloïdiennes, ne sont que des globules blancs du sang.

Le canal hyaloïdien, au niveau de l'espace post-lenticulaire, communique probablement avec l'espace de Petit, ainsi que tend à le prouver une expérience de Michel, qui, par une injection dans la chambre antérieure, a obtenu le remplissage, à la fois, du canal de Petit et du canal hyaloïdien.

Chez l'embryon, le canal central renferme l'artère hyaloïdienne, qui s'étale ensuite en réseau dans la fossa patellaris. Souvent, cette artère persiste encore après la naissance, comme chez le porc, le veau, le cheval et le bœuf (Schwalbe) ; mais ce qui est l'état normal chez ces animaux, ne devient qu'une rare exception chez l'homme.

La question du canal de Petit a soulevé de nombreuses controverses, et l'accord n'est pas encore fait, à son sujet, parmi les anatomistes. A côté des auteurs qui, comme Schwalbe, Ivanoff, Aeby, Ulrich, admettent son existence et le décrivent avec force détails, il y en a un certain nombre d'autres, Henle et Merkel, par exemple, qui le rejettent formellement ; pour eux, le prétendu canal de Petit ne serait qu'un produit artificiel.

Les raisons mises en avant par ces derniers anatomistes peuvent se résumer en ceci : c'est que, sur des coupes méridiennes de l'œil, sans injection préalable, le corps vitré se trouve en contact immédiat avec la zonule et qu'on n'observe sur ce point, entre les deux formations, aucun espace libre.

Cette objection, basée sur un fait d'observation purement négatif, ne paraît pas (Testut) avoir la valeur que lui attribuent les auteurs. Il ne faut pas oublier, en effet, que si les vrais canaux lymphatiques ont une membrane propre qui les rend facilement reconnaissables, il n'en est pas de même de ces espaces plus petits et moins nettement différenciés qui, sous le nom de fentes lymphatiques, précèdent les vrais canaux.

Ces espaces n'ont d'autres parois que les tissus mêmes qui les délimitent et au sein desquels ils recueillent la lymphe. De plus, ils sont toujours très étroits et échappent naturellement à l'observation quand ils sont vides. Or, c'est vraisemblablement le cas quand on examine, sur des yeux préalablement durcis, la fente lymphatique post-zonulaire; le séjour dans le liquide durcissant en a chassé la lymphe; la pression du couteau à l'aide duquel la coupe a été pratiquée a fait le reste, et voilà pourquoi le corps vitré vient s'appliquer directement contre les fibres de la zonule.

Pour voir et étudier les fentes lymphatiques qui, comme le canal de Petit, n'ont pas de revêtement endothélial, il faut non pas les vider, mais au contraire, les remplir par une injection. Or, les résultats des injections pratiquées dans la chambre antérieure sont admirablement concordants, quelle que soit la substance employée (bleu de Prusse, hématoxyline, albumine) ; la substance injectée vient constamment se collecter tout autour de l'équateur cristalloïdien, dans un espace à coupe triangulaire qui est limité d'une part, par la zonule, d'autre part, par l'humeur vitrée, et qui n'est autre que le canal de Petit. L'existence de ce canal paraît donc absolument certaine (Testut).

Structure histologique. — La structure histologique du corps vitré, montre, au milieu de la substance gélatineuse amorphe semi-liquide, des *fibres* et des *cellules* nettement déterminées.

Pour colorer les éléments propres du corps vitré, Retzius vante beaucoup les couleurs d'aniline, ainsi que le violet de gentiane, la fuchsine, la rosaniline et le brun de dalhia et de Bismarck. Mais avant d'employer ces colorants, il faut d'abord enlever la celloïdine, ce qui abîme souvent la zonule; dans ce cas, pour éviter que la celloïdine ne soit colorée aussi, on peut employer avantageusement la rubine (Rubin).

Les *éléments fibrillaires*, difficiles à démontrer sans réactifs, appartiennent aux tissus conjonctif et élastique (Schwalbe) ; ils se rencontrent en plus grande quantité dans le corps vitré de l'embryon, ce qui explique que sa substance paraît plus finement striée et plus résistante que celle de l'adulte (de Wittich).

Tout autres sont les réseaux de fibrilles qui se montrent à l'état pathologique, principalement au début de la suppuration, et qui apparaissent en grandes traînées dans la gélatine du corps vitré (O. Weber). D'après les recherches de Schwalbe, ce sont des éléments très résistants qui rappellent les fibres élastiques et qu'on peut comparer avec les fibres particulières qui, à l'état pathologique, apparaissent dans la névroglie du nerf optique.

Indépendamment des fibrilles conjonctives, Lieberkühn mentionne encore dans l'humeur vitrée un autre genre d'éléments fibrillaires, qui seraient les reliquats des vaisseaux hyaloïdiens de l'embryon ; et Retzius considère que la trame du vitré est formée par de fines fibrilles conjonctives qui s'entrecroisent, et sont garnies, sur leur parcours, de petits grains ou de boules brillantes, dont la nature n'a pu encore être déterminée. A l'entrecroisement des fibrilles sont aussi des points brillants, qui pour HAENSELL, sont les vestiges des noyaux protoplasmiques de l'embryon.

Les *éléments cellulaires*, ainsi que les fibres, sont aussi moins faciles à démontrer chez l'adulte que chez l'embryon. Sans réactif, on les reconnaît cependant assez facilement, par un examen attentif, dans les couches périphériques; ils apparaissent comme des éléments excessivement pâles, dont le pouvoir réfringent ne diffère que fort peu de la substance ambiante. L'acide chromique ou le liquide de Müller les rend plus apparentes; mais pour les bien faire ressortir, SCHWALBE recommande de teinter le corps vitré avec du carmin ou de l'aniline, les éléments cellulaires apparaissant alors dans la substance du corps vitré sous les formes les plus diverses. D'après IWANOFF, on peut en distinguer trois formes principales : 1° des cellules rondes à un ou plusieurs noyaux, rappelant par leur aspect, les cellules subhyaloïdiennes décrites plus haut; 2° des cellules munies de prolongements protoplasmiques, toujours fort variables en nombre et en dimension; ces prolongements se terminent fréquemment par de petits renflements sphériques susceptibles de s'isoler et de devenir libres; 3° des cellules caractérisées par l'existence, dans leur protoplasma, d'une ou de plusieurs vésicules à contenu clair et homogène. Ces trois espèces de cellules sont reliées les unes aux autres par toute une série de formes intermédiaires qui établissent nettement leur parenté et même leur identité. Les unes et les autres ne sont autre chose, en effet, que des cellules lymphatiques modifiées dans leur forme par l'influence du milieu où elles sont appelées à vivre.

Afin de confirmer cette supposition, SCHWALBE a tenté de provoquer artificiellement ces diverses formes de cellules. Dans ce but, il a transporté du corps vitré de l'homme, du mouton, du porc, dans le sac lymphatique dorsal de la grenouille, et l'y a laissé séjourner à peu près dix-huit heures. La substance du corps vitré se montre alors parsemée d'un très grand nombre de corpuscules protoplasmatiques qui, ainsi que le démontrent les injections simultanées de substances colorées, finement granulées, proviennent des corpuscules lymphatiques immigrés de la grenouille. Ces corpuscules montrent alors tous ces divers changements de forme que nous avons constatés plus haut en étudiant le corps vitré normal de l'homme. On peut donc affirmer, avec toute certitude, que toutes les cellules qu'on rencontre dans le corps vitré, quelque variées que puissent être leurs formes, ne sont autre chose que des corpuscules lymphatiques immigrés qui doivent la diversité de leur aspect à la qualité variée du milieu dans lequel ils se meuvent.

Tandis que dans le corps vitré de l'adulte les éléments formés et immigrés montrent, par suite de leur déplacement dans la gélatine particulière de ce milieu, les distorsions et les mutations les plus bizarres, par contre, les cellules du corps vitré de l'embryon présentent presque exclusivement une conformation sphérique ou en fuseau (VIRCHOW, KÖLLIKER, WITTICH, FREY). On ne rencontre des cellules étoilées qui s'anastomosent que vers le côté externe de l'hyaloïde, et elles sont en rapport avec la formation du réseau de vaisseaux embryonnaires qui se trouve en ce point (SCHWALBE).

Pour Haensell, le corps vitré est composé de cellules, c'est-à-dire qu'il n'est autre chose qu'un véritable tissu, non seulement chez les embryons, mais encore chez les jeunes sujets; ses cellules forment un réseau protoplasmique et sont disposées en lamelles. Le tissu du vitré est recouvert d'un endothélium qui, en se développant, forme la membrane hyaloïde; on trouve dans les cellules vitréennes, voisines du nerf optique, des figures karyokinétiques sans les noyaux et des divisions de cellules, ce qui prouve que l'agrandissement du vitreum ressort surtout des cellules placées dans la région postérieure; en se développant, le protoplasma des cellules est transformé en une masse transparente, c'est-à-dire en substance fondamentale. Il ne reste, chez les adultes, dans la gélatine vitreuse, qu'un réseau de fins filaments protoplasmiques, dont les points d'intersection sont fournis par de petits corpuscules brillants qui ne sont que le résidu des noyaux; entre les lamelles il existe un liquide.

CHAPITRE II

PHYSIOLOGIE

Nutrition du corps vitré. — Le corps vitré, privé de vaisseaux sanguins, est nourri directement par la lymphe. Quant à savoir d'où provient cette lymphe, on s'est basé, pour le savoir, sur des expériences consistant à injecter du ferro-cyanure de potassium, de la fluorescéine et de l'iodure de potassium. Les injections locales, dans le vitré, de substances colorantes, donnent des résultats contradictoires, parce qu'ils augmentent la pression intra-oculaire et, par conséquent, troublent la circulation du courant lymphatique. La pratique des injections de ferro-cyanure de potassium, basée sur la réaction de ce sel avec le perchlorure de fer, donne des résultats contraires à la réalité, parce que la réaction se fait après l'énucléation de l'œil, et dans des conditions peu naturelles.

Bien préférables sont les injections de fluorescéine et d'iodure de potassium. Ovio, après expériences pratiquées sur une longue série d'animaux, a trouvé que le courant lymphatique à travers le vitré provient exclusivement du corps ciliaire. Les bulbes énucléés peu de temps après l'injection dans le ventre, de fluorescéine, furent congelés, puis fendus en deux suivant l'équateur; on voyait manifestement une épaisse coloration partir du corps vitré, pour se prolonger plus ou moins dans l'autre partie postérieure, suivant que l'énucléation était faite plus ou moins tôt après l'injection. Des coupes pratiquées avec le rasoir parallèlement à l'équateur, montraient, au bout d'une demi-heure, la coloration verte répandue dans les couches antérieures; elle était uniformément répandue dans tout le vitré, après un laps de temps variant de dix à vingt-quatre et quarante heures. Avec l'iodure de potassium, on obtient les mêmes résultats, en pratiquant, sur des coupes congelées, la réaction de l'amidon. Les différentes couches du vitré colorées par l'une ou l'autre méthode, apparaissent teintées presque uniformément aussi bien à la périphérie qu'au centre ; mais, peu de temps après l'injection, la coloration était toujours plus intense à la partie antérieure et à la périphérie qu'au centre.

De ces résultats, naît la conviction que l'humeur du vitré provient surtout, ou au moins d'une façon prépondérante, du corps ciliaire. Si la choroïde et la rétine en fournissaient autant que le corps ciliaire, on devrait y observer aussi la coloration verte.

Quant à la façon dont la lymphe parcourt le corps vitré, les uns admettent simplement un courant se dirigeant d'avant en arrière, les autres un courant un peu plus compliqué, allant d'avant en arrière à la périphérie du vitré, et d'arrière en avant en suivant l'axe de l'humeur vitréenne.

D'après les expériences d'Ovio, il n'existerait qu'un courant antéro-postérieur, mais non de sens contraire.

Ce qui a pu faire croire à l'existence du courant postéro-antérieur, c'est que la fluorescéine à peine infiltrée dans le vitré, apparaît au bout de très peu de temps dans la chambre antérieure; mais il est certain qu'en pareil cas l'injection a troublé l'équilibre de pression dans le vitré et dans la chambre antérieure. Si la pression est augmentée dans le vitré, naturellement le courant se dirigera en avant vers la chambre antérieure.

Une autre expérience d'Ovio paraît tout aussi démonstrative : à une série de lapins il injecte du nitrate de strychnine dans la chambre antérieure, à d'autres dans le vitré. Chez les premiers il a vu l'accès tétanique caractéristique se produire au bout de dix à quinze minutes, chez les seconds au bout de trois quarts d'heure. Ceci prouve évidemment que le courant lymphatique est plus rapide hors de la chambre antérieure que du vitré. Mais si, peu après l'injection dans le vitré, on pratique une ponction de la cornée, l'accès tétanique se produit dans tous les cas, dix à quinze minutes après. Ce qui prouve qu'en pareil cas, le liquide du vitré vient se mélanger au contenu de la chambre antérieure, ainsi que l'avait déjà démontré Deutschmann.

Pour étudier les voies d'élimination de l'humeur vitrée, il faut recourir aux injections locales. Ovio donne la préférence à l'encre de Chine comme étant non irritante et non diffusible. Sitôt l'injection pratiquée dans le vitré, il énucléa les bulbes à des moments variables, et toujours il a trouvé l'encre injectée s'éliminant le long de la gaine conjonctive qui entoure les vaisseaux centraux du nerf optique ; d'où la conclusion qui s'impose, que là est la voie d'élimination principale de l'humeur vitrée (Ovio).

Hache a établi que la substance solide qui sert de charpente au corps vitré est éminemment hygrométrique, et que cet état est dû surtout à la substance fondamentale des lamelles connectives ; mais cette propriété tient aussi à la présence d'une certaine quantité de mucus ou de substance analogue qui imprègne les lamelles constituantes et en rend l'isolement difficile. Hache a trouvé cette substance dans tous les corps vitrés, hormis dans ceux qui, d'après les analyses chimiques, ne contiennent pas de mucus (comme chez le chien et le bœuf). Toutefois elle est en quantité variable non seulement dans les espèces animales, mais suivant les individus d'une même espèce. De plus, elle n'est pas répartie également dans toute la masse de l'organe ; elle est plus abondante dans certaines régions, principalement au niveau de la zone ciliaire.

Plus le corps vitré contient de mucus, plus le stroma en est difficile à déshydrater. D'après ces faits l'auteur pense que l'hygrométricité du corps vitré a pour but : 1° de maintenir dans le segment postérieur de l'œil un degré de tension capable d'amener l'étalement de la rétine ; c'est à la résistance qu'elle apporte à la sortie des liquides que l'on doit de pouvoir vider la chambre antérieure et extraire le cristallin sans danger pour la membrane vitréenne ; 2° de soustraire immédiatement, au fur et à mesure de leur production, les déchets rétiniens ; de débarrasser ainsi la rétine de produits nuisibles et de permettre un renouvellement incessant des matériaux nutritifs indispensables au bon fonctionnement de l'organe visuel.

Mais aussi cet état hygrométrique a une action en pathologie suivant que son coefficient augmente ou diminue. S'il augmente, le corps vitré absorbe et retient plus de liquide qu'à l'état normal, et il y a hypertonie et phénomènes glaucomateux. S'il diminue, non seulement l'absorption est moins active, mais la fixité du liquide étant moins considérable, le corps vitré doit perdre plus d'eau qu'à l'état normal, et il y a hypotonie, ce qui, suivant les degrés, peut se traduire par des troubles rétiniens dus à la stase des produits de désassimilation, par le ramollissement du corps vitré, le décollement de la rétine et enfin la phtisie de l'œil (Hache).

Dans son remarquable *Lehrbuch der Anatomie der Sinnesorgane*, Schwalbe décrit longuement la circulation lymphatique du segment antérieur de l'œil, tandis qu'il se montre très laconique en ce qui concerne le corps vitré. Il se borne à dire que le canal central du vitreum peut être injecté par le nerf optique et en conclut que celui-ci s'élimine par le liquide renfermé dans cet espace lymphatique. Le lieu d'origine de l'humeur aqueuse, sa marche et l'endroit où elle quitte l'œil ont, en effet, été bien établis par la méthode des injections de matière colorante, les recherches anatomiques, et tout spécialement par les expériences basées sur l'emploi de la fluorescéine (Leplat).

Les injections de matière colorante non diffusible peuvent uniquement montrer, dit Schwalbe, les voies préformées que les liquides intra-oculaires ont à leur disposition pour s'écouler dans le cas d'hypertonie, et nous renseignent sur les communications qui peuvent exister entre différents espaces lymphatiques. En pratiquant une injection de cette nature dans la gaine piale du nerf optique, Schwalbe a pu faire pénétrer la substance colorante dans le canal central du corps vitré. Il en a conclu qu'il existe une communication entre les espaces lymphatiques du nerf optique et le canal central du vitreum.

Knies et Ulrich ont employé le ferrocyanure de potassium qu'ils ont injecté directement dans le corps vitré ou bien sous la peau ; pour produire le bleu de Prusse qui doit déceler la présence du ferrocyanure, on plonge l'organe énucléé dans une solution alcoolique de perchlorure de fer. Malheureusement, il y a, dans cette méthode, des conditions qui faussent presque toujours les résultats ; aussi le ferrocyanure n'a pu élucider qu'un point : la sécrétion du corps vitré par le corps ciliaire (Schick) ; il est impuissant à nous apprendre quelles en sont les voies d'élimination.

La fluorescéine, employée par Schöler, Uhthoff et Schick, ne montre aussi que l'origine des liquides du vitré, mais elle ne nous renseigne pas sur ses voies d'excrétion.

Les injections d'encre de Chine dans le corps vitré, ont montré à Ulrich et Gifford que le corps vitré s'élimine par la papille et le nerf optique.

La naphtaline, introduite dans l'organisme chez le lapin, par Bouchard et

Panas, produit de la chorio-rétinite et de la cataracte, mais ne renseigne nullement sur la circulation du vitré.

Leplat injecte sous la peau d'un lapin deux grammes d'iodure de potassium dissous dans l'eau. Après un temps qui varie à chaque expérience, il énuclée les yeux avec beaucoup de précautions, puis les congèle dans un mélange de glace pilée et de sel marin. Le durcissement obtenu, on débite l'œil en fragments qui sont placés chacun dans un verre de montre où ils se liquéfient. Tandis que l'on attend leur dégel complet, on prépare des tubes à réaction, contenant une certaine quantité, égale pour chacun, d'empois d'amidon à 1 p. 100, auquel on ajoute une goutte de nitrite de potassium en solution à 10 p. 100 et une goutte d'acide sulfurique dilué. Quand la liquéfaction des fragments est complète, on prend de chacun une certaine quantité, toujours la même (5 centigrammes), à l'aide d'une pipette graduée et on la verse dans le tube correspondant ; si le corps vitré à examiner contient de l'iodure, l'amidon prend une teinte allant du bleu au rose, suivant que la quantité d'iode est plus ou moins grande. On fait ainsi des dosages comparatifs de la quantité d'iodure renfermée dans les diverses portions du vitré ; toutes ces colorations ainsi obtenues peuvent être reproduites à l'aquarelle. Le résultat de ces recherches est le suivant : l'humeur aqueuse est plus vite chargée d'iodure que le corps vitré, ce qui montre que la circulation est plus active dans la chambre aqueuse que dans le vitreum. Dans ce dernier, en effet, le liquide doit s'infiltrer entre les éléments cellulaires, tandis que la chambre aqueuse est une cavité libre d'obstacles, où les voies d'excrétion sont béantes et où l'iris, par ses mouvements, active probablement encore la circulation. On remarque que la richesse en iode des liquides sécrétés va s'accroissant pendant environ sept heures après l'injection, pour diminuer ensuite ; tout au moins est-ce très net pour l'humeur aqueuse. Mais cette progression croissante et décroissante ne semble pas exister avec la même régularité pour les autres parties de l'œil.

En tout cas, il ressort clairement de ces expériences que le liquide nutritif du corps vitré est sécrété par le corps ciliaire ; parti de là, il se dirige vers l'arrière, certaines parties tombent dans le canal central du corps vitré et de là sont charriées rapidement vers la papille.

On a prétendu que la choroïde participe également à la sécrétion du liquide nutritif du corps vitré. Certains faits parlent, en effet, en faveur de cette hypothèse : dans des choroïdites où le corps ciliaire est intact, on rencontre des opacités du corps vitré ; dans la myopie, celui-ci est liquéfié dans ses parties postérieures. Il est admis que la choroïde nourrit la couche des cônes et des bâtonnets ; il y a donc sécrétion par la chorio-capillaire d'un liquide qui baigne les couches externes de la rétine. Il est probable que la plus grande partie de ce liquide est absorbée par la choroïde et qu'il ne traverse la rétine qu'en faible proportion. En effet, on comprendrait avec peine que la membrane essentielle de l'œil, celle qui remplit la fonction la plus délicate dans cet organe, fût parcourue par un liquide contenant des déchets organiques. Ce liquide, pour arriver au corps vitré, devrait traverser un district vasculaire étranger, celui de la rétine, ce qui paraît peu vraisemblable. De plus, si la quantité de ce liquide était considérable, il servirait à la nutrition de la rétine et celle-ci ne perdrait pas sa transparence et ses fonctions dès qu'un embolus la prive du sang qui lui est destiné (Leplat).

En somme, le liquide nourricier du corps vitré est donc bien fourni par le corps ciliaire et il s'élimine par le nerf optique.

Une dernière preuve à l'appui de cette thèse est celle-ci : si l'excrétion de ce liquide, dit Leplat, se faisait par l'intermédiaire de la chambre aqueuse, on devrait trouver de l'iodure dans l'humeur aqueuse, dès qu'il en reste encore dans le corps vitré. Or il n'en est jamais ainsi. Après vingt-deux heures en moyenne, l'humeur aqueuse ne contient plus d'iodure, alors que le corps vitré en renferme encore après trente-huit heures et plus. Donc l'élimination ne se fait pas par les voies antérieures. Peut-être existe-t-il un peu de diffusion entre l'humeur aqueuse et les couches antérieures du corps vitré, mais ce n'est pas là de la vraie circulation (Leplat).

Pour ce qui est de la vitesse de la circulation dans le corps vitré, Leplat croit, d'après ses expériences, que l'iodure met environ une heure et demie pour arriver à la papille. Mais il est probable que, grâce à la diffusion, l'iodure arrive au nerf optique avant la particule liquide qui lui a servi de vecteur au début, sans cependant qu'il soit possible d'établir quelle part revient à la diffusion. De ces mêmes observations, il ressort aussi qu'après vingt-trois heures les couches antérieures du vitreum contiennent encore de l'iodure, tandis qu'après trente-huit heures on ne le voit plus qu'en arrière. Le temps que réclame le liquide pour accomplir le trajet du corps vitré est donc compris entre une heure et demie et quinze heures.

Stilling, pour prouver l'élimination du liquide par le nerf optique, liait celui-ci sur un lapin à ras de la sclérotique et prétendait avoir observé après quelques jours une augmentation notable de la tension de cet œil. Marckwort, Russi et Ulrich n'obtinrent pas les mêmes résultats. Leplat fit à son tour une section, puis une ligature du bout antérieur du nerf optique, sept heures après avoir fait une injection hypodermique d'iodure de potassium. A ce moment, le maximum d'ioduration existait encore en avant. Mais le courant dirigé vers le nerf optique étant brusquement interrompu, le liquide a dû s'éliminer par la chambre antérieure et le canal de Schlemm ; l'iodure contenu dans les couches postérieures du vitreum ne peut les quitter qu'en diffusant avec les parties antérieures, lavées par un liquide de moins en moins riche en iode.

On peut donc se faire, de la circulation lymphatique intra-oculaire, d'après Leplat, l'idée suivante : le corps ciliaire sécrète un liquide qui se bifurque en deux courants. Le premier constitue l'humeur aqueuse, il passe entre le cristallin et l'iris et s'élimine par les espaces de Fontana. Le second traverse l'hyaloïde, se fraie un passage entre les éléments du corps vitré, tombe dans le canal central et quitte l'œil par le nerf optique. Le glaucome pourrait donc résulter d'une entrave apportée à la circulation de l'un ou l'autre courant (Leplat).

BIBLIOGRAPHIE DE L'ANATOMIE ET DE LA PHYSIOLOGIE DU CORPS VITRÉ

CHR. AEBY. Der Canalis Petiti und die Zonula Zinnii beim Menschen und bei Wirbelthieren. *Arch. f. Ophth.* Vol. XXVIII, 1882.

AGABABOW. Untersuchungen über die Natur der Zonula ciliaris. *Arch. f. mikrosk. Anatomie und Entwickelungs geschichte.* Vol. L, 1897.

BEAUREGARD. Étude du corps vitré. *Journ. de l'anatomie*, 1880.

BERGER. Anat. norm. et pathol. de l'œil. *Paris*, 1889.

— Beitrage zur Anatomie der Zonula Zinnii. *Arch. f. Ophth.* Vol. XXVIII, 1882.

— Bemerkungen zur Zonula frage. *Arch. f. Ophth.* XXI, 3, p. 93, 1885.

BOE. De la composition du corps vitré. *Bull. de la Soc. fr. d'ophth.*, p. 336, 1886.

CAMPOS. De la portion réfléchie de la membrane hyaloïde. *Archives d'ophthalmologie.* Décembre 1898.

CIACCIO. Beobachtungen über den inneren Bau des Glaskörpers im Auge des Menschen und der Wirbelthiere im *Allgemeinen Moleschott's Untersuchungen zur Naturlehre.* Vol. X, 1870.

CLAEYS. De la région ciliaire de la rétine et de la zonule de Zinn. *Arch. de Biol.* Vol. VIII, 1888.

W. CZERMAK. Zur Zonulafrage. *Arch. f. Ophth.* Vol. XXXI, nº 1, p. 79, 1885.

DESSAUER. Zur Zonula Frage. *Klin. Monatsbl.* Mars, XII, 1883, p. 89.

F. FERRIÈRE. Recherches sur la structure de la rétine ciliaire et l'origine des fibres de la zonule de Zinn. *Thèse de Paris*, 1898, et *Archives d'ophthalm.* Septembre 1898, p. 555.

V. GARNIER. Ueber den normalen and pathologischen Zustand der Zonula Zinnii. *Arch. f. Augenheilk.* XXIV, 1891-92.

J.-V. GERLACH. *Beiträge zur normalen Anatomie des menschlichen Auges*, 1880.

GIACOSA. Recherches cliniques sur le corps vitré de l'œil humain. *Archivio per li scienze medichi.* VI, nº 4. *Torino*, 1883.

HAASE. Ueber den canalis Petiti des Menschen. *Thèse de Rostock*, 1889.

HACHE. Sur la structure et la signification morphologique du corps vitré. *Comptes rendus de l'Acad. des Sciences*, 1877.

— Sur l'hyaloïde et la zone de Zinn. *Comptes rendus de la Soc. de Biologie*, 1889.

— Sur l'hygrométricité de la substance solide du corps vitré, ses causes, son importance en physiologie et en pathologie. *Rec. d'ophth.*, p. 458, nº 8, août 1889.

HAENSELL. Recherches sur le corps vitré. *Bulletin des Quinze-Vingts*, p. 179, 1884. — *Id.* t. III, octobre-décembre 1885. — *Id.* Recherches sur le corps vitré. *Bull. de la clin. nation. des Quinze-Vingts.* Paris, 1886. — *Id.* Recherches sur la structure et l'histogenèse du corps vitré normal et pathologique. *Thèse de Paris*, 1888.

HEITZMANN. Ueber den feineren Bau der Linse und des Glaskörpers. *Bericht. über die 15ᵗᵉ Versamml. der ophthalm. Gesellschaft.* Heidelberg, 1883.

HIRSCHBERG. Blutgefässneubildung im Glaskörper vor dem Sehnerveneintritt. *Centralbl. f. praktik Augenheilk.*, 1889.

HEISEL. Zur Entwickel. des Glaskörpers. *Arch. f. Anat. und Physiol.*, 1886.

HOCQUARD ET MASSON. Étude sur les rapports, la forme et le mode de suspension du cristallin à l'état physiologique. *Arch. d'ophth.*, 1883.

A. KÖLLIKER. *Handbuch der Gewebelehre des Menschen.* 5 ed. 1867.

KOSTER. Ueber das Verhältniss des Druckes im Glaskörper zu dem in vorderen Augenkammer. *Graefe's Arch.*, 1895.

LEPLAT. Étude sur la nutrition du corps vitré. *Annales d'oculistique*, septembre-octobre 1887.

MELLINGER. Experimentelle Untersuchungen auf die Resorption aus der vorderen Kammer und dem Glaskorper. *Arch. f. Augenheilk.* Vol. XXXII, 2, p. 79-88, 1896.

FR. MERKEL. *Handbuch der topographischen Anatomie.* Vol. 1, 2, 1887.

— Die zonula ciliaris. *Habilitationschrift.* 1870.

MICHEL et WAGNER. Physiologisch chemische Untersuchungen des Auges. *Graefe's Arch.* XXXII, 2.

OVIO. Considerazioni sulla nutritione del corpo vitreo. *Congr. med. intern. di Roma.* 1894.
A. RAUBER. *Lehrbuch der Anatomie des Menschen.* 4 ed. Vol. II, 2, 1894.
RETZIUS. Ueber den Bau des Glaskörpers und der Zonula Zinnii im Auge des Menschen und einiger Thiere. *Biologische Unters.* Vol. VI, 1895.
E. A. SCHAFFER. *Quain's Elements of Anatomy.* 10 édit. Vol. III, 3, 1894.
P. SCHIEFFERDECKER und A. KOSSEL. *Gewerbelehre*, etc. Vol. II, 1891.
SCHOEN. Zonula und Grenzhaut des Glaskörpers. *Arch. f. ophth.* XXXII, 1886.
— Die Concavität des vorderen Zonulablattes nach vorn. *Arch. f. Augenh.* Vol. XXI, 1889-90.
— Noch einmal die Concavität des vorderen Zonulablattes. *Arch. f. Augenheilk*, XXII, IV, 1890.
— Der Uebergangssaum der Netzhaut oder die sogenannte ora serrata. *Arch. f. Anatomie und Physiologie*, 1895.
G. SCHWALBE. *Graefe und Sämisch's Handbuch der gesammten Augenheilkunde.* Vol. I, 1, 1874.
— *Traité complet d'ophthalmologie, par de Wecker et Landolt.* Paris, 1884, vol. II, p. 517.
— *Lehrbuch der Anatomie der Sinnesorgane*, 1887.
C. SMITH. Structure of the adult human vitreous humour. *The Lancet*, 1868 et mai 1869.
J. STILLING. Eine Studie über den Bau des Glaskörpers. *Arch. f. Ophth.* Vol. XV, 1869.
M. STRAUB. Beitrag zur Kenntniss des Glaskörper Gewebes. *Arch. f. Ophth.* Vol. XXXIV, 2, p. 67, 1888.
STUART et ANDERSON. On the connexion between the suspensory ligament of the cristalline lens and the lens capsule. *Proceedings of the Roy. Soc.* XLIX, 1891.
— On a membrane lining the fossa patellaris of the corpus vitreum. *Proceedings of the Roy. Soc.* XLIX, 1891.
L. TESTUT. *Traité d'Anatomie humaine.* Vol. II, 2e fasc., p. 980. 3e édit., 1897.
C. TOLDT. *Lehrbuch der Gewebelehre.* 3 ed. 1888.
TOPOLANSKI. Ueber den Bau der Zonula und Umgebung nebst Bermerkungen über das albinotische Auge. *Arch. f. Ophth.*, XXXVII, 1891.
ULRICH. Zur Anat. u. Physiol. des Canalis Petiti, u. der anstossenden Gewebe. *Arch. f. Ophth.*, t. XXVI, 1880.
C.-O. WEBER. Ueber den Bau des Glaskörpers und die pathologischen, namentlich entzündlichen Veränderungen desselben. *Virchow's Archiv.* Vol. XIX, 1860,
VIRCHOW. Die morphologische Natur des Glaskörpergewebes. *Bericht über die 17te versammlung der Ophthalm. Gesellsch.* Heidelberg, 1885.
VON WITTICH. Verknöcherung des Glaskörpers. *Virchow's Arch.* Vol. V, 1853.
YOUNAU. De l'histologie du corps vitré. *Journal of anatomy and physiology*, p. 1, octobre 1884.

ANATOMIE

DE L'APPAREIL NERVEUX SENSORIEL DE LA VISION

RÉTINE. — NERF OPTIQUE. — CENTRES OPTIQUES

Par M. ROCHON-DUVIGNEAUD (de Paris).

Chez les vertébrés supérieurs, l'appareil nerveux sensoriel de la vision comprend : 1° la rétine et le nerf optique ; 2° les centres optiques primaires de la base du cerveau ; 3° les radiations optiques et le centre cortical de la vision. Nous l'étudierons dans cet ordre, au point de vue macroscopique d'abord, et ensuite dans sa texture et ses connexions telles que les ont révélés l'histologie, l'expérimentation et les données anatomo-cliniques.

PREMIÈRE PARTIE

ANATOMIE MACROSCOPIQUE DE L'APPAREIL NERVEUX VISUEL

VUE GÉNÉRALE MACROSCOPIQUE DE L'APPAREIL NERVEUX VISUEL

L'étude macroscopique de cet appareil ne renseigne que d'une façon très incomplète sur sa disposition si compliquée. Elle ne montre rien de précis au sujet du trajet intracérébral des fibres optiques et ne révèle que de grossiers détails de texture. Mais ce qu'elle laisse voir de la disposition générale, de la configuration et des rapports est essentiel et sert nécessairement de point de départ à une étude plus approfondie. Nous devons donc respecter ici l'ordre établi par l'usage et étudier tout d'abord l'appareil nerveux visuel à l'œil nu, puis au microscope et enfin par l'anatomie expérimentale et par la méthode anatomo-clinique qui nous ont presque tout appris sur le trajet intracérébral et la terminaison corticale des fibres visuelles.

D'une façon générale et dans la mesure du possible, nous indiquerons séparément les résultats obtenus à l'aide de chaque méthode. C'est, pensons-nous, le meilleur moyen de ne pas prendre l'interprétation pour le fait lui-même, l'hypothèse pour la réalité, et de bien distinguer entre ce que nous savons d'une façon positive et ce que nous ignorons encore.

Voici tout d'abord ce que nous montre au premier coup d'œil l'anatomie descriptive : de la région postérieure du globe oculaire nous voyons partir le nerf optique qui pénètre dans le crâne, s'unit à son congénère en formant le chiasma d'où émanent les bandelettes optiques. Chaque bandelette s'étale au niveau de la région postéro-latérale de la couche optique, et paraît se confondre en partie avec le corps genouillé externe, en partie avec le corps genouillé interne et le pulvinar. Les corps genouillés sont à leur tour reliés aux tubercules quadrijumeaux par des faisceaux blancs (bras des tubercules quadrijumeaux). Les bandelettes paraissent ainsi se mettre en rapport directement avec les deux corps genouillés et le pulvinar et indirectement avec les deux paires de tubercules quadrijumeaux. Disons de suite que ces connexions apparentes sont loin de correspondre exactement aux connexions réelles.

Par l'anatomie descriptive, l'œil aidé ou non du scalpel est impuissant à remonter au delà avec quelque certitude. De fait, à une époque encore récente les anatomistes *purs* plaçaient l'origine réelle des nerfs optiques dans la substance grise des tubercules quadrijumeaux (par exemple Sappey. *Anatomie descriptive*, 3e édition 1877; Schwalbe *in* Græfe-Sæmisch, 1re édition 1874).

Il est vrai que dès 1854 Gratiolet appliquant avec une patience admirable la méthode décevante de la dissection des centres nerveux, avait conclu chez le singe et chez l'homme à la présence « d'une grande expansion cérébrale du nerf optique » dont les fibres rayonnent « dans toute l'étendue du bord supérieur de l'hémisphère, de son extrémité occipitale à son extrémité frontale... » Mais seul le faisceau de fibres allant du corps genouillé externe et de l'extrémité postérieure du pulvinar à l'écorce occipitale interne a été confirmé par les diverses méthodes mises depuis en usage. On lui a conservé le nom de radiation optique de Gratiolet. Mais ce terme a pris avec le temps, comme le fait remarquer Vialet un sens assez différent de celui que lui attribuait l'anatomiste français.

En somme, c'est seulement depuis le bord antérieur de la rétine (*ora serrata*) jusqu'aux ganglions de la base du cerveau (corps genouillés, etc.) que la simple dissection à l'œil nu ou à la loupe permet de reconnaître avec quelque certitude la configuration et les plus grosses particularités de structure des voies optiques.

Nous décrirons l'appareil nerveux de la vision en remontant de la rétine vers le cerveau. On suit habituellement un ordre inverse. Mais nous avons adopté le sens de la conduction nerveuse sensorielle comme plus rationnel au point de vue physiologique.

CHAPITRE PREMIER

ANATOMIE DESCRIPTIVE DE LA RÉTINE

Topographie rétinienne. — En ouvrant largement un globe oculaire humain, on aperçoit sur le fond brun de la choroïde, une membrane mince et délicate, parfaitement transparente si l'œil est tout à fait frais, mais devenant très rapidement opalescente après la mort. C'est la rétine. Elle tapisse environ les 2/3 postérieurs de la cavité oculaire à partir d'une ligne festonnée, l'*ora serrata*, située un peu en arrière des procès ciliaires et qui constitue le bord antérieur de la membrane nerveuse. A part les fins vaisseaux sanguins qui la sillonnent, la rétine présente deux régions dont l'aspect tranche sur sa transparence uniforme. Ce sont la *papille* et la *macula* (fig. 161).

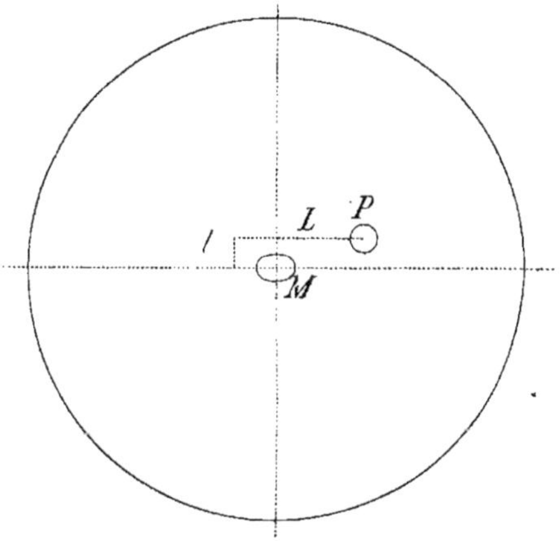

Fig. 159.

Topographie schématique de la papille et de la macula supposées vues au fond de l'œil droit d'un sujet observé à l'image droite.

M, la macula située à l'extrémité postérieure de l'axe optique. — P, la papille située au-dessus et en dedans de la macula. — L, ligne ponctuée désignant la distance entre le centre de la papille et celui de la macula (environ 4 millim.). — *l*, ligne ponctuée désignant la différence de niveau entre ces deux centres (environ 1 millimètre).

N. B. L'axe de la macula M devrait être dirigé obliquement vers la papille et non pas horizontalement.

Quand l'œil est tout à fait frais et la rétine encore transparente, la macula apparaît comme une petite tache sombre, brun rougeâtre, ovalaire, ayant 2 millimètres environ suivant son grand axe horizontal. Elle est située exactement au pôle postérieur de l'œil, c'est-à-dire au point où l'axe optique rencontre la rétine.

La papille est un petit disque, de un millimètre et demi de diamètre environ, qui tranche par sa blancheur sur le fond sombre de la choroïde, et du centre duquel partent les vaisseaux qui rayonnent en ondulant jusque vers l'ora serrata. Elle représente le point où la rétine se continue avec le nerf optique. Elle est située à 4 millimètres *en dedans* du centre de la macula et à 1 millimètre *au-dessus* du plan horizontal passant par ce même point. (fig. 159.)

Par rapport à la papille qui est le centre anatomique de la rétine, la région temporale de la rétine est donc plus étendue que la région nasale, et cela bien que le bord nasal de la rétine s'avance de un millimètre environ vers la racine de l'iris par rapport au bord temporal. Le schéma ci-contre (fig. 160) fait bien comprendre ces questions de topographie rétinienne.

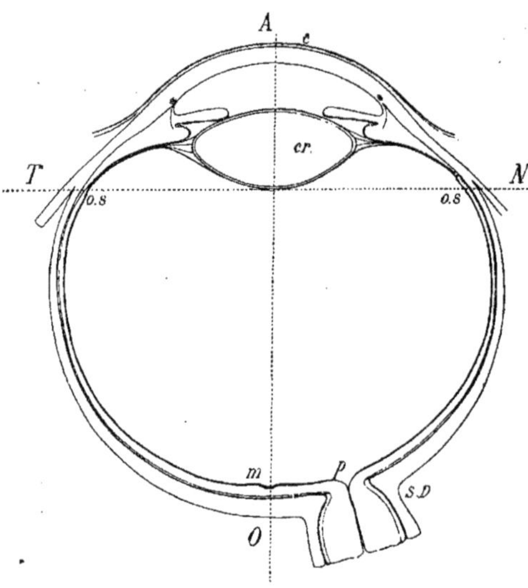

Fig. 160.

Topographie schématique de la rétine sur une coupe passant à la fois par la papille et la macula, c'est-à-dire inclinée d'environ 15° sur l'horizon.

P, la papille. — *m*, la macula située à 4 millimètres environ du centre de la papille et sur l'axe antéro-postérieur de l'œil. — *o, s*, l'ora serrata : du côté nasal N elle dépasse d'environ 1 millimètre le niveau du bord temporal T.

Etude de chacune des régions de la rétine a l'œil nu ou a la loupe et a l'ophtalmoscope. — De ce dernier mode d'examen, nous ne retiendrons que ce qui intéresse directement l'anatomie.

1° Ora serrata.—Nous résumerons d'après l'excellente thèse de Terrien les détails relatifs à cette région. L'ora serrata est cette ligne noire festonnée qui forme le bord antérieur de la rétine physiologique. Il faut y distinguer : 1° le rebord festonné lui-même, c'est-à-dire la ligne dessinant les *arcades rentrantes* et les *caps aigus* qui les séparent; 2° en arrière de cette ligne une zone brunâtre large de 1 millimètre environ. Au niveau de cette zone brunâtre la rétine commence à adhérer à la choroïde; au niveau du rebord festonné, ora serrata proprement dite, l'adhérence devient intime, la *rétine physiologique* se continuant là avec la *rétine ciliaire* qui forme l'épithélium des procès.

La disposition des festons et des dentelures est très irrégulière. Les sinuosités sont toujours plus profondes du côté nasal que du côté temporal; à mesure que l'on se dirige en dehors, elles diminuent peu à peu, sont déjà bien moins nettes aux extrémités du diamètre vertical et deviennent à peine visibles du côté externe. Cette disposition a paru constante sur seize yeux examinés à ce point de vue. Les dimensions des festons sont très variables, leur profondeur peut aller jusqu'à 2 millimètres, leur largueur oscille entre un demi et 2 millimètres, elle est le plus souvent en raison inverse de la hauteur. D'après GREEF, on y compte environ 48 dents et autant de festons.

La distance qui sépare l'ora serrata de la racine de l'iris, c'est-à-dire du sommet de l'angle cilio-irien, varie suivant les individus et aussi suivant l'endroit examiné. Elle est toujours moindre du *côté nasal*, en moyenne 5 millimètres 9, tandis qu'elle est de 6 millimètres 7 pour le côté temporal.

La disposition de l'ora serrata est un peu différente chez l'enfant, les dentelures et les festons sont moins apparents, et SCHOEN qui fait de ces derniers le résultat des efforts accommodatifs, les a niés complètement chez celui-ci. TERRIEN les a toujours constatés cependant dans la première année après la naissance. V. HIPPEL et GREEF ont également vu qu'ils existent chez le nouveau-né où ils sont seulement un peu plus courts que chez l'adulte.

Quand la rétine a subi l'altération cadavérique (gonflement et opalescence) elle forme au niveau de l'ora serrata un bourrelet plus ou moins saillant qui surplombe les festons et accuse nettement la cessation brusque de la rétine proprement dite. Mais le microscope seul nous permettra d'étudier dans un chapitre ultérieur, les modifications histologiques qu'elle subit en ce point pour se continuer avec la rétine ciliaire.

Nous ne pouvons rien dire de l'aspect ophtalmoscopique de l'ora serrata qui n'est pas accessible à ce mode d'examen.

2° Rétine. — Examinée à l'œil nu sur un œil ouvert, la rétine fraîche est absolument transparente et laisse voir les couches pigmentées sous-jacentes, dont la teinte brune est plus ou moins foncée suivant les sujets et les races. Elle n'est elle-même visible que par ses vaisseaux. Il en est exactement de même à l'ophtalmoscope. Mais dans ces conditions, le grossissement auquel on voit la rétine (surtout dans l'examen à *l'image droite* où il atteint 12 à 15 diamètres) montre un léger aspect *granité* du aux petites irrégularités pigmentaires de la couche épithéliale qui la double. De plus on distingue facilement dans l'arbre vasculaire, entre les artères qui sont rouge vif et les veines qui sont rouge sombre et toujours un peu plus larges que les artères correspondantes. Enfin chez les enfants et les adolescents, la rétine présente un aspect moiré, chatoyant, surtout marqué au niveau des gros vaisseaux et qui paraît dû au soulèvement de la surface rétinienne antérieure par ces vaisseaux. Il en résulte des surfaces inclinées sur lesquelles joue la lumière.

3° Macula. — C'est à l'ophtalmoscope et tout d'abord chez l'enfant qu'il faut étudier la macula (fig. 161).

Elle se présente sur le fond rougeâtre de la rétine comme une tache plus sombre en forme d'ovale à grand axe horizontal, dont le court diamètre vertical paraît à peu près égal à celui de la papille ($1^{mm},5$), dont le diamètre horizontal est par conséquent plus long (environ 2^{mm}). Cette surface sombre, d'un brun rougeâtre est entouré d'un délicat reflet lumineux, qui, en la délimitant d'une façon très exacte, permet d'apprécier la régularité de sa configuration ovalaire. Au centre de la macula, on remarque une minuscule tache brillante entourée d'une zone plus sombre que le reste de l'aire maculaire. Ces divers phénomènes lumineux s'expliquent comme ceux que l'on voit le long des artères, par des *différences de niveau*. En effet, la macula, ainsi que le démontre l'examen de coupes microscopiques, est une surface légèrement déprimée à rebord saillant (fovea), sur lequel la lumière projetée par l'ophtalmoscope se reflète en en dessinant exactement le contour. Le point lumineux central représente également un reflet lumineux sur un des bords d'une minuscule dépression la *foveola*, centre de la macula. Chez l'adulte, le reflet maculaire périphérique ne s'observe plus, la macula n'apparaît plus que comme une région plus sombre sans limites précises. Mais le reflet central de la *foveola* reste au contraire visible au moins dans la plupart des cas, dans l'examen à l'image droite.

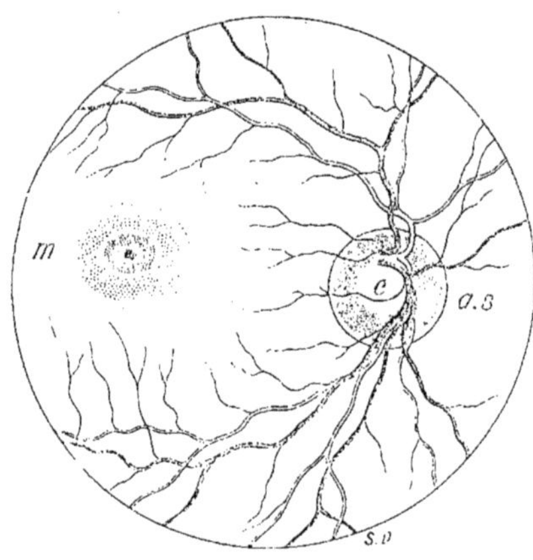

Fig. 161.

Fond d'œil normal chez un enfant (œil gauche, image ophtalmoscopique renversée) de Wecker et Masselon).

e. excavation physiologique au centre de la papille. — *a. s*, l'anneau scléral, étroite zone blanche entourant la papille. (C'est par erreur que l'on a dessiné ici en dehors de cet anneau une limite papillaire sous la forme d'un cercle noir.) *m*, la macula — *aspect juvénile* — les deux cercles blancs sont des reflets dus à des différences de niveau.

Nous n'insisterons pas davantage sur cette question des reflets maculaires qui est essentiellement du domaine de l'ophtalmoscopie clinique. Il nous suffit ici d'avoir indiqué la configuration et les dimensions de la *macula*, ayant à son centre une dépression, la *foveola* ou *fundus foveæ*.

Sur l'œil ouvert, si la rétine est absolument fraîche et transparente, la macula n'est pas autre chose qu'une petite tache brun sombre, mal délimitée et qui ne laisse voir aucun détail de configuration. Mais au bout de quelques heures quand la rétine est devenue opalescente et comme œdémateuse la macula prend une couleur jaune clair (macula lutea). Au centre de cette tache jaune le gonflement cadavérique de la rétine rend très apparente une petite dépression que l'on pourrait prendre pour un trou (foramen centrale de Sœmmering) et qui n'est autre chose que le fond de la *fovea* dont nous avons signalé plus haut l'aspect ophtalmoscopique. Cette petite dépression est beaucoup plus profonde et beaucoup plus apparente à l'état cadavérique qu'à l'état vivant, parce que à son niveau la rétine extrêmement amincie, ne subit pas de gonflement cadavérique tandis qu'au contraire le reste de la macula subit un gonflement considérable, de manière qu'elle présente en définitive l'apparence d'une papule ovalaire jaunâtre, sillonnée de plis radiés et ombiliquée à son centre par une dépression punctiforme, le fond de la fovea.

La couleur brun sombre que présente la macula quand la rétine est en place, couleur particulièrement accentuée au niveau de la foveola, résulte de plusieurs causes.

La principale nous paraît être que l'épithélium polygonal sous-jacent est pourvu d'une pigmentation particulièrement riche. De plus, il est vu à travers une rétine modifiée, amincie, (fovea) qui laisse mieux transparaître la couleur sombre du pigment. Enfin la macula possède une coloration propre, jaune paille, qui n'est apparente ni sur la rétine fraîche (*transparente*) tant qu'elle est appliquée à la choroïde, ni à l'examen ophtalmoscopique. En effet, dans ces conditions la couleur propre de la macula n'est pas visible sur le fond sombre des couches pigmentées sous-jacentes, vues par transparence. Mais quand après la mort la rétine s'opacifie et ne laisse plus apercevoir la choroïde, la couleur jaune au niveau de la macula devient apparente.

Si l'on détache de la choroïde une rétine encore transparente, ne paraissant pas avoir de tache jaune, on reconnaît cependant que la coloration jaune existe dans la macula si on examine celle-ci par transparence ou sur fond clair. Dans ces conditions la foveola se détache comme une petite tache incolore sur le fond jaune de la macula (Schwalbe).

La coloration jaune de la macula n'est donc pas le résultat d'une altération cadavérique, mais c'est l'opacification cadavérique de la rétine qui la rend apparente pour la macula *in situ*.

4° **Papille**. — La papille appartient anatomiquement au nerf optique mais topographiquement à la surface rétinienne que nous décrivons ici. Au point de vue de l'ophtalmoscopie clinique on étudie la papille dans ses moindres détails et ses modifications les plus rares. Au point de vue de l'anatomie descriptive ses traits généraux nous suffiront (fig. 162). Cependant cette dernière étude même doit être faite à l'ophtalmoscope qui nous montre la papille à l'état vivant et sous un grossissement comparable à celui de la loupe. Dans ces conditions elle apparaît sur le fond rougeâtre de l'œil comme un disque d'un rose plus clair et du centre duquel émanent les vaisseaux qui se répandent sur la rétine. Sa forme est en général assez régulièrement circulaire; son diamètre est de 1,5 mm. à 1,7 mm. Un examen attentif permet de reconnaître qu'elle est circonscrite par une légère bordure blanche, l'*anneau scléral* rebord du trou scléral, vu à travers les fibres nerveuses qui constituent le tissu papillaire. Immédiatement en dehors de l'anneau scléral règne quelquefois une deuxième bordure, de couleur noirâtre, généralement très incomplète et réduite à un liséré bordant le côté temporal de la papille. C'est l'*anneau choroïdien* que l'on considère comme étant le rebord pigmenté de la choroïde visible là où il n'est pas exactement recouvert par l'épithélium opaque de la rétine.

La *surface* de la papille n'a pas la régularité géométrique de la surface rétinienne, régularité superflue en un point qui ne sert pas à la vision. Cependant la papille ne forme jamais à l'état physiologique une éminence bien marquée comme son nom semble l'indiquer. Elle présente au contraire une dépression centrale, très variable suivant les sujets comme largeur et comme profondeur et résultant de l'écartement des fibres nerveuses qui de ce point rayonnent vers la rétine. C'est là l'*excavation physiologique*. En émergeant du bord nasal de cette excavation, accompagnés d'un grand nombre de fibres nerveuses, les vaisseaux forment en ce point une légère saillie. Au fond des grandes excavations physiologiques on distingue à l'image droite (fort grossissement) le dessin *en treillis* de la *lame criblée* à travers laquelle se tamise le nerf optique.

On ne distingue pas sur la papille les fibres nerveuses qui sont transparentes et n'apparaissent pas sur le fond blanc de la région. Mais, chez les enfants surtout, on peut voir à l'image droite, immédiatement en dehors du bord papillaire, une striation radiée, due au rayonnement des fibres nerveuses.

Par contre on se rend compte très facilement que le tissu papillaire, masque beaucoup plus les parties sous-jacentes (la lame criblée, l'anneau scléral) et présente une coloration rosée beaucoup plus riche dans la moitié *nasale* que dans la moitié *temporale* de la papille. On doit en conclure à une épaisseur plus grande de la couche des fibres nerveuses dans la moitié nasale.

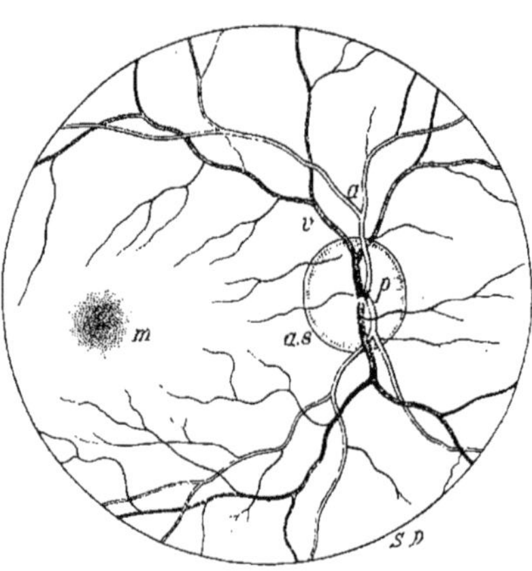

Fig. 162.

Fond d'œil normal d'un adulte. Image ophtalmoscopique (DE WECKER et MASSELON).

p, la papille. — *as*, l'anneau scléral. — *m*, la macula (aspect adulte). — *a*, les artères. — *v*, les veines.

5° Vaisseaux rétiniens. — Leur étude devant comporter un chapitre spécial nous ne signalerons ici que leur mode habituel d'émergence au niveau de la papille et de distribution générale sur la rétine tels qu'on les voit à l'ophtalmoscope (fig. 162).

Artères et veines émergent côte à côte vers le centre de la papille, les artères presque constamment au côté *nasal* des veines. La bifurcation de l'artère centrale du nerf optique se fait tout d'abord dans le sens vertical, de sorte que l'on voit sur la papille une *artère papillaire supérieure* ou *ascendante*, et une *artère papillaire inférieure* ou *descendante*. A son tour chacune de ces branches se dichotomise en rameaux (*artères temporale et nasale supérieure, artères temporale et nasale inférieure*) qui rayonnent en se divisant vers l'ora serrata de manière à couvrir de ramuscules divergents la surface rétinienne.

Les deux artères temporales (*supérieure* et *inférieure*) qui sont les plus longues des artères rétiniennes s'infléchissent en arc la première au-dessus, la deuxième au-dessous de la macula. Il en résulte que non seulement la macula mais aussi une région plus ou moins large de rétine environnante se trouvent dépourvues de gros vaisseaux et cependant richement vascularisées par une pluie de fins ramuscules vasculaires qui convergent vers la macula comme centre.

Aucune autre région de la rétine ne présente une pareille disposition vasculaire qui est évidemment en rapport avec la nécessité d'une perfection physique et anatomique absolue au niveau de la macula, perfection qui ne saurait être altérée par les reflets, les ombres ou les dérangements d'éléments anatomiques dus aux gros vaisseaux. Nous trouvons là en quelque sorte la loi de la distribution en surface des vaisseaux rétiniens. Etant donnée la position de leur point de départ obligatoire, la papille, ils réalisent la disposition la plus simple permettant à la fois d'éviter au pôle postérieur de l'œil la région de sensibilité maxima de la rétine et en même temps de lui fournir par de fins et nombreux ramuscules des matériaux nutritifs abondants.

Les veines ont un mode de distribution tout à fait analogue à celui des artères. Mais l'arbre veineux est *intercalé* et non *juxtaposé* à l'arbre artériel, nous voulons dire par là que, en règle générale, et sauf nécessairement au voisinage immédiat de la papille, les artères et les veines ne cheminent pas côte à côte, comme dans les paquets vasculo-nerveux des membres et de beaucoup de membranes. Chaque veine, au contraire, se place vers le milieu de l'angle formé par deux artères divergentes. Il y a là encore vraisemblablement, l'expression d'une nécessité physiologique. L'accolement de deux vaisseaux formerait une bande opaque gênante par son ombre ou ses reflets. L'écartement des veines et des artères réduit au minimum les inconvénients qui peuvent résulter pour la vision de la présence de colonnes opaques sur la rétine.

Altérations cadavériques de la rétine. — Quelques heures après la mort, la rétine devient opalescente. En même temps son tissu subit un gonflement qui détermine à la surface libre de la membrane une série de plis saillants dont la disposition constante est instructive. Le premier pli qui apparaisse se dirige un peu obliquement de la papille à la macula. Il était désigné sous le nom de *plica centralis retinæ* par les anciens anatomistes (Michaelis) qui le considéraient comme une formation normale. Les autres plis se dirigent en rayonnant de la papille vers les divers point de l'ora serrata. Mais ceux qui passent au-dessus et au-dessous de la macula forment des arcs dont la concavité est tournée vers ce point. Ainsi la disposition générale des plis rétiniens est semblable à celle des vaisseaux et présente les mêmes particularités autour de la macula. La direction des plis est évidemment déterminée par celle des faisceaux nerveux de la rétine qu'elle reproduit exactement; il est vraisemblable que pour toute rétine l'examen de ces plis renseigne rapidement sur le mode de radiation des faisceaux nerveux à sa surface.

Mais une étude précise de la disposition des faisceaux nerveux rétiniens ne pouvant être faite que par les procédés de l'anatomie macroscopique, nous renvoyons cette étude au chapitre de l'histologie rétinienne.

Coloration de la rétine vivante. Pourpre rétinien. — L'étude du pourpre rétinien appartient à l'histologie, à l'histochimie et à la physiologie rétinienne. Cependant nous ne pouvons passer ici sous silence le fait même de la coloration rouge de la rétine vivante, coloration que l'on constate à l'œil nu, sur la rétine des animaux préalablement placés dans l'obscurité.

« Pour la démonstration de cette couleur rouge l'animal le plus approprié est la grenouille. Quand on divise le globe oculaire et qu'avec de fines pinces on soulève la rétine du fond obscur que lui forme son pigment et la choroïde, elle apparaît au premier moment d'un rouge intense, au point de faire croire que l'on a extrait de l'œil un caillot sanguin. Pendant les dix à vingt premières secondes (*premier stade*), cette couleur pâlit peu à peu puis diparaît ne laissant après elle qu'une légère teinte estompée jaunâtre.

Alors pendant les trente à soixante secondes qui suivent, quelquefois même pendant un temps plus long la rétine offre un éclat de satin (*deuxième stade*). Peu à peu cet aspect brillant se perd aussi et la rétine devient complètement transparente état dans lequel elle reste pendant quinze minutes et même plus (*troisième stade*). Ensuite elle devient trouble et opaque (*quatrième stade*). »

Fr. Boll à qui nous empruntons ces lignes est le premier (1876) qui, après avoir constaté la couleur rouge de la rétine eut l'intuition de la nature du fait. Il crut d'abord « que ce phénomène si saillant, qui se retrouve dans les yeux de presque tous les animaux, avait jusque-là passé inaperçu parce qu'il s'agissait d'une propriété vitale fugace ne pouvant être démontrée que dans les premiers et courts instants qui suivent la mort de l'animal et que jusque-là ces précieux moments n'avaient pas été utilisés. Mais en ouvrant des yeux quelques secondes après la mort de l'animal il constata que la rétine n'était pas toujours rouge et qu'il n'y avait pas là une condition suffisante de la présence du rouge. Il fut donc amené à penser que la pâleur rétinienne n'avait pas lieu exclusivement à cause de la mort et qu'elle devait très probablement dans certaines conditions se produire aussi pendant la vie. Il supposa aussitôt que c'est la lumière qui joue le grand rôle et détermine l'absence ou la présence de la coloration rouge dans la rétine.

L'examen des rétines d'animaux exposés au soleil et d'animaux tenus dans l'obscurité lui démontra en effet que les premières étaient pâles et que les secondes étaient rouges.

Telle est dans ce qu'elle a d'essentiel la découverte de Boll, au sujet de laquelle nous ne pouvons, dans ce chapitre d'anatomie macroscopique, entrer dans plus de détails.

Chez l'homme, Kuehne constata (sur des yeux couverts d'un bandeau une demi-minute avant la mort, et examinés après quarante-huit heures de séjour dans l'obscurité) que les rétines examinées par leur face choroïdienne présentaient une coloration pourpre évidente qui disparaît promptement à la lumière. La tache jaune ne présentait aucun mélange de couleur rouge. Elle était entourée d'une région rétinienne à peine colorée au delà de laquelle commençe graduellement la couleur pourpre. Une zone rétinienne périphérique mesurant 2 millimètres de largeur derrière l'ora serrata ne présentait pas de pourpre. Kuehne fit ensuite des constatations analogues sur un singe (macacus cynomolgus) tenu vingt-quatre heures dans l'obscurité. La fovea ne contenait sûrement pas de pourpre sans que l'on pût dire s'il en existait ou non des traces à la périphérie de la macula. La rétine était d'un pourpre pâle. Il existait également une étroite zone dépourvue de pourpre derrière l'ora serrata.

Rapports de la rétine. Ses moyens de fixité. — Dans toute son étendue la rétine est intimement appliquée à la surface interne de la choroïde. D'autre part elle enveloppe exactement le vitré qui est moulé sur la face concave de la membrane nerveuse. Cette dernière se trouve donc comprise entre deux corps élastiques, ce qui lui permet d'échapper dans une certaine mesure aux pressions et aux chocs. D'après les expériences de Nicolaï il semble même que l'épaisseur de la rétine puisse varier parallèlement aux modifications de volume dont la choroïde est le siège suivant qu'elle est gorgée de sang ou exsangue, ce qui détermine une pression variable à la surface de la rétine. Celle-ci serait donc compressible dans une certaine mesure.

Dans toute l'étendue de la rétine physiologique il n'existe aucun lien anatomique proprement dit entre elle et la choroïde. Cependant les deux membranes peuvent dans certaines conditions physiologiques présenter une adhérence réciproque que Boll a le premier constatée et expliquée. « Dans des yeux *conservés dans l'obscurité* la rétine avec sa couche mosaïque (cônes et bâtonnets) se séparait toujours très facilement du pigment rétinien sous forme d'une membrane continue et à l'examen microscopique elle se montrait presque entièrement libre de grains de pigment..., avec la rétine décolorée par le moyen de la lumière blanche... la préparation ne réussissait pas aussi proprement, la rétine se déchirait d'ordinaire en plusieurs petits lambeaux auxquels se trouvaient attachés d'une manière inséparable des quantités plus ou moins grandes de pigment rétinien... l'idée me vint que peut-être la lumière produirait dans la rétine un déplacement des filaments pigmentés. Cette dernière hypothèse qui était la plus hasardée se trouva la plus juste... Sur des coupes microscopiques je pus reconnaître que dans les yeux tenus préalablement à l'obscurité les interstices des bâtonnets étaient toujours complètement libres de pigment, tandis que dans les yeux exposés à la lumière blanche... d'épais cordons de pigment brun s'étendaient jusqu'à la base des bâtonnets et à la membrane limitante externe ».

Ainsi les cellules épithéliales pigmentées qui sont soudées par un ciment à la limitante choroïdienne, peuvent en pénétrant de leurs prolongements protoplasmiques la couche des cônes et bâtonnets, déterminer une adhérence relativement solide entre la rétine et la choroïde. Sans doute les intéressantes observations de Boll s'appliquent à la grenouille et nous savons aujourd'hui que les fils ou cordons pigmentaires s'étendent beaucoup plus loin entre les cônes et les bâtonnets chez les poissons, amphibiens, reptiles et oiseaux que chez les mammifères. Cependant M. Schultze a constaté que, « chez l'homme ils arrivent au moins jusqu'à la limite qui sépare le segment externe de l'interne, ils embrassent étroitement les cônes et les bâtonnets ». Ils peuvent donc, au moins quand la rétine est éclairée constituer un moyen d'union entre elle et la choroïde. Nous ferons remarquer ici qu'une rétine humaine décollée pathologiquement est blanche à sa surface externe et que par conséquent la couche pigmentaire est restée adhérente à la choroïde. Le décollement s'est donc produit entre la rétine et sa couche pigmentaire comme chez la grenouille tenue dans l'obscurité.

Il n'en faut pas conclure que l'*adhérence pigmentaire* n'existe pas chez l'homme, mais bien plutôt, qu'une altération des cellules pigmentaires a détruit l'adhérence et préparé le décollement.

La rétine possède du reste un véritable soutien dans le corps vitré. C'est par la tension du vitré qu'elle est maintenue dans un état d'étalement régulier, indispensable au point de vue optique. La vitalité normale du corps vitré a donc pour la rétine une importance capitale. Quand par suite d'un processus pathologique le vitré se rétracte, se ramollit ou se détache de la rétine, celle-ci est en imminence de décollement. Quand le décollement est complet la membrane nerveuse finit par former un cordon dont l'extrémité postérieure adhère à la papille, tandis que l'antérieure s'élargit en pavillon de trompette dont les bords adhèrent à la choroïde au niveau de l'ora serrata. La papille et l'ora serrata sont en effet les deux seules régions où la rétine présente des adhérences constantes, en se continuant d'une part avec les fibres du nerf optique, d'autre part avec la rétine ciliaire solidement unie à la choroïde sous-jacente.

Au niveau de la papille, le vitré présente l'ouverture élargie du canal de Cloquet, l'*area Martegiani*. La surface papillaire est donc plus particulièrement en rapport avec le liquide qui remplit le canal de Cloquet. Ces détails ne sont appréciables que sur les coupes ; la transparence égale de toutes ces parties fait que rien de tout cela n'est visible à l'ophtalmoscope. Le vitré dont la surface extérieure adhère à la rétine sur le vivant, s'en détache au contraire sur le cadavre ou par macération dans divers réactifs en montrant une surface nette et bien limitée (membrane hyaloïde), mais fréquemment il présente une légère adhérence à l'un des bords de la papille, adhérence que nous croyons due à un reliquat de l'artère centrale du vitré, sous la forme d'un fin filament conjonctif, imperceptible à l'œil nu. Nous reviendrons sur cette disposition au sujet de la structure de la papille.

Le cordon nerveux qui met en relation la rétine avec les ganglions situés à la base du cerveau (corps genouillé externe, pulvinar, etc.) constitue nécessairement un tout continu. Cependant, aux différents points de vue (conformation, rapports, etc.) qu'envisage l'anatomie mascroscopique, il est préférable de décrire séparement : 1° le nerf optique ; 2° le chiasma ; 3° la bandelette ; 4° les glanglions de la base.

CHAPITRE II

ANATOMIE DESCRIPTIVE DU NERF OPTIQUE ET DU CHIASMA

Le nerf optique enveloppé de ses gaines et tel qu'on le trouve en ouvrant l'orbite, est un cordon blanc épais d'environ 4 millimètres qui s'étend de la partie postérieure du globe oculaire à l'angle antérieur du chiasma. Dans ce trajet, il présente successivement une courte portion cachée, intrasclérale, une portion orbitaire (24 millimètres en moyenne) une portion canaliculaire (6 à 7 millimètres) et une portion cranienne (10 à 12 millimètres en moyenne).

Le nerf est à peu près cylindrique dans l'orbite et le canal optique ; dans le crâne, au contraire, il est nettement aplati de haut en bas.

Direction. — Il se détache de la région postérieure du globe oculaire en un point situé à environ 4 millimètre et en dedans 1 millimètre au-dessus du pôle postérieur de l'œil (extrémité postérieure de l'axe optique). Sa direction *dans le plan vertical* est obliquement ascendante de l'œil au chiasma. Parti à peu près de l'axe de l'orbite, il se rapproche peu à peu de sa paroi supérieure qu'il atteint presque au niveau du canal optique situé dans le prolongement de cette paroi. Le canal optique a lui-même une direction légèrement ascendante de l'orbite au crâne, enfin la partie intracranienne du nerf continue cette direction jusqu'au chiasma. L'extrémité oculaire du nerf et l'œil lui-même sont donc dans une position déclive par rapport au cerveau. — Par rapport *au plan médian*, chaque nerf optique lui reste à peu près parallèle, du globe oculaire au sommet de l'orbite, puis les deux nerfs convergent de ce dernier point au chiasma. — Le nerf optique est fixe et à peu près rectiligne dans le crâne et dans le canal optique. Au contraire, dans l'orbite, il présente un trajet un peu onduleux en rapport avec les mouvements du globe. Il décrit une *S* italique allongée dont la convexité antérieure, près du globe, regarde vers la paroi interne de l'orbite, tandis que la convexité postérieure regarde la paroi opposée. Ces sinuosités s'effacent et le nerf optique devient à peu près rectiligne dans les mouvements étendus du globe oculaire.

Rapports. — *A*. **Portion orbitaire.** — De l'œil au fond de l'orbite, le nerf optique occupe l'axe, puis le sommet de l'entonnoir musculaire. Dans ce trajet, il est isolé au milieu du tissu graisseux ; le ganglion ophtalmique situé à son côté inféro-externe en est séparé par une lame graisseuse. Les nerfs et vaisseaux ciliaires se rapprochent du nerf optiqne en se dirigeant vers le globe, quelques-uns s'appliquent immédiatement à sa gaine, la plupart en restent séparés par quelques millimètres de tissu adipeux. De la gaine externe du nerf partent un certain nombre de fines cloisons conjonctives qui, s'éparpillant à travers la graisse orbitaire vont s'anastomoser avec celles émanées des gaines musculaires et vasculaires. Vers le fond de l'orbite, son trajet obliquement ascendant porte le nerf vers la paroi osseuse supérieure dont il n'est plus séparé en définitive que par les tendons fusionnés du grand oblique et du releveur auxquels sa gaine adhère intimement. A ce même niveau le tissu graisseux s'insinue encore au-dessous du nerf et le sépare des droits latéraux et du droit inférieur. La graisse orbitaire pénètre donc plus loin vers le fond de l'orbite *au-dessous* du nerf, qu'*au-dessus* de lui, et, chirurgicalement, le nerf reste donc plus profondément accessible par sa partie inférieure. Mais, avant de pénétrer dans le canal optique, la gaine du nerf et les tendons musculaires, à l'exception de celui du droit externe, se fusionnent en une seule masse fibreuse fortement adhérente au fond de l'orbite qu'elle remplit complètement et qui n'est traversée que par le nerf optique et l'artère ophtalmique.

B. **Portion canaliculaire.** — Le nerf entouré de ses gaines, qui adhèrent au périoste, remplit exactement le canal optique. L'artère ophtalmique passe en plein tissu fibreux à son côté inféro-interne. Le canal optique correspond lui-même à la face supéro-externe du sinus sphénoïdal dont le sépare une lame osseuse généralement très mince, quelquefois perforée, exceptionnellement très épaisse d'un côté ou même des deux côtés (BERGER). Ces rapports expliquent la possibilité de lésions du nerf optique en continuité avec une affection du sinus sphénoïdal.

C. **Portion cranienne.** — Dans son trajet obliquement ascendant du trou optique à l'angle antérieur du chiasma, le segment intracranien chemine sous le lobe frontal et la racine interne du nerf olfactif dont le sépare l'artère cérébrale antérieure. Il repose sur la dure-mère qui recouvre le sinus caverneux et sur la carotide qui sort de ce dernier et se porte ensuite au côté externe du nerf.

STUCTURE MACROSCOPIQUE DU NERF OPTIQUE. — Le nerf optique forme un tronc nerveux homogène entouré de gaines. Nous étudierons séparement ces deux parties.

Tronc nerveux. — Dans son court trajet intrascléral correspondant à l'épaisseur de la sclérotique, le nerf optique est comme étranglé, resserré dans l'anneau sclérotical. Il présente en outre un aspect translucide qu'il perd brusquement au niveau de la face postérieure de la sclérotique. Là il devient d'un blanc opaque et augmente brusquement de volume. Ces deux modifications sont dues l'une et l'autre à l'apparition des gaines myéliniques qui ajoutent leur épaisseur à celle des cylindraxes nus de la portion intrasclérale. A l'œil nu le nerf optique apparaît formé d'un seul faisceau, ou pour mieux dire il n'est pas divisible par la dissection en fascicules secondaires comme les nerfs des membres. Sa consistance est ferme, son tissu extrêmement solide, il ne peut être écrasé entre les doigts, par là il diffère de la moelle dont son homogénéité semblerait le rapprocher. La pie-mère fait corps avec la surface du nerf, en essayant de la disséquer on constate qu'elle envoie dans son épaisseur une foule de prolongements qui le cloisonnent en tous sens et lui donnent sa consistance et sa solidité.

Gaines du nerf optique. — Dans sa partie orbitaire, le nerf est recouvert par une gaine fibreuse, blanche, relativement épaisse, un peu lâche sur le tronc nerveux et qui se continue d'une part avec la sclérotique, d'autre part à travers le canal optique avec la dure-mère cranienne. C'est la *gaine durale* du nerf. A l'extrémité orbitaire du canal, elle adhère intimement aux tendons d'insertion de la plupart des muscles, dans le canal, elle adhère au périoste. Par là elle constitue la principale insertion du nerf optique au fond de l'orbite, insertion solide au point qu'un homme vigoureux, tirant sur le globe, ne peut l'arracher de l'orbite.

En incisant la gaine durale on constate qu'elle est reliée au tronc nerveux par un fouillis de trabécules conjonctives surtout développées vers le globe oculaire, beaucoup plus courtes vers le fond de l'orbite. Ces trabécules représentent le *tissu sous-arachnoïdien* rattachant la dure-mère (doublée de l'*arachnoïde* peu visible macroscopiquement) à la *pie-mère* qui est elle-même intimement appliquée sur le tronc nerveux et au sujet duquel nous l'avons déjà décrite.

Le nerf optique est donc solidement relié à sa gaine durale, cela surtout au niveau du canal optique où les gaines sont soudées entre elles dans la plus grande partie de leur circonférence. La gaine durale adhérant solidement au canal optique, il en résulte qu'une traction traumatique ou chirurgicale, si violente soit-elle, portant sur le globe ou sur le nerf, n'est nullement transmise à l'encéphale, elle s'arrête au canal optique, point d'adhérence invincible du cordon extrêmement solide que forme le nerf optique entouré de ses gaines. Cependant dans certaines luxations excessivement violentes du globe oculaire, telles que peut en produire une chute sur un anneau de clef, on a vu le globe oculaire arraché avec une longueur variable de nerf optique, mais toujours sans accidents cérébraux et avec guérison très rapide.

Dans le crâne, le nerf n'est plus recouvert par sa gaine durale, parce que celle-ci, à l'extrémité cranienne du canal optique se continue avec la dure-mère qui tapisse les os du crâne, et par conséquent abandonne le tronc nerveux qui est libre dans l'espace sous-arachnoïdien. Cet espace, occupé par un fouillis lâche de fibres conjonctives, fait suite au tissu trabéculaire sous-arachnoïdien que nous avons signalé au niveau de la portion orbitaire. La pie-mère recouvre toujours immédiatement le nerf. En somme la disposition des gaînes est essentiellement la même, mais la dure-mère reste à distance et l'espace sous-arachnoïdien est beaucoup plus large, le tissu réticulé qui l'occupe beaucoup moins serré.

CHIASMA

Il est constitué par la rencontre des deux nerfs optiques qui semblent se fusionner pour former une épaisse lame nerveuse dont les angles postérieurs donnent naissance aux bandelettes optiques (fig. 163). Profondément situé à la base de l'encéphale et bien visible sur le cerveau renversé après écartement des lobes temporaux, le chiasma se montre sous la forme d'une lame blanche, quadrilatère, à bords concaves, plus étendue dans le sens transversal qui mesure 12 à 14 millimètres que dans le sens antéro-postérieur qui n'en mesure que 5 à 6. Ses angles antérieurs se continuent avec les nerfs optiques, les postérieurs avec les bandelettes. La face inférieure du chiasma est libre, mais la plus grande partie de sa face supérieure et toute l'épaisseur de son bord postérieur font saillie dans la cavité du 3e ventricule. Il en résulte qu'au-dessus et au-dessous de ce bord arrondi la cavité du ventricule forme deux petits sinus : 1° le supérieur, ***recessus sus-optique***, est limité en avant par une lamelle de substance grise, qui allant s'insérer à angle aigu sur la face supérieure du chiasma ferme en avant le 3e ventricule, entre le chiasma en bas et la commissure antérieure en haut. Elle porte le nom de ***lame sus-optique*** ou celui, erroné, de ***racine grise des nerfs optiques*** ; elle est exactement comprise dans l'écartement des pédoncules du corps calleux ; 2° le sinus inférieur n'est autre chose que le diverticule de l'***infundibulum***, cavité de la ***tige pituitaire*** qui touche la concavité postéro-inférieure du chiasma.

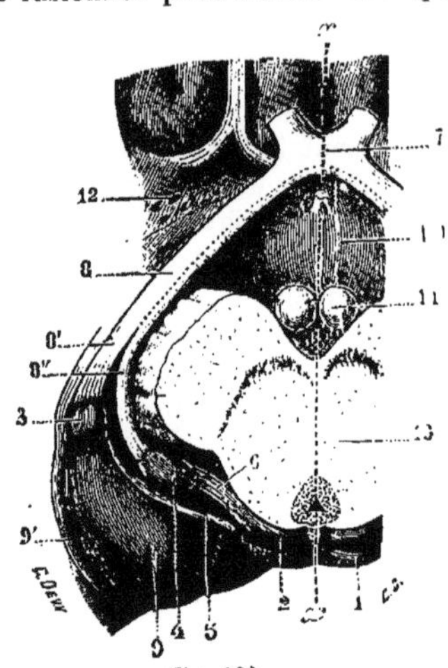

Fig. 163.

Partie centrale de la base de l'encéphale. Région du chiasma et des bandelettes (Testut).

1, tubercule quadrijumeau antérieur. — 2, tubercule quadrijumeau postérieur. — 3, corps genouillé externe. — 4, corps genouillé interne. — 5, bras du tubercule quadrijumeau antérieur. — 6, bras du tubercule postérieur. — 7, chiasma. — 8, bandelette optique. — 8', sa racine externe. — 8'', sa racine interne. — 9, pulvinar. — 10, tuber cinereum.

Rapports. — Le chiasma ne repose pas par sa face inférieure sur la gouttière optique. C'est là un point d'anatomie que Panas nous avait depuis longtemps signalé. Zander (1897) qui a précisé les rapports du chiasma avec le sphénoïde s'est également assuré que le chiasma n'occupe jamais la gouttière optique, et reste toujours distant du corps du sphénoïde, de plus de 1 centimètre en moyenne. Quand sur le cerveau hors du crâne on voit le chiasma profondément enfoui dans un creux de l'encéphale on se demande comment on a pu si longtemps croire qu'il reposait sur la gouttière optique. Le bord postérieur *apparent* du chiasma limite en avant le *triangle opto-pédonculaire* et embrasse le *tuber cinereum*.

Le chiasma n'a de rapports directs avec aucun tronc artériel important; en effet, la crosse carotidienne terminale émerge sous le nerf optique lui-même et, se recourbant en arrière, reste *en dehors* de la concavité latérale du chiasma.

La partie extra-cérébrale du chiasma est immédiatement recouverte par la pie-mère; sa partie intraventriculaire est recouverte par l'épendyme. Sur le cerveau frais recouvert par l'arachnoïde, on voit que celle-ci passe sur le creux profond où est enfoui le chiasma, comme une voilette qui ne touche que les parties saillantes du visage. L'arachnoïde limite en ce point l'un des *grands lacs arachnoïdiens* de la base de l'encéphale (Duret).

Le chiasma baigne donc par sa face ventriculaire dans le liquide céphalo-rachidien, par sa face inférieure dans le liquide sous-arachnoïdien. D'où la fréquence de lésions et de troubles visuels d'une part dans les méningites de la base, d'autre part dans l'hydrocéphalie ventriculaire.

A l'exception de la lame grise sus-optique le chiasma présente la même coloration blanche que le nerf optique, mais sa consistance est moins ferme.

Les procédés de dissection peuvent-ils élucider la texture du chiasma?

Hannover (1852) était arrivé par la dissection à admettre dans le chiasma: 1° la *commissura cruciata* formée par des fibres s'entrecroisant au centre du chiasma; 2° le *fasciculus dexter* et le *fasciculus sinister*, formé de fibres directes allant du bord extérieur d'un nerf optique au bord correspondant de la bandelette du même côté; 3° la *commissura arcuata anterior*, fibres réunissant les deux rétines en passant par le bord interne des deux nerfs optiques; 4° la *commissura arcuata posterior* formée par les fibres internes des deux bandelettes optiques; 5° enfin une *commissura ansata* comprenant des fibres émanées de la racine grise et se recourbant sur le bord antérieur du chiasma pour aller se jeter dans le tuber cinereum.

Bien que les faisceaux direct et croisé aient été confirmés par toutes les données récentes, bien que la *commissura arcuata posterior* représente en quelque sorte la commissure de Gudden, il n'en est pas moins certain que la dissection est une méthode absolument décevante en ce qui concerne le chiasma. Elle a conduit Hannover à la conception erronée de la *commissura ansata* et de la *commissura arcuata anterior*. Mais surtout ses résultats étaient si peu démonstratifs qu'ils n'ont pu résister aux critiques des partisans de la décussation totale, qui est du reste une erreur. Il a fallu recourir à d'autres méthodes pour élucider la structure du chiasma et nous n'avons parlé ici des recherches de Hannover que pour éliminer une méthode insuffisante.

CHAPITRE III

ANATOMIE DESCRIPTIVE DES BANDELETTES OPTIQUES DES TUBERCULES QUADRIJUMEAUX, DES CORPS GENOUILLÉS ET DES RADIATIONS OPTIQUES

Bandelettes optiques. — On ne voit les bandelettes dans leur entier qu'après avoir soulevé sur le cerveau frais, ou réséqué sur le cerveau durci, la partie antérieure du lobe temporal (fig. 163). Chacune d'elles apparaît alors comme un faisceau blanc et aplati étendu de l'angle postérieur du chiasma aux corps genouillés. Dans ce trajet la bandelette contourne le pédoncule cérébral, et parvenue à la face inféro-externe de l'isthme de l'encéphale, s'étale et se divise en deux *racines* dont chacune se continue avec l'un des *corps genouillés*, éminences du *pulvinar*.

Le *corps genouillé externe*, le plus saillant, situé à la face inférieure du pulvinar, reçoit en avant la *racine externe* de la bandelette optique. Le *corps genouillé interne*, le plus petit, plus rapproché de la ligne médiane reçoit la *racine interne*, également moins importante.

Rapports. — La forme des bandelettes et leurs rapports avec la substance nerveuse sous-jacente (le cerveau reposant sur sa convexité) ne s'apprécient bien que sur des coupes verticales. Près du chiasma, elles sont aplaties de haut en bas : au niveau de leur trajet pédonculaire, elles sont, au contraire, aplaties latéralement. Chacune d'elles présente une face externe libre, en rapport avec la circonvolution de l'hippocampe, une face interne libre également, en rapport avec la face inféro-externe du pédoncule, et un bord inférieur libre. Quant à la face supérieure de la bandelette, elle est dans tout son trajet adhérente au tissu nerveux sous-jacent, c'est-à-dire d'avant en arrière à la commissure grise de la base, au *globus pallidus* (segment interne du noyau lenticulaire) enfin aux corps genouillés et au pulvinar, à la surface desquels elle s'étale en formant leur écorce blanche.

Les bandelettes n'ont pas la consistance ferme du chiasma, encore moins du nerf optique. Leur substance est molle, tout à fait analogue à la substance blanche des centres.

Tubercules quadrijumeaux et corps genouillés. — Ils ont été considérés autrefois comme formant l'origine réelle des nerfs optiques. On sait actuellement qu'il n'en est rien ; que seuls les tubercules antérieurs appartiennent chez l'homme à l'appareil visuel et font partie de son appareil moteur, non des voies sensorielles.

Les tubercules quadrijumeaux se voient à la face supérieure de l'isthme de l'encéphale (fig. 164). *Les tubercules antérieurs* plus volumineux sont deux saillies ovoïdes (de 8 millimètres sur 12), de coloration grisâtre. De leur extrémité externe se détache un petit cordon blanchâtre qui se porte transversalement en dehors vers le corps genouillé externe. C'est le *bras du tubercule quadrijumeau antérieur;* il est surplombé par l'extrémité libre de la couche optique ou pulvinar. Nettement séparé du corps genouillé interne, mal délimité du pulvinar dans lequel il semble quelquefois se perdre, le bras du tubercule quadrijumeau antérieur constitue avec le corps genouillé externe et le tubercule quadrijumeau antérieur une partie importante de l'appareil de la vision : les centres optiques *infra-corticaux, ou ganglionnaires, ou centres optiques primaires de l'appareil visuel.*

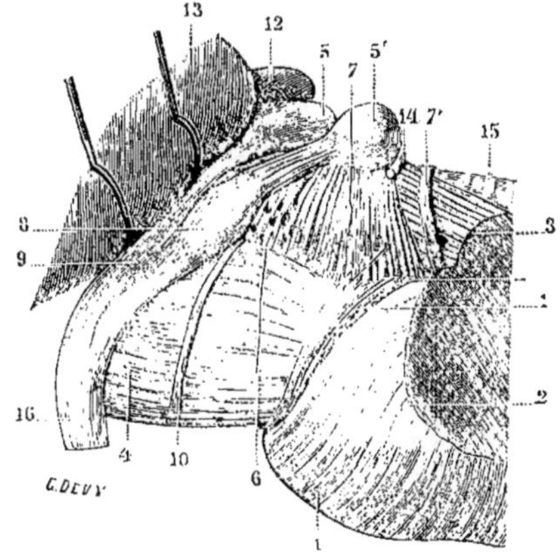

Fig. 164.

Vue latérale de l'isthme de l'encéphale (Testut).

p. pédoncule cérébral. — 5, tubercule quadrijumeau antérieur. — 5', tubercule quadrijumeau postérieur. — 8, corps genouillé interne. — 9, corps genouillé externe. — 12, glande pinéale. — 13, pulvinar. — 16, bandelette optique.

Ces dénominations ne doivent pas laisser croire qu'il y a là uniquement un appareil sensoriel. Cet ensemble d'organes représente au contraire une association extrêmement importante de centres sensoriels, de centres moteurs et de conducteurs unissant les uns aux autres.

Le *tubercule quadrijumeau postérieur* et son *bras* qui le met en rapport avec le corps genouillé interne, appartient, comme ce dernier, malgré les apparences, à l'appareil auditif et non à l'appareil optique.

Lobe occipital et radiations optiques. — Au delà des ganglions qui sont en rapport avec les racines de la bandelette, les conducteurs optiques deviennent intracérébraux et l'anatomie macroscopique est impuissante à les suivre avec quelque certitude. Cependant Gratiolet avait décrit tout un système de *radiations optiques* parmi lesquelles celles allant à l'écorce occipitale ont été confirmées par les recherches ultérieures. Tout n'était pas illusion dans les résultats des dissections de Gratiolet. On reste étonné en présence des planches où il a figuré les expansions cérébrales du nerf optique, les racines cérébrales du nerf optique, *partant du corps genouillé externe pour s'irradier en éven-*

tail vers toute la face interne du lobe occipital à partir du pôle postérieur (voy. fig. 4 et 6 de la planche XXVII de l'*Atlas d'Anat. comp. du système nerveux* de Leuret et Gratiolet, 1835-1857).

Meynert (1875), Huguenin (1878) ont admis des fibres de projection « de premier ordre » allant de l'écorce occipitale et temporale au pulvinar et au corps genouillé externe. « Sous l'épendyme de la corne occipitale, dit Huguenin, est le *tapetum*, immédiatement en dehors une autre couche qui prend son origine au pulvinar de la couche optique et se rend manifestement à l'écorce des lobes occipitaux et temporaux. »

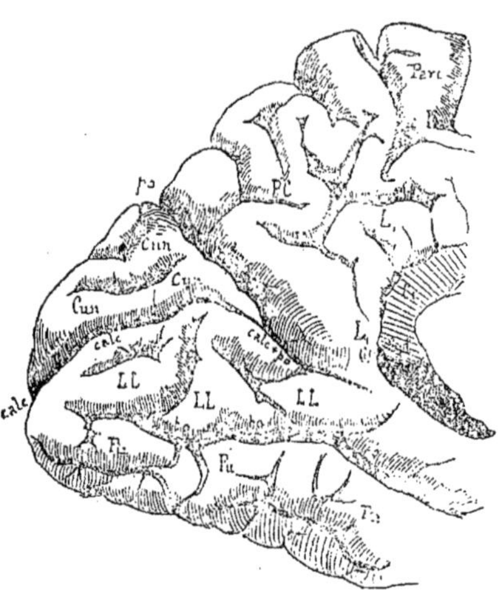

Fig. 165.

Face interne du lobe occipital et du lobe pariétal (Vialet et Gillet, 1893).

Cc, corps calleux et son bourrelet *Spl*. — *Cun.*, cunéus. — *Fu*, lobule fusiforme. — L, lobe limbique (circonvolution de l'hippocampe. — L (*i*), isthme du lobe limbique (pied de l'hippocampe). — LL, lobule lingual. — *Parc*, lobule paracentral. — *Pc*, præcunéus ou avant-coin. — *Calc*, scissure calcarine. — *po*, sillon pariéto-occipital ou perpendiculaire interne. — *Calc* + *po*, partie commune à la calcarine et à la perpendiculaire interne.

Vers la même époque (1879-1881), les cliniciens (Nothnagel, Bellouard, Angelucci, etc.) commencèrent à localiser le centre visuel dans le lobe occipital.

Nous nous autoriserons de ces premières indications anatomiques et cliniques pour décrire ici macroscopiquement les régions du lobe occipital qui renferment le centre visuel et les faisceaux blancs qui dans l'épaisseur de ce lobe réunissent l'écorce visuelle aux ganglions d'où naissent les bandelettes optiques. Encore une fois l'anatomie descriptive ne nous montre pas autre chose que ce qu'avaient vu Gratiolet, Meynert, Huguenin, etc., c'est-à-dire de pures indications topographiques et nullement des connexions précises.

Si nous donnons dès maintenant une description plus détaillée, *c'est en nous fondant à l'avance sur des preuves anatomo-cliniques que nous aurons à développer plus tard*. Nous étudierons donc ici successivement la configuration extérieure du lobe occipital, puis sa configuration intérieure et sa substance blanche.

Configuration extérieure du lobe occipital. — Le lobe occipital, si distinct chez les singes, où la *scissure perpendiculaire externe* le sépare de l'hémisphère sous la forme d'une sorte de calotte postérieure, n'est nettement limité chez l'homme (fig. 165) qu'à la face interne de l'hémisphère où la *scissure perpendiculaire interne* (ou sillon pariéto-occipital) le sépare du lobe pariétal dans une bonne partie de sa hauteur. Vu par sa face interne le lobe occipital ainsi limité en avant présente une surface triangulaire à sommet postérieur (pôle occipital). Il est subdivisé suivant sa longueur par une longue et profonde scissure, la *scissure calcarine*. Celle-ci commence vers le pôle occipital et, décrivant une légère courbe à convexité supérieure, va rejoindre la scissure perpendiculaire interne. Elle présente donc deux parties, la postérieure qui lui appartient en propre (*calc*), l'antérieure généralement plus courte qui lui est commune avec la perpendiculaire interne (*calc* + *po*). On peut donc la comparer avec Broca à un Y couché (≻) dont la branche supérieure répond à la perpendiculaire interne, la branche inférieure et la queue à la calcarine.

La scissure calcarine est profonde. « En avant elle mesure près de 2 centimètres de profondeur, en arrière elle est souvent divisée en deux scissures également très profondes. Sa longueur est d'environ 4 centimètres et demi. Les deux lèvres de la scissure mesurent en surface environ 18 centimètres carrés, encore faut-il tenir compte du fait que la surface de l'écorce n'est pas plane mais onduleuse » (Henschen).

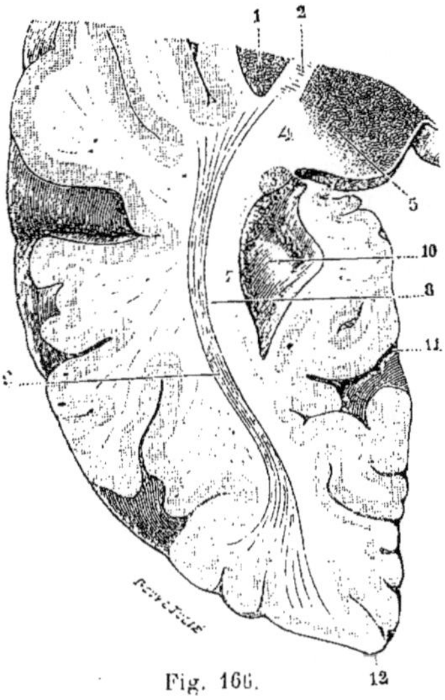

Le lobule situé au-dessus de la scissure calcarine c'est le *cuneus* en forme de coin ou de triangle. Il est limité en avant par la perpendiculaire interne, en bas par la calcarine, il s'insinue entre les deux scissures comme entre les branches d'un Y. Il forme la lèvre supérieure de la calcarine; son extrémité antérieure, pointe du triangle, est le *pédoncule du cunéus*.

Fig. 166.

Lobe occipital gauche. Coupe horizontale passant par le pulvinar (au-dessus du corps genouillé externe) et le pôle occipital (Testut).

1. noyau lenticulaire. — 2. segment postérieur de la capsule interne. — 3, queue du noyau caudé. — 4, région du champ de Wernicke. — 5. pulvinar. — 6, corne occipitale du ventricule. — 7. tapetum. — 8, radiations thalamiques (en blanc). — 9, faisceau longitudinal inférieur (en gris). — 10, ergot de Morand. — 11, scissure calcarine. — 12, pôle occipital.

Au-dessous de la calcarine est le *lobule lingual*, ayant en effet quelque chose de la forme d'une langue par l'élargissement de sa partie moyenne, dû à la concavité en bas de la calcarine à ce niveau. Il forme la lèvre inférieure de la calcarine. Il se prolonge à la face inféro-interne de l'hémisphère jusqu'à la partie antérieure du lobe temporal, aussi porte-t-il aussi le nom de 2ᵉ *circonvolution temporo-occipitale*. Mais seule sa partie postérieure formant la lèvre inférieure de la scissure calcarine appartient au lobe occipital.

Le lobule lingual est séparé par le sillon temporo-occipital interne d'une 3ᵉ circonvolution que l'on n'aperçoit bien qu'en examinant le cerveau par sa face inférieure, et qui est le *lobule fusiforme* ou 1ʳᵉ *circonvolution temporo-occipitale*. Comme pour la précédente sa partie postérieure seule appartient au lobe occipital.

L'importance de la scissure calcarine dans la constitution du lobe occipital apparaît par la précocité de son développement. Elle est l'une des scissures primaires de la paroi interne de l'encéphale et se dessine vers la fin du troisième mois de la vie intra-utérine. Peu après, au début du quatrième mois se forme le sillon pariéto-occipital ou scissure perpendiculaire interne ; en s'unissant à la calcarine elles constituent l'Y couché (>-) ayant entre ses branches le cunéus.

Configuration intérieure du lobe occipital. — La partie postérieure de l'hémisphère (fig. 166) est creusée d'une cavité qui est la corne postérieure ou occipitale du ventricule latéral (cavité digitale ou ancyroïde), elle se termine en pointe à une distance de 1 à 3 centimètres du pôle occipital ; elle n'occupe pas l'axe de l'hémisphère, mais se rapproche davantage des parties supérieures et internes. De forme variable sur les coupes elle est toujours cependant plus haute que large. Sur sa face interne fait saillie l'ergot de Morand, *calcar avis* dû au refoulement de la paroi cérébrale par le fond de la scissure calcarine.

Substance blanche du lobe occipital. — Sur les coupes horizontales qui passent par le pulvinar et la région du pôle occipital on voit que tout le long de la surface externe de la corne occipitale la substance blanche présente une disposition particulière (fig. 166). Elle forme visiblement des faisceaux à direction antéro-postérieure — *substance sagittale* — allant de la région rétro-lenticulaire de la capsule interne aux parties postérieures du lobe occipital. Dans cette substance sagittale on peut distinguer : *a*) une couche externe qui est le *faisceau longitudinal inférieur; b*) une couche interne, *radiations optiques ou thalamiques*, étendue du pulvinar, du corps genouillé externe, etc., à l'écorce occipitale interne principalement.

C'est dans cette couche que Gratiolet avait disséqué ses radiations optiques, que Meynert et Huguenin voyaient les fibres de projection de 1er ordre du pulvinar et du corps genouillé externe. Ces notions ont été précisées par les données plus récentes de l'anatomo-clinique qui nous permettront, le moment venu de déterminer dans cette substance sagittale les divers faisceaux unissant les circonvolutions visuelles aux centres optiques primaires.

DEUXIÈME PARTIE

ANATOMIE GÉNÉRALE ET HISTOLOGIE DE L'APPAREIL NERVEUX VISUEL

CHAPITRE PREMIER

ANATOMIE GÉNÉRALE ET COMPARÉE DE LA RÉTINE

Si l'on étudiait la rétine uniquement comme un appareil dont on cherche à comprendre le fonctionnement par la structure, on pourrait peut-être s'en tenir à une analyse histologique purement descriptive. Mais si une telle étude pouvait suffire au point de vue physiologique, elle resterait sans signification au point de vue de la science anatomique. La rétine, comme toute partie organisée des êtres vivants, est le résultat d'une évolution embryologique, qui elle-même n'est que la répétition dans un temps excessivement réduit d'une suite infinie d'états ancestraux. Tout ce passé ontogénique et phylogénique, il faut en avoir une certaine connaissance pour saisir le pourquoi de l'état actuel, pour comprendre la structure de la rétine des vertébrés et de l'homme.

De plus la rétine fait partie d'une famille d'organes, les organes des sens, mécanismes très analogues entre eux et dont les plus simples donnent en quelque sorte la clef des plus compliqués tels que justement la rétine.

Enfin il existe dans la série animale certaines rétines (mollusques, œil pinéal des sauriens), qui par leur origine et leur mode de développement diffèrent considérablement de la rétine des vertébrés. Ce sont cependant des organes essentiellement analogues, et leur étude fait, mieux que tout autre méthode, ressortir et apprécier les caractères spéciaux à la rétine des vertébrés.

Notre introduction à l'étude de la rétine comportera donc des notions d'anatomie générale des organes des sens (I), un résumé embryologique (II), un aperçu des principales questions d'anatomie comparée (III) [1].

[1] Nous ne saurions trop remercier ici notre éminent maître, M. le professeur Mathias Duval qui a bien voulu nous donner les plus précieux conseils en tout ce qui concerne la rétine.

I. — ANATOMIE GÉNÉRALE DES ORGANES DES SENS

La rétine expliquée par ses homologies avec les autres appareils sensoriels périphériques.

Les appareils sensoriels périphériques (peau, muqueuse olfactive, bourgeons du goût, etc.,) sont constitués par des surfaces épithéliales d'origine ectodermique *directe*, modifiées chacune par adaptation à une fonction spéciale et mises en rapport avec le système nerveux central par une chaîne de neurones. Chaque neurone est l'ensemble formé par une cellule nerveuse et ses deux ordres de prolongements. Dans les prolongements ramifiés ou protoplasmiques la conduction est *cellulipète*, elle est *cellulifuge* dans le prolongement cylindraxile. C'est là la *loi de polarisation dynamique des éléments nerveux* d'après Cajal et Van Gehuchten. Les neurones sensitifs tels que ceux des organes des sens dans lesquels le courant nerveux va de la périphérie vers les centres auront donc des prolongements ramifiés en rapport avec l'épithélium sensoriel, et un cylindraxe se dirigeant vers l'axe cérébro-spinal.

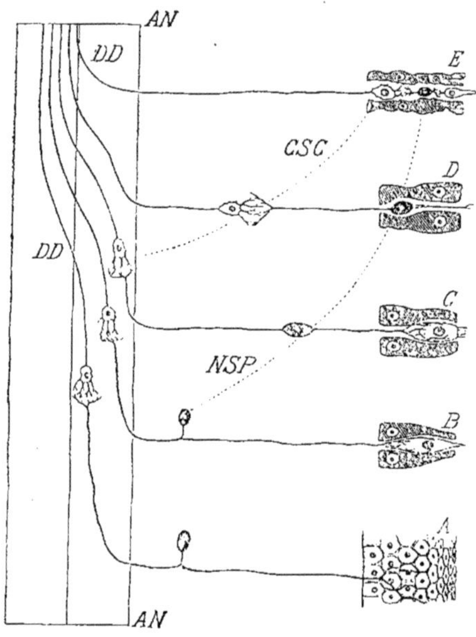

Fig. 167.

Schéma de la série des organes des sens : leurs épithéliums, leurs cellules sensorielles, leurs neurones périphériques et centraux (Mathias Duval, 1900).

A, B, C, D, E, la série des épithéliums, de la sensibilité générale A, de la gustation B, de l'audition C, de l'olfaction D, de la vision E. La ligne pointillée NSP marque le déplacement vers la périphérie des neurones sensitifs *périphériques*, à partir de celui de l'audition C. La ligne pointillée CSC marque ce même déplacement pour les neurones sensitifs *centraux* à partir de celui de l'olfaction D. — AN, l'axe nerveux. — DD, décussation des cylindres-axes des neurones sensitifs centraux.

En allant de l'organe du tact, la peau, qui est le plus simple des organes des sens, à la rétine qui en est le plus complexe, on voit s'établir des complications progressives, mais qui interviennent en quelque sorte sur un fonds commun. En effet, des éléments homologues constituant ce fonds commun sont représentés dans toute la série des organes des sens (fig. 167). La détermination de ces homologies est d'un grand secours dans l'étude de la rétine ; elle aide singulièrement à comprendre la constitution de cette membrane restée si longtemps à l'état de problème.

Sensibilité tactile. — Dans l'épiderme cutané, dans la cornée, les terminaisons nerveuses (c'est là le nom anatomique, au point de vue physiologique, eu égard au sens de la conduction, il faudrait dire les *origines*) les terminaisons nerveuses, disons-nous, sont représentées par le réseau intra-épidermique qui n'est autre chose que l'arborisation protoplasmique d'un neurone sensitif dont le corps cellulaire est situé à une très grande distance de l'épiderme, dans un ganglion rachidien. Ce corps cellulaire est la cellule à prolongement en T de Ranvier qui est en réalité une cellule bipolaire dont les prolongements protoplasmiques se ramifient dans l'épiderme et dont le prolongement cylindraxile va s'articuler avec une cellule de l'axe gris de la moelle ou du bulbe (neurone sensitif central). L'appareil tactile est donc représenté par l'*épiderme extérieur* (où quelquefois, comme par exemple, dans la peau du groin du porc, des cellules épidermiques spéciales, *cellules sensorielles*, sont en rapport avec les arborisations nerveuses terminales) et un *neurone périphérique*, c'est-à-dire situé en dehors de l'axe cérébro-spinal) servant d'intermédiaire entre l'épiderme et la substance grise médullaire ou bulbaire, siège du *neurone sensitif central*.

La sensibilité gustative s'exerce au moyen d'un appareil foncièrement analogue. Les bourgeons du goût sont constitués par deux ordres de cellules, 1° les *cellules de soutien* formant seules l'écorce du bourgeon sont fusiformes avec corps cellulaire épais et granuleux ; 2° les *cellules gustatives* entremêlées au centre du bourgeon avec des cellules de soutien *intercalaires*, ont un noyau allongé à chaque extrémité duquel le corps cellulaire s'effile brusquement en formant un prolongement *périphérique* terminé par un *cil* réfringent qui sort par le *pore du goût*, et un prolongement *central* ou profond qui a longtemps paru se continuer avec l'une des fibres nerveuses qui abordent la partie profonde du bourgeon. Mais les recherches modernes ont montré que là comme partout les fibres nerveuses se terminaient par des arborisations libres qui entourent les cellules gustatives sans s'anastomoser avec elles. Ainsi les cellules gustatives, simples cellules épidermiques différenciées, sont comme les cellules sensorielles tactiles, en rapport avec les terminaisons ramifiées d'un *neurone sensoriel périphérique* dont le corps cellulaire occupe l'un des ganglions du glosso-pharyngien, homologue des ganglions spinaux. Ce corps cellulaire est encore une cellule à prolongement en T, c'est-à-dire une bipolaire dont le prolongement central se rend dans le bulbe à la rencontre d'un neurone sensitif central.

Sensibilité auditive et sens de l'équilibration. — Les *taches auditives* de l'utricule et du saccule, les *crêtes auditives* des canaux semi-circulaires, *l'organe de Corti* du limaçon, malgré leurs adaptations fonctionnelles diverses, présentent une constitution fondamentale identique. Des cellules ciliées (*cellules de Corti*) dont les cils plongent dans l'endo-lymphe sont séparées et maintenues par des cellules de soutien. Autour des cellules ciliées, qui sont des éléments *sensoriels*, viennent s'arboriser les terminaisons d'une cellule bipolaire, le *neurone acoustique périphérique* dont le corps est ici très rapproché de l'épithélium sensoriel et siège dans les ganglions du nerf auditif. Pour la branche vestibulaire du nerf, le ganglion (*ganglion de Scarpa*) est situé au fond du conduit auditif interne, mais pour la branche cochléenne les cellules nerveuses forment une sorte de traînée ganglionnaire dissociée, le *ganglion de Corti*, qui siège à la base même de la lame spirale osseuse du limaçon, tout près de l'organe de Corti.

Par ses cellules ectodermiques ciliées, séparées par des cellules de soutien et entourées par les arborisations terminales d'un *neurone sensoriel périphérique*, l'appareil neuro-épithélial de l'audition présente donc la même constitution fondamentale que l'appareil gustatif. Mais nous y voyons apparaître une disposition qui ira en s'accentuant dans la muqueuse olfactive et surtout dans la rétine. Tout d'abord le neurone sensoriel périphérique est une cellule bipolaire proprement dite au lieu d'être une cellule à prolongement en T. Mais surtout le corps de cette cellule n'est plus situé très loin de la surface sensorielle, dans le ganglion que présente le nerf sensitif à son émergence de la moelle ou du bulbe, comme pour la peau ou les bourgeons du goût. Il se rapproche singulièrement de l'épithélium sensoriel, au point que dans l'organe de Corti les cellules du ganglion de Corti sont presque annexées à la masse interne de l'organe. Nous allons voir cette disposition s'accentuer dans la muqueuse olfactive et surtout dans la rétine.

Sensibilité olfactive. — L'épithélium olfactif comprend lui aussi, des cellules de soutien et des cellules sensorielles (cellules olfactives) dont le prolongement périphérique se termine par un ou plusieurs cils et dont le prolongement central présente une particularité des plus importantes. A travers la lame criblée, il pénètre *comme fibre nerveuse du nerf olfactif* dans le bulbe ou lobe olfactif, et, dans ce *centre encéphalique* s'arborise pour se mettre en contact (au niveau d'un glomérule olfactif) avec les prolongements protoplasmiques d'une cellule mitrale, *neurone olfactif central*. La cellule olfactive n'est donc pas une simple cellule épithéliale, mais bien une cellule *neuro-épithéliale*. Si, comme une cellule épithéliale, elle a un prolongement périphérique cilié, elle a, de plus, comme une cellule nerveuse, un prolongement cellulifuge terminé par des arborisations libres et articulées avec les prolongements protoplasmiques d'un neurone central. C'est là un type cellulaire absolument exceptionnel chez les vertébrés et limité chez eux à la muqueuse olfactive. Pour le retrouver, il faut remonter presque à l'autre extrémité de l'échelle zoologique. Chez les méduses et les vers oligochætes, on trouve en effet de pareilles cellules neuro-épithéliales [1], engagées çà et là dans

[1] On peut donc rencontrer dans les organismes supérieurs des éléments histologiques qui n'y existent qu'à l'état d'exception, de reliquat pourrait-on dire ; des éléments qui représentent une forme ancestrale puisqu'on les retrouve très répandus dans les tissus d'animaux restés à des degrés d'évolution très peu avancés. Les cellules olfactives des vertébrés en sont un exemple, mais non pas l'unique exemple. Il semble parfaitement démontré aujourd'hui (Vialleton, Grynfelt) que l'iris des mammifères contient des cellules *myo-*

l'épiderme et qui envoient leur prolongement central dans l'épaisseur des tissus à la rencontre d'éléments contractiles.

Ainsi à mesure que l'on s'élève dans la série des organes des sens, on voit le corps du neurone sensitif *périphérique* se rapprocher de l'épithélium sensoriel, et même, pour la muqueuse olfactive, prendre place dans cet épithélium sous la forme d'une cellule neuro-épithéliale d'un type exceptionnel chez les animaux supérieurs.

De son côté, le neurone sensitif *central* subit un déplacement dans le même sens. Dans les appareils du tact, du goût, et de l'ouïe, il occupait l'axe gris de la moelle ou du bulbe. Dans l'appareil olfactif, il se rapproche singulièrement de l'épithélium sensoriel, car la distance est courte de la membrane de Schneider au bulbe olfactif (cellules mitrales).

Donc les éléments des appareils sensoriels, primitivement dissociés et formant une chaîne très étendue allant de l'organe périphérique à l'axe gris, ont une tendance à se réunir, à s'associer de plus près, à se masser dans un seul organe, disposition qui est évidemment de nature à permettre des relations réciproques plus faciles, plus rapides, plus parfaites, bref qui représente un caractère de perfectionnement par rapport aux organes inférieurs à éléments dissociés.

La rétine réalise au plus haut degré ces conditions nouvelles. Elle renferme à la fois l'épithélium sensoriel, le neurone périphérique, le neurone central (fig. 167 E), disposés en une série unique perpendiculairement à l'épaisseur de la membrane. Elle comprend du reste d'autres neurones, mais qui ne font pas partie de cette chaîne fondamentale. Ce sont les divers neurones *à direction horizontale* (cellules horizontales proprement dites, cellules amacrines) disposés de manière à établir des rapports entre les divers éléments d'une même couche de la rétine.

Avant la découverte de l'indépendance des neurones, des histologistes tels que W. Müller, Schwalbe, Ranvier, avaient reconnu les homologies qui existent entre les *cellules visuelles* de la rétine (cônes et bâtonnets avec leurs grains) et d'autres cellules sensorielles, notamment les cellules olfactives. Ils en avaient conclu que la rétine doit être considérée comme formée par une partie *névro-épithéliale* (cellules visuelles) reposant sur une partie *cérébrale* ou ganglionnaire. Les découvertes récentes n'ont fait que confirmer ces données de l'anatomie générale.

Au point de vue embryologique, la rétine diffère de tous les autres organes des sens en ce qu'elle provient *tout entière* de la paroi du cerveau embryonnaire et que tout entière, par conséquent, elle est une dérivation indirecte de l'ectoderme. Par contre, tous les autres appareils sensoriels ont une *double origine* : leur épithélium (y compris celui de l'oreille interne, dérivant de

épithéliales (cellules du feuillet antérieur de la pars iridica) analogues aux cellules myo-épithéliales de l'hydre d'eau douce.

De tels faits ne sont-ils pas à la fois l'explication et la justification du mot profond de Ranvier : « l'anatomie générale peut être considérée comme l'anatomie comparée faite sur un seul organisme. » (*Leçons d'Anat. génér.*, 1878. Cornée, 1881).

la vésicule auditive, invagination ectodermique directe) est une transformation directe de l'ectoderme, tandis que leurs éléments nerveux n'en proviennent qu'*indirectement* et par l'intermédiaire de l'axe nerveux primitif (les ganglions rachidiens par exemple naissent comme bourgeons accessoires de l'évolution ectodermique qui donne naissance à la moelle épinière).

Mais avant d'aller plus loin, nous devons rappeler ici brièvement les premières phases du développement de la rétine.

II. — DÉVELOPPEMENT DE LA RÉTINE[1]

A une époque très précoce du développement embryonnaire, la vésicule cérébrale antérieure émet, de chaque côté, un diverticule creux qui s'allonge, se rétrécit à sa base en un pédicule creux (nerf optique embryonnaire) et se dilate à son extrémité libre en une cavité sphérique, la *vésicule oculaire primitive*. A cette vésicule sphéroïdale, on peut considérer deux hémisphères, l'un *proximal*, le plus près du cerveau, l'autre *distal*, le plus éloigné. « L'hémisphère distal s'aplatit, puis devient concave en sens inverse de la première courbure et entre dans la cavité de l'hémisphère proximal qui a conservé sa forme primitive, et bientôt, l'invagination s'achevant, les deux hémisphères ou feuillets sont appliqués l'un contre l'autre, se doublent, formant par leur ensemble une sorte de coupe ou calice, qui est la *vésicule oculaire secondaire*. Cette vésicule secondaire diffère de la primitive en ce qu'elle a une paroi double formée de deux feuillets : un feuillet interne représentant l'ancien feuillet distal et qui deviendra la rétine proprement dite, un feuillet externe, primitivement feuillet proximal, qui formera l'épithélium pigmenté doublant la rétine en dehors ». (M. Duval. *Précis d'histologie*, 2e éd. Paris, 1900).

Ainsi toute la rétine proprement dite va se développer aux dépens du feuillet interne de la vésicule oculaire secondaire qui représente un îlot de la paroi du tube nerveux primitif dérivant lui-même de l'ectoderme[2].

De cette unité d'origine aux dépens de la paroi du cerveau embryonnaire, résultent trois particularités qui, sans détruire les homologies fondamentales déjà indiquées, impriment cependant à la rétine des caractères tout spéciaux parmi les autres organes des sens.

Ces caractères sont : 1° l'union intime, en une seule membrane, du neuro-épithélium sensoriel, du neurone périphérique et du neurone central, qui tous se développent aux dépens des corpuscules embryonnaires du feuillet rétinien de la vésicule optique ; 2° la présence de *névroglie* dans la rétine et le nerf optique : 3° l'*inversion* de la rétine.

Ces deux derniers points demandent à être expliqués.

[1] Nous n'indiquons ici que les phénomènes généraux du développement. L'*histogénie* ne peut être bien comprise que si l'on connaît déjà l'histologie, et elle sera traitée après cette dernière.

[2] Outre la rétine proprement dite et son épithélium les deux feuillets de la vésicule optique donnent encore naissance à la *pars ciliaris* et *iridica retinæ*, dont nous esquisserons l'anatomie générale à la fin de cette introduction.

La névroglie dans la rétine et le nerf optique. — Cajal a démontré que les cellules de névroglie éparses dans l'épaisseur des centres nerveux et surtout abondantes dans la substance blanche, ont pour origine les cellules *épendymaires* ou cellules *épithéliales* des centres. Ces cellules, dont les corps nucléés bordent la cavité interne des centres, possèdent pendant la période embryonnaire des prolongements filiformes d'une très grande longueur qu vont se terminer par un pied élargi jusque sous la pie-mère. Cette disposition se conserve du reste pendant toute l'existence chez les poissons, batraciens, et reptiles qui n'ont pas d'autre névroglie que celle constituée par les expansions périphériques de l'épithélium épendymaire.

Quant aux cellules névrogliques *en araignée,* que l'on rencontre chez les oiseaux et les mammifères, elles ne sont pas autre chose que des corpuscules épithéliaux émigrés de leur gîte ordinaire, la surface intérieure des centres nerveux, et transformés en cellules araignées par atrophie de leurs grands prolongements périphériques et production d'appendices secondaires.

Ainsi que le fait remarquer Mathias Duval, *il ne peut donc y avoir de névroglie que là où il y a eu un épendyme, c'est-à-dire une cavité centrale.*

C'est le cas pour la rétine et aussi pour le nerf optique, ancien pédicule creux de la vésicule optique. Mais dans la rétine, le type épithélial de la névroglie s'est conservé sous la forme des longues fibres de Müller qui vont d'une limitante à l'autre, gardant une forme tout à fait comparable aux cellules de soutien de la muqueuse olfactive.

Dans le nerf optique, au contraire, règne la forme en araignée, que l'on retrouve aussi du reste dans la couche des fibres optiques rétiniennes, et qui, par conséquent, accompagne partout les fibres nerveuses.

L'inversion de la rétine. — C'est ainsi que l'on désigne d'un mot la situation, en apparence anormale, du névro-épithélium sensoriel à la face postérieure de la rétine, à l'opposite des milieux transparents par où arrivent les rayons lumineux[1]. Dans les autres organes des sens, l'épithélium est tourné vers le milieu extérieur ou tout au moins vers le milieu qui lui transmet les vibrations extérieures (cellules de Corti baignant dans l'endolymphe). On peut donc dire que par rapport à la disposition ordinaire la rétine est *inversée.* Il n'y a pas là, le moins du monde, une nécessité physique ou physiologique, puisqu'il existe, comme nous le verrons plus tard, des rétines *non inversées* (mollusques, œil pinéal des sauriens), c'est-à-dire à épithélium sensoriel placé à la face antérieure de la membrane.

Cette situation des cellules visuelles chez les vertébrés, trouve son explication dans le mode de développement de la rétine et dans l'origine de la paroi cérébrale dont elle dérive. Nous devons rappeler ici que *seule* la surface ectodermique, la couche cellulaire directement en rapport avec le milieu extérieur, est susceptible de donner naissance à un épithélium sensoriel. Ceci est

[1] Les premiers observateurs (Treviranus, Remak, Henle), croyaient les bâtonnets situés à la surface *interne* de la rétine. C'est Hannover en 1840 qui démontra leur siège à la surface externe.

démontré par le développement de tous ces épithéliums, y compris ceux de l'oreille interne, complètement isolés, chez l'adulte de l'ectoderme qui leur a donné naissance.

Quand l'ectoderme de l'embryon s'est invaginé sur la ligne dorsale pour former le canal nerveux primitif, la surface de l'ectoderme ainsi invaginé devient la surface intérieure de ce canal nerveux. C'est donc cette surface intérieure qui, de par son origine va posséder et posséder seule la propriété de développer des cellules sensorielles.

Pour appliquer avec fruit ces données à la rétine, rappelons encore une fois que chez les vertébrés elle se développe aux dépens du feuillet *interne* ou *distal* de la vésicule oculaire secondaire. La surface *postérieure* de ce feuillet équivaut à la surface ectodermique primitive. C'est donc elle, qui, de par son origine, est seule susceptible de donner naissance à l'épithélium sensoriel de la rétine.

En d'autres termes nous pouvons dire que les cellules visuelles occupent chez les vertébrés la face postérieure de la rétine, parce que cette face postérieure est une descendance de la surface ectodermique primitive, *matrice de toutes les cellules sensorielles*.

L'inversion de la rétine apparaît donc comme une conséquence de son développement aux dépens du feuillet *distal* de la vésicule optique, qui est elle-même une évagination du tube nerveux primitif. Sa cause immmédiate est d'ordre embryologique. L'inversion rétinienne n'est ni une nécessité physique, ni une nécessité physiologique. La preuve en est dans l'existence de rétines non inversées, c'est-à-dire ayant leurs cellules visuelles sur leur surface antérieure.

Nous dirons quelques mots de ces rétines non inversées. C'est là une étude fort instructive, qui élargit singulièrement nos conceptions au sujet de la rétine et de l'œil en général, et fait mieux ressortir, par comparaison, les caractères spéciaux de la rétine des vertébrés.

En outre, ces rétines non inversées présentent avec le cristallin des rapports génétiques et quelquefois même une communauté d'origine du plus haut intérêt. Nous pouvons d'autant moins passer sous silence les faits de cet ordre que des recherches récentes ont révélé chez certains vertébrés une propriété surprenante de la portion *irienne* de la rétine. Après extraction du cristallin *elle régénère à ses dépens une nouvelle lentille*, comme si elle eût hérité de quelque ancêtre commun les propriétés que possède actuellement, dans les conditions physiologiques, la rétine d'invertébrés tels que les mollusques.

III. — ANATOMIE COMPARÉE. LES RÉTINES NON INVERSÉES

Nous en connaissons deux catégories principales : 1° celle des *mollusques*, qui provient directement de l'ectoderme; 2° celle de *l'œil pinéal des sauriens* qui est un dérivé du névraxe primitif.

Rétine des mollusques. — Elle se développe sous la forme d'une fossette de l'ectoderme dont l'orifice antérieur, simplement rétréci, peut rester en communication avec l'eau où vit l'animal comme chez le *nautilus*, ou bien

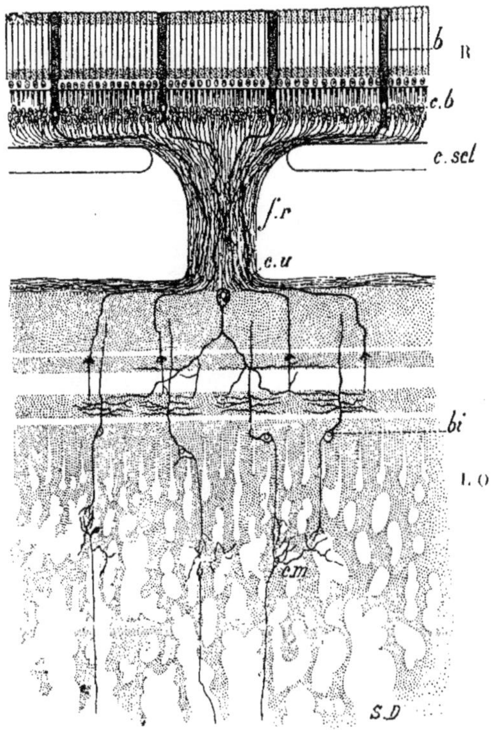

Fig. 168.

Coupe schématique de la rétine et du ganglion visuel (lobe optique) de l'Eledone (mollusque céphalopode), figure simplifiée d'après Von Lenhossek (1896).

R, la rétine, séparée des centres nerveux par le cartilage scléral *c. scl.* Cette rétine est constituée uniquement par les bâtonnets *b*, leurs corps ou grains *cb*, et l'origine de leurs fibres (quelques éléments seulement sont complètement dessinés), elle correspond donc seulement au neuro-épithélium de la rétine des vertébrés. Le *reste* de cette rétine, c'est-à-dire ce qui répond aux couches nerveuses ou cérébrales de la rétine des vertébrés est compris dans les centres intracraniens et constitue le ganglion visuel ou lobe optique. L.O. On y trouve comme éléments essentiels des cellules bipolaires *bi*, qui paraissent disposées pour établir une communication entre les bâtonnets et les cellules multipolaires *c. m.* à prolongement cylindraxile centripète. On y trouve également des cellules analogues comme forme aux cellules amacrines ou unipolaires *c. u.* — Le faisceau nerveux *fr* qui réunit la rétine au lobe visuel et paraît correspondre au nerf optique, est formé en réalité par la réunion des fibres de bâtonnets et peut être par conséquent comparé à la *couche de fibres* de Henle.

Cet anatomiste qui considérait (1866) la rétine comme formée d'une *couche mosaïque* (cônes et bâtonnets et leurs grains) et d'une *couche nerveuse* reliées entre elles par la *couche fibreuse externe* (c'est-à-dire dans le langage actuel par l'extrémité centrale des fibres de cônes et de bâtonnets) correspondant au faisceau *fr* de cette figure, eut trouvé dans la constitution de la rétine des Céphalopodes une magnifique confirmation de sa manière de voir. Il avait raison, du reste, à l'individualité près attribuée par lui à sa couche de fibres. En définitive cette disposition de la rétine et du ganglion visuel chez les céphalopodes justifie admirablement la division de la rétine des vertébrés en couche neuro-épithéliale et couche cérébrale.

se fermer et constituer en définitive une vésicule close sous un ectoderme transparent, comme chez les mollusques céphalopodes et gastéropodes. Dans ces deux derniers genres, l'œil ainsi formé, possède un cristallin développé aux dépens du bouchon épidermique qui ferme en avant la vésicule oculaire. Nous reviendrons du reste sur ce point au sujet des rapports génétiques de la rétine et du cristallin.

Mais on conçoit facilement qu'une rétine ainsi formée aux dépens de l'ectoderme seul n'a pas la même disposition et ne peut renfermer les mêmes éléments qu'une rétine d'origine cérébrale. Elle ne représente en effet que la couche d'épithélium sensoriel, la couche des bâtonnets. Ces bâtonnets qui

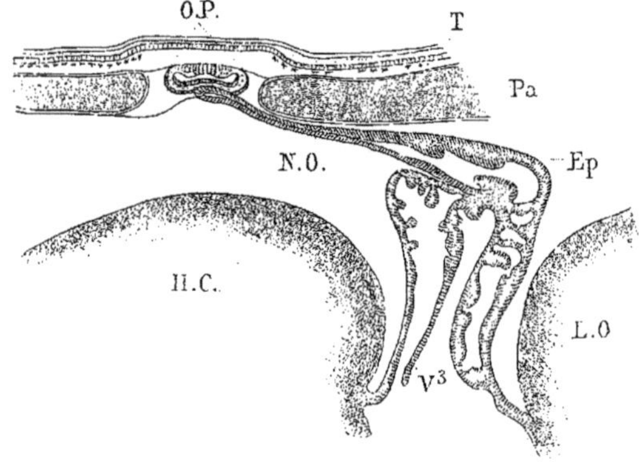

Fig. 169.

Coupe antéro-postérieure d'une partie du cerveau et de l'œil pinéal de Varanus Bengalensis (Baldwin Spencer, 1887).

L. O. le lobe optique. — H. C, hémisphère cérébral. — V^3, le 3e ventricule. — *Ep*, épiphyse. — N. O, tige épiphysaire formant le nerf optique de l'œil pinéal. — O. P, l'œil pinéal, siégeant sous les téguments T, dans le trou du pariétal *Pa*.

sont une différenciation directe des cellules ectodermiques superficielles, sont naturellement dirigés en avant, du côté de la cavité oculaire; *la rétine n'est pas inversée*. Quant à la partie nerveuse ou cérébrale de la rétine elle est tout entière comprise dans le *lobe optique* qui fait partie de l'encéphale. Les fibres des bâtonnets massées en une sorte de nerf optique traversent une paroi cranienne cartilagineuse et vont s'arboriser dans le ganglion encéphalique qui représente les couches cérébrales de la rétine des vertébrés. Sur la figure 168 on pourra s'assurer que la constitution de la rétine ainsi *dédoublée*, est foncièrement analogue à celle de la rétine des vertébrés. On remarquera également combien une pareille rétine complétée par son appareil ganglionnaire intracranien, est comparable à la muqueuse olfactive des vertébrés, complétée par son lobe olfactif, on trouvera enfin dans cette constitution de la rétine des céphalopodes une nouvelle justification de la division de la rétine des vertébrés en couche neuro-épithéliale et couche nerveuse ou cérébrale.

Rétine de l'œil pinéal. — Une deuxième espèce de rétine non inversée est celle de l'*œil pinéal* des sauriens (fig. 169). Cet œil impair et médian caché sous la peau du crâne au niveau du trou pariétal est, chez les espèces actuelles, un organe presque rudimentaire. On a pu cependant étudier sa constitution et son développement chez certains sauriens, notamment chez l'Hatteria, espèce de lézard particulière à la Nouvelle-Zélande. L'œil pinéal résulte d'une évolution particulière de l'*épiphyse*, qui chez tous les vertébrés apparaît comme un diverticule creux émané du plafond du cerveau intermédiaire. Mais chez les oiseaux et les mammifères le diverticule épiphysaire de l'embryon s'atrophie chez l'adulte en glande pinéale. Chez les sauriens au contraire cette

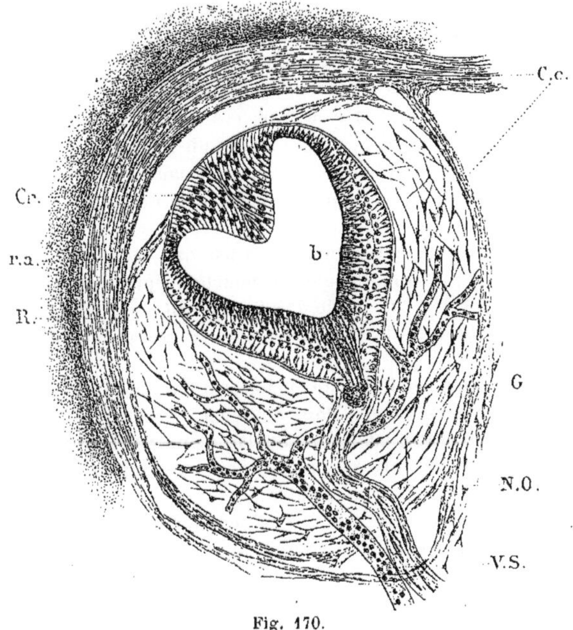

Fig. 170.

Œil pinéal de Hatteria punctata. Coupe verticale antéro-postérieure ; le côté droit est le côté antérieur (BALDWIN SPENCER, 1887).

Cr, le cristallin développé aux dépens de la paroi antérieure de la vésicule oculaire. — R, la rétine développée aux dépens de la paroi postérieure de la même vésicule. — *ra*, partie antérieure de la rétine se continuant avec le cristallin. — *b*, les bâtonnets, engainés de pigment, situés à la face antérieure de la rétine ; derrière eux on voit se superposer les diverses couches cellulaires de la rétine. G, amas de cellules (ganglionnaires ?), à l'origine du nerf optique. — NO, le nerf optique de l'œil pinéal. — *Cc*, capsule conjonctive, ébauchant une cornée, une sclérotique, etc., et dans laquelle est inclus l'œil pinéal. — V. S, vaisseau sanguin.

vésicule, très analogue en somme à une vésicule optique primitive, s'allonge, et, parvenue sous la peau, s'y transforme en *œil* par des modifications assez simples (fig. 170). La paroi distale, sous-cutanée, de la vésicule s'épaissit en un *cristallin transparent*, sa paroi proximale se transforme en *rétine* qui est par conséquent en continuité par ses bords avec ceux de la lentille, les deux organes, de fonction si différente, ayant ainsi la même origine. Le pédicule primitivement creux de l'épiphyse, devient un nerf optique.

Mais la rétine présente ici les bâtonnets sur sa face antérieure qui correspond à la surface interne des cavités du névraxe embryonnaire et descend par conséquent de la surface ectodermique, *matrice de toutes les cellules sensorielles*. Ainsi la rétine de l'œil pinéal bien que provenant d'une vésicule cérébrale n'est pas inversée, parce qu'il n'y a pas eu d'invagination en vésicule oculaire *secondaire*.

Rapports génétiques de la rétine et du cristallin. — La rétine et le cristallin qui deviennent chez l'adulte des organes si profondément différents, présentent, chez nombre d'espèces animales, d'intimes rapports génétiques, une parenté d'origines dont nous venons de signaler quelques exemples. Il est du reste facile de concevoir la raison de ces relations originelles si l'on se rappelle que le cristallin et la rétine sont l'un et l'autre d'origine ectodermique, peuvent par conséquent *pousser sur le même terrain* et que d'autre part, les nécessités optiques leur assignent des rapports intimes et invariables.

Chez les mollusques gastéropodes, ainsi que nous l'avons signalé, le cristallin se développe aux dépens du bouchon épidermique qui ferme la cupule oculaire (rétine). Une sorte de reliquat cellulaire rétinien donne donc naissance à ce cristallin, qui, une fois formé, se trouve complètement inclus dans l'œil.

Chez les céphalopodes il existe également un *premier* cristallin intra-oculaire né de la même façon. Mais au-devant de l'œil le tissu conjonctif périoculaire s'est insinué en forme de lame mince entre la vésicule oculaire et l'épiderme extérieur. A son tour cet épiderme a donné naissance, en regard du cristallin intra-oculaire, à un *second cristallin* ou plutôt à un ménisque convexe qui vient ainsi compléter en avant le cristallin d'origine rétinienne, l'ensemble constituant une sorte de cristallin cloisonné. Ainsi à côté du cristallin rétinien des mollusques inférieurs, nous voyons apparaître chez les céphalopodes un second cristallin d'origine ectodermique, comparable, comme origine tout au moins, à celui des vertébrés.

Dans l'œil pinéal les rapports génétiques du cristallin et de la rétine sont en somme très analogues à ce que nous venons d'observer chez les mollusques. La vésicule épiphysaire, d'origine cérébrale, donne naissance par épaississement de sa paroi distale ou sous-cutanée au cristallin, tandis que sa région proximale se transforme en rétine; la paroi vésiculaire devient cristallin en avant, rétine en arrière, les bords amincis du cristallin se continuent avec la rétine. Toutes les parties de l'œil pinéal, aussi bien le cristallin que la rétine, se développent donc aux dépens de la vésicule épiphysaire, tandis que les yeux latéraux *se complètent* aux dépens d'une invagination ectodermique qui donne naissance au cristallin.

Mais aucune de ces différentes relations originelles entre le cristallin et la rétine ne pouvaient faire soupçonner les phénomènes surprenants de régénération du cristallin par la *pars ciliaris retinæ*, qui ont été récemment découverts et étudiés chez certains amphibiens par Colucci, Wolff, Erik Müller, Brachet et Benoit, etc. Dans les jours qui suivent l'extraction du cristallin, chez une jeune salamandre, ou un jeune triton (fig. 171), les deux feuillets d'épithélium pigmenté qui constituent la région irienne de la rétine, deviennent, dans toute leur étendue, le siège d'une réaction qui se caractérise par un épaississement et une dépigmentation. Ces phénomènes

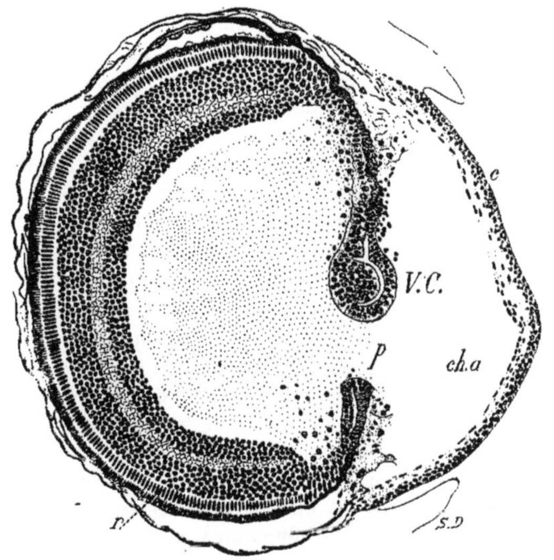

Fig. 171.

Régénération du cristallin aux dépens de la pars iridica retinæ chez la larve de Triton, 13 jours après l'extraction de la lentille (Erik Müller, 1896).

c, la cornée. — r, la rétine. — *ch. a.* la chambre antérieure. — *p*, l'ouverture pupillaire. — V. C, la vésicule cristallinienne formée aux dépens du bord pupillaire supérieur de la pars iridica retinæ. De même que le cristallin embryonnaire normal, cette vésicule comprend un feuillet antérieur mince et un feuillet postérieur qui prolifère dans la cavité de la vésicule pour former toute la masse des fibres cristalliniennes. En se détachant du bord pupillaire vers le 20e jour, le cristallin régénéré occupera en arrière de la pupille la même position que le cristallin normal.

ne tardent pas à s'accentuer au niveau du *bord pupillaire supérieur* tandis qu'ils entrent en régression dans le reste de l'uvée irienne. Au point indiqué les deux feuillets, complètement dépigmentés, se boursouflent au niveau du pli (rebord pupillaire) qui établit leur continuité, et forment ainsi une sorte de vésicule (vésicule cristallinienne). Puis le feuillet postérieur s'épaissit, fait saillie dans la cavité de la vésicule, finit par s'appliquer à la face postérieure du feuillet antérieur resté simple. Ce feuillet postérieur épaissi va former les fibres cristalliniennes, l'antérieur la capsule antérieure et son épithélium. Enfin le cristallin régénéré qui adhère par en haut à la pars iridica, comme l'ampoule soufflée au bout d'un tube de verre, se détache de l'épithélium qui l'a régénéré et reste au contact du bord pupillaire, à la place du cristallin normal dont il a la constitution et la taille.

FORMATIONS QUI DÉRIVENT DE LA VÉSICULE OCULAIRE AU-DEVANT DE L'ORA SERRATA

Nous ne pouvons terminer l'histoire de la vésicule oculaire sans signaler les formations qui dérivent de la partie non différenciée en rétine, c'est-à-dire située au-devant de l'ora serrata. Si en avant de cette ligne sinueuse la rétine cesse en tant que membrane neuro-épithéliale, les deux feuillets primitifs de la vésicule secondaire n'en sont pas moins représentés jusqu'au bord pupillaire où s'établit leur continuité. Ils constituent successivement la *pars ciliaris* et la *pars iridica retinæ* dont l'étude détaillée appartient à l'histoire du corps ciliaire et de l'iris. Le feuillet externe faisant suite à l'épithélium pigmenté de la rétine conserve dans toute cette étendue son caractère de couche cellulaire unique, fortement pigmentée. Le feuillet interne faisant suite à la rétine proprement dite (mais ne se continuant spécialement avec aucune de ses couches) est peu ou point pigmenté jusqu'à la racine de l'iris (angle cilio-irien). Dans cette étendue (pars ciliaris retinæ) correspondant aux replis et anfractuosités des procès ciliaires il présente des caractères spéciaux (striation longitudinale de son protoplasma) qui sont très probablement en rapport avec des fonctions de sécrétion de l'humeur aqueuse. Il devient donc en ce point quelque chose d'analogue à des cellules secrétoires *séreuses*.

A partir de la racine de l'iris il se charge de pigment à l'égal du feuillet antérieur, de sorte que les deux feuillets sont comme confondus en une membrane noire, complètement opaque, dont la composition cellulaire ne peut être reconnue que chez les albinos ou sur des préparations artificiellement dépigmentées.

Mais là ne s'arrêtent pas les adaptations déjà multiples (opacification de l'iris, sécrétion de l'humeur aqueuse) de la région cilio-irienne de la rétine. Les recherches de Vialleton et Grynfelt paraissent avoir démontré que le *muscle dilatateur* de la pupille est lui aussi un dérivé de la pars iridica. D'après ces auteurs il n'y a pas à proprement parler un muscle dilatateur, mais une *membrane dilatatrice* (limitante postérieure de l'iris, membrane de Henle) à structure fibrillaire, mais non divisible en fibres cellules. Elle est composée par les pôles antérieurs juxtaposés des cellules formant le feuillet antérieur de la vésicule secondaire. Chacune de ces cellules est donc musculaire par son pôle antérieur, et représente une cellule *myo-épithéliale* analogue à celles que l'on connaît chez l'hydre d'eau douce. Nous rappellerons qu'il existe du reste chez l'homme d'autres muscles d'origine épithéliale; les glandes sudoripares possèdent de véritables cellules musculaires, entièrement différenciées, comprises à l'intérieur de la membrane basale du cul-de-sac glandulaire, et se développant aux dépens de l'invagination ectodermique primitive.

Mais il y a plus. Il est aujourd'hui démontré (NUSSBAUM) que le *sphincter pupillaire* est lui aussi d'origine ectodermique. Il résulte d'une prolifération des cellules du feuillet antérieur de la pars ciliaris au voisinage immédiat du bord pupillaire. Tout l'appareil musculaire irien est donc d'origine épithéliale, soit qu'il reste à l'état de cellules myo-épithéliales, comme dans la membrane dilatatrice, soit qu'il parvienne à l'état de cellules musculaires entièrement différenciées comme dans le sphincter.

On ignore encore si le muscle ciliaire est d'origine ectodermique ou mésodermique.

CHAPITRE II

HISTORIQUE DE LA RÉTINE

I. — DÉVELOPPEMENT DE NOS CONNAISSANCES EN HISTOLOGIE RÉTINIENNE

Il est hors de doute que tous les progrès accomplis en histologie dérivent directement ou indirectement des perfectionnements de la technique.

C'est ainsi que l'emploi successif des solutions chromiques (1840), de l'acide osmique (1865), du bleu de méthylène (EHRLICH-DOGIEL 1888), et surtout du chromate d'argent (GOLGI-CAJAL 1875-1888) ont déterminé autant de progrès en histologie rétinienne. Il est donc parfaitement légitime de diviser son historique en autant de périodes correspondantes et de rechercher dans l'application de chaque méthode la raison des progrès sucessivement réalisés. Mais, à étudier l'évolution de nos connaissances sur la rétine, on ne tarde pas à s'apercevoir que si la technique est la condition essentielle du progrès, elle n'est cependant pas la seule.

L'histologie rétinienne ne s'est pas développée isolément et comme simple résultat immédiat des procédés de fixation et de coloration appliqués à la rétine, elle a marché du même pas que l'histologie du système nerveux et que l'histologie en général. A chaque époque elle a subi l'influence des idées régnantes en histologie et même en physiologie. Pour en donner un exemple, nous rappellerons que H. MÜLLER et M. SCHULTZE ont admis entre les éléments percepteurs (cônes et bâtonnets) et les éléments nerveux de la rétine une continuité substantielle qui n'existe pas, parce que à leur époque on ne pouvait concevoir sans cette continuité la transmission des courants nerveux. Soumis à cette croyance ils croyaient donc voir des connexions que le microscope ne pouvait leur montrer.

Aussi, s'il est permis dans un livre de technique de limiter l'historique à la succession des méthodes de laboratoire et à leurs résultats immédiats, nous croyons utiles, dans un livre destiné à l'enseignement, d'ajouter à ces données fondamentales la part d'influence exercée à chaque époque par les opinions histologiques et physiologiques sur l'interprétation des images observées au microscope.

L'assimilation de la rétine[1] à la substance cérébrale date de l'antiquité. La rétine était pour Galien une partie du cerveau. Mais il est évident que sans le microscope l'on ne pouvait rien savoir de sa structure. Tout ce que des anatomistes tels que Ruysch et Albinus (xviiie siècle) purent reconnaître à l'œil nu, c'est que, par macération, la rétine se divisait en une couche *nerveuse* (rétine proprement dite) et une couche *limitante*, située en dedans de la première. J. T. Walther (de Berlin) et Zinn (d'après Langenbeck (Math. Duval, Th. d'agrégat. 1872.) puis Arthur Jacob (1819) virent qu'entre la couche nerveuse et la choroïde on pouvait (toujours sur des rétines macérées) isoler une très fine membrane que Jacob considéra d'abord comme une nouvelle tunique, *séreuse*, de l'œil, mais que Huschke et Langenbeck rattachèrent à la rétine quelques années plus tard. Nous savons aujourd'hui que cette *membrane de Jacob*, surtout facile à isoler chez les poissons, est formée par la juxtaposition des cônes et bâtonnets détachés au niveau de la limitante externe.

Dans cette *période prémicroscopique* de l'étude de la rétine, on considérait donc cette membrane comme formée de trois couches : la couche limitante, la couche intermédiaire (partie nerveuse, rétine proprement dite) et la membrane de Jacob.

Premières découvertes microscopiques. — Un précurseur, Leeuwenhoeck, à l'aide des lentilles qu'il construisait lui-même, vit le premier, en 1722, les volumineux bâtonnets de la grenouille. Cette découverte était du reste dénuée de sens et de portée à une époque où l'on n'avait aucune idée de l'organisation des tissus et de ce que pouvaient être ces bâtonnets.

En réalité ce fut seulement après que Bichat eut créé la notion des tissus (1801) et que d'autre part le microscope eut été suffisamment perfectionné, que les anatomistes purent reprendre avec fruit l'étude de la rétine. Mais les découvertes de cette époque, qui s'étend jusque vers 1840, sont encore dépourvues de signification parce que l'on ne connaît pas encore suffisamment les éléments anatomiques. Ainsi Warthon Jones en 1833 voit que la couche pigmentaire, alors attribuée à la choroïde est constituée par des *corpuscules polyédriques*. La notion de la composition cellulaire des tissus animaux, la conception même de la cellule n'existant pas encore, c'était là poser un problème et non le résoudre.

Tréviranus en 1834 découvre à nouveau les bâtonnets de Leeuwenhœck et il les considère comme les terminaisons des fibres du nerf optique, mais il les croit situés à la face *interne* de la rétine, ce qui ôte beaucoup de valeur à sa manière de voir. On ne soupçonne pas encore les fonctions des bâtonnets ni des cônes découverts à peu près à la même époque (Gottsche 1836). Les idées

[1] *Rétine, retina, Netzhaut*, traduisent l'ancien mot grec ἀμφιβληστροειδής χιτών, membrane en forme de filet (ἀμφίβληστρον), que l'on retrouve dans Hérophile, 320 ans avant J.-C. (Hirschberg). La rétine a très bien pu être comparée au filet dit *épervier* qui, lancé, a la forme d'un dôme tombant sur l'eau, et suspendu pour sécher, représente exactement une rétine décollée. Ἀμφίβληστρον, de ἀμφί-βάλλω, jeter autour, semble justement indiquer un filet qu'on lance comme l'épervier.

physiologiques ne pouvaient donc servir de guide dans l'intelligence de la structure rétinienne que ni la technique insuffisante de l'époque, ni les notions histologiques encore rudimentaires n'étaient en mesure d'élucider.

Cependant, en 1836, Langenbeck voyant dans la rétine des cellules (globules) et des fibres, les compare à celles que Valentin et Remak venaient de découvrir dans le cerveau. On sent poindre ici une généralisation sur la constitution des tissus ; comme toutes les découvertes, la théorie cellulaire était préparée lorsque Schwann la formula (1839) pour les tissus animaux.

Malgré les grands travaux de Schwann, de Henle et de Remak qui à partir de 1840, fondèrent la science histologique en démontrant que la cellule était chez les animaux comme chez les plantes, l'élément fondamental des tissus, nous n'assistons encore pendant plusieurs années qu'à des découvertes parcellaires au sujet de la rétine. En effet, si les idées générales en histologie naissaient de toutes parts et commençaient à pouvoir servir de guide, ces idées ne s'étaient pas encore imposées à tous et du reste la technique restait trop imparfaite pour l'étude d'un objet aussi délicat que la rétine. On ne savait alors que dissocier, on ne pouvait voir que des éléments plus ou moins bien isolés, plus ou moins complets, sans se rendre compte de leur situation dans la rétine, de leurs rapports réciproques, etc...

Ainsi Remak et Henle reconnurent en 1839 la couche des fibres optiques et Hannover en 1840 étudia les cellules ganglionnaires qu'il sut déjà assimiler aux cellules du cerveau. Mais Hannover lui-même fut l'un des plus acharnés négateurs de la continuité entre la cellule rétinienne et la fibre optique, tellement à ces époques primitives de l'histologie, les découvertes étaient limitées à l'objet même de la constatation, faute d'idées générales sur la constitution des cellules nerveuses, faute de savoir que toute cellule de cette espèce possède un prolongement cylindraxile.

De plus, aucune idée d'ensemble, aucune notion même sur la topographie générale des éléments rétiniens ne résultait encore des découvertes de détail relativement nombreuses que l'on possédait à cette époque. On ignorait jusqu'à la situation des parties les plus importantes. Tréviranus, Remak, Henle croyaient les bâtonnets situés à la face *interne* de la rétine, c'est-à-dire tournés vers le vitré. Ce fut Hannover qui, en 1840, utilisant le premier les solutions d'acide chromique pour fixer et durcir la rétine, put faire des coupes minces, avoir des vues d'ensemble et reconnut ainsi la véritable situation de la couche des bâtonnets [1].

Période de la fibre rétinienne. — Kölliker et H. Müller, en 1853, dans une note adressée à l'Académie des Sciences de Paris, émirent des premiers l'hypothèse que les cônes et les bâtonnets sont les organes *percepteurs* de la lumière, tandis que les diverses couches nerveuses de la rétine n'ont que des propriétés *conductrices*. La disposition en mosaïque, le faible diamètre des cônes et bâtonnets, leur paraissaient favorables à des sensations visuelles aussi exactes que possible. H. Müller devait du reste, l'année suivante, donner de cette

[1] D'après une note du Traité technique de Ranvier

hypothèse une preuve encore admise aujourd'hui, en démontrant que la *figure vasculaire* de Purkinje est produite par l'ombre que les vaisseaux rétiniens projettent sur les éléments percepteurs de la rétine, éléments qui, d'après les mensurations (sur les coupes de la rétine) ne pouvaient être situés que dans la couche des bâtonnets ou de leurs grains.

Mais comment l'impression visuelle est-elle transmise des bâtonnets aux cellules nerveuses de la rétine et aux fibres optiques qui partent de ces dernières, connexions que Corti venait de démontrer (1850) chez l'éléphant et Kölliker chez l'homme ? C'est ici que l'on voit poindre l'idée de la *fibre rétinienne* qui a été si féconde et subsiste encore, sous une forme différente, il est vrai de celle que l'on pouvait concevoir alors. Kölliker et Müller déclarent qu'ils n'ont pas vu les connexions entre les bâtonnets et les cellules nerveuses, mais ils *supposent bien que ces connexions existent*. Ils admettent provisoirement du reste, que les cônes et les bâtonnets communiquent avec les cellules nerveuses par l'intermédiaire des *fibres radiales* que H. Müller avait reconnues en 1851.

La fibre de Müller n'était pas la fibre rétinienne, c'est-à-dire l'intermédiaire tant cherché entre les éléments percepteurs et les éléments conducteurs ou nerveux. Mais sa disposition radiale si évidente, et généralement si facile à constater, devait nécessairement, à une certaine époque, lui faire attribuer ce rôle. L'erreur était d'autant plus facile à commettre que la notion des deux substances de la rétine (substance nerveuse et substance de soutien) naissait à peine à l'époque où nous sommes. Müller considéra d'abord les fibres radiales comme nerveuses dans toute leur étendue, puis il ne tarda pas à penser que leur bout central vitreux, rigide, était de nature connective, leur extrémité périphérique, entre la base des bâtonnets et la couche intergranulaire (plexiforme externe) était vraisemblablement au contraire de nature nerveuse et se reliait croyait-il aux fibres des cônes et des bâtonnets.

Sans doute H. Müller ne parvint jamais à déterminer exactement les connexions qui existent entre les bâtonnets et les cellules ganglionnaires. Mais il ne pouvait douter de leur existence. La préoccupation dominante que révèle son mémoire de 1857, c'est la recherche des fibres qui unissent les éléments percepteurs aux éléments conducteurs, c'est-à-dire de ce que nous appelons d'un seul mot la *fibre rétinienne*. Chose singulière, après avoir accumulé avec un bon sens et une perspicacité admirables les preuves les plus démonstratives que la couche des bâtonnets est la couche sensible, le point de départ de l'excitation rétinienne, il ajoute : « L'argument positif le plus important pour la signification de la couche des bâtonnets comme appareil sensible, est la démonstration que ces éléments sont en continuité avec les grains et par ceux-ci avec les cellules ganglionnaires et les nerfs. »

Müller considérait donc comme établi un point qui ne le fut réellement que beaucoup plus tard. Mais sa conviction à cet égard était si profonde qu'il en arrivait à donner comme preuve de la fonction des bâtonnets, les connexions encore tout hypothétiques qu'il voyait dans son esprit entre les bâtonnets et les cellules nerveuses, connexions qui étaient presque uniquement justifiées à son époque par la fonction perceptive des bâtonnets impliquant nécessairement une transmission de l'ébranlement nerveux aux couches internes de la rétine.

H. Müller mourut en 1864 n'ayant eu pour l'étude de la rétine de meilleur réactif que les solutions chromiques. Sans doute il n'a pu parvenir à distinguer complètement ce qui est tissu de soutien et ce qui est tissu nerveux, sans doute il a admis la *fibre rétinienne* (c'est-à-dire la série d'éléments disposés radiairement à travers la rétine pour relier les bâtonnets aux cellules nerveuses) bien plus qu'il ne l'a démontré d'une façon positive. Mais il a mis l'histologie rétinienne dans le droit chemin, et toujours il a été dans la voie de la vérité. Il a donné, il y a près de 50 ans, des hypothèses dont les recherches les plus récentes (Cajal) ont démontré la vérité, par exemple la *conduction individuelle* au niveau de la macula, la *réduction* qui s'opère à travers la rétine entre les éléments percepteurs et les éléments conducteurs, sans compter la distinction même entre les éléments percepteurs et conducteurs d'où est sortie l'idée véritablement directrice de la fibre rétinienne.

Après Müller, on peut dire que le sceptre de l'histologie rétinienne passa aux mains de Max Schultze. C'est en 1865 que Schultze eut connaissance de l'acide osmique, il l'appliqua immédiatement à l'étude de la rétine et dès l'année suivante il publia son grand mémoire *Zur Anatomie und Physiologie der Retina*. La morphologie exacte des cônes et des bâtonnets, leur distribution différente chez les diurnes et les nocturnes et par suite leurs différentes fonctions, l'histologie de la macula, mais avant tout la distinction parfaite et définitive entre les éléments de soutien et les éléments nerveux, enfin la démonstration de la fibre rétinienne, font de ce mémoire à côté de celui de H. Müller l'une des principales *Archives* de l'histoire de la rétine.

Le schéma (fig. 172) dans lequel M. Schultze figure les éléments de soutien et les éléments nerveux de la rétine, resté vrai en bien des points, est demeuré classique jusqu'en ces dernières années. On n'a en somme rien ajouté à sa description des fibres de Müller, si ce n'est leur indépendance réciproque et leur nature embryologique. Schultze les assimilait en effet au tissu conjonctif (Bindegewebe). A son époque on était encore fort éloigné d'attribuer leur véritable origine ectodermique aux éléments interstitiels des centres nerveux.

En ce qui concerne les éléments nerveux, il figure avec une exactitude parfaite les cellules à cônes avec leur pied filamenteux, les cellules à bâtonnets avec leur bouton terminal. Mais comment s'établit ensuite à travers la rétine la communication entre ces éléments et les cellules nerveuses? « Des plexus inextricables, dit-il, interrompent la direction purement radiale des voies nerveuses ». Il suppose alors qu'au niveau de ces plexus, la fibre rétinienne s'infléchit, s'emmêle sans perdre son individualité qui reparaît au niveau de la couche des grains internes où la fibre présente un renflement qui contient un noyau (la cellule bipolaire) à laquelle il ne donne pas ce nom mais qu'il considère formellement comme nerveuse à cause de ses deux prolongements variqueux. Mais le dessin parle un langage plus clair que le texte. *La chaîne radiale à trois segments* observée sur les coupes, en dépit de toute théorie, y est exactement représentée et la seule critique importante que nous puissions même aujourd'hui adresser au schéma de SCHULTZE, c'est sa conception

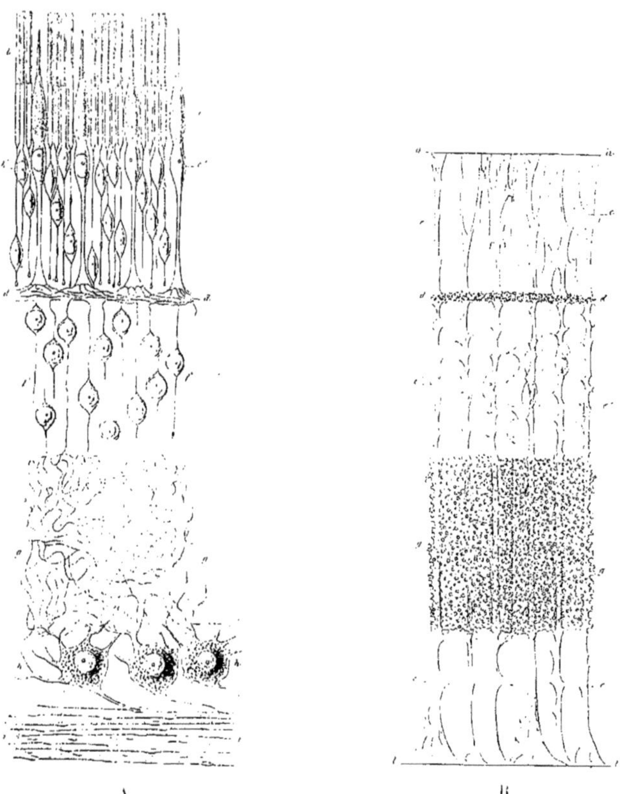

Fig. 172.

Représentation schématique des éléments nerveux A et des éléments de soutien B, de la rétine donnée par M. SCHULTZE, en 1866.

« *b*, bâtonnets. — *c*, cônes dont les segments externes paraissent non pas en continuité, mais seulement en contiguïté avec les segments internes. Viennent ensuite les éléments de la couche externe des grains, les fibres de cônes et de bâtonnets avec leurs grains correspondants *b' c'*, qui sont des renflements des fibres contenant un noyau. Dans la couche intergranulaire *d* se trouve un entrelacement inextricable de fibres nerveuses très fines d'où naissent en dedans les fibres nerveuses radiales de la couche interne des grains. Ces fibres qui présentent également des renflements pourvus d'un noyau *f*, nous ne savons pas encore, du moins pour les mammifères et l'homme, si elles réalisent ou non une augmentation du nombre des fibres dans un sens ou dans l'autre. — Un second entrelacement de très fines fibres nerveuses interrompt la direction radiale des voies nerveuses et forme avec le tissu conjonctif spongieux la couche moléculaire de la rétine dans laquelle pénètrent par en dedans les prolongements des cellules ganglionnaires *hh* par des fibrilles d'une finesse extrême. Ces cellules envoient d'autre part leur cylindraxe dans la couche des fibres du nerf optique. Il faut rappeler ici qu'il est possible qu'une partie des fibres du nerf optique, les innombrables fibres d'une finesse incommensurable que l'on voit dans la couche des fibres optiques de la rétine à côté de fibres plus épaisses, pénètrent directement dans la couche moléculaire sans l'intermédiaire des cellules nerveuses. » (M. SCHULTZE.)

des plexus que seules les méthodes actuelles (GOLGI, CAJAL) ont permis d'analyser

En somme la conception exprimée dans le schéma de Schultze et qui était en germe dans les premiers travaux de Kölliker et Müller était foncièrement vraie ; elle a survécu. Notre chaîne actuelle des trois neurones représente, dans la réalité, ce que cherchaient Müller et Schultze dans leur conception de la fibre rétinienne. Une idée directrice d'ordre physiologique avait servi de guide à ces grands esprits qui ont entrevu la vérité, mais ce qu'ils ne pouvaient arriver à démontrer d'une façon positive, ce qu'ils ne pouvaient voir, c'était la continuité qu'ils cherchaient entre les divers éléments de la *fibre rétinienne*. Cette continuité était d'abord visiblement interrompue au niveau du pied des cônes et bâtonnets que Schultze décrivait (ou tout au moins figurait) aussi bien que les anatomistes actuels. Mais ne pouvant comprendre ce qu'il voyait, par suite de l'erreur de l'époque au sujet de la continuité des éléments nerveux, il admettait que les filaments du pied des cônes se reconstituaient au delà de la couche intergranulaire (plexiforme externe) pour se continuer avec l'hypothétique fibre rétinienne.

W. Krause du reste, niait à cette époque toute continuité entre les éléments superposés de la rétine, ne voulant admettre comme démontrée que celle du cylindraxe avec la cellule ganglionnaire. Il s'appuyait sur d'excellentes expériences. Ayant coupé le nerf optique d'animaux vivants, il obtint au bout de trois semaines une dégénérescence graisseuse des fibres optiques et des cellules ganglionnaires de la rétine, tandis que les cônes et bâtonnets et leurs grains restaient intacts. Ces derniers éléments ne pouvaient donc faire partie de l'appareil nerveux, mais représentaient seulement un appareil *catoptro-dioptrique;* les véritables terminaisons du nerf optique, encore inconnues, devaient siéger dans des couches plus profondes de la rétine.

Au point de vue strictement anatomique Krause avait raison ; les éléments anatomiques de la rétine sont bien réellement indépendants les uns des autres, mais à l'époque où nous sommes (1865-70) c'était là une notion inutilisable, et, dans un certain sens, plus gênante qu'utile pour l'intelligence de la rétine.

Avant la période toute récente des *méthodes révélatrices* (Ehrlich-Dogiel et Golgi-Cajal) il y a eu en somme dans l'interprétation de la rétine deux tendances bien distinctes, deux écoles différentes. Les uns avec H. Müller et Schultze admettant que les cônes et bâtonnets étaient les organes percepteurs de la lumière (die percipierende Schicht) se laissaient avant tout guider par la nécessité physiologique que ces éléments *percepteurs* fussent reliés aux éléments nerveux *conducteurs*, les cellules et fibres nerveuses. Il leur fallait donc de toute nécessité, retrouver à travers la rétine une continuité substantielle entre ces deux ordres d'éléments; d'où la théorie de la *fibre rétinienne* et de sa continuité supposée. Car à cette époque on ne concevait pas la possibilité d'une conduction nerveuse autrement que par *continuité* entre les éléments nerveux conducteurs. On ne se posait même pas la question de savoir si cette continuité était chose démontrée ou même rationnellement nécessaire. Il y avait là une sorte de dogme que l'on ne songeait pas à discuter. Le point de départ physiologique étant vrai, c'est-à-dire que l'impression lumineuse est tout d'abord reçue par la membrane de JACOB, donna naissance à une conception anatomique également vraie dans l'ensemble sinon dans les détails. Mais cette conception si utile ne permit pas de rien expliquer en dehors de la chaîne de conduction radiale, c'est-à-dire de la *fibre rétinienne*. Les cellules horizontales (cellules subréticulaires ou basales, *membrana fenestrata* de KRAUSE) bien que parfaitement connues à cette époque, ne figurent pas dans le schéma de SCHULTZE, elles n'ont pas de place dans sa conception de la rétine, vraie dans une certaine mesure, mais incomplète.

Les auteurs qui, à l'exemple d'HANNOVER et de W. KRAUSE, se laissèrent guider dans leur interprétation de la rétine par ce qu'ils savaient de la discontinuité des éléments rétiniens se fourvoyèrent de prime abord, parce que, à cette époque, l'idée de discontinuité était incompatible avec celle de conduction. Puisque les éléments de la rétine étaient discontinus, l'influx nerveux ne pouvait, disaient-ils, traverser la rétine en allant des cônes aux cellules ganglionnaires; les cônes et les bâtonnets ne pouvaient être les terminaisons du nerf optique, c'est-à-dire le point de départ de la sensation lumineuse. Dès lors la conception de BRÜCKE à leur égard devait être adoptée; les cônes et bâtonnets étaient un appareil *catoptro-dioptrique*, à la fois miroir réflecteur par les lamelles du segment externe et lentille par les corps lenticulaires, les boules colorées, etc., ils réfléchissaient dans les couches sous-jacentes de la rétine, sur les terminaisons encore inconnues du nerf optique, les images des objets extérieurs.

Il est évident qu'avec un pareil point de départ toute l'interprétation de la structure rétinienne se trouvait faussée. C'est ainsi que l'on voit KRAUSE (*die membrana fenestrata Retinæ*, 1868), réunir les éléments les plus disparates en admettant dans la rétine : 1° un *appareil catoptro-dioptrique* comprenant les cônes et les bâtonnets et leurs grains (mais non leurs fibres !) ; 2° un appareil *conjonctif de soutien* formé par la membrane limitante externe, les fibres de cônes et de bâtonnets et les pieds des mêmes éléments (!), la membrana fenestrata (les cellules horizontales), les fibres radiales et leurs noyaux, la limitante interne ; 3° des *éléments nerveux*, les cellules ganglionnaires et les fibres qui en partent.

Assurément KRAUSE ne pouvait pas se douter combien en réalité il avait raison contre SCHULTZE quand il admettait d'une part la discontinuité des éléments rétiniens au niveau du pied des cônes et des bâtonnets, d'autre part l'indépendance des cellules ganglionnaires qui dégénéraient *seules* après section du nerf optique. Mais ces excellentes découvertes étaient inutilisables à l'époque du dogme de la *continuité nécessaire* entre les éléments nerveux. SCHULTZE entraîné par la nécessité logique de la *fibre rétinienne* a donné les plus mauvaises raisons pour prouver la continuité à travers la rétine, de cette prétendue fibre, vraie seulement au sens physiologique. Mais c'était là une nécessité de l'époque ; on ne pouvait alors rien comprendre de la structure rétinienne sans cette continuité supposée. En la prenant pour guide malgré les objections si justes de KRAUSE, SCHULTZE sut garder le fil conducteur qui lui permit d'établir son schéma des éléments nerveux de la rétine, schéma si près de la vérité et qui n'a que tout récemment cédé la place à la chaîne *discontinue* des neurones. En définitive la *fibre rétinienne* de Schultze, basée sur la nécessité physiologique, n'était inexacte qu'à la continuité près.

Krause au contraire n'avait pu trouver un guide dans la notion de discontinuité des éléments rétiniens. A l'époque où cette notion était incompatible avec celle de conduction nerveuse, elle ne pouvait servir d'idée directrice, elle constituait au contraire un obstacle insurmontable.

Aussi longtemps que des méthodes et des idées nouvelles ne vinrent pas régénérer l'étude de la rétine, on voit se perpétuer tout au moins en ce qui concerne les connexions nerveuses, des opinions qui se rattachent à celles de Krause ou de Schultze, sans représenter aucun progrès notable. C'est ainsi qu'en 1876 Hannover croit encore et cela pour des raisons tout analogues à celles de Krause « qu'il avait brisé chacun des anneaux de la chaîne que Schultze avait essayé de construire avec les éléments de la rétine situés *en dedans* de la membrane intermédiaire (couche plexiforme externe)..., et avait démontré que les bâtonnets et les cônes avec leurs grains ne sont ni nerveux, ni en liaison continue avec les éléments situés en dedans de la membrane intermédiaire.... Ainsi tombe, dit-il, toute la théorie de Müller et de Schultze de la transmission et de la perception de la lumière à l'aide des bâtonnets et des cônes considérés comme terminaisons du nerf optique ».

Ainsi Hannover qui avait raison sur un point important (la terminaison libre des pieds des cônes et bâtonnets) et avait su réfuter de véritables erreurs de Müller et de Schultze, en était arrivé à nier ce qu'il y avait de bon et de durable dans leur conception de la rétine, sans pouvoir du reste, de son propre aveu, y substituer rien de satisfaisant. Cela pour n'avoir pas voulu se laisser guider par l'induction physiologique dans un sujet que la technique histologique était encore impuissante à élucider.

Schwalbe (Græfe-Sæmisch, 1874 ; *Lehrb. der Anat. des Auges*, 1887) au contraire se rattache à la doctrine de H. Müller et de Schultze : une continuité substantielle entre les éléments percepteurs et les éléments conducteurs lui paraît chose absolument nécessaire ; il est en somme un adepte de la *fibre rétinienne*, mais voyant qu'il n'était guère possible de démontrer une continuité entre les cellules ganglionnaires et l'épithélium sensoriel il préféra admettre comme très vraisemblable que beaucoup de grains internes (cellules bipolaires) envoient leur prolongement inférieur dans la couche des fibres optiques pour se continuer avec l'une d'elles. Il y aurait donc ainsi une deuxième catégorie de fibres optiques à côté de celles qui naissent des cellules ganglionnaires, conception qui n'a pas été confirmée du moins dans ce sens. D'autre part la communication entre les cellules visuelles et les bipolaires se ferait pour Schwalbe par des fibrilles qui uniraient le pied d'un cône avec plusieurs bipolaires, tandis qu'au contraire plusieurs sphérules de bâtonnets enverraient leurs prolongements sur une seule bipolaire.

Ainsi dans cette longue suite d'années qui s'étend de 1865 à 1887 et qui est la période de l'acide osmique, aucun progrès notable ne fut réalisé dans la connaissance des connexions rétiniennes. Elle resta au point où l'avait portée SCHULTZE dès le début de cette période en 1866[1].

Mais l'histologie de la rétine sous l'influence du progrès histologique en général n'en fit pas moins d'importantes acquisitions. Il faut signaler ici la découverte de BOLL qui, en 1876, comprit le premier la valeur et la nature du *pourpre rétinien* déjà entrevu accidentellement par MÜLLER et SCHULTZE. Mais c'est là une découverte relative à la rétine vivante non à la rétine préparée pour l'examen microscopique, une découverte d'ordre physiologique et qui ne doit pas, malgré son importance, nous arrêter ici plus longtemps.

Il nous faut au contraire insister sur le grand progrès théorique que SCHWALBE réalisa en attribuant aux éléments terminaux de la rétine leur véritable signification (1874). Les comparant aux organes de l'olfaction et de l'ouïe il montra qu'il fallait les considérer comme un *épithélium sensoriel* dont chaque élément, chaque cellule était constitué par le cône ou le bâtonnet avec sa fibre, son grain et sa terminaison par un pied ou une sphérule. Il divisa alors la rétine en une couche *cérébrale* ou nerveuse et une couche *neuro-épithéliale*, conception que toutes les recherches ultérieures ont confirmée (fig. 173).

Presque à la même époque W. MÜLLER fit la même découverte par une autre voie : la rétine des cyclostomes lui montra des cônes et bâtonnets en continuité évidente avec leurs grains, l'ensemble ayant l'aspect d'une cellule épithéliale allongée. Il introduisit dès lors dans sa nomenclature le terme de couche épithéliale de la rétine.

Mais nous devons rappeler ici, que si cette division de la rétine est devenue classique depuis les travaux de SCHWALBE et de W. MÜLLER, elle avait été indiquée de la façon la plus formelle par HENLE dès 1866.

La rétine, écrivait HENLE à cette époque, est formée de deux couches. La *première*, qui lui est particulière et que l'on peut en conséquence considérer comme directement en rapport avec les phénomènes visuels, est la couche mosaïque (musivische Schicht) ainsi nommée à cause de l'aspect de ses éléments exactement juxtaposés ; elle comprend les cônes et les bâtonnets, la limitante externe, la couche des grains externes. Elle ne renferme jamais de vaisseaux. La *seconde* est de nature nerveuse et constituée par des éléments analogues à ceux du cerveau et du cervelet. Ces deux assises de la rétine sont réunies par la *couche fibreuse externe* (die äussere Faserschicht). HENLE avait donc fort bien indiqué dans la rétine la présence d'une *couche visuelle*, mais SCHWALBE et W. MÜLLER en assimilant les éléments de cette couche (cellules visuelles) aux cellules sensorielles des autres organes des sens, à des cellules épithéliales modifiées, ont accompli un progrès de classification his-

[1] En France la rétine n'était pas encore un sujet de recherches mais seulement un sujet de concours. La thèse d'agrégation de MATHIAS DUVAL (1873) premier travail français important sur la rétine, ne put être qu'un résumé des travaux allemands. Et cependant l'auteur, élève de l'ancienne Faculté de Strasbourg aurait plus vivement que tout autre, fait ressortir les travaux français, s'il en eut existé. Dès cette époque il était visible que le régime des concours nourrirait mal la science française.

tologique très significatif et en rapport avec la conception moderne des éléments neuro-épithéliaux. Car en ce qui concerne la morphologie des cellules visuelles on sait avec quelle exactitude elle était connue sinon de Henle qui étudiait des rétines durcies dans l'alcool, partant mal fixées, du moins de Schultze qui, juste à la même époque (1866) et grâce à l'acide osmique, figurait admirablement (fig. 172) les cônes et bâtonnets et leurs grains dont cependant la signification histologique lui échappait encore.

C'est donc seulement à la lumière d'idées générales nouvellement acquises que l'on put comprendre la valeur d'éléments depuis longtemps bien connus au point de vue morphologique.

Jusqu'en 1880 la technique rétinienne resta essentiellement celle indiquée par Schultze en 1865. Ranvier cependant la perfectionna en substituant aux solutions d'acide osmique employées par l'histologiste allemand, les vapeurs osmiques qui donnent en effet une fixation beaucoup plus précise quand elles atteignent directement la rétine fraîche. Il obtint alors les merveilleuses préparations de rétines d'amphibies et de reptiles figurées dans son Traité technique (1882), véritables œuvres d'art (fig. 173) qu'il est sans doute difficile d'égaler si l'on en juge par les contrefaçons dont elles ont été l'objet.

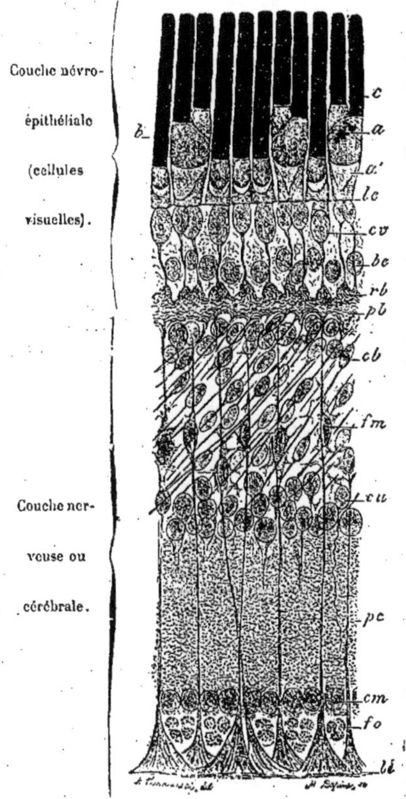

Fig. 173.

Rétine du Gecko commun, fixée par les vapeurs d'acide osmique (Ranvier, 1882).

b, segment externe d'un bâtonnet simple. — *c*, segment externe d'un bâtonnet double. — *a*, corps intercalaire (ellipsoïde) *a'*, corps accessoire. — *lc*, limitante externe. — *cv*, corps des cellules visuelles. — *be*, cellules basales externes (peut être cellules horizontales *déplacées*). — *rb*, renflement basal des fibres des bâtonnets. — *pb*, le plexus basal (couche plexiforme externe). — *cb*, cellules bipolaires, à direction oblique. — *fm*, noyau des fibres de Müller. — *cu*, cellule unipolaire (spongioblaste). — *pc*, plexus cérébral (couche plexiforme interne). — *cm*, cellules multipolaires. — *fo*, faisceaux de fibres optiques coupées en travers. — *li*, limitante interne.

Le mérite de ces dessins est qu'ils représentent l'aspect réel de préparations excellentes. Jusque-là les meilleures figures de rétine étaient schématisées, telles par exemple les belles planches de Schultze. Les dessins où l'on tâchait autrefois de représenter l'aspect véritable des préparations, tels que ceux de H. Müller (1857), de Kölliker (1856), (reproduits dans Frey, 1re éd., 1871, p. 746) étaient peu démonstratifs. A part les cônes et bâtonnets tout le reste de la figure ne laisse distinguer que vaguement les principales couches. Les dessins plus précis comportaient une certaine part de schématisation, c'est-à-dire d'imagination. Un des grands mérites de Ranvier a été de ne pas donner de figures schématiques, de faire représenter exactement d'excellentes préparations et en somme de ne pas imposer au lecteur une interprétation des faits, mais, au contraire, de montrer autant que possible les faits eux-mêmes.

En ce qui concerne les connexions des éléments rétiniens, Ranvier se montre beaucoup plus sobre d'hypothèses que Schultze et Schwalbe. Il n'est plus question chez lui de *fibre rétinienne*. Il ne fait aucun état de cette hypothèse, qui a été si utile, mais que décidément l'on ne peut démontrer. Il suspend davantage son jugement en présence de problèmes dont une meilleure observation, basée sur des méthodes nouvelles, doit seule fournir la solution.

Les méthodes révélatrices. — De 1875 à 1886 sont nées deux méthodes nouvelles de coloration du système nerveux, celle de Golgi (1875) qui n'a donné de résultats en ce qui concerne la rétine qu'à partir de 1887, et celle d'Ehrlich (1886). La première a profondément modifié nos idées sur les rapports des éléments nerveux et inauguré à ce sujet une ère nouvelle. La seconde a principalement servi à confirmer les résultats de la première.

La méthode de Golgi réalise un desideratum, qui a longtemps paru chimérique, de colorer dans une masse nerveuse seulement quelques cellules dans toute leur étendue et jusqu'à l'extrémité de leurs plus fins prolongements. « Quand un morceau de cerveau ou de moelle (ou une rétine, etc.) durci dans le bichromate de potasse est plongé pendant vingt-quatre heures dans du nitrate d'argent, il se forme dans un petit nombre d'éléments de la substance grise, — ce qui permet de les distinguer avec la plus grande netteté — un précipité rouge opaque de chromate d'argent qui donne des plus fines expansions cellulaires un dessin d'une beauté et d'une minutie extraordinaires (Cajal, trad. Azoulay).

On vit par cette méthode ce que l'on n'avait encore réellement jamais vu : une cellule nerveuse tout entière jusqu'à l'extrémité de son prolongement cylindraxile et de ses arborisations protoplasmiques, beaucoup plus richement ramifiées, du reste, qu'on ne l'avait cru jusqu'alors. Mais on ne vit pas tout de suite que les extrémités des prolongements cellulaires se terminaient librement. Golgi admettait un réseau. C'est Cajal qui sut tirer de la méthode tous les enseignements qu'elle pouvait fournir. Ayant vu que les cylindre-axes des cellules étoilées du cervelet se terminaient par des arborisations libres formant une corbeille autour du corps des cellules de Purkinje, il comprit « qu'il était en présence non pas d'un fait isolé de connexions nerveuses mais de la loi qui commande les rapports de tous les corpuscules nerveux (Cajal, trad. Azoulay) », ce qui fut en effet confirmé par toutes les recherches ultérieures (Kölliker, Retzius, Von Lenhossek, Van Gehuchten, etc.). Ainsi le réseau de Gerlach sur lequel l'histologie nerveuse vivait depuis trente ans n'était qu'une illusion, une conception erronée. La cellule nerveuse avec tout son système de prolongements était donc une individualité parfaitement isolée, un *neurone* selon l'expression de Waldeyer, le nom de cellule ne convenant plus à un organisme aussi compliqué. La conduction nerveuse se fait donc de cellule à cellule par *contiguïté*, par contact comme dans les appareils électriques et non par continuité, comme le supposait la théorie du réseau intercellulaire de Gerlach admis jusqu'alors. C'était substituer la précision à la confusion, le fini à l'indéfini. Avec l'idée du réseau de Gerlach, eût-on vu une cellule nerveuse dans sa totalité, il était impossible de préciser ses rapports avec les éléments voisins, puisque les prolongements cellulaires se perdaient dans ce réseau commun et indéfini. C'est ainsi que dans la rétine au niveau des couches moléculaires (ou couches plexiformes actuelles) on perdait les fibres nerveuses parce que l'on ne pouvait ni voir, ni concevoir dans quel rapport elles étaient avec les éléments de la couche suivante.

L'immense progrès réalisé par Cajal a consisté à généraliser hardiment quelques faits bien observés à l'aide de la méthode de Golgi, de préciser la loi des rapports réciproques entre les éléments nerveux et de permettre ainsi en quelque sorte de démonter pièce à pièce, cellule à cellule, le système nerveux, puisqu'il est formé d'éléments indépendants à terminaisons libres.

A la vérité, on connaissait depuis longtemps des terminaisons nerveuses véritables et libres. Nous voulons parler de l'arborisation terminale dans la plaque motrice des muscles, et des terminaisons sensitives dans les divers épithéliums (cornée, peau) et les corpuscules tactiles. En voyant notamment les dessins donnés par Ranvier, Retzius, etc., des arborisations terminales des muscles colorées par le chlorure d'or, on croit avoir sous les yeux une figure actuelle de Cajal. Mais personne n'avait songé que ce mode de terminaison des fibres nerveuses fût général; on n'avait pas l'idée d'admettre que dans l'épaisseur même des centres nerveux les ramifications des cellules nerveuses se terminaient librement et de la même manière que les cylindraxes dans les muscles ou dans la peau. Quand en 1863-64, Krause et Kühne entrevirent les premiers les *boutons terminaux* du cylindraxe subdivisé dans la plaque motrice (Buisson de Kühne) ils ne pouvaient se douter qu'ils avaient sous les yeux le mode de terminaison de toutes les expansions des cellules de la rétine qui étaient à cette époque même le sujet de tant de recherches et de discussions. Du reste, ils n'auraient pu, faute d'une technique suffisante, le vérifier. On ne songeait même pas alors à généraliser le fait de la terminaison par un pied libre des fibres de bâtonnets et de cônes, terminaisons très bien vues et figurées, mais non comprises, par M. Schultze. Il a fallu, grâce à une nouvelle méthode, constater les mêmes terminaisons libres dans la masse même des divers centres nerveux. Et encore Golgi l'inventeur de la méthode n'était-il nullement arrivé aux résultats que sa méthode a donnés entre les mains de Cajal, Koelliker, etc. La technique n'est donc pas tout; il faut aussi savoir comprendre ce qu'elle montre, ou plutôt savoir généraliser ses données les plus nettes.

Rien ne le prouve mieux que les résultats publiés par Tartuferi qui, le premier, en 1887, eut le mérite d'appliquer la méthode de Golgi à l'étude de la rétine. Si l'on examine la figure 174 qui représente exactement copié un fragment du dessin d'ensemble donné par TARTUFERI à la fin de son intéres-

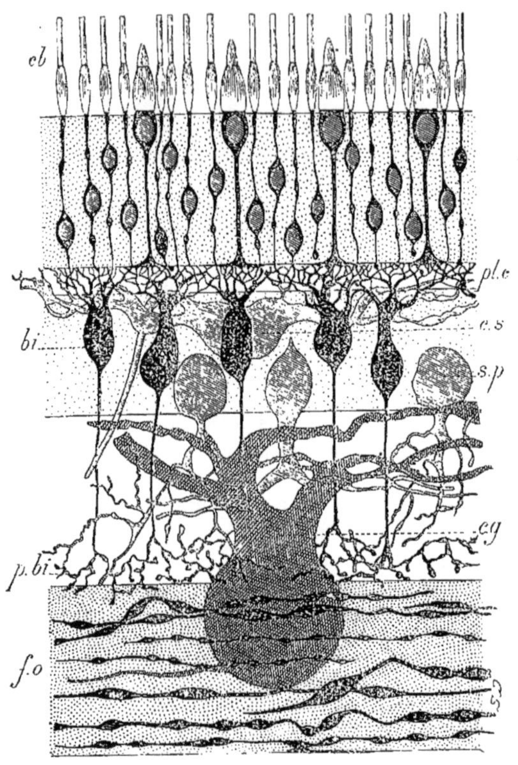

Fig. 174.

Première coloration de la rétine par la méthode de Golgi (TARTUFERI, 1887).

Les pieds des cônes et des bâtonnets *cb* sont représentés presque toujours en continuité (au niveau de *pl. e.* couche plexiforme externe, réseau sous-épithélial de l'auteur avec les panaches supérieurs des cellules bipolaires *b.i.* Les panaches inférieurs de ces cellules sont de même anastomosés entre eux. — *c.s.* une grosse cellule superficielle (*T.*) actuellement cellule horizontale interne, ayant un prolongement descendant incomplètement imprégné. — *s.p*, spongioblaste. — *c.g*, grosse cellule ganglionnaire. — *f.o*, la couche des fibres nerveuses.

sant mémoire, on voit que la plupart des pieds de cônes et bâtonnets se perdent dans un réseau commun, véritable réseau de GERLACH. Les terminaisons libres et véritables des fibres de bâtonnets, TARTUFERI les voit et les figure souvent, mais il n'en tient pas compte dans ses descriptions où il est toujours question de *réseaux* et où tout ce qui ne fait pas partie d'un réseau est laissé de côté, sans doute comme incompréhensible. Si les cellules bipolaires ont été admirablement révélées par la nouvelle technique leur panache supérieur est représenté comme se perdant dans le réseau déjà cité tandis qu'au contraire leur arborisation inférieure est figurée presque entièrement libre et à peu près telle que nous la connaissons aujourd'hui. Cependant Tartuferi, qui les a relativement si bien figurées, parle encore à leur sujet d'un *réseau* et ne tient pas compte des terminaisons libres. Les imprégnations obtenues par Tartuferi étaient fort incomplètes en ce qui concerne les arborisations des cellules horizontales et surtout des spongioblastes et des cellules nerveuses. Mais en des points où certainement l'imprégnation était très bonne, — la couche plexiforme externe — il n'a pu arriver à établir la véritable nature des rapports intercellulaires parce que la théorie générale de ces rapports n'était pas encore connue et ne commença de l'être que l'année suivante en 1888 avec les publications de Cajal sur le cervelet. Les terminaisons libres qu'il voit (pied des bâtonnets, pied des bipolaires) il ne cherche pas à les expliquer ; tout ce qui, manifestement, ne peut être ramené à un réseau, il le signale sans s'y arrêter autrement, il ne le comprend pas, il le considère sans doute comme un défaut d'imprégnation.

L'année suivante Dogiel publie ses premiers résultats sur la rétine étudiée par la méthode d'Ehrlich alors toute récente. S'il figure des formes cellulaires nouvelles et si les prolongements cellulaires peuvent être suivis beaucoup plus loin qu'avec les anciennes méthodes, les terminaisons de ces prolongements ne sont cependant pas rendues apparentes, elles semblent toujours former un réseau. Dogiel ne parle jamais de terminaisons libres, bien que quelquefois il en figure, notamment au niveau de l'arborisation inférieure des bipolaires. Même dans un de ses derniers travaux Dogiel parle encore des réseaux que forment les arborisations cellulaires, et jamais de leurs terminaisons libres. Dans ses belles figures coloriées, si remarquables par la morphologie des corps cellulaires et l'ensemble de leurs prolongements, rien n'est distinct au niveau des plexus où souvent il figure des boutons terminaux dont il ne tient pas compte dans ses descriptions.

Si Dogiel a décrit nombre de formes cellulaires nouvelles et notamment les spongioblastes nerveux (cellules nerveuses mitrales) il est bien loin d'avoir introduit dans l'étude de la rétine la précision remarquable dont nous sommes redevables à la méthode de Golgi appliquée par Cajal avec un art assurément exceptionnel.

Le mémoire de Cajal (1892) résumant et complétant ses travaux antérieurs sur la rétine, est actuellement une sorte d'évangile en fait de structure rétinienne et tous les travaux didactiques actuels sur la rétine ne peuvent guère que résumer ce mémoire, du moins en ce qui concerne les découvertes modernes.

Il est à remarquer que Cajal a abordé l'étude de la rétine non pas avec l'idée préconçue d'y trouver des connexions intercellulaires de même nature que celles découvertes par lui dans le cerveau et le cervelet, mais au contraire pour rechercher si ces connexions seraient de même ordre que celles des autres centres nerveux. Il a cherché dans la texture de la rétine la confirmation de lois générales, au lieu de considérer à priori ces lois comme valables pour la rétine. Ses conclusions n'en ont que plus de valeur. Elles lui appartiennent. Vraiment modeste dans la partie historique de son ouvrage il ne fait pas ressortir que la loi des rapports intercellulaires lui est due entièrement. Ceux qui ont appliqué avant lui la méthode de Golgi ou celle d'Ehrlich n'ont pas su pour cela reconnaître les terminaisons libres et l'indépendance des cellules. Le premier, nous ne craignons pas de le répéter, il a substitué le fini à l'indéfini, la précision à la confusion et permis d'élucider la texture des masses nerveuses.

Dans notre étude de la rétine nous nous en tiendrons à la doctrine des terminaisons libres. Nous ne reviendrons donc pas au sujet des zones plexiformes sur la question de savoir s'il faut les considérer comme des réseaux ou des plexus. Non seulement la méthode du chromate d'argent, mais encore celle du bleu de méthylène, ont, de l'aveu de presque tous les histologistes, tranché la question en faveur des terminaisons libres, c'est-à-dire des plexus. Cajal a vérifié par le bleu de méthylène les résultats qu'il avait obtenus par la méthode de Golgi, et le bleu de méthylène lui a montré comme le chromate d'argent des terminaisons libres admirablement dessinées (v. fig. 200), notamment au niveau de l'arborisation terminale des fibres centrifuges dans la rétine du pigeon et du poulet. Kallius, Bouin, Renaut ont également reconnu que dans les préparations au bleu de méthylène les réseaux n'étaient généralement qu'une apparence, que les fibrilles nerveuses se montraient presque toujours entre-croisées et non anastomosées. Dogiel luimême, l'un des principaux défenseurs de la théorie du réseau, a en définitive adhéré à l'opinion de Cajal, en admettant l'existence de fibres centrifuges *arborisées* autour des cellules amacrines et non *anastomosées* avec elles. L'accord paraît donc bien près de se faire entre les adeptes de la doctrine du contact et ceux qui, pour des raisons diverses, ont cru devoir la critiquer.

Au reste, malgré ces critiques utiles alors même qu'en définitive leurs auteurs les abandonnent, il faut reconnaître que les travaux de Cajal ont obtenu un succès merveilleux auprès de la grande majorité des histologistes. Ce succès ils le doivent moins peut-être aux vérifications qui en ont été faites par Kölliker, Retzius, etc., qu'aux travaux antérieurs qui avaient préparé l'esprit des histologistes à les accepter. En France notamment Ranvier avait découvert, précisé ou confirmé un grand nombre de terminaisons nerveuses libres dans les muscles striés, les muscles lisses, l'organe électrique de la torpille, la cornée, la peau, etc. On savait par là qu'il n'y avait pas identification de la terminaison nerveuse avec les éléments anatomiques qu'elle vient aborder, que la loi à ce sujet est l'indépendance réciproque de l'élément nerveux et de l'élément contractile ou sensoriel, qu'il y a entre eux simple contact et non pas continuité.

Sans doute on n'allait pas pour cela jusqu'à prévoir les rapports réciproques des cellules et des fibres constituant les masses nerveuses. Mais lorsque Cajal fit connaître la loi de ces rapports on accepta d'autant mieux ses conclusions hardies que, si elles renversaient tout ce qui était admis jusqu'alors au sujet des réseaux anastomotiques entre les éléments nerveux, elles étaient au contraire tout à fait d'accord avec ce que l'on savait positivement des terminaisons libres et arborescentes des fibrilles nerveuses dans les organes périphériques.

Tout récemment S. Apathy et A. Bethe d'après les résultats d'une nouvelle méthode de coloration au bleu de méthylène, ont cru devoir admettre de nouveau, comme autrefois Gerlach et Golgi, un réseau nerveux diffus, une continuité substantielle s'établissant à la limite des arborisations cylindre-axiles et protoplasmiques entre les fibrilles émanées des diverses cellules nerveuses. Sans pouvoir insister sur ces données nouvelles nous dirons simplement (notamment avec V. Lenhossek) qu'elles ne paraissent pas de nature à faire abandonner la théorie du neurone, de l'individualité cellulaire et des terminaisons libres. L'avenir nous apprendra si elles doivent la modifier et dans quelles proportions.

Les méthodes de coloration et les idées d'Apathy et de Bethe ont reçu un commencement d'application à l'étude de la rétine de la part de Embden, de Marenghi et de H. Vogt (voy. la Bibliographie).

II. — NOMENCLATURE DE LA RÉTINE. — HISTORIQUE. — ÉTAT ACTUEL

Les histologistes qui ont donné les premières nomenclatures des couches de la rétine ne connaissaient pas encore la nature des éléments constituant ces couches et les désignaient par des noms purement descriptifs. C'est ainsi que les termes de *bâtonnets* et de *cônes*, de *grains*, de couches *moléculaires* ou *granuleuses*, indiquent seulement l'aspect et non la nature des divers éléments rétiniens.

En 1853, Kölliker et Müller distinguaient dans la rétine : 1° la couche des bâtonnets et des cônes; 2° la couche des corps nucléiformes; 3° la couche de substance grise; 4° l'épanchement du nerf optique; 5° la membrane limitante.

Quelques années plus tard H. Müller avait appris à distinguer un plus grand nombre de couches rétiniennes. Mais les désignations purement descriptives prédominent encore dans la nomenclature des *huit couches* qu'il décrivait en 1857 : 1° couche des bâtonnets; 2° couche externe des grains; 3° couche intergranulaire; 4° couche interne des grains; 5° couche granuleuse; 6° couche des cellules nerveuses; 7° couche des fibres nerveuses; 8° limitante interne.

En 1871 M. Schultze porte à *dix* le nombre des couches de la rétine. Mais cela uniquement parce qu'il ajoute la *couche pigmentaire*, dont Kölliker et Babuchin avaient en 1863 reconnu l'origine embryonnaire rétinienne, et la *limitante externe* que H. Müller désignait sur ses dessins sous le nom de *ligne limitante des cônes et bâtonnets* sans la faire figurer dans sa nomenclature.

Nomenclature de M. Schultze (1871) : — 1° Membrane limitante interne; 2° couche des fibres nerveuses; 3° couche des cellules ganglionnaires; 4° couche granulée ou moléculaire interne; 5° couche interne des grains; 6° couche granulée externe ou intergranulaire (Zwischenkörnerschicht); 7° couche externe des grains; 8° membrane limitante externe; 9° couche des cônes et bâtonnets; 10° épithélium pigmenté de la rétine.

Comme celle de H. Müller cette nomenclature est encore presque purement descriptive et la nature des éléments anatomiques n'y est qu'exceptionnellement indiquée.

En 1874 Schwalbe (Handb. de Græfe-Sæmisch) adopte la nomenclature de Schultze mais en y introduisant sa division classique de la rétine en *couche cérébrale* et *couche neuro-épithéliale*. Nous avons signalé du reste que Henle (1866), se basant sur des considérations d'anatomie générale, admettait déjà dans la rétine une *couche nerveuse* (cérébrale) et une *couche mosaïque*, cette dernière répondant au neuro-épithélium et unie à la précédente par la *couche fibreuse externe* c'est-à-dire par les extrémités centrales des fibres de cônes et de bâtonnets. Il est à peine besoin de faire remarquer l'erreur de Henle en ce dernier point.

Nous trouvons dans la nomenclature de W. Müller (1874) une première tentative importante pour substituer aux désignations purement descriptives des noms basés sur la nature des divers éléments de la rétine. Au-dessous de la couche des *cellules visuelles* W. Müller distingue celle des *origines nerveuses* (Nervenansätze), (notre couche plexiforme externe) doublée par les cellules du *fulcrum tangentiel* (nos cellules basales ou horizontales). Puis viennent le *ganglion de la rétine* (cellules bipolaires); les *spongioblastes* (cellules unipolaires) ; le *neurospongium* (couche plexiforme interne), le *ganglion du nerf optique* (cellules multipolaires) et *les fibres du nerf optique*. En laissant de côté la conception abandonnée du neurospongium qui était d'après W. Müller une substance intercellulaire sécrétée par les spongioblastes, il faut reconnaître que cette nomenclature tout en s'éloignant notablement des données classiques, est la première qui ait tenu compte de tous les éléments actuellement connus dans la rétine.

La nomenclature de Ranvier publiée pour la première fois croyons-nous en 1882 (*Archives d'ophtalmologie*) est en progrès sur les précédentes en ce que les désignations purement topographiques ou descriptives y cèdent de plus en plus la place à des noms vraiment anatomiques.

NOMENCLATURE DE RANVIER (fig. 173).

1° Épithélium pigmentaire ;

2° Cônes et bâtonnets;

3° Membrane limitante externe ;

4° Corps des cellules visuelles ;

5° Couche basale (cellules basales et plexus basal) ;

6° Couche des cellules bipolaires correspondant à l'ancienne couche des grains internes ;

7° Couche des cellules unipolaires correspondant à l'ancienne couche des grains internes ;

8° Plexus cérébral ;
9° Couche des cellules multipolaires ;
10° Couche des fibres du nerf optique ;
11° Couche limitante interne.

Les découvertes de CAJAL ont conduit cet auteur à certaines modifications des nomenclatures antérieures. Celle qu'il adopte reposant de préférence sur la morphologie, telle que l'a montrée la méthode au chromate d'argent, coïncide d'une façon remarquable avec celle de RANVIER, mais certains termes sont modifiés suivant les révélations de la méthode nouvelle : par exemple les cellules horizontales, les cellules amacrines.

NOMENCLATURE DE CAJAL (fig. 192 et 194).

1° Couche épithéliale ou pigmentaire ;
2° Couche des cellules visuelles (cônes et bâtonnets) ;
3° Couche des corps des cellules visuelles ;
4° Couche plexiforme externe (plexus basal) ;
5° Couche des cellules horizontales (cellules étoilées, cellules basales) ;
6° Couche des cellules bipolaires ;
7° Couche des cellules amacrines (spongioblastes de W. MÜLLER, cellules unipolaires de RANVIER) ;
8° Couche plexiforme interne (plexus cérébral) ;
9° Couche des cellules ganglionnaires ;
10° Couche des fibres optiques.

Les membranes limitantes ne sont pas comptées parmi les couches rétiniennes comme n'équivalant nullement aux autres couches et dépendant des fibres de MÜLLER que CAJAL désigne souvent sous le nom de cellules *épithéliales* de la rétine.

Nous utiliserons presque toujours la nomenclature de CAJAL comme s'adaptant mieux que toute autre aux connaissances actuelles.

Mais les vieilles désignations de H. MÜLLER, *grains externes, grains internes*, resteront toujours excellentes parce qu'elles correspondent exactement à la topographie et aux vues d'ensemble de la rétine. Aussi reviennent-elles toujours sous la plume des histologistes, qui rendent ainsi un hommage involontaire à la mémoire du principal initiateur des grands travaux du XIXe siècle sur la structure de la rétine.

CHAPITRE III

HISTOLOGIE DE LA RÉTINE

I. — LA RÉTINE EN DEHORS DE LA FOVEA

Épithélium pigmenté de la rétine. — Chez l'embryon l'épithélium pigmenté qui double la rétine en dehors et représente le feuillet distal de la vésicule oculaire secondaire est formé de plusieurs assises cellulaires superposées. Mais

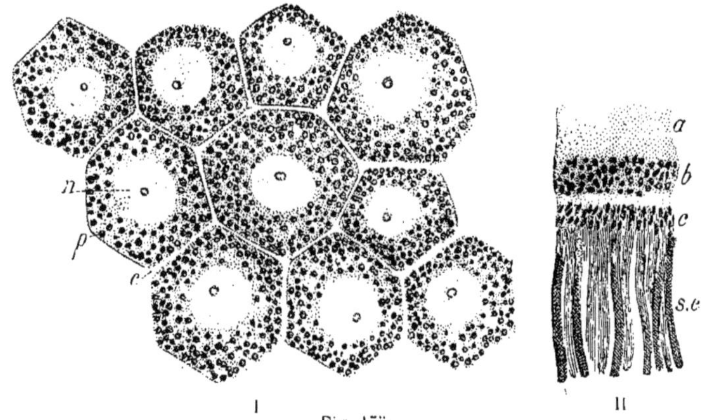

Fig. 175.

I. Epithélium pigmentaire de la rétine humaine à plat.

Grossissement 1 000 diamètres. *n*, noyau, non pigmenté, pourvu d'un nucléole. — *p*, grain pigmentaire du protoplasma cellulaire. — *c*, ciment intercellulaire dont les cellules peuvent se détacher laissant apparaître la *formation réticulée* de Boll.

II. Une cellule du même épithélium, vue de profil.

a, sommet de la cellule, non pigmenté, contenant le noyau qui, ici, n'est pas apparent. — *b*, la base de la cellule, à gros grains de pigment. — *c*. les prolongements de la cellule qui descendent entre les segments externes, *se*, (ici restés adhérents) des bâtonnets, et contiennent des grains pigmentaires plus petits que ceux du corps cellulaire et simulant de petits cristaux (R. Greef, 1900).

chez l'adulte, ces assises se sont étalées en une couche unique de cellules hexagonales très régulières et qui règne du bord de la papille optique jusqu'au bord libre pupillaire. Nous n'avons à la considérer ici que jusqu'à l'ora serrata au-devant de laquelle elle appartient à la rétine ciliaire.

Chez l'homme les cellules de l'épithélium pigmenté (fig. 175) sont presque toujours de forme hexagonale, ce qui résulte d'une compression égale dans tous les sens. Leur largeur va de 12 à 18 μ, mais elle varie suivant les régions de la rétine, elles sont plus hautes et plus étroites au niveau de la macula, plus larges et plus plates vers l'équateur, plus petites et moins régulières vers l'ora serrata. Nous reviendrons en parlant de la macula sur les dispositions des cellules pigmentaires à son niveau.

Quand on examine au microscope et à plat la membrane brune que forment ces cellules par leur juxtaposition exacte elles apparaissent séparées par de fines lignes claires, formées d'une substance intercellulaire incolore (neurokératine, Kittsubstanz) dont l'ensemble dessine par conséquent entre les cellules un réseau à mailles polygonales régulières (*formation réticulaire* de BOLL). « Pour la constituer il semble que les cellules épithéliales se soient implantées dans une substance molle de façon à la faire refluer dans leurs interlignes » (RENAUT). Les cellules sont donc non seulement séparées, mais coiffées à leur base par une couche de neurokératine, qui, après la chute de la masse cellulaire peut rester adhérente à la vitrée choroïdienne, à laquelle elle est soudée.

Vue latéralement, chaque cellule isolée se montre non pas plate, mais cylindrique ou plutôt prismatique, ayant une *partie externe* (sommet) non pigmentée qui contient un noyau et des gouttes de graisse, et une *partie interne* (base) farcie de granulations pigmentaires et envoyant entre les cônes et les bâtonnets des prolongements également pigmentés.

Le noyau situé dans le sommet non pigmenté de la cellule est ovoïde à grand axe horizontal et presque toujours unique. La base pigmentée de la cellule est farcie de granulations brun foncé. Les prolongements qu'elle envoie entre les cônes et bâtonnets sont filiformes (RENAUT les compare aux poils d'une brosse) et également remplis de grains de pigment. BOLL, nous l'avons déjà signalé, a découvert que sous l'influence de la lumière, le pigment pénètre entre les cônes et bâtonnets, tandis que dans l'obscurité il se rétracte vers le sommet de la cellule. Il pensait que les filaments protoplasmiques eux-mêmes s'allongent ou se rétractent suivant les circonstances indiquées entraînant avec eux le pigment dont il sont chargés. Ainsi s'explique que la rétine adhère davantage à la choroïde dans le premier cas (rétine éclairée) que dans le second. C'est là du reste le phénomène qui a mis BOLL sur la voie de sa découverte. ANGELUCCI paraît aussi croire à des mouvements du protoplasma, mais déterminés par ceux du pigment lui-même, qui aurait en quelque sorte, par suite d'une sensibilité spéciale à la lumière, l'initiative du mouvement. PERGENS affirme que la migration du pigment est *intracellulaire*, le pigment se meut dans les prolongements, abandonne graduellement la région distale de la cellule pour se porter dans les franges protoplasmiques qui entourent les cônes et les bâtonnets (fig. 176). RENAUT décrit le phénomène d'une façon pittoresque : « Les cellules pigmentaires impressionnées par une vive lumière repoussent les grains de pigment dans les franges jusque vers la limite externe de la rétine de façon à envelopper le segment externe des bâtonnets d'un chevelu de fils noirs. Il semble alors qu'un véritable rideau pigmentaire se soit abaissé. Dans l'obscurité les grains de pigment se retirent au contraire vers le corps de la cellule et il semble que le rideau pigmentaire se lève. »

Nous avons déjà signalé que les filaments des franges pigmentaires sont beaucoup plus développés chez les poissons, amphibies, reptiles et oiseaux que chez les mammifères. Renaut les fait s'insérer (grenouille, gecko, lamproie) sur la limitante externe de la rétine. Chez l'homme d'après M. Schultze ils descendent au moins jusqu'à l'union du segment xeterne avec le segment interne des bâtonnets. Ces prolongements existent également dans les yeux albinos et au niveau du tapis des mammifères [1], mais alors ils sont dépourvus absolument ou relativement de grains pigmentaires de même que les cellules dont ils émanent.

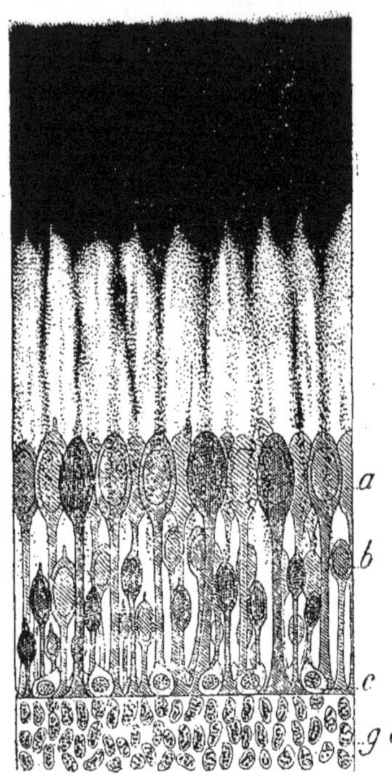

Fig. 176.

Rétine du Leuscicus rutilus (Gardon). Rétraction du pigment et allongement des cônes par l'action prolongée (48 heures) de l'obscurité (Pergens, 1896).

Les cônes (*a*, grands cônes, *b*, les cônes intermédiaires) sont allongés (sauf les petits cônes de la base *c*), le pigment des cellules hexagonales est presque totalement retiré vers la base de ces cellules. Les franges protoplasmiques qu'elles envoient entre les cônes ne renferment que quelques grains pigmentaires épais. — *ge*, couche des grains externes. (Grossiss. 500 diamètres).

Il nous reste maintenant à étudier les granulations pigmentaires et les diverses espèces de gouttelettes graisseuses du corps cellulaire.

Les granulations pigmentaires contenues dans la base et les prolongements des cellules hexagonales ont suivant les espèces animales la forme de petits cristaux aciculés, ovoïdes ou en bâtonnets, leur couleur varie du brun rouge au brun sombre. Chez l'homme la base de la cellule contient surtout des granulations arrondies d'un diamètre de 1 à 5 μ, les prolongements renferment de petits cristaux.

Kuehne a distingué le pigment choroïdien (mélanine) du pigment rétinien (fuscine). Ce dernier, très résistant vis-à-vis des réactifs chimiques, serait par contre très sensible à l'action de la lumière, il pâlirait et se décolorerait sur la lame du porte-objet. En est-il de même dans les cellules vivantes ? La plupart des auteurs considèrent le pigment comme non soumis

[1] Région réfléchissante, miroitante de la choroïde chez beaucoup de mammifères, au niveau de laquelle l'épithélium rétinien est dépourvu de pigment.

à des processus vitaux. Mais Pergens croit au contraire qu'il se produit une certaine consommation du pigment sous l'influence d'une vive lumière, et qui serait en rapport avec des échanges nutritifs entre les franges pigmentaires et les cônes ou bâtonnets.

Les gouttelettes de nature graisseuse sont de plusieurs espèces et comprennent : 1° la lutéine (Capranica) ou lipochrine (Kuehne); 2° les grains aleuronoïdes (Boll, Angelucci) ou myéloïdes (Kuehne).

La lutéine se présente sous la forme de gouttelettes brillantes, entourant le noyau, d'une couleur jaune d'or après un long séjour dans l'obscurité, presque décolorées dans l'œil insolé. Elles paraissent surtout fréquentes chez les animaux nocturnes (hiboux), elles manquent chez l'homme. Elles noircissent rapidement par l'acide osmique.

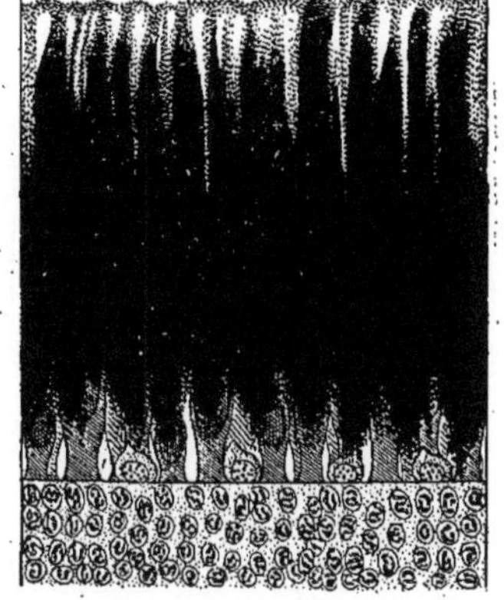

Fig. 177.
Contraction des cônes, descente du pigment entre ces derniers et raréfaction du pigment dans la partie distale des cellules hexagonales, après exposition au grand soleil (même grossissement).

Les grains aleuronoïdes ou myéloïdes, sont beaucoup moins riches en matières grasses que les gouttelettes de lutéine. Ils sont insolubles dans l'alcool et l'éther et réduisent beaucoup moins l'acide osmique.

Chez beaucoup de poissons l'épithélium rétinien présente des régions blanches (tapis rétinien) qui doivent cette coloration à la présence de grains de *guanine* (Kuehne). La guanine est un composé quaternaire que l'on a d'abord extrait du guano lequel provient des excréments d'oiseaux de mer mangeurs de poissons.

Épithélium sensoriel de la rétine. — (Cellules à cône et cellules à bâtonnet, cellules visuelles). Dans presque toutes les rétines, et notamment dans celle de l'homme, cet épithélium est constitué par deux variétés de cellules, qui sont placées côte à côte, juxtaposées en palissade ou pour mieux dire en mosaïque. Elles se caractérisent comme cellules visuelles par la présence à leur pôle libre, tourné vers l'épithélium pigmenté, de prolongements spéciaux plus ou moins filiformes, aptes à recevoir sur leur pointe le choc de la vibration lumineuse, et qui présentent deux variétés, les *cônes* et les *bâtonnets* (fig. 178 et suivantes).

Chaque cellule visuelle comprend donc : 1° un cône ou un bâtonnet ; 2° une fibre épaisse (cône) ou mince (bâtonnet) sur le trajet de laquelle un renflement protoplasmique loge le noyau cellulaire (grain de cône ou de bâtonnet) et qui se termine librement au-dessous du grain, dans la couche plexiforme externe.

L'ensemble représente une cellule neuro-épithéliale étirée; très analogue à la cellule olfactive, et terminée par une sorte de cil de dimensions colossales, le cône ou bâtonnet, qui, s'il n'est pas vibratile, peut être quelquefois contractile.

La limite entre le cône ou bâtonnet et le reste de la cellule visuelle est exactement marquée par la limitante externe.

Nous décrirons d'abord les cônes et les bâtonnets, éléments analogues, dont il est nécessaire de faire une étude comparative.

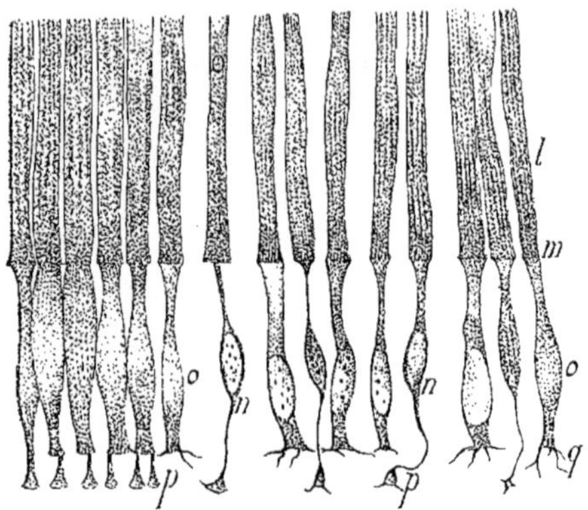

Fig. 178.

Cellules visuelles du pigeon, colorées par le bleu de méthylène (Cajal, 1896).

Les bâtonnets et les cônes proprement dits, *l*, semblent avoir la même conformation. — *m*, la limitante externe. — *o*, *o*, cellules à bâtonnets. — *q*, pied filamenteux chez les oiseaux diurnes du bâtonnet. — *n*, *n*, cellules à cônes, ayant leur pied *p* situé plus profondément que celui des bâtonnets.

1° Bâtonnets. — Ce sont de minces baguettes rectilignes de dimensions très variables suivant les espèces de vertébrés. Mais ils sont toujours constitués par deux segments, l'un externe d'apparence vitreuse et de forme toujours géométrique, l'autre interne, de nature protoplasmique et soumis dans sa forme aux pressions latérales des éléments voisins (cônes).

Chez l'homme la longueur totale des bâtonnets varie suivant les points de la rétine (fig. 185). Elle est de 60 μ au fond de l'œil, 50 μ vers la périphérie, 40 μ à l'ora serrata. L'épaisseur de leur segment externe est de 1 μ 5 à 2 μ suivant les auteurs.

Le segment externe est cylindrique, à base plane, à sommet légèrement convexe. A un très fort grossissement on peut apercevoir à sa surface des stries longitudinales dues à l'empreinte des prolongements des cellules pigmentaires. Il est constitué par une très fine gaine de neurokératine qui, d'après Renaut, l'enveloppe complètement y compris ses deux extrémités, et par un contenu cristallin, d'apparence homogène et d'une transparence parfaite sur le bâtonnet vu latéralement. D'après Boll le segment externe du bâtonnet encore frais et rouge, montre quand on l'examine avec un objectif à immersion et sous un certain éclairage une striation transversale ; de plus il se casse toujours à angle droit. Dans une série de liquides tels que l'humeur vitrée, le sérum, l'eau et en particulier la solution de chlorure de sodium à 1 dixième, il subit une modification particulière qui révèle encore mieux sa structure, il se décompose en plaquettes superposées (fig. 186, b). Chaque segment externe représente donc une pile de plaquettes, et celles-ci paraissent avoir la même épaisseur chez des espèces animales très différentes (4 à 6 dixièmes de μ) ;

la hauteur du segment dépend donc du nombre de plaquettes empilées. A l'état frais elles sont unies par une substance intermédiaire comme du baume de Canada entre des lamelles de verre. Mais, même à l'état frais, le segment externe du bâtonnet, si transparent latéralement, constitue suivant son axe quelque chose comme une surface réfléchissante, quelque chose qui arrête la vibration lumineuse, sans doute pour la transformer en ébranlement nerveux spécifique.

La substance du segment externe est excessivement altérable. Dans les liquides additionnels qui ne la fixent pas net (Renaut) et sur la rétine cadavérique, elle subit une transformation en boules, en gouttelettes, très analogue à celle de la myéline des nerfs dans les mêmes conditions. De même aussi l'acide osmique lui donne des tons bruns ou noirs (fig. 179), et enfin elle ne prend pas les colorants végétaux (carmin) comme le protoplasma. Elle est certainement, non pas identique, mais très analogue à la myéline des nerfs. Kuehne l'a désignée pour cette raison sous le nom de substance *myéloïde* en l'assimilant aux grains myéloïdes des cellules pigmentaires. Ce sont les plaquettes qui se colorent en noir et sont par conséquent de nature myéloïde et non la substance intermédiaire, qui ne se colore pas par l'osmium, est albumineuse, et que l'on peut croire analogue à la substance protoplasmique qui pénètre les incisures de Schmidt dans la gaine myélinique des nerfs.

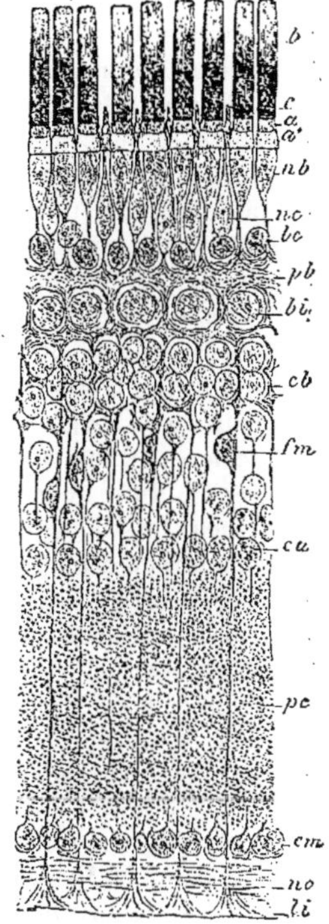

Fig. 179.

Rétine d'un crapaud (Pélobate brun) fixée par les vapeurs osmiques (Ranvier, 1882).

b, segment externe du bâtonnet. — *a*, corps intercalaire ou ellipsoïde. — *a'*, corps accessoire. — *c*, cône. — *nb*, noyau de la cellule à bâtonnet. — *nc*, noyau de la cellule à cône. — *bc*, cellules basales externes. — *pb*, le plexus basal. — *bi*, cellules basales internes (cellules horizontales). — *cb*, cellules bipolaires. — *fm*, noyau des fibres de Muller. — *cu*, cellules unipolaires (spongioblastes). — *pc*, plexus cérébral. — *cm*, cellules multipolaires. — *no*, couche des fibres optiques coupées en long. — *li*, limitante interne.

Coloration du segment externe des bâtonnets, bâtonnets rouges, bâtonnets verts, bâtonnets incolores. — Boll ayant vu que la rétine était rouge chez les animaux tenus dans l'obscurité, démontra du même coup que cette coloration rouge avait pour siège unique le segment externe des bâtonnets. « L'examen microscopique le montre bien » dit-il. Du reste sur ce point spécial il avait été devancé, notamment par H. Müller qui en 1851 avait signalé que les bâtonnets de la grenouille sont rouges quand on les examine sous une certaine épaisseur. Kuehne qui a tant perfectionné la découverte de Boll, a également constaté au microscope que seul le segment externe des bâtonnets était rouge, que les cônes ne présentent jamais une pareille coloration. Du reste c'est une observation que tout le monde peut faire facilement aujourd'hui. La propriété de se charger dans l'obscurité d'une couleur rouge qui se décolore rapidement à la lumière, est donc particulière à la substance lamellaire des bâtonnets. On peut en conclure que le rouge sera surtout abondant dans les rétines riches en bâtonnets et qu'il manquera dans les rétines exclusivement pourvues de cônes (reptiles).

Kuehne a fait sur ce sujet des observations des plus intéressantes qui sont venues se superposer en quelque sorte à celles de Schultze sur les rétines à cônes et les rétines à bâtonnets. Schultze en 1866, bien avant la découverte du pourpre avait reconnu : 1° que les rétines des oiseaux diurnes sont particulièrement riches en cônes, tandis que, inversement, celles des nocturnes contiennent une proportion beaucoup plus forte de bâtonnets ; 2° que plus les habitudes d'un animal sont nocturnes plus le segment externe de ses bâtonnets est long ; 3° qu'il existe dans la rétine des oiseaux diurnes, des boules ou gouttelettes graisseuses colorées d'une façon intense et siégeant exclusivement dans les cônes, tandis que les boules analogues des nocturnes sont incolores ou tout au plus jaune pâle. Il avait également remarqué (sans comprendre du reste la valeur du fait) la couleur rouge des bâtonnets du hibou. Kuehne, mis sur la voie par la découverte de Boll qu'il sut utiliser immédiatement, pensa tout de suite qu'il devait y avoir une sorte d'antagonisme entre la présence du pourpre qui se consume à la lumière, et celle des gouttelettes graisseuses à coloration fixe, moyen d'absorption permanent pour la lumière colorée, si abondante dans la rétine des oiseaux diurnes. Il examina les rétines riches en boules colorées de la poule et du pigeon et n'y put constater aucune trace de pourpre. Il trouva au contraire une magnifique coloration rouge, s'effaçant à la lumière, dans la rétine de la chouette.

En résumé les vertébrés nocturnes (ou plutôt crépusculaires), les rapaces nocturnes, l'anguille, le blaireau, le rat, etc., possèdent un pourpre rétinien très abondant. Au contraire, les animaux à vision exclusivement diurne, tels que les oiseaux de jour (gallinacés, passereaux), que l'on voit se réfugier dans les arbres dès que le jour baisse, ne possèdent pas de pourpre du tout. Il en est de même des reptiles, dont la plupart vivent et chassent exclusivement au soleil [1]. Les animaux qui tout en ayant une vision principalement diurne ne sont cependant pas privés de vision crépusculaire, tels que la plupart des mammifères et l'homme lui-même, ont du pourpre, mais en moins grande abondance que les nocturnes proprement dits. Il faut placer dans cette catégorie intermédiaire les oiseaux de proie diurnes, dont quelques-uns au moins (Kuehne l'a vérifié pour la crécerelle) possèdent du pourpre en abondance, ce qui implique certainement chez eux un certain degré de vision crépusculaire.

La vérification a été faite sur un assez grand nombre d'espèces pour que l'on puisse aujourd'hui considérer comme certain que la vision nocturne implique chez un animal la présence du pourpre, et c'est ici que la remarque

[1] Mais les reptiles *nocturnes* tels que les geckos ont des rétines à bâtonnets et à pourpre, ainsi que l'a établi Ranvier (*Tr. Techn.*, p. 745).

de Schultze, sur la longueur plus grande du segment externe des bâtonnets, *porteur du pourpre,* chez les animaux nocturnes, prend toute sa valeur.

D'autre part l'absence du pourpre est sûrement corrélative d'une vision exclusivement diurne. Mais l'absence du pourpre dans une rétine n'implique pas nécessairement celle des bâtonnets. *Il y a des bâtonnets sans pourpre.* La rétine du pigeon et celle de la poule dont la coloration ne se modifie en rien à la lumière, après que l'animal a subi un long séjour dans l'obscurité, renferme cependant un certain nombre de bâtonnets qui paraissent donc dépourvus de pourpre. Kuehne a du reste vérifié ce dernier point par l'examen microscopique à l'état frais et a trouvé des bâtonnets incolores.

Dans d'autres conditions encore on trouve des bâtonnets sans pourpre. Dans les bâtonnets de l'œil minuscule d'une chauve-souris, (rhinolophus hipposideros) et, probablement, ajouterons-nous, dans l'œil de toutes les chauves-souris *microphtalmes*[1] Kuehne n'a pu trouver de pourpre, malgré les habitudes crépusculaires de l'animal. Mais, ainsi qu'il le fait remarquer fort justement, il s'agit là d'un œil qui n'est plus guère qu'un organe témoin, dont la destruction dans un but expérimental (Spallanzani) n'empêche pas l'animal d'évoluer avec la même sûreté, et dans lequel il n'est pas étonnant de voir manquer comme par un arrêt de développement, une substance en rapport avec une fonction visuelle qui n'existe plus qu'à l'état rudimentaire.

Rappelons enfin que dans une zone de 3 à 4 millimètres en arrière de l'ora serrata les bâtonnets de l'homme ne renferment pas de pourpre.

L'étude zoologique du pourpre indique donc que cette substance ne joue pas un rôle essentiel dans toutes les circonstances de la vision. Mais elle est nécessaire pour la vision nocturne. Le rouge est un *sensibilisateur à la lumière* et l'organe qui le porte, le segment externe du bâtonnet, est l'organe de la vision à un faible éclairage et cela dans la proportion même où il renferme du rouge[2].

Origine du pourpre. — Le pourpre paraît sécrété par l'épithélium pigmenté de la rétine. Kuehne a constaté qu'au niveau d'un décollement artificiel de la rétine chez la grenouille le rouge se régénère encore. Cette expérience réussit même sur l'œil de grenouille fraîchement énucléé, qui est encore capable, pendant un certain temps, de régénérer son pourpre. Mais si l'on interpose un corps solide entre la rétine et son épithélium pigmentaire, les bâtonnets restent incolores à ce niveau malgré l'action prolongée de l'obscurité. Le pourpre semble donc bien leur être fourni par l'épithélium pigmentaire. Mais aux dépens de quels éléments des cellules? Le pigment lui-même n'a rien à voir dans cette régénération car le rouge existe dans la rétine

[1] Krause a constaté la présence do pourpre dans l'œil du Plecotus auritus (chauve-souris oreillard) mais il accorde qu'il paraît manquer chez le Vespertilio serotinus. Toute une étude reste à faire sur le développement variable de l'œil et du pourpre chez les diverses espèces de chauves-souris.

[2] Aussi considérons-nous comme très plausible l'opinion de M. Parinaud (1881) qui explique l'héméralopie acquise chez l'homme par un trouble ou un arrêt dans la production du pourpre.

des albinos et au niveau du tapis des mammifères où l'épithélium polygonal est dépourvu de pigment. Boll a pensé que les gouttelettes de lutéine, qui ont une coloration jaune d'or après un long séjour dans l'obscurité, et pâlissent à la lumière, représentent un stade de la formation du rouge dans l'épithélium hexagonal. Mais rien n'est encore établi à ce sujet.

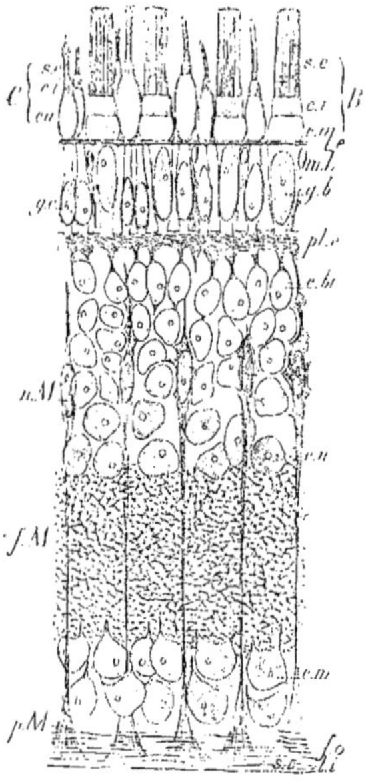

Fig. 180.

Rétine de Triton crêté : fixation par les vapeurs d'acide osmique (Ranvier, 1882).

B, bâtonnet très volumineux comprenant un segment externe, *se*, un corps intercalaire (ellipsoïde), *c.i*, un corps accessoire *c.a*. — C, cône, comprenant également un segment externe, un corps intercalaire, un corps accessoire, désignés par les mêmes lettres que pour le bâtonnet. — *l.e*, la limitante externe. — *m.L*, massue de Landolt. — *g.b*, grain de bâtonnet et son noyau. *g.c*, grain de cône et son noyau. — *pl.e*, la couche plexiforme externe (plexus basal de Ranvier). — *c bi*, cellules bipolaires. — *c.u*, cellules unipolaires de Ranvier (spongioblastes, amacrines). Au-dessous se trouve la couche plexiforme externe, traversée par les fibres de Müller *f* M. — *n*M, noyau des fibres de Müller. — *p* M, leur pied. *c.m*, cellules multipolaires. — *f.o*, les fibres du nerf optique. — *l.i*, la limitante interne.

Bâtonnets verts. — Parmi les bâtonnets rouges de la grenouille, Boll a vu des bâtonnets d'une coloration *vert d'herbe* qui pâlissent à la lumière plus lentement que les rouges, et montrent alors un aspect non pas vitreux, mais légèrement granuleux. D'après Kuehne il n'est pas certain que leur couleur verte soit due à une matière colorante. Il s'agit peut-être de bâtonnels incolores paraissent verts par contraste (couleur complémentaire) au milieu des rouges. Quoi qu'il en soit il a là une catégorie particulière de bâtonnets. Schwalbe a reconnu que leur segment externe est plus court que celui des bâtonnets rouges (fig. 186, *c*, *d*).

Segment interne des bâtonnets. — Il s'articule en quelque sorte avec le segment externe au niveau d'une ligne très nette, *disque intermédiaire* de Greef (fig. 184, *d*), et se termine à la limitante externe au-dessous de laquelle il se continue avec une fibre quelquefois épaisse (grenouille, triton crêté, pélobate brun fig. 179, 180) mais bien plus souvent filiforme, la fibre du bâtonnet. Le segment interne est de nature protoplasmique, parfaitement transparent pendant la vie, légèrement granuleux après la mort. Contrairement au segment externe dont la forme géométrique est sans nul doute une nécessité physiologique comme celle du cristallin, le segment interne n'a pas, à dire vrai, de forme qui lui soit propre. Chez les amphibies le segment interne du bâtonnet est court, large, et généralement peu modifié dans sa forme par le voisinage des cônes qui sont petits et peu nombreux. Mais chez les poissons et les oiseaux qui ont des cônes volumineux, le segment interne du bâtonnet est allongé par compression et peut être réduit à un simple fil, sauf pourtant au niveau de sa continuité avec le segment externe où il conserve toujours une masse protoplasmique. Chez les mammifères le segment interne possède toujours une certaine longueur qui peut atteindre ou même dépasser celle de l'externe. Il peut être aminci par compression entre les cônes. Chez l'homme il paraît généralement cylindrique, il est un peu plus épais que le segment externe qu'il égale à peu près en longueur.

Le segment interne est de nature protoplasmique, parfaitement transparent pendant la vie, finement granuleux après la mort. Contrairement au segment externe il se teint en rose par le carmin, comme le protoplasma cellulaire en général et ne se colore pas en noir par l'acide osmique. Il n'est pas homogène mais se présente au contraire comme constitué par divers segments. Au contact du segment externe se trouve le *corps ellipsoïde* (Krause) ou *lenticulaire* (Schultze) que Ranvier appelle *intercalaire* parce qu'il n'a pas toujours la forme indiquée par les deux premiers noms (fig. 179, 180, etc.). Cependant chez la grenouille il a une forme plan-convexe dont la face plane correspond à la base du segment externe. Au-dessous du corps intercalaire il existe chez certaines espèces (gecko, triton) un autre corps, le *corps accessoire* (Ranvier) qui ne se colore pas par le picrocarminate.

Chez les mammifères le corps intercalaire a un aspect spécial, il présente une striation longitudinale due à la présence de filaments qui sont inclus dans sa masse protoplasmique. M. Schultze lui a donné le nom de *Fadenapparat* que Ranvier traduit par *corps intercalaire filamenteux* (fig. 181, 182, 185). Cet aspect est dû à des filaments de chromatine, autrement dit les mammifères ont un corps intercalaire bien développé et riche en chromatine.

Ce qui reste de protoplasma au-dessous de ce segment est le *myoïde du bâtonnet*, ainsi nommé parce qu'il aurait une certaine contractilité.

Le myoïde équivaut donc au corps accessoire de Ranvier; certains auteurs le désignent simplement comme segment protoplasmique non différencié au-dessous du corps lenticulaire.

La contractilité des bâtonnets, malgré le nom de myoïde, paraît très douteuse (Greef).

Ranvier a décrit et figuré (fig. 173) chez le gecko commun des bâtonnets jumeaux dont les corps intercalaires se fusionnent et qui s'insèrent sur la limitante externe par un corps accessoire unique. Mais cette fusion n'est que momentanée, les bâtonnets jumeaux se continuent par deux corps séparés de cellules visuelles.

2° Cônes. — Les cônes sont en forme de bouteille ayant un segment externe effilé et un segment interne ventru (fig. 180, 181, 182, etc.). Ces deux segments sont du reste exactement les homologues de ceux des bâtonnets, de sorte que cônes et bâtonnets apparaissent comme de simples variétés d'un même élément type. Dans une même rétine les cônes sont toujours plus courts que les bâtonnets. Ils sont aussi généralement plus épais à leur base, sauf chez les amphibiens dont les énormes bâtonnets l'emportent même en largeur sur les cônes (fig. 180).

Chez l'homme, les dimensions des cônes sont très variables suivant les régions de la rétine (fig. 183). Dans le fundus foveæ ils sont très allongés, *bacilliformes*, et ne mesurent pas moins de 85 μ de longueur; ils diminuent progressivement pour atteindre 64 μ vers la périphérie de la macula. En dehors de la fovea, ils continuent à diminuer de longueur du centre (33 μ) à la périphérie (24 μ) de la rétine (Greef).

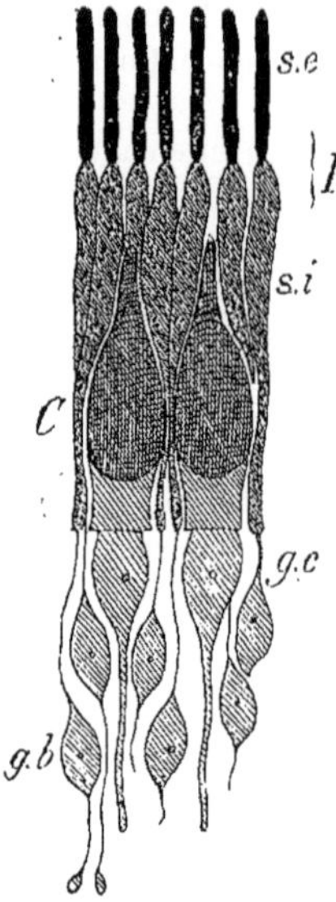

L'épaisseur du segment interne est en raison inverse de sa longueur et passe de 2 μ,5 (fovea) à 7 μ,5 (périphérie de la rétine, Greef). L'allongement porte sur les deux segments, mais le segment interne s'amincit en s'allongeant, tandis que l'externe en devenant plus long ne devient guère plus mince.

Le segment externe n'est pas cylindrique, comme celui des bâtonnets, mais conique à pointe effilée; lui aussi possède une forme géométrique. Histologiquement identique, il possède la même enveloppe de neurokératine, le même contenu hyalin, homogène et très réfringent, susceptible de se décomposer en plaquettes ou de s'altérer en boules de myéline suivant les réatifs. D'après Renaut il se colore moins fortement en noir par l'acide osmique, sa substance myéloïde renfermerait donc moins de matières grasses.

Boll et Kuehne ont constaté qu'il ne renferme jamais de pourpre rétinien. Cela implique que le pourpre lui-même n'est pas une substance nécessaire à la vision en général, mais il est très possible que des processus chimiques analogues à ceux de la décoloration du pourpre aient lieu également dans le segment externe des cônes, seulement la substance photoesthésique y serait incolore.

Le segment interne présente également une constitution analogue à celle des bâtonnets. Chez les poissons, les amphibies, il renferme un ellipsoïde ou corps intercalaire volumineux. Au-dessous de lui ce qui reste du protoplasma du cône est le *myoïde du cône,* ainsi nommé de ses propriétés contractiles. Chez l'homme et les singes l'ellipsoïde est représenté, comme dans le bâtonnet par un *Fadenapparat,* corps intercalaire filamenteux, qui paraît formé de fils convergeant vers le sommet du segment externe (Ranvier).

Fig. 181.
Cellules visuelles à bâtonnets et à cônes du porc. Ac. osmique (Greef, 1900).

B, un bâtonnet. — *se.* segment externe du bâtonnet, coloré en noir par l'acide osmique. — *si*, segment interne granuleux, déformé par la pression des éléments voisins. — *gb.* un grain de bâtonnet avec la fibre de bâtonnet et le bouton terminal. — C, cône, épais et profondément enfoui entre les bâtonnets. On distingue, le segment externe, conique, le segment interne épais, comprenant un *corps intercalaire filamenteux* (Fadenapparat) ou ellipsoïde, et un *myoïde* plus clair, protoplasma contractile du cone, ou corps accessoire de Ranvier. Le corps de la cellule à cône est immédiatement sous-jacent au cône lui-même, au niveau de la limitante externe. Les fibres de cônes, rectilignes et épaisses, sont accidentellement brisées et dépourvues de leur pied.

Dans toutes les classes de vertébrés, sauf les mammifères, on rencontre des *cônes doubles* et des *cônes jumeaux*. La dénomination de cônes doubles n'est pas bonne, elle semble indiquer une double terminaison pour une seule cellule visuelle, ce qui n'est pas; il s'agit seulement de deux cônes (cône principal et cône accessoire) accolés par leur segment interne, dont le plus petit, le cône accessoire, peut être simplifié dans sa structure, mais dont chacun constitue la terminaison d'une cellule visuelle isolée ayant son grain et son pied distinct dans le plexus basal. Les cônes jumeaux sont deux cônes égaux soudés par leur segment interne et correspondant chacun à une cellule visuelle distincte. Tous les cônes sont jumeaux chez le brochet et la perche.

Boules colorées. — Chez les oiseaux (diurnes principalement) beaucoup de reptiles et certains amphibies (grenouille) les cônes contiennent des boules ou gouttes graisseuses diversement colorées en rouge, en jaune, en vert et même en bleu. Elles font constamment défaut chez les mammifères[1] et l'homme. Elles manqueraient également chez les poissons sauf chez l'esturgeon. Les oiseaux nocturnes dans les cônes relativement rares que possède leur rétine ne montrent que des boules faiblement colorées en jaune (Schultze). Presque toujours unique pour un même cône, la boule colorée siège dans le segment interne, au contact immédiat de l'externe et tient toute la largeur de l'élément de sorte que la lumière la traverse forcément. Certains cônes en manquent du reste même chez les espèces les plus riches en boules.

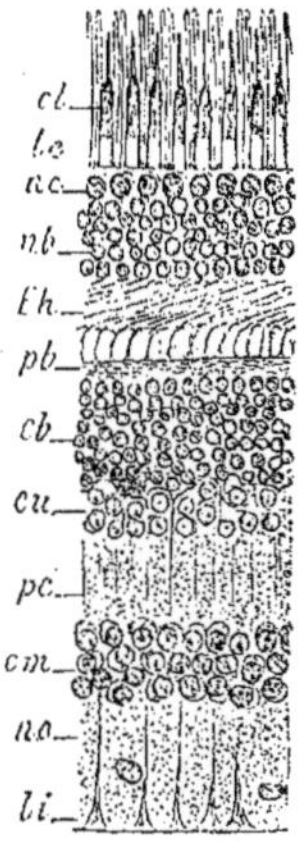

Wælchli a étudié leur distribution dans la rétine des oiseaux. Il en distingue quatre types; 1° les rouges dans toute l'étendue de la rétine; 2° les oranges ou jaunes également répandues; 3° les grosses boules vert jaune qui n'existent que vers la périphérie; 4° les boules incolores ou faiblement colorées, généralement très petites, répandues dans toute la rétine. Dans la macula les boules sont très petites, à cause de la petitesse des éléments, mais fortement colorées. La prédominance des boules rouges dans la région postéro-supérieure de la rétine, chez le pigeon notamment, fait en ce point une tache rouge (*rote Feld* de Wælchli). Sur une coupe perpendiculaire à l'épaisseur de la rétine les boules forment des rangées transversales. Dans

cl. le nc nb fh pb cb cu pc cm no li

Fig. 182.

Rétine de singe macaque fixée par les vapeurs osmiques. (Ranvier, 1882).

cl, corps intercalaire filamenteux (*Fadenapparat*) d'un cône. Entre les cônes apparaissent comme de fines baguettes, les bâtonnets. — *le*, membrane limitante externe. — *nc*, noyaux des cônes. — *nb*, noyaux des bâtonnets. — *fh*, la couche de fibres (*Faserschicht*) de Henle. — *pb*, le plexus basal. — *cb*, les cellules bipolaires. — *cu*, les cellules unipolaires ou spongioblastes. — *pc*, le plexus cérébral. — *cm*, les cellules multipolaires. — *no*, les fibres du nerf optique coupées transversalement et formant une couche épaisse parce que la coupe a été prise aux environs de la papille. — *li*, la limitante interne.

[1] Krause (die Retina der Säuger, *Intern. Monatschr. f. Anat. u. Physiol.*, 1895) signale une exception des plus curieuses à ce sujet. Chez les Marsupiaux (Macropus giganteus, Halmaturus Bennetti, espèces de Kanguroos) et les Monotrèmes (ornithorynque) dont on a pu examiner les rétines, on a trouvé, comme chez les reptiles et les oiseaux, des boules colorées, rouges, vertes et bleues chez les premiers, vert pâle chez le second.

chaque rangée les boules sont de la même couleur, mais il peut y avoir plusieurs rangées de la même coloration.

La couleur de ces boules ne se modifie pas à la lumière, par là elles diffèrent totalement du pourpre. Leur présence dans la rétine est même dans une certaine mesure, antagoniste de celle du pourpre (Kühne). Elles prédominent en effet chez la plupart des animaux à vision exclusivement diurne (la plupart des oiseaux et des reptiles), elles ne sont jamais que peu développées chez les animaux adaptés à la vision crépusculaire. Elles représentent une petite sphère de matière grasse colorée par des substances spéciales, la *chlorophane* (jaune vert), la *xanthophane* (orange), la *rhodophane* (rose ou rouge) que Kühne aurait réussi à isoler.

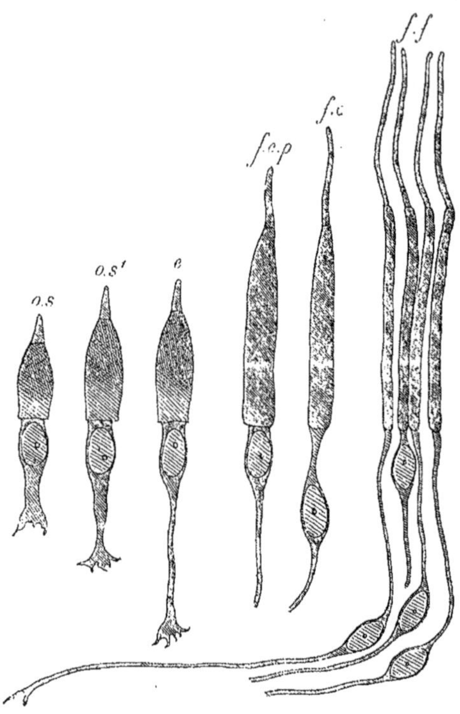

Fig. 183.

La série des cellules à cônes dans les différentes régions de la rétine humaine. Acide osmique (R. Greef, 1900).

ff, cônes du fundus foveæ avec leurs grains situés plus ou moins loin du cône lui-même et leurs fibres incurvées, rayonnant vers la périphérie de la fovea. — *fc*, cône de la fossette centrale, en dehors du fundus foveæ — *fcp*, cône de la périphérie de la macula. — *e*, cône de la région équatoriale, à égale distance de la papille et de l'ora serrata. — *os*[1], cône court à 3 millimètres de l'ora serrata. — *os*, cône plus court encore situé immédiatement contre l'ora serraa (grossissement 1000 diamètres environ).

Indépendamment des boules colorées, certains cônes peuvent présenter chez les oiseaux et les reptiles une matière colorante fixe (rouge principalement) qui colore d'une façon diffuse leur segment interne.

Contractilité des cônes. — Van Genderen Stort a découvert que les cônes se contractent à la lumière et s'allongent dans l'obscurité. Pergens confirme le fait (fig. 176, 177). C'est la partie protoplasmique du segment interne, nommée pour cela *myoïde* du cône, qui seule se contracte. Il paraît y avoir des cônes contractiles et des cônes non contractiles.

Cette contractilité à la lumière étudiée avec prédilection sur des éléments adaptés à la perception lumineuse, peut fort bien exister pour d'autres éléments anatomiques. En tout cas elle n'est nullement une condition essentielle de la vision ; la preuve en est qu'elle met un certain temps à se produire. Tout au plus représente-t-elle un phénomène d'adaptation, de mise en état.

Répartition des cônes et des bâtonnets dans la rétine humaine. — Quand on examine au microscope une rétine fraîche à plat, la face externe tournée en haut (et mieux encore la *membrane de Jacob isolée par macération*) les bâtonnets apparaissent en coupe optique comme une infinité de petits cercles, les cônes comme des cercles plus sombres et beaucoup plus larges, ce qui est dû à la plus grande épaisseur de leur segment interne. On peut donc facilement se rendre compte de la distribution des deux ordres d'éléments dans les différentes régions de la rétine. Au niveau de la fovea dans une largeur de $0^{mm},5$ à $0^{mm},8$ (Koster), il n'y a que des cônes, et tout au plus quelques bâtonnets commencent à apparaître vers la périphérie de cette région minuscule mais d'importance capitale. Pour les détails à ce sujet nous renvoyons à l'étude de la fovea. Au voisinage immédiat de la fovea chaque cône est entouré par une simple rangée de bâtonnets; mais immédiatement en dehors de cette petite zone périfovéale, et déjà à $1^{mm},2$ du centre de la fovea, les cônes s'espacent et sont séparés les uns des autres par l'épaisseur de 2-4 bâtonnets. Cette proportion se modifie peu jusqu'au voisinage immédiat de l'ora serrata. En ce point le nombre des bâtonnets décroît brusquement, celui des cônes restant le même, et il en résulte des lacunes entre les cônes.

Krause estime le nombre des bâtonnets de la rétine humaine à 130 millions, celui des cônes à 7 millions. La partie invasculaire de la macula large de $0^{m},3$ à $0^{mm},5$ contiendrait 9000 cônes, dont 4000 pour le fundus foveæ.

Distribution des cônes et des bâtonnets dans la série des Vertébrés. — La constitution du neuro-épithélium visuel, sa richesse relative en cônes et en bâtonnets dans les différentes espèces animales *est un caractère d'adaptation et non un caractère générique*. Elle varie en effet suivant le genre de vie de l'animal et son adaptation visuelle (vision exclusivement diurne, vision mixte, vision spécialement crépusculaire) et non suivant la classe ou même le genre auquel il se rattache. Parmi les poissons, les uns possèdent une rétine surtout riche en cônes (Ex. Leuciscus rutilus d'après Pergens), d'autres n'auraient que des bâtonnets (Raie, Requin, Anguille) ; il doit y avoir évidemment à ce point de vue une différence essentielle entre les poissons de surface et les poissons de fond. Les amphibies possèdent en général plus de bâtonnets que de cônes (Ex. Grenouille, Pelobates fuscus). Cependant on voit qu'il existe déjà des différences à ce sujet entre la rétine de la grenouille où les cônes sont relativement rares, et celle du triton crêté qui en possède bien davantage. Les reptiles (lézards, tortues, serpents) n'auraient que des cônes[1]. Cajal signale expressément qu'il n'y a que des cônes dans la rétine de Lacerta viridis, Renaut confirme la présence exclusive de cônes chez le Caméléon, mais il

[1] Nous avons signalé l'exception ou pour mieux dire le cas particulier des Geckos, reptiles nocturnes qui ont des bâtonnets et du pourpre. Nouvelle et excellente preuve que la prédominance des cônes ou des bâtonnets dans une rétine est un caractère d'adaptation et non un caractère générique.

signale des bâtonnets abortifs dans la rétine d'une petite tortue, Emys caspica. RANVIER d'autre part ne représente que des bâtonnets dans la rétine du Gecko commun (*Traité technique*, fig. 353). Les oiseaux diurnes (par ex. gallinacés, passereaux) possèdent beaucoup plus de cônes que de bâtonnets ; ces derniers éléments deviennent plus nombreux dans la rétine des rapaces diurnes.

Enfin chez les rapaces nocturnes les bâtonnets prédominent tellement, que les cônes, qui cependant existent, ont pu passer inaperçus. Pour un oiseau nocturne d'un autre genre, l'Engoulevent (hirondelle de nuit, Caprimulgus europæus) nous avons également constaté que sur les coupes de la rétine, on voit beaucoup plus de bâtonnets que de cônes et ces bâtonnets sont extrêmement longs. Certains mammifères également nocturnes ne posséderaient que des bâtonnets. C'est du moins ce que SCHULTZE a affirmé pour le Hérisson, la Chauve-souris, la Taupe, le Nyctipithecus felinus [1]. Le Rat, le Loir, dont on connaît les habitudes nocturnes possèdent des bâtonnets très longs et très peu de cônes. A part ces exceptions qui comprennent aussi sans nul doute les autres mammifères nocturnes, la rétine des mammifères diurnes (doués presque toujours d'une vision mixte) contient des cônes et des bâtonnets en proportions variables (fig. 181, 182).

En résumé les bâtonnets prédominent, s'hypertrophient en longueur (SCHULTZE) et se surchargent de pourpre (KÜHNE) chez les animaux à vision nocturne. Chez les diurnes les cônes s'entremêlent abondamment aux bâtonnets et chez les diurnes privés de vision crépusculaire ils prédominent ou même existent seuls. La zoologie pose donc la question de la façon suivante : les bâtonnets sont les éléments susceptibles de s'adapter par la présence du pourpre *sensibilisateur*, à la vision crépusculaire, tandis que pareille adaptation est impossible aux cônes qui ne peuvent utiliser que la grande lumière. Mais il n'en faut pas conclure que les bâtonnets ne peuvent servir à la vision diurne ; les oiseaux de nuit (notamment la Chevêche) une fois adaptés voient très bien au grand jour ; nous ignorons, il est vrai, dans quelle mesure ils voient les couleurs.

KRAUSE a vivement combattu les idées de SCHULTZE en ce qui concerne la prédominance et surtout la présence exclusive des bâtonnets chez les nocturnes. Mais au sujet des oiseaux SCHULTZE n'a pas été exclusif, il n'a jamais dit que les rapaces nocturnes possèdent uniquement des bâtonnets. Dans son mémoire de 1866 il décrit et figure dans la rétine de divers rapaces nocturnes de nombreux bâtonnets entremêlés d'un assez grand nombre de cônes à boules graisseuses jaune pâle. D'autre part dans la rétine de la Buse — rapace diurne — il figure une forte proportion des bâtonnets. En revanche il a eu tort de nier les cônes chez certains mammifères à habitudes nocturnes ; KRAUSE, dans ses études zoologiques sur la rétine des mammifères, a relevé un grand nombre de fois l'absolutisme de SCHULTZE à ce sujet. C'est ainsi qu'il signale une notable proportion de cônes dans la rétine de Plecotus auritus

[1] Singe de nuit *à grands yeux de hibou* de la famille des Platyrhiniens.

(Chauve-souris oreillard), Vesperugo pipistrellus, Vespertilio murinus (autres chauves-souris de nos climats), de la Taupe et de la Martre (mustela martes). Il reconnaît du reste la vérité de l'opinion de SCHULTZE en ce qui concerne la longueur du segment externe des bâtonnets chez les nocturnes.

Mais en somme malgré les justes restrictions de KRAUSE, la *loi de Schultze* reste vraie dans son ensemble, à savoir que dans les rétines des nocturnes les bâtonnets prédominent en nombre et prennent une longueur inusitée.

Elle a été complétée par la *loi de Kühne*, que le pourpre est d'autant plus abondant que la vision crépusculaire est plus développée et que ce même pourpre fait défaut chez les animaux privés de vision crépusculaire.

Mais les cônes ne paraissent manquer absolument dans aucune rétine, pas plus du reste que la vision des couleurs ne semble faire complètement défaut à aucun vertébré. C'est une erreur de croire que les oiseaux de nuit ne voient pas au grand jour. Il suffit de les observer pour être convaincu du contraire. Dans ces conditions, il est bien peu croyable qu'ils soient privés de la vision des couleurs[1].

MEMBRANE LIMITANTE EXTERNE. — Elle est constituée par l'épanouissement terminal des fibres de MÜLLER et nous n'en parlerons ici qu'au point de vue topographique. Sur les coupes, elle apparaît comme une fine ligne transversale sur laquelle les cônes et les bâtonnets reposent par leur base et qui les sépare du reste de la cellule visuelle. De sa surface externe partent de minces fibres, des sortes de cils raides (fig. 194, 202), qui forment autour de la base des cônes et des bâtonnets, les *corbeilles ciliées* (Faserkorb, de SCHULTZE), petit appareil de soutènement et peut-être d'isolement de forme analogue à la couronne métallique ajourée qui reçoit le verre d'une lampe. D'après RENAUT, les filaments pigmentés de l'épithélium hexagonal venant s'insérer jusque sur la limitante externe (du moins chez les batraciens et les poissons), complèteraient en quelque sorte les corbeilles ciliées en formant un étui de fils sur toute la longueur des cônes et des bâtonnets.

COUCHE DES CORPS DES CELLULES VISUELLES (grains externes). — Indépendamment de ces éléments essentiels (fibres et grains de cônes, fibres et grains de bâtonnets) cette couche contient encore les expansions des fibres de MÜLLER qui leur constituent des gaines isolantes, et les *massues de Landolt*, émanées de la couche plexiforme externe.

Elle ne renferme jamais de vaisseaux, ce qui est une règle presque absolue pour les épithéliums. Il existe cependant une curieuse exception, elle a trait à l'anguille. Du réseau hyaloïdien qui existe chez les autres poissons, émanent chez elle des branches particulières qui remontent dans la rétine et donnent

[1] Beaucoup de points restent à déterminer dans cette intéressante question de la vision diurne ou nocturne en rapport avec la prédominance des cônes ou des bâtonnets. Tout d'abord il est plus difficile qu'on ne pense de préciser au microscope le nombre relatif des deux ordres d'éléments et la proportion du pourpre. Ces données acquises il faut encore pour les utiliser savoir exactement quel est le mode de vision de l'animal étudié. Il y a à ce sujet beaucoup de variétés que les histologistes sont rarement en état de vérifier suffisamment.

des réseaux capillaires jusque au-dessous de la limitante externe, c'est-à-dire dans la couche même des corps des cellules visuelles (KRAUSE).

Les corps des cellules visuelles contiennent leur noyau ou grain et s'étendent de la base du cône ou du bâtonnet à la couche plexiforme externe où elles se terminent par une extrémité libre (fig. 181, 183, 184, etc.). Quand les cônes et les bâtonnets sont épais et d'un diamètre égal à celui de leur noyau cellulaire, chacun de ces derniers peut trouver place au-dessous de son élément terminal et tous se rangent côte à côte en une série unique correspondant à celle des cônes et des bâtonnets. Par exemple la rétine du Triton crêté, du Gecko (RANVIER), de la Lamproie (RENAUT). Mais quand les cônes et surtout les bâtonnets sont minces, qu'il en existe par conséquent beaucoup sur une surface donnée, leurs noyaux, qui conservent leur forme arrondie ne pouvant plus se juxtaposer faute de place sous leurs bâtonnets respectifs s'entassent sur plusieurs rangs d'épaisseur. En deux mots la superposition succède à la juxtaposition. Il en résulte que le protoplasma cellulaire pour réunir le cône ou le bâtonnet à la couche plexiforme externe est obligé de s'étirer à travers toute la couche de noyaux superposés. De là résultent les fibres de cône et de bâtonnet qui représentent le protoplasma cellulaire étiré de part et d'autre du noyau ou grain.

Quelques noyaux restent cependant sous-jacents à la limitante externe et presque au contact de leur appendice périphérique : ils appartiennent toujours aux éléments à base large (généralement les cônes) qui leur ménagent en quelque sorte une place au-dessous d'eux en écartant les éléments minces et les fibres qui en partent. C'est là la disposition qui réalise le plus d'économie de place. Les éléments à large base étant généralement les cônes, ce sont le plus souvent les noyaux des cônes qui restent sous-jacents à la limitante externe, reliés au cône non par une fibre, mais par un pont protoplasmique large et court. Mais il n'y a là nullement une nécessité physiologique pour les cônes. Quand les bâtonnets sont plus larges que les cônes (amphibies) ce sont eux qui gardent leur noyau sous-jacent à leur base, les noyaux des cônes sont alors refoulés plus bas et reliés au cône par une fibre.

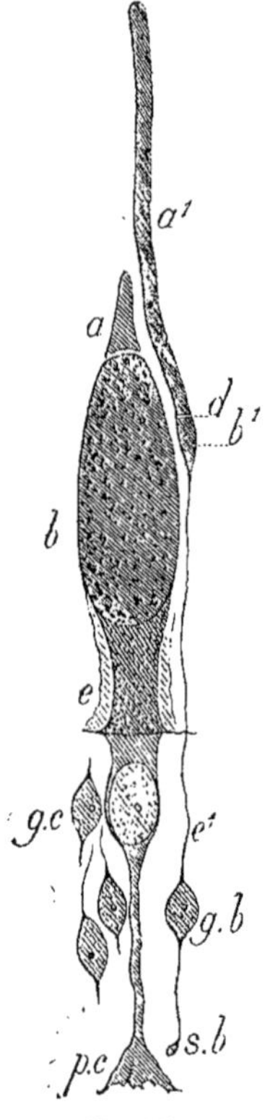

Fig. 184.

Une cellule à cône et une cellule à bâtonnet de la Perche. Acide osmique. (R. GREEF, 1900).

a, segment externe du cône. — *b*, corps ellipsoïde ou intercalaire de Ranvier. — *e*, myoïde, ou segment protoplasmique, ou corps accessoire, au niveau duquel la membrane d'enveloppe est visible. — *pc*, pied du cône terminant la fibre rectiligne et épaisse qui contient le noyau sous jacent à la limitante externe.

a^1, segment externe du bâtonnet accidentellement incurvé. — *d*, disque intermédiaire de Greef. — b^1, ellipsoïde du bâtonnet. — e^1, la fibre du bâtonnet située partie en dehors, partie en dedans de la limitante. — *gb*, grain de bâtonnet. — *sb*, sa sphérule terminale.

On se rendra très facilement compte de ces dispositions en examinant pour le premier cas une rétine de poisson ou de mammifère (fig. 182) (rétines à bâtonnets nombreux et minces plus ou moins entremêlés de cônes), pour le second la rétine du pélobate brun (fig. 179) qui peut servir de type, ou celle d'un oiseau (pigeon).

On comprendra facilement que l'épaisseur de la couche des grains est d'autant plus considérable qu'il existe sur une surface donnée de rétine une plus grande quantité d'éléments terminaux. Aussi les rétines riches en bâtonnets minces, comme celles de beaucoup de poissons et de la plupart des mammifères, ont-elles une couche de grains plus épaisse que les rétines à cônes des reptiles et oiseaux (fig. 178) ou les rétines à bâtonnets énormes des amphibies (fig. 180).

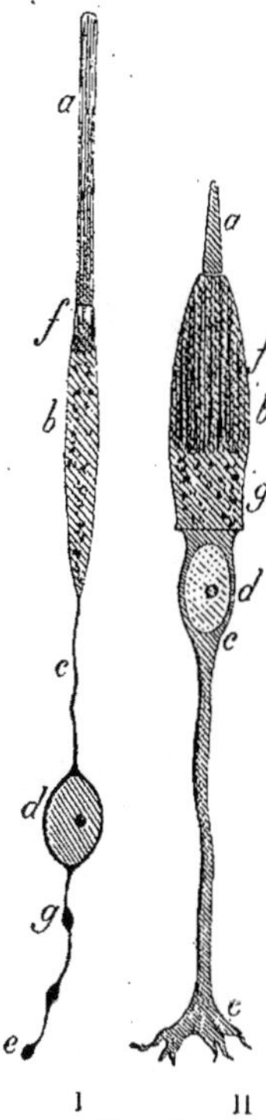

Fibres et grains de cônes. — Ainsi que nous venons de l'expliquer, les grains de cônes restent généralement sous-jacents à la limitante externe. Il en résulte que le segment protoplasmique compris entre le noyau et la limitante externe n'a pas la forme d'une fibre mais d'un pont protoplasmique large et court. Le protoplasma cellulaire s'élargit encore au niveau du point où il loge le noyau, puis, au-dessous de celui-ci il s'effile en une fibre épaisse et rectiligne qui s'enfonce dans la couche plexiforme externe et se termine dans les parties profondes de celle-ci par une expansion conique qui émet des fibrilles à terminaisons libres (fig. 184, 185, 186).

I II

Fig. 185.

Cellule visuelle à bâtonnet (I) et cellule visuelle à cône (II) de l'homme. Grossissement 1000 diamètres environ ; demi-schématique (GREEF, 1900).

a, segment externe. — *b*, segment interne du bâtonnet et du cône. — *f*, le corps intercalaire filamenteux (Fadenapparat, ellipsoïd). — *g* (II), myoïde du cône, ou corps accessoire de Ranvier ; on le retrouve dans le bâtonnet (en *b*) avec le même aspect. — *c*, fibre de bâtonnet, mince et variqueuse, et fibre de cône épaisse et rectiligne. — *d*, grains du bâtonnet ou du cône, comprenant le noyau nucléolé et une mince couche protoplasmique. — *c*, bouton terminal du bâtonnet ou pied ramifié du cône.

Le noyau de la cellule visuelle à cône est presque toujours plus volumineux que celui de la cellule à bâtonnet. Le grain du cône est l'ensemble formé par le noyau et la fine cuticule protoplasmique qui le recouvre et établit la continuité entre les deux segments de la fibre du cône. Mais cette cuticule est si mince que dans beaucoup de circonstances elle n'apparaît pas et que la fibre du cône paraît faire suite au noyau lui-même. Dans les colorations par le chromate d'argent la cuticule protoplasmique se teint en noir, le noyau reste brunâtre ce qui permet de s'assurer de la continuité du protoplasma, élément conducteur, entre les deux segments de la fibre du cône. Le noyau est ovoïde à grand axe radiaire par rapport à la surface de la rétine, direction radiaire qui est également celle des fibres de cône (sauf au niveau de la fovea, ainsi que nous l'exposerons en traitant de cette région).

Dans les rétines des oiseaux (gallinacés, passereaux), Cajal a trouvé des cônes à *corps obliques*, c'est-à-dire dont la direction est non pas radiaire, mais oblique à travers la couche des grains externes jusqu'à prendre une direction presque horizontale. Il est possible qu'il s'agisse de cônes spéciaux.

Dans les noyaux de cônes la chromatine ne présente pas les dispositions particulières et compliquées qu'elle prend dans les noyaux de bâtonnets. Ces noyaux contiennent un nucléole.

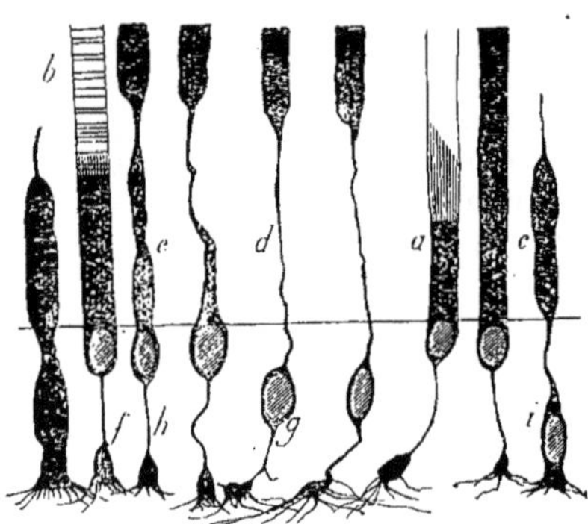

Fig. 186.

Cellules visuelles de la grenouille, colorées par le chromate d'argent (Cajal, 1892).

a, article interne d'un bâtonnet ordinaire. — *b*, article externe dont le chromate d'argent a révélé la constitution en plaquettes. — *d*, bâtonnets en massue, à pédicule filiforme — *e*, bâtonnet en massue, à pédicule plus épais. — *f*, *h*, fibres de bâtonnets dont le corps est immédiatement sous-jacent à la limitante externe. — *g*, corps ou grain de bâtonnet situé plus profondément. — *c*, cône. — *i*, corps de cône.

Les pieds de cônes et de bâtonnets émettent tous des filaments divergents, et ne diffèrent pas dans les deux ordres d'éléments.

Fibres et grains de bâtonnets. — La fibre de bâtonnet (fig. 184, 185) est le corps protoplasmique de la cellule à bâtonnet étiré en une sorte de fibrille variqueuse très mince, dans les cas où l'épaisseur de la couche des grains externes (poissons, mammifères) met une grande distance entre la base du bâtonnet et la couche plexiforme externe. Elle se termine dans l'étage supérieur de cette couche par une extrémité libre qui présente quelques différences suivant les classes des vertébrés. Chez les poissons, les mammifères, et aussi, chose remarquable, chez les oiseaux nocturnes, cette extrémité libre forme un petit bouton terminal unique. Chez les amphibies (fig. 186), les reptiles et les oiseaux diurnes, elle est moins simple et consiste en une petite masse protoplasmique d'où émanent des fibrilles basilaires qui se terminent librement dans la couche plexiforme externe.

Le grain du bâtonnet est situé sur un point quelconque du trajet de la fibre ; il peut même toucher la limitante externe là où les grains de cône lui en laissent la place. Mais jamais il ne repose sur la couche plexiforme de sorte qu'il existe toujours un segment de fibre plus ou moins long entre le grain et le plexus.

Les grains de bâtonnets sont sphériques, ovoïdes ou fusiformes suivant les espèces ; ils sont formés du noyau recouvert d'une pellicule protoplasmique. Les noyaux sont toujours pourvus d'un nucléole, rarement de plusieurs ; ils présentent chez nombre d'espèces une striation transversale due à des disques superposés de réfringence différente et se colorant différemment. On a complètement abandonné l'opinion de KRAUSE qui voyait dans ces disques superposés un appareil dioptrique. FLEMMING considère cette striation comme due à des amas de chromatine. GREEF et LŒWENSTAMM confirment l'idée de FLEMMING et donnent de bonnes figures de ces amas de chromatine qui, seulement chez quelques espèces (Chat, Chien), simulent réellement des disques transversaux (fig. 187).

Comparaison entre les cellules visuelles à cônes et celles à bâtonnet. — Le seul fait qu'il existe deux formes de cellules visuelles suffit à démontrer que leur valeur fonctionnelle est différente. Mais au point de vue anatomique qui seul doit nous occuper ici, nous devons, après les avoir étudiées séparément faire ressortir leurs analogies parce que cela peut nous aider à comprendre leur nature.

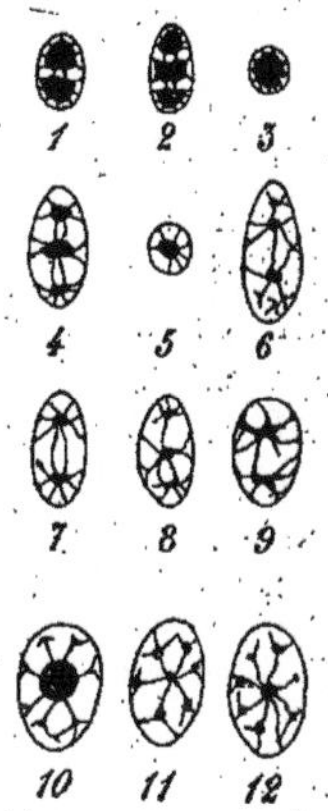

Il n'existe entre les cônes et les bâtonnets que des différences relatives. Le segment externe a la même constitution sinon la même forme dans les deux ordres d'éléments. La plus grande différence réside dans la présence du pourpre rétinien. Encore n'existe-t-il pas nécessairement dans tous les bâtonnets, ceux de certains oiseaux diurnes (gallinacés) notamment en sont privés (KÜHNE) ; mais on ne connaît aucun cône possédant du pourpre.

Le segment interne presque toujours plus épais dans le cône peut cependant devenir bacilliforme (exemple : fovea de l'homme) de sorte, que ce sont les formes de passage entre les cônes typiques de la rétine humaine et les cônes bacilliformes de la fovea qui établissent le plus nettement la nature de ces derniers. Chez les animaux dont la rétine possède des globules colorés (un certain nombre d'amphibies, beaucoup de reptiles et d'oiseaux) ceux-ci siègent, exclusivement dans les cônes. Mais ce caractère spécial aux cônes n'est pas un caractère essentiel : il y a quelques cônes sans globules dans certaines rétines à globules (grenouille) et dans l'immense majorité des poissons et chez tous les mammifères, tous les cônes sont dépourvus de globule.

Fig. 187.

Structure des grains de cônes et de bâtonnets fixés par le sublimé et colorés par l'hématoxyline (R. GREEF, 1900).

1 à 9, grains de bâtonnets. — 1 à 3, chat, vus latéralement et d'en haut. — 4, 5, veau, — 6, cheval. — 7, 8, nouveau-né. — 9, homme adulte. — 10 à 12, grains de cônes. — 10, cobaye. — 11, chien — 12, nouveau-né.

La contractilité paraît également une propriété spéciale à certains cônes et n'existant pas chez les bâtonnets ; mais il existe aussi, très probablement, des cônes non contractiles.

Les fibres et noyaux des cellules à cônes et à bâtonnets ne présentent que des différences relatives portant sur l'épaisseur, la situation du grain, différences qui varient du reste suivant les circonstances et que nous avons indiquées. Nous avons vu également que l'extrémité de la cellule à bâtonnet, constituée par une simple sphérule chez les poissons, mammifères et oiseaux nocturnes, devient, par la présence de filaments basilaires, analogue au pied du cône chez les amphibies et oiseaux diurnes.

Développement comparé des cellules à cône et des cellules à bâtonnet. — Ce que l'on sait à l'heure actuelle du développement de deux ordres de cellules visuelles contribue encore à montrer leur très proche parenté. Chez le chat nouveau-né la rétine, ainsi que l'a montré Cajal est loin de son entier développement (fig. 208, 209). Il n'y a encore ni cônes, ni bâtonnets. Les cellules visuelles disséminées dans les deux tiers externes de la rétine sont représentées par des corpuscules unipolaires (*phase unipolaire*) ayant leur prolongement unique dirigé vers la limitante externe au niveau de laquelle il se termine. Quelques jours plus tard on peut constater que les cellules visuelles ont poussé un prolongement central (*phase bipolaire*). De ces prolongements centraux les uns se terminent par une expansion élargie caractéristique de la cellule à cône, les autres se terminent par la sphérule de la cellule à bâtonnet. Entre ces deux ordres de cellules il n'y a originellement d'autre différence apparente que la plus grande richesse en protoplasma des futures cellules à cône, ce qui permet de les distinguer dès la phase unipolaire.

Au point de vue histogénétique, dit Cajal, on pourrait considérer la cellule à cône, comme une cellule à bâtonnet de développement poussé plus loin et chez laquelle la morphologie de l'expansion descendante se serait compliquée par addition d'un panache de filaments basilaires.

En somme, autant que nous le sachions actuellement, la différenciation entre les cellules à cônes et les cellules à bâtonnets est tardive dans l'évolution histogénique, les deux ordres d'éléments sont longtemps similaires. Il en est probablement ainsi de tous les éléments directement soumis à l'influence du milieu, notamment de l'appareil tégumentaire et des organes des sens qui sont susceptibles de varier beaucoup dans les familles d'un même ordre suivant le genre de vie. C'est ainsi que les plumes se modifient d'une façon si remarquable en passant des oiseaux diurnes aux nocturnes, notamment chez les rapaces, en même temps que la rétine par l'hypertrophie des bâtonnets et du pourpre devient propre à la chasse de nuit. C'est là un cas de corrélation des organes ou pour mieux dire d'adaptation corrélative.

L'époque du développement des cônes et des bâtonnets varie suivant les espèces animales. « Chez le poulet, les bâtonnets et cônes sont presque développés au moment de l'éclosion, bien que moins épais que chez l'adulte, de même chez le veau nouveau-né, les mêmes éléments sont développés et divisés en segment interne et externe. Mais il en est autrement chez les petits lapins et les petit chats qui naissent les paupières soudées ; chez ces animaux à l'époque de la naissance, la limitante externe est encore lisse ou présente à peine de *petites saillies*, rudiments des éléments de la membrane de Jacob. Quelques jours après la naissance, les phénomènes marchent comme chez le poulet, c'est-à-dire que l'article interne se produit le premier. Cinq ou six jours après la naissance apparaissent les premières plaques de l'article externe parfaitement reconnaissables à l'époque où les paupières s'ouvrent.

Plus tard, l'épaisseur des plaques n'augmente pas, mais seulement leur nombre ». (M. DUVAL, *Th. d'agrég.*).

Le développement des cônes et bâtonnets ne paraît pas se faire simultanément sur toute l'étendue de la rétine, mais progressivement, à partir de la macula comme centre (M. SCHULTZE).

Massues de Landolt.—LANDOLT en 1871 eut le mérite de voir parmi les grains externes de certains amphibies (Grenouille, Triton, fig. 180, 188) des fibres épaisses, terminées en massue, émanant de la couche plexiforme sous-jacente. Bien que HOFFMANN et RANVIER aient pu par la suite établir leur continuité avec les cellules bipolaires, la véritable signification de ces éléments ne put être comprise qu'après les découvertes de CAJAL et DOGIEL. Par leurs méthodes respectives ces deux auteurs ont pu établir que la massue de LANDOLT est la terminaison d'une fibre épaisse, émanée du bouquet terminal d'une cellule bipolaire (fig. 188, Triton, Salamandre, Lézard, poissons osseux, oiseaux). Chez l'homme, DOGIEL affirme que les bipolaires envoient parmi les grains externes des prolongements obliques et tortueux, quelquefois très longs (prolongements intra-épithéliaux des bipolaires) qui équivalent aux massues de LANDOLT mais n'en ont pas la forme. La signification fonctionnelle de ces fibres aberrantes nous échappe encore. Nous devons ajouter du reste que CAJAL et KALLIUS n'admettent pas leur existence.

Gaines isolantes fournies par les fibres de Müller. — Elles seront décrites à propos des fibres de MÜLLER.

COUCHE DE FIBRES (FASERSCHICHT) DE HENLE. — Bien qu'elle ne soit pas constituée par des éléments spéciaux cette couche doit entrer en ligne de compte au point de vue de la topographie rétinienne, comme annexe de la couche des grains externes. Nous avons dit qu'il existe toujours un segment de fibre entre les grains de bâtonnets les plus profondément situés dans la rétine et la couche plexiforme externe. En d'autres termes la dernière rangée de grains ne touche pas la couche plexiforme mais en reste séparée par une zone plus ou moins large qui paraît en clair sur les coupes de la rétine et ne renferme d'autres éléments que la partie terminale des fibres de cône et de bâtonnet et le segment correspondant des fibres de MÜLLER. C'est donc une couche de fibres. Elle est particulièrement épaisse autour de la fovea où les fibres des cônes divergent obliquement presque tangentiellement à la rétine (fig. 204, A). Au delà de la fovea elle s'amincit beaucoup tout en restant bien apparente chez l'homme, et les fibres qui la traversent deviennent perpendiculaires à la surface de la rétine; nulle part elle ne fait entièrement défaut (fig. 182 *fh*).

COUCHE PLEXIFORME EXTERNE (PLEXUS BASAL DE RANVIER, COUCHE MOLÉCULAIRE EXTERNE, COUCHE INTERGRANULAIRE). — C'est une couche peu épaisse d'aspect fibrillaire, généralement dépourvue d'éléments cellulaires et dans laquelle on voit se perdre (avec les méthodes ordinaires de coloration) d'une part le pied des cônes et des bâtonnets, d'autre part les prolongements ascendants des cellules bipolaires. La méthode de Golgi-Cajal, et, d'une façon moins nette celle d'Ehrlich-Dogiel, ont montré qu'elle représentait la zone d'articulation des pieds des cellules visuelles avec les panaches ascendants des cellules bipolaires.

Dans la *zone externe* du plexus les boutons terminaux des fibres de bâtonnets sont reçus dans les bifurcations des fins prolongements ascendants des bipolaires à bâtonnets. Dans la *zone interne* les pieds des cônes s'étalent au contact des panaches aplatis des bipolaires à cônes. La couche plexiforme externe est de plus pénétrée de bas en haut par les prolongements ascendants des cellules horizontales. Enfin les fibres de Müller lui fournissent sous forme de fibrilles ramifiées l'appareil de soutènement des fibres nerveuses.

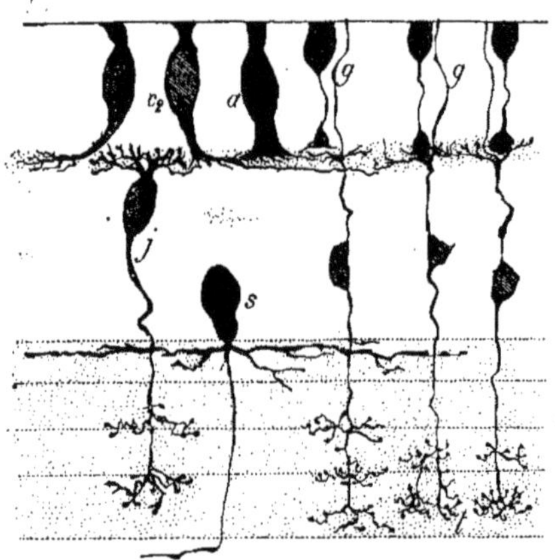

Fig. 188.

Divers éléments de la rétine de la grenouille, notamment un spongioblaste nerveux, Méthode de Golgi (Cajal, 1892).

a. corps de cône. — c_2, corps de bâtonnet oblique dont le pied émet une très longue fibre basilaire. — *j*, grosse cellule bipolaire bistratifiée. Dans la partie droite de la figure on voit trois cellules bipolaires plus petites, polystratifiées et pourvues chacune d'une massue de Landolt *g*. — *s*, un spongioblaste nerveux de Dogiel, c'est-à-dire en émettant un cylindraxe qui va se mêler aux fibres optiques.

Couche interne des grains. — Désignation topographique d'une couche cellulaire qui comprend : 1° les cellules horizontales ; 2° les bipolaires : 3° les amacrines (unipolaires, spongioblastes) ; 4° les noyaux des fibres de Müller ou cellules épithéliales de Cajal).

1° Cellules horizontales. — Ce sont des cellules à prolongements horizontaux sous-jacentes au plexus basal et depuis longtemps connues sous les noms de membrana perforata (Krause), cellules étoilées, cellules subréticulaires, cellules du fulcrum tangentiel (W. Müller), cellules basales internes (Ranvier). Cajal qui en a précisé la véritable morphologie (méthode du chromate d'argent) distingue chez les mammifères (Chien, Bœuf) deux couches de cellules horizontales : les externes situées presque dans la couche plexiforme ; les internes sous-jacentes aux premières et saillantes en dedans. a) *Les cellules horizontales externes* (fig. 192 *ck*), étoilées, aplaties, ont un nombre extraordinaire de prolongements divergents formant plexus avec ceux des cellules voisines. Des branches du plexus partent de nombreux prolongements ascendants qui remontent jusqu'au niveau des sphérules terminales des bâtonnets. Le cylindraxe après un trajet horizontal sinueux se résout en fines branches variqueuses qui se terminent également au niveau de l'étage superficiel de la zone plexiforme. b) *Cellules horizontales internes*. Cajal en distingue deux variétés : α) celles qui possèdent un *prolongement protoplasmique descendant* (fig. 189), très grosses cellules pyramidales dont la base tournée en haut émet un grand nombre prolongements horizontaux épais, se terminant par quelques subdivisions en arborisations digitées. Le prolongement descendant, de nature protoplasmique descend jusque dans la moitié externe de la couche plexiforme *interne* où il se bifurque et forme un riche plexus hori-

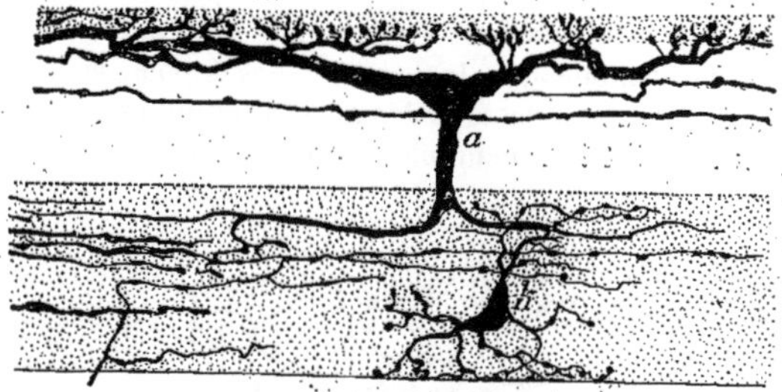

Fig. 189.

Coupe d'une partie de la rétine du bœuf comprenant la couche plexiforme externe en haut, et la couche plexiforme interne en bas. Méthode de Golgi (Cajal, 1892).

a, cellule horizontale interne à prolongement descendant. Ses arborisations supérieures sont dans la couche plexiforme externe ; les inférieures dans la couche plexiforme interne. — K, une cellule amacrine interstitielle et bistratifiée.

zontal (Dogiel croyait à tort qu'une fibre du nerf optique pouvait naître de cette cellule). Le cylindraxe très épais se dirige horizontalement sous la couche plexiforme externe et après un trajet excessivement long il envoie des arborisations terminales ascendantes qui se dirigent vers les terminaisons des cônes et des bâtonnets. β) *Les cellules horizontales internes sans prolongement descendant* (fig. 190) ont des volumes différents et envoient dans toutes les directions (horizontalement) des prolongements dont les ramilles terminales se terminent en remontant au-dessous des pieds des cellules visuelles.

2° Cellules bipolaires. — Ce sont les éléments principaux et les plus nombreux de l'ancienne couche des grains internes. Chacune d'elles possède deux prolongements qui s'étendent radiairement (ou par exception obliquement comme chez le Caméléon et le Gecko) d'une couche plexiforme à l'autre. Dans toute la série des vertébrés elles ne présentent que des différences accessoires. Chez les mammifères Cajal en décrit trois espèces : 1° des bipolaires à panache vertical destinées aux bâtonnets ; 2° des bipolaires à panache aplati destinées aux cônes ; 3° des bipolaires géantes à panache terminal très étendu et probablement aussi réservées aux cônes.

1° *Bipolaires de bâtonnet à panache terminal ascendant* (fig. 191 *d*; 194 *b*). — Leur corps cellulaire, épais, peut siéger à n'importe quelle hauteur dans la couche des bipolaires, leurs prolongements ascendants, fins et très nombreux, jamais variqueux, partent d'un tronc unique ou de plusieurs. Dans les angles de subdivision terminaux de leur arborisation ascendante les grandes cellules reçoivent 15 à 20 sphérules de bâtonnets, les petites 3 à 4. Le prolongement descendant traverse la couche plexiforme interne et va se terminer par une arborisation digitiforme sur le corps d'une cellule ganglionnaire.

2° *Bipolaires de cône à panache horizontal* (fig. 191 *e*; 194 *b.i.c*). — Leur corps est presque toujours situé près de la couche plexiforme externe, l'arborisation atteint la couche profonde de ce plexus et s'étend sur une bien plus grande surface horizontale que le panache des bipolaires à bâtonnets en formant un épais plexus au-dessous des pieds des cellules à cônes. Le prolongement inférieur atteint la couche plexiforme interne et s'y termine à diffé-

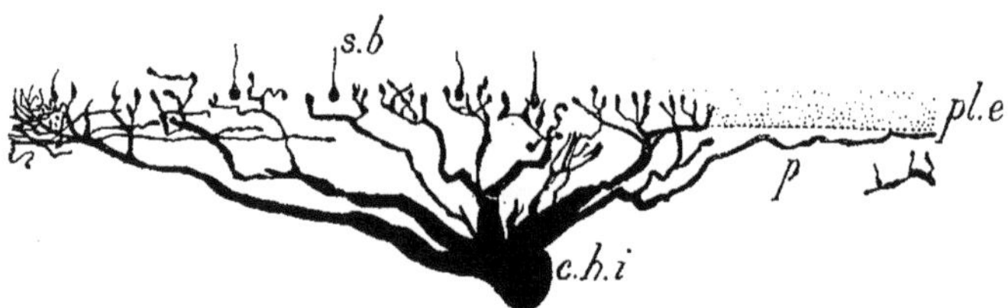

Fig. 190.

Grande cellule horizontale interne de la rétine du chien adulte. Méthode de Golgi (CAJAL, 1892).

chi, corps de la cellule horizontale interne. Elle est dépourvue d'expansion descendante, mais possède une longue expansion horizontale *p*, analogue à un cylindraxe. — *ple*, la couche plexiforme externe. — *sb*, les sphérules de bâtonnets reçues entre les extrémités divergentes des dendrites de la cellule.

rentes hauteurs par une arborisation étalée et très variqueuse. Ces arborisations se disposent en cinq couches ou zones et s'articulent avec les panaches des cellules ganglionnaires voisines également étagés en zones. A la formation de ces couches plexiformes prennent part aussi les arborisations terminales des cellules amacrines.

3° *Bipolaires géantes*. — Elles se rapprochent par la forme des précédentes qu'elles dépassent en dimensions. Leur pôle supérieur envoie de très nombreux prolongements divergents qui occupent une surface considérable. Ils paraissent plutôt en rapport avec des pieds de cônes. Cependant CAJAL a également observé des épines ascendantes qui paraissent s'engager dans l'étage des sphérules de bâtonnets. Le prolongement descendant se comporte comme celui des autres bipolaires.

Parmi les variétés que peuvent présenter les cellules bipolaires nous citerons le cas où le prolongement descendant de ces cellules se termine par *deux* arborisations distinctes dans deux étages de la couche plexiforme interne.

Plusieurs données importantes se dégagent de cette description : 1° Les cellules bipolaires sont des éléments de *réduction*, en se sens qu'elles conduisent à une seule cellule ganglionnaire les impressions reçues par un plus ou moins grand nombre (petites bipolaires, bipolaires moyennes, bipolaires géantes) de bâtonnets ou de cônes (exception faite pour la fovea) ; 2° Il existe chez les mammifères et chez les poissons osseux deux voies distinctes pour chaque espèce d'ébranlement lumineux, celui du cône et celui du bâtonnet. Il est difficile de s'assurer du fait chez les oiseaux diurnes à cause de la ressemblance qui existe chez eux entre les pieds des bâtonnets et les pieds des cônes. CAJAL ne croit cependant pas que ces deux voies soient absolument

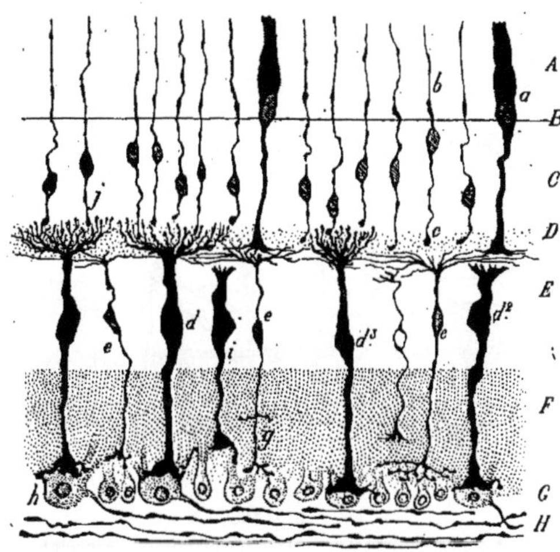

Fig. 191.
Rétine de Box Salpa (sorte de perche) colorée par la méthode de Golgi. Les éléments radiaux sont seuls imprégnés (CAJAL, 1892).

A, couche des cônes et bâtonnets. — B, limitante externe. — C, corps des cellules visuelles. — D, couche plexiforme externe. — E, couche des grains internes. — F, couche plexiforme interne. — G, couche des cellules multipolaires. — H, couche des fibres optiques.

a, cône. — *b*, article interne des bâtonnets. — *c*, sphérule terminale d'une fibre de bâtonnet. — *d*, grosse cellule bipolaire à panache ascendant destinée aux bâtonnets. — *e*, cellule bipolaire mince, à panache horizontal destinée aux cônes. — *h*, pied terminal, au contact d'une cellule multipolaire d'une bipolaire à bâtonnets. — *j*, panache ascendant d'une bipolaire à bâtonnets. — *g*, arborisation inférieure bistratifiée d'une petite cellule bipolaire.

isolées et admet plutôt la prédominance pour chacune d'elle, d'un genre d'impression lumineuse.

3° Couche des cellules amacrines. — Spongioblastes de W. MÜLLER, cellules unipolaires de RANVIER, cellules pararéticulaires de KALLIUS). Généralement plus volumineuses que les bipolaires et se colorant plus fortement (carmin, hématoxyline), elles sont rangées en série unique au contact de la couche plexiforme interne dans laquelle pénètre leur prolongement descendant.

Chez les batraciens, reptiles et oiseaux, cette couche renferme deux ordres d'éléments : 1° Les *cellules nerveuses* de Dogiel (spongioblastes nerveux), qui émettent un cylindraxe allant se mélanger à la couche des fibres du nerf optique (fig. 188, *s*). Ce sont de beaucoup les moins nombreuses ; 2° Les *cellules amacrines* ainsi nommées par Cajal parce qu'elles ne possèdent pas de prolongement cylindraxile (α privatif, μακρος long, ινος fibre) et représentent par conséquent des éléments d'une nature spéciale. Elles existent avec des carac-

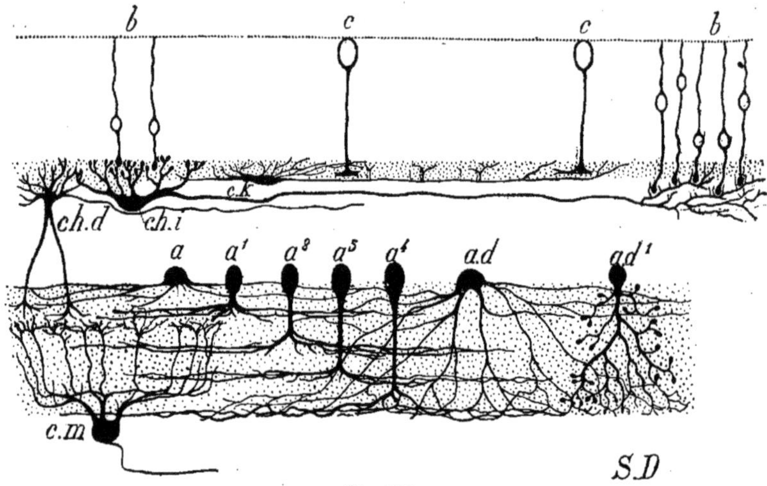

Fig. 192.

Coupe verticale de la rétine d'un mammifère ; les éléments d'association. Méthode de Golgi (Cajal, 1893).

b.b, fibres de bâtonnets. — *c*, les fibres de cônes. — *c.k.* une cellule horizontale petite ou externe, associant plusieurs pieds de cônes. — *c.h.i*, une cellule horizontale interne ou grande, associant des bâtonnets en groupes nombreux situés à de grandes distances. — *c.h.d*, une cellule horizontale à appendices protoplasmiques descendant dans la couche plexiforme interne. — a, a^1, a^2, a^3, a^4, spongioblastes ou cellules amacrines, stratifiées chacune dans l'un des étages de la couche plexiforme interne. — *ad*, *ad*[1], amacrines diffuses de deux formes différentes. — *c.m*, cellule multipolaire bistratifiée.

tères analogues dans toute la série des vertébrés. Nous les décrirons d'après Cajal dans la rétine des mammifères.

Selon leurs prolongements et leurs connexions qui présentent des différences notables on peut distinguer trois variétés : *a*) amacrines à prolongements stratifiés ; *b*) amacrines à prolongements non stratifiés ou diffuses ; *c*) amacrines d'association (fig. 192, 193).

a) *Amacrines à prolongements stratifiés.* — Leur prolongement descendant est plus ou moins long et plonge plus ou moins profondément dans la couche plexiforme interne où il s'étale en arborisations horizontales d'étendue variable qui *coïncident avec les arborisations des bipolaires de cônes.* Le plexus ainsi formé reçoit par en bas les arborisations terminales des cellules ganglionnaires. Cajal distingue cinq plexus ou zones superposées dans la couche plexiforme interne ; il peut y en avoir plus ou moins. Indépendamment de la zone où elles se stratifient, les amacrines de cette catégorie se distinguent en ; α) cellules géantes à prolongements horizontaux épais et peu nombreux β) cellules en forme de mamelle, dont le cône vertical émet des rayons étoilés longs et fins ; γ) petites cellules à arborisations peu étendues.

Enfin il existe des *amacrines polystratifiées* qui s'arborisent dans plusieurs couches superposées.

b) *Amacrines diffuses.* Elles envoient leurs prolongements dans plusieurs

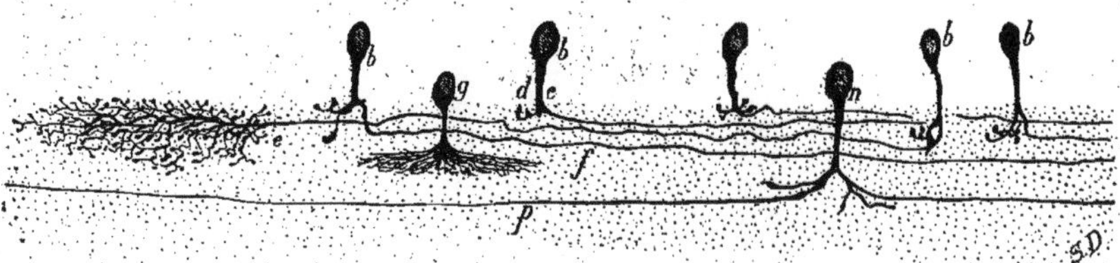

Fig. 193.

Spongioblastes d'association de la rétine du moineau. Méthode de Golgi (Cajal, 1896).

b, spongioblaste d'association à tige longue. — *f*, l'une de ces tiges. — *c*, point d'émergence de l'expansion fonctionnelle. — *e*, son arborisation terminale aplatie. — *g*, amacrine à panache fin serré et variqueux. — *n*, grande cellule amacrine dont les expansions d'abord épaisses, deviennent ensuite très fines, comme des cylindraxes *p*.

couches sans prendre part à la formation de plexus horizontaux déterminés.

c) *Amacrines d'association* (fig. 193). — Ce sont des amacrines par situation mais non morphologiquement, car elles possèdent un long prolongement horizontal cylindraxile qui parcourt la limite extérieure de la couche plexiforme et après un long trajet se résout en une riche arborisation variqueuse. Leur rôle est d'associer des cellules amacrines placées à de grandes distances; à ce titre on peut les considérer comme des amacrines d'une classe supérieure. Elles reçoivent le contact des fibres centrifuges et jouent ainsi le rôle d'un organe essentiel de transmission dans l'appareil centrifuge de la rétine. Nous reviendrons sur ces cellules dans notre chapitre sur la synthèse de la rétine.

Couche plexiforme interne (Couche moléculaire interne, neurospongium de W. Müller, plexus cérébral de Ranvier). — Par les méthodes ordinaires (bichromates, acide osmique), cette couche apparaît comme finement granuleuse, et à de forts grossissements, comme constituée par un feutrage de fines fibrilles d'aspect punctiforme sur les coupes transversales, ce qui simule alors la coupe d'un réseau fibrineux. En général cette couche ne contient pas d'éléments cellulaires. Elle n'est pas absolument homogène, elle paraît formée d'une série de couches superposées dont la limite est plus ou moins distincte. Par l'action successive de l'alcool au tiers et de l'acide osmique, Ranvier a pu voir que le prolongement central des cellules unipolaires (amacrines) et ceux que les cellules multipolaires envoient dans cette couche, concourent à la formation d'une série de plexus parallèles à la surface et reliés entre eux par des fibres à direction verticale ou oblique. Par la méthode d'Erlich, Dogiel a donné une description plus détaillée, mais l'analyse exacte de cette région si complexe est due presque tout entière aux recherches de Cajal par la méthode du chromate d'argent.

La couche plexiforme interne ne possède en propre aucun élément. Elle représente la zone d'articulation des bipolaires et des amacrines avec les multipolaires (fig. 192, 194). Elle ne comporte pas d'histoire spéciale quand on a

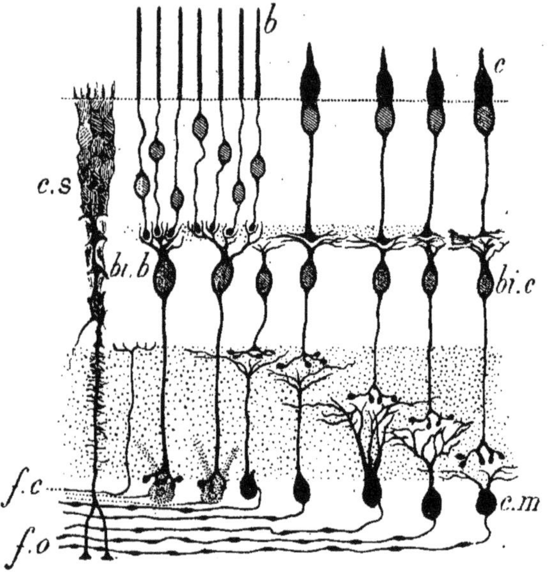

Fig. 194.

Coupe verticale de la rétine d'un mammifère. Les éléments radiés. Méthode de Golgi (Cajal, 1893).

b, les cellules visuelles à bâtonnets. — *c*, les cellules visuelles à cônes. — *bi.b*, les cellules bipolaires à bâtonnets, à panache supérieur ascendant, à panache inférieur appliqué au corps des cellules multipolaires. — *bi.c*, les bipolaires à cône dont le panache supérieur est horizontal, l'inférieur articulé avec les arborisations protoplasmiques des cellules multipolaires. — *c.m*, les cellules multipolaires, s'arborisant à diverses hauteurs dans la couche plexiforme interne. — *f.o*, cylindraxes des cellules multipolaires allant former les fibres du nerf optique. — *f.c*, une fibre centrifuge venant du cerveau et s'arborisant dans la rétine. — *c.s*, une cellule de soutien ou fibre de Müller.

décrit les arborisations protoplasmiques de ces cellules et leurs rapports. Aussi nous contenterons-nous de rappeler qu'elle est formée de plexus superposés au nombre de cinq en moyenne (Cajal), que chaque plexus est constitué : 1° par deux ordres de prolongements *descendants*, *a*) : ceux des bipolaires de cônes (les bipolaires de bâtonnets se terminant sur le corps même des cellules ganglionnaires) qui coïncident avec *b*) ceux des amacrines ; 2° par les prolongements *ascendants* des cellules ganglionnaires stratifiées qui se mettent en rapport avec les arborisations entremêlées des amacrines et des bipolaires.

Les amacrines et les cellules ganglionnaires *diffuses* envoient leurs prolongements dans toute l'épaisseur de la couche. Enfin celle-ci est traversée par les fibres nerveuses centrifuges et les fibres de Müller.

La couche plexiforme interne peut renfermer (poissons, mammifères) des cellules, qui chez certaines espèces (Porc) forment une chaîne discontinue. Cajal les considère comme des amacrines déplacées.

Couche des cellules ganglionnaires ou multipolaires. — Ainsi nommée à cause de ses éléments essentiels, les cellules d'origine des fibres du nerf optique, cette couche contient encore des *cellules araignées* de nature névroglique et les *amacrines disséminées*. Ces éléments sont maintenus entre les fibres de Müller très apparentes à ce niveau. La couche qu'ils forment est comprise entre la couche plexiforme interne et celle des fibres optiques. Cette dernière très mince vers l'ora serrata, au point que les cellules touchent la limitante interne, s'épaissit beaucoup vers la papille et les cellules se trouvent séparées de cette même limitante par une épaisseur considérable de faisceaux nerveux superposés.

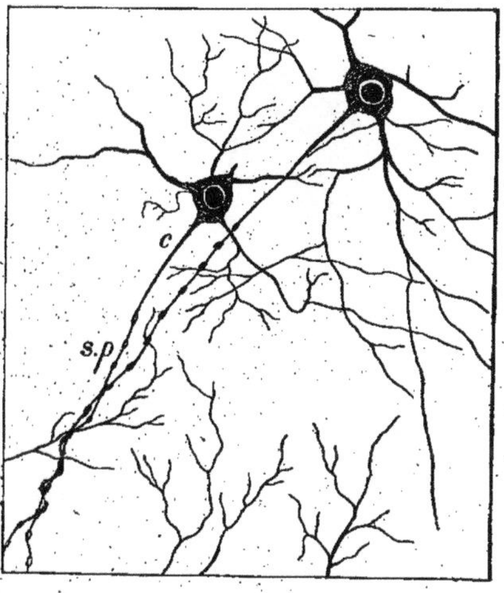

Fig. 195.

Deux cellules nerveuses multipolaires de la rétine du lapin. Injection au bleu de méthylène sur l'animal vivant, fixation au sublimé (Renaut).

c, le cône d'émergence du cylindraxe. — *s.p*, son segment perlé. On voit d'autre part les arborisations protoplasmiques imprégnées par le bleu d'une façon incomplète si l'on en juge par les arborisations beaucoup plus riches que donnent les bonnes imprégnations au chromate d'argent.

Les cellules ganglionnaires forment une couche généralement unique dans laquelle elles sont exactement juxtaposées vers le fond de l'œil et d'autant plus disséminées que l'on s'approche davantage de l'ora serrata. Aux environs de la fovea elles s'entassent progressivement de manière à former jusqu'à 8 et 10 couches superposées sur les bords saillants de cette petite dépression.

On peut trouver côte à côte des cellules ganglionnaires de tailles très différentes (10 μ à 30 μ chez l'homme). Cependant au niveau de l'épaississement foveal elles sont petites et égales. Vers l'ora serrata elles atteignent au contraire leurs plus grandes dimensions.

Cellules multipolaires typiques (fig. 195, 197) elles émettent des prolongements protoplasmiques qui s'arborisent dans la couche plexiforme interne et un prolongement cylindraxile qui se rend dans la couche des fibres optiques et n'émet jamais de collatérales (Cajal).

Vues en coupe optique leurs prolongements multiples leur donnent une apparence étoilée. Sur les coupes proprement dites les prolongements apparaissent peu et l'épaisseur des cellules se révèle par leur contour arrondi. Dans la fovea elles n'ont que deux prolongements et paraissent fusiformes.

Structure des cellules ganglionnaires. — Elles sont transparentes à l'état frais, possèdent un noyau à double contour et un nucléole volumineux. A de forts grossissements leur protoplasma paraît fibrillaire avec des séries de grains

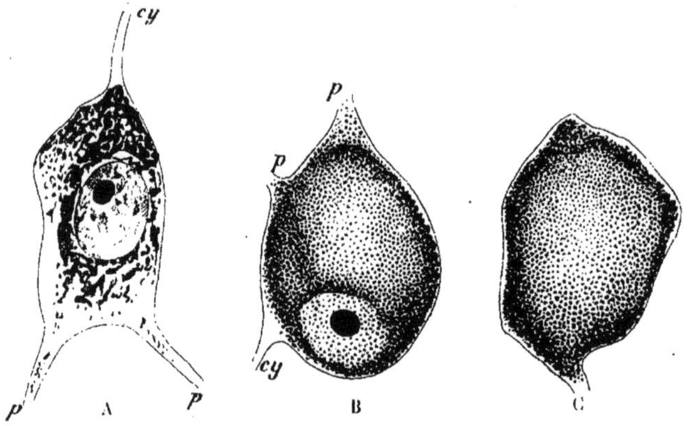

Fig. 196.

Cellules multipolaires de la rétine du lapin colorées par la méthode de Nissl, d'après Bach (1895).

A, cellule normale, le noyau est à peu près central, le corps cellulaire contient de gros amas de substance chromatique; les prolongements protoplasmiques (*p*, *p*) contiennent des grains de cette substance; le cylindraxe *cy*, n'en renferme pas. — B, cellule altérée dans la rétine décollée, le noyau est excentrique, la substance chromatique est désagrégée. — C, stade plus avancé de la dégénérescence, le noyau a disparu.

interfibrillaires. Cet aspect s'observe surtout sur les cellules dissociées par l'alcool au tiers.

La méthode de Nissl (alcool à 96°, coloration dans le bleu de méthylène à chaud, décoloration dans un mélange d'acool et d'huile d'aniline) a montré de nouvelles et importantes particularités de constitution des cellules nerveuses (fig. 196). Dans une masse protoplasmique incolore, de structure probablement réticulée sont inclus des blocs, fortement colorés en bleu, de substance *chromophile*. Les gros troncs protoplasmiques participent de la structure du corps cellulaire et montrent la substance chromophile sous la forme de bâtonnets, de grains, etc. Le cylindraxe est dépourvu de grains chromophiles, sa substance continue la substance incolore (achromatique) de la cellule. Les propriétés conductrices du cylindraxe font penser que, dans le corps cellulaire, c'est la substance achromatique qui possède également la propriété conductrice. Les blocs chromophiles sont des matériaux nutritifs qui se consomment par l'activité cellulaire et se régénèrent par le repos. Telles sont du moins les probabilités. Les altérations initiales des cellules ganglionnaires à la suite de la section de leur cylindraxe (névrotomie optique) ou des intoxications sont révélées par la coloration de Nissl qui montre dans ces cas la substance chromophile désagrégée, dissoute, etc... Cette méthode a encore une grande importance pour l'appréciation des différents états physiologiques de la cellule nerveuse. Mann a constaté que par le repos la substance chromophile s'accumule dans les cellules et qu'il y a par exemple plus de blocs colorés dans la rétine d'un œil bandé pendant douze heures (chez le chien) que dans l'autre rétine laissée à l'influence de la lumière.

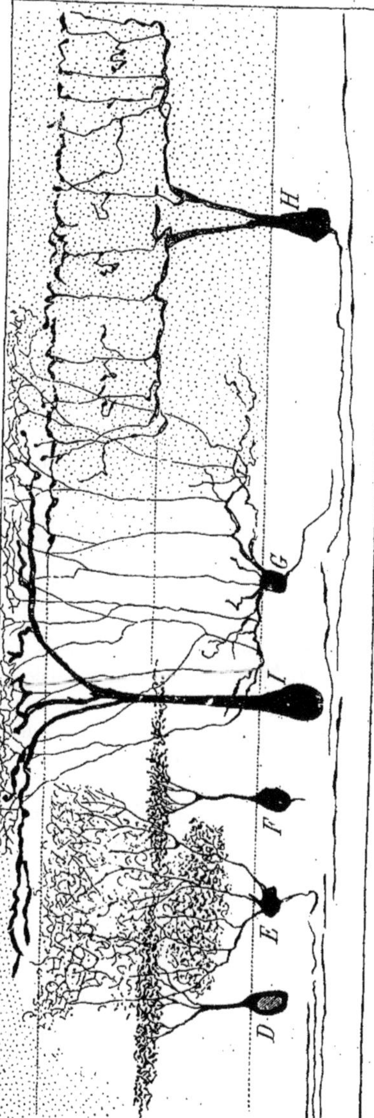

Fig. 197.

Diverses formes de cellules ganglionnaires dans la rétine du Lézard vert. Méthode de Golgi (Cajal, 1892).

DF, deux cellules ganglionnaires à panaches granuleux destinés au 4e étage. — E, cellule ganglionnaire à panache délicat qui remplit le 3e, le 4e et la moitié supérieure du 5e étage. — G, cellule ganglionnaire dont les branches se rendent au 1er étage. — H, cellule polystratifiée formant des plexus dans le 2e, le 3e et le 4e étage. — I, cellule ganglionnaire piriforme géante à prolongement ascendant très robuste, qui après avoir atteint le 2e étage s'y décompose en une ramification aplatie à branches fort épaisses et flexueuses.

Il nous paraît cependant probable que la méthode de Nissl démontre plutôt une constitution chimique de la cellule qu'une structure histologique. L'alcool, mauvais fixateur, précipite au sein de la cellule, sous la forme de blocs chromophiles, une substance albuminoïde qui s'accumule par le repos, s'use par le travail, s'altère dans les intoxications, etc.

Cela ne veut pas dire que les blocs de chromatine existent normalement à l'état figuré pas plus que le caillot n'existe dans le sang vivant.

La méthode de Nissl ne montre rien du réseau fibrillaire que, à des époques diverses, et par des méthodes différentes, Schultze (1872), Ranvier

(1885), et plus récemment APATHY et BETHE ont vu dans le corps des cellules nerveuses et leurs divers prolongements. La constitution fibrillaire du cylindraxe et des prolongements protoplasmiques dont les fibrilles se continuent à travers la cellule, au sein d'une substance interfibrillaire, paraît de plus en plus généralement admise et H. VOGT l'a tout récemment démontrée pour les cellules ganglionnaires et les cellules horizontales du veau et du cheval.

Prolongements protoplasmiques — Destinés à se rendre dans la couche plexiforme interne ils ont une direction ascendante et se détachent du corps cellulaire soit par un tronc commun, soit par des branches de nombre variable qui se divisent ensuite dichotomiquement. Il en résulte une ou plusieurs arborisations terminales, très différentes comme forme et étendue, et qui ont permis à CAJAL de distinguer trois catégories de cellules : *monostratifiées, polystratifiées, diffuses* (fig. 197).

Les *cellules monostratifiées* étalent leur arborisation dans une seule des cinq couches du plexus cérébral. Mais elles peuvent différer entre elles par la taille et CAJAL distingue un *type géant,* grosses cellules à arborisation terminale très riche formée de branches épaisses, un *type petit,* dont l'arborisation terminale bien que très fournie est peu étendue, enfin un *type moyen* intermédiaire aux précédents.

Les *cellules polystratifiées* envoient leurs ramifications à deux, rarement à trois couches du plexus.

Les ramifications des *cellules diffuses* se subdivisent dans toute la couche plexiforme interne sans former d'étages.

Cellules jumelles. — DOGIEL et GREEF chez l'homme, KALLIUS chez le poulet, VOGT chez le cheval ont décrit des cellules ganglionnaires voisines ou éloignées réunies par un prolongement épais. On les trouve surtout aux environs de la macula. Des deux cellules une seule possède un cylindraxe qui va dans le nerf optique. Elles représentent des éléments de réduction ou d'association puisque toutes les excitations recueillies par leurs arborisations sont transmises aux centres par une seule fibre nerveuse.

Cellules névrogliques. — Situées entre les cellules ganglionnaires elles envoient, par en haut, un faisceau de fines fibres verticales qui pénètrent dans la couche plexiforme interne, et, par en bas, deux ou trois faisceaux de fibrilles qui suivent les fibres optiques entre lesquelles elles se perdent.

Amacrines disséminées ou erratiques. — Ce sont de véritables amacrines, c'est-à-dire des cellules sans cylindraxe, logées parmi les cellules ganglionnaires. Elles envoient un seul prolongement vertical à panache extraordinairement variqueux et épais.

COUCHE DES FIBRES NERVEUSES. — Elle est constituée essentiellement par les cylindraxes des cellules ganglionnaires qui, de tous les points de la rétine convergent vers la papille en s'unissant en faisceaux de plus en plus volumineux. Ces faisceaux qui s'anastomosent fréquemment entre eux, sont maintenus et cloisonnés par les pieds des fibres de Müller formant palissade autour de chaque faisceau. Des *cellules névrogliques* en araignée les cloisonnent encore intérieurement. Très étroits et très minces à la périphérie, ces faisceaux s'élargissent et surtout s'épaississent à mesure que l'on se rapproche de la papille, par l'acquisition de nouvelles fibres qu'ils reçoivent constamment des cellules ganglionnaires sus-jacentes. Il est donc possible que dans chaque faisceau les fibres nerveuses les plus rapprochées de la limitante interne soient celles qui viennent des points de la rétine les plus éloignés. Nous devons faire remarquer ici que les cylindraxes au sortir de la cellule n'ont généralement pas d'emblée la direction radiaire qu'ils prendront dans le faisceau. Ranvier a montré (chez le chien) que ces prolongements tout en étant compris dans un plan à peu près parallèle à la surface rétinienne ont, au sortir de la cellule, une orientation extrêmement variée. Mais, en fin de compte, ils s'infléchissent tous pour se diriger vers la papille.

Le mode de radiation des fibres nerveuses vers la papille a été étudié par Michel (fig. 198). Quelques détails sur la région maculaire ont été en outre précisés par Dogiel. Fidèle à notre méthode qui consiste à suivre les fibres optiques dans leur trajet centripète nous décrirons le rayonnement des fibres vers la papille et non à partir de la papille, procédé qui ne serait rationnellement applicable qu'aux fibres centrifuges.

Il faut étudier séparément les faisceaux émanés de la macula qui constituent une voie spéciale dans la rétine et le nerf optique, et ceux qui proviennent du reste de la rétine.

Les fibres nées des cellules ganglionnaires maculaires forment les unes un fin plexus à mailles lâches au fond de la fovea (plexus fovéal), les autres, de beaucoup les plus nombreuses, une sorte d'anneau périmaculaire, d'où partent les fibres arciformes (supérieures et inférieures) qui se dirigent vers la papille. Il en résulte un large faisceau étalé (faisceau papillo-maculaire) de forme ovalaire, dont l'axe est occupé par des fascicules rectilignes très fins et dont le trajet oblique remonte un peu pour aborder la papille par son côté temporal. Son épaisseur est beaucoup moindre que celle des autres faisceaux nerveux autour de la papille. Il n'en est pas moins vrai que, à surface égale, la macula émet beaucoup plus de fibres que n'importe quelle autre partie de la rétine.

Les faisceaux émanés des différents points de la surface rétinienne (macula à part) se dirigent en convergeant vers la papille. Ceux qui gagnent son côté nasal ont une direction exactement radiaire. Au contraire ceux qui proviennent des régions temporales, contournent à distance le faisceau maculaire en décrivant des courbes concentriques à la macula. Ceux qui, situés proche du méridien horizontal se dirigent droit vers cette région, l'évitent en divergeant à partir d'une sorte de raphé, qui, plus près de la macula (à 3-6 millimètres) se convertit en anses fermées contournant la macula et le faisceau maculaire, comme le courant d'une eau rapide au contact d'une pile de pont.

Tous les faisceaux nerveux de la rétine échangent entre eux des anastomoses obliques très fréquentes, circonscrivant des mailles allongées, de sorte qu'ils dessinent comme un filet jeté sur la face interne de la rétine. Si les fibres nerveuses représentent des individualités parfaitement isolées, il n'en est pas de même des faisceaux, qui jusque dans le tronc du nerf optique échangent entre eux des anastomoses très fréquentes.

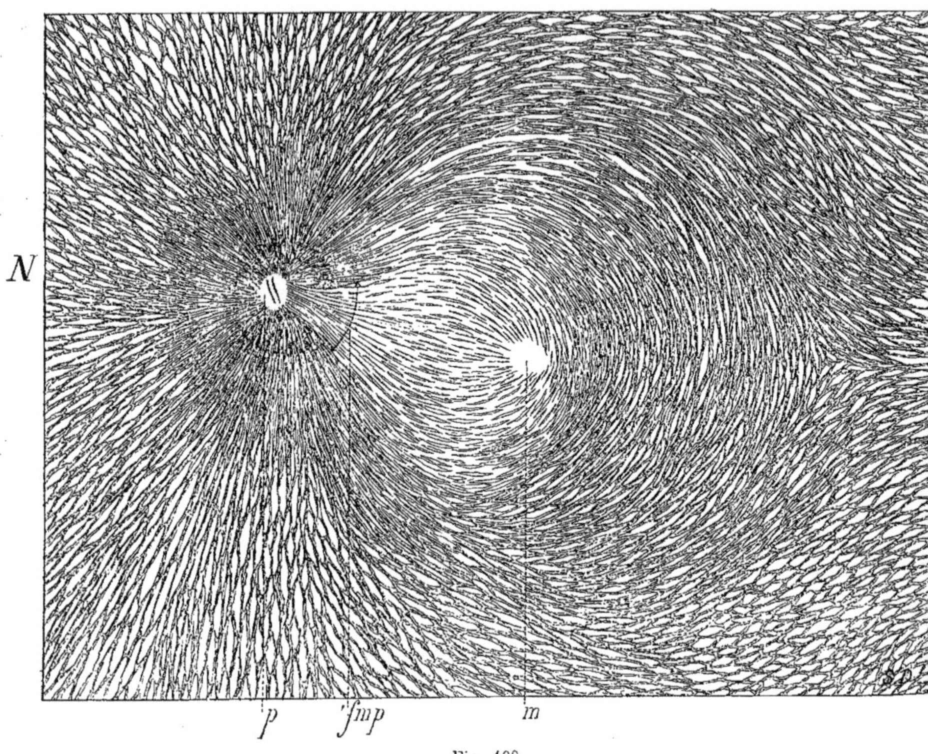

Fig. 198.

La couche des fibres nerveuses de la rétine isolée par macération et dissection. Grossissement environ 10 diam. (MICHEL, 1874).

N, côté nasal. — T, côté temporal. — *p*, la papille. — *m*, la macula. — *fmp*, faisceau papillo-maculaire.

Les fibres nerveuses (cylindraxes) composant les faisceaux et émanées des cellules ganglionnaires de la rétine, sont, comme ces cellules elles-mêmes, de dimensions très différentes, allant d'une finesse presque incommensurable à une épaisseur de 3 à 5 µ. A l'état frais ces fibres paraissent homogènes et lisses. RENAUT, qui a surtout étudié la rétine par la méthode au bleu de méthylène (fig. 195), distingue le *cône d'émergence* qui se détache de la cellule et dont la pointe s'effile en une fibre très ténue qui s'épaissit ensuite pour acquérir son calibre définitif. La partie amincie présente sur son trajet un nombre plus ou moins grand de petits renflements d'aspect vacuolaire, *segment perlé* de Renaut, qui ne manque pour ainsi dire jamais. Cajal considère ces perles, tout au moins les plus grosses, comme un produit artificiel. Le bleu de méthylène permet encore de distinguer dans les cylindraxes des fibrilles fortement colorées et une substance interfibrillaire qui l'est plus faiblement.

Chez l'homme et la plupart des vertébrés, les cylindraxes restent nus dans la rétine et la papille. C'est au niveau de la face postérieure de la lame criblée qu'ils revêtent tous simultanément une gaine de myéline. Chez le lapin et le lièvre un certain nombre de faisceaux revêtent constamment leur gaine de myéline sur la rétine même où ils forment de chaque côté de la papille deux gerbes transversales d'aspect nacré. Ces fibres à myéline diffèrent de celles des nerfs périphériques en ce qu'elles ne présentent pas d'étranglements annulaires (Ranvier) et par conséquent pas de gaine de Schwann, caractères qu'elles conservent du reste dans le nerf optique.

L'étude des fibres nerveuses à myéline que l'on rencontre à titre d'anomalie dans la rétine de l'homme appartient à l'histoire des malformations congénitales à laquelle nous renvoyons.

Fibres centrifuges. — Cajal a le premier décrit dans la rétine des oiseaux (méthode de Golgi) des fibres volumineuses (fig. 199) qui, émanées de la

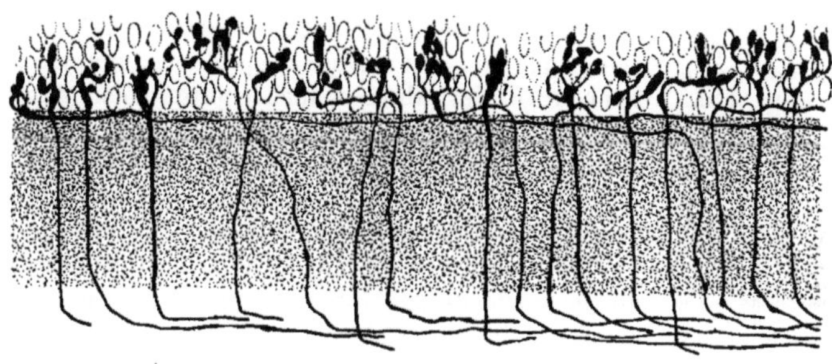

Fig. 199.

Fibres centrifuges de la rétine du verdier traversant la couche plexiforme interne pour aller s'arboriser parmi les cellules amacrines. Méthode de Golgi (Cajal, 1896).

i, arborisation terminale pauvre en branchilles d'une fibre centrifuge. — *j*, arborisation péricellulaire. — *k*, arborisation terminale plus ample.

couche des fibres nerveuses de la rétine, remontent obliquement où verticalement à travers les couches internes de cette membrane pour aller se terminer par des arborisations libres autour du corps des cellules amacrines. Il ne peut s'agir ici que de la terminaison d'un cylindraxe *centrifuge*, émané d'une cellule des noyaux gris de la base et remontant jusqu'à la rétine à travers les bandelettes et le nerf optique. Monakow avait du reste admis l'existence de pareilles fibres centrifuges d'après certaines données d'anatomie expérimentale. Martin les avait également supposées à titre d'interprétation probable de certains faits embryologiques. Van Gehuchten les a de son côté vues chez les oiseaux par la méthode de Golgi, et Cajal en a finalement constaté l'existence chez tous les vertébrés.

Dans le nerf optique et la couche des fibres nerveuses de la rétine elles sont mêlées aux fibres optiques proprement dites. Dans la couche des cellules amacrines où elles se terminent, elles donnent des ramifications de trois ordres (fig. 200) : 1° un réseau péricellulaire dont les quelques branches s'appliquent exactement au corps du spongioblaste; 2° des fibres inférieures ou basilaires qui vont se terminer à quelque distance entre les spongioblastes voisins; 3° la fibre ascendante ou longue, généralement unique; rarement il en existe deux ou trois. Elle remonte jusqu'à la limite supérieure de la couche des cellules amacrines.

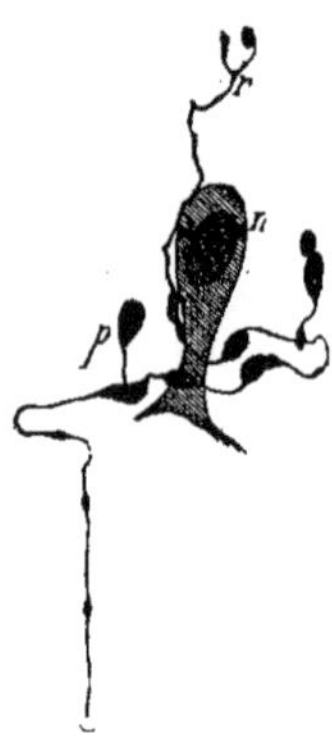

Fig. 200. Arborisation terminale d'une fibre centrifuge autour d'un spongioblaste de la rétine du pigeon. Méthode d'Erlich - Bethe. (Cajal, 1896).

n, corps du spongioblaste. — *p*, fibre ascendante courte ou basilaire de l'arborisation. — *r*, fibre ascendante longue terminée par une bifurcation à la limite de la couche des cellules bi- et unipolaires.

Les fibres centrifuges ne se terminent donc qu'au voisinage des amacrines. Cajal pense que ces cellules forment une partie importante d'une chaîne conductrice : elles transmettent l'excitation envoyée du cerveau par les fibres centrifuges jusqu'à l'articulation entre les bipolaires et les panaches ascendants des cellules ganglionnaires.

D'après les dessins de Cajal les fibres centrifuges paraissent très nombreuses, il est probable qu'elles représentent une partie importante du nerf optique. Il s'en faut donc de beaucoup que toutes les sections de fibres nerveuses que l'on voit sur une coupe du nerf optique appartiennent à des fibres visuelles proprement dites. Les numérations que l'on a faites de ces fibres ne sont pas utilisables sans restriction en physiologie et en ce qui concerne la réduction du nombre des fibres visuelles par rapport aux cônes et aux bâtonnets.

Les fibres centrifuges de la rétine ne représentent pas une particularité de l'appareil visuel, mais très probablement un fait général dans la constitution des organes des sens. Déjà l'on connaît des fibres centrifuges de l'appareil olfactif. Cajal les avait suivies jusque dans la couche des grains du bulbe olfactif, Manouélian les a imprégnées (méthode de Golgi) jusqu'au niveau des glomérules olfactifs eux-mêmes, qui représentent une articulation des plus riches entre l'arborisation des fibres olfactives et celles des cellules mitrales, comme les fibres centrifuges de la rétine le font à l'égard des amacrines. Pour Mathias Duval il faut considérer ces arborisations terminales des fibres centrifuges comme de véritables *plaques motrices* venant influencer les articulations entre cellules nerveuses pour modifier l'état de cette articulation à un certain moment, pour provoquer par *amiboïsme* de ces prolongements des contacts plus ou moins intenses, ou au contraire pour supprimer ces contacts. Ainsi s'expliqueraient les phénomènes de l'*attention* (1er cas) commandée par le cerveau, ou, inversement les phénomènes de l'*inhibition* normale ou pathologique. M. Duval propose le nom de *nervi nervorum* pour ces fibres nerveuses d'origine centrale réglant l'activité amiboïde des neurones périphériques. On admettra facilement la réalité d'un tel mécanisme dans les organes des sens si l'on se rappelle l'histoire des nerfs vasodilatateurs et de leur action sur les vasoconstricteurs, et celle des nerfs modérateurs cardiaques.

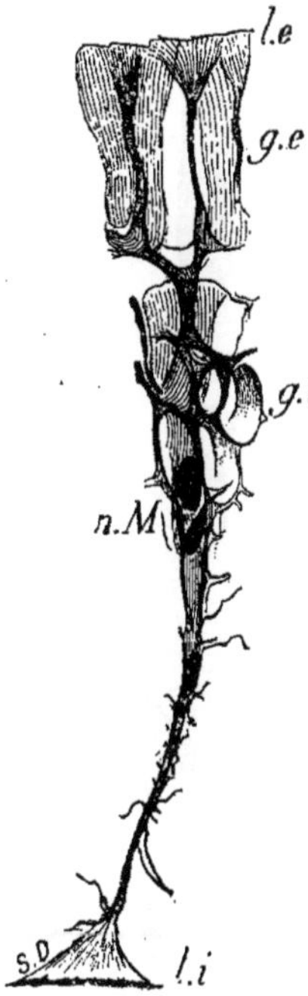

Membrane limitante interne. — Sur les coupes de la rétine elle apparaît comme une fine ligne séparant la rétine du corps vitré. Elle fait corps avec la rétine et est complètement distincte de l'hyaloïde vitréenne. Elle est simplement accolée à cette dernière. Une injection peut pénétrer entre les deux membranes que beaucoup de réactifs permettent également de séparer l'une de l'autre. Il faut donc rejeter l'ancien terme de *limitante hyaloïdienne* (Kölliker) qui désignait l'ensemble formé par les deux membranes.

La limitante interne bien qu'elle paraisse homogène et continue sur les coupes n'est du reste pas une membrane isolable. C'est une mosaïque formée par la juxtaposition exacte des pieds des fibres de Müller. Il n'existe donc pas comme Schultze l'a fait remarquer le premier, de limitante proprement dite. « Si, comme l'a indiqué Schelske (1863) on imprègne la surface de la rétine avec une solution de nitrate d'argent à 3 p. 1000, après avoir soigneusement enlevé le corps vitré et la membrane hyaloïde, et qu'on la dispose à plat sur une lame de verre la face interne en haut, on y observe un pavé de champs polygonaux séparés par des lignes noires. Ces champs qui chez les mammifères (et chez l'homme) sont inégaux, sont formés par les pieds des cellules de soutènement soudées les unes aux autres par un ciment semblable à celui des endothéliums. Les plus petits des champs ne correspondent pas à des cellules de soutènement moins grandes que les autres, ainsi qu'on pourrait le croire à priori, mais à des pieds secondaires que présentent ces cellules. En effet si on les isole après avoir fait macérer la rétine pendant vingt-quatre heures dans l'alcool à 1/3, on peut constater que la plupart d'entre elles se bifurquent au-dessous de leur noyau pour donner une branche principale qui continue l'axe de la cellule et une branche accessoire qui s'en écarte légèrement. Chacune de ces branches est terminée par

Fig. 201.
Cellule de soutènement (cellule épithéliale, fibre de Müller) de la rétine du triton, dissociation après fixation par l'acide osmique (Ranvier. 1882).

le, bord cuticulaire formant la limitante externe. — *ge*, logettes allongées formées par des expansions lamellaires de la cellule et dans lesquelles sont logés les corps des cellules visuelles. — *gi*, logettes analogues pour les grains internes. — *nM*, le noyau de la fibre de Müller. La longue tige hérissée de filaments répond à la couche plexiforme interne et plus bas aux cellules ganglionnaires et aux fibres optiques. Le pied élargi correspond à la limitante interne *li*.

un pied distinct, d'inégale largeur. Ce pied légèrement excavé à sa base, est formé d'une substance centrale granuleuse, qui se colore en rose par le carmin, et d'une écorce plus résistante, vaguement striée en long, et qui reste généralement incolore à la suite de l'application de ce réactif. » (RANVIER, *Traité technique*).

La limitante interne fait défaut au niveau de la papille qui ne contient pas de fibres de MÜLLER.

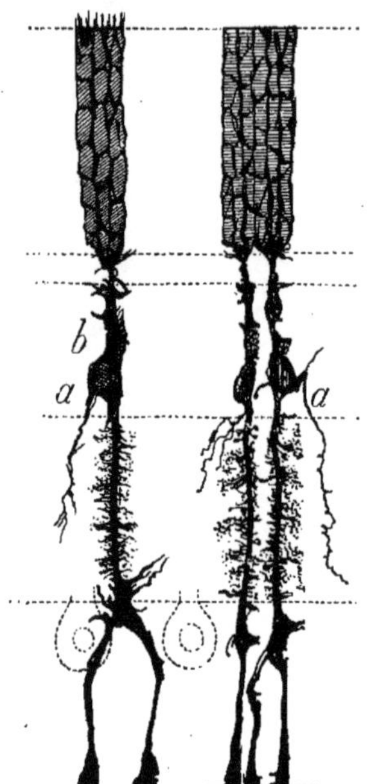

Fig. 202.
Cellules épithéliales (fibres de Müller) de la rétine du bœuf, prises vers la périphérie. Méthode de Golgi (CAJAL, 1892).

a, appendices descendants partant de la masse protoplasmique qui entoure le noyau.

Névroglie rétinienne. — Elle comprend deux formes très différentes d'éléments : les fibres de Müller et les cellules de névroglie en araignée.

Les *fibres de Müller* [fibres radiales, cellules de soutènement, cellules épithéliales (CAJAL)] ont la plus grande ressemblance avec les longues cellules épithéliales (épendymaires) qui, chez les embryons de vertébrés traversent toute l'épaisseur des centres nerveux de la surface épendymaire à la surface extérieure. A ce sujet nous avons déjà signalé que les fibres de Müller représentent une forme ancestrale de la névroglie.

Quant aux cellules de névroglie en araignée elles dérivent vraisemblablement comme les fibres de Müller des cellules épithéliales ou épendymaires de l'axe nerveux primitif qui ont émigré de la surface intérieure des centres nerveux, ont subi une atrophie des prolongements central et périphérique et ont poussé des appendices secondaires. C'est là du moins ce que CAJAL a démontré pour les cellules névrogliques de la moelle du poulet et il est très probable qu'il en est ainsi dans tous les autres centres nerveux.

Les fibres de Müller sont de longues cellules allant perpendiculairement d'une limitante à l'autre, comme des colonnes réunissant un plafond à un plancher (SCHULTZE). Leur noyau ovoïde est situé au niveau de la couche interne des grains. Depuis fort longtemps on possède sur leur morphologie des données très exactes (voir fig. 172, B, et fig. 201). La méthode du chromate d'argent à cependant révélé d'une façon plus complète leur extrême complexité de forme.

A une époque précoce du développement de la rétine (embryon de poulet de quatorze jours, embryon de souris de 15 millimètres de long, CAJAL) elles apparaissent déjà sous la forme de filaments nucléés qui traversent toute l'épaisseur de la rétine. Cette forme simple se complique bientôt par suite de la compression qu'elles subissent de la part des éléments de la rétine, se multipliant et se disposant en couches régulières. De là proviennent les expansions si nombreuses et si polymorphes dont les cellules de Müller se montrent hérissées, et aussi la forme même de ces expansions.

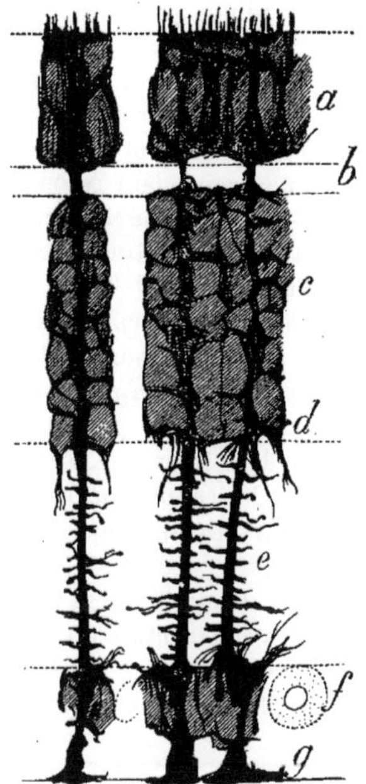

Fig. 203.

Cellules épithéliales (fibres de Müller) de la rétine de la grenouille. Méthode de Golgi (Cajal, 1892).

a, couche des grains externes. — *b*, couche plexiforme externe. — *c*, couche des grains internes. — *e*, couche plexiforme interne. — *d*, couche des spongioblastes et appendices descendants qui les accompagnent. — *f*, couche des cellules ganglionnaires. — *g*, couche basale ou limitante interne.

Elles constituent en effet des sortes de niches ou d'enveloppes autour des cellules des diverses couches, des filaments ramifiés au niveau des plexus, et traversent sous la forme d'un filament simple la couche de fibres de Henle. Au-dessous de la couche des fibres optiques leurs pieds s'élargissent en pavillon de trompe et se juxtaposent pour limiter la rétine à ce niveau (limitante interne) tout en ménageant entre eux des espaces arciformes où passent les faisceaux nerveux. Chez les poissons (Carpe) et les mammifères, la plupart de ces pieds se bifurquent formant ainsi des arches sous lesquelles passent également des fascicules nerveux. Chez les reptiles et les oiseaux les cellules de Müller se subdivisent, à partir de la couche plexiforme interne, en une pluie de filaments descendants qui vont former autant de plaquettes régulièrement juxtaposées dans la limitante interne.

Dans la fovea (au sens large du mot) les cellules de Müller, loin de faire défaut, comme on l'a cru longtemps, sont particulièrement développées, mais leur forme se modifie. Elles ne sont pas rectilignes. Leur segment filiforme correspondant à la couche des fibres de cônes, accompagne ces fibres dans leur trajet divergent, de sorte que l'ensemble de la cellule présente une disposition en baïonnette.

Au niveau de la base des cônes et bâtonnets l'extrémité des fibres de Müller forme des sortes de plateaux qui se juxtaposent pour constituer la limitante externe perforée d'une infinité de pertuis par où s'engagent les pieds des cônes et bâtonnets s'étirant en fibres. Au delà de cette limitante les cellules de Müller fournissent encore les corbeilles ciliées (Faserkorb) autour de la base des bâtonnnets et des cônes.

Les cellules de Müller se touchent par leurs expansions lamelleuses ou filiformes et forment ainsi, dans toute la rétine un système alvéolaire logeant les éléments nerveux, les maintenant en place (cellules de *soutènement*) et les isolant exactement les unes des autres malgré que leur tassement les fasse paraître contigus. CAJAL attribue une importance prépondérante à ce rôle isolant et admet que les cellules de névroglie jouent dans les masses nerveuses le même rôle que les substances isolantes dans les appareils électriques; elles empêcheraient la diffusion des courants. On a objecté avec raison que la névroglie était surtout abondante dans les parties blanches du névraxe, là où les cylindraxes sont déjà isolés par leurs gaines de myéline.

Il faut cependant reconnaître que la névroglie, sous la forme spéciale des grandes cellules de Müller, prend une part singulièrement importante dans la structure de la rétine. Il est probable que cette membrane si fine et composée d'éléments si délicats, serait presque diffluente et que les contacts intercellulaires perdraient toute précision, sans la cohésion que lui procurent les fibres radiales et leurs multiples expansions interstitielles.

Cellules en araignée. — Il en existe dans la couche des cellules ganglionnaires et d'autres parmi les fibres optiques. Ces dernières se continuent jusque dans la papille. Elles sont plus petites et ont des prolongements plus fins que les cellules névrogliques comprises en si grande abondance dans le tronc nerveux lui-même.

Après avoir étudié la rétine en général, il nous reste à examiner les modifications de structure qu'elle présente au niveau de sa région centrale (*fovea*) et au niveau de son bord antérieur *l'ora serrata* qui marque la limite de la rétine physiologique.

II. — LA FOVEA (MACULA)

Au chapitre de l'anatomie descriptive nous avons, avec la plupart des auteurs, désigné sous le nom de fovea la dépression punctiforme située au centre de la tache jaune et autrefois considérée comme un trou véritable (*foramen centrale, limbo luteo cinctum*)[1] ou comme un trou borgne (*foramen cœcum, fovea cœca*). Il existe actuellement parmi les anatomistes une tendance très nette à modifier cette nomenclature qui est encore couramment employée dans le langage ophtalmologique. En étudiant la rétine sur des coupes on voit en effet que la dépression centrale n'est pas limitée à l'ancienne *fovea cœca*. Celle-ci forme seulement le fond aminci d'une dépression plus étendue à rebord légèrement saillant que l'on est nécessairement tenté de désigner tout entière sous le nom de *fovea*. Cette fossette concave, très peu profonde, à pourtour ovalaire, mesure en moyenne, sur les coupes, suivant son grand diamètre horizontal 1^{mm}, 7 (DIMMER). Antérieurement H. MÜLLER avait trouvé comme dimensions transversales de la *tache jaune* examinée à plat, environ 2 millimètres. Par conséquent la coloration jaune règne dans toute l'étendue de la fovea (au sens anatomique du mot) et peut-être un peu au delà. Mais, dans

[1] SŒMMERING. 1795.

une étude histologique, le terme de fovea désignant exactement la forme de la région que l'on a sous les yeux, doit être préféré, comme plus précis, à celui de tache jaune, *macula lutea*, caractère d'un ordre différent visible seulement sur la rétine à plat. Enfin il n'existe de *tache jaune* que chez l'homme et quelques singes, tandis que les oiseaux et certains reptiles possèdent une fovea incolore. Fovea est donc un terme plus général que macula, il exprime une configuration constante résultant de modifications histologiques spéciales, tandis que macula lutea ne désigne que la coloration jaune de certaines foveæ.

Dans ce chapitre d'histologie nous désignerons donc sous le nom de fovea *toute* la fossette centrale de la rétine, correspondant à la surface ovalaire entourée d'un anneau brillant que l'ophtalmoscope permet de voir chez les jeunes sujets.

Morphologie de la fovea. Ses dimensions. — La fovea est une légère dépression (fig. 203 B) ayant un rebord un peu saillant au-dessus de la rétine environnante, et une surface concave dont la dépression centrale, le fond de la fovea, *fundus foveæ*, correspondant à l'ancien foramen cæcum ou à la fovea, *sensu strictiori*. Sur de bonnes coupes Dimmer a trouvé, comme dimensions transversales, une moyenne de 1^{mm}, 7. Ses chiffres extrêmes 2 millimètres et 1^{mm}, 4 montrent qu'il y a des différences individuelles assez considérables. Ce diamètre transversal de la fovea est toujours un peu plus étendu que celui de la papille, ainsi que du reste on peut en juger à l'ophtalmoscope chez les jeunes sujets dont la fovea est cerclée d'un reflet brillant qui permet d'en apprécier exactement les dimensions apparentes. Le fundus foveæ a d'après Dimmer une largeur de 0^{mm},2 à 0^{mm},4.

Au fond de la fovea la rétine est plus mince que partout ailleurs et ne mesure que 0^{mm},075 à 0^{mm},12 d'épaisseur, ses bords au contraire représentent un épaississement de la rétine qui est plus grand du côté nasal (0^{mm},275 à 0^{mm},41) que du côté temporal (0^{mm},22 à 0^{mm},35).

Les anciens auteurs (Krause, Schultze, etc.) qui usaient de procédés de fixation défectueux déterminant un certain gonflement de la rétine, représentaient les bords de la fovea comme beaucoup plus saillants qu'ils ne le sont en réalité. La fovea gagnait en épaisseur aux dépens de sa surface, elle était comme contractée sur sa dépression centrale. Quand la rétine parfaitement fraîche a été bien fixée par l'action directe des vapeurs osmiques, les bords de la fovea sont peu saillants, ainsi que l'ont démontré Kuhnt, Dimmer, Greef, etc. Dimmer a fait de plus cette remarque probante que cette faible concavité de la fovea correspond bien aux reflets observés à l'ophtalmoscope (fig. 161).

Contrairement à ce qu'ont admis certains auteurs (Schultze) il n'existe pas de *fovea externa*, c'est-à-dire de dépression de la face externe de la rétine en regard du fond de la fovea proprement dite et par laquelle la rétine serait rendue biconcave à ce niveau. Kuhnt, Dimmer, Greef, etc., ont constaté que le trajet de la limitante externe est rectiligne en ce point. Si les cônes y sont plus longs, ils font plus de saillie par leur extrémité externe qui plonge plus profondément dans la couche pigmentaire, et ne refoulent nullement par leur base la limitante externe vers le fond de la fovea.

Histologie de la fovea. — Pour plus de clarté nous décrirons d'abord les modifications topographiques (fig. 203 A) que subissent les diverses couches au niveau de la fovea, et qui sont pour la plupart anciennement connues (H. Müller, Schultze). Nous parlerons ensuite des résultats nouveaux obtenus par Cajal.

Couche pigmentaire. — L'examen ophtalmoscopique et à l'œil nu montre déjà que cette couche est particulièrement foncée au niveau de la fovea. Les cellules qui la composent sont moins larges (12 μ au lieu de 16 à 18 μ), plus hautes, plus pigmentées que dans le reste de cette couche. Leurs prolongements engainent plus profondément les cônes de la fovea.

Couche des cônes et bâtonnets. — a) *Distribution.* — Nous avons déjà signalé que la proportion des cônes augmente fortement aux environs de la fovea. Cette augmentation se poursuit dans la fovea elle-même au point qu'au niveau du fundus foveæ il n'y a plus que des cônes très amincis et de plus particulièrement serrés les uns contre les autres. Koster estime à $0^{mm},8$ le diamètre de la portion de fovea dans laquelle les cônes *prédominent* et à $0^{mm},5$ la région *où il n'y a plus que des cônes.* Si nous rappelons que le diamètre de toute la fovea est de $1^{mm},7$, celui du fundus foveæ de $0^{mm},4$ à $0^{mm},2$ (Dimmer) on pourra en conclure : 1° que sur les bords de la fovea il y a encore quelques bâtonnets mêlés à beaucoup de cônes ; 2° que la région exclusivement pourvue de cônes est un peu plus grande que le fundus foveæ.

L'indication partout répétée d'après les anciens auteurs que la fovea ne contient que des cônes, se rapporte donc, non à toute la fovea telle que nous l'avons déterminée, mais au fundus foveæ. Ainsi précisée elle reste exacte.

b) *Particularités des cônes de la fovea* (fig. 183). — Des bords vers le centre de la fovea, les cônes s'amincissent notablement et l'épaisseur de leur segment interne de 4 à 5 μ passe à 3 μ. L'extrémité de leur segment externe, la pointe du cône, tombe à 1 μ, et même moins. De plus ils se tassent les uns contre les autres au point de devenir hexagonaux. De ces deux conditions — petitesse de la pointe du cône et tassement — il résulte, que pour l'unité de surface il existe un bien plus grand nombre de pointes de cônes que dans toute autre région de la rétine. D'après Schultze ces particularités appartiendraient à une petite région du centre de la fovea, large de 200 μ, ce qui correspond assez bien aux dimensions indiquées par Dimmer pour le fundus foveæ ($0^{mm},4$ à $0^{mm},2$).

En s'amincissant les cônes s'allongent. Les chiffres donnés par les différents auteurs pour la longueur totale des cônes de la fovea ne concordent pas absolument (Merkel : 50 μ, Schaper 50 μ, Schaffer 50 μ, Kuhnt 60 à 75 μ, Schultze jusqu'à 100 μ, Greef 85 μ), ce que la délicatesse de ces éléments, les différences de technique et la difficulté de mesurer des cônes appartenant toujours au même point de la fovea, expliquent assez.

La finesse et le tassement des cônes du fundus foveæ ne sont pas les seules conditions connues d'un maximum d'acuité visuelle à ce niveau. SCHULTZE a décrit un arrangement particulier des cônes dans sa région de 200 μ (fundus foveæ). Vus par la face externe de la rétine, c'est-à-dire par leurs pointes, ils

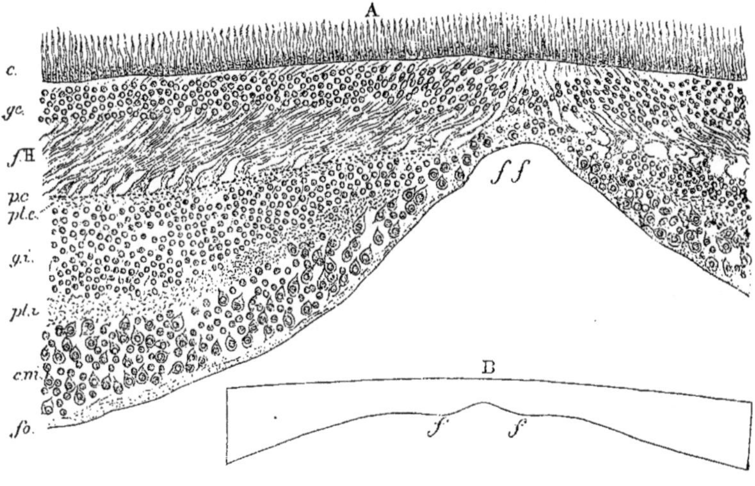

Fig. 204.

Histologie de la Fovea.

A, fossette centrale de la rétine humaine. Fixation par le sublimé. Coupe horizontale (A. SCHAPER 1893).

Cette rétine n'est pas parfaitement fixée ainsi que le montrent, entre autres détails, les ondulations des fibres de la couche de Henle. Mais le dessin de SCHAPER a le grand avantage de reproduire exactement et sans modifications théoriques, l'aspect d'une préparation histologique.

C, les cônes. — *ge*, la couche des grains externes. — *f* H, la couche de fibres de Henle. — *pc*, la ligne pointillée formée par la juxtaposition des pieds des cônes. — *ple*, la couche plexiforme externe. — *gi*, la couche des grains internes. — *pli*, la couche plexiforme interne. — *cm*, la couche des cellules multipolaires. — *fo*, la couche des fibres optiques. — *ff*, le fundus foveæ.

B, profil d'une coupe de la fovea obtenue sans aucun gonflement, par fixation d'une rétine *fraîche* au moyen de l'acide osmique (DIMMER, 1894).

La fovea est beaucoup moins profonde qu'avec les anciennes fixations par le liquide de Müller, et même par le sublimé (SCHAPER). Le profil indiqué par DIMMER correspond aux reflets vus à l'ophtalmoscope. Ici le fundus foveæ est entouré d'un rebord *ff* qui dessine une *foveola*.

décrivent par leur ensemble des courbes rayonnées à partir du centre de la fovea « d'où il résulte une sorte de dessin guilloché comme celui qu'on trouve à la face postérieure du boîtier de certaines montres ».

Cette disposition particulière avait été en quelque sorte pressentie par HENSEN (1865). Cet auteur avait affirmé que les cônes de la fovea ne pouvaient pas être disposés en séries rectilignes, parce que si cela était, des stries rectilignes extrêmement fines telles que celles d'une plaque de Nobert, seraient mieux vues dans un certain sens, quand elles seraient placées parallèlement à une série rectiligne des cônes que dans un autre sens où elles formeraient un angle avec cette série. Mais cela n'a pas lieu et probablement grâce à la disposition particulière découverte ultérieurement par Schultze[1].

Couche des grains externes. — Par suite de la minceur bacilliforme des cônes dans la fovea et par conséquent de leur plus grand nombre sur une surface donnée, leurs grains ne peuvent tous trouver place au-dessous du cône correspondant et s'entassent sur plusieurs rangées, ainsi que cela a lieu pour les grains de bâtonnets dans le reste de la rétine. Cependant la couche qu'ils forment reste un peu plus mince que la couche des grains externes dans les autres régions de la rétine et comprend trois à quatre grains superposés au lieu de cinq à sept. Au niveau du fundus foveæ, point le plus mince de la rétine, les grains de cônes persistent, mais la couche qu'ils forment est comme dissociée et ils ne touchent pas la limitante externe. En ce point très limité la rétine est à peu près exclusivement constituée par les cellules visuelles, et, comme telle, complètement invasculaire sur une étendue de $0^{mm},5$ en moyenne.

Couche de fibres de Henle. — Cette couche formée par les fibres de cônes présente dans toute l'étendue de la fovea et même un peu au delà, un développement onsidérable et une disposition tout à fait spéciale. Par suite de circonstances particulières que nous exposerons plus loin, chaque fibre de cône au lieu de suivre un trajet perpendiculaire à la surface de la rétine, prend une direction oblique, en divergeant d'autant plus à partir du centre de la fovea que l'on considère des points plus éloignés de ce centre et de telle sorte que vers la périphérie de la fovea ces fibres sont couchées presque horizontalement. Fort mince vers le centre cette couche atteint sa plus grande épaisseur (42 à 80 μ du côté nasal, 36 à 58 μ du côté temporal) à une distance variable de $0^{mm},4$ à $0^{mm},8$ de ce centre.

Couche plexiforme externe. — Elle manque complètement au centre de la fovea ; elle est ailleurs difficile à distinguer de la couche des fibres. Au niveau des bords épaissis de la fovea elle mesure de 6 à 12 μ.

Couche interne des grains (bipolaires, cellules horizontales, amacrines). On ne voit au centre de la fovea que quelques grains internes isolés. Mais en dehors de ce point leur couche s'épaissit rapidement et arrive à mesurer sur les bords de la fovea une épaisseur de 60 à 70 μ, constituée par huit à dix couches de cellules. Il y a là un épaississement manifeste puisque aux environs de la papille les grains internes ne sont entassés que sur quatre à cinq

[1] Cette disposition a sans doute la valeur physiologique pressentie par Hensen, mais il nous paraît probable qu'elle représente tout autre chose qu'une adaptation à un but particulier. Si l'on examine par la face adhérente et par conséquent après l'avoir arrachée en bloc, la masse des fleurs qui s'insèrent sur un fond d'artichaut, on constate que ces fleurs, comprimées en baguettes comme les cônes de la fovea ont également une disposition en courbes rayonnées à partir du centre du réceptacle. Il est donc probable que c'est une cause d'ordre mécanique ou géométrique qui régit cette disposition particulière.

rangées formant une épaisseur de 30 à 36 μ. Les cellules bipolaires prennent à mesure que l'on s'éloigne du centre de la fovea une direction plus ou moins oblique analogue à celle des fibres de cônes dans la couche de Henle. Les cellules amacrines, au lieu de former une simple couche, s'entassent sur deux à trois rangées aux environs du centre fovéal.

Couche plexiforme interne. — Au fond de la fovea elle fait défaut dans une étendue de $0^{mm},2$ à $0^{mm},5$, environ. Dans le reste de la fovea elle présente la même épaisseur qu'au niveau de la rétine proprement dite.

Couche des cellules ganglionnaires. — Formée dans toute l'étendue de la rétine d'une seule rangée de cellules, elle s'épaissit dans la région périmaculaire, de sorte qu'au niveau du bord saillant de la fovea où elle présente son maximum d'épaisseur, elle est constituée par six à dix rangées cellulaires superposées[1]. Elle diminue ensuite d'épaisseur vers le fond de la fovea où elle n'est plus représentée que par quelques éléments épars qui peuvent même faire défaut dans une petite étendue. Les cellules ganglionnaires de la fovea sont plus petites que dans le reste de la rétine ; elles sont bipolaires et piriformes, ayant leur grosse extrémité tournée en dedans.

La couche des fibres nerveuses, très mince et représentée par de petits faisceaux isolés au fond de la fovea, s'épaissit graduellement sur ses bords au niveau de l'anneau périfovéal déjà décrit.

Résultats fournis par la méthode de Golgi. — La fovea humaine n'a pas été encore étudiée par la méthode de Golgi. Mais Cajal a publié en 1892 les résultats qu'il a obtenus par le chromate d'argent sur les foveæ des passereaux et du caméléon, dont la constitution est probablement très analogue à celle de l'homme.

Chez les passereaux (fig. 205) la couche des corps des cellules visuelles (grains externes) se compose comme chez l'homme de plusieurs rangées de corps de cônes, compris sur le trajet d'une fibre de cône et ne touchant pas, par conséquent, la limitante externe. Droites au centre de la fovea, ces fibres décrivent dans les régions latérales, une courbe à concavité externe, que nous avons déjà signalée dans la rétine humaine. Elles se terminent au niveau de la couche plexiforme externe par un renflement conique ou ellipsoïde, volumineux et dépourvu de filaments basilaires.

La *couche des grains externes* est, toujours comme chez l'homme, beaucoup plus épaisse que dans le reste de la rétine parce qu'elle renferme un nombre extraordinaire de bipolaires et de cellules amacrines. Les bipolaires

[1] De cette augmentation du nombre des cellules ganglionnaires, H. Müller avait conclu dès 1857 que « plus on approche de l'axe de l'œil plus est petit le nombre des éléments terminaux (cônes) qui se mettent en rapport avec une cellule et une fibre nerveuse ».

Ainsi l'idée de l'individualité de la conduction au niveau de la fovea est fort ancienne Mais elle n'a pu être démontrée d'une façon positive que par les découvertes récentes. (Cajal).

ont une direction d'autant plus oblique qu'elles sont plus excentriques. Le prolongement ascendant de chaque bipolaire parvient à la couche plexiforme externe où il se résout en une *arborisation minuscule qui ne peut se mettre en rapport qu'avec un seul renflement basilaire de cône*. Le prolongement ascendant traverse verticalement la couche plexiforme interne et s'y termine par une arborisation variqueuse peu étendue, située au-dessous du quatrième étage. Cajal n'ayant pu colorer les prolongements descendants des bipolaires du fundus foveæ ignore (1892) s'ils se comportent de la même façon.

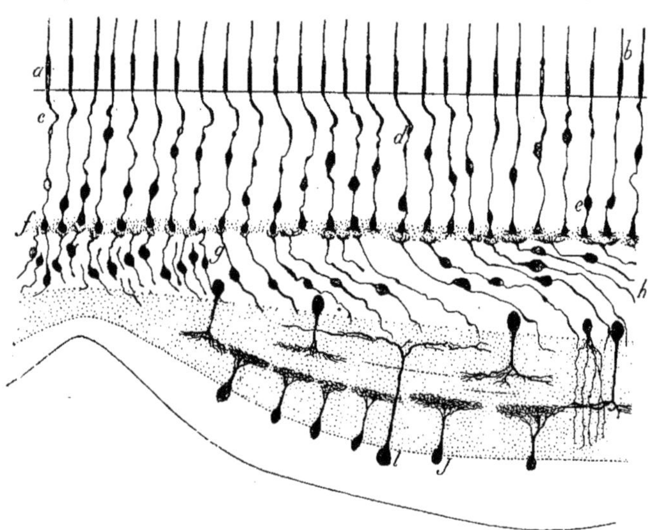

Fig. 205.

Coupe de la rétine du verdier au niveau de la fossette centrale. Méthode de Golgi (Cajal, 1892).

ab, cônes. — *e*, corps de cône. — *d*, fibre inclinée de cône. — *c*, nodosité de la fibre de cône. — *f*, renflement terminal de cette fibre. — *g*, panache minuscule monocellulaire d'une cellule bipolaire. — *j*, cellule ganglionnaire destinée au 4e étage. — *l*, cellule ganglionnaire destinée au 2e étage. Elle paraît par son panache supérieur en relation avec 4 ou 5 bipolaires, mais celles-ci étant incomplètement imprégnées, on ne voit pas leurs terminaisons réelles et on ne peut affirmer qu'elles soient toutes en connexion avec la cellule ganglionnaire *l*.

Les cellules *amacrines* que Cajal n'a pu colorer que sur les côtés de la fossette où elles sont très abondantes, se distinguent par la petitesse relative de leur arborisation terminale dans la couche plexiforme interne. Dans le voisinage de la fovea il existe au moins sept plexus superposés.

Cellules ganglionnaires. — De même que pour les précédentes, Cajal n'a réussi à colorer que celles des parties latérales de la fossette. Leur caractère le plus important est la petitesse de leurs panaches ascendants, *toujours monostratifiés* du moins pour les cellules colorées par Cajal. Que chaque cellule ganglionnaire corresponde dans la fovea, à une seule bipolaire cela ne résulte donc pas *directement* des recherches histologiques.

Chez le caméléon (fig. 206) les caractères de la fovea sont analogues. Dans le fundus foveæ chaque bipolaire est en relation avec une seule fibre de cône. Sur les parties latérales leur panache est plus large et embrasse les renflements terminaux de deux ou trois fibres de cône.

Les cellules amacrines et ganglionnaires, très abondantes sur les bords de la fovea, se distinguent aussi par la petitesse de leur arborisation terminale. Mais cette réduction d'étendue de leur arborisation n'atteint jamais

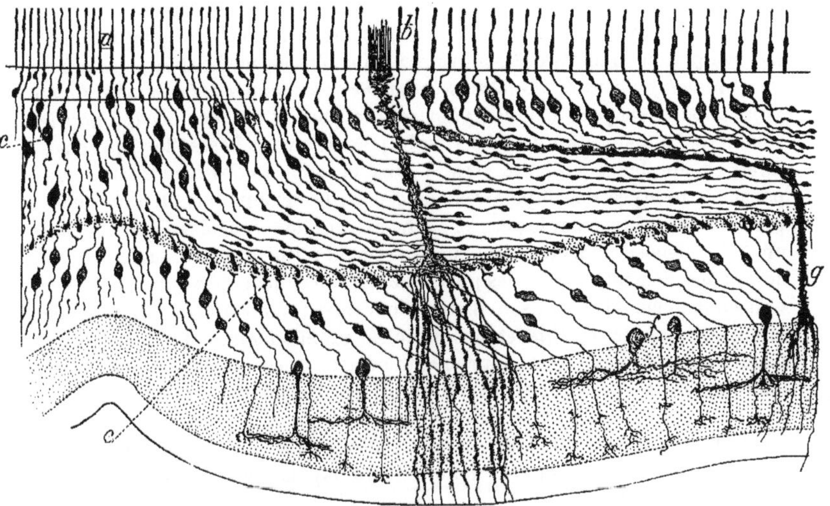

Fig. 206.

Rétine de caméléon au niveau de la fossette centrale. Méthode de Golgi (CAJAL, 1892).

a, cônes minces du centre de la fossette. — *b*, cônes plus épais de ses parties latérales. — *c*, corps des cônes tous plus ou moins distants de la limitante externe. — *e*, petit panache supérieur d'une cellule bipolaire ne pouvant visiblement s'articuler qu'avec un seul cône (conduction individuelle). — *f*, cellules amacrines — *g*, expansion latérale d'une cellule épithéliale bifurquée.

celle que l'on observe dans le renflement des fibres de cônes et le panache ascendant des bipolaires. Retenons ce fait qui nous expliquera l'obliquité de cellules visuelles et des bipolaires et la disposition générale de la fovea.

Cellules épithéliales (fibres de Müller) de la fovea. — Contrairement à ce que l'on a longtemps admis, elles sont fort développées. Dans la fovea du caméléon, CAJAL a décelé une particularité intéressante de ces cellules. (fig. 206, *g*). Au niveau des grains externes leur corps se bifurque ; l'une de ses parties continue son trajet perpendiculaire jusqu'à la limitante interne, l'autre s'incurvant presque à angle droit se dirige à peu près horizontalement dans la couche de fibres de HENLE, puis, à une distance énorme de son point de départ, s'infléchit de nouveau pour se diriger vers la limitante interne où elle se termine après s'être divisée (chez le caméléon) en une pluie de filaments descendants.

En résumé la fovea, au sens large du mot, est une région exclusivement pourvue de cônes, très minces, et très serrés, ces caractères ayant leur maximum au centre de la région. Il en résulte immédiatement la disposition particulière des grains de cônes en plusieurs couches superposées. Une seconde particularité est que chaque bipolaire est en rapport avec une seule cellule visuelle et non avec plusieurs comme dans le reste de la rétine. D'où l'épaisseur énorme de la couche des grains internes. De plus chaque bipolaire de la fovea possède un panache *externe* (en contact avec le pied d'un cône) très réduit, et un panache *interne* (en rapport avec une cellule ganglionnaire) beaucoup moins réduit, c'est-à-dire occupant plus de surface (Cajal). *La base de chaque bipolaire est donc plus large que son sommet et l'ensemble formé par ces bases ne peut trouver place au-dessous de l'espace occupé par les sommets.* La disposition la plus simple pour loger ces bases élargies consisterait en une bosse saillante vers le vitré et dont la convexité offrirait aux panaches internes des bipolaires un espace beaucoup plus étendu que sa propre base occupée par le petit panache externe de ces mêmes éléments. Mais une telle disposition mettrait un épaississement rétinien considérable juste au-devant des éléments visuels les plus délicats. Il n'en peut être ainsi et telle est vraisemblablement la raison d'être d'une fovea cratériforme. L'amas des bipolaires à *base élargie* et des cellules ganglionnaires qui leur correspondent une à une, s'est déprimé au centre, a été rejeté sur les parties latérales de la fovea dont il constitue les bords épaissis. De ce refoulement excentrique est résulté une position très oblique des bipolaires et même un déplacement latéral forçant les fibres de cône (couche de fibres de Henle) à aller chercher très loin en dehors leurs bipolaires respectives. D'où la disposition caractéristique de la couche de fibres de Henle dans l'étendue de la fovea.

La fovea serait donc une *area* trop épaissie dans laquelle une dépression centrale réaliserait le maximum de minceur et de transparence en ce point.

L'*area centralis* des mammifères, est une région *épaissie* de la rétine, située dans une position analogue à la fovea et représentant, selon toute vraisemblance, le point d'acuité maxima. Chez le chien, d'après Druault, elle est située un peu *au-dessus* et en dehors de la papille. Elle est donc très externe puisque la papille du chien est déjà à la partie externe du pôle postérieur.

A part l'homme et quelques singes qui ont une fovea, les mammifères possèdent seulement une area.

Histologiquement l'area est caractérisée; 1° par une plus grande minceur des cônes et des bâtonnets : 2° par un épaississement correspondant de la couche des grains externes et des cellules ganglionnaires au niveau de l'area.

Chez le fœtus humain, d'après Chievitz, il existe d'abord une area. La fovea ne se forme qu'à partir du sixième mois.

Coloration jaune de la macula. — Très visible sur l'œil cadavérique où Sœmmering l'observa le premier, elle n'est pas apparente sur la rétine tout à fait fraîche tout au moins si l'on examine cette dernière tandis qu'elle repose sur le fond sombre de la choroïde. Mais la couleur jaune apparaît si on soulève la rétine pour l'examiner sur un fond clair ou par transparence (Schwalbe) D'après Hering la présence du pigment jaune dans la macula vivante peut être démontrée par des expériences entoptiques très précises. Telle qu'on peut l'observer sur le cadavre, la tache jaune présente un anneau jaune vif entourant le foramen centrale qui est d'une coloration beaucoup plus pâle. Il est entouré lui-même par une zone de coloration décroissante. Les dimensions de la surface colorée en jaune dépassent un peu celles que nous avons indiquées pour la fovea dans un précédent paragraphe. En fixant une rétine par l'acide nitrique, on peut conserver la coloration jaune sur les coupes. On constate alors qu'il s'agit d'une coloration diffuse, occupant toute l'épaisseur de la rétine à l'exception des grains externes et des cones. C'est ce qui explique qu'elle soit si peu intense au fond de la fovea.

On peut se demander si la diffusion de la coloration jaune dans les diverses couches de la rétine n'est pas un phénomène cadavérique, si le pigment jaune n'est pas à l'état vivant localisé dans certaines cellules. Tout ce qui concerne la coloration jaune de la macula nous paraît mériter de nouvelles recherches.

III. — ORA SERRATA

C'est la zone très étroite, on pourrait presque dire la ligne au niveau de laquelle la rétine physiologique se continue avec le feuillet interne incolore de la pars ciliaris retinæ. Sur les coupes on voit la surface interne de la rétine descendre en pente brusque vers la pars ciliaris. Mais il n'y a pas de rebord rétinien saillant, qui n'existe que sur des pièces mal fixées et représente une altération cadavérique ou accidentelle analogue à celle qui transforme le fovea en un petit entonnoir à parois abruptes. A plus forte raison n'existe-t-il jamais en ce point un petit soulèvement de la rétine correspondant à un pli circulaire que Lange et Wagenmann considéraient comme normal chez le nouveau-né. Ce pli s'observe en effet presque constamment sur les pièces anatomiques mais, comme le pli central de la rétine, il est dû à une altération cadavérique ou bien à une fixation défectueuse.

Nous avons déjà signalé la réduction de nombre des bâtonnets vers l'ora serrata et les modifications des cônes à ce niveau. Sur l'unité de surface il y a beaucoup moins d'éléments terminaux que partout ailleurs. De même les cellules ganglionnaires sont très disséminées, les fibres nerveuses forment une couche mince et lacunaire. Mais ce qui détermine surtout l'amincissement subit de la rétine, c'est la cessation brusque de la couche des grains internes qui se fusionne en quelque sorte avec les corps des cellules visuelles. Ces dernières cessent avec le dernier cône. A toute l'épaisseur ainsi réduite de la rétine physiologique fait suite l'unique couche de cellules prismatiques incolore qui constituent le feuillet interne de la *pars ciliaris*. Ces cellules prismatiques ne représentent nullement tels ou tels éléments de la rétine physiologique, par exemple les fibres de soutien. Originairement la rétine embryonnaire.

règne avec toutes ses couches jusqu'au bord antérieur de la vésicule oculaire secondaire où elle se continue directement avec le feuillet pigmentaire. A une époque plus avancée de l'évolution de l'œil, ce bord antérieur prolifère pour aller former la doublure épithéliale des franges ciliaires et de l'iris. Mais les éléments nouveaux qui résultent de cette prolifération n'ont jamais fait partie de la rétine physiologique. Ils ont sans doute une origine commune avec les éléments de cette rétine physiologique, mais leur évolution est très différente. Le feuillet interne au lieu de s'organiser en membrane nerveuse complexe, reste jusqu'à la racine de l'iris à l'état de couche unique de cellules prismatiques incolores et sécrétoires (humeur aqueuse). Au niveau de l'iris il se pigmente fortement et joue essentiellement le rôle d'une couche opaque. Le feuillet externe reste pigmentaire dans tout son trajet mais au niveau de l'iris il forme, ainsi que nous l'avons déjà expliqué, des cellules myoépithéliales et même des cellules musculaires complètement différenciées (sphincter).

Ces considérations générales ne doivent du reste pas faire oublier l'intérêt qu'il y aurait à déterminer à quels éléments de la rétine *embryonnaire* correspondent les cellules dont la prolifération donne naissance aux pars ciliaris et iridica retinæ.

L'histoire détaillée de ces couches est faite aux chapitres du corps ciliaire et de l'iris.

IV. — RÉSUMÉ DE LA STRUCTURE DE LA RÉTINE

La rétine comprend essentiellement :

1° Un appareil de conduction *centripète* constitué par une infinité de chaînes radiales à trois neurones (cellule visuelle, cellule bipolaire, cellule ganglionnaire) représentant les anciennes *fibres rétiniennes*, et seul appareil bien connu avant les recherches de Cajal. A ces innombrables chaînes radiales sont annexés des éléments qui les associent entre elles transversalement et dont les mieux connus sont les cellules horizontales sous-jacentes aux pieds des cellules visuelles;

2° Un appareil *centrifuge* comprenant un très grand nombre de fibres venues de l'encéphale et se mettant en relation avec les chaînes radiales au niveau de l'articulation entre les cellules bipolaires et les cellules ganglionnaires, par l'intermédiaire des cellules amacrines (spongioblastes). Sa découverte est presque entièrement due à V. Monakow, Dogiel et Cajal.

3° Il ne faut pas oublier qu'il existe dans la rétine d'autres éléments qui n'appartiennent pas à ces deux grands systèmes ou du moins que nous ne savons pas y rattacher actuellement. Telles sont les *petites cellules étoilées* vues par Cajal dans la rétine de la Grenouille, des Téléostéens et du Moineau, cellules siégeant dans la couche des bipolaires, paraissant en rapport par leurs ramifications ascendantes avec les pieds des cônes et des bâtonnets et dont les autres connexions sont insuffisamment déterminées. Leur signification nous échappe encore.

Tels sont encore les *spongioblastes nerveux* de DOGIEL, confirmés par CAJAL, dans la rétine des batraciens, des reptiles et des oiseaux, et qui ont un *prolongement cylindraxile* qui va se mêler aux fibres du nerf optique.

D'autres éléments tout en se classant dans des catégories connues, présentent des particularités qui les différencient de leurs congénères. Nous voulons parler ici des *cellules horizontales à prolongement descendant* arborisé dans la couche plexiforme interne, ce qui suppose une fonction plus complexe que d'associer simplement des bâtonnets entre eux.

Il est enfin des éléments à origine encore inconnue, telles que certaines fibres délicates se dégageant de la couche plexiforme interne pour venir par un trajet ascendant se ramifier dans la couche plexiforme externe (CAJAL).

On peut concevoir par là que la structure de la rétine n'a pas été simplifiée par CAJAL comme on le dit quelquefois à tort, puisqu'il a découvert des éléments inconnus avant lui ou confondus avec d'autres (fibres centrifuges, les deux espèces de bipolaires, etc...) et montré l'énorme extension et la richesse d'arborisation de tant d'expansions nerveuses. CAJAL du reste est bien loin de croire à la simplicité de structure des appareils nerveux. Il raille quelque part les auteurs qui pensent que des phénomènes aussi complexes que les fonctions nerveuses peuvent être réalisés par des dispositifs simples. Mais s'il n'a pas *simplifié* ce qui est si complexe, il l'a *précisé*. Il a découvert la loi fondamentale d'organisation des appareils nerveux qui n'est pas autre chose que l'individualité cellulaire. Cette loi est très simple il est vrai, mais les dispositions qui lui obéissent n'en sont pas moins innombrables. La structure des masses nerveuses n'est plus *indéfinie* pour nous mais elle reste presque *infinie*.

Du reste comme tous les hommes qui ont conscience de cette extrême complexité des choses, CAJAL ne *dit jamais qu'il a tout vu, il dit seulement* : voici ce que j'ai bien vu, ce que je puis affirmer. A sa suite et d'après les conclusions de ses travaux sur la rétine, nous résumerons ce que l'on sait bien actuellement sur la structure de ce centre nerveux, c'est-à-dire la constitution de la chaîne radiale et celle de l'appareil nerveux centrifuge. C'est dire que nous ne reviendrons pas sur la question des points obscurs de la rétine précédemment énumérés (§ 3°).

I. CHAINE RADIALE DE CONDUCTION CENTRIPÈTE (fig. 207). — Les cellules bipolaires établissent les rapports directs entre les cellules visuelles et les cellules ganglionnaires. En mettant à part la région de la fovea, la loi de ces rapports est *la réduction progressive du nombre des éléments conducteurs dans la direction centripète*, c'est-à-dire de la superficie vers la profondeur de la rétine. Ainsi une grande cellule bipolaire à bâtonnets peut s'articuler (*téléostéens*) avec 20 ou 25 sphérules de bâtonnets, une petite avec 4 à 9 sphérules. Une bipolaire à cônes pourvue d'un grand panache supérieur peut se mettre en relation avec 20 à 30 pieds de cônes, une petite avec 3 à 4 (téléostéens).

Les conditions sont analogues chez les mammifères. Il y a donc une première *zone de réduction* du nombre des éléments conducteurs au niveau de la couche plexiforme externe[1].

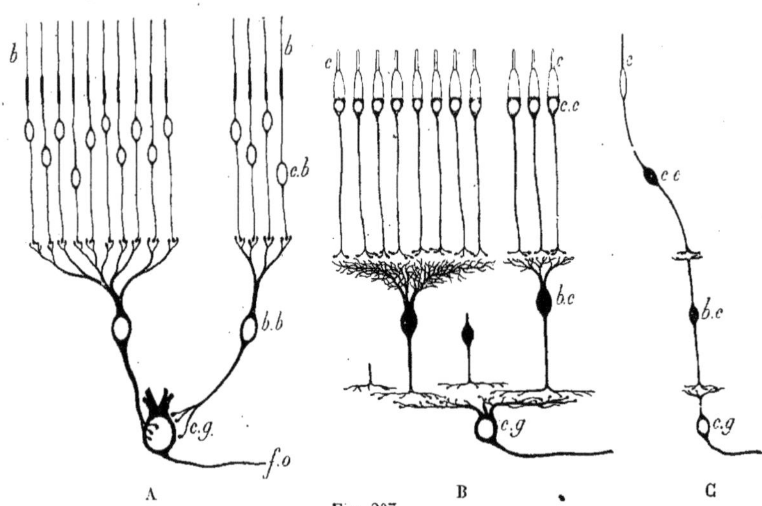

Fig. 207.

Les chaînes de conduction radiale de la rétine (les anciennes fibres rétiniennes); la voie des cônes et la voie des bâtonnets; la réduction par les cellules bipolaires et les cellules ganglionnaires; la conduction individuelle au niveau de la macula (d'après les données de CAJAL 1892-96).

A. *bb*, deux groupes inégaux de bâtonnets, correspondant chacun à une cellule bipolaire *bb*. — *cg*, une cellule ganglionnaire à bâtonnets, en contact avec les deux cellules bipolaires précédentes et totalisant par conséquent les ébranlements reçus au niveau des deux groupes de bâtonnets. — *fo*, fibre du nerf optique.

B. *cc*, deux groupes de cônes se *réduisant* chacun sur une bipolaire à cônes *bc*.

C. Disposition maculaire : il n'y a pas de réduction, le cône maculaire *c* entre en contact avec une seule bipolaire à cône *bc*, qui transmet l'ébranlement à une seule cellule ganglionnaire *cg*.

N. B. Les cônes sont en réalité disséminés parmi les bâtonnets et non groupés à part comme nous avons dû le figurer ici. Il faut supposer les deux figures superposées, et les cônes et bâtonnets intercalés les uns aux autres. Ce qui rend possible cette disposition c'est que les pieds des deux ordres d'éléments et les panaches de leurs bipolaires respectives forment deux zones distinctes dans la couche plexiforme externe.

D'autre part les cellules ganglionnaires même les plus petites (sauf dans la fovea) sont chacune en connexion avec plusieurs bipolaires. Il se fait donc

[1] Mais les panaches supérieurs des bipolaires étant enlacés ensemble (ainsi que le montrent plusieurs figures de CAJAL) il en résulte qu'un seul pied de cône peut être en contact avec des expansions appartenant à plusieurs bipolaires. Il peut en être de même pour le panache inférieur des bipolaires qui peut toucher les expansions horizontales entrelacées de plusieurs cellules ganglionnaires. C'est ce qui a permis à CAJAL d'écrire les conclusions suivantes qui ne sont pas en contradiction avec le fait bien démontré de la *réduction*. « La commotion rétinienne ne se transmet pas par une seule série longitudinale d'éléments, mais par un groupe de cellules en connexion entre elles, de sorte que plus le mouvement avance en profondeur plus le nombre des cellules participant à sa conduction augmente. Par exemple l'impression apportée par un cône est recueillie par plusieurs cellules bipolaires à panache aplati. Celles-ci envoyant de haut en bas leur panache terminal aux différents étages de la couche plexiforme interne, il en résulte que plusieurs cellules ganglionnaires, pour le moins en aussi grand nombre que les cellules bipolaires, peuvent prendre part aussi à la conduction de l'impression. (CAJAL. Nouvelles idées sur la structure du système nerveux, trad. Azoulay. *Paris*, 1894.)

une seconde réduction dans le nombre des éléments au niveau de la couche plexiforme interne.

Nous pouvons utilement rappeler ici que le nombre des bâtonnets de la rétine humaine a été estimé à 130 millions, celui des cônes à 7 millions (W. Krause) tandis que celui des fibres du nerf optique ne serait que de 800.000.

Quelles que soient les incertitudes au sujet de ces chiffres le petit nombre relatif des fibres du nerf optique n'en est pas moins frappant et cela d'autant plus que le nerf contient assurément un grand nombre de fibres centrifuges qu'il faut encore défalquer pour apprécier exactement la réduction.

Voie des cônes, voie des bâtonnets. — Nous venons de rappeler que Cajal a distingué les bipolaires à cônes des bipolaires à bâtonnets. Par leur panache inférieur ces dernières se mettent en contact avec le corps même des cellules ganglionnaires, tandis que les bipolaires à cônes s'articulent avec l'arborisation protoplasmique de ces mêmes cellules. D'après Cajal il est probable que certaines cellules ganglionnaires destinées aux bipolaires de bâtonnets entrent aussi en connexion avec des bipolaires à cônes. Il pourrait donc se faire au niveau de certaines cellules ganglionnaires une fusion entre la voie des cônes et celle des bâtonnets. Mais il est également probable qu'il y a des cellules ganglionnaires exclusivement destinées aux cônes et d'autres aux bâtonnets. Dans ce cas les deux voies seraient distinctes dans la rétine et dans le nerf optique. Cela nous paraît satisfaisant au point de vue physiologique à cause de la différence de valeur fonctionnelle des cônes et des bâtonnets. Mais Cajal lui-même déclare la question encore fort obscure.

Inégalité probable des champs de réduction. — Nous avons dit que l'on trouvait côte à côte dans la couche ganglionnaire de la rétine de petites cellules monostratifiées en rapport avec un petit nombre de bipolaires et de grandes cellules mono ou polystratifiées, ou même diffuses en rapport avec un grand nombre de bipolaires. Les premières reçoivent sans doute l'ébranlement venu d'un petit nombre de cônes ou bâtonnets, les secondes l'ébranlement d'un bien plus grand nombre d'éléments. Il existerait donc à la surface de la rétine de grands champs de cônes et bâtonnets correspondant à une seule grosse cellule ganglionnaire, juxtaposés à des champs beaucoup plus petits correspondant également à une seule cellule. C'est ce que nous exprimons d'un mot en parlant d'une inégalité probable des *champs de réduction*. Pour élucider cette question intéressante au point de vue physiologique il faudrait du reste déterminer préalablement à combien de cellules visuelles correspondent chacune des bipolaires qui se mettent en rapport avec une cellule ganglionnaire donnée.

Conduction individuelle au niveau de la fovea (fig. 207, C). — Au niveau de la fovea chaque cône, ainsi que l'a établi Cajal, possède sa bipolaire particulière. L'augmentation de nombre des cellules ganglionnaires montre que vraisemblablement il y a aussi une ganglionnaire pour chaque bipolaire ou du moins pour un petit nombre de bipolaires. Mais CAJAL n'a pu vérifier le fait, il parle seulement de la petitesse du panache ascendant des cellules ganglionnaires de la fovea des passereaux. En résumé l'individualité de l'ébranlement reçu par chaque cône, se conserve, dans la fovea, à travers la couche des bipolaires et se réduit peu ou pas du tout au niveau des cellules ganglionnaires. Ce phénomène est évidemment en rapport avec l'acuité visuelle centrale. Il nous fait voir que l'acuité est en raison inverse de la réduction, ce qui est confirmé d'autre part par ce que l'on observe à la périphérie de la rétine où les cellules ganglionnaires sont volumineuses et espacées, ce qui implique un maximum de réduction.

Éléments d'association des cellules visuelles (fig. 192). — On peut considérer comme tels, d'après leurs connexions, les *cellules horizontales* des différentes catégories. On sait qu'il s'agit là de cellules nerveuses en forme d'étoile aplatie, sous-jacentes à la couche plexiforme externe, et dont les ramifications terminales qu'elles proviennent des prolongements protoplasmiques ou du cylindre-axe, ont un trajet ascendant à travers la couche plexiforme externe où elles s'insinuent entre les sphérules terminales des bâtonnets. Elles sont d'autant plus développées que les bâtonnets sont plus fins, c'est-à-dire plus nombreux sur l'unité de surface (téléostéens, mammifères). Elles sont moins développées dans les rétines à cônes. On peut supposer qu'elles servent à mettre en rapport certains groupes de bâtonnets avec d'autres groupes siégeant à une distance plus ou moins considérable. Elles peuvent avoir aussi une activité fonctionnelle propre, inconnue encore.

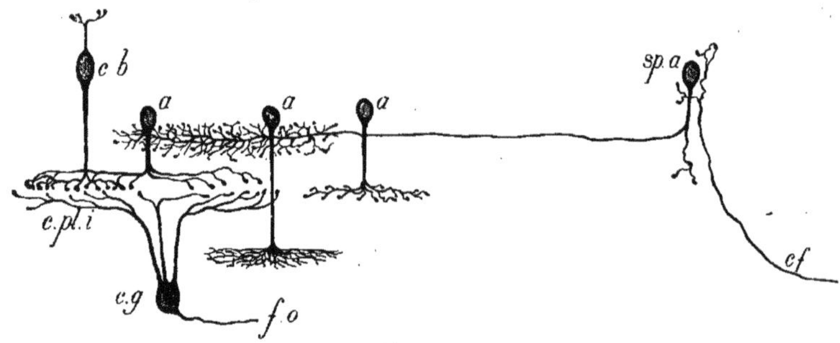

Fig. 208.

La partie rétinienne de l'appareil centrifuge cérébro-rétinien (d'après les données de CAJAL, 1892-96).

La fibre centrifuge *cf* émanée du cerveau porte son arborisation terminale au niveau du spongioblaste d'association *spa*, dont le long prolongement horizontal entre en connexion avec les tiges descendantes de plusieurs cellules amacrines *aaa*. — *cpli*, désigne la couche plexiforme interne constituée d'une part par les arborisations du pied des bipolaires *cb* et les prolongements protoplasmiques des cellules ganglionnaires *cg*. L'articulation ainsi constituée est mise en rapport avec les centres par les amacrines *a*, dont les arborisations coïncident avec celles des bipolaires, et qui peuvent recevoir un influx nerveux central par les spongioblastes d'association et les fibres centrifuges.

II. L'APPAREIL CENTRIFUGE (fig. 208). — CAJAL pense que les cellules amacrines (spongioblastes) par l'intermédiaire des fibres centrifuges, font partie intégrante d'une chaîne conductrice et que, recevant par ces fibres une excitation née dans le cerveau, elles la transmettent à l'articulation qui existe entre les expansions protoplasmiques des cellules ganglionnaires et le panache descendant des cellules bipolaires. Et il ajoute que cette impulsion serait peut-être nécessaire pour le jeu fonctionnel et la connexion des cellules bipolaires.

L'appareil centrifuge est constitué par les amacrines communes, par les

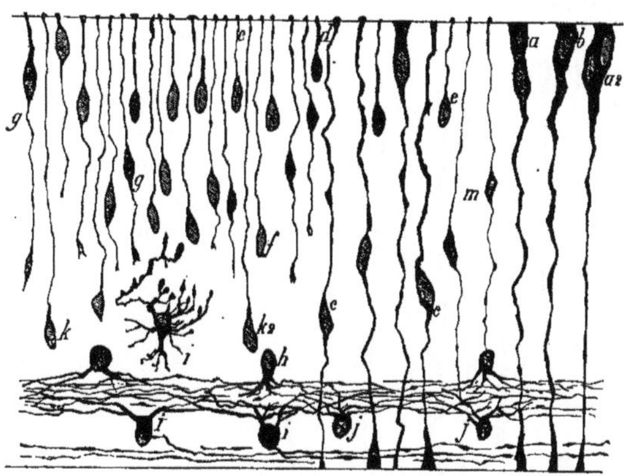

Fig. 209.

Rétine encore incomplètement développée du chat nouveau-né. Méthode de Golgi. (CAJAL, 1896).

a, cellule épithéliale avec deux noyaux à la file. — a^2, cellule épithéliale avec deux noyaux côte à côte. — *b*, cellule épithéliale avec noyau périphérique. — *c*, cellules épithéliales communes ayant leur noyau dans les parties moyennes de la rétine. — *d*, cône embryonnaire à la phase unipolaire. — *e*, bâtonnet dans la même phase. — *f*, bâtonnet dont le corps est situé profondément. — *g*, cône à la phase bipolaire. — *h*, cellule amacrine. — *i*, cellule ganglionnaire. — *j*, amacrines déplacées. — *k*, cône embryonnaire avec un corps voisin de la couche plexiforme externe. — k^2, bâtonnet à caractères analogues. — *i*, cellule horizontale embryonnaire. — *m*, bipolaires embryonnaires.

spongioblastes d'association et par les fibres centrifuges. Nous connaissons les amacrines communes dont les arborisations terminales s'entrelacent au niveau d'un étage de la couche plexiforme interne avec l'expansion inférieure des bipolaires et l'arborisation protoplasmique d'une cellule ganglionnaire.

Les spongioblastes d'association (ou horizontaux) outre quelques petits prolongements comme atrophiés, possèdent une expansion robuste, de très grande longueur, assimilable à un cylindraxe. Ils se rapprochent des cellules horizontales de la couche plexiforme externe et on peut conjecturer que leur but est d'associer pour une action commune des spongioblastes placés à de grandes distances. En faveur de cette hypothèse il faut faire remarquer que l'arborisation terminale de leur cylindraxe s'étend exclusivement dans la portion la plus externe de la zone plexiforme externe où elle se met forcément en contact avec les tiges descendantes, non encore arborisées, d'un grand nombre de spongioblastes.

Les spongioblastes d'association sont particulièrement développés dans la rétine des passereaux où Cajal les a découverts. Mais cette forme de cellule n'est point exclusive aux oiseaux. Certaines arborisations aplaties et granuleuses de la partie externe de la couche plexiforme interne chez les reptiles et les mammifères, appartiennent très probablement à des spongioblastes d'association.

La constance des spongioblastes dans toutes les rétines, leur complexité plus grande dans les rétines les plus parfaites (oiseaux) et sur les bords de la fovea, permettent de leur attribuer des fonctions fort importantes bien qu'il ne fassent pas partie de la chaîne de conduction centripète.

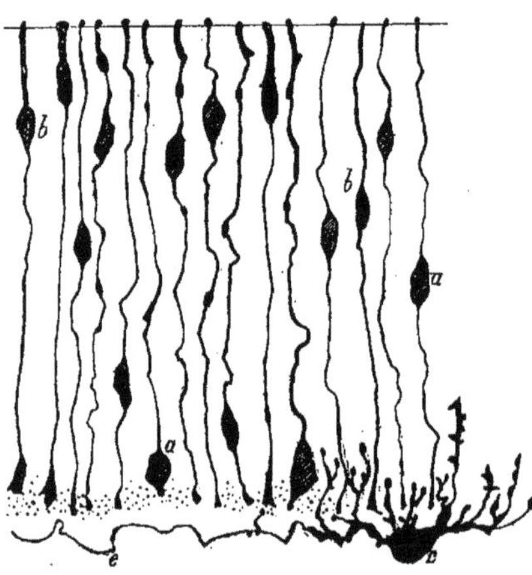

Fig. 210.
Rétine incomplètement développée du chat de quatre jours. Méthode de Golgi (Cajal, 1896).

a, corps du bâtonnet (phase bipolaire). — *b*, corps du cône (phase bipolaire). — *c*, cellule horizontale externe. — *e*, son cylindraxe.

V. — HISTOGENÈSE DE LA RÉTINE

Ainsi que nous l'avons déjà signalé la rétine proprement dite se développe aux dépens du feuillet interne de la vésicule oculaire secondaire. Voici, d'après Nüssbaum, les principaux phénomènes histogéniques de ce développement.

Les divisions cellulaires par karyokinèse se font surtout parmi les éléments tournés vers la cavité de la vésicule ; c'est là, du reste, une loi générale pour tous les organes creux (Altmann). C'est la couche correspondant aux futurs grains externes qui est la principale couche germinative. Les cellules filles sont repoussées vers le vitré, de sorte que les futures cellules multipolaires sont la génération la plus ancienne.

Quand les traînées cellulaires ainsi formées ont de sept à huit éléments, les cellules les plus proches du vitré commencent à pousser des prolongements qui se dirigent vers le nerf optique et sont la première ébauche de ses fibres. Ce développement de fibres comme, du reste, celui de toutes les couches de la rétine, marche du pôle postérieur en avant.

On ne sait rien sur le développement des fibres centrifuges qui poussent probablement du cerveau vers la rétine.

Ensuite se développe la couche plexiforme interne qui sépare de plus en plus la couche des cellules ganglionnaires de celle des grains internes.

Quand cette couche plexiforme a acquis une certaine épaisseur, les cellules de la couche des grains internes commencent à pousser leurs prolongements. Puis la couche plexiforme externe se dessine et en dernière ligne se développent les cônes et les bâtonnets. Au sujet de ces derniers, nous renvoyons au chapitre qui les concerne spécialement (p. 628).

CHAPITRE IV

HISTOLOGIE DU NERF OPTIQUE

Les fibres nerveuses émanées des cellules ganglionnaires de la rétine (3ᵉ neurone rétinien) se rassemblent au niveau de la papille pour cheminer désormais côte à côte jusqu'aux ganglions optiques basilaires où elles se terminent par des arborisations libres. Pour épuiser l'histoire du 3ᵉ neurone rétinien, nous devrions donc immédiatement suivre ces fibres jusqu'à leur terminaison à la base du cerveau. Mais, dans ce long trajet elles traversent successivement le nerf optique, le chiasma et les bandelettes. Nous étudierons d'abord successivement ces divers segments nerveux au point de vue des éléments anatomiques qui les constituent (structure) et de la disposition de ces éléments (texture) avant de rechercher quelles sont les connexions nerveuses qu'ils réalisent et qui sont leur essence et leur raison d'être.

L'étude du nerf optique comprend : 1° les *gaines du nerf* (y compris leurs espaces séreux), et le *canal scléral,* gaine de la portion intrasclérale ; 2° le *tronc nerveux* au point de vue de sa structure et de sa texture ; 3° les *vaisseaux sanguins du nerf ;* 4° sa *circulation interstitielle.*

I. — LES GAINES DU NERF OPTIQUE

a. Le canal scléral. — La sclérotique et la choroïde se constituant longtemps après le nerf optique, il en résulte qu'elles présentent dès leur origine une lacune ou trou au niveau du point où elles ferment le globe oculaire autour du nerf. Les deux membranes réunies (et du reste à peine différenciées à ce niveau) offrant une certaine épaisseur il en résulte un court canal, plutôt qu'un simple trou. Bien que sa longueur moyenne soit de moins de un demi millimètre, nous lui décrirons un *orifice antérieur* (dont le bord est l'*anneau scléral* souvent visible à l'ophtalmoscope), un *trajet* et un *orifice postérieur* dont les bords se continuent avec le tube fibreux que la pie-mère forme autour du nerf optique (fig. 211 et 213).

Le canal scléral est beaucoup plus court que la sclérotique n'est épaisse, et cela parce que le cul-de-sac des gaines entame circulairement la face pos-

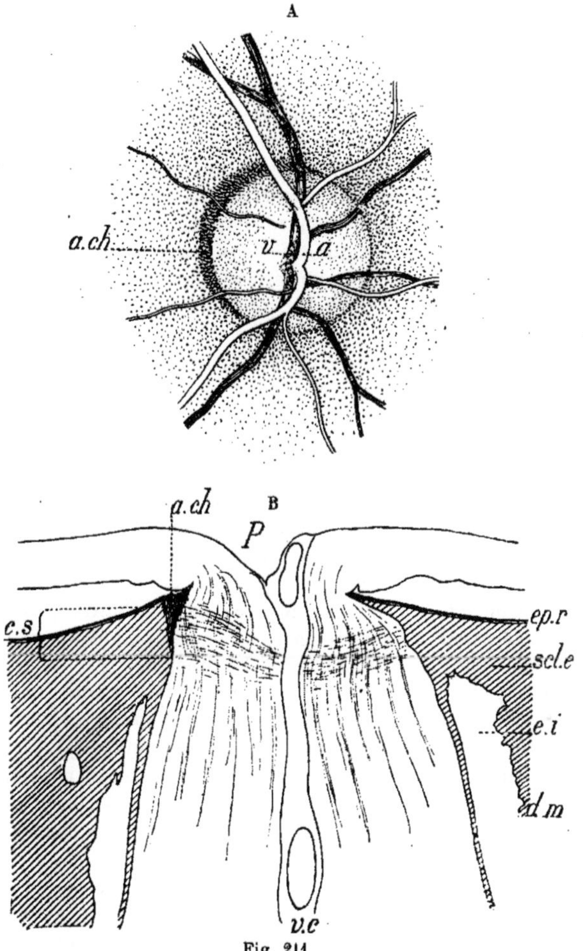

Fig. 211.

La papille optique.

A, papille normale dessinée à l'ophtalmoscope, présentant à son côté temporal un croissant sombre, *a.ch*, anneau choroïdien des ophtalmologistes. — *a*, artère centrale. — *v*, veine centrale.

B, La même papille, coupe suivant l'horizontale passant par l'émergence des vaisseaux. — P, surface papillaire avec une légère excavation centrale. — *v.c*, vaisseaux centraux. — *ep.r*, l'épithélium rétinien resté adhérent à la choroïde. — *scl.c*, la scléro-choroïde, les deux membranes étant à peu près fusionnées en ce point. — *c.s*, le canal scléral, c'est-à-dire l'épaisseur de sclérotique réellement traversée par le nerf optique entre le fond de l'espace intervaginal *e.i* et la choroïde. — Les lignes de points correspondant à *c.s* ont été trop rapprochées : le canal scléral est ici beaucoup plus long. L'anneau choroïdien en croissant de la figure A correspond à l'éperon scléro-choroïdien pigmenté *a.ch* fig. B vu à travers la rétine parce que chez le sujet de l'observation l'épithélium pigmenté de la rétine n'atteint pas du côté temporal le bord de l'anneau scléral, comme cela a lieu du côté nasal (d'après Elschnig).

térieure de la sclérotique jusqu'aux deux tiers de son épaisseur, de sorte que le dernier tiers seul est réellement traversé par le nerf optique et mérite le nom de canal scléral.

D'après Elschnig le diamètre de l'orifice antérieur du canal scléral est en moyenne de 1mm,5, celui de l'orifice postérieur de 2 millimètres. Il a donc la forme d'un tronc de cône à petite base tournée vers l'œil.

Son axe est rarement perpendiculaire à un plan tangent au pôle postérieur de l'œil, il est généralement oblique en dedans et en arrière, il converge avec son congénère, comme les nerfs optiques eux-mêmes. Taillé obliquement dans la sclérotique, il est rarement symétrique autour de son axe. Généralement son bord nasal est saillant et aigu, son bord temporal plus ou moins effacé. Quand il est à peu près symétrique, ses deux bords sont également aigus, il est alors perpendiculaire au pôle postérieur de l'œil. Exceptionnellement il est oblique en sens inverse, c'est-à-dire qu'il forme un grand angle ouvert du côté de la ligne médiane.

La paroi du canal au lieu d'être rectiligne est toujours plus ou moins évidée; il en résulte une forme en chaudron qui devient manifeste dans l'excavation glaucomateuse, où l'anneau scléral, c'est-à-dire l'orifice antérieur du canal, surplombe les vaisseaux et masque leur segment intrascléral à l'observateur.

L'anneau scléral des ophtalmologistes, souvent visible à l'ophtalmoscope (fig. 214 *ascl*), est dû à ce que l'épithélium pigmentaire de la rétine, première couche opaque arrêtant le regard, ne recouvre pas toujours exactement le bord du trou sclérotical, bord qui apparaît alors sous la forme d'un étroit croissant ou d'une bandelette blanche péripapillaire. Cette apparence est rare du côté *nasal* ou généralement la couche pigmentaire masque la sclérotique, mais elle est fréquente du côté temporal.

De profil, la paroi du canal optique est fréquemment convexe en ce point (fig. 214 *ast*), et par cette convexité dépasse l'épithélium pigmenté se montrant alors sous la forme d'un croissant blanc plus ou moins large. Le liséré noirâtre *dit anneau choroïdien* qui le borde souvent en dehors n'est autre chose qu'un épaississement local du feuillet pigmentaire. Dans certains cas cependant il s'agit assurément du bord pigmenté de la choroïde que ne masque pas l'épithélium rétinien (fig. 211 *ach*).

La diminution de volume du nerf optique à son entrée dans l'œil, l'étroitesse corrélative du canal scléral, sa forme tronconique à petite ouverture antérieure, sont, avec la présence de la lame criblée, autant de palliatifs à l'affaiblissement inévitable de la sclérotique au point où la présence du nerf optique ne lui a pas permis de fermer la sphère oculaire.

Bien que le canal scléral occupe une région amincie de la sclérotique, sa résistance, comme anneau fibreux, est considérable. Dans l'excavation glaucomateuse la lame criblée se laisse refouler, mais l'anneau scléral ne se laisse pas distendre d'une façon appréciable. Il s'oppose efficacement à toute déformation du globe qui résulterait de son élargissement.

b). Les gaines proprement dites du nerf optique. — A l'état normal ces gaines sont appliquées les unes sur les autres, de sorte qu'il est difficile de se rendre compte de leur disposition. Au contraire quand elles ont été préalablement injectées ou distendues par un œdème de cause pathologique les coupes transversales et longitudinales montrent parfaitement tous les détails de leur organisation. C'est par cette dernière méthode que nous allons les étudier.

1° Coupes transversales (fig. 212). — Une pareille coupe, pratiquée de

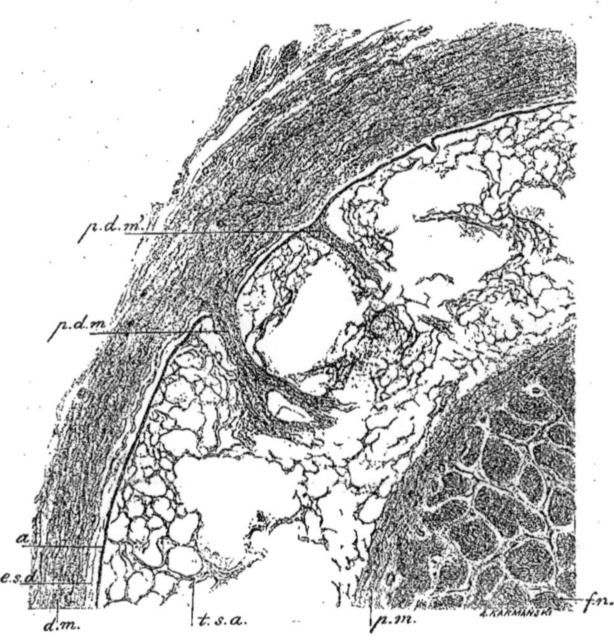

Fig. 212.

Coupe transversale des gaines du nerf optique dilatées par l'œdème, au niveau de l'ampoule rétrobulbaire (Tumeur cérébrale), (ROCHON-DUVIGNEAUD).

f.n, faisceau nerveux atrophié. — *p.m*, la pie-mère épaissie par suite de la rétraction atrophique du nerf. — *d.m*, la gaine durale. — *e.s.d*, l'espace sous-dural. — *a*, l'arachnoïde. — *t.s.a*, le tissu réticulé sous-arachnoïdien. — *p.d.m*, un des prolongements de la dure-mère formant point de suture entre cette gaine et la surface du nerf optique. Ils s'insèrent sur la pie-mère en se ramifiant, mais ne se résolvent pas dans le tissu sous-arachnoïdien : l'arachnoïde forme à leur surface une écorce que l'on peut suivre jusque sur leurs ramifications. Ils partent toujours de la dure-mère. Si le prolongement *p.d.m'* paraît émaner de l'arachnoïde c'est uniquement parce que son point d'implantation dural n'est pas compris dans le plan de la coupe.

préférence à quelques millimètres en arrière du globe, là ou les gaines subissent une légère dilatation, montre la disposition générale suivante : une gaine extérieure, fibreuse, épaisse, la *gaine durale* est doublée par un feuillet très dense, très mince, l'*arachnoïde* qui lui est intimement appliqué mais ne lui adhère pas. Entre la double paroi ainsi constituée et la *pie-mère*, moulée sur le nerf optique, il existe un espace relativement large — l'*espace sous-arachnoïdien* — rempli par du tissu conjonctif réticulé, *tissu sous-*

arachnoïdien. La pie-mère adhère intimement au tronc nerveux par les nombreuses cloisons qu'elle envoie dans son intérieur.

Ainsi est constituée au nerf optique une double enveloppe, l'une, lâche sur le nerf, et formée par la dure-mère doublée de l'arachnoïde, l'autre adhérente au tronc nerveux, la pie-mère.

On nomme *espace intervaginal* l'espace libre compris entre la dure-mère et la pie-mère. En réalité il existe deux espaces concentriques : 1° l'*espace sous-dural* très étroit, virtuel, entre la dure-mère et l'arachnoïde ; 2° l'*espace sous-arachnoïdien* beaucoup plus important et rempli par le tissu spongieux du même nom.

La *dure-mère*, épaisse de 1/2 millimètre, est formée de faisceaux fibreux entrelacés. Les faisceaux circulaires prédominent vers sa surface intérieure, tandis que, dans le reste de son épaisseur des faisceaux longitudinaux sont entremêlés à quelques fascicules circulaires. Entre les faisceaux on observe un petit nombre de cellules conjonctives plates.

L'*arachnoïde* se présente sous la forme d'une membrane très mince, mais d'un tissu dense formé de plusieurs assises de cellules plates que séparent de minces lames connectives. Elle double exactement la dure-mère dont la sépare un espace virtuel et à laquelle elle n'adhère qu'au niveau des colonnes fibreuses que celle-ci envoie à la pie-mère (voir plus bas). La surface externe, durale de l'arachnoïde est lisse et libre sauf au niveau de ces points d'adhérence. De sa surface interne se détachent les trabécules du tissu réticulé qui remplit l'espace sous-arachnoïdien.

Le *tissu réticulé sous-arachnoïdien* qui est le siège de l'œdème dans la stase papillaire, est formé de fins faisceaux conjonctifs anastomosés dans tous les sens, engainés de cellules endothéliales et laissant entre eux de larges espaces intercommunicants. Ces espaces s'élargissent beaucoup et forment de grandes lacunes vers la partie moyenne de la couche réticulée qui se trouve ainsi divisée en deux lames secondaires, l'une doublant l'arachnoïde l'autre recouvrant la pie-mère. Mais cette division n'est que relative, les deux lames offrant de nombreux points de continuité.

La *pie-mère* est une membrane fibreuse très mince, plus épaisse cependant que l'arachnoïde et tendue à la surface du nerf optique qu'elle engaine étroitement. Elle est formée de feuillets superposés dont les uns à faisceaux circulaires, les autres à faisceaux longitudinaux ou obliques. Par sa face externe elle reçoit l'insertion du tissu réticulé sous-arachnoïdien et des colonnes fibreuses de la dure-mère dont nous parlerons au paragraphe suivant. Par sa face interne elle envoie dans le nerf de nombreuses cloisons conjonctives qui portent les vaisseaux dans le tronc nerveux. Elle ne touche jamais directement les fibres nerveuses. Elle en est séparée par la couche névroglique, relativement épaisse vers le globe oculaire, et que Fuchs qui l'a découverte, a considéré comme une atrophie périphérique des faisceaux nerveux.

Moyens d'union entre les gaines feuilletées du nerf optique. — L'arachnoïde est reliée à la pie-mère par le tissu réticulé. Mais il existe un autre moyen d'union beaucoup plus solide représenté par des colonnes ou faisceaux fibreux, notablement plus épais que les trabécules réticulés (fig. 212-213). Ces faisceaux se détachent de la face interne de la dure-mère, pénètrent dans l'espace sous-arachnoïdien pour s'y diviser en ramuscules qui vont se continuer avec la pie-mère. Quelques-uns de ces faisceaux, véritables points de suture, réunissant les deux gaînes extrêmes, sont peu ou pas divisés. Dans leur trajet entre la dure-mère et la pie-mère ils refoulent l'arachnoïde qui leur constitue une fine écorce d'où partent des trabécules de tissu sous-arachnoïdien. En somme, en s'exprimant il est vrai un peu théoriquement, on peut dire que ces faisceaux, émanés de la dure-mère, traversent le tissu sous-arachnoïdien sans le toucher, recouverts qu'ils sont par une gaine arachnoïdienne qui les revêt exactement comme elle revêt la surface interne de la dure-mère.

Ces points de suture sont surtout développés et abondants à 2 ou 4 millimètres derrière le globe, là où l'espace sous-arachnoïdien est le plus large. Ils diminuent de nombre et de longueur à mesure que l'on se dirige vers le fond de l'orbite.

2° Coupes longitudinales (fig. 213). — Les coupes longitudinales allant de la papille au canal optique (inclusivement), permettent d'étudier : 1° les modifications que les gaines subissent dans leur trajet orbitaire ; 2° leur continuité avec les enveloppes de l'œil d'une part, du cerveau d'autre part.

1° *L'espace sous-arachnoïdien* présente son maximum de largeur à 2-4 millimètres derrière le globe oculaire, région qui s'accuse par un renflement bien apparent dans les cas de disten-

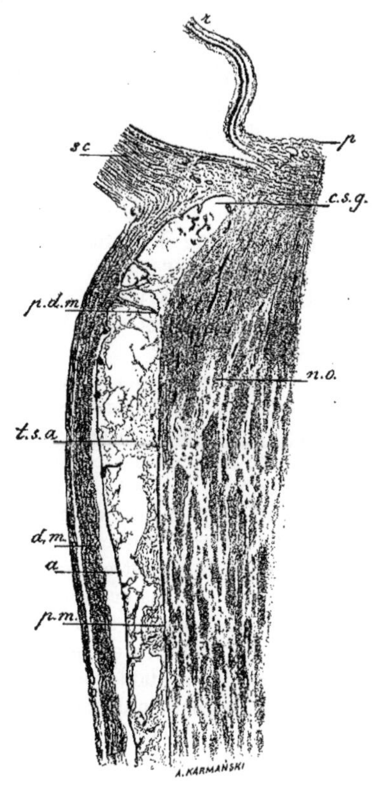

Fig. 213.

Coupe longitudinale de la papille et de la portion rétrobulbaire du nerf optique avec ses gaines dilatées par l'œdème dans un cas de tumeur cérébrale. Le nerf est en partie atrophié mais les gaines présentent tout au plus de petites lésions histologiques et ne sont en rien modifiées dans leur texture. (Rochon-Duvigneaud).

r, la rétine. — *p*, la papille. — *n.o*, le nerf optique. — *s.c*, la sclérotique. — *d.m*, la gaine durale. — *p.m*, la gaine piale. — *a*, l'arachnoïde accidentellement décollée de la gaine durale et se continuant sous la forme d'une fine membrane, représentée par un trait noir, jusqu'au fond du cul-de-sac des gaines *c.s.g*. Le tissu sous-arachnoïdien *t.s.a* est ici développé par l'œdème ce qui met en évidence l'espace sous-arachnoïdien. — *pd.m.*, les prolongements en forme de clous de la dure-mère allant s'insérer sur la pie-mère et particulièrement développés au niveau de la dilatation rétrobulbaire des gaines.

sion œdémateuse des gaines. Puis il se rétrécit progressivement en arrière de telle sorte qu'au fond de l'orbite les gaines sont serrées sur le tronc nerveux avant de se fusionner partiellement dans le canal optique.

A ce niveau le nerf paraît séparé de la paroi osseuse par une couche fibreuse compacte représentant toutes les gaines fusionnées ensemble et avec le périoste. Seule la méthode des injections démontre la continuité entre les espaces séreux péricérébraux et les espaces homologues du nerf optique, s'établissant au moyen de fentes traversant la masse fibreuse et représentant ces espaces dans le canal osseux. Nous y reviendrons au chapitre de la circulation lymphatique et sanguine du nerf optique.

2° *Continuité des gaines avec l'enveloppe fibreuse du globe oculaire, cul-de-sac des gaines. Leur continuité avec les méninges craniennes.* — Autour l'insertion oculaire du nerf optique l'espace intervaginal pénètre jusqu'aux deux de tiers de l'épaisseur de la sclérotique (fig. 213, et 214), point où il s'arrête en formant un cul-de-sac limité par une arcade fibreuse au niveau de laquelle s'établit la continuité entre la pie-mère et la gaine durale. En réalité pie-mère et gaine durale doivent être considérées comme une enveloppe unique (cela est vrai chez le fœtus) se continuant, autour de l'entrée du nerf optique, avec toute l'épaisseur de la scléro-choroïde et séparées secondairement l'une de l'autre par la formation de l'espace intervaginal au-devant duquel elles retrouvent dans le tiers interne de la sclérotique leur unité primitive.

Ainsi que nous l'avons déjà signalé le cul-de-sac des gaines est situé au niveau de la face postérieure de la lame criblée, ou bien, en d'autres termes la sclérotique pénètre le nerf sous forme de lame criblée immédiatement au-devant du point où elle cesse d'en être séparée par le cul-de-sac des gaines. La lame criblée, elle, est une formation accessoire, une sorte d'expansion fibro-vasculaire secondaire de la sclérotique à travers le nerf optique.

Le cul-de-sac des gaines présente des dimensions transversales et une forme variable. Il peut être étroit et serré, terminé en angle aigu, mais presque toujours il est plus ou moins élargi, constitue une arcade dont la forme arrondie apparaît surtout sur les gaines injectées ou œdématiées. Dans les cas de sclérectasie postérieure il peut présenter des déformations singulières, se prolonger par un véritable clivage de la sclérotique du côté de l'ectasie temporale. Mais ceci n'est nullement un fait constant dans la myopie.

L'arachnoïde accompagnant exactement la gaine durale se termine au sommet du cul-de-sac en se fixant à sa paroi fibreuse. Elle cesse là où commence la pie-mère, elle double uniquement la dure-mère et finit avec elle. L'espace intervaginal est donc subdivisé jusqu'au fond de son cul-de-sac rétrobulbaire, en deux espaces secondaires et il est composé en réalité d'un étroit cul-de-sac appartenant à l'espace sous-dural et du cul-de-sac beaucoup plus apparent de l'espace sous-arachnoïdien.

Au fond de l'orbite la gaine durale se perd dans la masse fibreuse résistante qui la fixe au canal osseux et se continue d'autre part avec les courts tendons musculaires et le périoste orbitaire. Dans le canal optique lui-même les trois gaines se fusionnent et forment avec le périoste une épaisse couche fibreuse dans laquelle chemine la petite artère ophtalmique et qui relie solidement le nerf à la paroi osseuse. Cette fusion des gaines est du reste incomplète puisque les injections faites dans l'espace sous-dural ou arachnoïdien de la cavité cranienne, peuvent pénétrer dans les espaces correspondants du nerf optique, à travers d'étroites fentes, invisibles sur les coupes mais qui représentent et continuent au niveau du canal optique les espaces homologues péri-encéphaliques et péri-optiques. Vers l'orifice cranien du canal optique les gaines retrouvent leur individualité, la dure-mère s'écarte du nerf pour tapisser la base du crâne, l'arachnoïde formant une gaine très lâche, une sorte d'entonnoir autour de la portion cranienne du nerf dont la sépare un tissu sous-arachnoïdien très lâche à longs filaments réticulés ; la pie-mère enfin adhérant toujours au tronc nerveux par les cloisons connectives dont elle le pénètre.

c. Les espaces séreux des gaines optiques. Résultats fournis par les injections. — Schwalbe (1869) se basant sur la continuité des gaines durale et piale du nerf optique avec les enveloppes similaires de l'encéphale, établit le premier une comparaison entre l'espace sous-vaginal (ou intervaginal) du nerf optique compris entre ces deux gaines et l'espace sous-arachnoïdien du cerveau. Il réussit du reste à remplir la cavité des gaines du nerf par une injection poussée sous l'arachnoïde cranienne et démontra enfin par la nitratation que l'espace intervaginal du nerf optique était tapissé par une couche endothéliale continue.

Pour lui et pour Schmidt-Rimpler qui reprit ses expériences et obtint des résultats analogues il n'y avait qu'une seule cavité entre la dure-mère et la pie-mère optiques, l'espace sous-vaginal ou intervaginal.

A. Key et Retzius (1875) démontrèrent la présence de l'arachnoïde autour du nerf optique (à la vérité indiquée depuis longtemps par Bichat et Cloquet) et réussirent à injecter autour du nerf optique deux espaces concentriques distincts, le premier (espace sous-dural) pénétré par l'injection de l'espace sous-dural du cerveau, le second (espace sous-arachnoïdien) rempli par celle de l'espace sous-arachnoïdien péri-encéphalique. La communication entre chacun de ces deux espaces et les espaces homologues de l'encéphale se fait au niveau du canal optique par d'étroites fentes qui siègent à la partie inférieure du canal, dans l'épaisseur du tissu fibreux qui entoure le nerf optique et représente toutes les gaines fusionnées ensemble pour réaliser l'adhérence du nerf à la paroi osseuse.

L'espace sous-arachnoïdien, de beaucoup le plus large et le plus important, est occupé par le tissu réticulé sous-arachnoïdien que nous avons déjà décrit. Il se dilate légèrement en forme d'ampoule derrière le globe et se termine en cul-de-sac au fond de la rainure sclérale rétrobulbaire par suite de l'insertion de l'arachnoïde au fond de cette rainure.

L'espace sous-dural, virtuel tant qu'il n'est pas dilaté par une injection, n'est autre chose que l'étroite fente entre la dure-mère et l'arachnoïde. Il se termine également au fond de la rainure sclérale par un étroit cul-de-sac juxtaposé à celui de l'espace sous-arachnoïdien.

Il n'est traversé que par les pieds des grosses travées fibreuses qui, émanées de la dure-mère, refoulent de distance en distance l'arachnoïde pour aller s'insérer sur la pie-mère.

Ces deux espaces sont revêtus par des cellules endothéliales qui forment sur leurs parois fibreuses et les travées qui en partent, une couche continue comme cela a lieu au niveau de toutes les surfaces conjonctives libres. C'est par un véritable abus de langage qu'on les qualifie d'*espaces lymphatiques*. Ce terme date de l'époque où l'on admettait, surtout en Allemagne, que toutes les cavités du tissu conjonctif, comme du reste les mailles mêmes de ce tissu étaient en communication ouverte avec les origines des vaisseaux lymphatiques et pouvaient par conséquent être considérées comme faisant partie du système lymphatique. Nous croyons que l'on doit réserver l'épithète de lymphatique aux cavités qui contiennent véritablement de la lymphe, c'est-à-dire aux vaisseaux, cœurs et ganglions lymphatiques, système fermé de même que le système sanguin lui-même, ainsi qu'on tend à l'admettre de plus en plus à l'heure actuelle.

Les nombreuses communications que les injections ont paru démontrer entre les espaces libres des gaines et d'autres fentes ou lames très lâches du tissu conjonctif voisin, telles que le prétendu espace supravaginal (autour de la dure-mère optique), la lame criblée, l'espace périchoroïdien, et même entre l'épithélium pigmenté et la couche des bâtonnets (!) nous semblent dues à des accidents de préparation, à des injections forcées, des effractions, etc.

A ce sujet il ne faut pas oublier quelle somme de travail, quelles expériences multipliées il a fallu pour expliquer le fait de l'injection si facile du canal de Schlemm par la chambre antérieure, pour reconnaître à ce canal sa nature si longtemps contestée de vaisseau sanguin et réfuter l'erreur qui le faisait considérer comme un lymphatique et prenait justement sa source dans le résultat d'injections fautives et mal interprêtées.

Les espaces des gaines du nerf optique ne sont pas le siège d'une circulation active. A la suite d'aucune des innombrables énucléations qui ont été pratiquées on n'a jamais observé, que nous sachions, un écoulement appréciable du liquide céphalo-rachidien qui peut cependant couler si abondamment dans les fractures du crâne compliquées de rupture de l'arachnoïde. Cela donne aussi à penser que les communications, révélées par les injections, entre les espaces séreux du nerf et ceux du cerveau, n'ont pas une bien grande importance physiologique.

Ces espaces sont des réservoirs bien plus que des canaux, des cavités séreuses, non des lymphatiques. Comme l'admet Langer il est probable que leur rôle est avant tout de permettre le glissement des gaines sur le nerf optique pour lui éviter tout froissement dans les mouvements si rapides du globe et les brusques contractions musculaires, rôle analogue à celui de la vaginale autour du testicule et généralement de toutes les séreuses.

Nous ne chercherons donc pas à confondre dans un même système les *espaces séreux des gaines optiques* et l'*appareil de circulation interstitielle* (et non lymphatique) constitué dans le tronc nerveux lui-même par les amas névrogliques qui engainent les faisceaux.

II. — LE TRONC DU NERF OPTIQUE. STRUCTURE ET TEXTURE DE SES DIVERS SEGMENTS

Dans son trajet de la rétine au chiasma, le nerf optique présente : 1° une très courte portion initiale comprise partie dans l'intérieur du globe oculaire, partie dans l'épaisseur de sa paroi sclérale. Ce segment est dépourvu de myéline, il est par suite de faible diamètre, il comprend : *a*) la *portion papillaire ; b*) la *portion intra-sclérale ;* 2° un segment extra-oculaire beaucoup plus long, allant jusqu'au chiasma, pourvu de myéline, de diamètre par conséquent plus fort et comprenant : *c*) la *portion orbitaire ; d*) la *portion intracanaliculaire; e*) la *portion intracranienne.*

Ces subdivisions n'ont pas seulement une importance topographique, elles correspondent aussi à des différences de structure ou de texture, qui, pour n'être pas d'égale valeur suivant les différents segments du nerf, ne nous obligent pas moins à une étude séparée de chacun d'eux.

a) Portion papillaire du nerf optique. — On désigne ainsi le court segment nerveux compris entre le point où cessent les couches superposées de la rétine et celui où les fibres nerveuses abordent la lame criblée, c'est-à-dire le squelette fibreux du nerf optique. La portion papillaire est donc dépourvue non seulement de myéline, mais encore de trame conjonctive interstitielle, par là elle diffère de tout le reste du nerf (fig. 214).

Les fibres du nerf optique nées de la surface interne de la rétine, se rassemblent au niveau de la papille et traversent toute la membrane nerveuse pour aller constituer le tronc du nerf. Il en résulte une lacune circulaire de la rétine au niveau de laquelle font défaut toutes les couches, y compris l'épithélium pigmentaire, de telle sorte que la papille, n'étant pas limitée dans sa profondeur par une couche opaque, apparaît en clair sur le fond de l'œil. Secondairement, la scléro-choroïde s'organise autour du nerf optique et l'enserre exactement au-dessous du point où cessent la rétine et la couche pigmentaire. On peut donc dire, de façon schématique mais claire, qu'au niveau de la papille il existe dans la rétine et dans la scléro-choroïde deux trous égaux qui en se superposant forment un court canal exactement rempli par la portion amyélinique du nerf. Mais la tranche de tissu nerveux située au-devant de la lame criblée appartient seule à la papille.

Au point de vue ophtalmoscopique la papille c'est ce que l'on voit de ce canal en coupe optique, le regard étant arrêté dans la profondeur par la lame criblée et le sommet opaque des colonnes myéliniques. La présence si fréquente d'un *anneau scléral* résulte, ainsi que nous l'avons dit, d'un rebord de la sclérotique dépassant en dedans la limite pigmentaire; l'anneau dit

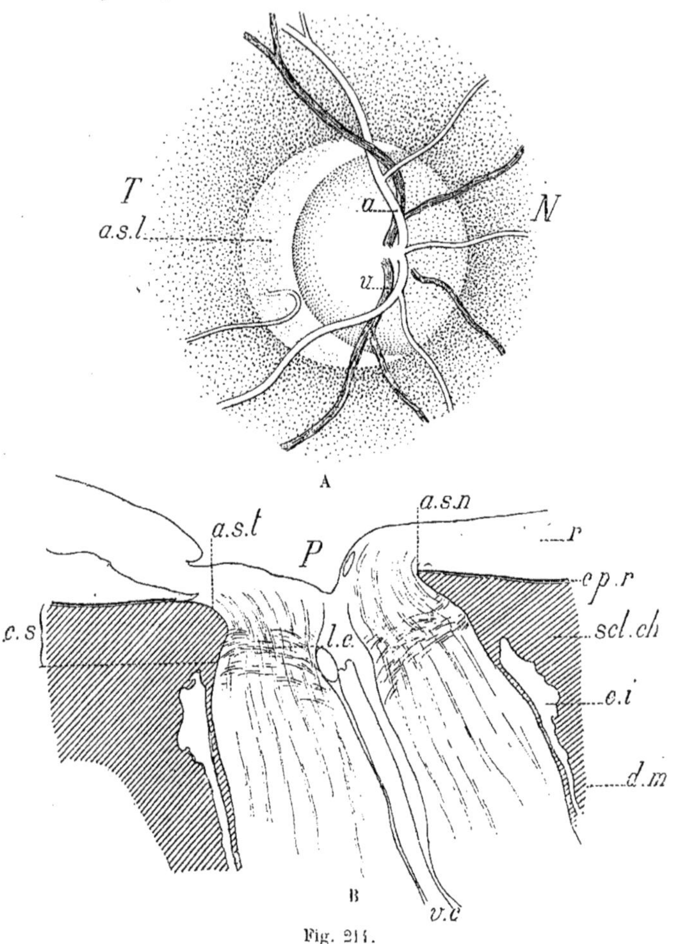

Fig. 214.

Une papille optique avec croissant scléral visible à l'ophtalmoscope.

A, papille dessinée à l'ophtalmoscope, présentant un vaste anneau scléral. *asl*, en forme de croissant blanc temporal. Pas d'excavation physiologique. — T, côté temporal. — N, côté nasal. — *a*, artère. — *v*, veine. Le petit vaisseau en crochet est probablement une artériole cilio-rétinienne.

B, même papille en coupe horizontale. — P, partie centrale de la papille, non excavée, mais surplombée par les épais faisceaux nerveux de la région nasale de la rétine. — *scl. ch.* la scléro-choroïde. — *cs*, le canal scléral. — *vc*, vaisseaux centraux. — *lc*, lame criblée. — *ei*, espace intervaginal. — *dm*, gaine durale. — *asn*, l'anneau scléral du côté nasal, rebord du canal scléral invisible à l'ophtalmoscope parce qu'il est exactement recouvert par l'épithélium rétinien opaque *epr*. — *asl*. l'anneau ou rebord scléral temporal, visible à l'ophtalmoscope sous la forme d'un large croissant tendineux *asl*. de la figure A) parce qu'il forme une saillie arrondie qui dépasse le bord de l'épithélium pigmenté (d'après Elschnig).

choroïdien résulte d'amas pigmentaires appartenant soit à l'épithélium rétinien, soit à la choroïde.

Dans le court trajet répondant à l'épaisseur de la tranche papillaire les fibres nerveuses passent du plan rétinien dans le nerf optique. Elles décrivent ainsi une courbe dont le sommet correspond à l'anneau scléral sur lequel elles se réfléchissent brusquement, sauf cependant du côté temporal où l'effacement fréquent de l'anneau permet une courbe à grand rayon. Au moment où elles abordent la papille elles sont déjà réunies en faisceaux qui se superposent en couches de plus en plus épaisses à mesure qu'ils occupent une aire plus centrale et par conséquent plus restreinte. Il en résulte un amoncellement des faisceaux nerveux sur le bord de la papille constituant le léger relief que l'on apprécie surtout bien sur les coupes antéropostérieures (fig. 214). Ce relief est toujours moins marqué du côté temporal, non seulement à cause du peu d'épaisseur du faisceau maculaire, mais encore par suite de l'effacement si fréquent de l'anneau scléral à ce niveau, qui permet aux fibres nerveuses de s'incurver progressivement pour passer de la rétine sur la papille et ne les force pas à se couder brusquement en formant une légère saillie intra-oculaire, comme cela arrive nécessairement au niveau de l'éperon nasal presque toujours si marqué.

L'*excavation physiologique* (fig. 215) si variable dans son étendue et dans sa profondeur, ne paraît pas toujours résulter des mêmes causes. Tantôt l'anneau scléral moins serré permet un certain écartement central des fibres nerveuses qui laissent plus ou moins transparaître la lame criblée, tantôt un anneau temporal déprimé laisse s'étaler à ce niveau la nappe des fibres nerveuses qui restent ainsi dans un plan inférieur aux fibres nasales fortement relevées par un éperon scléral saillant. Quoi qu'il en soit, l'excavation physiologique qui est beaucoup plus importante au point de vue ophtalmoscopique qu'au point de vue anatomique, porte uniquement sur les fibres nerveuses, plus ou moins étalées ou resserrées, et laisse toujours en place la lame criblée. Celle-ci qui du reste n'est jamais rectiligne et présente constamment une légère concavité antérieure, n'est cependant pas identique chez tous les sujets. Dans les limites de l'état normal on peut trouver des lames criblées de concavités assez différentes.

Structure de la papille. — La principale modification de texture qu'éprouvent les faisceaux nerveux en passant de la rétine dans la papille est relative à leur charpente névroglique. Dans la rétine ils sont séparés les uns des autres par les pieds des fibres de Müller et contiennent en outre des cellules névrogliques en araignée. Au niveau de la papille les fibres de Müller disparaissent, les cellules névrogliques au contraire augmentent de nombre et se disposent en traînées ou colonnes qui se continuent dans toute la longueur du nerf optique jusqu'au chiasma en isolant dans ce long trajet les faisceaux primitifs du nerf.

Il en résulte : 1° qu'il n'y a pas au niveau de la papille de membrane limitante interne, celle-ci étant due à la juxtaposition des pieds des fibres de Müller; 2° que le tissu de la papille n'étant plus *suturé* comme la rétine par les fibres de Müller, est susceptible de se gonfler, de s'œdématier dans les cas d'inflammation ou d'imbibition séreuse du nerf optique. Les injections interstitielles du nerf optique (A. Key et Retzius) ont montré du reste que le bleu de Prusse injecté fuse dans la papille par la voie des travées névrogliques qu'il a tout d'abord suivies dans le nerf.

Vaisseaux de la papille. — Au sujet de la circulation propre de la papille nous renvoyons à l'étude des vaisseaux sanguins de la rétine et du nerf optique. Nous ne parlerons ici que des modifications histologiques que présentent les gros vaisseaux en traversant la papille pour aller du nerf optique dans la rétine. Il persiste au niveau de la papille dans les premiers mois de l'existence, un vestige de l'artère hyaloïde qui chez l'embryon s'étend à travers le vitré jusqu'à la face postérieure du cristallin où elle s'épanouit en réseau vasculaire autour de la lentille. Après avoir plusieurs fois rencontré ce vestige dans l'examen histologique d'yeux de jeunes sujets, nous avons conseillé à Terrien d'en rechercher la fréquence et les particularités. Chez huit enfants dont les plus âgés avaient six mois, onze mois et treize mois il a trouvé constamment dans les deux yeux un petit filament de structure artérielle encore reconnaissable à la persistance des fibres musculaires, siégeant toujours au côté *nasal* de la papille et relié à l'artère centrale par un cordon de même nature. En d'autres termes de l'artère centrale se dirige vers le bord nasal un filament artériel oblitéré dont une partie est intrapapillaire et dont l'extrémité se termine librement après un court trajet, quelquefois spiral, de 1 à 1 millimètre et demi dans le vitré.

L'intérêt de ce vestige est de rappeller l'origine embryologique de la papille, véritable ombilic traversé chez l'embryon, comme l'ombilic abdominal par une artère destinée à disparaître chez l'adulte.

Ce vestige d'artère hyaloïde n'est sans doute pas le seul reliquat embryonnaire que l'on puisse observer au niveau de la papille. La surface papillaire dépourvue de limitante interne est recouverte, au moins vers son centre, par une très fine toile fibreuse susceptible de s'épaissir au fond de l'excavation physiologique et visible dans certains cas à l'ophtalmoscope sous le nom de *prolongements anormaux de la lame criblée* (Masselon). Elle aussi est selon toute vraisemblance un reste du pédicule embryonnaire du vitré, resté adhérent à la papille. Chez certaines espèces (Mouton) cette toile fibreuse est bien visible même chez l'animal adulte.

b) Portion intrasclérale du nerf optique et lame criblée. — Cette portion du nerf remplit exactement le canal tronconique que lui offre la sclérochoroïde (les deux membranes ne sont pas ici différenciées l'une de l'autre) et représente par conséquent une simple tranche du nerf optique, de moins de $0^{mm},5$ d'épaisseur, caractérisée surtout par la puissance de sa trame conjonctive (fig. 215).

Les faisceaux nerveux, dans le trajet du canal scléral, sont normalement dépourvus de myéline. Leur direction n'est pas rectiligne, principalement pour ceux de la périphérie, qui s'incurvent vers la paroi excavée du canal scléral en décrivant, par rapport à l'axe du nerf, des courbes à convexité externe.

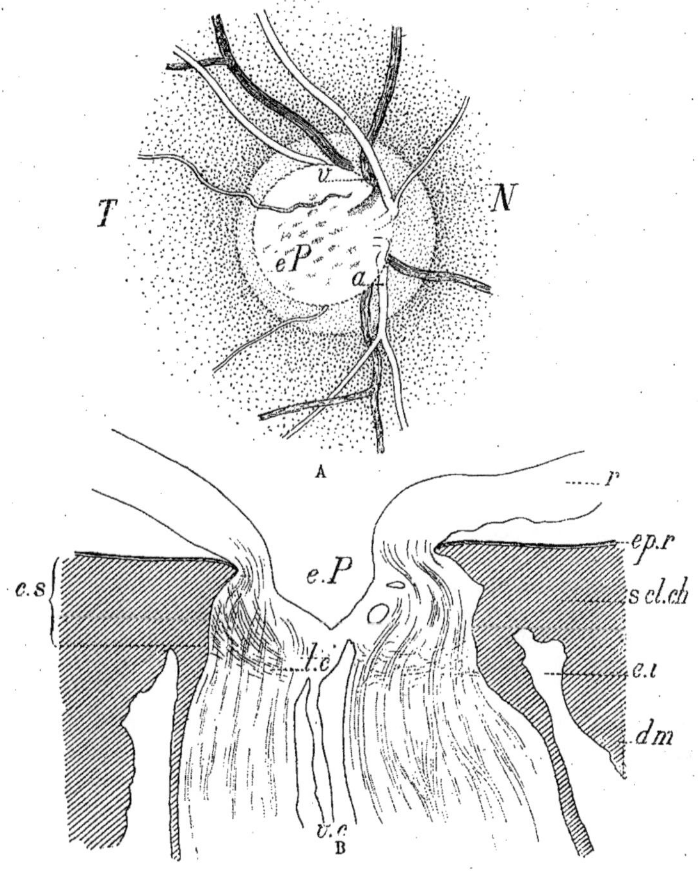

Fig. 215.

Une papille optique avec grande excavation physiologique.

A, papille normale dessinée à l'ophtalmoscope, et présentant une vaste excavation physiologique *eP*. — T, côté temporal. — N, côté nasal. — *a*, artère. — *v*, veine.

B, même papille, coupe suivant l'horizontale. — *eP*, excavation physiologique due à ce que les fibres optiques commencent à diverger assez profondément dans le canal scléral. — *ep. r*, épithélium rétinien. — *scl. ch*, scléro-choroïde. — *c. s*, canal scléral dont la hauteur est exactement indiquée par celle de l'accolade. — *l.c*, lame criblée. — *e. i*, espace intervaginal. — *d.m*, gaine durale au point où elle se continue avec la sclérotique. — *v.c.* vaisseaux centraux. Chez le sujet de l'observation l'épithélium pigmenté de la rétine atteignait tout autour de la papille le rebord de l'anneau scléral, il en résultait qu'à l'ophtalmoscope l'image de la papille était réduite à la coupe optique du canal scléral, sans rebord choroïdien apparent (d'après Elschnig).

Etudiée sur une coupe antéro-postérieure la lame criblée paraît formée par un système de faisceaux conjonctifs transversaux s'étendant d'un bord à l'autre du canal scléro-choroïdien en décrivant un trajet légèrement concave du côté de l'œil. Nous avons dit qu'à l'état physiologique cette concavité était variable bien que n'atteignant jamais le haut degré observé dans les excavations glaucomateuses. A première vue la lame criblée ne paraît régner que dans la moitié ou les deux tiers postérieurs du canal fibreux. C'est en effet la sclérotique qui fournit les faisceaux de beaucoup les plus forts. Cependant au niveau de l'orifice oculaire du canal la choroïde fournit aussi de minces faisceaux. Dans une description systématique on peut donc dire qu'il existe une lame criblée délicate, *choroïdienne* et une autre lame criblée beaucoup plus forte, *sclérale*. Il est à remarquer que les quadrupèdes (Chien, Mouton, Cheval) ont une lame criblée relativement faible et que chez eux la portion choroïdienne paraît seule représentée. Chez l'homme, la lame criblée est beaucoup plus forte à la fois sclérale et choroïdienne.

Au niveau des vaisseaux centraux la lame criblée s'appuie sur leur gaine externe particulièrement renforcée à ce niveau et fournissant une colonne centrale au puissant système fibreux qui ferme la coque oculaire dans le canal scléral et au travers duquel se tamisent les faisceaux nerveux et les vaisseaux.

Sur les coupes transversales (fig. 216) passant au niveau du canal scléro-choroïdien la lame criblée forme un système de mailles arrondies ou allongées, enserrant les faisceaux neuro-névrogliques, et rappelant l'aspect connu, dit de moelle de jonc, des coupes de la portion orbitaire. Mais ici les faisceaux sont beaucoup plus petits à cause de l'absence de myéline autour des cylindraxes et les travées conjonctives sont beaucoup plus épaisses et plus denses, de même que la gaine fibreuse des vaisseaux. De plus elles forment autour des faisceaux nerveux des gaines complètes, se traduisant sur les coupes par des cercles fermés, tandis qu'il est rare d'observer des gaines fibreuses aussi complètes dans la portion orbitaire et surtout dans la portion intracranienne du nerf.

Les fibres à direction transversale prédominent dans les mailles de la lame criblée. Ce tamis fibreux est donc organisé pour résister à une pression antéro-postérieure et éviter, dans les conditious normales de la tension intra-oculaire, un refoulement des fibres nerveuses au moment où elles passent de la rétine dans le nerf optique.

c) Portion orbitaire du nerf. — Le nerf optique présente essentiellement la même structure dans ses portions orbitaire, canaliculaire et intracranienne. La description qui suit s'applique donc à ces trois régions du nerf. Nous indiquerons ensuite les différences légères qui caractérisent chacune d'elles.

Au niveau de la face postérieure de la lame criblée les fibres optiques se recouvrent d'une gaine de myéline, le tronc du nerf augmente ainsi presque subitement de volume et passe d'un diamètre de 1 millimètre et demi à un diamètre de 3 millimètres. En même temps les lames conjonctives qui le cloisonnent et font suite à la lame criblée s'amincissent en enveloppant des faisceaux plus volumineux.

Le nerf optique acquiert ainsi la structure qu'il conservera jusqu'au chiasma et qui n'est modifiée que d'une façon secondaire soit par la présence des vaisseaux centraux, soit dans le canal optique, soit au niveau de la portion intracranienne et aplatie du nerf.

La portion myélinique du nerf optique commence avec l'espace intervaginal, dont le cul-de-sac est au niveau de la limite postérieure de la lame criblée. Son premier millimètre bien qu'également entouré par les trois gaines et leurs espaces est quelquefois qualifié d'*intrascléral*. Il plonge en effet dans la sclérotique, mais il en reste séparé par l'espace intervaginal (fig. 213), qui, ainsi que nous l'avons signalé entame la sclérotique jusqu'au deux tiers de son épaisseur. L'expression la plus générale des rapports du nerf avec les gaines est donc en définitive celle-ci : la portion amyélinique seule est véritablement intrasclérale tandis que la portion myélinique est dès son origine revêtue des gaines feuilletées et entourée des espaces intervaginaux.

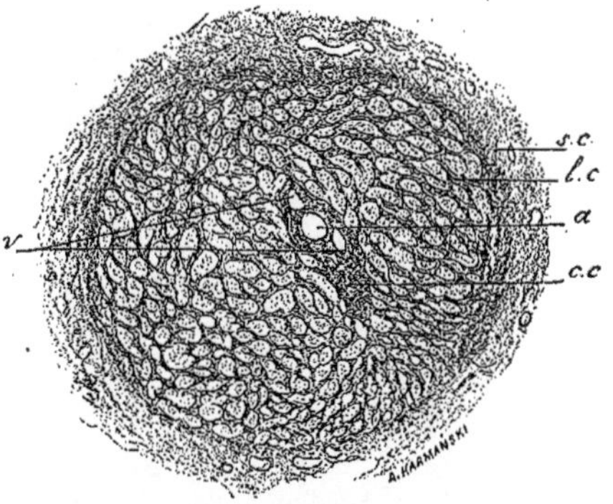

Fig. 216.

Coupe transversale du nerf optique humain au niveau de la lame criblée (même nerf et même grossissement que dans la figure 218). Liq. de Müller (ROCHON-DUVIGNEAUD).

sc, la sclérotique, au niveau du canal scléral. — *lc*, un des trabécules de la lame criblée. — *v*, les deux veines d'origine de la veine centrale, qui se constitue seulement un peu plus bas. — *a*, l'artère centrale. — *cc*, gaine conjonctive des vaisseaux formant au niveau de la lame criblée une colonne compacte.

Au cours de son évolution embryologique le nerf optique est d'abord un tube, puis un cordon plein composé de cellules ectodermiques qui deviendront plus tard cellules de névroglie. Plus tard il est pénétré par les fibres nerveuses venues soit de la rétine, soit du cerveau et qui se fraient un chemin entre les cellules névrogliques. Enfin ce cordon neuro-névroglique est vascularisé et cloisonné par des éléments mésodermiques émanés du tissu de l'orbite embryonnaire. Ceci est vrai aussi bien au point de vue embryologique que phylogénique, car il existe des vertébrés inférieurs dont le nerf optique n'a pas de cloisonnement conjonctif, ne présente d'autres éléments cellulaires que la névroglie et manque de vaisseaux interstitiels comme du reste l'axe cérébro-spinal des mêmes animaux. Ce point a été établi par W. MÜLLER pour la lamproie de rivière (Petromyzon fluviatilis).

Nous devons donc trouver dans le nerf optique, à côté des fibres nerveuses un *stroma névroglique*, et un *stroma conjonctif* porteur des vaisseaux.

Structure et texture du nerf optique. — Bien que ce ne soit point là assurément l'ordre logique, nous étudierons tout d'abord le stroma conjonctif comprenant la pie-mère et les cloisons qui en émanent, puis la trame névroglique du nerf et enfin les faisceaux nerveux eux-mêmes.

Pie-mère et trame fibreuse du nerf. — Sur les coupes longitudinales le nerf optique apparaît divisé en bandes parallèles, *faisceaux nerveux,* que séparent de fines lames conjonctives. Ces dernières se montrent rarement continues sur une grande longueur, et de distance en distance paraissent interrompues par des expansions transversales ou obliques qui semblent couper en travers le faisceau nerveux, d'où l'aspect scalariforme des coupes

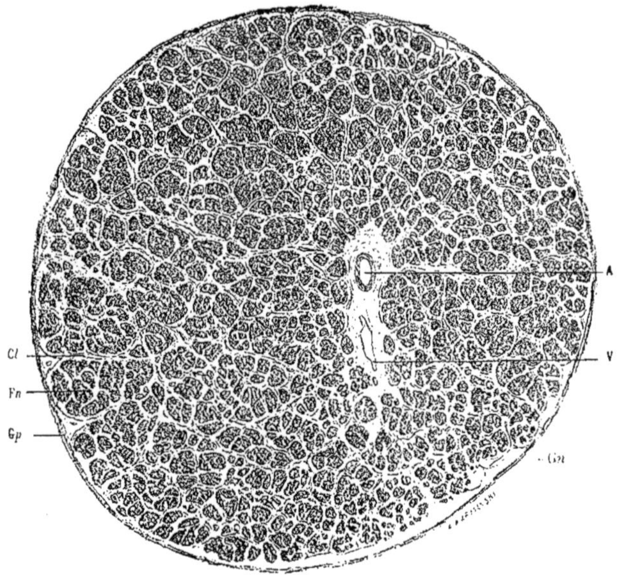

Fig. 217.

Coupe transversale du nerf optique de l'homme à quelques millimètres derrière le globe. Coloration par la méthode de Weigert (Rochon-Duvigneaud).

Tous les îlots gris représentent les coupes transversales des faisceaux nerveux, tous les espaces blancs entre les faisceaux sont les cloisons interfasciculaires conjonctives ou névrogliques. Cette coloration met en évidence les faisceaux primitifs, c'est-à-dire les faisceaux irréductibles en faisceaux secondaires. — A, artère centrale. — V, veine. — *cl*, cloison interfasciculaire. — *Fn*, faisceau nerveux. — *Gp*, pie-mère. — *Gn*, gaine névroglique.

longitudinales, particulièment marqué au niveau de la lame criblée, mais qui règne tout le long du nerf. Il est du reste évident que les lames fibreuses transversales n'interrompent pas les faisceaux nerveux mais seulement les forcent à s'incurver et à sortir du plan de la section ce qui les fait paraître coupés en ce point. Les lames conjonctives longitudinales interfasciculaires renferment des vaisseaux sanguins qui ont un trajet parallèle aux faisceaux nerveux et constituent un élément constant du nerf optique. Leurs gaines conjonctives forment donc la partie essentielle de la trame fibreuse du nerf optique, qui est par conséquent représentée par des colonnes ou lames longitudinales et parallèles. Mais cet appareil fibreux longitudinal ne constitue pas à lui seul toute la trame fibreuse. Sur les coupes transversales (fig. 218) les colonnes fibro-vasculaires apparaissent comme des étoiles fibreuses ayant un vaisseau à leur centre et émettant des prolongements latéraux, rayons de l'étoile, qui, en s'unissant aux étoiles voisines, circonscrivent d'une façon plus ou moins complète les faisceaux nerveux. Les traits transversaux en échelons, que nous avons signalés sur les coupes longitudinales ne sont autre chose que ces expansions latérales rencontrées çà et là par le rasoir.

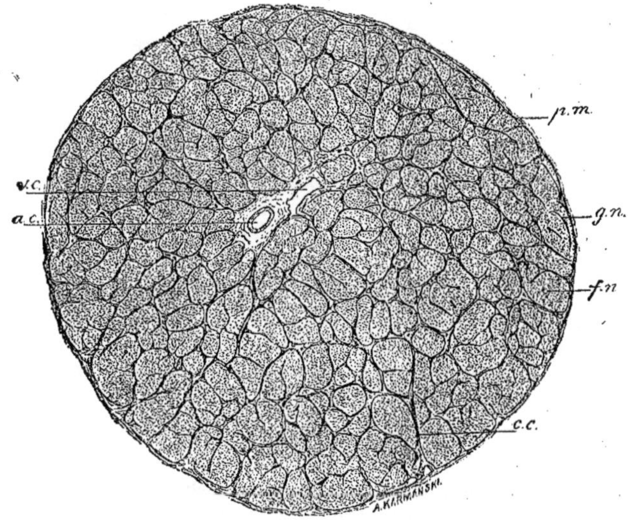

Fig. 218.

Coupe du même nerf optique, à très peu de distance de la précédente. Coloration au carmin (ROCHON-DUVIGNEAUD). Le nerf optique paraît divisé en faisceaux plus gros et moins nombreux parce que le carmin ne met en évidence que les grosses travées interfasciculaires et ne différencie pas à ce grossissement faible, les trabécules névrogliques intrafasciculaires. Ce mode de coloration fait donc apparaître principalement les faisceaux secondaires qui, dans la figure précédente, se montrent divisés en fascicules primitifs.

vc, veine centrale. — *ac*, artère centrale. — *pm*, pie-mère. — *gn*, gaine névroglique. — *fn*, faisceau nerveux. *cc*, cloison conjonctive interfasciculaire,

On comprend facilement que la disposition fondamentale du système fibreux du nerf optique restant la même, l'aspect des coupes transversales puisse varier selon les espèces animales et les diverses régions d'un même nerf optique, suivant le développement des expansions fibreuses latérales qui formeront soit des polygones fibreux entièrement fermés enserrant de toutes parts chaque faisceau du nerf optique (chez l'homme au niveau de la lame criblée, chez le porc), soit des polygones incomplets laissant fréquemment communiquer à pleine substance les faisceaux nerveux voisins, soit enfin de simples étoiles fibreuses dont les courtes branches ne font qu'indiquer, sans la réaliser, la division de la substance nerveuse en faisceaux distincts (par exemple chez le chien vers le milieu de la région orbitaire, chez l'homme dans les parties centrales de la région intracranienne).

Un certain nombre de cloisons fibreuses proviennent de la face interne de la pie-mère et pénètrent le nerf dans l'intérieur duquel elles se subdivisent. Mais les cloisons centrales ne peuvent être considérées comme des émanations directes de la pie-mère et proviennent des colonnes fibro-vasculaires longitudinales.

Il est impossible de compter exactement en combien de faisceaux la trame fibreuse subdivise le nerf optique parce que très fréquemment les faisceaux ne sont qu'incomplètement séparés les uns des autres. On comprendra la difficulté (et aussi l'inutilité) de ce dénombrement si l'on essaie de compter les faisceaux de la figure 218 exactement copiée à la chambre claire et équivalant à la préparation elle-même. On pourra en trouver de 150 à 200 suivant que l'on comptera pour un ou pour deux les faisceaux incomplètement séparés. Dans la lame criblée il existe un plus grand nombre de faisceaux parce que beaucoup de cloisons incomplètes dans le trajet orbitaire du nerf se complètent à ce niveau. On compte facilement 270 faisceaux sur la figure 216 tandis qu'il n'en existe pas plus de 200 sur la figure 218 empruntée au même nerf à quelques millimètres de la lame criblée.

Les différents faisceaux du nerf optique ne s'équivalent pas comme volume ; la segmentation de la masse nerveuse est variable suivant les différents points d'une même coupe transversale.

Les faisceaux ainsi délimités d'une façon plus ou moins complète par les cloisons conjonctives interfasciculaires, ont la forme de colonnes polyédriques à angles émoussés, ménageant au contact de plusieurs faisceaux un espace stellaire rempli par la colonne vasculo-conjonctive et représentant sur les coupes transversales quelque chose d'analogue aux espaces interlobulaires des glandes. Nous désignons sous le nom de *faisceaux secondaires* du nerf optique les faisceaux ainsi délimités par les cloisons conjonctives. A l'intérieur de ces faisceaux il existe en effet une seconde fasciculation plus fine, due à des cloisons névrogliques qui isolent les *faisceaux primitifs* du nerf.

Nous n'ignorons pas que cette nomenclature est l'inverse de celle de Leber qui désigne sous le nom de faisceaux primitifs les gros faisceaux (nos faisceaux secondaires) séparés par les lames conjonctives, et faisceaux secondaires les petits faisceaux (nos faisceaux primitifs) délimités par les cloisons névrogliques. Mais les désignations que nous avons adoptées nous paraissent plus conformes aux habitudes de nomenclature et à la nature des choses.

Dans les espaces stellaires (*interlobulaires*) il existe de petits vaisseaux, un peu de tissu conjonctif lâche et fréquemment des *colonnes névrogliques* (fig. 220) en continuité avec les faisceaux nerveux voisins, et sur lesquelles nous aurons à revenir.

Les cloisons interfasciculaires émanées des espaces stellaires sont formées d'un tissu conjonctif plus dense, lamelleux et comme aplati entre les deux faisceaux voisins. Généralement elles ne contiennent pas de vaisseaux. La gaine de tissu conjonctif lâche qui entoure les vaisseaux centraux n'est autre chose que le plus grand des espaces stellaires et contient également des colonnes névrogliques.

Les cellules conjonctives comprises dans l'épaisseur des cloisons interfasciculaires sont en petit nombre et aplaties. Il n'existe pas d'endothélium à la surface de ces mêmes cloisons (Greef).

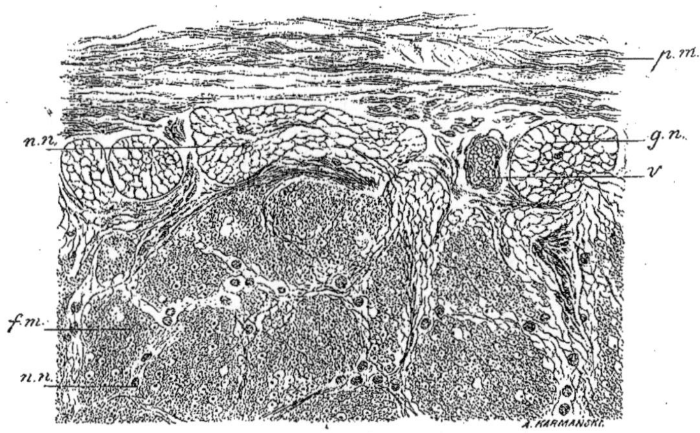

Fig. 219.

Coupe transversale des faisceaux périphériques du nerf optique humain très près du globe oculaire. Fort grossissement. Liq. de Müller (Rochon-Duvigneaud).

pm, la pie-mère. — *gn*, la gaine névroglique périphérique (soi-disant atrophie périphérique de Fuchs). Cette gaine est ici plus encore que partout ailleurs fragmentée par les cloisons fibreuses que la pie-mère envoie dans l'intérieur du nerf. — *nn*, noyau névroglique dans la gaine périphérique et dans une cloison névroglique interstitielle. — *v*, petit vaisseau sanguin. — *fm*, faisceau de fibres à myéline formé de fibres coupées en travers et représentées par de petits cercles de grandeurs très différentes ayant à leur centre la coupe du cylindre axe.

Tissu élastique des gaines et de la trame conjonctive du nerf optique. — Eléments constants du tissu conjonctif, les fibres élastiques se montrent en proportion variable dans les gaines conjonctives du nerf optique et dans sa trame fibro-vasculaire. Les procédés électifs de coloration de ces fibres (notamment celui de Weigert à l'hématoxyline) en permettant de les teindre en bleu noir à l'exclusion de tous les autres éléments, mettent parfaitement en évidence leur distribution et leurs proportions différentes suivant les régions. De Lieto Vollaro qui vient d'étudier le tissu élastique du globe oculaire et du nerf optique par la méthode de Weigert, dans le laboratoire de l'Hôtel-Dieu, a bien voulu nous fournir à ce sujet les intéressants renseignements que nous résumons ici.

Les fibres élastiques, onduleuses ou en spirales, sont presque toujours contenues dans l'axe des faisceaux conjonctifs. Dans le tissu fibreux de l'anneau scléral, elles dessinent autour de la papille un véritable sphincter; dans les trabécules de la lame criblée, elles réalisent par leur nombre une sorte de sangle qui oppose son élasticité à la pression intraoculaire. La gaine durale du nerf est riche en fibres volumineuses, l'arachnoïde beaucoup plus pauvre.

Leur nombre augmente de nouveau dans le tissu sous-arachnoïdien et dans la pie-mère. Leur présence dans les cloisons *conjonctives* interfasciculaires du tronc nerveux permet enfin de distinguer parfaitement dans le nerf optique, ce qui est tissu conjonctif de ce qui est névroglie. Ce dernier tissu (dans la gaine sous-pie-mérienne par exemple) manque naturellement de fibres élastiques.

Névroglie du nerf optique. — Elle joue un rôle très important dans la texture du nerf optique. D'une façon générale ses fibres entourent directement les tubes nerveux, les isolent les uns des autres, séparent la surface des faisceaux nerveux des gaines conjonctives et de la pie-mère. Dans la gangue névroglique du nerf optique (fig. 219. 220) il faut donc distinguer au point de vue topographique : 1° une enveloppe névroglique sous-pie-mérienne ; 2° des gaines périfasciculaires autour des faisceaux secondaires ; 3° des cloisons névrogliques intrafasciculaires délimitant les faisceaux primitifs à l'intérieur du faisceau secondaire ; 4° les fibres névrogliques interstitielles dans le feutrage desquelles cheminent les tubes nerveux.

1° *La gaine névroglique sous-pie-mérienne* double immédiatement la pie-mère qu'elle sépare des faisceaux nerveux périphériques et dont elle se distingue au premier coup d'œil par sa coloration claire et son aspect réticulé. Elle est notablement plus épaisse et plus apparente vers l'extrémité oculaire du nerf. En arrière elle se réduit mais sans jamais disparaître en aucun segment du nerf. Elle ne constitue pas une enveloppe continue : les travées conjonctives qui, de la pie-mère, pénètrent dans le nerf l'interrompent fréquemment. Sa surface interne est souvent séparée du faisceau nerveux correspondant par des lames conjonctives concentriques à la pie-mère, surtout développées et fréquentes à quelques millimètres derrière l'œil et devenant en arrière de plus en plus rares. Ce sont là les *septa périphériques* de Fuchs. Il existe aussi à la périphérie du nerf optique des lames ou cordons névrogliques relativement isolés, sorte d'îlots aberrants de la névroglie sous-pie-mérienne, Nous pensons que toujours ces amas névrogliques s'unissent en quelque point à la trame névroglique générale du nerf optique qui constitue un tout compliqué mais continu ainsi que le prouvent les injections interstitielles qui le pénètrent tout entier.

2° Autour de chaque faisceau nerveux *secondaire* la névroglie (fig. 219, 220) forme une enveloppe qui sépare plus ou moins complètement le tissu nerveux de la gaine conjonctive périfasciculaire. Mais de même que la gaine sous-pie-mérienne à laquelle elles sont exactement comparables, ces enveloppes paraissent interrompues çà et là. Tout au moins leur épaisseur varie beaucoup suivant les points. Au niveau des espaces stellaires, à la périphérie des faisceaux elles forment souvent des amas, des colonnes épaisses en continuité avec le faisceau nerveux. Ces colonnes névrogliques quelquefois isolées au moins pendant un certain parcours, nous les avons signalées précédemment comme pouvant faire partie du contenu des espaces stellaires. Elles ne se montrent jamais plus développées qu'au niveau de la gaine conjonctive des vaisseaux centraux tout autour de laquelle elles forment quelquefois sur les coupes transversales comme une couronne d'îlots réticulés.

3° Des gaines ou amas névrogliques qui doublent les cloisons conjonctives périfasciculaires partent de fines lames névrogliques qui pénètrent le *faisceau secondaire* et le subdivisent en un nombre variable de *faisceaux primitifs* (fig. 219, 220). Ainsi le faisceau secondaire est entouré par une double gaine conjonctive et névroglique, le faisceau primitif par une gaine simple de nature purement névroglique.

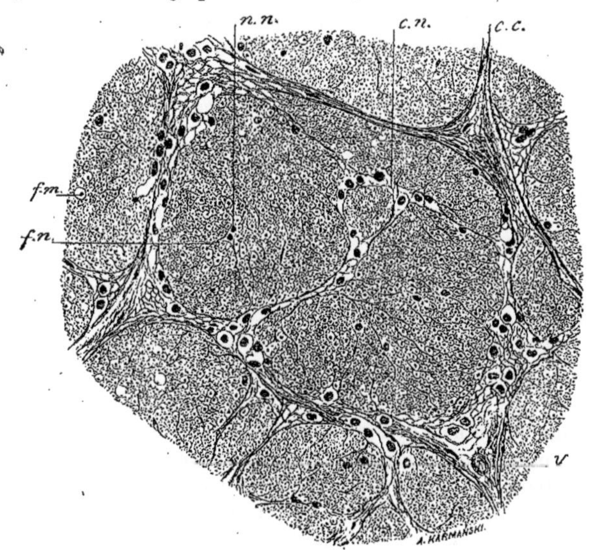

Fig. 220.

Coupe transversale prise dans le nerf optique de l'homme, à quelques millimètres derrière le globe. Fort grossissement. Liq. de Müller (ROCHON-DUVIGNEAUD).

cc. cloison conjonctive avec une cellule conjonctive plate. — *cn*, cloison névroglique renfermant les noyaux arrondis des cellules névrogliques. On peut juger de l'abondance de la névroglie par le nombre de ces noyaux qui, presque partout doublent les gaines conjonctives et même se substituent à elles en certains points. — *nn*, noyau de cellule névroglique compris dans l'épaisseur d'un faisceau primitif. — *fn*, fibrilles névrogliques s'irradiant en tous sens entre les fibres nerveuses. — *fm*, une grosse fibre nerveuse à myéline. — *v*, un vaisseau dans un espace stellaire interfasciculaire.

Suivant les modes de coloration le nerf optique apparaît plus ou moins fasciculé. Dans la figure (fig. 218) colorée au picro-carmin les cloisons conjonctives apparaissent seules et le nerf se montre divisé par elles en 150 à 200 faisceaux secondaires. Mais dans la figure (fig. 217) qui représente une seconde coupe du *même nerf* prise à quelques millimètres de la première, la surface de section paraît fragmentée en un bien plus grand nombre de petits îlots, 6 à 700 environ. C'est qu'il s'agit ici d'une préparation par la méthode de Weigert où toute la trame est décolorée y compris les cloisons névrogliques *intrafasciculaires* isolant les faisceaux primitifs. Seuls les faisceaux de fibres à myéline apparaissent en noir, et les faisceaux nerveux *secondaires*, encore faciles à reconnaître par comparaison avec la figure 218, se montrent segmentés en un certain nombre de faisceaux primitifs. Ceci explique les différences que l'on peut trouver dans le nombre des faisceaux du nerf optique suivant les divers modes de coloration qui peuvent révéler soit les faisceaux primitifs (Weigert) soit seulement les faisceaux secondaires (carmin).

4° Les faisceaux primitifs contiennent quelques cellules névrogliques éparses, qui fournissent, conjointement avec les cellules similaires des gaines névrogliques le chevelu extraordinairement riche de fibrilles névrogliques formant un feutrage serré entre les tubes nerveux. Nous n'exagérons certainement pas la richesse de ce feutrage en comparant le faisceau nerveux à un paquet d'aiguilles piquées dans de l'ouate dont les fibres représenteraient la névroglie. Les fibrilles névrogliques sont beaucoup plus abondantes qu'aucun dessin ne peut le représenter.

En résumé le cloisonnement névroglique du nerf optique est infiniment plus complet que le cloisonnement conjonctif. Celui-ci est limité à la gaine piale et aux cloisons et espaces stellaires séparant les faisceaux secondaires. La névroglie, trame spéciale des centres nerveux, élément primordial du nerf, le pénètre d'une façon bien plus intime, les fibres névrogliques isolent les tubes nerveux, les cloisons névrogliques séparent les faisceaux primitifs, doublent les lames conjonctives périfasciculaires, forment un manchon sous-pie-mérien, l'ensemble constituant un vaste système lacunaire ou plutôt un réseau perméable dont les voies principales sont les colonnes et amas névrogliques faisant saillie dans les espaces stellaires. Ce réseau est continu dans toute la longueur du nerf optique ainsi que nous le montrera la méthode des injections. Suivant toutes les probabilités il représente l'appareil de circulation interstitielle du nerf optique et doit jouer à ce titre un rôle essentiel dans la physiologie et la pathologie du nerf optique.

Historique de la névroglie du nerf optique. — La disposition générale du tissu névroglique dans le nerf optique a été en grande partie démontrée dès 1875 par A. Key et Retzius qui ont bien décrit et figuré les colonnes et lames névrogliques doublant les cloisons fibreuses et aussi les lames névrogliques plus fines subdivisant les faisceaux nerveux.

La gaine sous-pie-mérienne fut parfaitement décrite en 1881 par Fuchs qui la considérait, il est vrai, non pas comme une disposition normale mais comme résultant d'une atrophie périphérique. Le manteau névroglique sous-pie-mérien représentait pour lui une couche de tissu nerveux dont les fibres myéliniques avaient complètement disparu par atrophie, laissant ainsi paraître dans toute sa netteté le réseau névroglique interstitiel. Fuchs reconnaissait du reste que les faisceaux atrophiés existent déjà chez l'enfant (bien que moins développés d'après lui), qu'ils ne contiennent jamais de gouttelettes graisseuses, vestiges de fibres à myéline disparues. Michel, en 1892, émit l'avis qu'il ne s'agissait pas d'une atrophie, mais bien d'un arrêt de développement des gaines myéliniques.

De notre côté, en 1895, et sans connaître encore l'opinion de Michel, nous faisions remarquer que la pie-mère est constamment séparée des faisceaux nerveux, par un espace clair, la gaine névroglique dans laquelle un fort grossissement permet de reconnaître un réseau névroglique, analogue à celui qui double la pie-mère médullaire et correspondant à l'atrophie périphérique de Fuchs. Rien ne nous paraissait prouver que ces amas névrogliques eussent jamais contenu des fibres nerveuses. L'étude de la névroglie instertitielle du nerf optique, la présence de gaines névrogliques autour de chaque fascicule nerveux nous montrait en outre que la gaine sous-pie-mérienne, loin de constituer un accident dans la disposition de la névroglie optique, répondait au contraire à une règle générale et que dès lors il était bien peu probable qu'elle résultât d'une atrophie.

Il est au contraire probable, étant donnée la nature purement cellulaire (futures cellules névrogliques) du nerf optique embryonnaire ultérieurement pénétré par les cylindraxes des cellules rétiniennes, que les amas centraux ou périphériques de névroglie pure représentent des cordons névrogliques restés à leur état initial, du moins en ce qui concerne l'absence de fibres nerveuses, car les cellules névrogliques de l'adulte diffèrent beaucoup des mêmes éléments à l'état primordial. C'est là du reste une simple hypothèse que devront vérifier les travaux de l'avenir sur l'histogenèse, encore incomplètement connue, du nerf optique.

Quant à la constitution des cellules névrogliques, c'est là une question d'anatomie générale sur laquelle nous serons bref. On sait depuis Deiters, Gierke, Jastrowitz, que la cellule névroglique est formée d'un corps cellulaire à gros noyau émettant un grand nombre de prolongements filiformes (fibres névrogliques) ramifiés ou non. Mais on a discuté longtemps pour savoir si les fibres névrogliques étaient bien réellement des prolongements émanés de la cellule ou bien des fibres indépendantes des cellules comme celles du tissu conjonctif. On a aussi longtemps ignoré si ces fibres étaient des filaments *de toute longueur*, comme le disait Ranvier, ou bien si elles se terminaient librement.

La méthode de Golgi a tranché le différend en faveur des terminaisons libres et l'on conçoit actuellement la cellule névroglique à peu près comme Jastrowitz, Deiters, etc. Seulement la chose est démontrée aujourd'hui, tandis que ces auteurs ne pouvaient que la soupçonner.

Greef qui a bien étudié par la méthode de Golgi la névroglie du nerf optique, décrit les cellules névrogliques chez l'homme comme pourvues de dix à vingt prolongements très fins et indivis. Les plus longs sont ceux dirigés suivant l'axe du nerf optique et leur longueur peut être considérable. Il va sans dire que ces prolongements ne s'anastomosent jamais entre-eux, c'est là un résultat acquis pour toutes les cellules nerveuses et névrogliques. Ils forment donc un feutrage et non un réseau. Ce feutrage est riche au point que Greef compare les fibres nerveuses aux fils électriques entourés et isolés par des fils de soie.

Il existe une profonde différence entre la substance des fibres névrogliques et celle des corps cellulaires. Cette dernière se désagrège dans beaucoup de réactifs (par exemple le liquide de Müller) qui respectent les fibrilles, et telle est la principale raison qui a si longtemps fait considérer les fibres comme indépendantes des cellules.

Suivant les différents segments du nerf optique la trame conjonctive subit de légères modifications relatives surtout à l'épaisseur et l'étendue des gaines péri-fasciculaires. Développée au maximum dans la lame criblée (fig. 216) qui représente une exagération des gaines enveloppantes, elle diminue brusquement avec l'apparition de la myéline du nerf pour prendre l'aspect représenté dans la figure 218. Elle se montre cependant plus développée derrière le globe oculaire et dans la région des vaisseaux centraux que vers l'extrémité pos-

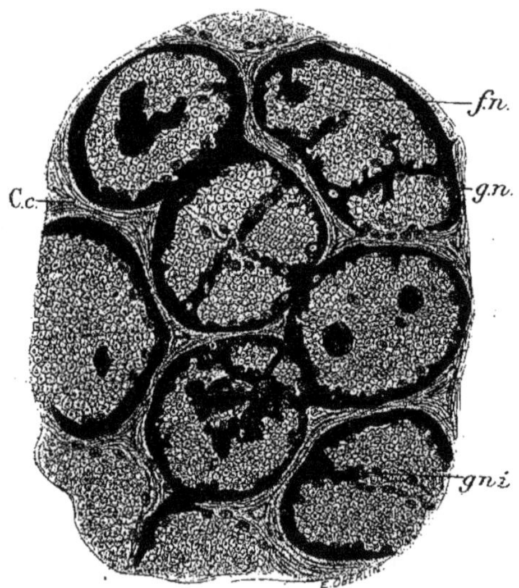

Fig. 221.

Injection interstitielle, au bleu de Prusse, du nerf optique de l'homme. Fragment d'une coupe transversale. Fort grossissement (A. Key et G. Retzius, 1875).

C.c, cloison conjonctive interfasciculaire. — f n, faisceau nerveux. — g.n, gaine névroglique péri-fasciculaire remplie par l'injection. — g.ni. cloison névroglique intrafasciculaire, incomplètement injectée. L'injection remplit plus ou moins complètement le réseau névroglique et respecte les cloisons conjonctives.

térieure du segment orbitaire où les cloisons perdent un peu de leur épaisseur. Dans le canal optique elle se renforce légèrement, puis, dans le segment intracranien, aplati du nerf optique, elle se réduit au contraire d'une façon notable. C'est ainsi que sur des coupes transversales, la partie supérieure du nerf présente en ce dernier point une fasciculation conjonctive analogue à celle de la portion orbitaire, tandis que les parties centrales et inférieures (ventrales) de la coupe montrent un système fibreux plus ou moins réduit aux colonnes périvasculaires et dépourvu des expansions périfasciculaires. En ce point la division du nerf optique en faisceaux secondaires fait donc presque totalement défaut et c'est là la première ébauche des modifications que subit la trame fibreuse du nerf optique en pénétrant dans le chiasma, qui, du moins chez les vertébrés supérieurs, n'est pas fasciculé.

Circulation interstitielle du nerf optique (espaces lymphatiques du nerf optique des auteurs allemands). — SCHWALBE (1872) puis A. KEY et RETZIUS (1875) en faisant des injections par piqûre sous la pie-mère du nerf optique ont rempli : 1° un espace sous-pie-mérien ; 2° des espaces équivalents sous la gaine conjonctive de chaque faisceau secondaire ; 3° les interstices qui, dans le faisceau secondaire séparent les uns des autres les faisceaux primitifs (fig. 221). Au niveau de la lame criblée, par suite de la réduction des fais-

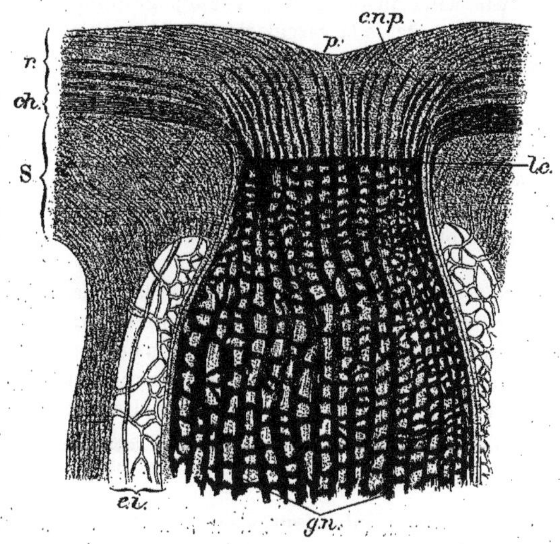

Fig. 222.

Injection interstitielle, au bleu de Prusse, du nerf optique de l'homme. Coupe antéro-postérieure de la région papillaire. Faible grossissement (A. KEY et G. RETZIUS, 1875).

r, la rétine. — *ch.* la choroïde. — S, la sclérotique. — *e.i*, l'espace intervaginal. — *g.n*, les gaines névrogliques remplies par l'injection sous la pie-mère et autour de chaque faisceau nerveux. Elles communiquent entre elles par de nombreuses anastomoses transversales. — *l.c* la lame criblée, au-devant de laquelle le système de lacunes dessiné par l'injection se simplifie et se réduit aux colonnes névrogliques longitudinales *c.n.p* qui, dans la papille, constituent le seul cloisonnement des faisceaux nerveux.

ceaux nerveux, le réseau dessiné par l'injection est plus serré et plus riche. Enfin dans la papille l'injection fuse entre les faisceaux nerveux (fig. 222) en dessinant une figure étoilée dont les pointes divergentes pénètrent plus ou moins loin dans la rétine environnante.

Dans le système lacunaire compliqué, ainsi dessiné par l'injection, et bien évident sur les figures 221 et 222 on reconnaît la disposition générale de la gangue névroglique du nerf : la gaine sous-pie-mérienne, les enveloppes névrogliques des faisceaux secondaires et les minces lames qui isolent les faisceaux primitifs, enfin les colonnes névrogliques qui dans la papille inaugurent la disposition qui régnera tout le long du nerf optique.

C'est donc la névroglie qui représente dans le nerf optique la voie de la circulation interstitielle. Elle est du reste le siège de l'œdème du tronc nerveux dans la névrite œdémateuse. Nous ne pensons pas que l'on puisse parler ici de lymphatiques proprement dits ; les espaces remplis par l'injection ne sont nullement limités par un endothélium ; quant à leur communication avec les gaines périvasculaires des vaisseaux rétiniens elle nous paraît insuffisamment démontrée.

Vaisseaux centraux. Veine centrale postérieure de Kuhnt. — Nous n'étudierons ici ces vaisseaux qu'au point de vue topographique, réservant pour un chapitre spécial l'étude de la vascularisation interstitielle du nerf.

Les vaisseaux centraux dérivent de la lame mésodermique logée dans la fente qui, chez l'embryon, intéresse la région inféro-interne de la vésicule oculaire secondaire et de son pédicule le futur nerf optique. Quand cette fente vient à se fermer, la petite lame vasculo-conjonctive qu'elle contient est séparée du tissu mésodermique ambiant sauf à sa partie postérieure qui donne accès aux vaisseaux. Ceux-ci se trouvent désormais inclus dans l'axe du nerf optique après avoir primitivement fait partie du tissu embryonnaire orbitaire.

A l'époque où l'on croyait à une rotation de la fente oculaire devenant *inféro-externe* après avoir été primitivement *inféro-interne*, on attribuait volontiers une position inféro-externe à la région du nerf par où pénétraient les vaisseaux (Vossius). Actuellement on sait que cette rotation n'a pas lieu et on s'explique facilement que le point d'entrée des vaisseaux corresponde à la région inférieure ou inféro-interne du nerf là où siégeait primitivement la fente oculaire. Ce point est situé à 10 à 15 millimètres en moyenne du globe oculaire.

Les vaisseaux centraux sont entourés dans le nerf par une gaine conjonctive lâche qui permet leurs mouvements d'expansion et leur isolement par la dissection. Outre l'artère et la veine centrale cette gaine contient constamment d'autres petits vaisseaux et notamment des veinules. Elle est limitée comme les espaces stellaires du nerf, par les faces arrondies des faisceaux nerveux centraux enveloppés de leur mince lame fibreuse. On constate presque toujours des colonnes névrogliques importantes à la limite centrale de ces faisceaux. Nous les avons déjà signalées comme quelque chose d'analogue à la gaine névroglique sous-pie-mérienne.

Dans l'axe conjonctif des vaisseaux centraux on ne rencontre jamais rien qui représente le prétendu nerf de Tiedemann, c'est-à-dire un faisceau nerveux isolé, et indépendant des vaisseaux. Mais ces derniers et particulièrement l'artère sont entourés d'un très fin plexus nerveux dépourvu de cellules ganglionnaires et provenant de petits filets qui accompagnent les vaisseaux et que l'on a pu suivre jusque dans la papille (W. Krause, Kuhnt). Ces nerfs appartiennent au sympathique et sont les filets vaso-moteurs rétiniens.

Kuhnt décrit une *veine centrale postérieure* dans le segment canaliculaire du nerf. Elle résulte de la réunion de veinules de la partie orbitaire du nerf, qui, dès l'origine orbitaire du canal, constituent une grosse veine centrale, de calibre analogue à celui de la veine centrale antérieure, et entourée d'une gaine conjonctive. Cette veine sort du tronc nerveux à sa partie inférieure vers l'orifice cranien du canal osseux, se porte en dehors et se jette dans le sinus caverneux.

Faisceaux nerveux et fibres nerveuses du nerf optique. — Les faisceaux secondaires du nerf optique étant entourés par des gaines fibreuses généralement incomplètes, communiquent fréquemment les uns avec les autres, c'est-à-dire échangent des paquets de fibres nerveuses. Ces anastomoses sont plus fréquentes en certains points c'est-à-dire derrière la lame criblée (KUHNT) et vers l'extrémité chiasmatique du nerf. *L'essentiel* est que les faisceaux nerveux, tels que les montre une coupe transversale, ne sont pas identiques à eux-mêmes, n'ont pas la même composition dans tout le trajet du nerf optique. Les différents faisceaux *physiologiques* du nerf optique (direct, croisé, maculaire) occupent il est vrai une position déterminée sur la coupe du nerf, mais ne correspondent pas exactement pour cela à tel ou tel groupe de faisceaux secondaires tels que les délimitent les cloisons fibreuses.

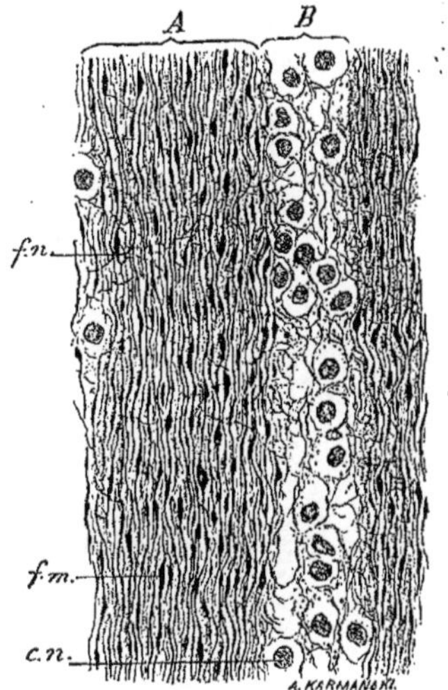

Fig. 223.

Nerf optique humain. Fragment de coupe longitudinale à un très fort grossissement. Durcissement dans le liq. de Müller. Coloration élective des cylindraxes et des cellules et fibres de la névroglie (ROCHON-DUVIGNEAUD).

A, fascicule nerveux. — B, colonne de cellules névrogliques. — *f.n*, fibrilles névrogliques obliques ou transversales. Un très petit nombre relatif de fibrilles névrogliques sont colorées dans cette préparation. Aucun dessin ne peut donner une idée de la richesse du feutrage formé par ces fibrilles. — *f.m*, le cylindraxe d'une fibre à myéline devenu moniliforme dans le liquide de Müller. Les gaines de myéline ne sont pas colorées et ne sont représentées dans le dessin que par le ton grisâtre entre les cylindraxes noirs. — *c.n*, un noyau de cellule névroglique. La cellule elle-même est devenue vésiculeuse dans le liquide de Müller et forme l'espace clair entourant le noyau. Le pointillé que l'on observe à la surface des cellules représente la coupe transversale des fibrilles (différenciées à la surface des cellules comme les nervures d'une feuille).

Les fibres nerveuses du nerf optique, revêtues de myéline depuis les plans postérieurs de la lame criblée, se juxtaposent exactement dans les faisceaux qu'elles constituent (fig. 223-224). Elles sont séparées les unes des autres par le feutrage névroglique que nous avons signalé et qui, malgré son abondance, les isole sans les écarter par suite du tassement du tissu ainsi constitué. Dans les faisceaux les fibres nerveuses ont une direction antéro-postérieure très légèrement onduleuse (fig. 223) ; elles apparaissent toutes coupées transversalement sur les coupes transversales du nerf. Quelques fascicules passant d'un faisceau dans un autre peuvent avoir une certaine obliquité. Au contact de vaisseaux interstitiels on peut observer quelques fibres nerveuses qui se coudent pour les franchir. Mais ce sont là des conditions accidentelles.

Il existe dans le nerf optique des fibres nerveuses de grosseur très différente allant de 10 à 5 μ pour les plus grosses, pour descendre dans les plus petites à une finesse incommensurable. Ces différences de diamètre s'expliquent facilement. Nous savons déjà par l'étude anatomique de la rétine : 1° que les cellules multipolaires sont de dimensions très variables, que par exemple les cellules maculaires sont très petites et les cellules périphériques généralement très grosses ; il n'est donc pas surprenant que leurs cylindraxes présentent des différences de grosseur correspondantes ; 2° que la rétine reçoit au niveau des cellules amacrines les arborisations terminales d'un grand nombre de fibres centrifuges qui cheminent dans le nerf optique sous la forme de fibres à myéline vraisemblablement volumineuses si l'on en juge d'après le calibre de leurs cylindraxes au niveau de la rétine. Enfin l'étude des dégénérescences expérimentales et de l'embryologie (question des époques de myélinisation, différentes suivant les espèces de fibres) montrent dans le nerf optique des fibres dites *pupillaires* (photomotrices centripètes) qui sont également des fibres volumineuses.

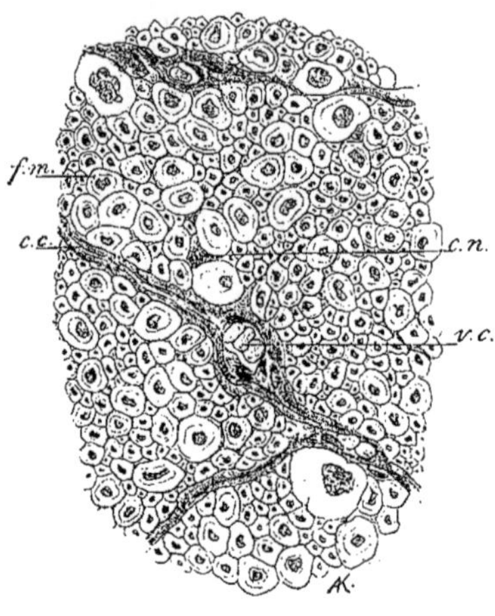

Fig 224.

Coupe transversale de quelques faisceaux du nerf optique du chien. Liq. de Müller. Fort grossissement (ROCHON-DUVIGNEAUD).

f.m, une fibre à myéline avec son cylindraxe. On remarquera qu'il existe des fibres nerveuses de grosseur très différentes — *c.n*, une cellule névroglique. — *c.c*, cloison conjonctive. — *v.c*, un petit vaisseau renfermant des globules sanguins.

Le nerf optique est donc un nerf *mixte* et c'est là, indépendamment des différences de taille des cellules multipolaires, la principale raison de l'inégalité de diamètre des fibres qui le constituent.

Les fibres nerveuses de divers calibres qui composent le nerf optique sont constituées par un cylindraxe recouvert d'une couche de myéline. A l'état frais le cylindraxe est volumineux, la couche de myéline est mince. Les aspects observés sur les coupes transversales après l'action de divers réactifs notamment du liquide de Müller, et qui montrent le cylindraxe comme un point au milieu d'un large cercle clair, sont dus à des altérations.

D'après RANVIER les fibres optiques étudiées sur les faisceaux myéliniques de la rétine du lapin, ne présentent pas d'étranglements annulaires. On admet que ces fibres ne possèdent pas de gaine de Schwann analogue à celle des nerfs périphériques c'est-à-dire constituée par une cellule engainante avec son noyau (noyau segmentaire) logé dans une encoche de la myéline, les extrémités du tube qu'elle forme étant soudées à ses deux voisines au niveau de l'étranglement annulaire. Il est cependant difficile de comprendre comment la myéline qui est liquide à l'état vivant, peut fournir une gaine régulière autour d'un cylindraxe si elle n'est pas maintenue par une enveloppe cuticulaire. Il est peu vraisemblable que le feutrage névroglique joue le rôle d'une pareille enveloppe.

En ce qui concerne les incisures de Schmidt, elles existent ainsi que l'on peut s'en assurer sur les coupes longitudinales de nerfs optiques fixés par l'acide osmique. Au reste la structure des fibres du nerf optique nous paraît encore incomplètement déterminée. Voici que Cajal (1900) décrit des étranglements annulaires dans les chiasmas colorés au bleu de méthylène. Comme on ne peut guère comprendre pareils étranglements sans gaine de Schwann, pas plus qu'une gaine de Schwann sans noyaux segmentaires, il est permis de se demander si la structure des fibres du nerf optique ne sera pas bientôt entièrement assimilée à celle des fibres périphériques.

La question du nombre des fibres contenues dans le nerf optique nous paraît avoir perdu de son intérêt depuis que l'on sait que ce nerf n'est point uniquement composé de fibres visuelles (dont il eût été instructif de comparer le nombre à celui des cônes et bâtonnets) mais qu'il contient en outre des fibres centrifuges, photomotrices, etc. Nous rappellerons seulement que ce nombre est très considérable étant donné l'immense quantité de fibres très fines que l'on rencontre dans le nerf optique. Il nous paraît donc hors de doute qu'en comptant seulement 40.000 fibres sur une section du nerf, Kuhnt est resté très en deçà de la vérité. Il est probable que Krause s'en est rapproché davantage en attribuant 800.000 fibres environ au nerf optique. L'écart énorme de ces deux chiffres, qui donne à réfléchir sur leur valeur respective, s'explique en grande partie par la difficulté très réelle qu'il y a à compter le nombre de fibres — et surtout de fibres fines — comprises sur une surface donnée d'une coupe transversale du nerf optique, numération qui est nécessairement la base de l'estimation du chiffre total.

CHAPITRE V

VAISSEAUX DU NERF OPTIQUE ET DE LA RÉTINE

Chez l'homme et la plupart des mammifères, le nerf optique et la rétine reçoivent chacun leur sang d'une source différente qui est pour le premier le *réseau artériel pie-mérien* et pour la seconde son *artère centrale*. L'indépendance de ces deux systèmes est loin d'être absolue anatomiquement, mais elle est cependant assez prononcée pour avoir la plus grande importance au point de vue physiologique et pathologique.

Le nerf optique, de même que la bandelette et le chiasma est essentiellement nourri par un fin réseau artériel contenu dans la pie-mère. Telle est même l'origine exclusive de ses vaisseaux chez les animaux qui ne possèdent pas d'artère centrale de la rétine (le cobaye par exemple). Mais chez les animaux dont l'artère centrale, pour aborder la rétine décrit un certain trajet dans l'axe du nerf optique, elle ne traverse pas ce nerf sans lui abandonner nombre d'artérioles. Dans ce cas par conséquent, la portion rétrobulbaire du nerf optique reçoit les vaisseaux interstitiels à la fois des troncs ou réseaux périphériques contenus dans la pie-mère, la sclérotique (canal scléral) et même la choroïde, et, d'autre part, de l'artère centrale. C'est donc dans la région intrascléralc (lame criblée) et papillaire du nerf optique, qu'ont lieu, entre les deux systèmes, les anastomoses que nous venons de signaler.

Vaisseaux du nerf optique, du chiasma et de la bandelette. — A. *Artères*. — Dans la gaine pie-mérienne qui enveloppe ces divers segments nerveux existe un fin réseau artériel provenant des artères voisines de l'orbite ou de l'encéphale. Vers la partie moyenne de la bandelette on voit presque toujours une artériole pénétrer le faisceau nerveux de bas en haut en prenant une direction antéro-postérieure. C'est avec l'artère centrale du nerf optique, la seule artériole de quelque volume que l'on rencontre dans l'épaisseur du tronc nerveux.

Dans la portion orbitaire il existe deux réseaux artériels, l'un dans la gaine durale, l'autre plus riche dans la pie-mère; ils communiquent entre eux par quelques branches qui par conséquent franchissent l'espace intervaginal. A travers le tissu fibreux qui entoure le nerf dans le canal optique le réseau pie-mérien de la partie cranienne communique avec celui de la portion orbitaire; mais ces fines anastomoses ne suffiraient cependant pas à assurer la nutrition de ce dernier segment du nerf par les vaisseaux d'origine intracranienne.

Les modifications des gaines au point de pénétration du nerf dans le globe, déterminent des modifications parallèles dans la disposition des artères vaginales à ce niveau (fig. 225). Celles-ci (et particulièrement celles de la pie-mère) vont se jeter dans le *cercle artériel* que loge la sclérotique au niveau de la lame criblée. Le *cercle artériel de Zinn* ou *cercle artériel du nerf optique* (LEBER) naît principalement d'une autre catégorie d'artères, les *ciliaires courtes postérieures,* spécialement destinées à la choroïde, et qui n'étaient pas intervenues, jusqu'à ce niveau, dans la vascularisation du nerf optique. Elles cheminent en effet en dehors de la gaine durale du nerf, puis pénètrent dans la sclérotique pour aller se ramifier dans la choroïde. Dans ce trajet intrascléral celles de ces artères qui se trouvent en dedans et en dehors du nerf (fig. 225 A) émettent des rameaux divergents, qui embrassent le nerf et s'anastomosent pour constituer le cercle artériel.

Du cercle artériel ainsi formé par les ciliaires et renforcé par les artérioles vaginales naissent : 1° des ramuscules *internes* qui pénètrent dans le nerf optique et se résolvent dans le réseau capillaire serré de la lame criblée; 2° d'autres ramuscules *antérieurs* qui, à travers la sclérotique, vont concourir à la formation du réseau choroïdien.

C'est au niveau du réseau capillaire de la lame criblée que s'établissent les communications entre l'artère centrale qui contribue à la formation de ce réseau, et le système artériel de la choroïde. Mais il s'agit ici d'une communication *indirecte* puisqu'elle est réalisée par les branches qui émanent de part et d'autre du cercle artériel (fig. 225).

Au niveau de la portion choroïdienne de la lame criblée et dans la papille même, il existe des anastomoses *directes* entre les vaisseaux centraux et les vaisseaux choroïdiens. En effet, avec les vaisseaux conjonctifs que la choroïde fournit à la lame criblée, pénètrent dans le nerf optique et la papille de petits vaisseaux choroïdiens qui s'anastomosent avec des vaisseaux analogues venus de l'artère centrale. Mais ces anastomoses *directes,* de même que les *indirectes* précédemment décrites, ne portent que sur des vaisseaux d'un diamètre capillaire. Leur importance physiologique est donc minime.

Les cloisons fibreuses pie-mériennes qui pénètrent dans le nerf servent de support à de fines artérioles destinées à fournir le réseau capillaire interstitiel du nerf optique. Toujours logés dans la trame conjonctive ces vaisseaux occupent soit les espaces stellaires interfasciculaires, soit même les lames conjonctives plates séparant deux faisceaux contigus. On ne voit pas de vaisseaux dans l'intérieur des faisceaux secondaires, c'est-à-dire autour des faisceaux primitifs.

Le réseau capillaire du nerf optique, présente suivant les points des modifications dans la forme de ses mailles. Allongées dans la partie orbitaire du nerf optique, suivant l'axe du nerf, elles se resserrent singulièrement en prenant une disposition transversale au niveau de la lame criblée, suivant en cela

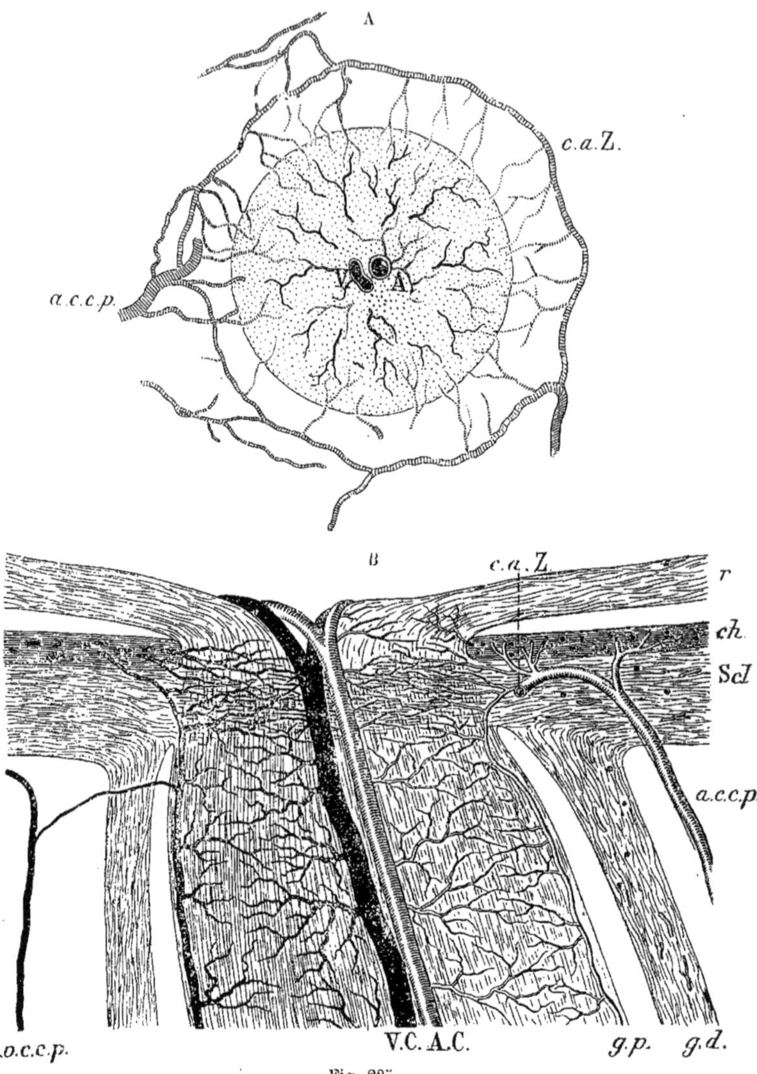

Fig. 225.

A, injection vasculaire du nerf optique. Coupe au niveau de la lame criblée (Leber, 1870).

a.c.c.p, l'une des artères ciliaires courtes postérieures, fournissant avec sa congénère du côté opposé le cercle artériel de Zinn *c.a.Z* situé dans le sclérotique. — A, l'artère centrale. — V, la veine centrale. — Les veinules sont dessinées en noir.

B, coupe horizontale de la région papillaire injectée. Les veines sont dessinées en noir dans la partie gauche de la figure. les artères dans la partie droite (d'après les descriptions et les dessins de Leber 1865-76 et de Wolfring, 1872).

A, artère centrale. — *a.c.c.p*, artère ciliaire courte postérieure. — *g.d*, gaine durale et son réseau artériel. — *scl*, sclérotique. — *ch*, choroïde. Au niveau de son bord papillaire un petit vaisseau *cilio-rétinien* se perd dans la papille. — *v.c*, veine centrale. — *v.c.c.p*, veine ciliaire courte postérieure.

les modifications de la trame conjonctive du nerf optique à ce niveau. Au delà de la lame criblée elles s'élargissent de nouveau en devenant plus ou moins arrondies dans la portion papillaire du nerf. Il est à peine besoin de noter ici, car c'est là un fait d'ordre général, que le réseau capillaire du nerf optique se continue à travers la papille avec celui de la rétine. Mais cela ne constitue pas des anastomoses au sens physiologique du mot, c'est-à-dire des voies par lesquelles la circulation puisse se rétablir d'une région à l'autre.

B. *Veines*. — En arrière des vaisseaux centraux tout le sang veineux du nerf optique est déversé dans les réseaux vaginaux de la pie-mère et de la dure-mère. Cependant au niveau du canal optique il existe une *veine centrale postérieure*, constante d'après Kuhnt et qui, par un trajet rétrograde porte le sang de la région canaliculaire du nerf dans le sinus caverneux.

La *veine centrale* proprement dite résulte essentiellement de la confluence des veines rétiniennes. Mais elle est accessoirement en relation avec le système veineux choroïdien et reçoit des veinules émanées du nerf optique. 1° Au niveau de la lame criblée elle reçoit de fines anastomoses transversales des veines choroïdiennes, qui, d'autre part, envoient à travers la sclérotique des veinules au réseau vaginal. Une communication directe existe donc entre la veine centrale et le réseau veineux choroïdien. Mais il n'existe pas de dispositions veineuses analogues au cercle artériel du nerf optique, parce que les veines ciliaires courtes postérieures n'envoient pas de branches choroïdiennes à travers la sclérotique, comme les artères du même nom. Le système veineux est donc ici plus simple que le système artériel.

2° Dans le tronc du nerf optique la veine centrale reçoit un grand nombre de veinules émanées de la substance du nerf. Ces veinules sont plus nombreuses que les artérioles correspondantes fournies par l'artère centrale.

Vaisseaux de la rétine. — La vascularisation de la rétine humaine est caractérisée : 1° parce qu'elle occupe toute l'étendue de la rétine à l'exception d'une très petite zone invasculaire immédiatement derrière l'ora serrata; 2° parce que les artères rétiniennes sont *terminales*, c'est-à-dire ne communiquent pas entre elles autrement que par le réseau capillaire; 3° parce que le réseau capillaire pénètre jusqu'à la couche plexiforme externe, laissant la couche neuro-épithéliale seule dépourvue de vaisseaux, ce qui implique une *lacune dans le réseau capillaire* au fond de la fovea, point où les cellules visuelles sont seules représentées.

Histologiquement les vaisseaux rétiniens présentent un caractère commun avec ceux du cerveau : la présence des *soi-disant gaines lymphatiques*.

A. *Artères*. — L'*artère centrale* émerge de la papille en dedans de la veine et se bifurque immédiatement (quelquefois avant d'avoir atteint le niveau papillaire) en une branche ascendante et une branche descendante (fig. 161-162). Ces deux branches, très courtes, vont se ramifier sur les moitiés supérieure et inférieure de la rétine, d'une façon sensiblement symétrique. Chacune d'elles se divise, en général, sur la papille même, en une artère temporale et une artère nasale ainsi nommées des régions de la rétine sur lesquelles elles vont se ramifier. Indépendamment de ces quatre branches (artères temporales *supérieure* et *inférieure*, artères nasales *supérieure* et *inférieure*) il existe fréquemment une cinquième branche qui se dirige en dedans : artère interne ou médiane. Les ramifications des artères nasales et médianes recouvrent uniformément la région nasale de la rétine. Mais les artères temporales décrivent des arcs de cercle au-dessus et au-dessous de la région maculaire qui se trouve ainsi dépourvue de gros vaisseaux. Au reste un grand nombre d'artérioles convergent vers la macula, les unes émanent des artères temporales supérieure et inférieure, les autres (*artères maculaires*) au nombre de deux ou trois proviennent de la région papillaire et naissent de l'artère centrale elle-même, ou de ses premières branches de bifurcation.

B. *Veines.* — Elles présentent une disposition tout à fait analogue à celle des artères (fig. 161-162). Les veines de la moitié supérieure de la rétine se réunissent donc en une *veine temporale* et une *veine nasale supérieure*, qui, au niveau de la papille forment un tronc commun s'unissant à son congénère venu de la moitié inférieure de la rétine, pour constituer la *veine centrale*. Celle-ci est placée en dehors de l'artère c'est-à-dire à son côté temporal et la fusion de ses deux troncs d'origine est presque toujours plus profondément située que la bifurcation artérielle. Il existe des veinules maculaires analogues aux artérioles du même nom.

Nous avons déjà noté que, sur la rétine, les artères et veines sont *interposées* les unes aux autres et non *juxtaposées* ou *contiguës*, ce qui aurait eu pour effet de créer de larges colonnes opaques nuisibles à la vision.

Il est à remarquer que la disposition des vaisseaux de la rétine est, à un certain point de vue, l'inverse de la distribution nerveuse. Celle-ci partage la rétine suivant une ligne verticale, en deux moitiés, nasale et temporale, correspondant la première au faisceau croisé, la deuxième au faisceau direct. Au contraire par suite de la bifurcation de l'artère centrale en une branche ascendante et une descendante, la rétine se trouve divisée en deux districts vasculaires, dont l'un supérieur et l'autre inférieur.

Il n'existe pas d'anastomoses entre les diverses branches artérielles de la rétine. Toutes se résolvent en capillaires sans communiquer entre elles autrement que par ce réseau capillaire. Elles sont donc *terminales* au même titre que les artères du cerveau.

Les veines sont également indépendantes les unes des autres. Cependant les veinules les plus antérieures s'anastomosent entre elles, disposition qui s'accentuerait chez le bœuf jusqu'à former une veine circulaire antérieure de la rétine. D'après une figure (fig. 620) du Traité d'histologie de LANDOWSKI et OWSJANNIKOV il n'y aurait cependant là qu'une apparence de cercle veineux due à la juxtaposition d'une série de veinules qui, d'abord marginales, s'incurvent ensuite vers le centre de la rétine.

Les gros vaisseaux rétiniens sont invariablement situés au contact de la limitante interne qu'ils soulèvent plus ou moins vers le vitré. Ils sont compris dans l'épaisseur même des faisceaux nerveux. Les artères donnent naissance à un réseau capillaire peu serré qui pénètre dans la rétine jusqu'à la couche plexiforme externe et se compose de deux plans superposés. Le plus profond est situé dans la couche plexiforme interne, au contact des grains internes; c'est de lui que naissent les veinules. Le plus superficiel occupe les parties externes de cette dernière couche. Ses mailles sont plus étroites que celles du réseau profond. Les capillaires rétiniens sont de très petit calibre et à parois très minces.

La région invasculaire du fundus foveæ, dont nous avons signalé l'existence, paraît soumise à de grandes différences individuelles. Que la fovea elle-même (au sens large du mot) contienne un réseau vasculaire, c'est là un fait maintes fois démontré soit par la méthode des injections (les premières par MICHAELIS 1842) soit par les images entoptiques, soit même par l'examen ophtalmoscopique.

De petits vaisseaux qui pénètrent sur la macula sont en effet souvent bien visibles chez les jeunes sujets à l'image droite. Mais au fond de la fovea, là où la rétine est réduite aux cellules visuelles, le réseau capillaire fait défaut dans une étendue variable, mais très petite, oscillant entre 3 et 7 dixièmes de millimètre (MÜLLER, LEBER, etc.).

Structure des vaisseaux rétiniens. — Les grosses artères de la rétine, qui sont des artérioles de quelques dixièmes de millimètre de diamètre, présentent jusqu'à trois couches de fibres musculaires superposées. La couche musculaire diminue d'épaisseur, puis se réduit à des éléments disséminés à mesure que l'on considère des artères de plus en plus petites. La couche endothéliale, l'élastique, l'adventice, ne présentent rien de particulier.

Les veines sont constamment dépourvues des fibres musculaires.

Les capillaires et les veines présentent une particularité importante. Ils sont entourés d'une adventice, réduite pour les capillaires à un tube endothélial externe, engainant le capillaire proprement dit et se renforçant, pour les veines, de fibrilles conjonctives. Cette adventice est la *gaine lymphatique* de HIS et de ROBIN, circonscrivant autour du vaisseau un espace limité, parfaitement séparé de la lumière vasculaire et qui représenterait les voies lymphatiques de la rétine. SCHWALBE a réussi à remplir ces canaux périvasculaires de la rétine par des injections poussées sous la pie-mère du nerf. Mais que valent ces injections? Il nous est bien difficile d'admettre des communications régulières entre les lacunes de la *névroglie* du nerf optique (que remplissent les injections sous-piemériennes) et les gaines périvasculaires *conjonctives* de la rétine. La nature lymphatique de ces gaines n'est du reste pas admise par tous les auteurs, « le liquide contenu dans l'espace périvasculaire n'est pas de la lymphe et les gaines ne méritent pas le nom de gaines lymphatiques. En effet on n'a jamais pu suivre ces gaines jusqu'à de véritables vaisseaux lymphatiques et à des ganglions; et d'autre part tout semble montrer que, terminées en cul-de-sac à leur extrémité profonde, les gaines, à leur extrémité superficielle (à la surface de l'encéphale) s'ouvrent dans les espaces sous-arachnoïdiens, dont elles ne sont que des diverticules périvasculaires, et que par suite leur contenu communique avec le liquide céphalo-rachidien. Elles paraissent par leur contenu avoir le même rôle mécanique que ce liquide; elles empêchent la compression de la substance nerveuse grise que produirait la dilatation du vaisseau au moment de l'afflux du sang. Jolyet a insisté sur ce rôle et montré que la gaine se vide par un reflux de son contenu au moment où le vaisseau se remplit ». (Mathias Duval. *Précis d'histologie*, 1900).

Anomalies des vaisseaux rétiniens. Vaisseaux cilio-rétiniens. — On donne ce nom à des vaisseaux de petit calibre, dont le siège est exclusivement (?) au côté temporal de la papille (fig. 214) et qui, au lieu de rejoindre les vaisseaux centraux, plongent dans le bord papillaire et disparaissent. Tel est du moins leur aspect ophtalmoscopique. Ce que l'on voit de leur trajet n'implique pas absolument qu'ils ne puissent rejoindre les vaisseaux centraux au delà de la lame criblée, en un point qui échappe au regard. Mais la vérification anatomique que de tels vaisseaux peuvent réellement entrer en relation avec le système vasculaire choroïdien, a été faite dans un cas par H. Müller. Une artériole venue d'un vaisseau situé dans la choroïde, près de l'entrée du nerf optique, se recourbait autour du bord de la choroïde, en traversant le tissu de la papille, et parvenait dans la couche des fibres optiques de la rétine. Très probablement il en est souvent ainsi, sinon même toujours, pour les petits vaisseaux rétiniens que l'on voit se recourber en crochet et disparaitre dans la partie temporale de la papille, disposition qui n'est pas une rareté ophtalmoscopique. Des veinules peuvent également présenter un trajet analogue et par conséquent ramènent du sang rétinien dans les veines de la choroïde. Mais il peut exister une autre catégorie de veines cilio-rétiennes, qui vont directement d'une veine choroïdienne (système ciliaire), dans la veine centrale de la rétine. Leber paraît du reste considérer cette disposition comme normale et la figure dans son schéma classique.

Les artères cilio-rétiniennes telles que nous venons de les décrire, qui réalisent la nutrition d'un petit district de la rétine par du sang choroïdien, et n'existent chez l'homme qu'à l'état d'anomalie, sont au contraire une disposition constante chez plusieurs espèces de mammifères et notamment les carnassiers (fig. 226 . En effet d'après Hoffmann chez le chien, le chat et le renard beaucoup des très nombreuses artères ciliaires postérieures courtes, avant de se recourber dans la choroïde, donnent deux branches, dont la plus petite va directement à la papille et à la *rétine*. De même chez le phoque et l'écureuil ces vaisseaux cilio-rétiniens sont très développés, tandis qu'ils le sont beaucoup moins chez les ruminants, le porc et les rongeurs. Langenbacher rapporte une partie des vaisseaux marginaux de la papille du cheval à une origine ciliaire.

En étudiant le développement des vaisseaux rétiniens nous verrons que les vaisseaux cilio-rétiniens sont non pas l'exception, mais la règle chez l'embryon. Tout semble démontrer (O. Schultze) que l'arbre vasculaire de la rétine est primitivement en rapport avec le réseau choroïdien et non avec l'artère centrale (hyaloïdienne), tandis que les communications entre cette artère et les vaisseaux rétiniens sont, à l'origine, purement capillaires. Plus tard les choses se renversent et chez la plupart des mammifères adultes le réseau rétinien émane des vaisseaux centraux. Mais on s'explique dès lors facilement l'existence de vaisseaux cilio rétiniens qui représentent suivant les espèces soit la persistance d'un état embryonnaire, soit tout au moins un état ancestral.

En somme les vaisseaux abordent toujours la rétine par toute la région qui peut bien leur livrer passage, c'est-à-dire qui n'est pas revêtue des cellules

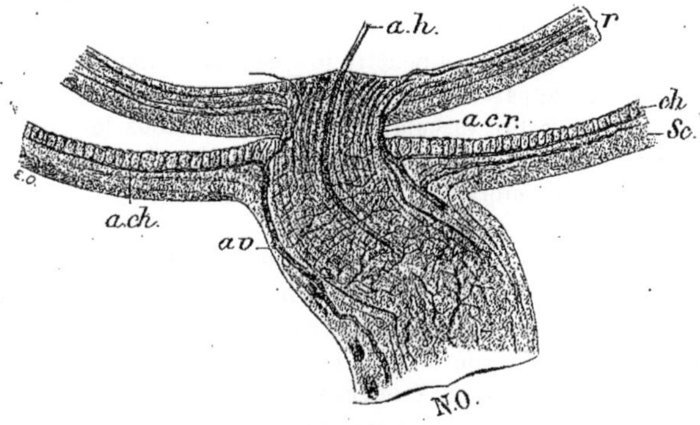

Fig. 226.

Coupe transversale de la région papillaire du chat nouveau-né (O. SCHULTZE, 1892).

ah, artère hyaloïdienne, ne donnant aucune branche à la rétine (*r*). — *acr*, artère cilio-rétinienne ; leur ensemble constitue ici tout le système vasculaire rétinien. — *ch*, la choroïde. — *ach*, artère choroïdienne. — *sc*, sclérotique. — *no*, nerf optique

visuelles, barrière épithéliale infranchissable. Cette région c'est d'une part la *surface de section* du nerf optique (vaisseaux centraux), d'autre part tout le *pourtour du nerf* dans le canal scléro-choroïdien (vaisseaux cilio-rétiniens, capillaires ou autres). Suivant que l'une ou l'autre de ces deux voies vasculaires arrive à prédominer, cela peut créer des conditions circulatoires très différentes, surtout au point de vue pathologique (ischémie totale de la rétine par oblitération de l'artère centrale) mais au point de vue anatomique il n'y a là que des différences toutes relatives.

DÉVELOPPEMENT DES VAISSEAUX RÉTINIENS. — La vascularisation de la rétine de même que celle des autres parties du système nerveux central est un phénomène secondaire, en ce sens que le névraxe étant d'origine ectodermique ne contient pas primitivement d'éléments vasoformatifs et qu'il est obligé d'emprunter ceux-ci aux tissus voisins quand la présence de vaisseaux est devenue pour lui une nécessité.

Jusqu'à une période de la vie embryonnaire variable suivant les espèces, la rétine des vertébrés est invasculaire. Dans certaines classes elle reste invasculaire même chez l'adulte. C'est le cas pour celle de tous les oiseaux qui ne contient de vaisseaux ni dans son intérieur, ni à son contact immédiat, et presque au même degré pour celle du cobaye qui présente seulement un petit réseau capillaire dépassant à peine les limites de la papille. Chez les poissons, les amphibiens anoures et les serpents, la rétine est doublée par un réseau vasculaire que les anciens auteurs (Hyrtl, H. Müller) considéraient comme appartenant à la membrane hyaloïde, mais que O. Schultze croit au contraire compris *dans* la membrane limitante interne, c'est-à-dire dans la rétine. Cet arbre vasculaire n'envoie du reste aucun réseau capillaire dans l'épaisseur de la rétine, qui est, en fait, doublée par des vaisseaux, mais invasculaire. Cependant il existe une exception remarquable à cet égard. Chez l'anguille le réseau interstitiel de la rétine est plus développé que chez aucun autre vertébré (Krause. H. Virchow) et pénètre jusque à la limitante *externe*. On comprend mieux cette apparente anomalie (qui dès lors n'est plus qu'une différence relative) si l'arbre vasculaire est situé chez tous les poissons dans la rétine, comme le veut O. Schultze, que s'il est situé suivant l'ancienne opinion en dehors de cette membrane.

Évolution comparée des vaisseaux rétiniens et vitréens. — Tandis que la rétine des embryons de vertébrés est primitivement invasculaire, leur vitré renferme, au contraire, un double système artériel. En effet à cette période de l'existence, l'artère centrale du nerf optique émerge au centre de la papille *sans envoyer aucune branche à la rétine,* traverse le vitré d'arrière en avant sous le nom d'artère hyaloïde, et s'épanouit sur la face postérieure du cristallin en donnant naissance à la tunique vasculaire de ce dernier, c'est là son unique destination. D'autre part, tout autour de l'artère hyaloïde et également par le centre de la papille, émerge simultanément un bouquet de fines artérioles qui se ramifient et s'anastomosent dans les couches périphériques du vitré pour aller rejoindre vers l'équateur du cristallin la tunique vasculaire dans laquelle elles se perdent. Ce réseau artériel est situé dans les couches externes du vitré, en dedans de la membrane hyaloïde et non pas dans cette membrane. Non seulement il ne touche pas la rétine mais même il s'en éloigne progressivement; à mesure que l'on observe des embryons plus avancés en âge on le trouve situé plus profondément dans le vitré, c'est-à-dire plus éloigné de la rétine et cela probablement parce que le vitré s'accroît par sa périphérie. *L'appareil vasculaire de la rétine n'a donc aucun rapport avec le réseau artériel vitréen;* il apparaît plus tardivement que ce dernier. Il est aussi tout à fait indépendant de l'artère centrale ou hyaloïdienne, du moins chez les espèces étudiées par O. Schultze, chat, brebis, porc. Il se développe non pas à partir du centre de la papille, mais à partir de son bord, c'est-à-dire de sa limite choroïdienne. Il prend naissance dans une membrane particulière, véritable aire vasculaire de la rétine comparable à celle de l'embryon. Nous avons rappelé que le névraxe primitif, d'origine ectodermique, ne possédant pas d'éléments vasoformatifs, devait les emprunter aux tissus voisins. En ce qui concerne la rétine, ces éléments lui viennent de son enveloppe mésodermique embryonnaire sous la forme d'un cordon de cellules mésodermiques qui pénètre dans l'œil par la fente du nerf optique (Adam Voll). Arrivé sur la papille, il y forme un bourrelet qui croît périphériquement et se répand sur la rétine à la surface interne de laquelle il forme une membrane purement cellulaire au début. C'est dans cette membrane composée de cellules vasoformatives anastomosées en réseau, que vont se développer les vaisseaux rétiniens suivant le processus découvert par Ranvier dans le grand épiploon, c'est-à-dire par canalisation des travées du réseau. Cette canalisation se fait ici à partir de la papille et selon toute vraisemblance c'est le système vasculaire choroïdien qui envoie à travers les fibres nerveuses les petits vaisseaux destinés à porter le sang dans les capillaires en voie de formation de la membrane vasculaire de la rétine.

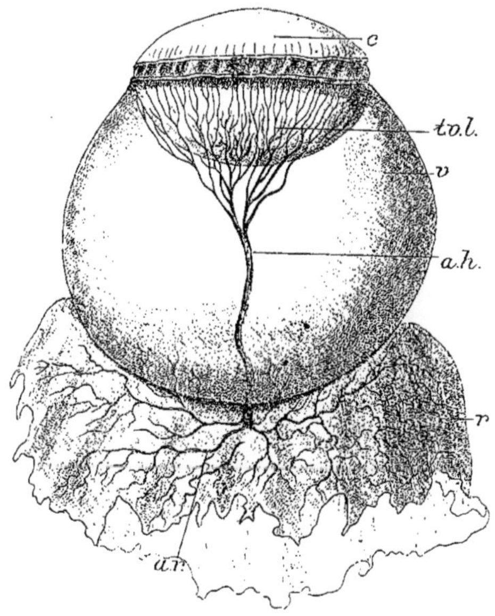

Fig. 227.

Vitré, cristallin et rétine d'un fœtus humain de 6 mois (O. Schultze, 1892).

c, le cristallin. — *tvl*, la capsule vasculaire du cristallin. — *v*, le vitré. — *ah*. l'artère hyaloïdienne. *r*, la rétine, renversée en arrière. — *ar*, une artère rétinienne.

Chez le chat nouveau-né cette origine *choroïdienne* des vaisseaux *rétiniens* est des plus évidentes (O. Schultze) (fig. 226). Les artérioles ciliaires postérieures courtes perforent la sclérotique, fournissent des branches à la choroïde et d'autres branches à la rétine. Ces dernières, au niveau de l'anneau choroïdien, pénètrent dans la portion papillaire du nerf optique et continuent leur trajet dans la couche des fibres optiques rétiniennes. *L'artère centrale du nerf optique n'envoie aucune branche à l'arbre rétinien*. Tous les vaisseaux rétiniens du petit chat sont donc des vaisseaux cilio-rétiniens comparables aux petits vaisseaux du même nom qui peuvent exister chez l'homme à titre d'anomalie.

On ignore encore si les vaisseaux rétiniens de l'homme sont primitivement en rapport, et dans quelle proportion, avec le réseau choroïdien. Ce qui est certain (O. Schultze) c'est que les vaisseaux rétiniens ne sont pas les vaisseaux périphériques du vitré (fig. 227). Ceux-ci ne touchent pas la rétine, et, tout au contraire, ils s'éloignent d'elle progressivement; ils consistent uniquement en un *réseau artériel* (et non en un système vasculaire complet) ; enfin ils se continuent avec l'enveloppe vasculaire du cristallin et diffèrent encore en cela des vaisseaux rétiniens qui s'arrêtent à l'ora serrata.

CHAPITRE VI

HISTOLOGIE DU CHIASMA, DE LA BANDELETTE, DU CORPS GENOUILLÉ EXTERNE ET DE L'ÉCORCE VISUELLE

I. — CHIASMA

Rapports embryologiques et histologiques avec le troisième ventricule. — Dans les premières stades de la vie embryonnaire, le nerf optique, alors pédicule de la vésicule optique, est un tube qui s'ouvre dans la vésicule du cerveau intermédiaire, au niveau du plancher de celui-ci. La paroi inférieure du tube se continue donc avec le plancher cérébral. De très bonne heure, par occlusion de sa cavité axiale, le nerf optique devient un cordon plein, mais à la base du cerveau la lame nerveuse formée par la coalescence des deux nerfs, c'est-à-dire le chiasma, reste en rapport par sa face supérieure avec la vésicule du cerveau intermédiaire qui deviendra le troisième ventricule. Le chiasma est donc originairement un épaississement du plancher cérébral, ou pour mieux dire les fibres nerveuses qui plus tard le constituent essentiellement se développent dans un épaississement du plancher cérébral.

Cette évolution embryologique explique les rapports intimes du chiasma et du troisième ventricule, et montre les nerfs optiques pleins de l'adulte encore en rapport, au niveau du chiasma, avec la cavité qui chez l'embryon se prolongeait dans leur intérieur.

Sur une coupe verticale passant par la ligne médiane du chiasma, on voit que la partie antéro-inférieure de cette lame nerveuse, environ ses trois cinquièmes, est libre et recouverte, comme le nerf optique, par la pie-mère et l'arachnoïde. Sa partie postéro-supérieure (les deux cinquièmes et même une étendue plus grande chez l'embryon, d'après Sourdille) fait saillie dans le troisième ventricule. Nous rappellerons simplement qu'au-dessus d'elle se trouve le *recessus opticus* et au-dessous l'*infundibulum* se continuant dans la tige pituitaire. Cette portion intraventriculaire du chiasma est en continuité en avant avec la lame grise qui ferme en ce point le troisième ventricule (soi-disant racine grise des nerfs optiques), en arrière avec la tige pituitaire. Elle reçoit de ces parties molles, grisâtres, et riches en névroglie un manteau névroglique qui se continue sur tout le chiasma et les nerfs optiques dont il constitue la gaine névroglique déjà signalée. Sur des embryons de chat et de souris, Cajal a montré que toutes les cellules névrogliques du chiasma dérivent de l'épithélium épendymaire de l'infundibulum

Cette enveloppe névroglique étant formée d'un tissu lacunaire et facilement perméable, Sourdille insiste sur l'importance que peut avoir une pareille disposition pour la propagation de l'hydropisie ventriculaire dans le tronc nerveux lui-même (stase papillaire des tumeurs cérébrales).

Structure et texture du chiasma. — Étudié sur des *coupes vertico-transversales,* le chiasma montre une surface de section en forme de biscuit à la cuiller à extrémités renflées, à bord supérieur à peu près rectiligne, à bord inférieur concave. Ces coupes qui équivalent aux coupes transversales du nerf optique permettent une étude comparative des deux régions.

Nous rappellerons simplement que seule la moitié antérieure libre du chiasma possède une gaine pie-mérienne, tandis que le chiasma tout entier est entouré de la gaine névroglique déjà signalée.

La masse nerveuse du chiasma comprend les mêmes éléments constitutifs que le nerf optique, mais disposés d'une manière un peu différente. Tout d'abord le cloisonnement conjonctif est beaucoup moins complet que dans le nerf. Ce n'est que dans les parties antérieures et périphériques du chiasma qu'il subsiste des rudiments de lames conjonctives rappelant la disposition du nerf optique. Partout ailleurs, le tissu conjonctif apparait en traînées, en lames, en étoiles, mais non en polygones, circonscrivant des faisceaux nerveux. Au centre du chiasma, le tissu conjonctif fait presque complètement défaut.

Les coupes du chiasma montrent beaucoup plus de vaisseaux interstitiels volumineux qu'il n'en existe dans le nerf optique; ces vaisseaux sont pour la plupart des veines.

De la réduction de la trame fibreuse interstitielle il résulte nécessairement que les fibres nerveuses ne sont pas groupées dans le chiasma en faisceaux plus ou moins complètement isolés de leurs voisins. En pénétrant dans le chiasma, les faisceaux du nerf optique se dissocient et s'entremêlent par petits groupes de fibres; il en résulte un treillis ou tissu d'apparence inextricable. Nous y reviendrons en étudiant les coupes horizontales qui montrent bien l'ensemble de la région.

Entre les fibres nerveuses ainsi entrelacées règne un très riche plexus de fibrilles névrogliques, identiques à celles que nous avons étudiées au niveau du nerf optique. D'après Cajal les cellules névrogliques du chiasma sont grosses, étoilées, à prolongements nombreux affectant principalement une direction transversale. Les cellules superficielles ont un prolongement périphérique, qui par un renflement conique s'appuie sur la pie-mère, tandis qu'elles envoient leurs prolongements centraux vers l'intérieur du chiasma.

Coupes horizontales. — Quand on examine des coupes horizontales du chiasma colorées par la méthode de Weigert (fig. 228, 229) ayant exactement l'aspect d'un dessin à la plume dans lequel chaque trait noir représente une fibre nerveuse, on constate tout d'abord que la disposition fasciculaire du nerf disparaît aussitôt que celui-ci pénètre dans le chiasma ; les cloisons interfas-

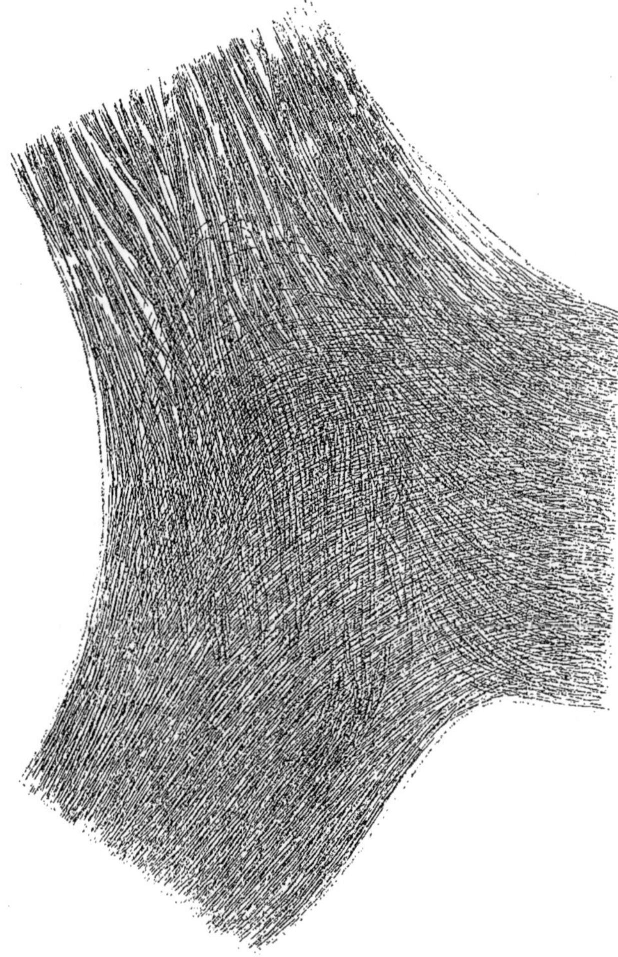

Fig. 228.

Moitié gauche du chiasma d'un enfant de 7 jours. Coloration de Weigert (Kölliker, 1899).

Il semble que des fibres de la bandelette se continuent dans le nerf optique du même côté, notamment un faisceau interne assez volumineux à fibres antéro-postérieures. Cependant le nombre des fibres évidemment entrecroisées est tout à fait prédominant d'après Kölliker qui pense que beaucoup de fibres latérales, paraissant directes, sont des fibres croisées, venues du nerf optique opposé mais que les coupes ne montrent que sur une partie de leur trajet.

ciculaires cessent et les fibres nerveuses s'emmêlent en constituant un feutrage serré dans lequel il devient très difficile ou impossible de suivre longtemps le trajet de chacune d'elles. On a l'impression en étudiant de pareilles coupes que l'intrication des fibres nerveuses dans le chiasma est chose absolument inextricable, que c'est peine perdue que de vouloir étudier ainsi le trajet de ces fibres.

Ce qui suffirait du reste à montrer l'insuffisance de cette méthode, c'est que Michel et Kölliker ont voulu, grâce à elle, démontrer l'entre-croisement total, tandis que Bernheimer a pensé y trouver la preuve d'une semi-décussation.

D'après Bernheimer l'aspect des coupes horizontales du chiasma (faites de préférence sur des fœtus près du terme ou des nouveau-nés) diffère notablement suivant qu'elles ont passé près de la surface inférieure ou près de la surface supérieure de la lame nerveuse. Les premières ne contiennent, autant que l'on peut s'en assurer, que des fibres croisées. Les fibres d'un nerf optique ne se dirigent pas par le plus court chemin vers la bandelette opposée, elles n'atteignent cette dernière qu'après avoir décrit en travers du chiasma une double courbe en forme d'*S* italique, disposition souvent démontrée et que l'on peut voir sur la figure 241.

Les coupes passant à travers les plans supérieurs du chiasma contiennent au contraire d'autant plus de fibres directes que l'on considère des plans plus élevés. Il est vrai que l'on ne peut jamais suivre une fibre à myéline ou un faisceau d'un nerf dans une bandelette, parce que jamais faisceau ou fibre ne reste dans le même plan et ne peut être compris tout entier dans une même coupe. Mais l'examen de coupes sériées permet d'après Bernheimer de s'assurer qu'il existe des fibres directes. Il faut dire ici que Michel et Kölliker n'ont jamais pu se convaincre par cette méthode de l'existence de ces fibres directes. Dans son dernier travail sur le chiasma (1899) Kölliker, sur des préparations excellentes d'un fœtus humain de neuf mois, « peut affirmer avec certitude que la majeure partie des fibres s'entre-croise (fig. 229) ». Il a vu les fibres de la moitié supérieure du chiasma considérées comme directes par Bernheimer, mais un examen attentif ne lui a pas donné la preuve que ce ne fussent pas là des fibres croisées.

Dans un cas d'arrêt de développement, Bernheimer a cependant pu donner une démonstration purement anatomique d'un faisceau direct. Un enfant de dix jours atteint de microphtalmie double présentait un développement incomplet de la myéline de ses fibres chiasmatiques, ce qui permettait de suivre facilement du côté gauche un volumineux faisceau direct passant du nerf optique dans la bandelette du même côté.

En mettant à part ce cas particulier, les anciennes méthodes de coloration y compris celle de Weigert se montraient impuissantes à élucider à elles seules la question du trajet des fibres dans le chiasma. Dans leur interprétation des coupes de cette région, les anatomistes subissaient l'influence des idées antérieurement admises sur la constitution du chiasma. Ou bien ils concluaient des animaux inférieurs à l'homme, ou bien ils niaient les fibres directes (Michel, Kölliker) sous le prétexte insuffisant que l'anatomie pure était incapable de les démontrer.

Historique. — Le trajet des fibres des deux nerfs optiques au niveau du chiasma a été pressenti ou pour mieux dire postulé par quelques physiologistes et cliniciens, bien avant l'apparition des méthodes anatomiques (dégénérescences, colorations de Golgi et d'Ehrlich) susceptibles d'élucider la constitution du chiasma.

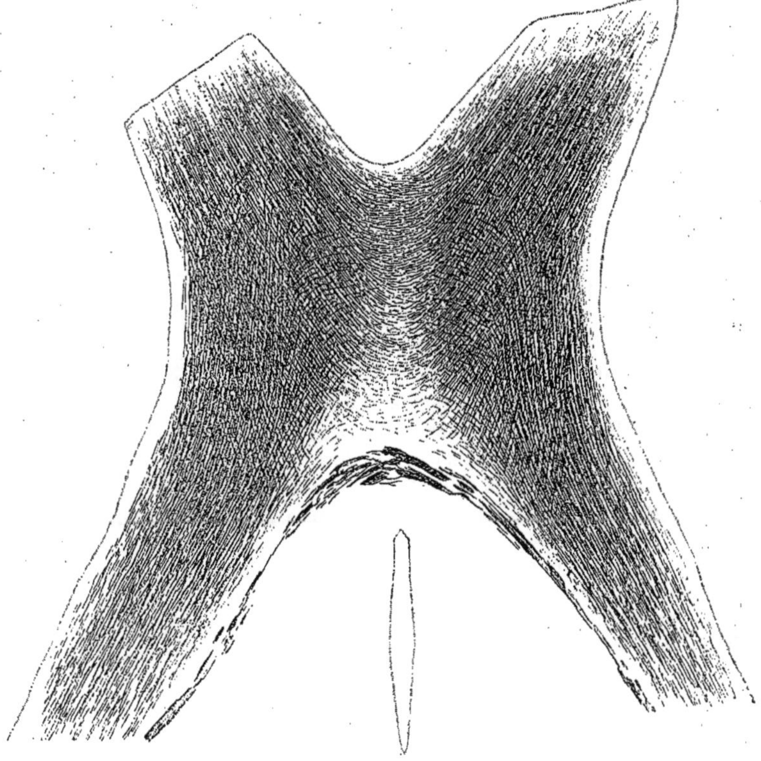

Fig. 229.
Chiasma d'un fœtus humain de 9 mois. Coloration de Weigert (Kölliker, 1899).
En avant les nerfs optiques, en arrière les bandelettes; dans l'angle postérieur les grosses fibres de la commissure de Gudden.

Newton (1704) cherchant à expliquer la vision simple avec les deux yeux pensait que les fibres du côté droit des *deux* nerfs se réunissaient dans la bandelette droite, les fibres gauches dans la bandelette gauche, pour aller ainsi réunies au cerveau. Et il ajoutait : « ces deux derniers nerfs (les bandelettes) ne se trouvent-ils pas tellement unis ensemble dans le cerveau que leurs fibres n'y tracent qu'une seule image entière dont la moitié droite vient du côté droit des deux yeux, et la moitié gauche du côté gauche de deux yeux. Car les nerfs optiques des animaux qui des deux yeux regardent le même objet (homme, chien, etc.) se réunissent avant que d'entrer dans le cerveau, tandis que les nerfs optiques des animaux qui des deux yeux ne regardent pas le même objets (poissons, le caméléon) ne se réunissent point, si j'ai été exactement informé du fait ».

Ces postulats de Newton basés sur la nécessité physiologique contiennent : 1° la doctrine de la semi-décussation chez les animaux à vision binoculaire ; 2° la nécessité d'un moyen d'union entre les deux hémisphères permettant la juxtaposition des deux champs hémiopiques fournis par chaque œil ; 3° l'entre-croisement total chez les animaux à vision panoramique.

Vingt ans plus tard, Abraham Vater et Ch. Heinicke (1723) expliquèrent des cas d'hémianopsie homonyme (*visus dimidiatus*) en admettant que le côté droit de la rétine *de chaque œil* est réuni à l'hémisphère droit, le côté gauche à l'hémisphère gauche, ce qui implique une demi-décussation des nerfs optiques dans le chiasma.

Ils étaient donc arrivés par l'observation clinique aux mêmes conclusions que Newton dont ils ne paraissent pas avoir connu les travaux.

Wollaston (1824), en cherchant une explication anatomique des attaques d'hémiopie qu'il avait éprouvées, n'ajouta rien aux hypothèses des auteurs précédents. Mais il contribua à répandre l'idée de la semi-décussation.

Si l'on n'eut pas formulé ce postulat physiologique dont la valeur s'imposait malgré les opinions dissidentes, il est douteux que les anatomistes (J. et C. Wenzel, 1812; J. Müller, 1826; Hannover, 1852) eussent cherché à démontrer, eussent cru voir un faisceau direct, dont la dissection et même des procédés déjà très perfectionnés de coloration, tels que celui de Weigert, ne permettent réellement pas de démontrer l'existence d'une façon indiscutable. La preuve en est que Kölliker, ne voulant tenir aucun compte des données physiologiques et cliniques, ne voulant s'en rapporter qu'à des préparations d'anatomie normale, a pu nier le faisceau direct, et en somme le nie encore dans son dernier mémoire (1899) où il accepte seulement un nombre peu important de fibres directes, que mettent en pleine évidence les nouveaux procédés de coloration (Golgi, Ehrlich).

C'est en définitive l'impossibilité de voir sur les coupes par les anciens procédés des fibres directes indiscutables qui a engagé Cajal (1899), et Kölliker (1899), à rechercher par les méthodes de Golgi et d'Ehrlich, ces fibres, depuis longtemps du reste démontrées par les dégénérescences. Les colorations précitées permettent en effet l'examen de coupes épaisses comprenant de longs trajets de fibres et même l'examen de chiasmas entiers de petits animaux.

Chez les poissons (Carpe, Barbillon, Saumon, etc.), les recherches au bleu de méthylène de Cajal ont confirmé l'opinion classique de l'entre-croisement total. Chez les batraciens, l'entre-croisement est également total, mais chaque nerf se divise en faisceaux pour traverser l'autre, tandis que chez les poissons, les deux nerfs passent simplement l'un au-dessus de l'autre. Les *fibres bifurquées* découvertes par Cajal chez les mammifères n'ont été vues ni chez les poissons, ni chez les batraciens. Chez les reptiles (lézard, couleuvre) l'entre-croisement est total, par faisceaux ; pas de fibres bifurquées. Chez les oiseaux

(Poule, Pigeon, Perdrix, Hirondelle) même mode d'entre-croisement, même absence de fibres bifurquées.

Mammifères. — Chez la souris et le lapin, Cajal n'a pu déceler de fibres directes ni par le bleu de méthylène ni par le chromate d'argent. Par ces

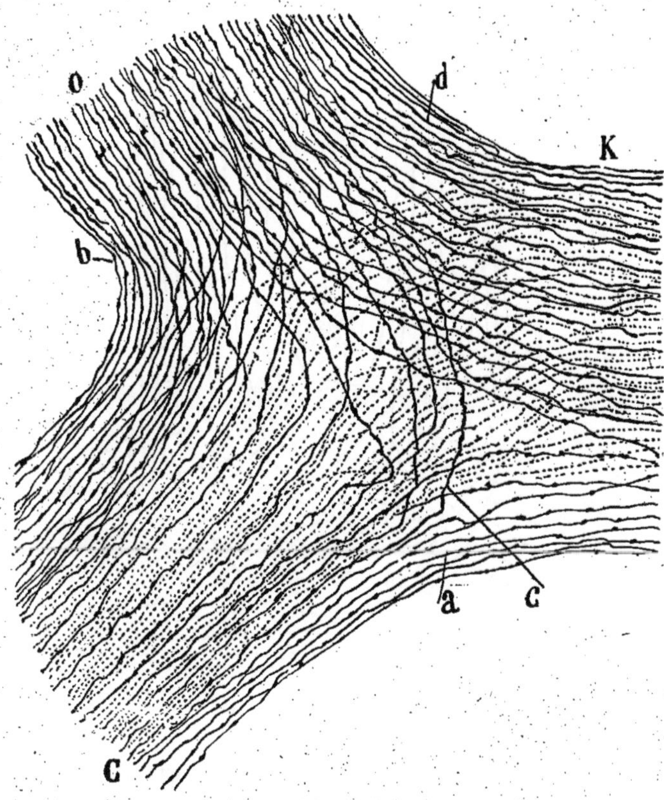

Fig. 230.

Fragment du chiasma optique d'un chat de 8 jours. Méthode de Golgi (Cajal, 1899).

K, partie antérieure du chiasma. — O, nerf optique. — C, bandelette. — *d*, fibres optiques croisées. — *b*, fibres directes, à la partie externe du chiasma. — *c*, autres fibres directes postérieures. — *a*, fibres de la commissure de Gudden. Les lignes ponctuées représentent des fibres optiques croisées, venues du nerf opposé.

colorations, l'entre-croisement paraît donc total, bien que la méthode des dégénérescences démontre ici un certain nombre de fibres directes.

Chez le chat (fig. 230) les fibres directes sont très nombreuses et faciles à démontrer par les deux colorations, elles représentent presque le tiers des fibres du nerf optique, la plupart occupent le côté externe du nerf, quelques-unes cependant passent vers le centre du chiasma. Elles ne forment nullement un faisceau limité, même dans le nerf optique, il y a seulement une prédominance des fibres directes en dehors, des fibres croisées en dedans. Dans la bandelette, les fibres directes prédominent au côté externe près du chiasma, mais plus on va en arrière, plus les deux ordres de fibres s'entremêlent.

Fibres bifurquées. Le bleu de méthylène et le chromate d'argent montrent que les fibres directes et croisées conservent leur individualité en passant du nerf optique dans la bandelette. Cependant, chez le lapin (fig. 231), le bleu

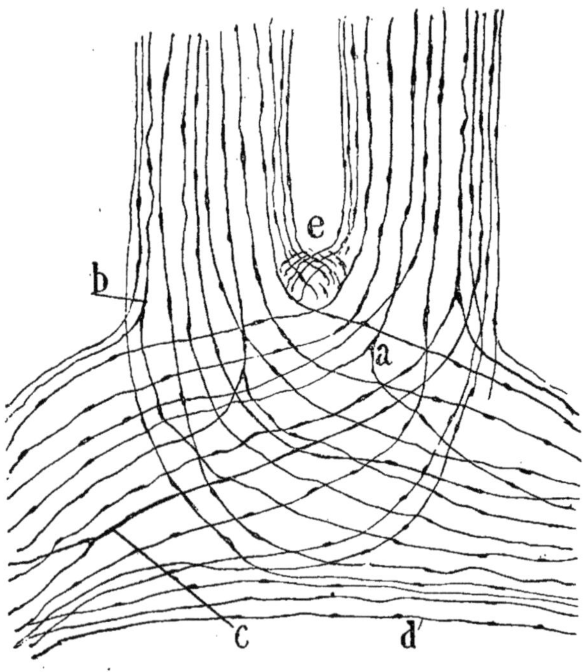

Fig. 231.

Schéma du chiasma optique du lapin coloré par la méthode d'Ehrlich (Cajal, 1899).

a, *b*, fibres optiques bifurquées (centripètes bilatérales). — *c*, une fibre bifurquée (centripète unilatérale). — *e*, fibres internes du nerf optique qui s'entre-croisent suivant un trajet oblique et presque vertical et se montrent ainsi coupées transversalement. On voit que le plus grand nombre des fibres optiques chez le lapin est entre-croisé. Les fibres directes n'apparaissent pas clairement sur les préparations par la méthode d'Ehrlich. — *d*, fibres de la commissure de Gudden.

de méthylène montre constamment un petit nombre de *bifurcations*, 4 à 8 dans un chiasma, nombre très faible relativement, mais il faut tenir compte de ce que le bleu ne colore que les fibres superficielles. La fibre venant de la rétine donne au niveau d'un étranglement annulaire deux fibres égales, dont l'une passe dans la bandelette opposée, l'autre dans la bandelette du même côté (*fibre bifurquée centripète bilatérale*). Quelquefois, une fibre déjà entre-croisée se bifurque, les deux branches restant dans la même bandelette (*fibre bifurquée centripète unilatérale*).

Chez le chat, CAJAL n'a jamais pu voir de fibres bifurquées.

KÖLLIKER (1899), par la méthode de Golgi a vu également des fibres directes en petit nombre chez l'embryon de brebis et de lapin, en nombre beaucoup plus considérable chez le chat nouveau-né. Sur le chiasma d'embryon humain il n'a vu par la même coloration qu'un très petit nombre de fibres pouvant être considérées comme directes. En résumé, KÖLLIKER pense qu'il est impossible d'admettre chez l'homme un nombre considérable de fibres directes. Ayant vu quelques fibres bifurquées chez le chat, chez le lapin et chez l'homme, il estime que l'avenir montrera ces divisions beaucoup plus nombreuses qu'on ne le pense actuellement ce qui expliquera qu'une énucléation retentisse sur les deux bandelettes. En résumé, par l'emploi de la méthode de GOLGI, KÖLLIKER s'est convaincu de l'existence de quelques fibres directes mais non pas de la proportion considérable de ces fibres.

En réalité c'est uniquement à la méthode des dégénérescences expérimentales ou pathologiques qu'il faut avoir recours non seulement pour étudier la semi-décussation dans le chiasma, mais aussi pour déterminer l'origine, la terminaison et les connexions des divers faisceaux qui composent la voie optique. Mais considérant comme essentiel de ne présenter chaque donnée que comme le résultat d'une méthode déterminée, nous réservons pour un chapitre d'ensemble, les renseignements fournis par les dégénérescences dont il est au reste nécessaire de faire connaître les lois. Nous ne quittons pas pour le moment le domaine de l'anatomie normale.

NOYAUX ET COMMISSURES ANNEXÉS A LA RÉGION CHIASMATIQUE. — Ce sont : 1° *en avant du chiasma* la lame grise sus-optique ou racine grise du nerf optique; 2° *en arrière du chiasma*, le ganglion basal de MEYNERT, la commissure de MEYNERT, la commissure de GUDDEN.

1° *Lame grise sus-optique* (racine grise). — Dans cette lame déjà décrite, on trouve des fibres de directions diverses et notamment deux petits faisceaux latéraux à direction longitudinale qui pénètrent dans la gaine piale du chiasma. Au niveau de l'angle antérieur du chiasma, une partie de ces fibres forme une sorte d'anse qui embrasse le bord antérieur de la lame nerveuse, mais une autre partie continue son trajet le long des nerfs optiques dans la partie dorsale de la gaine piale de ces nerfs. Plus loin, quelques-unes de ces fibres se mêlent intimement au nerf optique, mais un nombre aussi considérable continue son trajet dans la gaine piale de la portion orbitaire du nerf. La majorité des nerfs contenus dans la pie mère optique provient de la lame grise, un petit nombre seulement provient du plexus carotidien au niveau des angles latéraux du chiasma. L. DOR pense qu'il s'agit ici de fibres vaso-motrices des vaisseaux du nerf optique.

2° *Ganglion optique basal de Meynert*. — D'après VON LENHOSSEK et KÖLLIKER il est constitué non pas par un ganglion unique mais par une série d'amas cellulaires nettement séparés par des septa contenant des fibres nerveuses, et situés en arrière et au-dessus du chiasma et de l'origine des bandelettes dans la substance grise du plancher du troisième ventricule, vers la base du tuber cinereum. Mais tandis que Meynert pensait que chacun des ganglions droit et gauche envoyait des fibres dans le nerf optique correspondant, V. Lenhossek Kölliker et Bernheimer sont d'avis que par aucune méthode on ne peut déceler de connexion entre ces noyaux et les voies optiques.

Commissure de Gudden. (Commissure inférieure). — D'abord décrite par Kölliker sous le nom de « fibres commissurales transversales de la couche optique » elle a été surtout mise en évidence par les mémorables expériences de Gudden, montrant qu'elle restait intacte lors de l'atrophie des conducteurs optiques proprement dits. Elle est du reste visible à l'œil nu chez le lapin sous la forme d'un cordon blanc étendu d'un corps genouillé interne à l'autre en suivant le bord postérieur des bandelettes et du chiasma. Chez la taupe, grâce à la diminution de volume de la bandelette et du corps genouillé externe elle est très apparente entre les deux corps genouillés internes fortement développés. Chez l'homme, on ignore, dit Kölliker, et son volume et son trajet. Nous verrons que Déjerine, s'appuyant sur les résultats des dégénérescences, met en doute son existence même chez l'homme.

Commissure de Meynert. — « Décrite par Meynert sous le nom de commissure de la substance grise centrale, elle est représentée par un faisceau formé de lâches fascicules de fibres enclavés dans la substance grise centrale au-dessus du chiasma et des bandelettes optiques dont elle suit le trajet et dont elle est toujours séparée par une lame de substance grise; elle se distingue très nettement des fibres parallèles et serrées de la bandelette optique. Au niveau du tubercule mammillaire accessoire, elle s'écarte de la bandelette et se perd dans le feutrage des fibres de la partie inférieure du globus pallidus » (Déjerine). D'après Bernheimer la commissure de Meynert se myélinise beaucoup plus tôt que la bandelette optique. Indépendamment de sa situation elle se distingue encore de la commissure de Gudden par le plus fort calibre de ses fibres.

II. — BANDELETTE OPTIQUE

En pénétrant dans la bandelette, les fibres du chiasma reprennent le parallélisme réciproque qu'elles avaient dans le nerf optique. Mais la bandelette diffère histologiquement du nerf en ce qu'elle n'est pas divisée en faisceaux secondaires par des cloisons conjonctives émanées de la pie-mère. Elle possède moins de tissu conjonctif encore que le chiasma, aussi est-elle molle et friable. Elle renferme cependant de petits tractus fibreux, et même de fines lames fibreuses quelquefois concentriques à sa surface libre, mais qui ne sont pas reliés entre eux et ne délimitent pas de faisceaux. Les fibres optiques de la bandelette ne sont donc séparées les unes des autres que par la névroglie tout aussi abondante que dans le nerf et le chiasma. A la surface de la bandelette existe également une couche névroglique, qui au niveau du pédoncule lui sert de moyen d'union avec ce dernier.

Nous rappellerons que les anciens anatomistes d'après l'examen à l'œil nu (fig. 232) attribuaient à la bandelette deux racines, l'une interne partant du tubercule quadrijumeau postérieur (bras de ce tubercule) et se jetant dans le corps genouillé interne au delà duquel elle se fusionne avec la deuxième racine. Cette dernière, *racine externe,* part du tubercule quadrijumeau antérieur dont elle constitue le *bras* et atteint le corps genouillé externe d'où elle sort considérablement renforcée pour se réunir à la précédente.

Tel est l'aspect extérieur de la région. Sa topographie interne, nécessaire pour comprendre les divers faisceaux des voies optiques révélés par la méthode des dégénérescences, doit être étudiée sur des coupes pratiquées en divers sens et colorées par la méthode de Weigert.

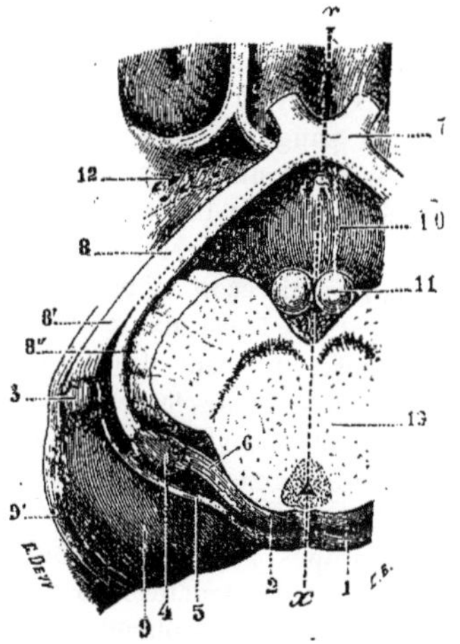

Fig. 232.

Partie centrale de la base de l'encéphale. Région du chiasma et des bandelettes (Testut).

1, tubercule quadrijumeau antérieur. — 2, tubercule quadrijumeau postérieur. — 3, corps genouillé externe. — 4, corps genouillé interne. — 5, bras du tubercule quadrijumeau antérieur. — 6, bras du tubercule postérieur. — 7, chiasma. — 8, bandelette optique. — 8', sa racine externe. — 8'', sa racine interne. — 9, pulvinar. — 10, tuber cinereum.

Disons de suite que l'examen de pareilles préparations montre des intrications de fibres beaucoup trop complexes, pour que l'étude la plus minutieuse et la plus méthodique puisse en déterminer avec certitude le trajet et les connexions. Pour ne pas nous perdre dans le dédale de ces divers systèmes de fibres nous devons encore une fois recourir *prématurément* à la méthode des dégénérescences, qui va nous permettre de distinguer entre ce qui appartient réellement aux voies optiques et ce qui leur est étranger. C'est seulement alors que nous pourrons dans l'étude topographique qui va suivre, nous borner à ce qui concerne l'appareil visuel.

Après énucléation des deux yeux, notamment chez un animal nouveau-né, on constate en effet, que, ni le corps genouillé *interne,* ni le bras du tubercule quadrijumeau *postérieur,* ni ce tubercule lui-même ne sont atteints par la dégénérescence. Nous pouvons donc les laisser de côté et nous borner à l'étude topographique du corps genouillé *externe,* du *pulvinar,* du tubercule quadrijumeau *antérieur* et du bras de celui-ci, qui dégénèrent en même temps que les bandelettes optiques dans l'expérience précitée.

C'est encore l'étude des dégénérescences ayant pour point de départ l'écorce du lobe occipital au niveau du centre visuel, qui a permis de déterminer exactement la situation des radiations optiques reliant les ganglions de la base à l'écorce visuelle, depuis longtemps du reste entrevues par les anatomistes (Gratiolet, etc.)

III. — ÉTUDE TOPOGRAPHIQUE DES GANGLIONS DE LA BASE DU CERVEAU APPARTENANT A L'APPAREIL VISUEL. RADIATIONS THALAMIQUES

(Corps genouillé externe, pulvinar, tubercule quadrijumeau antérieur.)
Substance sagittale du lobe occipital.

Coupes horizontales. — Le corps genouillé externe, beaucoup plus volumineux qu'il ne paraît par sa faible saillie à la face inférieure du pulvinar, est un ganglion épais, encastré dans cette masse nerveuse, et qui, sur les coupes horizontales (fig. 233) présente un aspect caractéristique. Il a, sur ces coupes, la forme d'un cœur de carte à jouer (chez l'homme) ou d'un rein coupé en travers (chez les singes, le chat, etc.), ayant une extrémité antéro-externe saillante qui reçoit la bandelette, et une échancrure postéro-interne d'où émanent des faisceaux de fibres allant dans le pulvinar et le tubercule quadrijumeau antérieur. Il est constitué par des lamelles alternativement grises et blanches, incurvées en fer à cheval, concentriques les unes aux autres et ayant leur concavité ouverte en arrière et en dedans.

Le corps genouillé externe a donc l'apparence d'une épaisse lame feuilletée, repliée sur elle-même.

A propos des résultats fournis par la méthode de Golgi nous aurons à revenir sur la structure du corps genouillé externe. Signalons simplement ici que ses lamelles blanches sont formées de fibres nerveuses à myéline qui pénètrent dans le corps genouillé ou qui en sortent, et que ses lamelles grises contiennent deux ordres de cellules : les unes petites, multipolaires, paraissant ne posséder qu'un cylindraxe court, les autres beaucoup plus volumineux émettant un cylindraxe qui pénètre dans la radiation optique et constitue une fibre visuelle centrale.

Sur la série des coupes horizontales, en allant de bas en haut, on voit tout d'abord la bandelette coiffer l'extrémité antérieure du ganglion (fig. 233), et se diviser là, en plusieurs ordres de fibres : 1° un certain nombre ne fait que recouvrir le ganglion d'une capsule blanche pour aller au delà : *a*) dans le pulvinar, *b*) dans le tubercule quadrijumeau antérieur, en formant (au moins en partie) la saillie extérieurement visible du bras de ce tubercule ; 2° le plus grand nombre des fibres de la bandelette pénètrent en remontant dans le corps genouillé externe et s'y divisent en éventail de manière à constituer les lames blanches dont nous avons parlé. Les unes vraisemblablement s'y arrêtent, ce que la méthode de Weigert ne nous permet pas de décider ; les autres semblent le traverser, car on voit émerger, soit au niveau de l'échancrure postérieure du corps genouillé, soit au niveau de ses bords des faisceaux de fibres d'importance diverse : *a*) du côté interne ce sont les fibres profondes du bras du tubercule quadrijumeau antérieur, qui, passant entre les deux corps genouillés vont s'irradier abondamment dans le tubercule. Ce faisceau contient aussi des fibres qui ne proviennent pas du corps genouillé ni de la bandelette, mais bien des masses blanches situées en dehors du corps genouillé, c'est-à-dire du segment rétrolenticulaire de la capsule interne (fig. 233 Cirl) ; *b*) de l'échancrure postérieure du ganglion genouillé sortent

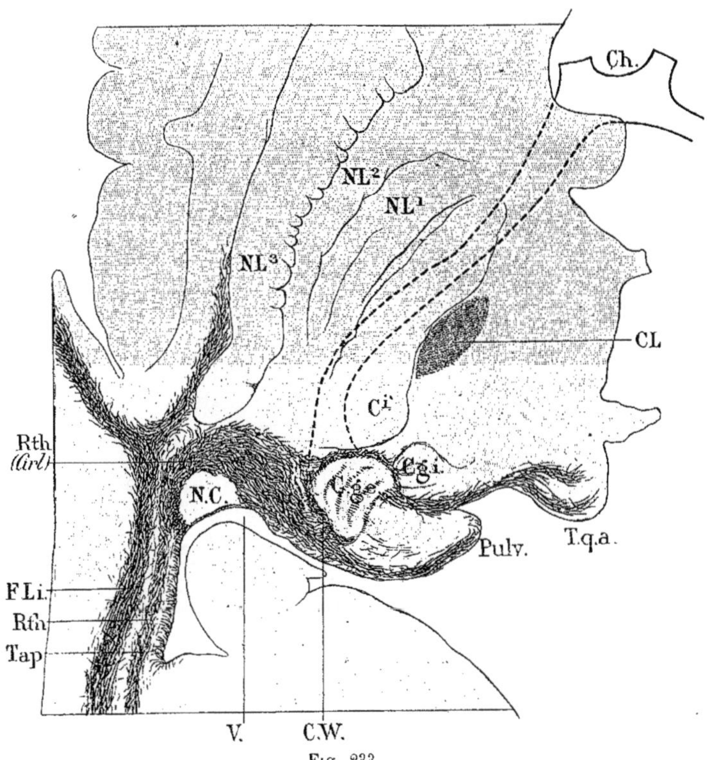

Fig. 233.

Coupe horizontale du cerveau humain passant par le corps genouillé externe, le tubercule quadrijumeau antérieur, le pulvinar et le segment rétro-lenticulaire de la capsule interne, et destinée à montrer les principaux faisceaux de fibres qui mettent en connexion les centres optiques primaires et l'écorce cérébrale. (Figure demi-schématique, d'après les dessins de Déjerine).

Ch, le chiasma d'où part la bandelette supposée vue par transparence et aboutissant au corps genouillé externe Cge. — T.q.a, le tubercule quadrijumeau antérieur et les fibres superficielles et profondes (bras et radiations du tubercule quadrijumeau antérieur) qui le mettent en connexion avec le corps genouillé externe et la bandelette, et, par le faisceau passant entre les deux corps genouillés (Cgi, corps genouillé interne) avec le segment rétro-lenticulaire de la capsule interne et l'écorce cérébrale. — Pulv., le pulvinar et sa couche de fibres superficielles (stratum zonale) et profondes qui le mettent en relation soit avec le corps genouillé et la bandelette, soit avec les radiations thalamiques et l'écorce. — C.W., le champ de Wernicke, en coupe horizontale. — Rth (Cirl.), les radiations thalamiques, ensemble des fibres qui réunissent le corps genouillé externe, le tubercule quadrijumeau antérieur, le pulvinar, etc., à l'écorce, en constituant à ce niveau le segment rétro-lenticulaire de la capsule interne (Cirl.). — N.C., la queue du noyau caudé. — Rth, les radiations thalamiques dans la substance blanche du lobe pariéto-occipital entre le tapetum Tap. et le faisceau longitudinal inférieur Fli. — CL, le corps de Luys. — NL^1, NL^2, NL^3, les trois segments du noyau lenticulaire.

des fibres dont les unes pénètrent dans le pulvinar, les autres rejoignent encore le bras du tubercule quadrijumeau antérieur dont elles forment les couches profondes.

Sur les *coupes vertico-transversales* (fig. 234) on voit que le corps genouillé externe encastré dans la partie inférieure du pulvinar, émet par sa face externe un puissant faisceau de fibres qui paraissent continuer une partie de celles de la bandelette. Ce faisceau remonte en s'effilant le long de la face externe (adhérente) du pulvinar et atteint sa face supérieure libre où il se termine en formant de ses dernières fibres le *stratum zonale* de cette région.

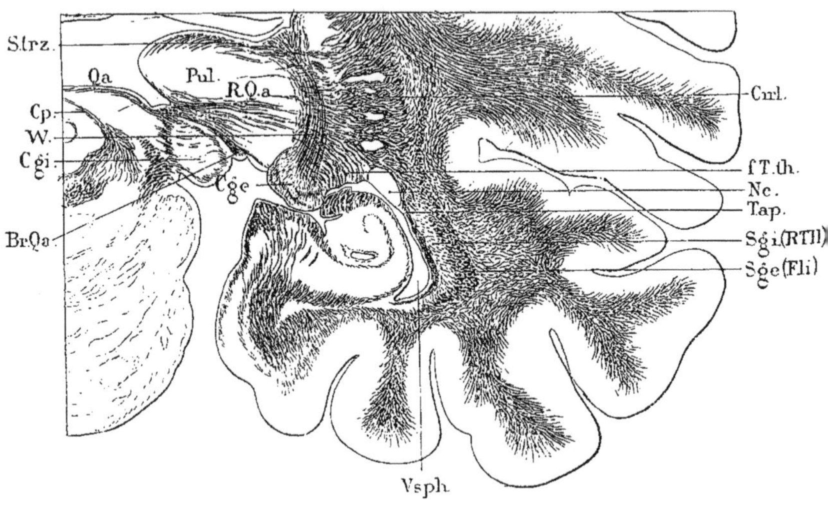

Fig. 234.

Coupe vertico-transversale du cerveau humain, passant par le pulvinar, le corps genouillé externe, le champ de Wernicke et le segment rétro-lenticulaire de la capsule interne. Coloration de Wergert (Déjerine, 1901).

Cge, le corps genouillé externe. — W, le champ de Wernicke, dont l'extrémité supérieure se perd dans le stratum zonale (Strz.) du pulvinar. — Pul., le pulvinar du centre duquel partent quelques fibres qui vont se perdre dans le segment rétro-lenticulaire de la capsule interne (radiations du pulvinar). — Qa, tubercule quadrijumeau antérieur. — Cp, la couche des fibres profondes du tubercule quadrijumeau antérieur. — R.Q.a, radiations du tubercule quadrijumeau antérieur allant à la capsule interne. — Br Qa, le bras du tubercule quadrijumeau antérieur le reliant au Cge et à la bandelette. — Cirl., segment rétro-lenticulaire de la capsule interne. — Nc, queue du noyau caudé. — Tap., tapetum. — Sgi, (RTH) couche sagittale interne, ou des radiations thalamiques, contenant les fibres qui relient les centres optiques primaires à l'écorce cérébrale. — Sge (Fli), couche sagittale externe ou faisceau longitudinal inférieur. — Vsph., corne sphénoïdale du ventricule latéral. — Cgi, corps genouillé interne.

Ce faisceau présente sur une pareille coupe vertico-transversale une forme triangulaire incurvée, ayant à peu près, suivant la comparaison de Wernicke, le profil d'une corne d'abondance dont l'ouverture, dirigée en bas, coifferait le corps genouillé externe, dont l'extrémité supérieure amincie se recourberait sur la face supérieure du pulvinar. C'est là le *champ triangulaire de Wernicke* que les auteurs allemands désignent aussi souvent sous le nom de champ médullaire latéral ou externe, *latérales Markfeld*. Les fibres qui le constituent forment dans leur ensemble une puissante capsule en forme de gouttière concave embrassant la face externe du corps genouillé et du pulvinar, et nécessairement traversée par toutes les fibres qui vont horizontalement des ganglions de la base (corps genouillé externe, pulvinar, tubercule quadrijumeau antérieur) dans la capsule interne, vers les circonvolutions. Cette zone ou champ de Wernicke représente donc un véritable carrefour où s'entrecroisent la plupart des conducteurs visuels. Nous verrons que les dégénérescences permettent de préciser, grâce à leurs connexions différentes, la nature des divers ordres de fibres qui se mêlent à ce niveau.

En résumé, nous venons de voir : 1° que la majorité des fibres de la bandelette se jette dans le corps genouillé externe ; 2° qu'un assez grand nombre atteint le pulvinar en passant soit au-dessous du corps genouillé (capsule blanche), soit à travers ce ganglion ; ces dernières fibres constituant au moins en partie les fibres verticales du champ de Wernicke ; 3° que d'autres enfin, soit superficielles (bras du tubercule quadrijumeau antérieur), soit profondes (traversant le pulvinar) unissent la bandelette, et le corps genouillé externe au tubercule quadrijumeau antérieur.

Radiations thalamiques. Fibres de projection émanant des centres optiques primaires et allant a l'écorce occipitale. — Nous allons étudier maintenant la masse de fibres, qui sortant de la face externe du corps genouillé et du pulvinar etc... où y pénétrant, se porte en dehors dans le segment rétrolenticulaire de la capsule interne et, au delà, dans la substance sagittale du lobe occipital. Cette masse blanche est depuis longtemps considérée comme contenant les radiations thalamiques, c'est-à-dire les fibres de projection reliant la corticalité au pulvinar, au corps genouillé externe, au tubercule quadrijumeau antérieur.

Sur les coupes horizontales (fig. 235), en allant des inférieures qui passent par le corps genouillé externe, aux supérieures, qui passent au-dessus de lui en plein pulvinar, on voit se détacher de la face externe du corps genouillé externe d'abord et plus haut des parties superficielles et profondes du pulvinar, de puissants faisceaux de fibres (radiations du corps genouillé externe, du pulvinar) qui se portent en dehors, entre la partie postérieure du noyau lenticulaire et la queue du noyau caudé (formant à ce niveau le segment rétrolenticulaire de la capsule interne), puis se recourbent en arrière autour de la cavité ventriculaire pour pénétrer dans la *substance sagittale* du lobe occipital. Parmi les fibres qui se dégagent du pulvinar il en est qui, le traversant dans toute son épaisseur proviennent du tubercule quadrijumeau antérieur, sont étendues par conséquent entre ce tubercule et la capsule interne et représentent les radiations (c'est-à-dire les connexions avec l'écorce) du tubercule quadrijumeau antérieur. D'autres fibres proviennent du même tubercule en passant au-devant du corps genouillé interne. Nous avons déjà signalé ce faisceau comme paraissant aussi contenir des fibres étendues entre le corps genouillé externe et le tubercule quadrijumeau antérieur. Mais la méthode de Weigert n'indique jamais rien que des apparences qui restent à vérifier.

Dans le trajet que nous venons de décrire, les faisceaux de fibres qui rayonnent du corps genouillé externe, du pulvinar et du tubercule quadrijumeau antérieur, traversent tout d'abord les fibres verticales du champ de Wer-

NICKE dont nous avons signalé la forme triangulaire sur les coupes verticales. Mais sur les coupes horizontales sa forme est celle d'un croissant à concavité interne embrassant le corps genouillé et le pulvinar. Dans l'aire de ce croissant on peut voir sur ces dernières coupes les fibres à trajet horizontal divisées

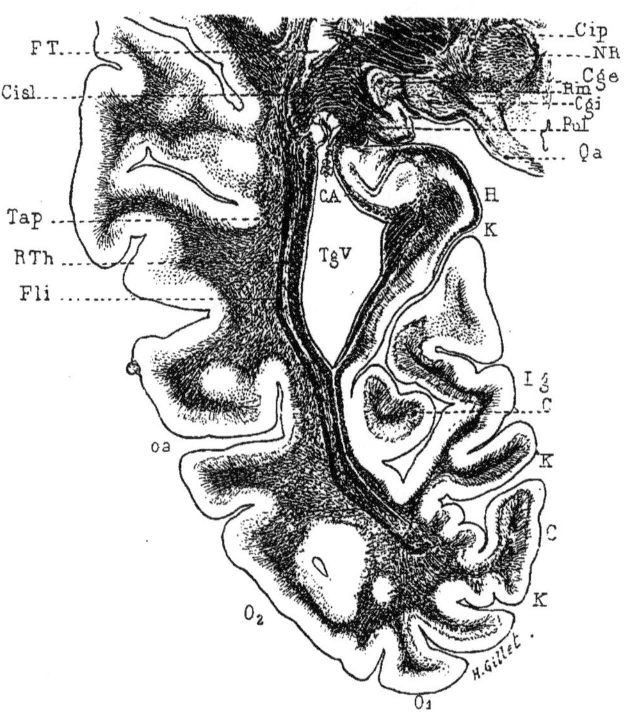

Fig. 235.

Coupe horizontale du cerveau humain passant très près de la base, intéressant le corps genouillé externe, les segments postérieur et sous-lenticulaire de la capsule interne, et la substance sagittale du lobe occipital. Coloration de Weigert (DÉJERINE, 1901).

Cge, le corps genouillé externe. — Pul, le pulvinar. — Qa, le tubercule quadrijumeau antérieur. — Cip, segment postérieur, Cisl, segment sous-lenticulaire de la capsule interne. — TgV, carrefour ventriculaire. — Tap, tapetum. — Rth, radiations thalamiques. — Fli, faisceau longitudinal inférieur. — K, scissure calcarine. C, cunéus. — Lg, lobule lingual. — H, circonvolution de l'hippocampe. — Cgi, corps genouillé interne.

en fascicules par de petits champs de fibres verticales coupées en travers. Immédiatement en dehors du champ de WERNICKE l'intrication des fibres est telle dans le segment rétrolenticulaire de la capsule interne que l'on ne peut y reconnaître des faisceaux distincts. Mais au niveau de la queue du noyau caudé, là où commence la substance sagittale qui se prolonge dans le lobe occipital, ces fibres se classent en deux couches qui diffèrent par l'intensité de leur coloration. La couche la plus externe qui est en même temps la plus foncée, c'est la *couche sagittale externe* (SACHS) ou *faisceau longitudinal inférieur* (Burdach); celle qui vient immédiatement en dedans et dont la coloration est plus faible c'est la *couche sagittale interne* (Sachs) ou *radiations thalamiques*. Elle est à son tour séparée de la cavité ventriculaire par une troisième couche de fibres, constituant le *tapetum*, et appartenant, comme nous le démontrerons, au faisceau occipito-frontal.

Sur les coupes horizontales passant par le pulvinar et l'extrémité postérieure du lobe occipital on voit les deux couches sagittales se continuer en s'amincissant le long de la corne occipitale du ventricule dont les sépare toujours le tapetum. Au delà de l'extrémité de cette corne, parvenues à une petite distance (1 à 3 centimètres) du pôle occipital, les couches sagittales très amincies se perdent dans la substance blanche sous-jacente aux circonvolutions.

L'anatomie microscopique normale ne permet donc pas de déterminer exactement où se terminent les fibres de ces couches sagittales. Comme d'avant en arrière elles s'amincissent progressivement nous pouvons en conclure que dans tout ce trajet elles abandonnent des fibres aux circonvolutions temporales et occipitales. Elles représentent en somme par rapport aux fibres venues de divers points de la corticalité ce qu'est un tronc nerveux des membres pour les fascicules nerveux émanés de la peau et des muscles, c'est-à-dire une région de la substance blanche où ces fibres cheminent côte à côte, une sorte de nerf intracérébral dont ni les origines corticales ni la terminaison vers la base du cerveau ne peuvent être déterminées par la méthode de Weigert.

Les coupes horizontales nous montrent la substance sagittale particulièrement développée au côté externe de la corne ventriculaire. Les coupes vertico-transversales vont nous montrer que chacune de ces deux couches et aussi le tapetum forment autour de la cavité du ventricule des gaines qui sont complètes dans la région occipitale et se modifient diversement en approchant des régions centrales du cerveau.

Coupes vertico-transversales. — Sur une telle coupe (fig. 236) passant au niveau du cunéus, nous voyons la cavité de la corne occipitale entourée de trois zones de fibres que distingue leur coloration. La plus interne qui tapisse la cavité ventriculaire est le *tapetum*, celle qui vient ensuite plus claire, à fibres plus fines, c'est la couche des radiations thalamiques (couche sagittale interne), la plus externe, foncée, à grosses fibres, c'est le faisceau longitudinal inférieur (couche sagittale externe).

Dans la partie supérieure de la substance sagittale, au-dessus de la scissure calcarine, on remarque une masse épaisse de fibres foncées (fig. 236 Fm.) : c'est la coupe du *forceps major* du corps calleux ; au-dessous de la scissure un faisceau beaucoup plus mince représente le *forceps minor*.

En suivant les modifications de ces couches sur la série des coupes vertico-transversales étudiée d'arrière en avant, nous remarquerons tout d'abord qu'elles vont s'épaississant par l'apport de nouvelles fibres venues de la corticalité, ce qui implique que les fibres destinées aux couches internes traversent plus ou moins obliquement les couches externes.

Les fibres du tapetum représentent l'expansion postérieure du faisceau occipito-frontal de Forel et Onufrowicz. Il va sans dire que ce n'est pas là une donnée obtenue par la méthode de Weigert. Elle résulte de l'étude des

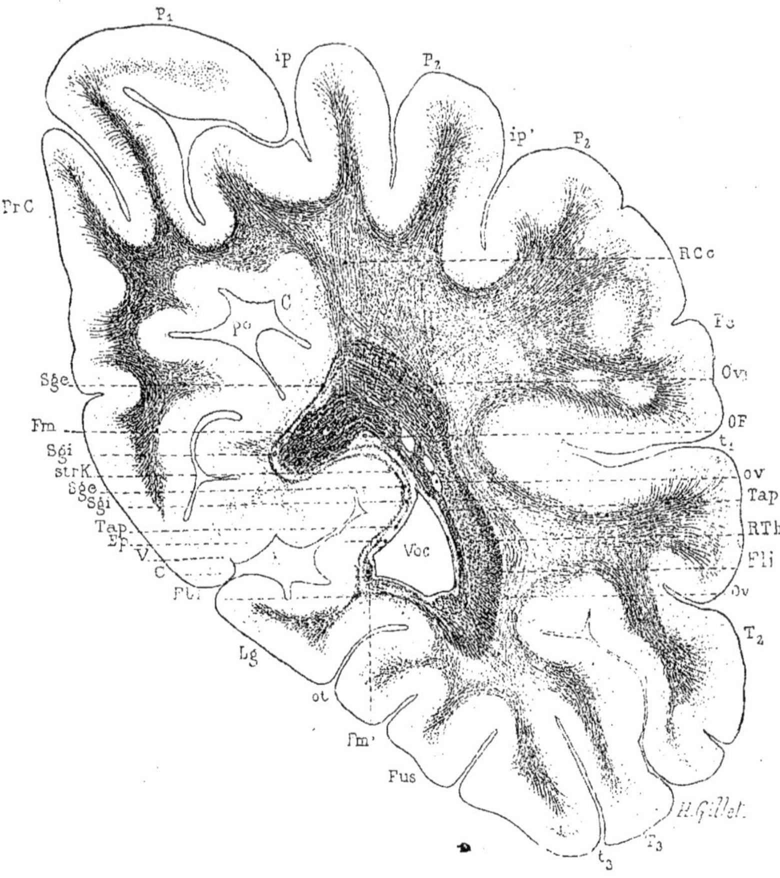

Fig. 236.

Coupe vertico-transversale du lobe occipital passant par le pli courbe et le sommet du cunéus. Substance sagittale du lobe occipital. Coloration de Weigert (Déjerine, 1901).

C. cunéus. — Fli, faisceau longitudinal inférieur ou couche sagittale externe du segment postérieur de la couronne rayonnante. — Fm, forceps major du corps calleux. — Fm', faisceau inférieur ou minor du forceps. — Fus, lobule fusiforme. Lg, lobule lingual. — OF, faisceau occipito-frontal. — Pc. pli courbe. — RCc, radiations calleuses. — Rth. radiations thalamiques. — Tap. tapetum. — V, ruban de Vicq d'Azyr.

(N. B. Le faisceau visuel occipital est compris dans la couche de radiations thalamiques et paraît correspondre (Henschen) à la partie inférieure de ces radiations, au-dessous de la ligne Rth'.

cas d'agénésie du corps calleux, dans lesquels le corps calleux proprement dit et toutes les fibres qui en dépendent (par exemple le forceps) ne sont pas développées. Or, en pareil cas le tapetum présente sa constitution normale et il se continue en avant avec un faisceau à direction sagittale, qui, d'après Déjerine, prend son origine dans toute l'écorce du lobe frontal.

Retenons de ceci que par l'intermédiaire du tapetum et du faisceau occipito-frontal il existe des connexions entre la zone visuelle et les centres corticaux de la région frontale.

Un grand nombre de fibres émanées des divers points de l'écorce occipitale vont également, après avoir contribué à former la substance blanche du lobe, se rassembler autour de la corne occipitale à la surface interne de laquelle elles se réunissent en deux faisceaux ou branches d'origine du forceps du *corps calleux* et que nous avons déjà rencontrés sur les coupes transversales (fig. 236). Au-dessous de l'ergot de Morand (fond de la scissure calcarine) c'est la branche inférieure ou *minor* du forceps, au-dessus c'est la branche supérieure, beaucoup plus développée, le *forceps major*. Au-devant de l'ergot de Morand les deux branches se réunissent pour constituer le bourrelet du corps calleux et gagnent ainsi par un trajet symétrique dans le lobe opposé, les régions corticales correspondantes. Le forceps et le bourrelet du corps calleux constituent donc une anastomose transversale entre les lobes occipitaux et notamment entre les deux centres corticaux de la vision. Nous savons déjà que dans les cas d'agénésie du corps calleux le forceps n'est pas développé. D'autre part les lésions de l'écorce visuelle déterminent une dégénérescence corticifuge dans le forceps et le bourrelet du corps calleux (Déjerine), dégénérescence qui démontre bien l'origine corticale et le trajet transhémisphérique de ces fibres. Ces diverses méthodes nous enseignent donc que les deux lobes occipitaux — et notamment les deux centres visuels droit et gauche, — sont reliés l'un à l'autre par un système de fibres commissurales qui entrent dans la constitution du forceps et du bourrelet du corps calleux. On trouvera une représentation schématique de ces fibres dans la figure 248, Cc.

Les fibres des radiations thalamiques dans leur trajet d'arrière en avant sont progressivement refoulées au côté externe de la corne ventriculaire par le déplacement en haut et en dedans des fibres calleuses; elles se massent donc en dehors du ventricule et leur couche devient de plus en plus mince sur sa paroi interne, où elles ne forment bientôt plus qu'un léger voile (voile sagittal interne de Sachs). Réunies sur la paroi externe de la corne postérieure, leur couche augmente d'épaisseur d'arrière en avant par l'apport de nouvelles fibres venues de la corticalité et prend sur les coupes vertico-transversales la forme d'une gouttière aplatie dont la concavité embrasse la corne ventriculaire.

Sur les coupes vertico-transversales qui atteignent le niveau du corps genouillé externe le faisceau des radiations thalamiques reste par sa partie inférieure bien circonscrit entre le tapetum et le faisceau longitudinal inférieur (fig. 234). Mais sa partie supérieure se perd de plus en plus dans le segment retro-lenticulaire de la capsule interne et son trajet ultérieur ne peut être exactement déterminé que par les dégénérescences.

La couche sagittale externe formant tout d'abord une gaine complète au niveau de l'extrémité de la corne occipitale, reçoit à ce niveau de nombreuses fibres venues de la corticalité et notamment du lobe lingual. Elle ne tarde pas dans des régions plus antérieures à se masser, comme la radiation thalamique, sur la paroi externe du ventricule, où elle forme également un faisceau en forme de gouttière aplatie, plus dense en bas qu'en haut, imbriqué en quelque sorte sur le faisceau thalamique (fig. 234, 236). Au niveau du segment rétrolenticulaire de la capsule interne beaucoup de fibres du faisceau longitudinal inférieur paraissent s'incurver en dedans en se mêlant à celles de la radiation thalamique; d'autres, surtout visibles sur les coupes horizontales, continuent à se porter en avant vers la région de l'insula.

Sans pouvoir rien préciser, l'anatomie microscopique normale permet donc de supposer que le faisceau longitudinal inférieur ne constitue pas un tout homogène mais contient non seulement de longues fibres d'association occipito-temporales, mais encore d'autres fibres allant aux ganglions de la base ou émanant de ces ganglions.

Les précédentes descriptions nous montrent que l'étude microscopique est *insuffisante* pour déterminer les connexions exactes qui unissent l'écorce aux ganglions de la base. Comme l'a fort bien dit Vialet, la somme des renseignements que nous donne le microscope ne dépasse guère les constatations de Meynert et Huguenin, à savoir que des corps genouillés ainsi que du pulvinar partent des fibres qui vont s'irradier dans l'écorce des lobes occipital et temporal.

Nous devons cependant ajouter que parmi les méthodes purement anatomiques il en est une qui paraît donner des indications plus précises en ce qui concerne les connexions unissant les ganglions à l'écorce. C'est la méthode de Flechsig ou étude de la myélinisation successive des divers faisceaux.

D'après Bernheimer qui a appliqué le premier cette méthode à l'étude des voies optiques, les fibres qui unissent l'écorce occipitale aux ganglions de la base, se recouvrent de myéline avant les autres systèmes de fibres du lobe occipital. Il y a donc un stade de l'existence où, dans le lobe occipital la méthode de Weigert révélera uniquement les fibres de la radiation optique, seules myélinisées, et permettra de se faire une idée d'ensemble de ces radiations.

Des coupes pratiquées sur la moitié postérieure du cerveau d'un enfant de trois à six semaines montrent « qu'à partir de la région postéro-externe du thalamus, et aussi à partir du tubercule quadrijumeau et du corps genouillé de délicates fibres à myéline parfaitement isolées dans toute la série des coupes sont d'abord serrées les unes contre les autres, puis s'écartent progressivement, et enfin divergent tout à fait dans le lobe occipital jusqu'à l'écorce de celui-ci.

Sur le cerveau d'individus aussi jeunes il est facile de se convaincre qu'il s'agit ici uniquement de fibres médullaires de la radiation optique, parce que celles-ci se caractérisent parfaitement par leur délicatesse et se laissent poursuivre dans la série des coupes, d'une part dans les ganglions optiques primaires déjà nommés, d'autre part dans l'écorce du lobe occipital et cela sans contestation possible. On retrouve le même faisceau de fibres sous forme de coupes perpendiculaires ou obliques quand on débite en une série de coupes frontales (vertico-transversales), la région postérieure du cerveau.

On voit alors dans les coupes centrales, près des ganglions optiques, que les fibres optiques apparaissent très serrées sur la coupe transversale du faisceau qu'elles forment; mais plus l'on s'avance dans la profondeur du lobe occipital, vers sa pointe, plus la coupe transversale de la radiation optique s'élargit. Entre les fibres se développent progressivement des espaces importants. L'ensemble de la radiation qui était ramassée en une petite coupe transversale de quelques millimètres, est maintenant disséminée en une grande surface occupant presque toute la largeur et la hauteur du lobe occipital.

Aussi bien sur les séries horizontales que sur les séries vertico-transversales, on voit que l'écartement n'est pas régulier, mais que la plus grande partie des fibres de la radiation optique se dirigent vers les circonvolutions de la face interne du lobe occipital.

Quand on combine les deux séries de coupes on trouve que les six circonvolutions du lobe occipital reçoivent des arborisations terminales des fibres de la radiation optique, mais que les parties situées vers la face interne (cunéus, scissure calcarine, lobe lingual et circonvolution descendante, à la pointe du lobe occipital) sont les plus favorisées.

On peut aussi démontrer que les fibres qui se terminent là, proviennent pour la plupart, sinon toutes, du ganglion principal, le corps genouillé, tandis que la surface externe du lobe occipital reçoit les arborisations terminales des fibres qui viennent du pulvinar et du tubercule quadrijumeau antérieur (Bernheimer). »

De cette description nous retiendrons surtout que toutes les circonvolutions occipitales reçoivent des fibres des radiations optiques ; que la plupart des fibres qui vont aux circonvolutions de la face interne proviennent du corps genouillé. Mais il n'en faut rien conclure touchant la fonction de ces diverses fibres ni des circonvolutions qu'elles abordent. C'est là un rôle absolument réservé à la méthode anatomo-clinique.

IV. — STRUCTURE DE L'ÉCORCE OCCIPITALE

On a remarqué depuis longtemps que l'écorce occipitale où aboutissent les radiations thalamiques, présente une structure particulière. Gennari (1776) et Vicq d'Azyr (1781) y avaient signalé la strie blanche qui dédouble la substance grise. Meynert distinguait huit couches dans l'écorce du lobe occipital et créa le type à *huit couches stratifiées* qu'il opposa aux type à *cinq couches stratifiées* du reste de l'écorce.

Cajal a récemment étudié chez l'homme, par la méthode de Golgi, l'écorce de la scissure calcarine, considérée *de par les données anatomo-cliniques*, comme centre visuel cortical, et qui présente du reste à leur maximum de développement les particularités de l'écorce occipitale.

Nous ne parlerons ici que de la topographie cellulaire de cette région. C'est seulement dans le chapitre où nous étudierons l'enchaînement des neurones constituant la voie visuelle de l'œil à l'écorce, que nous résumerons les données récentes de CAJAL sur les connexions et la morphologie des neurones corticaux tels que les montre la coloration de Golgi.

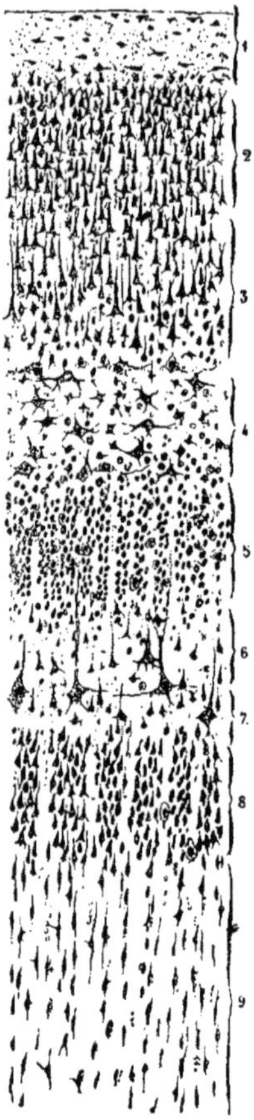

Sur une coupe de l'écorce calcarinienne perpendiculaire à son épaisseur et colorée par la méthode de Nissl (fig. 237), CAJAL distingue, de la superficie vers la profondeur, les couches suivantes :

1° La couche plexiforme ou couche des cellules horizontales (couche moléculaire des auteurs; 2° La couche des petites cellules pyramidales; 3° La couche des cellules pyramidales moyennes; 4° La couche des grosses cellules étoilées (faisant partie de la couche des grains des auteurs) 5° La; couche des petites cellules étoilées (grains des auteurs) 6° Couche des cellules à cylindre-axe; arciforme 7° Couche des cellules pyramidales; géantes (cellules solitaires de MEYNERT); 8° Couche des grosses cellules à cylindraxe arciforme ascendant (couche profonde des grains de MEYNERT); 9° Couche des cellules triangulaires et fusiformes (cellules fusiformes de MEYNERT.)

La strie blanche de GENNARI ou de VICQ D'AZYR est formée par un plexus de fibres myélines situées entre les cellules de la 4e et de la 5e couche. CAJAL considérant ces fibres comme venant des centres optiques primaires les désigne sous le nom de *plexus optique*. Nous étudierons plus loin les importantes connexions de ces fibres.

Ayant ainsi rappelé les dispositions principales des ganglions, des faisceaux de fibres (radiations thalamiques ou optiques) et de la région corticale qui constituent l'appareil optique intracérébral, nous sommes en mesure d'utiliser les données fournies par la méthode des dégénérescences. Mais nous devons tout d'abord indiquer à quelles lois générales obéissent ces dégénérescences.

Fig. 237.
Coupe de l'écorce visuelle (bord de la scissure calcarine) d'un homme de 30 ans. Coloration au Nissl, ne laissant voir que les corps cellulaires (CAJAL, 1899).

1, couche plexiforme. — 2, couche des petites cellules pyramidales. — 3, couche des cellules pyramidales moyennes. — 4, couche des grosses cellules étoilées. — 5, couche des petites cellules étoilées (ces deux dernières couches contiennent le plexus de fibres myéliniques, *plexus optique* de CAJAL, qui macroscopiquement donne lieu à l'aspect de la strie blanche de VICQ D'AZYR. — 6, couche plexiforme ou des petites cellules pyramidales à cylindraxe ascendant. — 7, couche des cellules pyramidales géantes. — 8. couche des cellules pyramidales à cylindraxe arciforme, ascendant. — 9, couche des cellules fusiformes.

CHAPITRE VII

LA MÉTHODE DES DÉGÉNÉRESCENCES APPLIQUÉE A L'ÉTUDE DE L'APPAREIL NERVEUX VISUEL

Historique. — On savait depuis longtemps que la destruction d'un œil entraîne l'atrophie du nerf optique correspondant, et que cette atrophie ascendante envahit même certains ganglions de la base du cerveau. Des anatomistes tels que Vrolik (1822), Magendie (1836), Cruveilhier (1836), Lélut, Panizza (1855), etc., avaient constaté d'une façon plus ou moins précise l'atrophie des corps genouillés externes, des couches optiques, des tubercules quadrijumeaux antérieurs qui accompagnent chez l'homme celle des nerfs optiques. Magendie avait même utilisé cette méthode des dégénérescences pour élucider la question de l'entrecroisement des nerfs optiques chez le pigeon.

Mais c'est à Gudden qu'appartient le mérite d'avoir institué à partir de 1872 des expériences méthodiques sur les dégénérescences consécutives aux énucléations simples ou doubles chez les animaux nouveau-nés. Il fit faire ainsi des progrès définitifs à la question de l'entrecroisement dans le chiasma, et il apprit à distinguer dans le segment antérieur des voies optiques ce qui appartient à l'appareil visuel et ce qui appartient à d'autres systèmes. Quelques années plus tard, Von Monakow (1888) entreprit des recherches plus étendues. Il s'adressa non seulement à l'énucléation des yeux pour étudier les dégénérescences qui remontent aux ganglions de la base, mais il pratiqua aussi des extirpations limitées de l'écorce occipitale, dont les recherches cliniques (Nothnagel, Séguin, etc.) et les recherches expérimentales (Munk) venaient de démontrer le rôle de centre visuel. Il obtint ainsi des dégénérescences qui de l'œil aux ganglions de la base d'une part, et d'autre part de l'écorce occipitale à ces mêmes ganglions, révélèrent le trajet des fibres optiques dans toute leur étendue.

Les recherches de V. Monakow ont porté sur des animaux (lapins, chats, chiens) nouveau-nés ou adultes. Par nombre de détails la voie optique de ces animaux diffère de celle de l'homme. Mais la constitution fondamentale en est la même dans les deux cas. Négligeant donc les détails qui ne s'appliquent pas à l'anatomie humaine, nous emprunterons seulement aux mémorables travaux de V. Monakow les données fondamentales qui valent pour la voie optique de tous les mammifères supérieurs et qui sont résumées dans son schéma (fig. 238).

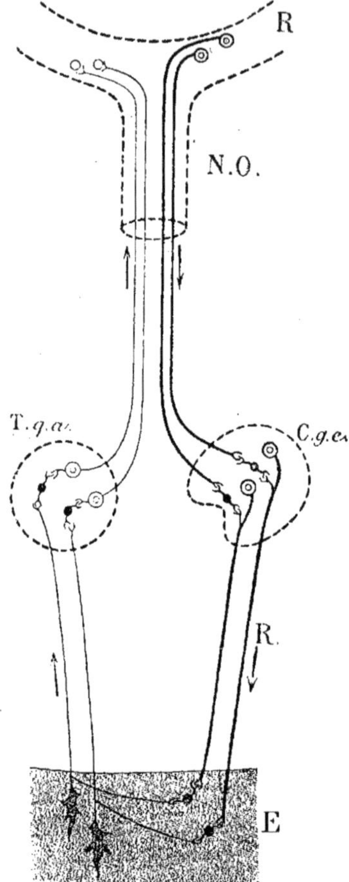

Fig. 238.

Schéma des connexions centripètes et centrifuges de la rétine, des centres ganglionnaires et de l'écorce, donné par Von Monakow en 1888.

R, la rétine. — NO. le nerf optique. — Cge, le corps genouillé externe. — Tqa, le tubercule quadrijumeau antérieur. — R, la radiation optique. — E, l'écorce visuelle.

Des cellules ganglionnaires de la rétine partent des cylindraxes centripètes qui vont s'arboriser dans le corps genouillé externe et se mettre en rapport avec les cellules d'origine des fibres de la radiation optique par l'intermédiaire des *cellules intercalaires* (en noir). — Les fibres de la radiation optique parties des grandes cellules du corps genouillé externe se terminent par des arborisations libres dans l'écorce occipitale et se mettent là en rapport par l'intermédiaire de cellules intercalaires avec les autres éléments cellulaires de l'écorce et notamment les grandes cellules pyramidales (dessinées en gris).

Celles-ci représentent l'origine de la voie centrifuge optico-motrice ; leurs cylindraxes vont s'arboriser dans le Tqa et se mettre en relation, toujours par l'intermédiaire de cellules intercalaires, avec les grandes cellules de ce ganglion, qui envoient leurs cylindraxes (fibres optiques centrifuges) dans la rétine, où ils se terminent « dans les couches de grains ».

Résumé des expériences de Von Monakow. — *A*) Dégénérescences consécutives aux énucléations. — Chez le lapin nouveau-né, l'extirpation des deux yeux amène avec une dégénérescence des nerfs et bandelettes optiques, des lésions atrophiques qui se localisent dans certaines régions des corps genouillés externes et des tubercules quadrijumeaux antérieurs. Dans les corps genouillés, ce qui dégénère c'est la substance gélatineuse, c'est-à-dire les plexus formés par les arborisations terminales des fibres de la bandelette. Mais les cellules ganglionnaires des corps genouillés sont bien conservées. Dans le tubercule quadrijumeau antérieur, ce qui disparaît, ce sont les fibres à myéline formant la substance blanche superficielle et ce sont aussi les cellules ganglionnaires des couches superficielles.

Quelle est la signification de ces faits? 1° Si la section du nerf optique (ou l'énucléation du globe) fait disparaître la substance gélatineuse dans le corps genouillé externe, c'est parce qu'elle fait dégénérer des cylindraxes (dans le nerf optique et la bandelette), dont les arborisations terminales, constituant la substance gélatineuse, siègent dans le corps genouillé externe (dégénérescence cellulifuge). Les cellules d'origine de ces cylindraxes occupent l'autre extrémité du faisceau nerveux coupé, et, dans le cas de simple section du nerf optique, on peut constater l'atrophie des cellules ganglionnaires de la rétine (dégénérescence cellulipète); — 2° Si la même section du nerf optique fait dégénérer des cellules nerveuses dans le tubercule quadrijumeau antérieur, c'est que ces cellules envoient dans le nerf optique des cylindraxes qui ont été sectionnés et qui ont, par suite, dégénéré dans les deux sens. Dans l'expérience actuelle nous constatons les effets de la dégénérescence cellulipète en ce qui concerne le tubercule quadrijumeau antérieur. Ces résultats sont du reste corroborés par les extirpations du tubercule quadrijumeau antérieur qui détermine, par dégénérescence cellulifuge, l'atrophie d'un certain nombre de fibres dans les bandelettes et le nerf optique. Ces fibres qui, notons-le en passant, sont beaucoup plus fines que celles émanées des cellules ganglionnaires de la rétine, ont nécessairement leurs arborisations terminales dans la rétine. Von Monakow démontrait ainsi en 1888 l'existence des fibres centrifuges dont les arborisations terminales autour des spongioblastes ont été vues quelques années plus tard par Cajal et Dogiel.

Une première conclusion est donc que le nerf optique et la bandelette sont constitués par des neurones qui s'étendent de la rétine à certains ganglions de la base : le corps genouillé externe et le tubercule quadrijumeau antérieur. C'est là le *segment antérieur*, en partie extracérébral, des conducteurs optiques.

Une deuxième conclusion est que cette voie est *double*, constituée : *a*) par des fibres centripètes allant de la rétine au corps genouillé externe; *b*) par des fibres centrifuges allant du tubercule quadrijumeau antérieur à la rétine.

B). Dégénérescences consécutives aux extirpations de l'écorce occipitale. — L'extirpation des sphères corticales visuelles (pôle occipital) chez le lapin nouveau-né détermine : *a*) une atrophie profonde du pulvinar, et une atrophie des cellules ganglionnaires et de la substance fondamentale de certaines régions du corps genouillé externe; *b*) une atrophie des fibres de la substance blanche moyenne du tubercule quadrijumeau antérieur. — Cette destruction de l'écorce visuelle a donc entraîné une dégénérescence cellulipète dans le corps genouillé externe dont les grosses cellules ont disparu, et une dégénérescence cellulifuge dans le tubercule quadrijumeau antérieur dont certaines fibres nerveuses se sont atrophiées.

D'autre part, en sectionnant le segment postérieur de la capsule interne par où passent les radiations optiques, Von Monakow a obtenu : 1° entre cette section et les ganglions de la base des dégénérescences identiques à celles qui suivent l'extirpation de l'écorce visuelle; 2° en arrière de la section une dégénérescence qui gagne l'écorce cérébrale et s'y traduit par : *a*) l'atrophie des grosses cellules ganglionnaires de la 3e couche; *b*) la disparition des réseaux nerveux dans le domaine de la 3e et de la 5e couche. La première de ces dégénérescences (*a*) est cellulipète; les grosses cellules sont évidemment celles qui envoient leur cylindraxe dans le tubercule quadrijumeau antérieur; la seconde (*b*) est cellulifuge, les arborisations qui disparaissent dans la 3ᵉ et la 5ᵉ couche appartiennent aux cylindraxes émanés des grandes cellules du corps genouillé externe[1].

D'où les conclusions suivantes : 1° des ganglions de la base à l'écorce visuelle sont étendus des neurones qui constituent le *segment postérieur* de la voie optique ; 2° cette voie est double, elle comprend des cylindraxes centripètes (corticipètes) émanés des grandes cellules du corps genouillé externe et des cylindraxes centrifuges (corticifuges) qui, nés des cellules pyramidales de l'écorce (3ᵉ couche) vont se terminer dans le tubercule quadrijumeau antérieur.

Dans ces études d'anatomie expérimentale Von Monakow a fait la remarque que l'on pouvait observer du côté des cellules nerveuses des degrés très différents de dégénérescence. Les unes dégénèrent complètement, disparaissent; les autres ne subissent que des modifications relatives, une réduction de volume peu importante. Il a expliqué ce fait par les différences de connexions de ces deux ordres de cellules avec les fibres nerveuses. Les cellules qui disparaissent après section d'un faisceau de fibres sont celles dont le cylindraxe passait dans ce faisceau et a été sectionné. Celles qui ne sont que peu modifiées sont des cellules *à cylindraxe court* (cellules de la 2ᵉ catégorie de Golgi) se résolvant en fibrilles après un court trajet, ne pénétrant pas par conséquent dans un faisceau de fibres et ayant ainsi échappé à la section. Ces cellules servent d'après Von Monakow à établir des connexions entre divers systèmes de cellules à cylindraxe long, ce sont des *internodes*, des cellules intercalaires (Schaltzellen). Nous verrons que les plus récentes recherches par la méthode de Golgi ont en grande partie confirmé les déductions si pleines de perspicacité de Von Monakow.

En résumé, la voie optique, de la rétine au centre cortical, se montre constituée de la façon suivante, au point de vue de l'enchaînement des neurones qui la composent[2] : a) *dans la direction centripète :* cellules ganglionnaires de la rétine et leur prolongement cylindraxile allant s'arboriser dans le corps genouillé externe, et, par l'intermédiaire de cellules intercalaires entrant en connexion avec les cellules principales de ce ganglion et du pulvinar. A leur tour, ces cellules principales envoient dans la radiation optique des cylindraxes qui vont s'arboriser dans les plexus de la 3ᵉ et de la 5ᵉ couche de l'écorce occipitale, où un système de cellules intercalaires établit la communication de ces plexus avec les autres éléments cellulaires de l'écorce ; b) *dans la direction centrifuge :* grosses cellules pyramidales de la 3ᵉ couche de l'écorce occipitale envoyant par la radiation optique leur cylindraxe dans le tubercule quadrijumeau antérieur (principalement) où il s'arborise et — toujours par l'intermédiaire des cellules intercalaires — entre en connexion avec les éléments principaux de la substance grise superficielle de ce ganglion. Enfin, ces derniers

[1] Il faut savoir que cette nomenclature des couches cellulaires de l'écorce n'est pas identique à celle de Cajal que nous avons donnée plus haut.

[2] Nous citons ici presque textuellement les conclusions de Von Monakow.

éléments envoient à travers la bandelette et le nerf optique leurs cylindraxes; fines fibres du nerf optique qui vont s'arboriser dans les couches de grains de la rétine. (Les recherches de Dogiel et Cajal montrant ces arborisations terminales autour des spongioblastes sont postérieures de quelques années.)

Telle est la conception que résume le schéma (fig. 238) de Von Monakow dont nous avons légèrement modifié le dessin sans rien changer à sa signification.

Von Monakow nous a donc enseigné à la fois les résultats de la méthode des dégénérescences appliquées aux voies optiques et les principales lois qui régissent ces dégénérescences. Ces lois, nous devons les étudier maintenant avec quelques détails avant de les appliquer à l'interprétation des dégénérescences des conducteurs optiques que l'on peut observer chez l'homme.

Nous savons déjà que lorsqu'un faisceau de fibres est sectionné expérimentalement ou détruit par une lésion pathologique, cela entraîne à l'une de ses extrémités la dégénérescence d'un réticulum, et à l'autre extrémité l'atrophie d'un groupe cellulaire. On peut alors conclure que les cellules nerveuses dégénérées représentent l'origine des cylindraxes coupés, tandis que le réticulum qui dégénère à l'extrémité opposée du faisceau n'est autre chose que l'ensemble de leurs arborisations terminales. Traduit en langage histologique actuel et en supposant la méthode applicable à un seul élément, cela s'exprime en disant la section d'un cylindraxe, entraîne non seulement la dégénérescence (cellulifuge, descendante, wallérienne) du bout séparé de la cellule, mais encore, bien que plus lentement et moins complètement, celle du bout attenant à la cellule et de la cellule elle-même (dégénérescence cellulifuge, ascendante, rétrograde).

Pour reconnaître les parties dégénérées on a d'abord cherché à se rendre compte de leur réduction de volume. Ainsi Gudden après une énucléation mesurait la surface de section des deux bandelettes pour reconnaître si une seule ou toutes les deux avaient perdu de leur épaisseur normale. Aujourd'hui, on se sert surtout de certaines méthodes de coloration qui permettent de distinguer les éléments dégénérés des éléments sains. Nous parlerons des plus essentielles de ces méthodes (Nissl, Marchi, Weigert) parce qu'il est nécessaire de connaître les conditions d'application et les données de chacune d'elles pour bien apprécier la valeur des conclusions qu'elles permettent.

Méthode de Nissl. — Nous savons (p. 638) qu'elle permet de colorer les blocs et grains de substance chromatophile contenus dans les corps des cellules nerveuses. Une cellule dont le cylindraxe a été sectionné présente au bout de quelques jours des phénomènes de chromatolyse que révèle facilement la coloration de Nissl. Ainsi, en sectionnant le nerf facial au sortir du trou stylo-mastoïdien, ou bien la 3e paire dans l'orbite, on peut au bout de quelques jours, sur des coupes du bulbe ou de l'isthme de l'encéphale, constater la chromatolyse dans toutes les cellules d'origine des nerfs sectionnés.

En décelant cette *réaction à distance* (Marinesco), en révélant que les cellules nerveuses souffrent de l'amputation de leur cylindraxe (Van Gehuchten) la coloration de Nissl permet de déterminer exactement quelles sont les cellules d'origine d'un nerf ou d'un faisceau blanc sectionné expérimentalement ou détruit pathologiquement. Elle n'est applicable qu'aux dégénérescences récentes parce que plus tard les cellules lésées disparaissent.

La méthode de Nissl s'adresse donc aux corps cellulaires. Une méthode de coloration des cylindraxes dégénérés serait extrêmement précieuse mais fait encore défaut. Mais la dégénérescence des cylindraxes s'accompagne de celle de leurs gaines de myéline et nous avons dans la *méthode de Marchi* (coloration lente dans une solution chromo-osmique très diluée) le moyen de colorer les boules de substance grasse qui résultent de la désagrégation de la myéline, ce qui nous permet de suivre, pour ainsi dire à la trace, les cylindraxes dégénérés, tout au moins aussi loin qu'ils sont revêtus de myéline. Comme toutes les colorations par l'acide osmique, cette méthode n'est applicable qu'à de très petits fragments. La méthode de Marchi se montre particulièrement utile dans les dégénérescences récentes où la myéline désagrégée n'a pas encore disparu et pour rechercher les dégénérescences de fibres isolées.

Dans ces conditions particulières, elle est beaucoup plus précise que la méthode classique *de Weigert* où l'hématoxyline colore d'une façon peu différente la myéline saine et la myéline dégénérée.

En revanche, la méthode de Weigert dans les vieilles dégénérescences où toute la myéline des faisceaux atrophiés a depuis longtemps disparu, différencie puissamment ces derniers des faisceaux à myéline normaux. De plus, comme elle est applicable aux plus grandes coupes, elle reste en somme un des moyens les plus employés.

Extension des dégénérescences. — Un neurone blessé meurt dans toute son étendue, nous venons de le voir. Mais, de plus, sa mort peut entraîner celle d'autres neurones avec lesquels il est en connexion. Ces dégénérescences *secondaires, tertiaires,* c'est-à-dire qui s'étendent au deuxième ou troisième chaînon d'une suite de neurones, paraissent se produire, suivant la plupart des auteurs (Vulpian, V. Monakow, Déjerine), dans la mesure où la disparition du neurone primitivement lésé a déterminé l'inactivité des autres.

C'est ainsi que l'énucléation des yeux chez les animaux nouveau-nés ou bien leur destruction pathologique chez les enfants du même âge, détermine non seulement la dégénérescence *rapide* du segment antérieur de la voie optique (nerfs, bandelettes, corps genouillé externe...) mais encore *à la longue* celle de son segment postérieur qui se traduit par une réduction des radiations thalamiques et de l'écorce occipitale.

Et non seulement on voit dégénérer à la longue tous les neurones d'une même voie directe, comme dans l'exemple précédent, mais encore les faisceaux d'association qui unissent le système primitivement dégénéré avec d'autres systèmes peuvent en définitive dégénérer également. C'est ainsi que dans un cas de destruction très ancienne (50 ans) des globes oculaires chez un lépreux, Henschen a trouvé que la zone corticale atrophiée dépassait le lobe occipital et s'étendait au lobe pariétal et temporal. Cela ne peut s'expliquer que par la mise hors d'usage, l'inactivité, et en dernier lieu la dégénérescence des faisceaux d'association unissant l'écorce visuelle à d'autres centres corticaux. L'opinion actuellement prépondérante est que cette inaction finit par déterminer l'atrophie des systèmes ainsi mis hors fonction.

Nous ferons enfin remarquer que la méthode des dégénérescences expérimentales ou pathologiques permet seulement de reconnaître les *connexions* des faisceaux nerveux avec les centres, les connexions des centres entre eux, bref, ne donne que des renseignements d'ordre purement anatomique. Il ne faut pas vouloir en tirer des conclusions sur les *fonctions* des faisceaux et centres ainsi déterminés ; par exemple de ce que les fibres de la radiation optique paraissent s'irradier dans tout le lobe occipital il n'est pas permis de conclure que toutes les circonvolutions occipitales ont des fonctions visuelles.

Seule la méthode anatomo-clinique dans la mesure où un symptôme déterminé peut être attribué à une lésion également déterminée, permet de reconnaître la valeur fonctionnelle des diverses régions de l'appareil nerveux visuel. Elle n'est pleinement applicable qu'à la clinique humaine. Les troubles visuels observés chez les animaux à la suite de destructions expérimentales (des lobes occipitaux par exemple) sont généralement d'une appréciation beaucoup trop difficile pour que l'on puisse en déduire d'une façon certaine les fonctions des régions corticales détruites.

LES VOIES OPTIQUES DES MAMMIFÈRES ET DE L'HOMME ÉTUDIÉES PAR LA MÉTHODE DES DÉGÉNÉRESCENCES

Nous étudierons séparément le segment antérieur et le segment postérieur des voies optiques, tout d'abord chez les animaux par la méthode expérimentale, et ensuite chez l'homme au moyen des dégénérescences pathologiques.

Une étude complète comporterait : 1° l'examen des dégénérescences ascendantes bilatérales et unilatérales, puis des dégénérescences descendantes partant isolément de chacun des ganglions en connexion avec le nerf optique. En ce qui concerne l'homme, il y a encore des lacunes dans cette série de cas. Nous devons cependant faire ressortir la valeur particulière qui appartient à chacun d'eux.

Parmi les *dégénérescences ascendantes* (*nous voulons dire ici qui remontent de l'œil au cerveau*) l'énucléation *double* et les lésions équivalentes nous montreront ce qui dégénère et jusqu'où remontent les dégénérescences ; en d'autres termes elles détermineront ce qui appartient aux voies optiques et quelle est la limite du segment antérieur de celles-ci. (Expér. de Gudden et de Monakow).

L'énucléation *unilatérale* en nous montrant quelles fibres dégénèrent dans les bandelettes, nous renseignera sur la part que prend l'un des nerfs dans la constitution de l'une ou des deux bandelettes et par conséquent élucidera la question de l'entrecroisemement chiasmatique.

Enfin des lésions limitées de la rétine (destruction de différents points de la rétine au moyen de l'aiguille galvano-caustique, dégénérescence du faisceau maculaire dans le cas de scotome central chez l'homme) nous montreront que les éléments juxtaposés dans la rétine conservent sur la tranche du nerf optique leur position respective.

En ce qui concerne la rétine, la conception d'une moitié droite, et d'une moitié gauche séparées par une zone verticale passant par la macula *repose essentiellement sur le phénomène de l'hémianopsie* où chaque rétine présente une moitié voyante et une moitié aveugle, disposées l'une par rapport à l'autre précisément comme nous venons de le dire. La démonstration anatomique qui pourrait en être faite dans un cas d'hémianopsie par lésion d'une bandelette et où l'on constaterait sans doute la dégénérescence des cellules ganglionnaires dans les moitiés aveugles des deux rétines, n'a pas, autant que nous le sachions, été donnée encore d'une façon précise.

Dégénérescences descendantes. — Si nous possédions des cas de destruction isolée du corps genouillé externe, du pulvinar, et du tubercule quadrijumeau antérieur, nous pourrions ainsi déterminer dans le nerf optique la situation, le trajet et le nombre des fibres émanées de ces divers ganglions. Mais nous ne possédons pas encore chez l'homme toutes ces données qui sont plus complètes en ce qui concerne les animaux.

Résultats des dégénérescences chez les animaux. — 1° Dégénérescences ascendantes (d'origine périphérique). — *A. Énucléation double.* — Nous en avons déjà signalé les résultats en citant les premières expériences de Gudden et de Monakow. La *commissure inférieure* est épargnée par la dégénérescence, et, ainsi mise en évidence par les expériences de Gudden, est désormais désignée sous le nom de cet auteur. Il est à peine besoin de faire remarquer que la commissure de Meynert, déjà bien distinguée de la bandelette, est également épargnée. La dégénérescence envahit les ganglions de la base, *corps genouillé externe, pulvinar, tubercule quadrijumeau antérieur*. Elle épargne le corps genouillé interne, le tubercule postérieur. Les différences que l'on observe entre le lapin et le chat, le chien, peuvent tenir à une distribution différente des éléments similaires dans les divers ganglions de la base chez ces animaux. C'est par de telles expériences que Monakow est arrivé à établir que 80 p. 100 des fibres de la bandelette se terminent dans le corps genouillé externe, proportion que Bernheimer (chez le singe) ramène à 70 p. 100.

B. *Énucléation simple.* — Magendie énucléant l'œil d'un pigeon avait déjà démontré par la dégénérescence totale de la bandelette opposée et l'intégrité parfaite de la bandelette homolatérale, que la décussation des nerfs optiques était complète chez cet animal.

Gudden par des expériences d'énucléation unilatérale concluait que chez tous les animaux à champs visuels séparés l'entrecroisement des nerfs optiques est complet, que chez tous les animaux dont les champs visuels coïncident, et par conséquent chez l'homme, l'entrecroisement n'est que partiel.

Il y a cependant une exception (au moins apparente) pour les hiboux, dont certainement les champs visuels coïncident en grande partie puisqu'ils ont les yeux à peu près dirigés en avant, et chez lesquels GUDDEN affirme l'entrecroisement total.

Chez le lapin (fig. 239) (SINGER et MÜNZER, CAJAL), chez le cochon d'Inde et le rat (CAJAL) presque toutes les fibres du nerf optique dégénéré peuvent être suivies dans la bandelette opposée qu'elles constituent pour la plus grande part.

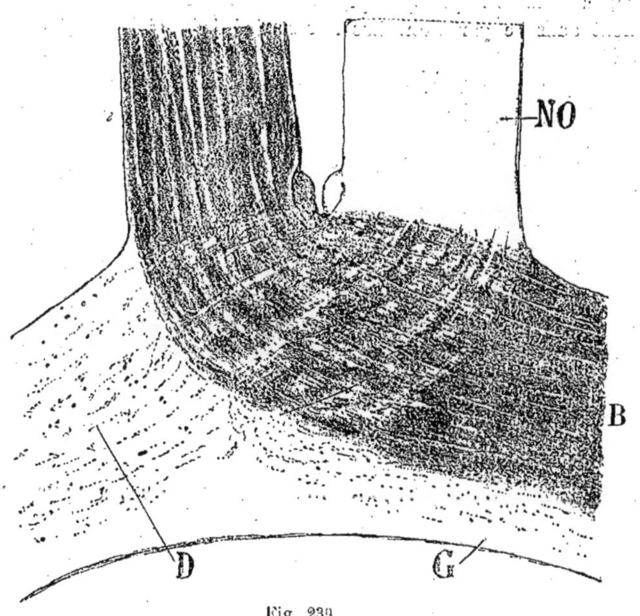

Fig. 239.

Chiasma optique du lapin après énucléation de l'œil gauche et dégénérescence du ner optique correspondant et de la bandelette opposée. Méth. de Marchi (CAJAL, 1899).

NO, nerf optique droit, sain, non coloré par l'acide osmique. Le nerf optique gauche dégénéré est au contraire fortement coloré. — B, la bandelette droite, dégénérée dans sa presque totalité et faisant par conséquent suite au nerf optique gauche. — D, indique les quelques fibres homo-latérales, directes, dégénérées, se manifestant par des traînées de boules noires. — G, la commissure de Gudden, ne contenant que très peu de fibres dégénérées.

L'entrecroisement serait donc complet, si l'on ne trouvait dans la bandelette du côté correspondant au nerf dégénéré un petit nombre de traînées de boules noires (méthode de Marchi) révélant l'existence d'un nombre équivalent de fibres directes, fibres que ni la méthode de Golgi, ni celle d'Ehrlich ne mettent en évidence. Chez le lapin, l'entrecroisement est donc presque complet avec cette restriction qu'il existe cependant un petit nombre de fibres directes disséminées dans toute l'épaisseur de la bandelette homolatérale et ne formant pas un faisceau distinct. — Chez le chat (CAJAL) les choses se comportent différemment (fig. 240). Les fibres dégénérées du nerf optique coupé se continuent pour les 2/3 dans la bandelette opposée et pour 1/3 dans la bandelette du même côté. Les fibres directes sont particulièrement abondantes au niveau de l'angle externe du chiasma et au bord externe de la bandelette, mais elles ne forment pas pour cela un faisceau distinct.

Chez le singe, Bernheimer trouve par cette même méthode que les fibres directes sont à peu près aussi nombreuses que les fibres croisées.

Ces fibres se terminent dans le corps genouillé externe pour la plupart. Bernheimer estime à 70 p. 100 la proportion des fibres de la bandelette qui se terminent dans ce ganglion. Les fibres dégénérées et les fibres saines, en

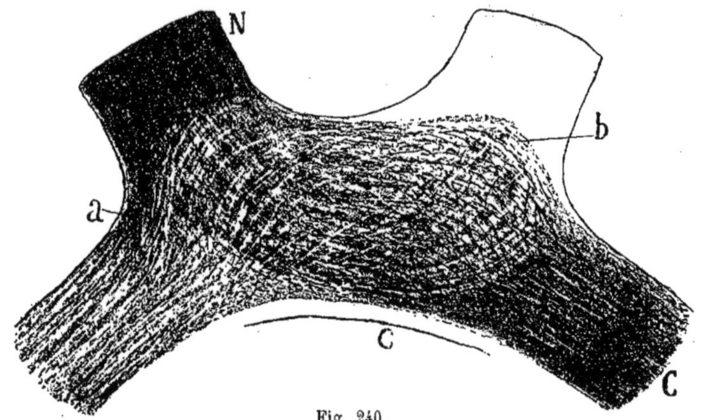

Fig. 240.

Chiasma du chat quatorze jours après l'extirpation de l'œil gauche. Méth. de Marchi (Cajal, 1899).

Les parties noires et les stries ponctuées indiquent les régions dégénérées. — N, nerf optique gauche dégénéré. — C, bandelette optique opposée qui, par l'intensité de la coloration noire montre l'importance du faisceau croisé. — *a*, faisceau direct rendu visible par la dégénérescence. — G, commissure de Gudden.

d'autres termes les fibres croisées et les fibres directes se distribuent dans les deux corps genouillés externes d'une façon parfaitement déterminée et constante ; elles sont régulièrement entremêlées les unes avec les autres, il semble que dans le corps genouillé externe *chaque fibre croisée soit accompagnée par une fibre directe*, qu'elles forment des *couples* composés chacun d'une fibre de chaque ordre. On ne peut admettre que dans le corps genouillé du côté de la section il y ait beaucoup moins de fibres dégénérées que dans le corps genouillé croisé.

Par la méthode de Nissl, Bernheimer croit avoir établi que chez le singe, les cellules du stratum zonale du pulvinar sont pour la plupart en connexion avec des fibres optiques centripètes croisées et directes, tout comme cela a lieu pour les corps genouillés externes.

De plus, en constatant huit jours après la section d'un nerf optique, une chromatolyse des plus nettes dans une région du pulvinar abordée par un faisceau spécial de la bandelette, il a pu conclure que le nerf optique coupé contenait des fibres centrifuges émanant des cellules thalamiques atteintes par la dégénérescence de Nissl.

En ce qui concerne le tubercule quadrijumeau antérieur chez le singe, Bernheimer a également pu déterminer par la méthode des dégénérescences le trajet et la terminaison des fibres qui de la bandelette se rendent dans ce ganglion. Parmi les fibres dégénérées dans les deux bandelettes et visibles par la coloration de Marchi sous la forme de traînées de boules noires, on en voit qui s'étendent de l'extrémité postérieure de la bandelette jusque dans la substance blanche du tubercule quadrijumeau, où le faisceau qu'elles forment s'étale en éventail puis se recourbe pour aller se terminer sous l'aqueduc de Sylvius. En ce point, leurs gaines de myéline cessent et par suite la méthode de Marchi ne révèle plus leur trajet; mais il est vraisemblable qu'elles se mettent là en relation avec les noyaux d'origine de la 3e paire. La section d'un nerf optique entraînant la dégénérescence de ces fibres aussi bien du côté croisé que du côté direct, il en résulte que chaque nerf optique est en connexion avec les deux tubercules quadrijumeaux antérieurs. Il va sans dire que la méthode ne nous apprend rien sur le rôle de ces fibres, ni même positivement sur leur origine et leur terminaison, bien qu'elles aient probablement leur cellule d'origine dans la rétine et leur arborisation terminale sous l'aqueduc de Sylvius. C'est du moins ce que donne à penser la rapidité de leur dégénérescence.

En résumé, décussation presque complète chez les mammifères à champs visuels latéraux (lapin), apparition d'un faisceau direct très important chez les carnassiers (le chat notamment), faisceau qui chez le singe équivaut, d'après Bernheimer, à la moitié des fibres du nerf optique, tels sont les résultats positifs fournis au sujet de la constitution du chiasma et des bandelettes chez les animaux par la méthode des dégénérescences.

Chez le singe, la bandelette ainsi constituée par parties égales des deux moitiés homolatérales des nerfs optiques, se termine pour 70 p. 100 de ses fibres dans le corps genouillé externe, et cela probablement par couples de fibres comprenant chacun une fibre directe et une croisée.

Un faisceau important de la bandelette remonte dans le tubercule quadrijumeau antérieur sous l'aqueduc de Sylvius ; comme il dégénère rapidement il s'agit probablement d'une dégénérescence descendante, cellulifuge, et par conséquent de fibres s'arborisant au voisinage des noyaux de la 3e paire.

Il est vraisemblable qu'il ne s'agit pas ici des éléments atteints par la dégénérescence cellulipète et découverts antérieurement par Gudden et Monakow, qui, n'ayant pas alors la méthode de Marchi reconnaissaient seulement par la coloration au carmin les corps cellulaires atrophiés mais non pas les gaines myéliniques dégénérées.

Ils avaient ainsi découvert les corps cellulaires qui émettent les cylindraxes centrifuges, les *fibres fines* du nerf optique. Bernheimer a vu probablement des éléments à direction centripète. Entre l'œil et les tubercules quadrijumeaux, très probablement la voie est double, à la fois centripète et centrifuge. La méthode ancienne a révélé des fibres centrifuges, la méthode de Marchi, très probablement des fibres centripètes.

Ces diverses catégories de fibres subissent une décussation partielle et par section d'un nerf optique dégénèrent aussi bien dans les ganglions de droite que dans ceux de gauche. Pour chaque œil, les connexions centrales sont bilatérales.

Un dernier résultat fourni par la méthode des dégénérescences concerne la situation sur la tranche du nerf optique, des fibres émanées des différents points de la rétine. Pick détruisant chez un grand nombre de lapins au moyen de l'aiguille galvano-caustique des parties circonscrites de la rétine pour rechercher par la méthode de Marchi la position occupée dans le nerf optique par les fibres dégénérées, a pu établir que les diverses régions de la rétine correspondent point par point à des régions correspondantes d'une section transversale du nerf optique du même côté et de la bandelette du côté opposé. Ainsi par exemple, une région externe de la rétine envoie ses fibres dans une région externe correspondante du nerf optique et *interne* correspondante de la bandelette opposée. C'est ce qu'on peut appeler la loi *d'homologie topographique*.

2° Dégénérescences descendantes (ayant leur point de départ dans les ganglions centraux).

Nous ne pouvons guère citer ici que les destructions des tubercules quadrijumeaux chez le lapin par Monakow, ayant pour conséquence la dégénérescence dans le nerf optique des *fibres fines*, dont il admit la terminaison libre dans les couches de grains de la rétine.

Résultats des dégénérescences chez l'homme. — 1° Dégénérescence d'origine périphérique. — A. *Double atrophie des nerfs optiques chez l'homme.* — Cette lésion, en l'absence de toute autre cause pouvant influer sur les centres nerveux, ne fait dégénérer que les corps genouillés externes, les pulvinars, les tubercules quadrijumeaux antérieurs. On conçoit du reste que suivant l'ancienneté de la lésion ces dégénérescences puissent être plus ou moins complètes. Nous savons également qu'elles peuvent à la longue dépasser les ganglions de la base et entraîner une dégénérescence *secondaire par inactivité* du segment postérieur des voies optiques. Mais nous ne voulons considérer pour le moment que la dégénérescence primaire, celle du segment antérieur.

Elle n'atteint ni le corps genouillé interne, ni le tubercule quadrijumeau postérieur. Elle épargne également des régions telles que le corps de Luys (fig. 233 CL), le noyau lenticulaire, le pédoncule, qui, d'après certains auteurs, enverraient chacune un contingent de fibres à la bandelette. Nous résumons d'après Déjerine cette question des connexions douteuses du segment antérieur des voies optiques, et qui est surtout tranchée par l'étude des dégénérescences bilatérales.

Connexions douteuses ou discutées du segment antérieur des voies optiques. Une dégénérescence très intense des deux bandelettes peut s'accompagner d'une intégrité parfaite du corps de Luys et du corps genouillé interne.

Ce sont là des faits observés chez l'animal par V. Gudden et V. Monakow et que Déjerine a été plus d'une fois à même de confirmer chez l'homme soit par la méthode de Weigert soit par celle de Marchi. Les fibres du corps de Luys et du corps genouillé interne qui à l'état normal semblent se rendre dans la bandelette optique, appartiennent très probablement au système des fibres strio-luysiennes et strio-sous-thalamiques.

Il en est probablement de même des fibres du contingent *lenticulaire* admis par V. Monakow et Henschen, ainsi que du contingent dit *pédonculaire* de la bandelette optique, qui se prolongerait d'après Stilling, Perlia etc... dans le noyau de la 3e paire, dans le cervelet par la voie du pédoncule cérébelleux supérieur et dans la protubérance jusqu'au bulbe rachidien et à l'olive bulbaire. L'énucléation soit unilatérale, soit bilatérale du globe oculaire n'entraîne en effet jamais chez l'homme une dégénérescence soit du pied du pédoncule cérébral, soit du noyau lenticulaire.

Chez l'homme, l'atrophie bilatérale des nerfs optiques entraîne une dégénérescence *totale* des deux bandelettes optiques qui ne contiennent aucune fibre saine. Ces faits ne sont donc pas en faveur de l'existence dans l'épaisseur même de la bandelette optique *de l'homme*, du système de fibres commissurales connu sous le nom de commissure de Gudden. Faut-il donc chercher dans la substance grise centrale de la base du cerveau de l'homme, l'homologue de cette commissure? C'est là en effet qu'on la trouve figurée par Darkschewitsch dans un cas d'anophtalmie congénitale. Dans tous les cas d'atrophie optique bilatérale qu'il a observés, Déjerine a toujours constaté l'existence d'une commissure de Meynert et sa parfaite intégrité, mais il a cherché en vain un faisceau de fibres pouvant être homologué avec la commissure de Gudden du lapin.

De fait, la plupart des auteurs dans leurs descriptions d'atrophies uni- ou bilatérale la passent sous silence. Chez l'homme, conclut Déjerine, ce n'est donc pas seulement la situation, le trajet, et la terminaison de la commissure de Gudden qui sont en discussion, c'est l'existence même de cette commissure qui jusqu'ici n'apparaît pas démontrée.

B. *Atrophie unilatérale du nerf optique.* — De pareils cas ont été souvent étudiés et les dégénérescences qui les accompagnent sont assez bien connues. Nous résumerons ici particulièrement le travail de Cramer; ses données sont du reste confirmées par les recherches similaires.

Il s'agit d'une atrophie totale et pure du nerf optique droit dans un cas de moignon oculaire datant de treize ans chez un homme de soixante ans. Indépendamment des lésions atrophiques dans le segment antérieur, Cramer a trouvé une certaine réduction de l'écorce calcarinienne, explicable par l'ancienneté du cas. C'est là un fait très intéressant mais qui n'a pu être découvert que parce que l'on savait d'avance que c'était dans la scissure calcarine qu'il fallait chercher. Ce cas nous servira plus tard à étudier la terminaison des fibres optiques dans cette région de l'écorce.

Pour le moment, nous nous bornons à étudier ce que révèlent les dégénérescences relativement à la constitution du segment antérieur, et aux connexions de ses fibres avec les ganglions de la base.

Les coupes horizontales du *chiasma*, colorées au Weigert (fig. 241), montrent le nerf optique droit très réduit de volume et complètement dépourvu de fibres nerveuses, le gauche au contraire entièrement normal, ayant toutes ses fibres. Parvenues dans le chiasma, ces fibres se divisent en deux faisceaux. Les plus nombreuses traversent obliquement le chiasma de gauche à droite en se dissociant, en décrivant des anses qui remontent dans le nerf optique

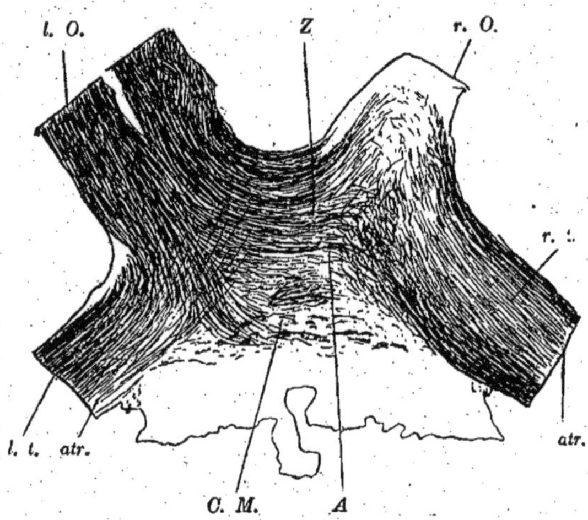

Fig. 241.

Coupe horizontale du chiasma humain dans un cas d'atrophie ancienne de l'œil et du nerf optique droit. Color. de Weigert (Cramer, 1898).

l. O., nerf optique gauche sain. — *l. t.*, bandelette gauche, en partie atrophiée (*atr.*) et beaucoup plus réduite que la bandelette droite. — Z, fibres du nerf gauche qui remontent en anse dans la racine du nerf droit atrophié pour redescendre ensuite dans la bandelette droite. — A, champ atrophique dans le chiasma. — *r.* O. nerf optique droit complètement dépourvu de fibres nerveuses. — *r. t.*, bandelette droite, moins réduite que la gauche. — *atr*, champ atrophique dans la bandelette (faisceau direct), — C. M., commissure de Meynert.

atrophié et pénètrent enfin dans la bandelette opposée dont elles constituent la plus grande part. C'est là le puissant *faisceau croisé* du nerf. Le reste de ces fibres, moins nombreuses, continue sa marche dans la bandelette optique du même côté (*faisceau direct*) dont toutes les autres fibres ont disparu.

Dans le chiasma, les fibres directes occupent principalement les parties latérales qui contiennent aussi du reste des fibres croisées. Ces dernières existent seules sur la ligne médiane du chiasma.

En poursuivant la dégénérescence dans les *bandelettes*, on trouve que dans la bandelette droite, contenant les fibres dégénérées directes, celles-ci occupent principalement le centre du faisceau nerveux où elles prédominent sans former un faisceau absolument limité. Dans la bandelette gauche, les fibres dégénérées croisées occupent la région inférieure.

C'est en examinant un grand nombre de cas de dégénérescence analogue à celui de Cramer que l'on a pu déterminer exactement la position des divers faisceaux dans le chiasma et les bandelettes.

Les deux *corps genouillés externes* sont atteints l'un et l'autre par la dégénérescence, mais le gauche qui est croisé par rapport au nerf dégénéré, est plus atteint que le droit, ce qui est encore en faveur de la prédominance du faisceau croisé.

Le faisceau croisé rayonne dans le tiers externe et aussi dans la partie inféro-interne de la périphérie du ganglion.

Le faisceau direct aboutit particulièrement dans les parties centrales du ganglion ; quelques-unes de ses fibres aboutissent peut-être aussi à la surface interne.

Ainsi que le montrent, d'autre part, les dégénérescences, qui, parties de l'écorce occipitale atteignent un certain nombre des cellules du corps genouillé externe, ce dernier dépend à la fois de la rétine et de la corticalité. Mais il semble que ce soit par des régions différentes de sa masse. Les parties dorsales et internes du ganglion sont plus particulièrement en rapport avec l'écorce, les parties latérales et centrales avec la rétine.

Cramer ne trouve pas dans son cas de données suffisantes pour décider si le faisceau direct et le faisceau croisé sont représentés isolément dans le corps genouillé externe. Il penche cependant en faveur de cette hypothèse. On remarquera que ceci paraît en contradiction avec les *couples de fibres*, admis par Bernheimer chez le singe.

Les *deux pulvinars* montrent dans leurs parties périphériques une atrophie de beaucoup de leurs cellules. Au niveau de la zone où le pulvinar se continue avec le thalamus, le nombre des cellules augmente rapidement.

Le *champ de Wernicke* a perdu plus de fibres du côté croisé (gauche) que du côté du nerf atrophié. Ceci est toujours en rapport avec la prédominance du faisceau croisé.

Du côté des *tubercules quadrijumeaux* antérieurs, les dégénérescences sont également plus prononcées dans le croisé que dans le direct, le bras du tubercule antérieur gauche (croisé) est plus réduit que celui de droite.

Ce sont les couches superficielles des tubercules qui présentent une réduction (couche zonale, couche grise superficielle, couche médullaire superficielle).

Les tubercules quadrijumeaux antérieurs ne sont en rapport avec certaines fibres du nerf optique que par quelques-unes de leurs couches. Les autres couches, probablement les plus importantes, sont en rapport (Monakow, etc.) avec les radiations optiques.

Cramer a enfin constaté dans son cas une intégrité absolue du corps genouillé interne et du corps de Luys.

Nous avons résumé le travail de Cramer comme très complet et très net. Mais, surtout en ce qui concerne la semi-décussation des nerfs optiques, il n'a fait que préciser des faits déjà connus. Von Gudden (1872), Schmidt-Rimpler (1877) et plus récemment Marchand, Deutschmann, Burdach, Delbrück, Hebold, Siemerling, Hüfler, Bernheimer, etc... ont examiné les voies optiques de sujets borgnes, ayant par conséquent un nerf optique atrophié, ou bien de malades ayant subi des compressions localisées du chiasma, etc... toutes ces recherches ont donné des résultats parfaitement concordants en faveur de la semi-décussation. Henschen n'a pas examiné moins de 8 cas d'atrophie unilatérale d'un nerf optique, dans tous l'atrophie se continuait dans les deux bandelettes.

En ce qui concerne les connexions des voies optiques antérieures avec les ganglions de la base, *c'est là un sujet*, dit Henschen, *sur lequel la science est loin d'avoir dit son dernier mot.* Lui-même, dans un cas d'atrophie *récente* d'un seul nerf optique, a trouvé dans les deux corps genouillés une atrophie très considérable de leur capsule de fibres et de leurs lamelles médullaires intérieures. Selon toute vraisemblance les fibres croisées et les fibres directes se mêlaient les unes avec les autres dans le ganglion, et par conséquent d'un même point du ganglion devaient partir des fibres pour les deux yeux.

2° Dégénérescence d'origine centrale. — On ne trouve guère de données utilisables sur les dégénérescences qui se produisent dans le segment antérieur des voies optiques à la suite de destruction localisée d'un corps genouillé externe, d'un pulvinar, d'un tubercule quadrijumeau antérieur. Cela permettrait de déterminer le contingent de fibres fournies au nerf optique par chacun de ces ganglions.

Mais on connaît un certain nombre de cas de destruction unilatérale de la bandelette. Dans quatre de ces cas, Henschen a trouvé, conformément au fait bien démontré de la semi-décussation, que l'atrophie d'une bandelette se continue dans les deux nerfs optiques. L'intérêt particulier de ces dégénérescences est qu'elles permettent de déterminer la position du faisceau croisé et du faisceau direct dans les deux nerfs optiques, absolument comme l'atrophie d'un nerf optique permet de déterminer la topographie de ces mêmes faisceaux dans les deux bandelettes [1].

Le *faisceau maculaire.* — Avant de préciser les résultats fournis par les dégénérescences *ascendantes* (c'est-à-dire partant d'un œil) et *descen-*

[1] A cette dernière catégorie se rattache le cas intéressant publié par Raymond dans sa *Clinique des maladies du système nerveux* (5e série). Une tumeur de la base de l'encéphale avait détruit toute la bandelette droite et comprimé la partie interne de la bandelette gauche, ne laissant libre que le faisceau direct (externe) de cette bandelette. Le malade avait présenté une cécité totale à droite et une perte de la moitié temporale du champ visuel de l'œil gauche (hémianopsie gauche), ce qui s'explique facilement avec les données anatomiques précédentes. Entre la tumeur et l'œil, la dégénérescence (cellulipète, rétrograde) n'avait laissé intact dans le nerf optique gauche que son faisceau direct, dont la position et la forme correspondaient à peu près (notamment par sa subdivision près de l'œil en deux fascicules secondaires par le faisceau croisé dégénéré) aux données d'Henschen.

Dans le nerf optique droit malgré la cécité, tout n'était pas dégénéré également : le faisceau direct provenant de la bandelette droite détruite était complètement dégénéré, mais le faisceau croisé provenant de la bandelette gauche simplement comprimée à sa partie interne possédait encore assez de myéline pour être colorable au Weigert, il occupait sur les coupes du nerf une position *inféro-interne* et non la position *supéro-interne*, indiquée par Henschen (V. les schémas ci-après). A part cette différence qui peut n'avoir qu'un caractère individuel « le dispositif reconnu sur nos coupes, dit Raymond, est assez conforme au schéma de Henschen. »

dantes (c'est-à-dire parties d'une bandelette) au sujet de la topographie des fibres directes et croisées dans le nerf optique, le chiasma et la bandelette, nous devons établir l'existence du *faisceau maculaire* qui viendra prendre sa place dans la systématisation actuellement connue des fibres du nerf optique.

La découverte du faisceau maculaire est d'ordre anatomo-clinique, c'est-à-dire qu'elle est résultée de la constatation d'une lésion déterminée — la dégénérescence d'un faisceau spécial — dans le cas d'un symptôme également déterminé, le scotome central. Leber en 1869 constatant la décoloration temporale de la papille dans le scotome central, admit que les fibres se terminant dans la macula et la région voisine sont groupées ensemble dans la moitié temporale du nerf optique. C'était la dégénérescence du faisceau maculaire vue à l'ophtalmoscope. Le premier examen anatomique d'un sujet mort avec un scotome central double et ancien est dû à Samelsohn (1882). Il démontra conformément aux prévisions de Leber l'existence d'un faisceau maculaire individualisé. Les recherches ultérieures de Nettleship, Vossius, Bunge, Uhthoff et Thomsen, portant sur des cas analogues, ont démontré, en concordance parfaite avec Samelsohn, que le faisceau maculaire occupe une position déterminée dans toute la longueur du segment antérieur des voies optiques. Dans le chiasma les faisceaux maculaires droit et gauche se fusionnent, évidemment pour subir une décussation analogue à celle des nerfs optiques.

Chaque faisceau maculaire est considéré comme formé par un *fascicule direct* et un *fascicule croisé*, subissant au niveau du chiasma une décussation identique à celle de l'ensemble des fibres optiques. Cette conception est fondée : 1° sur le fait constaté dans les cas de dégénérescence que les deux faisceaux maculaires atrophiés se fusionnent au centre du chiasma, fusionnement qui ne peut guère avoir d'autre but qu'un entre-croisement partiel; 2° sur le postulat de Newton relativement à la vision simple avec les deux yeux (voy. p. 711) qui est particulièrement applicable à la vision distincte; 3° sur la conservation de la vision centrale dans les deux yeux dans les cas de destruction de l'écorce occipitale d'un seul côté. Il est de toute nécessité que le lobe occipital restant suffise à l'innervation totale des deux maculæ aussi bien de celle qui est directe que de celle qui est croisée par rapport à lui (Wilbrand). — On n'a pas encore à notre connaissance de démonstration anatomique de la semi-décussation d'un faisceau maculaire par un cas de scotome central *unilatérai* avec examen de la dégénérescence, correspondant aux résultats de la dégénérescence de toutes les fibres d'un nerf optique pour la démonstration du faisceau direct et du faisceau croisé.

Situation des divers faisceaux dans le nerf optique, le chiasma et la bandelette. — Henschen d'après ses recherches personnelles et celles des auteurs précédents admet la disposition suivante (fig. 242) :

1° Le *faisceau maculaire* au sortir du globe est situé au côté inféro-externe du nerf optique, comme la macula dans la rétine. Il est cunéiforme, à sommet central, à base périphérique attenant à la pie-mère. En arrière du point d'entrée des vaisseaux centraux, il devient central, forme un cordon arrondi dans l'axe du nerf et reste tel dans les portions orbitaire, intracanaliculaire et intracranienne du nerf optique. Il reste également central dans le chiasma et la bandelette; peut-être dans cette dernière occupe-t-il une situation légèrement supéro-interne. D'après HENSCHEN il reste à l'état de faisceau limité jusque dans le corps genouillé externe. Dans chaque faisceau maculaire les fibres croisées occupent tout d'abord l'axe du faisceau et subdivisent alors en deux fascicules secondaires les fibres directes. Quand le faisceau maculaire dans son entier est devenu central, les fibres directes se réunissent en un faisceau unique qui forme la partie externe du faisceau maculaire, tandis que le fascicule croisé en constitue la partie interne. Au centre du chiasma les fibres croisées des deux faisceaux maculaires droit et gauche se réunissent et s'entrecroisent sur la ligne médiane, tandis que les fibres directes occupent les parties externes de ce petit *chiasma maculaire*. Dans la bandelette, le fascicule direct est supéro-externe, le croisé inféro-interne.

Enfin HENSCHEN pense que les fibres dans le faisceau maculaire, ont une disposition homologue à celle des secteurs respectifs de la surface maculaire; la loi d'*homologie topographique* (v. p. 740) serait donc vraie pour le faisceau maculaire.

2° Le *faisceau croisé*. — Emané de la moitié nasale de la rétine (telle que la démontre l'hémianopsie) il forme dans le nerf optique un fascicule unique situé derrière le globe au côté inféro-interne du nerf; il conserve cette position jusqu'au chiasma. A ce niveau les fibres des deux faisceaux croisés occupent principalement le centre du chiasma tout autour des faisceaux maculaires. Mais un certain nombre de fibres croisées formant des anses aberrantes, se portent jusque dans les parties latérales du chiasma en se mêlant aux fibres directes. Dans la bandelette, les fibres croisées occupent la région inférieure et inféro-interne;

3° *Le faisceau direct*. — Emané de la moitié temporale de la rétine, il occupe aussi dans le nerf la région extérieure. Mais, contre le globe, le petit faisceau maculaire qui atteint ici la périphérie du nerf, divise le faisceau direct en deux fascicules secondaires, l'un supérieur, l'autre inférieur, qui se réunissent en un seul faisceau à situation externe sitôt que, derrière les vaisseaux centraux, le faisceau maculaire a pris sa position centrale définitive. Au niveau des bords latéraux du chiasma, les fibres directes traversent les fibres croisées en se massant en plusieurs feuillets parallèles horizontaux. Dans la bandelette, le faisceau direct est situé au-dessus et en dehors du faisceau croisé et atteint ainsi le corps genouillé externe.

En résumé, d'après HENSCHEN, les fibres optiques conservent dans toute l'étendue des voies optiques antérieures la situation réciproque qu'elles avaient dans la rétine; un point déterminé de la section du nerf optique correspond à un point de situation homologue dans la rétine. Cette *homologie topographique* démontrée par PICK chez le lapin n'est encore établie chez l'homme que d'une façon approximative. HENSCHEN estime cependant d'après les quelques faits connus de destruction localisée de la rétine avec examen de la dégénérescence cellulifuge dans le nerf, que pareille homologie de situation existe également chez l'homme.

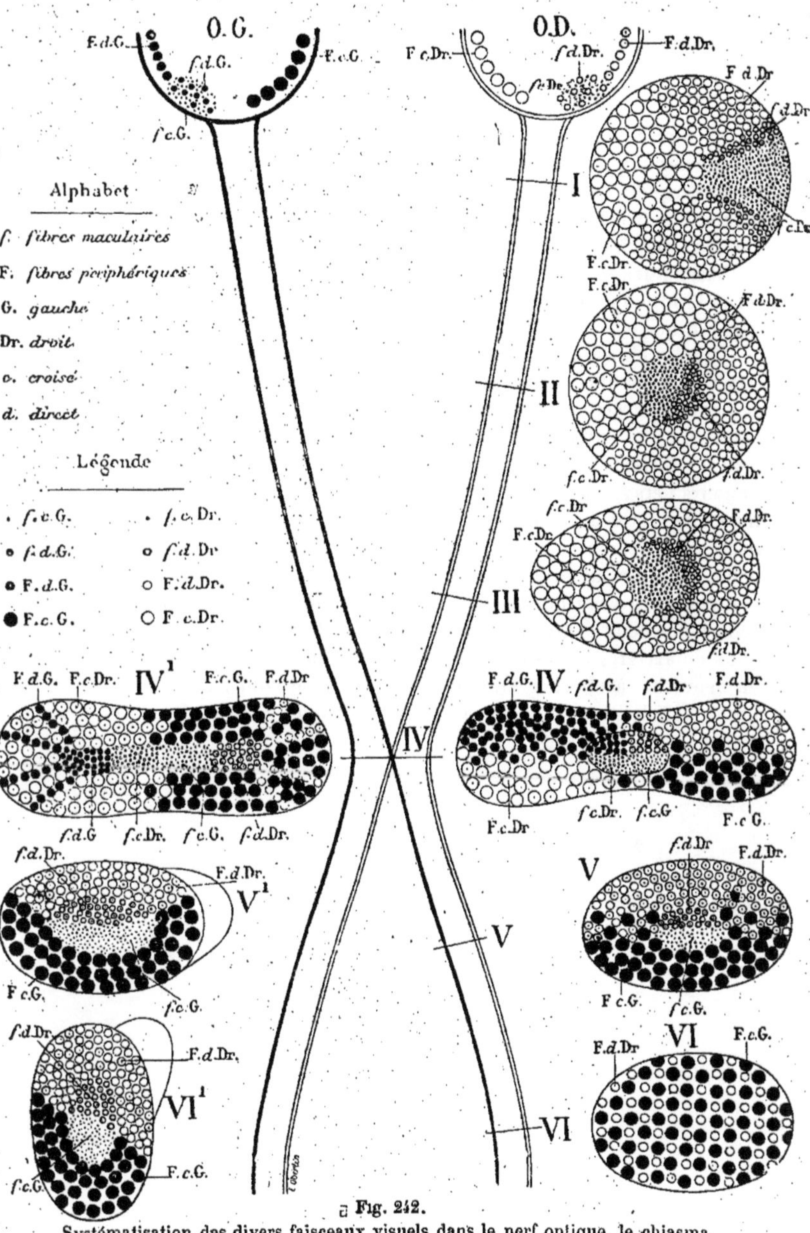

Fig. 242.

Systématisation des divers faisceaux visuels dans le nerf optique, le chiasma et la bandelette chez l'homme (d'après Henschen et Bernheimer).

Dans chacun des deux yeux O.D. O.G. on a représenté par des signes différents l'origine des divers faisceaux (croisé, direct, maculaire). Les quatre ordres de fibres émanées de l'œil gauche (fibres périphériques directes et croisées, fibres maculaires directes et croisées) sont représentées par des disques ou points noirs, les fibres de l'œil droit par des cercles. Chacun de ces huit ordres de fibres étant désigné dans la rétine, le nerf optique, le chiasma et la bandelette, par des lettres spéciales (lire à ce sujet l'*alphabet* et la *légende*), il est très facile en étudiant les coupes de haut en bas de se rendre compte de la disposition des faisceaux dans les différentes régions du nerf optique (I, II, III) du chiasma (IV) et de la bandelette (V, VI).

Les coupes de nerf optique (I, II, III) figurent les dispositions indiquées par Henschen (1892) et acceptées par Bernheimer (1900). Les schémas IV, V, VI sont d'après Bernheimer; les schémas IV[1], V[1], VI[1] d'après Henschen (V et VI, de même que V[1] et VI[1] représentent la bandelette *droite*). Ils ne diffèrent en somme par rien d'essentiel (voir à ce sujet le texte, page 748).

La figure 242 fera parfaitement comprendre cette homologie topographique des fibres rétiniennes dans tout le segment antérieur des voies optiques. On remarquera cependant qu'il existe une sorte de torsion du faisceau optique : le faisceau direct d'externe qu'il était dans le nerf optique devient supérieur dans la bandelette, l'interne devient inférieur.

Bernheimer est arrivé aux mêmes résultats que Henschen en ce qui concerne l'individualité et la situation réciproque des divers faisceaux dans le nerf optique et leurs schémas coïncident jusqu'au chiasma exclusivement.

Dans le chiasma d'après Bernheimer les fibres directes occupent l'étage supérieur, les fibres croisées l'étage inférieur, les fascicules directs et croisés se pénétrant réciproquement à la limite des deux étages et sans qu'il y ait entre eux une ligne de démarcation quelconque. Les fibres maculaires occupent le centre du chiasma. A l'origine de la bandelette le faisceau direct occupe toujours l'étage supérieur, le croisé l'étage inférieur, comme l'admet Henschen, mais avec cette différence que, d'après Bernheimer, l'on voit commencer ici le mélange des fibres directes et des fibres croisées, mélange qui, dans la bandelette, s'accentue progressivement d'avant en arrière de telle sorte qu'il est complet au niveau de son tiers postérieur. Bernheimer n'admet pas le trajet séparé des deux ordres de fibres en deçà du tiers antérieur de la bandelette. Plus en arrière, toutes ces fibres s'entremêlent de plus en plus pour arriver en définitive à alterner sur toute la surface de coupe de la bandelette. Les fibres maculaires se disperseraient aussi sur toute cette surface.

CHAPITRE VIII

DÉTERMINATION DES FONCTIONS DES GANGLIONS DE LA BASE ET DE LA SITUATION DU CENTRE CORTICAL DE LA VISION, PAR LA MÉTHODE ANATOMO-CLINIQUE

L'étude des dégénérescences vient de nous démontrer les connexions du nerf optique avec le corps genouillé externe, le pulvinar et le tubercule quadrijumeau antérieur. Mais elle ne peut évidemment rien nous apprendre sur les fonctions de ces divers ganglions. Si nous présumons que certains d'entre eux sont en rapport avec la vision, d'autres avec des réflexes d'ordres divers, c'est parce que nous savons que le nerf optique sert à la vision, aux réflexes pupillaires, etc. Mais il faut préciser. Pour suivre dans le lobe occipital la voie visuelle, nous devons connaître son point de départ dans tel ou tel ganglion de la base. C'est à l'étude des symptômes succédant à la destruction isolée de chacun de ces trois ganglions qu'il faut demander la solution du problème.

On connaît (V. Henschen. Rapport au *Congrès médical de Paris*, 1900, p. 27-31) un nombre assez grand de cas de destruction d'un *pulvinar* sans hémianopsie, ou même des *deux pulvinaria* sans altération sensible de la vue (cas d'Eisenlohr) pour pouvoir conclure que les fibres de la bandelette optique qui pénètrent dans ce ganglion ne sont pas des fibres visuelles, et que le pulvinar n'a rien à voir avec la vision proprement dite. Les cas d'hémorragie du pulvinar avec hémianopsie s'expliquent d'après Henschen par des hémorragies assez rapprochées du corps genouillé externe pour comprimer ce dernier ganglion et empêcher ainsi son fonctionnement.

Les lésions ou destructions des *tubercules quadrijumeaux antérieurs* (V. Henschen, *ibid.*, p. 31) ne produisent pas non plus de troubles visuels. Il existe à ce sujet des observations fort nettes qui contredisent absolument l'opinion ancienne de Griesinger sur une fonction visuelle de ces ganglions.

Le corps genouillé interne et le tubercule quadrijumeau postérieur ne recevant pas de fibres des bandelettes (ce qui est prouvé par les dégénérescences) et leurs lésions ne déterminant aucun trouble visuel, le corps genouillé externe, où du reste aboutit visiblement la majeure partie de la bandelette optique, doit être, par exclusion le seul ganglion visuel.

Nous possédons du reste des faits cliniques qui le démontrent directement. On connaît quelques cas de lésions intéressant principalement le corps genouillé externe, sinon exactement limitées à ce ganglion, et qui s'accompagnaient d'une hémianopsie persistante, voilà le fait essentiel. De plus, la projection rétinienne, l'homologie topographique, se continuerait d'après Henschen dans le corps genouillé externe. Quand sa partie supérieure est comprimée par une hémorragie dans le pulvinar (ce qui ne peut arriver pour son extrémité inférieure libre), il en résulte, d'après plusieurs observations, une anopsie dans le quadrant *inférieur* du champ visuel opposé, ce qui équivaut à une paralysie des quarts *supérieurs* correspondants des deux rétines ; la portion paralysée dans les deux rétines occupe donc la même position que dans le corps genouillé externe.

C'est donc aux dégénérescences *corticipètes* consécutives à une destruction isolée du corps genouillé externe qu'il faudrait demander le trajet des fibres visuelles dans les radiations thalamiques. Nous rappellerons en effet que ces radiations comprenant des fibres émanées du tubercule quadrijumeau antérieur, du pulvinar, du corps genouillé externe, etc., représentent assurément un faisceau mixte et non pas un faisceau purement visuel.

Mais une étude ainsi conduite risquerait de manquer de précision non pas seulement par suite de la pénurie d'objets d'étude appropriés, mais encore parce qu'il serait bien difficile de limiter exactement le point d'arrivée à l'écorce du faisceau dégénéré. Nous devons donc avant tout déterminer la région corticale dont la destruction abolit la vision et qui par suite mérite le nom de *centre visuel cortical*. Il est évident que ce centre visuel *cortical* est l'aboutissant des fibres émanées du centre visuel *ganglionnaire* ou basilaire, le corps genouillé externe. Connaissant le point de départ et le point d'arrivée des fibres visuelles, nous aurons singulièrement facilité la détermination de leur trajet dans la substance blanche du lobe occipital.

Détermination du centre visuel cortical. — Le problème consiste à déterminer la région de l'écorce d'un hémisphère abolissant la part de vision afférente à cet hémisphère, produisant l'hémianopsie bilatérale homonyme. La vision de chacun des yeux est en effet une fonction des deux hémisphères : au point de vue de la fonction visuelle corticale il n'y a pas deux yeux, il y a deux demi-rétines droites ou gauches accouplées pour ainsi dire deux à deux par des connexions corticales communes. Le curieux phénomène de l'hémianopsie avait depuis près de deux siècles permis cette hypothèse, et de Græfe en 1865 annonça, ce qui a été prouvé depuis par des centaines d'observations, que des lésions destructives *unilatérales* du cerveau devaient retentir sur les deux yeux, produire l'hémianopsie bilatérale. Cette hémianopsie, cette perte des deux moitiés homonymes des champs visuels, c'est justement la part de vision afférente à l'hémisphère lésé. Déterminer sur l'écorce cérébrale la lésion minima susceptible de causer une hémianopsie, c'est donc déterminer le centre visuel cortical d'un hémisphère.

La voie suivie dans cette recherche a été la suivante : on a éliminé d'abord toutes les hémianopsies dues à des lésions des bandelettes, des ganglions de la base et des radiations optiques. Ensuite dans tous les cas d'hémianopsie explicables seulement par des lésions corticales, on a recherché par comparaison quelles étaient les lésions inconstantes et variables, de manière à préciser en fin de compte comment est localisée la lésion de l'écorce qui s'accompagne constamment d'hémianopsie. La contre-épreuve consiste à montrer qu'aucune lésion corticale autrement localisée ne détermine l'hémianopsie. Mais c'est ici tout particulièrement qu'il faut seulement tenir compte des lésions strictement limitées à l'écorce, afin qu'une lésion plus profonde, ayant intéressé les faisceaux blancs sous-jacents *venus d'une autre région*, ayant par conséquent des fonctions différentes, ne vienne faire attribuer à l'écorce ce qui appartient en réalité à ces faisceaux.

C'est seulement quand toutes ces conditions sont réalisées que l'on peut être assuré d'avoir localisé le centre cortical d'une fonction déterminée. On comprend qu'elles ne le soient encore que pour un nombre de cas assez restreints. Mais on trouve la confirmation des résultats ainsi obtenus dans les cas très rares où il n'y avait qu'un seul symptôme l'hémianopsie, et une seule lésion corticale, cause nécessaire du déficit de la vision.

Relation entre le côté de l'hémianopsie et le côté de la lésion. — L'hémianopsie c'est la projection dans le champ visuel d'une hémianesthésie rétinienne. Par suite du *renversement des images* par l'appareil dioptrique, cette hémianesthésie se traduit par une perte de la moitié *opposée* du champ visuel : à une anesthésie des moitiés droites des rétines correspond la perte des moitiés gauches des champs visuels.

Les moitiés droites des rétines c'est, en d'autres termes, la moitié temporale de la rétine droite et la moitié nasale de la rétine gauche. C'est cette dernière qui envoie à la bandelette opposée le puissant faisceau croisé, le faisceau *ancestral* formant toute cette bandelette opposée chez les animaux à vision latérale. Originairement et essentiellement les connexions avec les centres sont croisées pour les rétines comme pour les nerfs moteurs des membres. L'apparition du faisceau direct fait que les deux moitiés droites des rétines sont en rapport avec l'hémisphère droit, mais ces deux moitiés droites c'est tout d'abord la moitié nasale de la rétine *gauche* et accessoirement la moitié temporale de la rétine droite.

Si maintenant nous transportons ces notions au champ visuel, nous rappellerons que chez les animaux à champs visuels séparés, il y a à la suite des lésions hémisphériques unilatérales une *amaurose croisée* et non l'hémianopsie qui ne devient possible qu'avec l'apparition d'un faisceau direct. Mais cette hémianopsie se rattache phylogéniquement à l'amaurose croisée. Elle est, non plus exclusivement, mais principalement un symptôme croisé avec la lésion hémisphérique. En effet la lacune du champ visuel *croisé* (anesthésie de la demi-rétine nasale, faisceau croisé) est plus étendue que celle du champ visuel direct (rétine temporale, faisceau direct). C'est ce qui explique et justifie cette formule utile à retenir en clinique : Dans l'hémianopsie, la lésion centrale est croisée par rapport au champ visuel temporal perdu.

Historique. — Les recherches anatomo-cliniques sur la situation du centre visuel cortical ont été surtout nombreuses à partir de 1879. C'est vers cette époque que les cliniciens ont commencé à se rendre compte que l'hémianopsie corticale était liée à des lésions du lobe occipital. Nothnagel (1879) Bellouard (1880) Angelucci (1880) placent le centre visuel cortical de l'homme dans le lobe occipital. Nous ne pouvons que mentionner les importants travaux de Mauthner (1881) d'Exner (1881 précisant déjà la localisation visuelle corticale dans la partie supérieure du cunéus, de Haab (1882) Allen Starr (1884) Wilbrand, la plaçant à la pointe occipitale. Quelques auteurs Angelucci (1880) Sepilli (1885) étendent jusqu'au pli courbe la localisation visuelle. Philippsen (1885) fait également rentrer la surface connexe du lobe occipital dans le centre visuel. Dans un travail remarquable, Séguin, l'année suivante, établit la distinction entre les lésions du pli courbe qui agissent par destruction des radiations optiques sous-jacentes, et celles du cunéus et du lobe lingual adjacent qui seules, *en tant que lésions corticales* produisent l'hémianopsie.

Déjerine introduit en France (1890-93) la doctrine de l'hémianopsie par lésion de la face interne du lobe occipital. A la vérité Bellouard dans sa thèse sur l'hémianopsie (1880) inspirée par Panas, avait eu la perspicacité d'attribuer l'hémianopsie corticale à une lésion du lobe occipital (vers la pointe) et cela à une époque où l'on ne possédait encore que bien peu de documents anatomo-cliniques vraiment utilisables. Mais Charcot défendait alors la doctrine de l'amblyopie croisée par la lésion corticale, n'admettant l'hémianopsie qu'à la suite des lésions d'une bandelette. Naturellement l'opinion de Bellouard n'eut pas d'écho. Elle fut cependant corroborée en France même quelques années plus tard, par les observations de Bouveret (cécité corticale par double lésion des faces internes des lobes occipitaux 1887) et de Chauffard (cécité corticale par destruction hémorragique de radiations de Gratiolet, 1888).

Mais la thèse de Vialet (1893) inspirée par Déjerine, fut en France le premier travail décisif sur le centre de la vision et reste l'une des œuvres les mieux conçues et les plus solidement construites que nous possédions encore sur ce sujet.

Nous devons enfin rappeler qu'un grand nombre de physiologistes ont également cherché à déterminer expérimentalement chez les animaux (Chien, Chat, Singe) le centre et les limites du siège cortical de la vision. Mais ces expériences n'ont donné pour la plupart que des résultats d'une interprétation difficile malgré la perspicacité et le talent d'observation de physiologistes tels que Munk, Ferrier, Luciani et Sepilli, Goltz, etc. Comment savoir exactement si un chien est hémianopsique? s'il a ou non perdu la vision centrale? Sans doute chez le singe (expériences de Schæfer et de Sanger Brown) il est moins difficile d'apprécier de pareils troubles. Mais les cliniciens qui savent les difficultés d'examen que l'on rencontre souvent chez l'homme, conserveront toujours des doutes sur l'exactitude des observations faites sur les animaux. Aussi nous bornerons-nous ici à l'étude des résultats obtenus chez l'homme par la méthode anatomo-clinique.

Détermination du centre cortical de la vision chez l'homme. — C'est, nous l'avons dit, par un travail d'élimination successive que l'on est parvenu à localiser exactement le centre visuel cortical chez l'homme. Les lésions du lobe pariétal (notamment dans la région du pli courbe) déterminent souvent il est vrai l'hémianopsie, mais cela uniquement dans les cas où la radiation optique *sous-jacente à l'écorce pariétale* était conjointement altérée (ramollissement) ou comprimée (tumeurs, abcès). Les lésions purement corticales du lobe pariétal ne déterminent aucun trouble visuel proprement dit.

Il en est de même pour la face externe du lobe occipital, y compris le gyrus descendens (Ecker)[1]. Les lésions purement corticales de cette région, n'intéressant pas la substance blanche sous-jacente, n'atteignant pas (en ce qui concerne le gyrus descendens) la scissure calcarine, ne produisent pas l'hémianopsie. Par toutes les observations de lésions de la convexité pariéto-occipitale dont on trouvera le détail et la discussion dans Vialet, Henschen, Déjerine, etc., il est bien prouvé que l'écorce de cette région n'a pas de fonctions visuelles et que les nombreux cas d'hémianopsie (ou de soi-disant amblyopie croisée, comme le croyaient Charcot, Ferrier) rapportés à de pareilles lésions, s'expliquent par une mise hors fonction des radiations optiques sous-jacentes.

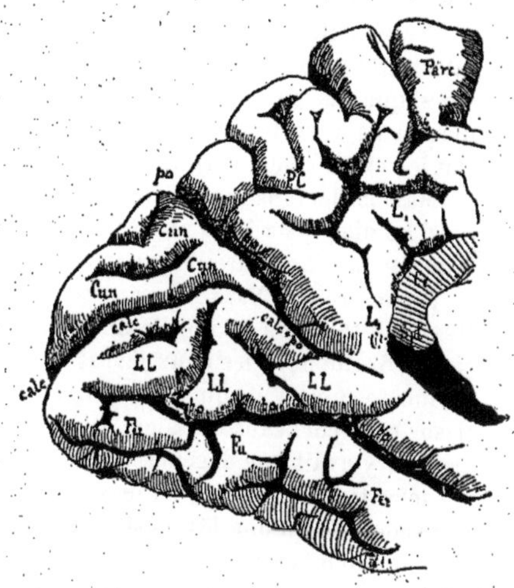

Fig. 243.
Face interne du lobe pariéto-occipital (Vialet et Gillet, 1893).

Calc, la scissure calcarine — *po*, le sillon pariéto-occipital. — *Calc* + *po*, partie commune à la calcarine et au sillon précédent. — *Cun*, le cunéus. — LL, le lobule lingual. — *Fu*, le lobule fusiforme. — Cc, corps calleux et son bourrelet *Spl*. — L, lobe limbique (circonvolution de l'hippocampe). — *Parc*, lobule paracentral. — Pc, præcuneus ou avant-coin.

Il en est de même pour les lésions de la face inférieure du lobe occipital. Quand une lésion siégeant à ce niveau est superficielle, on n'a jamais observé, dit Henschen, une hémianopsie bien caractérisée. Il va sans dire qu'il en est autrement quand la lésion pénètre dans la profondeur et atteint la partie ventrale des radiations optiques.

Il y a au contraire hémianopsie dans toutes les lésions quelque peu étendues de la face interne du lobe occipital *même quand ces lésions sont exclusivement corticales.*

Nous rappellerons (fig. 243) que la face interne du lobe occipital comprise

[1] Circonvolution verticale située au pôle occipital et d'où naissent les trois circonvolutions occipitales externes.

entre la pointe du lobe et la scissure pariéto-occipitale ne comprend que 3 circonvolutions qui sont de haut en bas le cunéus, le lobule lingual et le lobule fusiforme, ce dernier appartenant déjà à la face inférieure du lobe. La scissure calcarine sépare le cunéus du lobule lingual dont les bords adjacents forment par conséquent ses deux lèvres. Très profonde et faisant saillie dans la corne occipitale où elle forme l'ergot de Morand (calcar avis, scissure calcarine), longue de 4 centimètres et demi, elle présente une surface de 18 centimètres carrés (Henschen).

D'après Henschen dans tous les cas d'hémianopsie par lésions de la face interne du lobe occipital il y a des lésions constantes de l'écorce calcarinienne alors que les autres lésions seraient variables. Les lésions calcariniennes joueraient donc le rôle essentiel auquel cas la scissure calcarine représenterait le centre visuel cortical.

Mais la démonstration ne peut être faite d'une façon absolue que par un cas d'hémianopsie due à une lésion exactement limitée à l'écorce calcarinienne. D'après Henschen pareille preuve existe. Dans un cas examiné plusieurs fois au périmètre par Nordenson qui constata une hémianopsie gauche constante, Henschen trouva à l'autopsie une lésion limitée à l'écorce de la scissure calcarine droite dont les deux lèvres étaient nécrosées presque depuis la pointe du lobe occipital jusqu'au delà de l'extrémité antérieure de la scissure. Les tissus sous-corticaux n'étaient atteints qu'à une profondeur de 1 à 2 millimètres ; il y avait une dégénérescence secondaire des radiations optiques avec conservation du tapetum et de la couche sagittale externe. Ce cas prouve, dit Henschen : 1° qu'une lésion située dans l'écorce de la scissure calcarine produit une hémianopsie complète ; 2° que toute la région visuelle corticale est comprise dans l'écorce de cette scissure.

Il est même possible qu'elle n'en occupe pas toute l'étendue puisqu'il existe des cas où tantôt l'extrémité antérieure de la scissure calcarine, tantôt la postérieure restant intactes, l'hémianopsie n'en était pas moins complète. Henschen ne veut cependant pas limiter davantage la région visuelle de l'écorce et considère la scissure calcarine tout entière comme représentant à elle seule le centre visuel cortical. Le cunéus lui-même ne ferait partie du centre visuel que par son bord calcarinien. Henschen cite à l'appui de cette opinion deux faits de lésion double du cunéus, épargnant son bord inférieur et sans aucune limitation du champ visuel.

Déjerine et Vialet ne pensent pas que l'on soit en droit d'attribuer une limitation aussi stricte au centre visuel cortical. Vialet résume ainsi les lésions observées dans ses trois cas d'hémianopsie : « Dans le premier cas la lésion occupait la partie antérieure du cunéus et n'intéressait que la partie antérieure de la scissure calcarine ; dans le deuxième le cunéus tout entier et toute la calcarine étaient atteints ; dans le troisième la lésion était bornée aux lobules lingual et fusiforme et à la pointe occipitale, elle n'atteignait que la partie postérieure de la scissure calcarine. Or ces trois lésions s'accompagnaient du même trouble visuel d'une hémianopsie totale.

En conclure que ce symptôme visuel ne doit être rapporté qu'à la lésion calcarinienne, complète dans un cas, partielle au contraire dans les deux autres serait, nous semble-t-il, donner aux faits anatomiques une signification qu'ils n'ont pas. Ce qui s'en dégage, à notre avis, c'est que des lésions du cunéus, des lobes lingual et fusiforme et de la pointe occipitale sont capables séparément de produire l'hémianopsie. Par conséquent le centre visuel ne peut être aussi étroitement circonscrit que le veut Henschen. Pour nous, le centre cortical de la vision occupe toute l'étendue de la face interne du lobe occipital, il est limité en avant par la perpendiculaire interne, en haut par le bord supérieur de l'hémisphère, en bas par le bord inférieur de la troisième occipitale, en arrière par le pôle occipital.

Le centre cortical de la vision correspond donc à toute cette région que notre étude anatomique nous a montré caractérisée par la présence du ruban de Vicq d'Azyr.

Il est certain du reste que dans cette région la scissure calcarine a une importance toute spéciale.

Cette scissure forme certainement le centre de la sphère visuelle chez l'homme. »

En somme l'opinion de Henschen diffère de celle de Déjerine et Vialet seulement en ce que l'auteur suédois considère comme centre cortical nettement limité, *la seule scissure calcarine*, et que les deux auteurs français la regardent seulement comme la partie essentielle, le centre, d'une région visuelle corticale plus étendue. Il n'y a là en somme qu'une différence d'opinion relative et l'accord existe sur les faits essentiels.

Seuls des cas nouveaux bien appropriés à ce genre de recherches et exactement étudiés pourront permettre de se prononcer. Des faits actuellement connus on ne peut vouloir conclure davantage que ceux qui les ont vus. Nous nous demanderons seulement si les lésions que Henschen a étudiées avec tant de soin sont en réalité aussi exactement circonscrites qu'il le faudrait pour que les conclusions qu'il en a tirées soient rigoureusement exactes. Comme le fait remarquer Monakow on ne peut pas toujours savoir par l'examen microscopique si un faisceau de fibres avait ou non conservé l'intégrité de ses fonctions. Il en résulte que l'exactitude et par suite la portée de l'examen histologiques ont leurs limites. Certaines objections très suggestives de Monakow appellent l'attention sur des difficultés d'interprétation qu'il ne faut pas méconnaître. Elles nous mettent en garde contre des conceptions trop simplistes, des conclusions trop rapides. Monakow ne croit pas que l'on puisse observer des lésions *pures* de l'écorce occipitale; il pense que les lésions corticales soi-disant pures sont toujours et nécessairement accompagnées de lésions analogues des faisceaux blancs sous-jacents. En effet, dit-il, il s'agit toujours ici de lésions vasculaires (thromboses et ramollissements); l'artère calcarine qui occupe le fond de la scissure se distribue aussi bien aux radiations optiques sous-jacentes à l'écorce calcarinienne qu'à cette dernière. Si elle vient à s'oblitérer il y a nécrose des radiations en même temps que de l'écorce, il n'y a donc pas de nécrose corticale pure. Les hémianopsies que l'on croit purement corticales, sont attribuables au moins en partie à la destruction des faisceaux blancs sous-jacents. Or, et c'est là la chose essentielle, la destruction des faisceaux blancs qui représentent la condensation des conducteurs émanés d'une large surface corticale agit beaucoup plus efficacement pour produire l'hémianopsie, qu'une destruction corticale, qui, très limitée, pourrait même passer inaperçue.

Nous ajouterons que si, malgré tout, il existe des cas de nécrose corticale pure, il n'en est pas moins vrai que dans l'interprétation de chaque cas particulier il faut avec Monakow, Déjerine, tenir essentiellement compte des lésions sous corticales et ne pas attribuer à la destruction de l'écorce des symptômes qui sont dus en réalité à des lésions de la substance blanche sous-jacente.

Voici un exemple à ce sujet : dans un cas de cécité corticale complète étudié par Déjerine et Vialet (cas Bras), les lésions observées à la face interne des deux lobes occipitaux étaient loin de détruire tout le centre visuel ; les deux scissures calcarines notamment ne présentaient que des lésions assez limitées laissant indemne à droite comme à gauche toute leur moitié antérieure. A ne considérer que ces lésions corticales on n'eut pu expliquer la perte totale de la vision, il eut été incompréhensible qu'une partie des champs visuels et notamment la vision centrale ne fût pas conservée. Mais ces lésions s'étendant irrégulièrement dans la profondeur avaient suffisamment détruit la substance blanche sous-jacente pour que d'un côté toute la substance sagittale du lobe occipital, de l'autre toute la partie inférieure des radiations thalamiques (qui contient, comme nous le verrons, les fibres visuelles) fussent complètement dégénérées. Les lésions profondes expliquaient donc la cécité, inexplicable par les seules lésions corticales.

Il est maintenant facile de comprendre que, toutes les fois que dans une hémianopsie ayant suffisamment duré, on se borne à étudier les lésions corticales sans tenir un compte très exact des dégénérescences secondaires, on risque de méconnaître des lésions profondes qui ont aussi leur part dans ces dégénérescences. Il peut en résulter que l'on attribuera aux lésions corticales seules des symptômes qui ne leur étaient dus qu'en partie et auxquels contribuaient les lésions profondes de la substance blanche. Dans ces conditions, on limitera trop le champ cortical parce qu'on attribuera à la région corticale apparemment détruite une influence sur la vision qu'il faut en réalité étendre aux régions corticales d'où partaient les faisceaux blancs détruits. Tout le monde est d'accord à ce sujet. Mais on conçoit que dans certains cas difficiles les constatations histologiques puissent manquer de précision ; leur interprétation est alors soumise aux tendances individuelles et c'est là la principale cause des divergences qui existent au sujet de la délimitation plus ou moins stricte du centre visuel cortical chez des auteurs, qui du reste demandent la solution du problème à la même méthode anatomo-clinique.

Ayant donc des raisons de croire que par suite de la nature même des objets d'étude, on court facilement le risque de limiter trop étroitement les centres corticaux, nous n'éliminerons pas jusqu'à nouvel ordre, du centre visuel, les circonvolutions adjacentes à la scissure calcarine. Il est certain que, comme le veut Henschen, comme l'ont admis Déjerine et Vialet cette dernière constitue la partie centrale et principale du centre visuel. Mais, avec les deux auteurs français, il ne nous paraît pas que l'on puisse refuser toute fonction visuelle au cunéus, au lobule lingual et au lobule fusiforme.

Question de la projection rétinienne sur le centre cortical. — Existe-t-il, comme l'a pensé le premier Munk, une projection de la rétine sur la surface visuelle corticale, en d'autres termes chaque région de la rétine est-elle innervée d'une façon fixe et constante par une région correspondante de l'écorce visuelle? C'est là une question que l'on ne peut évidemment résoudre chez l'homme que par la méthode anatomo-clinique, comme celle du champ visuel cortical lui-même.

Au point de vue historique nous rappellerons seulement que Munk à la suite de ses expériences chez le chien, admettait un champ cortical pour le faisceau direct à la face *externe* du lobe occipital, et un autre champ à la face *interne* pour le faisceau croisé. Dans chacun de ces champs les divers points de chaque moitié de rétine eussent correspondu aux points occupant une situation homologue sur l'écorce visuelle. Il est évident que l'on ne peut rien savoir sur la réalité des observations de Munk au moins dans le détail. Ce n'est que chez l'homme et chez l'homme suffisamment intelligent et de bonne volonté que l'on peut déterminer exactement des hémianopsies, des anopsies en quadrant et surtout de petites lacunes symétriques (homonymes) des deux champs visuels, permettant en cas de nécropsie d'attribuer ces symptômes a une lésion cérébrale déterminée, en d'autres termes de rapporter la paralysie de deux points homonymes des deux rétines à la destruction unilatérale d'un petit îlot de l'écorce visuelle.

D'après Henschen quelques cas paraissent prouver que la lèvre *supérieure* de chaque scissure calcarine innerve les quadrants homonymes *supérieurs* de chaque rétine correspondante. Dans le cas de Hun, une double anopsie en quadrant en bas (due par conséquent à une anesthésie des deux quadrants *supérieurs* des rétines) était expliquée par un ramollissement de la lèvre *dorsale* de la scissure calcarine. Déjerine et Vialet pensent du reste que ce cas a été insuffisamment étudié au point de vue anatomique pour permettre les conclusions admises par Henschen.

Certains cas de lésions intéressant partiellement les radiations optiques sont cependant en faveur de cette projection dans la direction verticale : il s'agit de compressions des radiations optiques dans leur partie supérieure produisant une anopsie en quadrant en bas, ou dans leur partie inférieure avec anopsie en quadrant en haut.

D'après Wilbrand, la projection de la rétine sur l'écorce calcarine existerait non seulement pour les quadrants correspondant chacun à l'une des lèvres de la scissure calcarine, mais encore pour les plus petits détails. Cette hypothèse est basée sur ce que l'on observe assez fréquemment en clinique de petits scotomes symétriques (homonymes) dans les deux champs visuels. L'idée de les rapporter à une lésion centrale unique est toute naturelle étant donné ce que nous savons de positif pour l'hémianopsie corticale et de probable pour les anopsies en quadrant. Mais quelles sont les limites de la projection ? Quel est le siège des lésions susceptibles de produire ces petits scotomes symétriques; sont-elles réellement corticales ou bien intéressent-elles un petit faisceau des radiations optiques ? Autant de questions auxquelles nous ne pouvons encore répondre.

Projection maculaire. — L'idée d'une projection maculaire corticale, c'est-à-dire d'une région circonscrite de l'écorce visuelle innervant spécialement la macula, dérive historiquement des expériences de Munk qui croyait avoir déterminé chez le chien un centre cortical maculaire croisé. Le chien possède sans doute une vision centrale, mais elle est assurément beaucoup moins parfaite que celle de l'homme, c'est là un fait d'observation facile corroboré par la constitution de la rétine du chien qui ne possède pas une *macula* mais seulement une *area*.

L'innervation maculaire chez l'homme présente une particularité des plus importantes. Chaque macula paraît être en rapport *dans sa totalité* avec les deux hémisphères. Dans l'hémianopsie, fut-elle produite par la destruction *totale* d'un lobe occipital, la vision centrale peut être conservée dans les deux yeux.

Il ne paraît donc point douteux que l'hémisphère sain ne reste en connexion suffisante avec les deux maculæ puisque celles-ci continuent à jouir de leur fonctionnement physiologique. En d'autres termes, il paraît nécessaire d'admettre avec Wilbrand que chaque macula possède des connexions hémisphériques bilatérales.

Comme d'autre part, nous avons démontré que *toute* la région visuelle d'un hémisphère était comprise dans la face interne du lobe occipital, il en résulte que les parties qui innervent les maculæ doivent être aussi comprises dans cette aire corticale. Mais on peut désirer une démonstration plus directe surtout en présence des objections de Monakow qui pense que toutes les fibres rayonnant du corps genouillé externe vers toute l'écorce *occipito-pariétale* sont susceptibles de transmettre les impressions parties d'une macula et que par suite, tant qu'il reste quelques fibres de la radiation optique en rapport avec une région quelconque de l'écorce occipitale ou même *pariétale* (pli courbe) la vision centrale reste possible. Il n'y aurait donc pas à proprement parler de centre maculaire, en tout cas pas de centre maculaire fixe, déterminé. Une réponse catégorique à cette prétendue innervation *mobile* de la macula, et même en dehors du lobe occipital, est fournie comme le fait remarquer Henschen, par les cas où il y a cécité complète par lésion limitée de la face interne des lobes occipitaux. Il existe de tels cas bien qu'en petit nombre : ils démontrent que la macula est comme le reste de la rétine innervée par les parties détruites, c'est-à-dire par les *surfaces occipitales internes*. Inversement il existe des cas de lésions limitées à la convexité de l'hémisphère et étendues jusqu'au pôle occipital sans altérations du champ visuel. Donc la macula n'est pas innervée par l'écorce de la face externe de l'hémisphère.

Mais tout ceci démontre seulement que le fonctionnement des maculæ est suffisamment assuré par la conservation (même partielle) de l'un des centres visuels corticaux. Jusqu'ici rien ne nous prouve qu'il y ait à proprement parler un centre maculaire cortical, c'est-à-dire une portion déterminée et fixe de l'écorce visuelle dont l'intégrité soit nécessaire au fonctionnement maculaire. Sans doute les probabilités en faveur d'une projection de la rétine sur l'écorce visuelle sont de nature à nous faire admettre pareille projection pour la macula. Mieux encore, l'importance immense, vitale, de la vision maculaire chez l'homme, son usage et son exercice constants nous engagent à admettre une spécialisation d'une région de l'écorce comme un fait absolument connexe de la spécialisation du centre de la rétine (macula). Mais ce ne sont pas là des preuves. Seuls les faits anatomo-cliniques sont probants en pareille matière. Les seuls faits utilisables que l'on possède actuellement sont ces curieux cas cliniques, où par suite de lésions dans les deux lobes occipitaux, toute vision périphérique est perdue dans les deux yeux, mais cela avec conservation plus ou moins complète de la vision centrale des deux côtés. Ce sont en d'autres termes des cas d'hémianopsie double (et généralement successive) avec conservation binoculaire plus ou moins complète de la vision centrale. Il est démontré que cette conservation est liée à celle d'un îlot cortical intact dans les centres visuels détruits. Cet îlot peut n'être réservé que dans un seul centre visuel, celui du côté opposé étant complètement détruit et cela confirme l'idée d'une innervation double pour chaque macula. Mais de plus, s'il a dans tous les cas une position fixe, le fragment cortical conservé représentera nécessairement le centre maculaire. Telle est la théorie de ces cas.

A la vérité on n'en possède que très peu qui soient vraiment propres à la solution de la question et surtout dans lesquels l'examen anatomique ne laisse aucun doute sur les parties conservées et les parties détruites. Les plus importants sont celui de Fœrster et Sachs et celui de Laqueur et Schmidt.

Dans le cas de Fœrster (1890) il s'agit d'une hémianopsie bilatérale avec conservation de la vision maculaire des deux côtés dans une étendue limitée au-dessous de la ligne horizontale. L'examen anatomique fait par Sachs montra que toute la surface interne du lobe occipital gauche était détruite; la surface correspondante du lobe droit était en grande partie dégénérée mais il y restait cependant deux parties intactes : 1° la surface de la lèvre supérieure de la scissure calcarine immédiatement en avant du sillon pariéto-occipital; 2° le fond de la scissure calcarine près du pôle occipital. Auquel de ces deux îlots peut on attribuer la persistance de la vision maculaire? Henschen pense, d'après les détails de l'examen de Sachs, que l'îlot *antérieur* (1°) avait seul conservé ses relations avec l'œil parce que les radiations optiques étaient atrophiées au devant de l'îlot postérieur. Ce dernier n'était donc probablement plus en connexion avec l'œil et c'est par conséquent à l'îlot antérieur qu'il faudrait attribuer la conservation d'une partie du champ maculaire.

Le cas de Laqueur (1899), très analogue au précédent, concerne une double hémianopsie successive. Après la seconde, le malade qui ne se conduisait pas mieux qu'un aveugle, pouvait néanmoins lire les plus fins caractères et avait une acuité de 2/5 à droite, de 5/9 à gauche, avec des champs visuels réduits horizontalement à une étendue de 1° à 1° 1/2 et verticalement à 2° ou 2° 1/2.

L'examen anatomique fait par Schmidt montra que dans le lobe occipital droit toute la région de la scissure calcarine et les parties considérées comme centre visuel étaient détruites. Dans le lobe occipital gauche les lésions étaient encore plus étendues. Là, outre la scissure calcarine, tout le cunéus, tout le lobe lingual et tout le lobe fusiforme semblaient détruits. Mais, dans le fond de la scissure calcarine, dans une région s'étendant à peu près de la pointe occipitale à 18 millimètres plus en avant, une grande partie de la substance corticale et médullaire était parfaitement normale. Cette partie restée saine avait une étendue en surface considérable... La seule interprétation possible, c'est que les fibres venues de la partie centrale de la macula se terminent en ce point. Il est également nécessaire de conclure que cette partie de l'écorce innerve les deux maculæ... Le fait que le petit champ cortical conservé était à gauche dans le cas de Laqueur, à droite dans le cas de Fœrster montre encore que chaque hémisphère innerve les deux maculæ.

Ce cas témoigne donc, d'après Laqueur et Schmidt, en faveur d'une localisation *postérieure* du centre maculaire. Mais Henschen lui adresse les mêmes critiques qu'à celui de Fœrster et Sachs : « la figure et la description, dit-il, font paraître invraisemblable que l'écorce intacte située au pôle postérieur ait pu être en communication avec les parties antérieures... jusqu'à ce qu'on ait montré dans quel état était l'écorce dans le pédoncule du cunéus, on ne peut pas considérer ce cas comme preuve péremptoire de la localisation postérieure du champ maculaire ».

Nous venons de rapporter avec quelques détails les deux principaux cas sur lesquels on a basé les essais de localisation maculaire, pour bien faire saisir les difficultés inhérentes à l'interprétation de faits qui sont compris d'une façon différente par les auteurs qui les ont recueillis et par Henschen qui en a fait la critique.

Henschen ne donne pas du reste la position du centre maculaire comme absolument démontrée; il trouve seulement qu'il y a plus de raison de la localiser vers la partie antérieure de la scissure calcarine (pédoncule du cunéus) que dans sa partie postérieure, qui d'après lui ne ferait même pas partie du centre visuel. Henschen pense aussi qu'il doit exister une projection de détail de la macula sur l'écorce, faisant valoir à ce sujet le cas de Fœrster où la conservation de la lèvre supérieure du centre maculaire supposé s'accompagnait cliniquement de la persistance du champ maculaire inférieur, au-dessous de l'horizontale. On voit qu'il s'agirait encore ici d'une projection homologue, d'une homologie topographique dans la macula et le centre maculaire de l'écorce.

Bien que la méthode anatomo-clinique, faute de cas appropriés, n'ait pas encore permis de démontrer d'une façon indiscutable l'existence d'un centre cortical maculaire, il nous semble que les auteurs qui à l'exemple de Monakow et de Bernheimer, nient l'existence d'un pareil centre, ne fournissent aucun argument irréfutable à l'appui de leur opinion. Ils font remarquer que dans le corps genouillé externe chaque fibre maculaire du nerf optique doit se mettre en connexion par l'intermédiaire des cellules intercalaires, avec un grand nombre des cellules volumineuses d'où partent les cylindraxes de la radiation optique et que cette disposition semble indiquer une diffusion toujours de plus en plus large des courants nerveux et une transmission à une grande étendue de l'écorce occipitale. Il n'y aurait ainsi ni voie maculaire spéciale dans les radiations, ni centre maculaire. « Tant qu'il reste des fibres optiques saines dans la radiation optique, un anéantissement complet de la fonction maculaire n'est pas plus admissible que ne l'est une représentation sous forme d'îlot de la macula dans l'écorce occipitale. » (Bernheimer.)

Tout cela est basé sur une anatomie exacte, mais ne nous démontrera jamais qu'il n'y a pas dans cet enchaînement de neurones une voie déterminée et un centre cortical déterminé pour les impressions venues de la macula. De l'anatomie telle qu'on la connaît et telle qu'on croit devoir la comprendre on ne peut passer sans plus de preuves à l'interprétation physiologique. Seule la méthode anatomo-clinique est susceptible de trancher la question.

Un dernier argument contre l'existence d'un centre cortical maculaire, c'est que l'on ne connaît aucun cas de scotome central d'origine corticale et tel qu'en produirait la destruction *bilatérale* d'un centre cortical maculaire. On en a conclu que pareil centre n'existait pas. Mais pour que cet argument négatif ait toute sa valeur, il faudrait au moins que l'on connût des cas de destruction symétrique des parties antérieures ou postérieures de la scissure calcarine (suivant que le centre cortical maculaire occupe réellement l'une ou l'autre de ces régions), sans qu'il y ait eu pendant la vie une perte de la vision centrale.

En résumé, si l'existence d'un centre cortical maculaire et à plus forte raison sa position ne nous paraissent pas encore choses démontrées, nous pensons cependant qu'aucun des arguments élevés contre son existence n'a de valeur décisive.

Détermination du trajet des conducteurs visuels entre le corps genouillé externe et le centre visuel cortical. — Dans la substance sagittale du lobe occipital l'anatomie normale (méthode de Weigert) nous a permis de distinguer (fig. 244) la couche des radiations thalamiques entre le tapetum en dedans et le faisceau longitudinal inférieur en dehors. Elle est cependant impuissante à *préciser davantage, à nous montrer ce qui dans l'ensemble* de ces radiations thalamiques (contenant des fibres du corps genouillé externe, du pulvinar, du tubercule quadrijumeau antérieur, etc...) représente les conducteurs visuels proprement dits et enfin d'où partent et où se terminent exactement ces fibres visuelles. Maintenant que nous avons établi par la méthode anatomo-clinique que d'une part, le *corps genouillé externe* est le seul ganglion visuel, que, d'autre part, le centre visuel cortical est représenté par la *scissure calcarine et les circonvolutions adjacentes*, nous connaissons le point de départ et le point d'arrivée du faisceau visuel. S'il existe des cas de destruction limitée du corps genouillé externe suivie de dégénérescence ou des lésions analogues du centre cortical, nous pourrons par leur étude préciser le trajet des conducteurs visuels entre leur point de départ et leur point d'arrivée. Ajoutons que l'étude anatomo-clinique des lésions siégeant

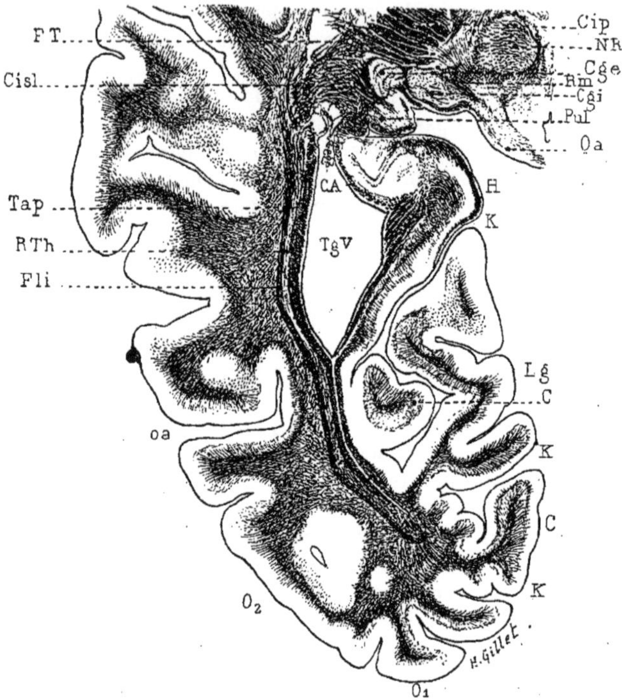

Fig. 244.

Coupe horizontale du cerveau humain passant très près de la base, intéressant le corps genouillé externe, les segments postérieur et sous-lenticulaire de la capsule interne, et la substance sagittale du lobe occipital. Col. de Weigert (DÉJERINE, 1901).

Cge, le corps genouillé externe. — Pul., le pulvinar. — Qa, le tubercule quadrijumeau antérieur. — Cip, segment postérieur ; Cisl, segment sous-lenticulaire de la capsule interne. — TgV, carrefour ventriculaire. — Tap, tapetum. — Rth, radiations thalamiques. — Fli, faisceau longitudinal inférieur. — K, scissure calcarine. — C, cunéus. — Lg, lobule lingual. — H, circonvolution de l'hippocampe. — Cgi, corps genouillé interne.

sur le trajet des conducteurs visuels dans la substance blanche du lobe occipital, peut, dans le cas de lésions partielles, décider si là aussi il existe une projection des divers segments de la rétine.

a) *Dégénérescences consécutives à la destruction du corps genouillé externe.*

Le cas le plus net qui ait été examiné à ce sujet appartient à HENSCHEN (*Path. des Gehirns*, vol. I). Le corps genouillé droit était tout à fait détruit, mais la lésion s'étendait en outre un peu du côté interne. Il existait une atrophie très marquée d'une grande partie des radiations optiques, surtout développée dans leur *portion ventrale;* on pouvait la suivre sous forme d'une strie blanche très loin en arrière dans le lobe occipital où les stries atrophiques se recourbaient du côté dorsal et ventral autour de la pointe de la corne postérieure vers le fond de la scissure calcarine; ce cas vient immédiatement à l'appui de l'opinion, que les voies optiques occipitales sont principalement contenues dans la portion *ventrale* des radiations optiques et se dirigent vers la scissure calcarine.

b) *Dégénérescences consécutives à la destruction du centre cortical.*

Que toutes les fibres visuelles émanent uniquement du corps genouillé externe et aboutissent exclusivement au centre visuel cortical, cela n'implique nullement que cette dernière région de l'écorce n'échange pas des fibres avec des ganglions autres que le corps genouillé externe. De même que la bandelette ne se termine dans ce dernier ganglion que par ses fibres visuelles et envoie en outre des fibres de fonction indéterminée dans le tubercule quadrijumeau antérieur et dans le pulvinar, de même le centre visuel cortical (dont la limitation est en outre bien moins précise) reçoit toutes les fibres visuelles venues du corps genouillé mais échange en outre des fibres (sans doute en majorité corticifuges) avec le pulvinar et le tubercule quadrijumeau antérieur. C'est en effet ce qu'a démontré l'étude des dégénérescences, d'origine occipitale faites principalement par Monakow et par Déjerine et Vialet.

Les fibres émanées du cunéus, dit Vialet, suivent deux voies différentes. Celles qui proviennent de la partie supérieure de ce dernier contournent la paroi supérieure de la corne occipitale, celles qui proviennent de sa partie inférieure se joignent au contraire aux fibres de projection venues de la scissure calcarine et du lobe lingual. Elles contournent dans un trajet spiroïde la paroi inférieure de la corne occipitale et se rassemblent sur la paroi externe de cette dernière.

Des fibres émanées du lobe fusiforme, les unes, c'est la minorité, nées de la moitié interne de cette circonvolution, se réunissent aux fibres précédentes pour suivre ultérieurement le même trajet. Les autres, provenant de sa moitié externe, se portent soit à la partie inférieure, soit à la partie externe du ventricule.

Enfin les fibres de projection venues de la pointe occipitale se rendent pour la plupart directement sur la paroi externe de la corne occipitale en affectant un trajet plus direct.

Toutes ces fibres, traversant le faisceau longitudinal inférieur, cheminent entre ce dernier en dehors, et le tapetum en dedans, en formant une zone distincte caractérisée par la finesse de ses éléments constituants.

La zone de dégénérescence traversant ensuite le segment rétrolenticulaire de la capsule interne, aborde le champ de Wernicke où le nombre des fibres dégénérées augmente progressivement de haut en bas. Le corps genouillé externe et le pulvinar sont dégénérés dans toute leur partie postéro-externe, leurs cellules même disparaissent quand la dégénérescence est ancienne. Dans le tubercule quadrijumeau antérieur, Vialet a constaté seulement une diminution des fibres de la substance blanche moyenne.

La méthode anatomo-clinique a permis en outre de démontrer que le faisceau *visuel* des radiations optiques occupe seulement la partie *ventrale* de ces radiations dans une hauteur d'environ un centimètre (Henschen). C'est ainsi qu'une destruction ou une compression de la partie supérieure des radiations ne produit pas de troubles visuels. Au contraire, il existe une hémianopsie complète ou en quadrant dès que la partie inférieure de ces radiations est totalement ou partiellement détruite.

Existe-t-il dans le faisceau visuel des radiations optiques une *projection des divers segments rétiniens*, une homologie de position des conducteurs visuels analogue à celle qu'admet Henschen pour le corps genouillé externe et le champ visuel cortical ? Remarquons tout d'abord que si la projection était absolument démontrée pour le ganglion visuel et pour l'écorce, elle le serait par là même pour la radiation optique. Mais cette démonstration ne nous paraît pas encore si bien établie qu'il soit permis de laisser de côté les faits qui plaident en sa faveur en ce qui concerne le faisceau visuel occipital. D'après Henschen ces faits sont assez nombreux; en voici deux exemples : une hémianopsie droite limitée aux quadrants inférieurs des deux champs visuels, indiquant par conséquent une anesthésie des quadrants *supérieurs* correspondants des deux rétines, était expliquée par une hémorragie ancienne détruisant les parties *dorsales* de la radiation optique gauche, dont les 3 à 5 millimètres ventraux étaient seuls conservés. Ce fascicule ventral innervait donc les quadrants inférieurs correspondants des deux rétines, tandis que le fascicule dorsal détruit innervait les quadrants supérieurs dont la fonction était abolie.

Dans un second cas, foncièrement analogue, une lésion de la convexité du cerveau droit n'avait laissé d'intact dans la substance sagittale que les 5 millimètres les plus ventraux de la radiation optique; pendant la vie les quadrants supérieurs des deux rétines correspondantes étaient privés de vision, il y avait hémianopsie limitée aux quadrants inférieurs gauches des deux champs visuels; il est évident que si l'hémianopsie n'était pas complète, si les quadrants *inférieurs* des deux rétines avaient conservé leurs fonctions, c'est grâce à la conservation du fascicule le plus inférieur de la radiation optique.

Il existe un certain nombre de cas analogues. « Tous concordent d'une manière absolue, dit Henschen, pour démontrer qu'une lésion de la portion dorsale des voies optiques dans le corps genouillé externe, en arrière de ce ganglion ou dans l'écorce de la scissure calcarine, produit une hémianopsie en quadrant en bas, et qu'une lésion ventrale de ces mêmes organes produit l'hémianopsie dans le quadrant supérieur ».

En résumé, les fibres visuelles forment d'après Henschen un faisceau d'environ un centimètre de hauteur dans la partie la plus inférieure des radiations de Gratiolet. Parti exclusivement du corps genouillé externe, aboutissant exclusivement à l'écorce calcarinienne, ce faisceau se dirige d'avant en arrière en passant à la hauteur du premier sillon temporal et de la seconde circonvolution temporale, suivant une ligne directe du corps genouillé externe à l'écorce calcarinienne, avec cette restriction toutefois qu'il n'est pas rectiligne de bout en bout, parce qu'il se bifurque en entourant la corne occipitale, pour envoyer des fibres à chacune des deux lèvres de la scissure calcarine.

Telle est du moins la conception de Henschen. Rappelons que nous avons décrit d'après Vialet les fibres émanées de la partie supérieure du cunéus et celles fournies par le lobule lingual et le fusiforme dont l'ensemble fournit assurément un faisceau plus étendu que le faisceau visuel *ventral* de Henschen.

L'accord n'est donc pas fait d'une façon complète entre Déjerine et Vialet qui ont étudié surtout les dégénérescences consécutives à des lésions étendues de la région visuelle corticale, et Henschen, qui a surtout cherché à limiter le faisceau visuel par la méthode anatomo-clinique. Comme pour le centre cortical, Henschen cherche toujours à limiter, à déterminer la lésion minima qui suffit à produire l'hémianopsie soit au niveau de l'écorce, soit dans les radiations. On se trouve alors en présence de la remarque de Déjerine et Vialet, à savoir que l'on peut observer un même symptôme, l'hémianopsie typique, avec des lésions d'étendue diverse.

En ce qui concerne la projection, elle existe d'après Henschen, non seulement pour le nerf optique et la bandelette, mais encore — nous venons de le dire — pour le corps genouillé externe; le faisceau visuel occipital et le centre calcarinien. « Dans le corps genouillé externe les parties dorsales correspondent aux quadrants dorsaux de la rétine; dans le faisceau visuel occipital les fibres sont situées, suivant la verticale, comme les quadrants de la rétine; la même situation est conservée dans le lobe occipital ainsi que dans l'écorce calcarinienne. »

VASCULARISATION DU LOBE OCCIPITAL

Elle est particulièrement importante à connaître au point de vue pathologique. Par sa face interne tout entière et par sa pointe le lobe occipital est nourri par l'*artère cérébrale postérieure,* branche de bifurcation du tronc basilaire. Il reçoit donc son sang directement des vertébrales et indirectement de la carotide par la communicante postérieure étendue entre la carotide et la cérébrale postérieure.

L'*artère cérébrale postérieure,* parvenue après un assez long trajet récurrent, à la face interne du lobe pariéto-occipital, se divise en trois branches principales dont les deux postérieures seules atteignent le centre visuel cortical. Ce sont : a) l'*artère* temporale postérieure qui passe à la partie inférieure du lobe et irrigue le *lobule fusiforme,* puis, à la face externe de l'hémisphère, la troisième circonvolution occipitale ; b) l'*artère occipitale* qui envoie (Monakow) : 1° un rameau dans la scissure pariéto-occipitale (*artère pariéto-occipitale*); 2° un rameau plus petit à la surface du cunéus (*artère du cunéus*); 3° un rameau dans la scissure calcarine (*artère calcarinienne*). Ce dernier rameau — artériole de la vision centrale — parcourt la scissure d'avant en arrière dans toute sa longueur, irriguant ses deux lèvres et allant se terminer à la face externe du lobe occipital sur ses trois circonvolutions.

D'autre part, à la face externe du cerveau, les branches postérieures de la sylvienne viennent se terminer à la partie antérieure des mêmes circonvolutions qui constituent par conséquent le domaine limite des deux artères. Monakow, admettant une indépendance assez complète des deux vaisseaux, pense qu'à la suite d'un thrombus de l'artère calcarine il se développe nécessairement une nécrose des radiations optiques auxquelles elle fournit leurs artérioles longues ou *médullaires;* une nécrose corticale *pure* est donc impossible. Henschen pense au contraire qu'il existe des anastomoses nombreuses entre les deux territoires; que l'on peut injecter la sylvienne par l'occipitale et réciproquement; que ces anastomoses existent non seulement dans la pie-mère, mais aussi entre les artérioles profondes, médullaires, qui, émanées des deux districts artériels au niveau de l'écorce, pénètrent dans la substance blanche.

Aussi peut-on d'après lui injecter toutes les radiations optiques de haut en bas non seulement par l'artère occipitale, mais encore par l'artère sylvienne. On peut même obtenir une injection de l'*écorce calcarinienne* par la sylvienne, injection qui passe par les artérioles traversant la substance blanche. Ainsi l'oblitération de l'artère calcarinienne n'entraînerait pas nécessairement une nécrose des radiations optiques et il pourrait y avoir des lésions corticales pures.

Un dernier point reste à considérer. Fœrster (1890) avait attribué la persistance de la vision centrale dans l'hémianopsie, à une nutrition particulièrement favorable, c'est-à-dire provenant de plusieurs sources, du centre cortical maculaire. Ainsi dans une oblitération de l'artère occipitale ce centre serait encore irrigué et continuerait à permettre la vision maculaire. D'après Henschen il peut y avoir en effet deux régions favorisées au point de vue de la circulation : 1° le pôle occipital où convergent la sylvienne et l'artère occipitale et qui est en effet souvent épargné dans les ramollissements du lobe; 2° la partie antérieure de la scissure calcarine où se divise en ses trois branches l'artère occipitale et où serait, d'après Henschen, le centre maculaire.

Que le centre maculaire, s'il en existe un, soit particulièrement bien irrigué, cela nous paraît très plausible. Mais c'est là un point à déterminer quand on aura préalablement rendu indiscutables l'existence et la situation de ce centre maculaire.

CHAPITRE IX

RÉSULTATS OBTENUS PAR LA MÉTHODE DE GOLGI

Avant de jeter un coup d'œil synthétique sur la constitution générale des voies optiques, nous allons encore ajouter aux *données fondamentales* dues à la méthode des dégénérescences, les *détails précieux* obtenus à l'aide de la méthode de Golgi par Cajal, P. Ramon, Van Gehuchten, Kölliker, etc..

Nous n'avons pas à revenir ici sur la rétine. En ce qui concerne le chiasma nous rappellerons seulement la découverte des fibres bifurquées (principalement *centripètes bilatérales*) auxquelles Henschen a voulu faire jouer un rôle dans l'innervation bilatérale des maculæ.

Au niveau des ganglions centraux les connexions des fibres optiques, assurément très complexes, sont encore incomplètement connues. Au sujet de la terminaison des fibres de la bandelette dans ces ganglions P. Ramon (1891) Kölliker (1895) ont trouvé chez le chat nouveau-né : a) *pour le corps genouillé externe*, les fibres de la bandelette qu'elles soient superficielles ou profondes par rapport à ce ganglion, se terminent par une riche arborisation terminale très étendue, formée de rameaux variqueux et extrêmement flexueux qui se mettent en relation avec un nombre considérable de cellules du corps genouillé externe. Ces *cellules nerveuses du corps genouillé externe* (Tartuferi 1881, P. Ramon 1890. Cajal 1895) qui en constituent les lamelles grises, appartiennent à deux types : les unes petites, multipolaires, pyriforme, à dendrites ramifiées et couvertes d'aspérités (probablement des cellules à cylindraxe court, cellules du deuxième type de Golgi, cellules intercalaires); les autres beaucoup plus volumineuses, pourvues de nombreuses ramifications et émettant un cylindraxe, qui se dirige d'abord dans le sens transversal, puis se recourbe pour aller dans la radiation optique constituer une fibre visuelle centrale.

b) *Pulvinar*. — Un certain nombre de fibres de la bandelette ne font que traverser le corps genouillé externe et vont dans le pulvinar en contribuant à former les fibres verticales du champ de Wernicke; elles se terminent par des arborisations libres qui enlacent les cellules du pulvinar.

c) *Tubercule quadrijumeau antérieur*. — D'autres fibres de la bandelette passent dans le bras de ce tubercule; P. Ramon chez le chat nouveau-né a démontré qu'elles se terminaient par des arborisations libres, entrelacées avec les ramifications protoplasmiques des grandes cellules étoilées ou fusiformes du tubercule quadrijumeau.

Kölliker chez la souris de deux jours a vu des fibres venant évidemment de la bandelette, se terminer dans la 2e couche ou couche grise du tubercule quadrijumeau, par des arborisations terminales beaucoup plus lâches et plus étendues que dans le corps genouillé externe ou le thalamus. Kölliker pense que nombre de cellules du tubercule quadrijumeau antérieur sont influencées par les terminaisons des fibres optiques et qu'à leur tour ces cellules peuvent influer sur les noyaux d'origine des nerfs moteurs des yeux.

V. Gehuchten dit également que nombre des fibres de la bandelette viennent se terminer par des arborisations libres dans le tubercule quadrijumeau antérieur.

On voit que d'une façon générale les résultats de la méthode de Golgi montrant que les fibres de la bandelette se terminent dans les ganglions de la base, concordent avec les données anciennes des dégénérescences expérimentales (Gudden, Monakow) dans lesquelles l'atrophie, à la suite de l'énucléation, ne dépasse pas les centres optiques primaires.

Indépendamment des éléments que nous venons de décrire, qui constituent les voies centripètes, et ont leurs arborisations terminales dans un ganglion central, on trouve également dans ces divers ganglions des cellules qui émettent des cylindraxes centrifuges se dirigeant vers la bandelette. Il existe de telles cellules dans le corps genouillé externe, dans le pulvinar; leurs cylindraxes constituent probablement la voie centrifuge du nerf optique ; cependant d'après Kölliker ils constitueraient peut-être la commissure de Gudden. Le tubercule quadrijumeau antérieur contient également (P. Ramon) de grosses cellules qui envoient leur cylindraxe dans la bandelette.

Mais on ignore encore si toutes ces diverses fibres ou quelques-unes seulement vont se terminer dans la rétine par les arborisations découvertes par Cajal et Dogiel autour des spongioblastes.

Van Gehuchten a publié (1892) une étude très intéressante sur le lobe optique de l'embryon de poulet coloré par le chromate d'argent. Répondant au point de vue de l'anatomie comparée au tubercule quadrijumeau antérieur qui chez l'homme ne sert plus à la vision proprement dite, le lobe optique des oiseaux est cependant un centre *visuel* primaire, dont le fonctionnement est subordonné à l'intégrité d'un centre hémisphérique. Munk a en effet démontré que l'ablation des hémisphères chez le pigeon entraîne la cécité. Schrader par destruction d'un hémisphère chez le hibou paraît avoir obtenu la cécité de l'œil opposé.

Bien que l'on ne puisse, même au point de vue purement fonctionnel, identifier le lobe optique du poulet au corps genouillé externe de l'homme, les résultats de Van Gehuchten n'en sont pas moins très instructifs pour la constitution des centres optiques primaires et la manière dont s'établissent les connexions entre le segment antérieur et le segment postérieur des voies optiques.

La figure 245 représente toute l'épaisseur du lobe optique, de la couche blanche externe formée par les fibres rétiniennes *fr*, à la couche blanche interne ou passent les fibres nerveuses *fc* qui vont aux centres supérieurs. On

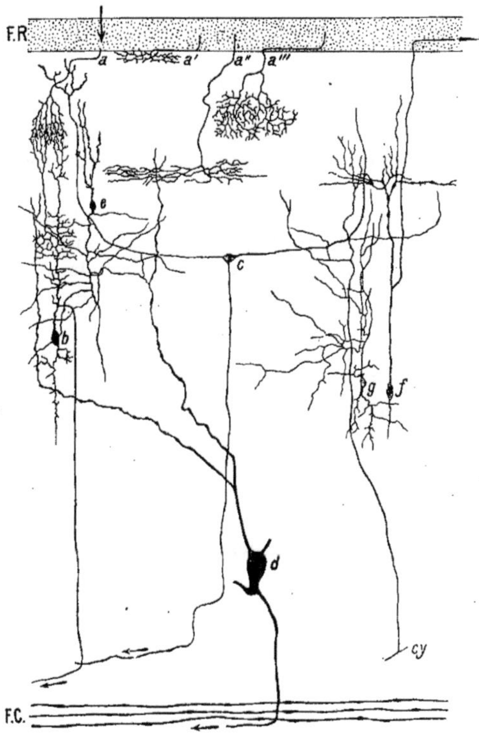

Fig. 245.

Quelques éléments du lobe optique de l'embryon de Poulet. Méthode de Golgi. (VAN GEHUCHTEN, 1892).

(Les éléments à cylindraxes centripètes sont dessinés en noir ; ceux à cylindraxe centrifuge en gris). F.R, la couche des fibres rétiniennes à la surface du lobe. — *a*, *a'*, *a''*, *a'''*, les arborisations terminales des fibres rétiniennes. — *b*, une cellule à cylindraxe centripète allant se mêler à la couche des fibres centrales F.C. (équivalant aux fibres de la radiation optique de l'homme). — c, une autre cellule à cylindraxe centripète, à prolongements protoplasmiques très divergents. — *d*, une troisième cellule à cylindraxe centripète mise en rapport (au moins partiellement) avec les arborisations terminales des fibres rétiniennes par l'intermédiaire d'une cellule à cylindraxe court *e* (cellule intercalaire). — *f*, une cellule à cylindraxe centrifuge. — *g*, une cellule à cylindraxe court ascendant muni de nombreuses collatérales, et à conduction également centrifuge d'après la loi de polarisation dynamique (voir p. 574). — *cy*, un cylindraxe d'origine inconnue émettant une longue collatérale centrifuge.

a figuré seulement quelques-uns des principaux éléments nerveux colorés par VAN GEHUCHTEN.

Les arborisations terminales des fibres rétiniennes *a*, *a' a'' a'''* siègent à diverses hauteurs, dans les couches externes du lobe. Elles se mettent en rapport avec les cellules optiques *b* dont le cylindraxe se dirige vers les centres supérieurs. Certaines cellules optiques telles que justement celle figurée en *b* n'ont qu'un seul prolongement périphérique et ne peuvent recevoir l'ébranlement que d'un petit nombre de fibres nerveuses voisines. Mais elles peuvent le recevoir soit directement, soit par l'intermédiaire d'une cellule à cylindraxe court (telle que *e*) qui peut, elle, le transmettre à plusieurs cellules optiques.

D'autres cellules optiques (*c*) ont des prolongements protoplasmiques divergents qui se terminent tous dans la couche externe à des distances considérables l'un de l'autre. Chacune de ces cellules vient donc en contact avec un grand nombre de fibres rétiniennes qui peuvent être très distantes l'une de l'autre.

L'impression venue d'une fibre rétinienne peut être transmise aux centres plus élevés par une seule cellule optique ou bien par plusieurs, quand l'arborisation rétinienne touche plusieurs panaches de cellules optiques ou quand elle est mise au contact de plusieurs par une ou plusieurs cellules à cylindraxe court.

Les éléments nerveux à cylindraxe court auraient donc pour principale fonction de transmettre à la fois à plusieurs cellules optiques l'ébranlement d'une seule fibre rétinienne.

Telle est la voie centripète telle qu'on peut la comprendre à l'aide de la loi de polarisation dynamique des éléments nerveux (v. p. 574). La même loi permet de reconnaître comme éléments à conduction centrifuge :

a) des cylindraxes qui viennent se terminer dans la couche moyenne ou dans la couche externe (cy.) et dont on ne connaît pas le corps cellulaire.

b) des éléments nerveux à cylindre court et périphérique de la couche moyenne (g).

c) Les cellules de la couche moyenne dont le cylindraxe devient une fibre du nerf optique et va probablement dans la rétine (f).

Chez les oiseaux comme chez les mammifères il y a donc une double voie centripète et centrifuge entre la rétine et les centres optiques primaires.

L'écorce visuelle étudiée par la méthode de Golgi. — Cajal a donné sur l'écorce visuelle de l'homme adulte, du nouveau-né, du jeune chat, du jeune chien, étudiées par le chromate d'argent, un mémoire très important et très détaillé, dont nous ne pouvons ici que résumer les conclusions.

Nous savons déjà que Cajal distingue neuf couches cellulaires différentes dans cette écorce. Mais ce qui importe essentiellement, ce sont les connexions de ces cellules : 1° avec les diverses fibres de la radiation optique ; 2° entre elles ; 3° avec les centres d'association.

La région visuelle de l'écorce, c'est-à-dire la scissure calcarine et son entourage possède une structure particulière très différente du reste de l'écorce.

Ces particularités sont les suivantes d'après Cajal : dans la 4ᵉ et la 5ᵉ couches cellulaires (grosses et petites cellules étoilées) les fibres optiques forment un riche plexus de fibres à myéline qui donne lieu, macroscopiquement, à la strie blanche de GENNARI et de VICQ D'AZYR. Ce plexus (*plexus optique*) est en contact par les arborisations terminales de ses fibres avec les grosses et les petites cellules étoilées, qui doivent ainsi représenter, d'après CAJAL, le lieu principal de la perception visuelle. C'est donc au niveau de ces cellules étoilées que seraient fusionnées les impressions visuelles émanées des points identiques des deux rétines et conduites par des fibres droites et gauches accouplées à partir du corps genouillé externe. Isolées ou associées par petits groupes (*groupes isodynamiques* de CAJAL) ces cellules doivent donc représenter « les points du cerveau où les fibres des deux nerfs optiques s'unissent de manière à n'y tracer qu'une seule image unique » (NEWTON 1704).

Dans la 7e couche, les *cellules pyramidales géantes* émettent a) un prolongement radiaire, ascendant, qui va se terminer dans les couches les plus superficielles de l'écorce ; b) des dendrites à direction latérale ; c) un cylindraxe descendant qui va se continuer avec une fibre à myéline de la radiation optique. Ce sont donc là, d'après la loi de polarisation dynamique, autant de fibres à conduction corticifuge. Leurs cellules d'origine représentent les éléments moteurs de l'écorce visuelle, et leurs arborisations terminales siègent probablement dans les tubercules quadrijumeaux antérieurs. Ce sont les éléments de la voie optico-motrice ou voie optique réflexe, expliquant les mouvements conjugués des yeux, des paupières, consécutifs aux impressions visuelles. Ces mouvements peuvent être du reste déterminés (SCHÆFER, UNTERHICHT, DANILLO, MUNK) par excitation de l'écorce visuelle, c'est-à-dire en agissant directement sur les éléments précités.

Nous ne voulons pas insister d'avantage sur la structure si compliquée de l'écorce visuelle. Sans doute nous venons d'en indiquer seulement quelques traits alors que CAJAL a décrit et figuré un très grand nombre de formes cellulaires à connexions extrêmement complexes. Mais ce ne sont là encore que des données à peu près exclusivement morphologiques. Il faudra que l'anatomo-clinique vienne peu à peu élucider les fonctions principales de ces différentes catégories cellulaires. Or, nous en sommes encore à désirer une preuve positive du lieu de terminaison des fibres visuelles.

C'est en effet sans preuves tout à fait certaines que CAJAL considère le *plexus optique* comme terminaison corticale des fibres corticipètes de la radiation optique. Les divers auteurs qui ont étudié les altérations microscopiques de l'écorce visuelle soit dans l'atrophie acquise d'un seul œil ou des deux yeux (CRAMER, BERGER, HENSCHEN), soit dans l'atrophie congénitale des globes (LÉONOWA), soit après section des radiations optiques (MONAKOW), ne s'accordent pas encore suffisamment sur les lésions dégénératives observées dans l'écorce. « On n'est pas encore autorisé, dit HENSCHEN, à tirer des conclusions au sujet de la couche de l'écorce qui est en rapport le plus direct avec la conduction optique. Cela tient probablement au fait que après une longue inactivité des conducteurs optiques, toutes les couches corticales du lobe occipital s'atrophient parce qu'elles ont toutes un rapport déterminé les unes avec les autres. Pour résoudre la question il faudra donc s'adresser à des cas relativement récents et examiner quelle couche est réduite la première. Le ruban de Vicq d'Azyr (plexus optique) participe à un certain degré à l'atrophie corticale, mais, même après une destruction ancienne des radiations optiques une partie de ses fibres sont conservées; *il y a donc des fibres de ce ruban qui ne proviennent pas des radiations optiques*. En somme il reste à résoudre : où se terminent les fibres émanées des grosses cellules du corps genouillé externe? avec quelles cellules de l'écorce ont-elles les rapports les plus intimes? » (Henschen. *Congrès de Paris* 1900. Trad. H. Dor).

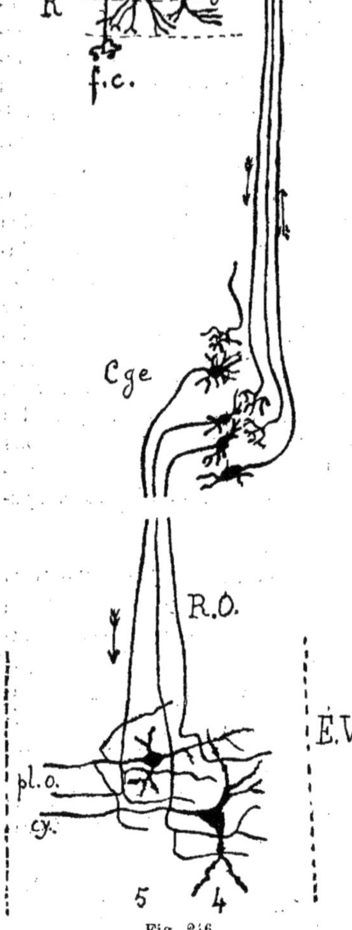

Fig. 246.
Les neurones qui constituent la voie visuelle [d'après les dessins et les données de Cajal (1892-1900)].

R, la rétine. — *Cg*, cellule ganglionnaire dont le cylindraxe centripète va se terminer dans le corps genouillé externe *Cge*. — *f. c.*, fibre centrifuge dont le cylindraxe provient d'une cellule située dans les centres optiques primaires.

Cge, le corps genouillé externe au niveau duquel le segment antérieur des voies visuelles s'articule avec le segment postérieur. — R.O., fibres visuelles de la radiation optique émanées des grandes cellules du corps genouillé externe. — E.V., écorce visuelle. — *pl.* O., le plexus optique de Cajal (strie de Vicq d'Azyr), constitué par les fibres de la radiation optique se ramifiant parmi les cellules étoilées de la 4e et de la 5e couche de l'écorce. — 4, une grande cellule de l'écorce (4e couche). — *cy*, son cylindraxe descendant. — 5, une cellule plus petite de la 5e couche.

Les détails qui précèdent nous permettent de concevoir de la façon suivante l'enchaînement des neurones qui constituent la voie optique de la rétine à l'écorce cérébrale en passant par les ganglions centraux.

L'indépendance trophique (très marquée, sinon absolue) des deux segments de voies optiques tels que Monakow les avait reconnus par les dégénérescences, s'explique par ceci que l'antérieur est composé d'éléments, de neurones, qui s'étendent de la rétine aux ganglions de la base, tandis que le postérieur est constitué par des éléments indépendants des premiers, et simplement articulés avec eux au niveau des nombreuses arborisations terminales et ramifications protoplasmiques, que le chromate d'argent a révélées dans le corps genouillé externe, le tubercule quadrijumeau antérieur, etc.

Il ne paraît donc pas y avoir, du moins chez les vertébrés supérieurs, de fibres continues reliant directement la rétine aux centres visuels corticaux.

Dans chacun de ces deux segments la voie est double, c'est-à-dire constituée par des fibres centripètes et des fibres centrifuges, juxtaposées dans le même faisceau. Il est même probable — et cela paraît surtout démontré pour le segment antérieur — que chaque segment représente un faisceau mixte constitué par la juxtaposition de plusieurs voies doubles.

C'est ainsi que nous trouvons dans le *segment antérieur* : 1° une *voie visuelle proprement dite* reliant la rétine au corps genouillé externe et comprenant : a) les cellules ganglionnaires de la rétine, et leur cylindraxe centripète allant s'arboriser dans le corps genouillé externe; b) les cellules du corps genouillé externe à cylindraxe centrifuge, et peut-être des cylindraxes centrifuges d'une autre provenance, allant vraisemblablement s'arboriser autour des spongioblastes rétiniens. — 2° une *voie optico-réflexe* (fibres pupillaires) reliant la rétine au tubercule quadrijumeau antérieur et au noyau de la IIIe paire. En grande partie indéterminée anatomiquement, il paraît logique de lui attribuer comme éléments centripètes les cylindraxes de la bandelette, dont les arborisations terminales siègent dans le tubercule quadrijumeau antérieur, et, comme éléments centrifuges, les grandes cellules du tubercule quadrijumeau qui envoient leurs cylindraxes dans la bandelette. — 3° la *voie qui relie la rétine au pulvinar* (lequel ne paraît pas avoir de fonctions visuelles), et dont nous ne connaissons que les arborisations terminales de certaines fibres de la bandelette dans le pulvinar (voie centripète), et les cellules du pulvinar envoyant dans la bandelette leurs cylindraxes centrifuges.

Dans le *segment postérieur* nous connaissons : 1° *la voie visuelle proprement dite*, du corps genouillé externe à l'écorce visuelle, constituée essentiellement par les grandes cellules du corps genouillé externe, dont les cylindraxes passent dans la radiation optique et vont probablement constituer par leurs arborisations terminales le plexus optique au niveau des 4e et 5e couches cellulaires de l'écorce visuelle ;

2° la *voie optico-réflexe* constituée par les cylindraxes émanés des grandes cellules pyramidales de l'écorce, et allant probablement se terminer dans le tubercule quadrijumeau antérieur;

3° le système de fibres reliant l'écorce au pulvinar.

Beaucoup de points sont encore dans l'ombre en ce qui concerne les divers faisceaux des voies optiques et les neurones qui les constituent. Dans la figure 246 faite d'après les indications et les dessins de CAJAL nous avons seulement indiqué les faits les mieux connus. La réalité est sûrement plus complexe.

CHAPITRE X

LES FIBRES PUPILLAIRES

C'est Gudden qui paraît avoir le premier (1882) émis l'opinion qu'il existe dans le nerf optique des *fibres pupillaires*, c'est-à-dire des fibres qui, parties de la rétine, conduiraient l'excitation lumineuse, non pas à des centres de perception visuelle mais bien aux cellules d'origine des fibres motrices de l'iris, par lesquelles, elles détermineraient, par voie réflexe, la contraction pupillaire. Gudden a été conduit à cette opinion par des expériences où il constata que chez le lapin l'extirpation d'un tubercule quadrijumeau antérieur produit la cécité de l'œil opposé *tout en respectant l'intégrité de la réaction pupillaire*. Mais si de plus on enlève une petite éminence (*Buckel*) située au-devant du tubercule quadrijumeau, on observe, outre la cécité, une très forte dilatation pupillaire de l'œil aveugle.

Quoi qu'il en soit de ces expériences et de leur interprétation anatomique qui paraît fautive à Monakow, elles sont de nature à faire naître l'idée qu'il existe des fibres spéciales du nerf optique conduisant l'excitation lumineuse non pas à des centres de perception visuelle, mais au centre moteur pupillaire.

On peut même, d'après Gudden, reconnaître ces fibres dans le nerf optique dans les cas de dégénérescences consécutives à l'ablation d'un tubercule quadrijumeau antérieur chez le lapin nouveau-né ; l'œil opposé est aveugle, cependant le nerf optique, examiné longtemps après l'opération, montre un grand nombre de *grosses fibres*, bien conservées. Ces fibres qui expliquent la persistance de la réaction pupillaire de l'œil aveugle, sont la voie centripète du réflexe photo-moteur ; les *fibres fines* disparues sont les fibres visuelles.

Telle est donc la conception primitive des fibres pupillaires : des fibres prenant naissance dans la rétine, comme les fibres visuelles, cheminant avec elles dans le nerf optique, mais entrant en connexion avec les noyaux d'origine des fibres motrices de l'iris et non avec les centres visuels (corps genouillé externe, etc.).

C'est ainsi du reste que les ont comprises les cliniciens. Wilbrand (1881) Wernicke (1883) ont admis, soit d'après des faits cliniques, soit d'après des considérations théoriques, que ces fibres s'arrêtent dans les ganglions de la base et ne pénètrent pas dans les radiations optiques. En effet, l'hémianopsie corticale et même la cécité corticale ne s'accompagnent pas de troubles de la réaction pupillaire. Mais il n'en est pas de même des hémianopsies par lésions de la bandelette. Dans un certain nombre de ces cas, on peut constater la *réaction pupillaire hémiopique* (Wilbrand, Wernicke), c'est-à-dire que les pupilles se contractent par l'éclairage des moitiés conservées des champs visuels tandis qu'elles ne se contractent pas si l'on éclaire les moitiés aveugles. La lésion qui a interrompu les fibres visuelles a donc interrompu aussi les fibres pupillaires. Ce phénomène ne démontre pas absolument à lui seul l'existence de fibres pupillaires, mais seulement que, les connexions, quelles qu'elles soient, qui mettent en relation les conducteurs visuels et le centre photo-moteur, siègent au niveau des ganglions de la base et non au delà, puisqu'une lésion, même double, située plus en arrière ne modifie pas les réactions pupillaires.

Une des questions les plus importantes dans l'étude des fibres pupillaires est celle de leurs connexions avec le noyau d'origine des fibres motrices du sphincter pupillaire. On a naturellement cherché un faisceau de fibres partant de la bandelette, atteignant la partie antérieure (photomotrice) du noyau de la troisième paire et représentant par là même le faisceau de fibres pupillaires centripètes. C'est ce qu'a fait Darkschewitch qui, chez le lapin, a admis, d'après les apparences anatomiques, que les fibres pupillaires n'étaient autres que certaines fibres que l'on voit sur les coupes abandonner la bandelette pour atteindre la glande pinéale d'où partent les fibres de la commissure postérieure qui se terminent après entre-croisement dans le noyau de la troisième paire. Mais cela ne peut être admis comme une démonstration de la nature de ces fibres. Darkschewitch a cherché à en donner une preuve expérimentale.

En produisant une lésion de la partie postérieure de la couche optique, il pense couper le faisceau de fibres entre son émergence de la bandelette et la glande pinéale ; la pupille opposée (ces fibres s'entre-croisant dans le chiasma) est alors frappée d'immobilité réflexe, ce qui prouverait bien la nature centripète des fibres lésées dans l'expérience.

La glande pinéale elle-même serait dans ce cas le centre du réflexe.

Mendel est arrivé à une conclusion analogue par une méthode différente. A la suite de l'arrachement de l'iris chez des animaux nouveau-nés, il a trouvé une atrophie du ganglion de l'habenula du même côté et de certaines fibres de la commissure postérieure. La voie des réflexes pupillaires serait dès lors la suivante : nerf optique, chiasma, bandelette et ganglion de l'habenula du même côté, puis la commissure postérieure et le noyau sphinctérien de la troisième paire.

H. Massaut a repris ces expériences et obtenu des résultats différents. En détruisant tout l'iris chez des lapins, il a observé, un ou deux mois plus tard la dégénérescence d'un certain nombre de fibres du nerf optique, fibres qu'il a pu suivre dans la bandelette opposée, dans la commissure inférieure, dans les tubercules quadrijumeaux antérieurs et jusque dans le faisceau pédonculaire. Le ganglion de l'habenula ne présente aucun signe de dégénérescence, il est donc étranger aux fonctions de l'iris. Déjerine n'a jamais observé de modifications du ganglion de l'habenula à la suite de l'énucléation. Les conclusions de Darkschewitch et de Mendel ne sont donc pas confirmées. Il est en outre démontré aujourd'hui que le ganglion de l'habenula appartient au système olfactif.

Du reste nous avouons ne pouvoir comprendre que les fibres qui, d'après Mendel et Massaut, dégénèrent dans le nerf optique après arrachement de l'iris, soient des fibres pupillaires, c'est-à-dire des fibres centripètes partant de la rétine. Supprimer la fonction de l'iris en supprimant l'iris lui-même ; cela peut-il entraîner la dégénérescence des fibres pupillaires centripètes parties de la rétine qui n'ont aucune connexion directe avec l'iris et ne sont pas lésées dans ces expériences ? Fait-on dégénérer et surtout dégénérer rapidement (un à deux mois) les fibres centripètes d'un arc réflexe en détruisant l'organe où aboutissent les fibres centrifuges ? Et cependant c'est ce qu'il faut admettre avec Massaut si l'on continue à appeler fibres pupillaires, c'est-à-dire centripètes, les fibres qu'il a vu dégénérer dans le nerf optique après ablation de l'iris.

Données anatomo-cliniques chez l'homme. — D'après un cas d'hémianopsie par destruction totale de l'un des corps genouillés externes où cependant la réaction pupillaire hémianopsique faisait défaut, et d'après quelques autres cas qui lui paraissent parler dans le même sens, Henschen croit que chez l'homme les fibres pupillaires se détachent de la bandelette avant son entrée dans le corps genouillé externe. Elles doivent passer alors soit dans la racine interne de la bandelette dont quelques fibres vont vers le corps de Luys, tandis que les autres pénètrent dans le corps genouillé interne ou dépassent ce ganglion. C'est parmi ces fibres qu'il faut, d'après Henschen, chercher les fibres pupillaires.

D'après un cas unique où une atrophie très limitée du bord supéro-interne de la bandelette droite s'accompagnait d'une réaction hémianopique très manifeste à gauche et peu manifeste à droite, Henschen pense que les fibres pupillaires constituent un faisceau particulier situé au bord supéro-interne de la bandelette.

Il considère comme très probable, mais sans pouvoir en fournir aucune démonstration anatomo-clinique précise, que ces fibres pupillaires se terminent dans le tubercule quadrijumeau antérieur.

Nous rappellerons ici que Bernheimer à la suite de l'énucléation chez le singe a pu suivre, par la méthode de Marchi, un faisceau de fibres à distribution bilatérale, qui, se détachant de la bandelette au niveau du corps genouillé externe, pénètre en éventail dans la substance blanche du tubercule quadrijumeau antérieur, puis, par un trajet arciforme s'étend jusqu'au niveau de l'aqueduc de Sylvius et paraît atteindre la région du noyau de la troisième paire. D'autre part, V. Gehuchten, Kölliker décrivent chez l'homme des fibres de la bandelette qui ont leurs arborisations terminales dans le tubercule quadrijumeau antérieur et semblent disposées pour relier les conducteurs visuels aux nerfs moteurs de l'œil.

En résumé, il y a probablement des fibres centripètes d'origine rétinienne, qui ont pour fonction spéciale de conduire l'excitation lumineuse au centre photomoteur du noyau de la troisième paire. La fonction existe évidemment et elle est probablement dévolue à des fibres spéciales. Mais il n'y a peut-être pas encore une seule preuve positive de l'existence de ces fibres. Leur origine dans la rétine on l'ignore, leur présence même dans le nerf optique ne nous paraît pas hors de toute contestation. Car les expériences, de nature si différente, du reste, de Gudden (persistance, dans le nerf optique, de fibres fines après l'ablation du tubercule quadrijumeau antérieur qui fait dégénérer les grosses fibres) et de Massaut (dégénérescence de certaines fibres du nerf optique après arrachement de l'iris) ne prouvent pas nécessairement ce que leurs auteurs en ont conclu.

La nature même des connexions entre le nerf optique et le centre photomoteur est très discutée. Tandis que beaucoup d'auteurs admettent que les fibres pupillaires de la bandelette vont enlacer, de leurs arborisations terminales, les cellules radiculaires de l'oculomoteur qui innervent la pupille, Monakow ne considère pas de telles connexions comme démontrées. Il croit plutôt que les connexions entre les fibres pupillaires de la bandelette et le noyau de l'oculomoteur se font par l'intermédiaire de cellules intercalaires (Schaltzellen).

V. Bechterew est au contraire partisan de l'existence de fibres pupillaires allant jusqu'au noyau de la 3e paire. Il pense que l'on peut schématiser comme il suit leur trajet intraencéphalique : les fibres pupillaires que le nerf optique conduit au chiasma y subissent un entrecroisement partiel, suivent ensuite la bandelette jusqu'au corps genouillé externe, puis se dirigent en dedans et, vraisemblablement après un nouveau croisement partiel se rendent finalement à travers la partie postérieure du thalamus et la commissure postérieure, à leur centre propre, c'est-à-dire au noyau de la 3e paire.

CHAPITRE XI

VUE D'ENSEMBLE DES VOIES OPTIQUES ET DE LEURS PRINCIPALES CONNEXIONS

Après avoir énoncé les résultats des diverses méthodes, nous pouvons donner enfin une vue d'ensemble des conducteurs et centres visuels, et de leurs principales connexions avec les autres centres corticaux et avec l'appareil d'innervation motrice du globe oculaire.

Nous aurons donc à considérer :

1° La voie visuelle proprement dite; 2° les connexions qui existent entre les deux centres visuels corticaux (par l'intermédiaire du corps calleux); 3° les connexions qui unissent chaque centre visuel cortical à une série d'autres centres corticaux (centres de la mémoire visuelle des mots, centre de l'articulation des mots, etc...); 4° les connexions des centres visuels ganglionnaires et corticaux avec les centres moteurs des muscles intrinsèques (fibres pupillaires) et extrinsèques des globes oculaires.

Nous nous occuperons essentiellement de la voie visuelle proprement dite ; nous ne ferons que signaler ses connexions motrices, qui sont du reste incomplètement élucidées à l'époque actuelle.

La voie visuelle. — Elle comprend : *a*) les fibres centrales ou maculaires; *b*) les fibres périphériques dont les unes émanent des moitiés temporales des rétines (fibres périphériques directes), les autres des moitiés nasales (fibres périphériques croisées).

A) **Fibres centrales ou maculaires.** — Émanées des nombreuses petites cellules ganglionnaires de la macula, dont chacune transmet l'excitation reçue par un seul cône, ces fibres forment dans le nerf optique un faisceau qui devient promptement central, s'unit à son congénère au centre du chiasma pour y subir une décussation partielle, se continue dans la bandelette, désormais à l'état de faisceau *bimaculaire,* et parvient au corps genouillé externe, où l'on ignore encore la façon dont ses fibres distribuent leurs arborisations terminales. Conserve-t-il son individualité, au moins fonctionnellement (Henschen), ou au contraire ses fibres divergent-elles de façon à se mettre en rapport avec un grand nombre de cellules éparses dans le corps genouillé externe, de telle sorte qu'il n'existe plus, au delà de ce ganglion, de conduction maculaire individuelle (Monakow, Bernheimer) ? Dans cette seconde hypothèse il ne saurait en effet exister un faisceau maculaire dans la radiation optique, pas plus qu'un centre maculaire dans l'écorce. Dans la première, au contraire, il doit y avoir un faisceau maculaire occipital (que Flechsig place dans la partie la plus inférieure de la radiation) et un centre maculaire cortical, dont nous avons vu que la situation ne pouvait encore être déterminée, bien que, avec Henschen, nous soyons porté à admettre qu'une fonction aussi spécialisée, aussi continuellement exercée que la vision centrale, doive posséder un centre spécial.

Ce qu'il y a de plus important au sujet des connexions cortico-maculaires, c'est l'innervation de chaque macula par les deux hémisphères (Wilbrand) (fig. 247).

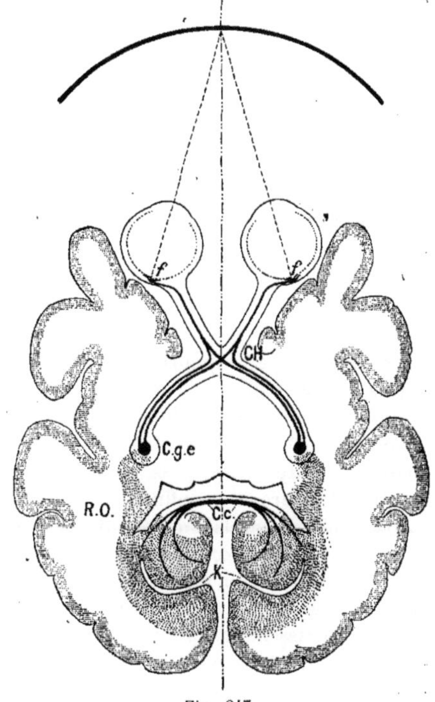

Fig. 247.
Connexions de la macula avec les centres visuels (d'après la doctrine de Wilbrand).

f, f, les deux foveæ. Le faisceau émané de chacune d'elles se dédouble au centre du chiasma pour aller se mettre en rapport par un fascicule direct avec le corps genouillé externe du même côté, et par un fascicule croisé avec le corps genouillé opposé. Au delà de ce ganglion nous avons représenté seulement par une teinte grise la radiation optique R.O. aboutissant à la scissure calcarine K, parce que l'on ne connaît encore d'une façon positive ni la situation du faisceau maculaire dans la radiation, ni son point d'arrivée à l'écorce. Cc, fibres calleuses.

Nous n'en avons encore, il est vrai, aucune preuve anatomique. Mais la persistance des deux champs maculaires dans l'hémianopsie corticale, que la lésion hémisphérique siège à droite ou à gauche, la conservation possible de la vision centrale dans l'hémianopsie double alors qu'il ne reste plus de toute l'écorce visuelle qu'un seul îlot unilatéral, ne peut s'expliquer que par l'hypothèse de Wilbrand : le faisceau émané de chaque macula se dédouble dans le chiasma et va ainsi se mettre en rapport avec les deux hémisphères. Henschen s'est demandé si les fibres bifurquées (centripètes bilatérales) que Cajal, puis Kölliker ont découvertes dans le chiasma de certains animaux, n'étaient pas des fibres maculaires se divisant pour se rendre aux deux hémisphères. Mais jusqu'ici ces fibres ont été vues surtout chez des animaux tels que le lapin, à champs visuels séparés, à vision centrale très imparfaite et non binoculaire; jusqu'à présent, il n'y a donc pas là d'argument en faveur de l'hypothèse de Henschen.

Une autre particularité par laquelle la macula diffère du reste de la rétine au point de vue de ses connexions centrales, c'est qu'elle ne paraît pas divisée en deux moitiés temporale et nasale pouvant être paralysées séparément, deux à deux : on ne connaît pas en effet de cas d'hémianopsie maculaire ; il semble donc que *chaque* centre maculaire cortical innerve toute la surface des *deux* maculæ. C'est du moins l'hypothèse qui nous paraît le mieux expliquer les faits actuellement connus. Cela n'exclut pas, du reste, la possibilité d'une certaine projection de détail de la macula sur l'écorce. Ainsi quand un centre maculaire est détruit, si l'autre est partiellement lésé, il en résulte des rétrécissements ou des encoches du champ visuel maculaire, qui peuvent sans doute affecter toutes les formes possibles suivant la forme même de la lésion corticale.

B. **Fibres périphériques** (fig. 248). a) *Faisceau croisé*. — Les fibres émanées de la moitié nasale de la rétine, c'est-à-dire de toute la partie de la rétine située du côté nasal par rapport à la perpendiculaire passant par le centre de la rétine, se rassemblent en un important faisceau qui occupe la partie interne et inférieure du nerf optique, se dissocie dans le chiasma dont il occupe les plans inférieurs et, ainsi dissocié, *s'entre-croise* avec le faisceau similaire venu de l'autre rétine, passe dans la bandelette opposée dont il constitue la moitié inférieure et va enfin se terminer dans le corps genouillé externe après s'être très vraisemblablement entremêlé fibre à fibre avec le faisceau direct.

b) *Faisceau direct*. — Les fibres émanées de la moitié temporale de la rétine se placent au côté externe et supérieur du nerf optique. Elles sont d'abord divisées en deux fascicules secondaires par le faisceau maculaire, puis se réunissent en un seul faisceau supéro-externe quand les fibres maculaires ont pris leur position centrale définitive. Dans le chiasma les fibres rétiniennes temporales occupent l'étage supérieur et se continuent dans la bandelette *du même côté* où elles conservent leur position dorsale. En abordant le corps genouillé externe, il est infiniment probable (Bernheimer, Cajal) que le faisceau direct et le faisceau croisé qui ont plus ou moins longtemps conservé leur individualité dans la bandelette, s'entremêlent progressivement fibre à fibre, de telle sorte qu'il n'existe plus de faisceaux distincts, mais probablement des *couples de fibres*, composés chacun d'une fibre directe et d'une fibre croisée.

Cette fusion des faisceaux ne détruit pas la projection ou homologie topographique, qui, nous l'avons vu, paraît être une des lois fondamentales de la constitution de la voie visuelle. En d'autres termes, les fibres croisées et directes, désormais couplées au voisinage du corps genouillé externe, correspondent toujours les dorsales aux régions dorsales de la rétine, les ventrales aux régions ventrales et ainsi de suite jusque dans le détail. C'est du moins ce que rendent fort probable les données cliniques invoquées par Henschen et par exemple que la destruction de la partie supérieure du corps genouillé externe détermine une anopsie persistante dans le quadrant inférieur correspondant des deux champs visuels.

En résumé : semi-décussation des nerfs optiques dans le chiasma, de manière que chaque bandelette se trouve constituée par les fibres émanées de moitiés homolatérales de chaque rétine ; fusion progressive des faisceaux direct et croisé dans chaque bandelette et formation de couples de fibres émanées des points identiques des deux rétines ; persistance de la *projection*, telles sont donc les dispositions principales auxquelles obéissent *certainement* (semi-décussation) ou *vraisemblablement* (couples de fibres) les fibres du nerf optique en passant dans les bandelettes et en abordant les corps genouillés externes.

Dans ce ganglion chaque fibre rétinienne se résout en une vaste arborisation terminale qui se met en rapport avec plusieurs cellules nerveuses. Existe-t-il des contacts directs entre les terminaisons des fibres visuelles et les grandes cellules du corps genouillé externe à cylindre-axe corticipète ? ou bien ces contacts se font-ils par l'intermédiaire de cellules intercalaires (qui pourraient être les petites cellules du corps genouillé) comme l'ont rendu probable les anciennes expériences de Monakow sur les animaux ? La question ne paraît pas encore tranchée. Peut-être les deux modes de connexions existent-ils séparément : il faut rappeler à ce sujet ce que Van Gehuchten a observé dans le lobe optique du poulet, où un grand nombre de fibres rétiniennes entrent en contact direct avec les cellules d'origine des cylindraxes centraux (équivalentes aux grandes cellules du corps genouillé externe), tandis que pour d'autres le contact a lieu par l'intermédiaire d'une cellule à cylindraxe court.

Si l'on considère uniquement l'étendue des arborisations terminales et la multiplicité des connexions intercellulaires révélées par le chromate d'argent on pourra penser que l'incitation apportée par une seule fibre rétinienne se diffuse dans un grand nombre d'éléments cellulaires et, avec Monakow, Bernheimer, on se croira en droit de ne pas admettre une projection fixe dans le corps genouillé externe, pas plus que des conducteurs spécialisés au delà de ce ganglion. Mais comment expliquer dans cette hypothèse physiologique la fixité des déficits déterminés dans le champ visuel par une lésion du corps genouillé externe ou de la radiation optique ? Il semble pourtant que ce soit là un fait clinique bien établi (Wilbrand, Henschen). Si la conduction visuelle n'avait pas des voies préformées et fixes, si elle se faisait indifféremment par tel ou tel chemin à travers le plexus des dendrites du corps genouillé externe, une lésion de ce ganglion, même assez étendue, devrait passer inaperçue, ou tout au moins la fonction visuelle se rétablirait, tant qu'il resterait assez d'éléments conservés dans le corps genouillé externe pour établir des connexions *quelconques* entre le segment antérieur et le segment postérieur des voies optiques.

Mais la clinique ne parle pas en faveur d'un pareil fonctionnement si probable qu'il puisse paraître d'après les dispositions histologiques. « Rien ne prouve, dit Vialet, qu'il ne puisse s'établir des voies physiologiques passant

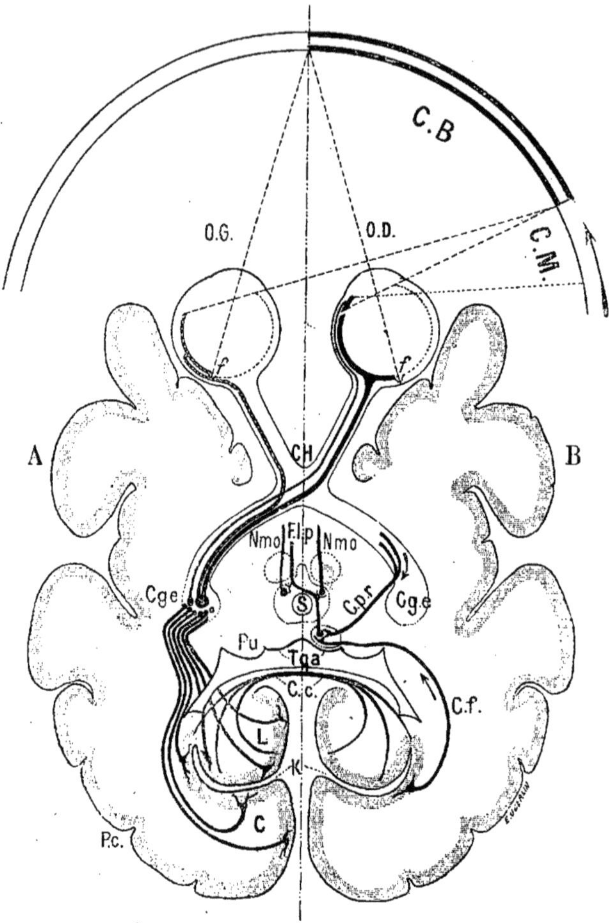

Fig. 248.

Figure schématique des conducteurs visuels.

Dans la partie gauche de la figure on a représenté le faisceau visuel gauche (A) de son origine dans les deux demi-rétines gauches à sa terminaison dans l'écorce occipitale gauche. — Dans la partie droite est figuré l'appareil réflexe optico-moteur (B).

A. *Faisceau visuel.* — Sa constitution résulte de la position respective des deux yeux par rapport aux objets extérieurs. Par exemple un objet s'avançant de droite à gauche, dans le sens de la flèche, forme d'abord son image *uniquement* sur le bord nasal de la rétine droite (O.D.), zone rétinienne à vision monoculaire fonctionnant chez l'homme comme toute la rétine des animaux à vision latérale et correspondant à la partie monoculaire CM, du champ visuel. Le faisceau qui en émane est croisé et doit présenter cette particularité de ne pas se coupler, comme cela a lieu pour le faisceau croisé de la vision binoculaire, avec des fibres directes. Aussi est-il représenté comme se terminant isolément dans le corps genouillé externe Cge. L'existence de ce faisceau est jusqu'à présent un postulat physiologique, il n'est pas encore connu anatomiquement. — L'objet continuant à cheminer de droite à gauche parvient dans la partie binoculaire du champ visuel CB ; désormais son image se forme simultanément sur les points identiques des deux demi-rétines gauches. Dès lors il devient nécessaire pour que la vision *binoculaire* soit *simple* que ces deux demi-rétines, qui reçoivent les mêmes images, soient reliées au même point du cerveau. C'est ce que réalise la présence d'un faisceau direct, acquisition nouvelle des par le plus court chemin et qu'une cellule ganglionnaire de la rétine n'entre toujours en relation soit avec le même élément cellulaire cortical, soit avec le même groupe de cellules corticales, par suite de la répétition incessante des impressions transmises ».

C'est en effet à pareille opinion que conduit l'analyse des faits anatomo-cliniques, les seuls probants en pareille matière. Avec Déjerine, Vialet, Henschen, nous n'admettons pas que l'on soit autorisé à déduire le fonctionnement de la structure histologique, ni qu'une autre méthode que l'anatomo-clinique soit valable pour déterminer chez l'homme, les fonctions du système nerveux.

Au delà du corps genouillé externe, les cylindraxes émanés des grandes cellules de ce ganglion se massent dans la partie la plus inférieure de la radiation optique, et forment là un faisceau (faisceau visuel) d'environ 1 centimètre de hauteur, de 3 à 4 millimètres d'épaisseur, *comprenant beaucoup plus de fibres que la bandelette à laquelle il fait suite indirectement*, et reliant le corps genouillé externe à l'écorce visuelle. Dans ce trajet ses fibres divergent nécessairement en passant les unes au-dessus, les autres au-dessous de la corne occipitale, pour aller se terminer dans le cunéus, dans les deux lèvres de la scissure calcarine, le lobule lingual et le lobule fusiforme.

Qu'il y ait beaucoup plus de fibres dans le faisceau visuel des radiations que dans la bandelette correspondante, cela s'explique fort bien (indépendamment même de la présence de *fibres corticifuges* dans ce faisceau visuel) par les rapports de surface entre la rétine (750 millimètres carrés environ d'après Henschen) et le centre visuel cortical dans lequel la seule scissure calcarine mesure une étendue de 18 centimètres carrés. La multiplication du nombre de fibres se fait dans le corps genouillé externe où chaque arborisation terminale d'une fibre rétinienne correspond à plusieurs grandes cellules à cylindraxe corticipète. Il y a donc une augmentation progressive du nombre des cellules et des fibres de conduction en allant de l'œil au cerveau. Dans l'écorce visuelle même, chacune des fibres de la radiation optique se met en rapport d'après Cajal avec un nombre important de cellules étoilées. L'avantage de ce nombre croissant de conducteurs c'est de faciliter les associations, d'augmenter l'intensité du courant centripète par la participation d'un plus grand nombre de neurones (Cajal).

êtres qui des deux yeux voient le même objet, le faisceau croisé étant phylogéniquement le plus ancien. Dans le corps genouillé externe Cge, nous avons figuré schématiquement le fusionnement de ces deux faisceaux.

Du corps genouillé externe, seul ganglion *visuel* d'après les données anatomo-cliniques, partent les fibres de la radiation optique allant se terminer dans les deux lèvres et le fond de la scissure calcarine, le cunéus, le lobule lingual.

Cc., le corps calleux ; ses fibres unissant les deux centres visuels droit et gauche en passant par le forceps et le bourrelet. — Pu, pulvinar ; nous n'avons pas indiqué ses connexions rétiniennes et corticales dont la fonction est inconnue et qui ne paraissent pas faire partie de la voie visuelle. — Pc., le pli courbe

B. *Appareil réflexe optico-moteur.* — Dans la bandelette droite sont représentées les fibres C. p. r, qui constituent la voie centripète des réflexes rétino-moteurs et comprennent les fibres pupillaires et probablement aussi des fibres allant aux noyaux des muscles extrinsèques. Nous les avons figurées seulement à partir de la bandelette parce que leur origine rétinienne est tout à fait indéterminée. Elles se terminent dans le tubercule quadrijumeau antérieur Tqa et se mettent là en rapport avec les cellules d'origine des fibres du faisceau longitudinal postérieur F. l. p. (Han Held). Ces dernières fibres envoient des collatérales aux cellules d'origine des divers nerfs moteurs N. M. O, notamment à celles des fibres pupillaires. — Cf, fibres corticifuges émanées des grandes cellules pyramidales de l'écorce visuelle et se terminant vraisemblablement dans le tubercule quadrijumeau antérieur où elles se mettraient en rapport (direct ou non) avec les noyaux d'origine des nerfs oculo-moteurs. Elles servent aux réflexes d'origine corticale.

D'après Cajal cette multiplication progressive du nombre des éléments conducteurs ne doit faire abandonner ni l'idée d'une conduction par des voies déterminées et fixes, ni celle de la projection de la surface sensorielle (rétine) sur le centre cortical, qui est pour lui l'une des lois fondamentales de la constitution du système nerveux (loi de symétrie concentrique).

Nous avons du reste indiqué d'après Henschen, les faits anatomo-cliniques qui engagent à admettre que la projection se continue dans la radiation optique et dans l'écorce visuelle : des lésions dorsales de la radiation ou de la lèvre supérieure de la scissure calcarine se sont traduites par des anesthésies des quadrants supérieurs des rétines correspondantes (anopsie en quadrant en bas dans les deux champs visuels).

En procédant par éliminations successives et par vérification directe, la méthode anatomo-clinique a permis d'établir que la région corticale en rapport avec la vision, est limitée à la face interne du lobe occipital, qu'elle a pour centre la scissure calcarine (à l'exclusion probablement de ses 10 à 15 millimètres les plus occipitaux), mais sans qu'il paraisse permis d'en éliminer le cunéus et la partie occipitale des lobules lingual et fusiforme. Toute cette région se caractérise du reste par la présence dans l'écorce d'une strie blanche surtout marquée au niveau de la calcarine et formée par un plexus de fibres nerveuses à myéline (plexus optique de Cajal) qui sont, en partie du moins, des fibres de la radiation, et qui par leurs arborisations terminales se mettent en rapport avec les cellules étoilées grandes et petites des 4e et 5e couches de l'écorce, éléments caractéristiques de l'écorce visuelle et siège probable des impressions visuelles.

Reproduisant à deux siècles de distance et évidemment avec beaucoup plus d'approximation le postulat de Newton, Cajal suppose que des *groupes de cellules isodynamiques* de l'écorce reçoivent les excitations émanées des points identiques des deux rétines et transmises par des conducteurs déterminés (couples ou groupes de fibres issues de régions homologues des deux rétines).

De Newton à Cajal on est d'accord pour ne pas concevoir le mécanisme de la vision simple avec les deux yeux autrement que par une réunion en un même point du cerveau de deux fibres parties de points rétiniens droit et gauche recevant la même image de l'extérieur.

La projection de la rétine sur l'écorce visuelle est probable d'après certains faits cliniques (Henschen, Wilbrand), d'après l'hypothèse de Cajal que les surfaces corticales sensorielles sont la représentation des surface sensorielles phériphériques. Le centre visuel cortical pourrait être comparé à une rétine très agrandie et plissée sur laquelle, grâce à l'homologie de position que conservent tout le long de la voie optique les éléments conducteurs et récepteurs, les images formées sur la rétine de l'œil viennent se projeter avec cette modification qu'elles représentent par rapport à l'image rétinienne une reproduction agrandie et comme *froissée* par les replis de l'écorce.

S'il y a une projection corticale de la rétine, il y a, à plus forte raison dirons-nous, un centre maculaire. Mais nous ne croyons pas que l'on puisse, actuellement, considérer sa position comme déterminée, soit à la partie postérieure, soit comme le veut Henschen, à la partie antérieure de la scissure calcarine.

Nous avons montré qu'il n'y a pas lieu de croire à un centre de perception des couleurs distinct du centre visuel proprement dit.

Mais il y a certainement des *centres de mémoire* pour certaines catégories de perceptions visuelles. Si le malade atteint de cécité littérale et verbale, voit les lettres et les mots sans les reconnaître, c'est bien que *voir* et *comprendre ce que l'on voit*, ou, si l'on préfère, se rappeler la signification de l'objet vu, sont deux fonctions distinctes, deux fonctions d'organes cérébraux différents et différemment localisés. Le *centre visuel cortical* tel que nous l'avons déterminé ne *procure donc que les perceptions visuelles brutes;* c'est seulement à son association avec d'autres centres que nous devons la vision consciente.

Fonctions motrices de l'écorce visuelle. — L'écorce visuelle n'est pas un organe à fonction unique comme la rétine, mais un organe mixte, renfermant non seulement des éléments de perception, mais encore des éléments moteurs. Les grandes cellules pyramidales de la septième couche dont les cylindraxes vont vraisemblablement se terminer dans le tubercule quadrijumeau antérieur, servent à déterminer les mouvements réflexes des yeux, les mouvements involontaires et irréfléchis consécutifs aux impressions visuelles. Nous savons du reste que l'excitation de l'écorce visuelle (Schæfer, etc.) détermine des mouvements des yeux, très vraisemblablement par action directe sur les éléments précités.

Association des deux centres visuels corticaux. — Elle a lieu par l'intermédiaire des fibres calleuses (fig. 248, C.c.). Emanées de l'écorce visuelle elles se réunissent en faisceaux dans les deux branches du forceps, passent dans le bourrelet du corps calleux et de là dans l'écorce visuelle opposée. Nous rappellerons que les lésions de l'écorce occipitale interne déterminent toujours d'après Déjerine une dégénérescence partielle dans le forceps et le bourrelet du corps calleux.

Sans prétendre préciser les fonctions de cette commissure entre les deux centres visuels on peut penser qu'elle joue un rôle dans l'association des mouvements réflexes des yeux déterminés par l'excitation de l'un ou de l'autre centre.

Elle permet également les communications entre le centre visuel *droit* et les centres associés qui ne sont représentés que dans l'hémisphère *gauche*.

Ainsi par exemple une lésion du pli courbe gauche — centre des images visuelles des mots — suffit à produire la cécité verbale. Ce centre n'est donc en rapport direct qu'avec l'écorce visuelle gauche. Cependant, à l'état normal nous lisons aussi bien avec les moitiés droites des rétines, c'est-à-dire avec le centre visuel *droit*. Ce dernier est donc en rapport avec le pli courbe *gauche* et cela nécessairement par l'intermédiaire du corps calleux.

Connexions entre la voie visuelle et les centres moteurs des yeux. — Ces connexions, encore très incomplètement connues, ont lieu : 1° au niveau des centres optiques primaires ; 2° au niveau des centres corticaux de la vision.

Les premières comprennent : *a*) des connexions entre les fibres pupillaires du nerf optique, dont l'existence est si probable et le trajet si incomplètement connu, et les noyaux d'origine des fibres du sphincter pupillaire. Ces connexions sont à la fois directes et croisées puisqu'il existe un réflexe pupillaire consensuel ; *b*) des connexions entre les fibres visuelles et les noyaux de la convergence et de l'accommodation. Evidentes au point de vue physiologique, ces connexions sont encore indéterminées anatomiquement.

Cependant on se rappellera ici qu'il existe dans le tubercule quadrijumeau antérieur des arborisations terminales qui appartiennent à certaines fibres de la bandelette. D'autres connexions peuvent avoir lieu entre le corps genouillé externe et le tubercule quadrijumeau par des cellules intercalaires (Monakow). Quoi qu'il en soit, les connexions entre la voie visuelle et les noyaux moteurs, paraissent s'effectuer à partir du tubercule quadrijumeau « par l'intermédiaire des fibres de l'entrecroisement dorsal de la calotte de Meynert, qui, prenant naissance dans les cellules du tubercule quadrijumeau, descendent dans la formation réticulée de la calotte pédonculo-protubérantielle du côté opposé et abandonnent chemin faisant, d'après Hans Held, des collatérales aux noyaux des muscles moteurs des yeux (Déjerine) (fig. 248).

2° Nous avons déjà signalé les fonctions motrices de l'écorce visuelle. « Il est manifeste que la radiation optique renferme des fibres qui ne servent pas à la transmission des impressions visuelles, et ces fibres qui de la sphère corticale de la vision vont au thalamus et aux tubercules quadrijumeaux antérieurs (fig. 248, C. f.) constituent des faisceaux moteurs par l'intermédiaire desquels les sensations visuelles perçues dans le centre télencéphalique de la vision déterminent certains mouvements du corps, en particulier de la tête et des yeux. Ces excitations centrifuges de la sphère visuelle peuvent être transmises par l'intermédiaire du noyau principal (Hauptkern) de la couche optique aux centres moteurs d'autres sphères corticales de la sensibilité, à ceux de la sphère tactile du corps, par exemple, au pied de la deuxième circonvolution frontale chez l'homme, dont l'excitation directe provoque, on le sait, des mouvements conjugués des yeux. » (J. Soury, d'après Flechsig.)

LES DIVERS MODES D'ASSOCIATION DES YEUX POUR LA VISION. LA VISION PANORAMIQUE ET L'ENTRECROISEMENT TOTAL DES NERFS OPTIQUES. LE FUSIONNEMENT PROGRESSIF DES CHAMPS VISUELS CHEZ LES MAMMIFÈRES SUPÉRIEURS ET LE DÉVELOPPEMENT CORRÉLATIF DU FAISCEAU DIRECT.

Cajal a donné de l'entre-croisement complet des nerfs optiques chez les animaux à vision latérale, une explication, qui pour être en partie hypothétique, n'en présente pas moins un intérêt tel que nous ne pouvons la passer sous silence, et cela d'autant plus qu'elle s'adapte parfaitement à l'entre-croisement partiel des êtres dont les champs visuels sont plus ou moins fusionnés.

Les vertébrés inférieurs, par exemple les poissons, ont des yeux latéraux, des champs visuels séparés, simplement juxtaposés sur la ligne médiane et un entre-croisement total des nerfs optiques. Bien que l'on ait fait la supposition bizarre (Wundt) qu'ils ne voient pas simultanément avec les deux yeux mais alternativement avec l'un ou l'autre œil, le contraire est chose évidente : la vision des yeux est simultanée, l'œil droit voit tout ce qui est à droite de la

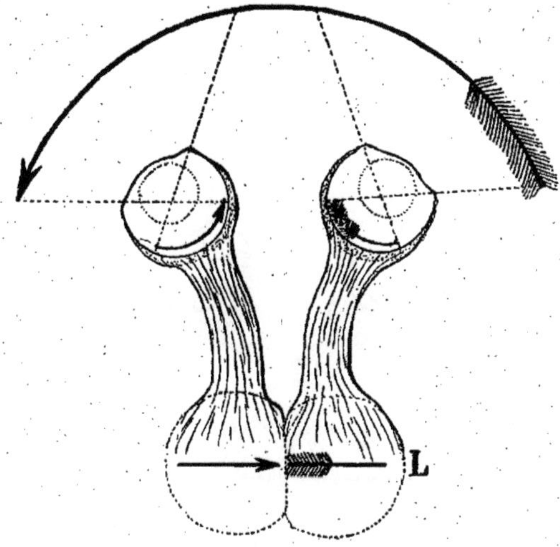

Fig. 249.

Schéma destiné à montrer l'incongruence de la projection mentale (cérébrale) des images des deux yeux dans l'hypothèse de la non-existence du chiasma (Cajal, 1899).

ligne médiane, l'œil gauche tout ce qui est à gauche ; le champ visuel de l'œil droit se juxtapose à celui de l'œil gauche et le continue. C'est là le mode de vision que Cajal qualifie de *panoramique*.

Ceci admis supposons qu'il n'y ait pas de chiasma, et que chaque nerf optique se rende au lobe optique du même côté, comme on l'a représenté dans la figure 249. Par suite du renversement des images par l'appareil dioptrique de l'œil, les images rétiniennes transmises aux centres optiques, au lieu de *se continuer* l'une avec l'autre, *s'opposent* par des bords discordants (inversion latérale), et l'on ne conçoit pas comment le cerveau de l'animal pourrait reconstituer une impression totale continue.

Mais il y a un chiasma, un entre-croisement des nerfs optiques (fig. 250) qui met en rapport le lobe optique gauche avec la rétine droite et réciproquement, dès lors l'inversion latérale est corrigée, les deux champs visuels se continuent, les centres nerveux reçoivent l'impression d'une représentation réelle de l'horizon.

Nous ferons remarquer que le chiasma corrige l'inversion latérale, non l'inversion verticale. Grâce à l'entre-croisement des nerfs optiques, les centres visuels reçoivent deux images qui se continuent mais qui sont renversées : nous ne connaissons pas, quant à présent, de disposition anatomique qui fasse pour le renversement des images, ce que fait le chiasma pour l'inversion latérale.

Mais revenons à l'exposé de la théorie de Cajal. Dans la vision panoramique le champ visuel total formé des deux champs monoculaires juxtaposés est donc très étendu, mais il est infiniment probable que la sensation du relief, de la profondeur, est très rudimentaire sinon absente.

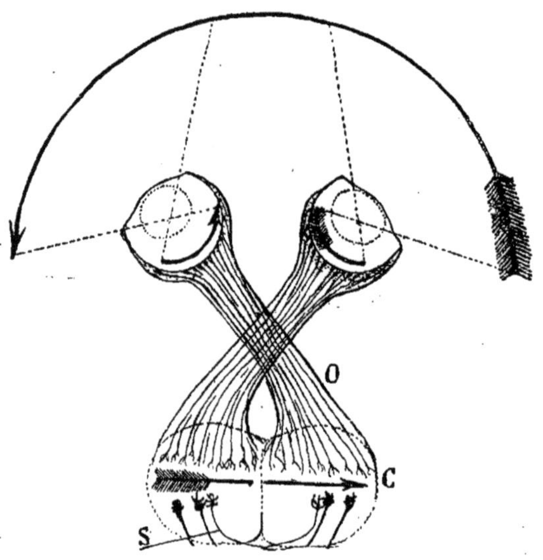

Fig. 250.

Schéma destiné à montrer l'action de l'entre-croisement total des nerfs optiques chez un animal (poisson, reptile, oiseau, mammifère inférieur) à vision panoramique. Grâce à cet entre-croisement les deux images mentales forment un tout continu (Cajal, 1899).

O, chiasma optique. — C, centres optiques primaires et secondaires.

Chez les animaux qui, par suite de la convergence des axes oculaires, ont un champ visuel commun, la vision gagne en qualité, notamment par la perception du relief, ce qu'elle perd en étendue. Les deux rétines au lieu de recevoir chacune des images n'ayant entre elles aucun point commun, reçoivent au contraire la même image, du moins dans toute l'étendue où leurs champs visuels coïncident, étendue qui augmente avec le degré de convergence, comme par exemple du lapin à l'homme en passant par le cheval, le chien, le chat. Mais simultanément ainsi que l'a surtout fait remarquer Edinger, on voit se développer un faisceau direct à peine ébauché chez le lapin, très évident chez le chat, plus important encore chez l'homme et les singes.

La relation entre le faisceau direct et la vision binoculaire, déjà comprise par NEWTON, est très facile à saisir si l'on se reporte au schéma de CAJAL, figure 251.

Quand les deux yeux sont dirigés en avant et fixent le même objet (fig. 251) il en résulte nécessairement que les moitiés homonymes des deux rétines (c'est-à-dire les deux moitiés droites ou les deux moitiés gauches) reçoivent respectivement l'image de la même moitié de l'objet. Il faut donc pour qu'il n'y ait pas diplopie que *ces deux images semblables soient transportées en un même point du cerveau où se fera le fusionnement.* Déjà (nous voulons dire que c'est là une disposition ancestrale très ancienne) la moitié nasale de la rétine est reliée à l'hémisphère opposé ; il faut donc que la moitié de l'autre rétine qui, *de par sa position relative* est simultanément impressionnée, c'est-à-dire la moitié temporale, soit reliée au même hémisphère, en d'autres termes donne naissance à un faisceau direct. Ce faisceau direct transportera au cerveau le même fragment d'image que le faisceau croisé venu de la rétine opposée. C'est là une nécessité physiologique. Comment la fonction a-t-elle créé l'organe, par quel mécanisme intime une modification dans la convergence des axes oculaires a-t-elle déterminé la formation d'un faisceau direct, c'est ce que nous sommes encore loin de savoir malgré l'attrait des explications darwiniennes à ce sujet.

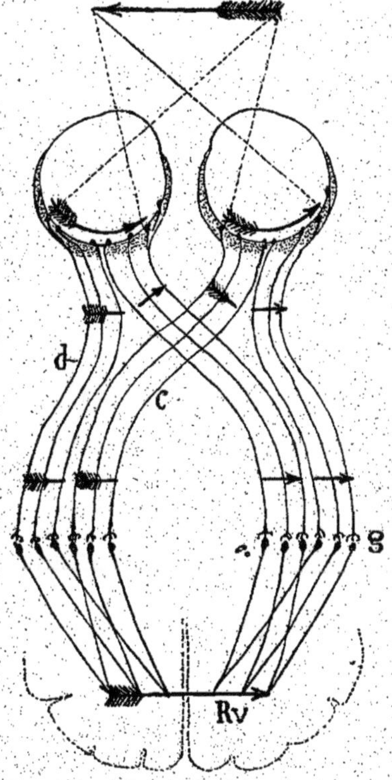

Fig. 251.
Schéma destiné à montrer la formation de l'image mentale par la synthèse des représentations visuelles, transmises par les deux nerfs optiques (chez l'homme et les mammifères ayant un champ visuel commun aux deux yeux). (CAJAL, 1899.)

d, faisceau optique homolatéral. — *c*, faisceau croisé. — *g*, corps genouillé externe. — *Rv*, centre visuel cortical et reconstitution de l'image mentale.

Mais quoi qu'il en soit, du moment que les régions homonymes des rétines droite et gauche reçoivent les mêmes images, il faut qu'un faisceau croisé et un faisceau direct transportent ces images identiques en un même point de l'écorce visuelle où elles puissent être fusionnées. D'où une seconde nécessité dans la constitution du substratum anatomique de la vision binoculaire simple ; c'est l'existence postulée plutôt que démontrée par Cajal de groupes de cellules *isodynamiques* de l'écorce visuelle auxquelles aboutissent les couples ou groupes isodynamiques de fibres émanées des points identiques des deux rétines. Telle est la condition anatomique probable du fusionnement.

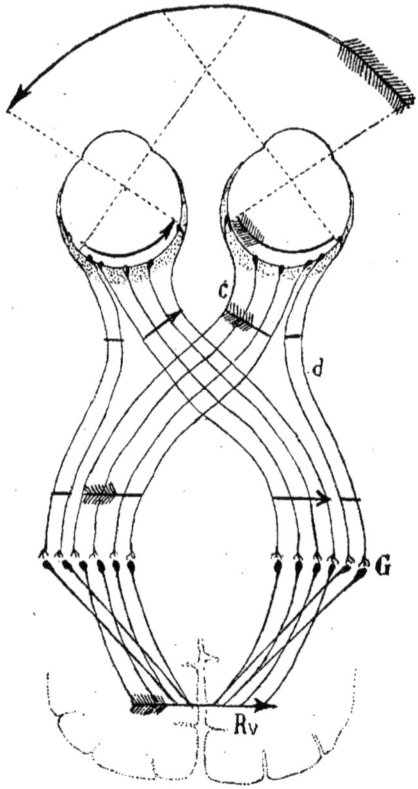

Fig. 252.
Schéma du chiasma, des voies optiques et de la projection optique dans le cerveau d'un mammifère à vision semi-panoramique (Cajal, 1899).

c, faisceau optique croisé. — d, faisceau optique homolatéral. — G, centres optiques primaires. — Rv, centre visuel cortical avec la projection mentale de l'objet.

Chez aucun vertébré la superposition des deux champs visuels n'est complète. Même chez l'homme la somme des deux champs visuels monoculaires est notablement supérieure au champ visuel binoculaire. Ce dernier mesure dans l'horizontale 120° tandis que les deux champs monoculaires équivalent à 200°. Aux deux côtés du champ binoculaire il existe donc une zone d'environ 40° qui est vue *seulement* par le bord nasal de la rétine correspondante (fig. 248, C. M.). C'est là ce qui reste chez les mammifères supérieurs et chez l'homme même de la vision panoramique des vertébrés inférieurs. Le faisceau correspondant du nerf optique fait partie du faisceau croisé, mais il doit se caractériser en ce que ses fibres ne se couplent pas avec des fibres directes et aboutissent dans l'écorce à un champ spécial, c'est-à-dire ne présentent pas les dispositions histologiques du fusionnement.

Dans le faisceau croisé *total* il y a donc deux parties (fig. 248) : la plus importante destinée à se coupler avec le faisceau direct de l'œil opposé et transmettant aux centres les mêmes fragments d'images que ce faisceau direct. *C'est la partie du faisceau croisé affectée à la vision binoculaire.* L'autre partie, beaucoup plus réduite, émanée de la zone nasale extrême de la rétine, transmet aux centres l'image des objets situés à l'extrême limite temporale du champ visuel et vus monoculairement; *c'est le faisceau de la vision panoramique*. Il doit nécessairement avoir avec les centres des connexions semblables à celles des nerfs optiques dont l'entre-croisement est complet et qui servent uniquement à la vision panoramique. D'après Flechsig les parties *périphériques* de la rétine seraient *directement* en rapport, même chez l'homme avec les tubercules quadrijumeaux antérieurs et la couche optique.

Le faisceau de la vision panoramique, très réduit chez l'homme est beaucoup plus important chez les animaux (fig. 252) qui tels que l'âne, le cheval, etc., ont une vision semi-binoculaire, semi-panoramique. En effet leurs champs visuels coïncident seulement par leur moitié nasale, toute la moitié temporale étant monoculaire et par conséquent reliée à l'hémisphère opposé par un faisceau croisé non associé à un faisceau direct. Si nous supposons en pareil cas une destruction unilatérale des voies visuelles en arrière du chiasma, il devra en résulter une hémianopsie de forme particulière dans laquelle le champ temporal perdu (faisceau croisé) sera très étendu et le champ nasal (faisceau direct) très petit.

Cette inégalité de surface des champs hémianopsiques se rencontre à un moindre degré chez l'homme : le champ temporal perdu est presque toujours plus grand que le champ nasal parce qu'il comprend : 1° une partie binoculaire, exactement égale au champ nasal ; 2° une bordure extérieure correspondant au champ de la vision panoramique. Ce sont principalement les variations individuelles du champ panoramique qui font les différences d'étendue relative des champs aveugles dans les divers cas d'hémianopsie.

BIBLIOGRAPHIE DE L'ANATOMIE DE L'APPAREIL NERVEUX SENSORIEL DE LA VISION

Rétine (*Anatomie, anatomie comparée, développement*).

Abelsdorff. Physiol. Beob. am Auge der Krokodile. *Arch. f. Anat. und Physiol*, 1898.

Angelucci. Histol. Untersuch. üb. d. retinale Pigmentepithel der Wirbelthiere. *Arch. f, Anat. und Phys.*, 1878.

Babuchin. Beitr. zur Entwickelungsgesch. des Auges, besonders der Retina *Wüzburger naturw. Zeitschrift*, IV, 1863.

Bach. Die Nervenzellenstruckur, der Netzhaut im norm. und pathol. Zustand. *Arch. f. ophtalm.*, vol. XLI, 1899.

Baquis. Sulla retina della faina. *Anat. Anzeiger*, 1890.

Beer Th. Ueb. primitive Sehorgane. *Wiener Klin. Wochenschrift*. 1901, n°s 11-15.

Berger E. Histor. Bemerk. zur Anatomie der ora Serrata retinæ. *Arch. für Augenheilk*. XXXII, 1896.

Bergmann. Zur Kenntniss des Gelben Flecks der Netzhaut. *Zeitsch. f. rationelle Medicin*, 1854.

— Anatomisches und Physiol. üb. die Netzhaut des Auges, *ibid.*, 1858.

Bidder. Zur Anatomie der Retina. *Müllers Arch.*, 1839.

Boll F. Die histol. und histogenese der nervösen Centralorgane, *Arch. für Psych. und Nervenkr.*, IV, 1873.

Boll F. Sull'Anatomia e Fisiologia della Retina. *Reale Acad. dei Lincei*. Séance du 3 déc. 1876.

Bouin. Contribution à l'étude du ganglion moyen de la rétine chez les oiseaux. *Journal de l'anat. et de la physiol*. n° 4, 1897.

— Sur les connexions des dendrites des cellules ganglionnaires dans la rétine. *Bibl. anatom.*, n° 3, 1894.

Borysiekiewicz. Untersuch. üb. den feineren Bau der Netzhaut. *Wien*. 1887. Weitere untersuch. üb. etc... *Wien*, F. Deuticke, 1894.

Brachet et Benoit. Régénération du cristallin chez les amphibiens urodèles (par la pars ciliaris retinæ). *Bibliographie Anat. fasc.*, 1899.

Brücke E. Ueb. die Physiol. Bedeutung der stabförmigen Körper und der Zwillingszapfen in den Augen der Wirbelthiere. *Müllers Archiv.*, 1844.

Chievitz. Die Area und Fovea centralis beim menschlichen Fœtus. *Intern. Monatsschrift f. Anat. und Physiol* , IV, 1887.

— Untersuch. üb. die Area centralis retinæ *Arch. f. Anat. und Physiol.*, 1889.

— Ueb. das Vorkommen der Area centralis Retinæ in den vier höheren Wirbelthier Klassen. *Arch. f. Anat. und Physiol.*, 1891.

Colucci. Sulla rigenerazione parziale dell'occhio nei Tritoni. *Memor. d. real. Acad d. Scienze*. Bologne, 1891.

Corti. Beitrag zur Anat. der Retina. *Müller's Archiv.*, 1850.

— Histol. Untersuch. an einem Elephanten. *Zeitschr. f. wissench. Zool.* IV, 1854.

Dimmer. Beitrag z. anat. und. Physiol. der Macula lutea. *Vienne et Leipzig*. F. Deuticke. 1894.

Dobrowolski. Die Doppelzapfen. *Arch. de Reichert* et *Dubois Reymond*, 1871.

— Zur Anat. der Retina. *Ibid.*

Dogiel. Die Retina der Ganoïden. *Arch. f. mikr. Anat.* XXII, 1883.

— Zur Frage üb. den Bau der Retina bei Triton cristatus. *Ibid.* XXIV, 1884.

— Ueb. die Retina des Menschen. *Internat. Monats. f. Anat. und Histol.* I, 1884.

— Ueb. das Verhalten der nervösen Elemente in der Retina der Ganoïden, Reptilien, Vögel, und Säugetiere. *Anat Anzeiger*. III, 1898.

— üb. das Verhalten, etc., in der Retina der Amphibien, *ibid.* p. 342.

— Ueb. die nerv. Elemente in der Retina des Menschen (1re partie). *Arch. f. mikr. Anat,* XXXVIII, 1891. — IIe partie, *ibid.* XL, 1892.

— Die Neuroglia in der Retina des Menschen *Arch. f. mikr, Anat*, XLI, 1873.

Duval (Mathias). Structure et usages de la Rétine. *Th. Agrég*, 1873.

— Rétine. *Nouveau dict. de médecine et de chirurg. pratiques*, 1882.

— Le développement de l'œil. *Bulletin de la société d'anthropol.*, 1883.

Engelmann. Ueb. Bewegungen der Zapfen und des Pigment der Netzhaut unter dem Einfluss des Lichtes und des Nervensystems. *Arch. für d. Gesamm. Physiol.* XXXV, 1885.

Embden. Primitiv fibrillenverlauf in der Netzhaut. *Arch. f. mikrosk. Anat.*, 1901.

Flemming. Ueb. das Fehlen einer Querschichtung in den Kernen der menschlichen Stäbchenzellen *Arch. f. mikr. Anat.* LI, 1898.

Gerlach. *Handbuch der allgem. und speciell. Gewebelehre*, 1854.

Golgi et Manfredi. Annot. istol. sulla retina del cavallo. *Accad. di Medic. di Torino*, 1872.

Greef R. Die Morphol. und Physiol. der Spinnenzellen in Sehnerv und in der Retina. *Verhandl d. Physiol. Gesellsch. zu Berlin.* 1894 et *Arch. f. Augenheilk*, XXIX.

— Ueb. Zwillingsganglienzellen in der menschl. Retina. *Arch. f. Augenheilk*, XXXV, 1897.

— Ueb. Längsverbindungen in d. mensch. Retina *Verhandl d. Physiol. Gesellsch. z. Berlin.*, 1898.

— Mikroskopische Anat. des Sehnerven und der Netzhaut. *Graefe-Sæmisch*. 2e édition. 1900.

Grynfelt. Le muscle dilatateur de la pupille chez les mammifères. *Th. Montpellier*, 1899.

Grunert. Der Dilatator pupillæ des Menschen. *Arch. f. Augenheilk.* XXXVI, 1898.

Henle. *Allgemeine Anatomie*, 1841.

— Ueb. die äussere Kœrnerschichte der Retina. *Göttinger Nachrichte*, n° 7. 1863.

— Weitere Beiträge z. Anat. d. Retina. *Ibid*, n° 15, 1864.

— *Handbuch d. Eingeweidelehre des Menschen*, 1866.

Hannover. Ueb. die Netzhaut und ihre Hirnsubstanz bei Wirbelthieren. *Müller's Arch.*, 1840.

— Ueb. die Struktur d. Retina der Schildkröte. *ibid.*, 1843.

— Recherches microscopiques sur le système nerveux, 1844.

— Ueb. die Sogenannte Plica centralis Retinæ. Das Auge. *Leipzig*, 1852.

— Anat. und Physiol. Untersuch. üb. die blinde Stelle der Menschl. Auges, *ibid.*

HANNOVER. Zur Anatomie und Physiol. d. Retina. *Zeitschrift f. Wissensch. Zoologie*, 1854.
— La rétine de l'homme et des vertébrés. *Copenhague* et *Paris* (Baillère) 1876.
HASSE. Vorlaufige Mittheil. üb. den Bau der Retina *Göttinger Nachr.* n° 8, 1866.
— Beitr. z. Anat. d. menschl. Retina. *Zeitschr. f. rationelle medic.* XXIX, 1867.
HENSEN. Ueb. eine Einrichtung der Fovea centralis retinæ, etc. *Virchow's Archiv.* XXXIV, 1865.
HULKE. A contribut. to the Anat. of the amphibian and reptilian Retina. *London ophtalmic Hosp Rep.* vol. IV, 1864.
— Même sujet : *Journal of Anat. and Physiol*, n° 7. 1866.
— On the anat. of the fovea centralis *Philosoph. transact.* vol. 157. 1867.
— Noté of the Anat. of the Phocæna communis. *Journal of Anat. and Physiol.*, 1867.
HUSCHKE. Untersuch. üb. einige Streitpunkte in d. Anat. des Menschl. Auges. *Von Ammon's Zeitschrift*, III, 1833. I. Das Ende der Retina. — III Falte und Centralloch der Netzhaut V. Ueb. die Bedeutung und Entstehung d. membr. Döllingeri seu Jacobi.
— Lehre von den Eingeweiden und Sinnesorganen des menschl. Körpers. *Sœmmering's Anat.* vol. V, 1844.
VON HIPPEL. Ueb. das Auge des Neugeborenen. *Opht. Gesells.* 3 Heidelberg, 1897.
IWANOFF. Beitr. zur norm. und pathol. Anat. des Auges. *Arch. f. Opht.* XV, 1866.
JACOB A. Account of a membrane in the eye non first describod. *Philos. transact.*, 1819.
JONES W. Not. relat. to the Pigmentum nigrum of the eye. *Edinburg med. and Surgical Journal*, 1833.
KALLIUS. Untersuch. üb. die Retina der Säugethiere. *Anat. Hefte de Merkel et Bonnet*, 1894.
KÖLLIKER. Zur Anat. und Physiol. der Retina. *Physik. medecin. Gesellschaft zu Würzburg.* III, 1852.
— et H. MÜLLER. Note sur la structure de la rétine humaine. *Comptes rendus Acad. des sciences*, 1853.
— et H. MÜLLER. Retina-Tafel in Ecker's Icones Physiol. *Leipzig*, 1854.
— *Handbuch der Geweb. des Menschen*, 5e édit. Leipzig, 1867.
KRAUSE (W.). Ueb. die Endigung des Nervus opticus. *Arch. von Reichert und du Bois Reymond*, 1867.
— Die membrana fenestrata der Retina. *Göttinger Nachr.*, 1868, n° 9.
— Die Retina (Anatomie comparée de la rétine dans la série des vertébrés) *Internation.*
— *Monatschrift f. Anat. und Physiologie*, 1884, 86, 88, 92, 93, 94, 95.
KRÜCKMANN. Anatomisches üb. die Pigmentepithelzellen d. Retina. *Arch. f. opht.* XLVII, 1899.
KÜHNE (V.). Ueb. den Sehpurpur. *Untersch. aus dem Physiol. Instit. zu Heidelberg*, 1877 *id.* 1882, II.
KUHNT. Zur Architektonik der Retina. *Opht. Gesellsch z. Heidelberg*, 1877.
— Zur Kenntniss des Pigmentepithels. *Centralbl. f. d. med. Wissensch.*, 1877.
— Z. Kenntniss d. Sehnerv und d. Netzhaut. *Arch. f. opht.* XXV, 1879.
— Ueb. den Bau der Fovea centralis des Menschen *Versamml. d. Ophtalm. Gesellschaft*, 1881.
— Histol. Studien an d. menschl. Retina. *Jenaische Zeitschr.* XXIV, 1889.
LANDOLT. Beitr. z. Anat. der Retina vom Frosch, Salamander und Triton. *M. Schultze's Archiv.*, 1870.
LANGERHANS. Untersuch. ub. Petromyzon Planeri. *Freiburg-i-B.*, 1873.
LEHMANN. Experimenta quædam de nervi optici dissecti ad retinæ texturam vi et effectu. *Dorpat*, 1857.
LENT. Beitr. z. Lehre von der Regeneration durschnittener Nerven. *Zeitschrift f. Wissensch. Zoologie*, 1857.
VON LENHOSSEK. Histol. Untersuch. am Sehlappen der Cephalopoden. *Arch. f. mikr. Anat.*, 1896.
LEYDIG. Anatom. histol. Untersuch. üb. Fische und Reptilien, 1853.
LINDSAY JOHNSON. Beob. an der macula lutea. *Arch. f. Augenheilk*, XXXII, XXXIII, XXXV.
MANFREDI. Sulla struttura della cosidella parte cigliare della retina. *Gazz. med. ital. Lomb.*, t. III, 1870.
MARENGHI. Contributo alla fina organizzazione della retina. *Reale Acad. dei Lincei.* Rome, 1901.
MANZ. Das Auge der hirnlosen Missgeburten. *Virchow's Arch.* LI, 1870.
MERKEL. Ueb. die menschl. Retina. *Arch. f. Ophtalm.* XXII, 1876.
— Die menschl. Retina. *Klin. Monatsbl. f. Augenheilk*, XV, 1877.
MICHAELIS. Ueb. die Retina etc. *Verhandl. der Kaiserl. Leop. Carolin. Akad. der Naturforscher*, XIX, 1842.

MICHEL. Ueb. die Ausstrahl.-weise der opt. Fasern in der menschl. Retina. *Festschrift de Ludwig*, 1875.
MORANO. Die pigmentschicht d. Retina. *M. Schultze's Arch.* VIII, 1871.
ERIK MÜLLER. Ueb. die Regeneration der Augenlinse nach Exstirpation derselbe bei Triton. *Arch. f. Mikrosk. Anat.* Vol. XLVII, 1896.
HEINRICH MÜLLER. Ueb. sternförm. Zellen der Retina. *Verhandl. d. physik. Med. Gesellsch. in Würzburg.* II, 1852.
— Z. Histol. der Netzhaut. *Zeitschr. f. wissensch. Zool.*, III, 1852.
— Bemerk. üb. den Bau und die Function der Retina. *Verhandl. d. physik. med. Gesellsch. in Würzburg*, III, 1852.
— Ueb. einige Verhältnisse der Netzhaut bei Menschen und Thieren. *Ibid.* IV, 1853.
— Ueb. entoptische Wahrnehm. der Netzhautgefässe, etc. *Ibid.* V, 1854.
— Obs. sur la structure de la rétine de certains animaux. *Comptes rendus Acad. Sciences*, t. XLIII, 1856.
— Anat. physiol. Untersuch. üb. die Retina des Menschen und der Wirbelthiere. *Zeitschrift f. Wissensch. Zool.*, VIII, 1857.
— Ueb. Niveauveränderungen an der Eintrittstelle des Sehnerven. *Arch. f. Opht.*, IV, 1858.
— Ueb. Hypertrophie der Nervenprimitivfasern in der Retina. *Ibid.* IV, 1858.
— Ueb. dunkelrandigen Nervenfasern in der Retina. *Würzburger Naturwiss. Zeitschr.*, I, 1860.
— Ueb. das ausgedehnte Vorkommen einer dem gelben Fleck der Retina entsprechenden Stelle bei Thieren. *Ibid.*
— Bemerk. üb. die Zapfen am gelben Fleck des Menschen. *Ibid.*
— Ueb. das Auge des Chamäleon. *Würzb. Naturwiss. Zeitschr.*, III, 1862.
— Ueb. das Vorhandensein zweier Foveæ in der Retina vieler Vogelaugen *Zehender's Klin. Monatsbl.*, 1863.
W. MÜLLER. Ueb. die Stammesentwicklung des Sehorgans von Wirbelthieren. *Festschrift de Ludwig.*, 1874.
NÜSSBAUM. Entwicklungsgesch. des Menschl. Auges. in *Græfe Sæmisch.* 2e édit., 1899.
PACINI. Nuove ricerche sulla tessitura intima della retina. *Bologne*, 1845.
PERGENS. Action de la lumière sur la rétine. Travail de l'Institut Solvay. *Bruxelles*, 1896.
PINES. Untersuch. üb. den Bau der Retina mit Weigert's Neurogliamethode. *Zeitschr. f. Augenheilk*, II, 1899.
RAMON Y CAJAL. Morfologia y conexiones de los elementos nerviosos de la retina de las aves. *Revista trimestr. de Histol.*, Mai 1888.
— Sur la morphol. et les connexions des éléments et la rétine des oiseaux. *Anat. Anzeiger*. N° 4. 1889.
— La retina de los Teleosteos etc. *Travail lu à la Soc. Espagnole d'Hist. Nat.*, juin 1892.
— La rétine des vertébrés. *La cellule*, t. IX, 1893.
— Les nouvelles idées sur la structure du système nerveux. Trad. Azoulay, *Paris*, 1894.
— Nouvelles contributions à l'étude histol. de la rétine et à la question des anastomoses des prolongements protoplasmiques. *Journal de l'Anat. et de la Physiol.*, 1896, n° 5.
RANVIER. Anatomie de la Rétine. *Arch. d'ophtalm.*, 1882.
— *Traité technique d'histologie.* 1re édition, 6e fascicule, février 1882.
REICH. zur. Histol. der Hechtretina. *Arch. f. Opht.* XX, 1874.
REMAK. Zur mikrosk. Anat. der Retina. *Müller's Arch.*, 1839.
— Ueb. den Bau d. Retina und der Ganglien. *Deutsche Klinik.* N° 16, 1854.
RENAUT. *Traité d'histologie.* T. II, 1899. Art. retine.
RETZIUS. Bidrag till Kännedomen, etc., *Nordiskt medicinkst arkiv.*, III, 1871.
— On membrana limitans interna retinæ. *Ibid.* III, 1871.
— Zur Kenntniss der Retina der Selachier. *Upsal*, 1896.
RITTER. Ueb. den Bau der Stäbchen und äusseren Endigungen der Radialfasern an der Netzhaut des Frosches. *Arch. f. Opht.* V, 1859.
— Ueb. die Elemente der äusseren Körnerschicht. *Arch. f. Opht.* VIII, 1862.
— Die Structur der Retina nach Untersuchungen üb. das Wahlfischauge. *Leipzig*, 1864.
— Zur Histol. des Auges. *Arch. f. Opht.* XI, 1865.
— Ueb. die feinsten Elemente des B.. degewebes in der Faserschicht, und Zwischenkörnerschicht des Menschen. *Ibid.*
SANTI-SIRENA. Untersuch. üb. den feineren Bau der Ganglienzellen und der Radialfasern an der Retina des Pferdes und des australischen Walfisches. *Verhandl. d. phys. med. Gesellsch. in Würzburg*, 1871.

SCHAPER. Z. Anat. der menschl. Retina. *Arch. f. mikr. Anat.*, XLI, 1893.

SCHELZKE. Notiz üb. die sogenannte Membrana limitans der menschl. Netzthaut. *Medic. Centralbl.*, N° 35, 1863.

— Ueb. die membr. limitans der menschlichen Netzhaut. *Virchow's Archiv.*, XXVIII, 1863 (Planche).

SCHIEFFERDECKER. Studien zur vergleichenden Histol. d. Retina. *Arch. f. mikr. Anat.*, XXVIII, 1886.

SCHIESS. Beitr. zur Anat. der Retinastäbchen. *Zeitschr. f. rationelle mediç.*, XVIII, 1863.

SCHIRMER. Ueb. die Function der amacrinen Zellen in der Retina. *Opht. Gesellsch. zu Heidelberg*, 1897.

SCHMIDT-RIMPLER. Die Macula lutea anatomisch und ophtalmoskopisch. *Arch. f. opht.*, XXI, 1875.

SCHOEN. Zonula und Ora serrata. *Anat. Anzeiger*, X. 1894.

— Der Uebergangssaum der Netzhaut, etc. *Arch. f. Anat. und Entwicklungsgesch*, 1895.

SCHULTZE (MAX). Observat. de retinæ structura penitiori. *Bonn*, 1859.

— Zur Kenntniss des gelben Fleckes und der Fovea centralis der Menschen und Affen auges. *Arch. von Reichert und du Bois-Reymond*, 1861.

— Zur Anat. und Physiol. der Retina. *M. Schultze's Archiv.*, II, 1866.

— Ueb. Stäbchen und Zapfen der Retina. *M. Schultze's Arch.*, III, 1867.

— Bemerk. üb. Bau und Entwicklung d. Retina. *Ibid.*

— Ueb. die Nervenendigung in der Netzhaut de Auges bei Menschen und bei Thieren, *M. Schultze's Arch.* V. 1869.

— Die Retina. *Stricker's Handbuch*, 1871.

— Neue Beiträge z. Anat. und Physiol. der Retina des Menschen. *M. Schultze's Archiv.*, VII, 1871.

— Ueb. die Retina der Neunaugen. *Sitzungsber. d. Niederrhein. Gesellsch. f. Natur. und Heilkunde*, 1871.

— Ueb. den Bau der Netzhaut von Nyctipithecus felinus. *Ibid.*, 1872.

— Ueb. die Netzhaut des Störs. *Ibid.*, 1872.

SOEMMERING. De foramine centrali, etc., 1795.

— Icones oculi humani. *Trad. Demours*, 1818.

STEINLIN. Beitr. z. Anat. der Retina. *St Gallischen Naturwiss. Gesellsch.*, 1866.

— Ueb. Zapfen und Stäbchen d. Retina *M. Schultze's Archiv*, IV, 1868.

STÖHR. Beitr. z. mikrosk. Anat. *Verhandl. d. med. phys. Gesellsch. z. Würzburg*, XX, 1887.

TARTUFERI. Sull.'Anat. della Retina. *Archivio per le scienze mediche*, XI, 1887.

TERRIEN. La rétine ciliaire *Th. de Paris*, 1898.

TREVIRANUS. Beitr. zur Aufklärung der Erscheinungen und Gesetzes des organischen Leben, vol. I, 1836.

— Papillen der Netzhaut des Auges, vol. I, 1836.

UCKE (A.). Epithelreste am Opticus und auf der Retina. *Arch. f. mikr. Anat.*, 1891.

VALENTIN. *Repertorium*, 1837.

VAN GENDEREN STORT. Ueb. Form und Ortsveränderungen der Netzhautelemente üb. Einfluss von Licht und Dunkel. *Arch. f. opht.*, XXXIII, 1887.

VINTSCHGAU. Ricerche sulla struttura microscopica della retina dell'uomo, etc. *Sitzungsber. der Wiener Akad.*, XI, 1854.

VOLKMANN. *Neue Beiträge zur Physiol. des Gesichtsinns*, 1836.

VOGT. Ueb. neurofibrillen in Nervenzellen und Nervenfasern der Retina. *Monatsschrift f. Psychiatrie und Neurologie*, 1901.

WADSWORTH. The fovea centralis in man. *Beitr. zur Opthalm. Fr. Horner gewidmet*, 1881.

WAELCHLI. Zur Topog. der gefärbten Kugeln der Vogelnetzhaut. *Arch. f. Opht.*, XXIX, 1883.

WAGNER. Ueb. die structur der Retina. *Sitzungsber. der Gesellsch. z. Beförd. der Gesammten Naturwiss. zu Marburg*, 1868.

WELKER. Untersuch. der Retinazapfen und des Riechhautepithels bei einem Hingerichteten. *Zeitschr. f. ration. medic.*, XX, 1863.

WOLFF. Die Regeneration der Urodelenlinse. *Arch. f. Entwicklungsmechanik*, vol. I, 1893.

NERF OPTIQUE. — CHIASMA. — BANDELETTE.

AMMON. Zur genauen Kenntniss der N. opticus namentlich dessen intraocul. Enden. *Prager Vierteljahrsschrift*, 1860.

BECHTEREW. Pupillenverengernde Fasern. *Neurol. Centralbl.*, XXIX, 1894.
BELLOUARD. De l'hémianopsie, précédée d'une étude anatomique sur l'origine et l'entrecroisement des nerfs optiques. *Th. Paris*, 1880.
BERNHEIMER. Chiasma nerv. opt. *Græfe-Sæmisch*. 2e édit. 1900 (résumé des divers travaux de l'auteur sur le chiasma).
BIETTI. Z. frage des elastichen Gewebes im menschlichen Auge. *Arch. f. Augenheilk*, XXXIV, 1899.
BIESIADECKI. Ueb. das chiasma nerv. opt. des Menschen und d. Thiere. *Wiener Sitzungsber. der Math.-naturw. Klasse*, 1861.
BROWN-SÉQUARD. Recherches sur les communications de la rétine avec l'encéphale.
BURDACH. Faserkreuzung in Chiasma und Tractus. *Arch. f. opht.*, XXIX, 1883.
CRAMER. Beit. z. Kenntniss. d. Opticus-Kreuzung in Chiasma. *Anatom. Hefte*, 1898.
DARKSCHEWITSCH. Ueb. die Kreuzung des Sehnerven. *Arch. f. opht.*, XXXVII, 1890.
DÉJERINE. Anatomie des centres nerveux, vol. II, *Paris*, 1901.
DEYL. Z. Vergleichenden Anat. des Sehnerven. *Bull. intern. de l'Acad. des Sciences de l'emp. François-Joseph*. 1895.
DEUTSCHMANN. Z. Semidecussation im Chiasma Nerv. opt. *Arch. f. opht.*, XXIX, 1883.
EDINGER. Vorlesungen üb. den Bau der nervösen Centralorgane, 6e édit., *Leipzig*, 1900.
ELSCHNIG. Normale Anat. des Sehnerveneintrittes. *Augenärtzl. Unterrichtstaf. von Magnus* Breslau. 1899.
FUCHS. Ueb. die periphere Atrophie des Sehnerven. *Arch. f. opht.*, XX, 1874.
VON Gudden. Ueb. die Kreuzung der Fasern in Chiasma. *Arch. f. opht.*, XXV, 1879.
— Gesammelte Abhandlungen. *Wiesbaden*, 1889.
GREEF. Ueb. Spinnenzenllen im Sehnerven und in der Retina. *Arch. f. Augenheilk.*, XXIV, 1894.
GRÜTZNER. Kritische Bemerk. üb. die Anat. des Chiasma des Menschen. *Deutsche medic. Wochenschrift*, XXIII, 1897,
HANNOVER. Das Auge. *Leipzig*, 1852.
HEBOLD. Der Faserverlauf in Sehnerven. *Neurol. Centralbl.*, X, 1891.
HELLENDAL. Ein Beitr. z. Frage der Kreuzung der Sehnerven. *Arch. f. Anat. und Physiol.*, 1897.
HENLE. *Handbuch d. Nervenlehre des Menschen*, 1873-79.
HENSCHEN. Beiträge zur Pathol. des Gehirns. Ire et IIe partie. *Upsal*, 1890-92.
HIRSCHBERG. Z. Frage der Sehnerv. Kreuzung. *Arch. f. Augenheilk.*, V, 1876.
HOFFMANN. Z. Vergleichend. Anat. der lamina cribrosa, etc... *Arch. f. Opht.*, XXIX, 1883.
KELLERMANN. Anat. Untersuch. atroph. Sehnerven. *Klin. Monatsbl. f. Augenheilk.*, XVII, 1879.
KIRIBUCKI. Ueb. das elastische Gewebe im menschlichen Auge. *Arch. f. Augenheilk.* XXXVIII, 1899.
— Ueb. die Fuchs'sche periphere Atrophie im Sehnerven. *Arch. f. Augenheilk*, XXXIX, 1899.
KRAUSE. Die Nerven der Arteria central. retinæ, etc. *Arch. f. Ophtalm.*, XXI, 1875.
— Ueb. die Fasern des Sehnerven. *Arch. f. Ophtalm.*, XXI. 1880.
KÖLLIKER Handb. der Gewebelehre des Menschen, vol. II, 1896.
— Neue Beob. zur Anat. des Chiasma opticum. *Festschrift der phys.-med Gesellsch. Würzburg*, 1899.
KUHNT. Z. Kenntniss des Sehnerven und d. Netzhaut. *Arch. f. Opht.*, XXV, 1879.
LEBER. Beitr. z. Kenntniss der atroph. Veränd. des Sehnerven nebst Bemerk. üb. die normale Struktur des Nerven. *Arch. f. Opht.*. XIV, 1868.
MAGENDIE. *Précis élémentaire de physiologie*, 2e édit., 1821.
MANDELSTAMM. Ueb. Sehnervenkreuzung und Hemiopie. *Med. Centralbl.*, 1873.
MANZ. Experiment. Untersuch. üb. Erkrank. des Sehnerven, etc... *Arch. f. Opht.*, XVI, 1870.
MARCHAND. Beitr. z. Kenntniss der homon. bilat. Hemianopie. *Arch. f. Opht.*, XXVIII, 1882.
V. MICHEL. Die Sehnervendegeneration und Sehnervenkreuzung. *Würzburg*, 1887.
MOELI. Ueb. atrophische Folgezustände an den Sehnerven. *Neurol. Centralbl.*, XVII, 1898.
MÜLLER (J.). Z. vergleichenden Physiol. des Gesichtssinnes. *Leipzig*, 1826.
NEWTON. *Optiks.*, 1704.
NICATI. *Comptes rendus de l'Acad. des Sciences*, 1877.
— De la distrib. des fibres dans le chiasma des nerfs optiques. *Arch. de Physiol.*, 1878.
PETRONE. Sur la structure des nerfs cérébro-rachidiens. *Internat. Monatsschr. f. Anat. und Physiol.*, V, 1888.

QUINCKE. Z. Physiol. der Cerebrospinalflüssigkeit. *Arch. de Reichert et du Bois-Reymond*, 1872.

RAMON Y CAJAL. La structure du chiasma optique avec une théorie générale de l'entre-croisement des voies nerveuses, 1899.

RETZIUS et A. KEY. Studien in der Anatomie des Nervensystems und des Bindegewebes. *Stockholm*, 1877.

ROCHON-DUVIGNEAUD. Précis iconographique d'anatomie normale de l'œil. *Paris*, 1895.

SAMELSOHN. Zur Anat. und Neurol. der retrobulb. Neuritis. *Arch. f. Opht.*, XXVIII, 1884.

SAPPEY. Rech. sur la structure de l'enveloppe fibreuse des nerfs. *Journal de l'Anat.*, V, 1868.

SATTLER. Ueb. die elastich. Fasern in der lamina cribrosa und im Sehnerven. *Arch. f. Anat. und Physiol.*, 1897.

SCHEEL. Ueber das chiasma, etc. *Klin. Monatsbl. f. Augenheilk*, 1874.

SCHIRMER. Untersuch. z. Pathol. der Pupillenweite und der centripetalen Pupillarfasern. *Arch. f. Ophtalm.*, XLIV, 1897.

SCHLAGENHAUSER. Anat. Beitr. zum Faserverlauf in den Sehnervenbahnen. *Arb. aus Obersteiner's Instit.*, 1897.

SINGER et MÜNZER. *Denksschriften der Kais. Akad. der Wissenschäften in Wien*, 1888.

V. SÖLDER. — Z. Anat. des chiasma opt. beim Menschen. *Wiener Klin. Wochenschr.*, 44, 1898.

SOURDILLE. Contribution à l'anat. pathol. des lésions du nerf optique dans les tumeurs cérébr. *Arch. d'Ophtalm.*, 1901.

SŒMMERING. Dissertatio de decussat. nerv. optic., 1786.

STILLING. Untersuch. üb. den Bau des Optischen Centralorgans, *Berlin*, 1882.

STUDNITZKA. Untersuch üb. den Bau der Sehnerv. der Wirbeltieren. *Jen. Zeitschr. f. Naturwissensch*, XXIV, 1898.

STUTZER. Ueb. elastisches Gewebe im menschl. Auge. *Arch. f. Opht.*, XLV, 1899.

UHTHOFF. Zum Sehnerven Faserverlauf. *Ach. f. Opht.*, XXXI, 1884.

— Untersuch. üb. den Einfluss des chron. Alkoolism. auf das Sehorgan. *Arch. f. Opht.*, XXXII. 1885.

VOSSIUS. Beitr. z. Anat. des Nerv. opticus. *Arch. f. Opht.*, XXXIX, 1883.

WOLFRING. Beitr. z. Anat. der lamina cribrosa. *Arch. f. Opht.*, XVIII, 1872.

WEIGERT. Beitr. z. Kenntniss der normalen menschlichen Neuroglia. *Francfort*, 1895.

WESTPHAL. Ueb. die Markscheidenbildung an den Gehirnnerven des Menschen. *Arch. f. Psych.*, XXIX, 1898.

WIETING. Z. Anat. des Menschl. Chiasmas. *Arch. f. Opht.*, XLV, 1898.

VAISSEAUX DE LA RÉTINE ET DU NERF OPTIQUE. ESPACES SÉREUX OU LYMPHATIQUES DES GAINES DU NERF OPTIQUE.

BIRNBACHER. Ueb. cilioretinale Gefässe. *Arch. f. Augenheilk*, XV, 1885.

BECKER (O.). Die Gefässe der menschl. Macula lutea. *Arch. f. Opht.*, XXVII, 1881.

DENISSENKO. Mitteil. üb. die Gefässe der Netzhaut der Fische. *Arch. f. Mikr. Anat.*, XVIII, 1880.

ELSCHNIG. Optico-ciliares Gefässe. *Arch. f. Augenheilk*, vol. XVIII.

HIS. Lymphgefässe das Retina. *Verhandl. d. Naturforsch. Gesellsch. in Basel*, vol. IV, 1867.

— Abbild. üb. das Gefässystem der menschl. Netzhaut. ... *Arch. f. Anat. und Entwicklungsgesch*, 1880.

HULKE. Note on the bloodwessel-system of the Retina of the hedgehog. *Monthly Micr. Journ.*, 1869.

HYRTL. Ueb. Anangische Netzhäute. *Sitzungsb. d. Wiener Akad.*, vol. 43.

LEBER (H.). Die circulation-und Ernährungsverhältnisse des Auges. *Græfe-Sæmisch.* 1re édit., 1875 (résumant ses travaux antérieurs à dater de 1865).

— Bemerk. üb. die Circulat. Verhältn. des Opticus und d. Retina. *Arch. f. Opht.*, vol. XVIII, 1872.

LANGENBACHER (P.). Vergleichend-anatom. Untersuch. üb. die Blutgefässe in der Netzhaut. *Osterreich-Vierteljahrsschrift für wissensch. Veterinärkunde.* Wien, 1880.

LANGER. Ist man berechtigt den Perichoroïdeal Raum und den Tenon'schen Raum als Lymphräume aufzufassen? *Sitzungsber d. K. Akad. d. Wissensch. zu Wien.*, 1890.

MAGNUS. Die makr. Gefässe der menschl. Netzhaut. *Habilitationsschrift.* Leipzig, 1873.

Müller (H.). Ueb. die Netzhautgefässe von Embryonen. *Würzburger Naturw.-Zeitschrift.*, II, 1861.
— Notiz. üb. die Netzhautgefässe bei einigen Thieren. *Ibid.*
Retzius et Key (A.). Studien in d. Anat. des Nervensyst. und des Bindegewebes. *Stockholm*, 1875.
Robin. *Journ. de Physiol.*, 1859.
Rochon-Duvigneaud. Névrite œdémateuse d'origine intracranienne. *Arch. d'Opht.*, 1895.
Rumschewitsch. Ueb. die Arast. der hinteren Ciliargefässe mit denen des Opticus und der Retina. *Klin Monatsbl. f. Augenheilk*, XXVII.
Schmidt. Z. Entstehung der Stauungspapille bei Hirnleiden. *Arch. für Opht.*, XV, 1869.
Schultze (O.). Z. Entwicklungsgesch. der Gefässystem im Säugethier-Auge. *Festschrift de Kölliker*. Leipzig., 1892.
Schwalbe. Untersuch. üb. die Lymphbahnen des Auges und ihre Begrenzungen. *M. Schulze's Arch.* VI, 1869.
Terrien. Constance chez l'homme d'un vestige de l'artère hyaloïde dans les premiers mois de l'existence. *Arch. d'Ophtalm.*, 1897.
Virchow (H.). Glaskörpergefässe und gefässhaltige Linsenkapsel bei thier. Embryonen. *Phys. Med. Gesellsch.* Würzburg, 1879.
— Ueb. Glaskörpergefässe der Cyprinoïden. *Arch. f. Anat. und Physiol.*, 1885.
— Ueb. die Glaskörper-und Netzhautgefässe des Aales, *Morphol. Jahrbuch*, VII.
— Ueb. die Gefässe im Auge und in der Umgebung des Auges beim Frosche. *Zeitschr. f. Wissensch. Zool.*, XXXV.
— Augengefässe der Ringelnatter. *Phys. Med. Gesellsch.*. 1883.
Zimmermann. Ueb. circumvasale Safträume der Glaskörpergefässe von Rana esculenta. *Arch. f. Mikr. Anat.*, vol. XXVII.

Centres optiques primaires. Radiations optiques. Centres corticaux.

Angelucci. Sur les centres corticaux de la vision, *Congrès de Paris*, 1900. (Trad. franç. par A. Antonelli.)
Ballaban. Ein Fall von beiderseit. homon. Hemianopsie mit Erhaltensein eines centralen Gesichtsfeldrest. *Wien. Medic. Wochenschr.*, 1898.
Bellonci. Sulla terminazione centrale del nervo ottico nei mammiferi. *R. Acad. di Scienze di Bologna*, 1885.
Bechterew (V.). Experiment. Ergebn. üb. den Verlauf der Sehnervenfasern. *Neurol. Centralbl.*, 1883.
— Les voies de conduction du cerveau et de la moelle. Trad. fr. C. Bonne, 1900.
Beevor et Horslev. *Brit. Med. Journal*, 1891.
Bernheimer. Ueb. die Sehnervenwurzeln des Menschen. *Wiesbaden*, 1891.
— Die Reflexbahn der Pupillarreaction, *Arch. f. Opht.*, vol. XLVII, 1898.
— Les centres corticaux de la vision. *Congrès médical de Paris*, 1900 (trad. française par Rochon Duvigneaud).
Bernheimer, Henschen, Monakow (V.). Discussion sur le centre cortical visuel et le centre maculaire. *Congrès de Paris*, 1908.
Bellouard. *Thèse* citée à la Bibliogr. du nerf optique.
Brissaud. *Recueil d'ophtalmologie*, 1893 (discussion de la thèse de Vialet).
— *Atlas de l'Anatomie du cerveau.*
Bouveret. *Lyon Médical*, 1887.
Bunge. Ueb. Gesichtsfeld und Faserverlauf im optischen Leitungsapparat. *Halle*, 1884.
Chauffard. De la cécité subite par lésions combinées des deux lobes occipitaux. *Revue de Médecine*, 1888.
Colucci. Ricerche sull' Anatomia e sulla Fisiologia dei centri visivi cerebrali. *Real. Acad. di Napoli*, 1898.
Darkschewitsch. Ub. die Sogenannten primären Opticuscentren. *Arch. f. Anat. und Physiol.*, 1886.
Déjerine, Sollier et Auscher. Deux cas d'hémianopsie homonyme. *Arch. de Physiol.*, 1890.
Déjerine. Anatomie des centres nerveux, t. II, *Paris*, 1901.
Dimmer. Z. Lehre von den Sehnervenbahnen, *Arch. f. Opht*,, XLVIII, 1899.
Dunn. *Brain*, 1892.
Edinger. Ueb. die Entwickelung des Rindensehens, 1895.
Eisenlohr. *Zeitschr. f. Nervenheilkunde*, 1891.

EXNER. Untersuch. üb. die Localisat. der Function. in der Grosshirnrinde, *Vienne*, 1881.
FÉRÉ. Troubles fonctionnels de la vision par lésions cérébrales. *Paris*, 1882.
FERRIER D. Leçons sur les localisations cérébrales, 1892.
FLECHSIG. Die Leitungsbahnen im Gehirn und Rückenmark des Menschen, 1876.
— Neue Untersuch. üb. die Markbildung, *Neurol. Centralbl.* 1898.
FOERSTER. Rindenblindheit. *Arch. f. opht.*, XXXVI, 1890.
V. GEHUCHTEN. Système nerveux, 3e édition.
— La structure des lobes optiques chez l'embryon de poulet. *La Cellule*, t. VIII, 1892.
V. GRÆFE. *Klin. monatsbl. f. Augenheilk.*, 1867.
GRATIOLET (LEURET et). Atlas d'anatomie comparée du système nerveux central. *Paris*, 1835-1857.
HAAB. Cortexhemianopsie. *Klin. Monatsbl. f. Augenheilk*, 1882.
HENSCHEN, Le centre cortical de la vision (*traduction française par H. Dor*). *Congrès médical de Paris* 1900. (On y trouvera l'indication des autres travaux de Henschen sur le même sujet.)
HORSLEY et SCHÆFER, Experiments on the electr. excitat. of the visual area of the cerebr. cortex in the monkey. *Brain.*, 1888.
HÜFLER. *Zeistchr. f. Nervenheilk.*, 1899.
HUGUENIN. *Anatomie du système nerveux.* Trad. Keller et M. Duval, 1878.
JASTROWITZ. Beitr. z. Lokalisat. im Grosshirn. *Deutsche medic. Wochenschr.*, 1886.
JOCQS. *Arch. d'ophtalm.*, 1894.
KNIES. Ueb. den Verlauf der Centripetalen Sehfasern, etc. *Zeitschr. f. Biol.* vol. XXXIV.
KÜSTERMANN. Ueb. doppelseit. homon. Hemian. etc. *Monatsch. f. Psych. und Neurol.* vol. II, fasc. 5.
LANNEGRACE. Influence des lésions corticales sur la vue. *Arch. de méd. expériment.*, 1889.
LAQUEUR et SCHMIDT. Ueb. die Lage der Macula lutea, etc. *Virchow's Arch.* 1899.
V. LEONOWA. Ueb. das Verhalten der Neuroblasten des Occipitallappens bei Anophtalmie und Bulbusatrophie. *Arch. f. Anat. und Physiol.*, 1893.
— Beitr. z. Kenntniss der secund-Veränd. d. prim. optic. Centren und Bahnen, etc. *Arch. f Psych*, vol. XXVIII, fasc. 1.
LUCIANI et SEPPILLI. Die Funktionlocalisat. auf. d. Grosshirnrinde, 1886.
LUCIANI et TAMBURINI. Sui centri psico-sensorii corticali. *R. Istitut. Lomb.* Milan, 1879.
LUYS. Rech. sur le syst. nerveux cérébrospinal. *Paris*, 1865-72.
MAHAIM, Sekund. Erkrank. der Thalam-optic. *Arch. f. Psych.*, XXV, 1893.
MASSAUT (H.). Experiment. Untersuch. üb. den Verlauf der den Pupillarreflex vermittelnden Fasern. *Arch. f. Psych.*, XXVIII, 1896.
MAUTHNER. Gehirn und Auge. *Wiesbaden*, 1884.
MEYNERT. Vom Gehirne der Säugethiere. *Stricker's Handb* vol. II, 1871.
MIURA. Zwei Fälle von Geschwülst. d. Thalam. optic. *Neurol. Centralbl.* 1899.
MOELI. Veränder. des Tractus und Opticus bei Erkrank. des Occipitalhirns. *Arch. f. Psych.*, vol. XXII, 1890.
V. MONAKOW. *Arch. f. Psych. und Nervenkrankheit*, 1888.
— Zur pathol. Anat. der cortic. Sehstörungen. *Congrès de Berlin*, 1890.
— *Arch. f. Psychiatrie.*, XXIV, 1892.
— Gehirnpathologie. *Nothnagel's spec. Path. und Therapie*, 1897.
MUNK. Ub. die Function der Grosshirnrinde, *Berlin*, 1890.
— Sehsphäre und Raumvorstellung. *Beitr. z. Wissensch. Med.*, 1890.
MUNK et OBREGIA. *Arch. f. Anat. und Physiol.*, 1890.
NOTHNAGEL. Topische Diagnost. der Gehirnkrankheiten. *Berlin*, 1879.
PARINAUD. Des rapports croisés et directs des nerfs optiques avec les hémisph. cérébraux. *Soc. de Biol.* 1882.
— La vision. *Paris*, 1898.
PICK, Untersuch. üb. die Beziehungen zwischen Retina, Opticus, etc. *Nov. Acta der Kaiserl. Leop.-Carol. Deutsch. Akad.* vol. 66.
PROBST. Ueb. den Verlauf der Sehnervenfasern und deren Endigung im Zwischen und Mittelhirn. *Monatsschr. f. Psych. und Neurol.* 1900.
RAMON (P.). Investig. de histol. compar. en los centros opticos de los vertebrados. *Th. de doct*, Madrid, 1890.
— Terminacion del nerv. opt. en los cuerpos geniculados y tuberculos cuadrigeminos, *Gaz. sanit de Barcelona.*, septembre 1890.
RAMON Y CAJAL. Sur la structure fine du lobe optique des oiseaux et sur l'origine réelle des nerfs optiques. *Internat. Monatsschr. f. Anat. und Physiol.*, vol. VIII, 1891.

RAMON Y CAJAL. Etudes sur l'écorce cérébrale de l'Homme. I. L'Écorce visuelle, 1900.
REINHARD. Z. Frage der Hirnlocalisation, etc. *Arch. f. Psych. und Nervenkrank.*, vol. XVII et XVIII, 1886.
SACHS. Das Gehirn der Fœrsters'schen Rindenblinden. *Arb. aus der Psych. Klin.* Breslau, 1895.
SCHMIDT-RIMPLER. Corticale Hemianopsie und secundäre opticus Atrophie. *Arch. f. Augenheilk*, 1888.
SIEMERLING. Ub. Markscheidenentwicklung des Gehirns, etc. *Berl. Klin. Wochenschr.*, 1898.
SOURY J. Système nerveux central. *Paris*, 1899.
TARTUFERI. Stud. comparat. del tratto ottico e dei corpi geniculati. *Turin*, 1881.
— Sull'anatomia minuta dell'eminenze bigemine ant. *Arch. ital. Milan*, 1885.
USHER et DEAN. *Brit. med. Journ.*, juillet 1896.
VIALET. Les centres cérébraux de la vision. *Thèse de Paris*, 1893.
VITZOU. Effets de l'ablation totale des lobes occipitaux sur la vision chez le chien. *Arch. de Physiol.*, 1893.
VORSTER. Ueb. ein Fall von doppelseit. Hemian. etc. *Zeitschr. f. Psych.*, XLIX, 1893.
WERNICKE. *Lehrb. der Gehirnkrank.*, vol. I, 1881.
WESTPHAL. Localisat. der Hemianopsie, etc. beim Menschen. *Charité-Annalen*, 1882.
— Ueb. die Markentwicklung der Gehirnnerv. des Menschen. *Arch. f. Psych.* vol. XXIX, 1897.
WILBRAND. Die Seelenblindheit. *Wiesbaden*, 1887.
— Ophtalm. Beitr. z. Diagn. der Gehirnkrank., 1884.
— Die hemianop. Gesichtsfeldformen. *Wiesbaden*, 1890.
— Die Doppelversorgung der Macula lutea. *Beitr. z Augenheilk* (Festsschrift), 1895.
ZINN. Das Rindenfeld des Auges in seinen Beziehungen zu den prim. opt. Centren. *Münch. med. Wochenschr.*, 1892.

TABLE DES MATIÈRES

HISTOIRE DE L'OPHTALMOLOGIE

ANATOMIE DE L'ŒIL ET DE SES ANNEXES

ANATOMIE GÉNÉRALE DE L'ORBITE

ANATOMIE ET PHYSIOLOGIE DE L'APPAREIL MOTEUR DE L'ŒIL DE L'HOMME

Première partie. — **Anatomie.**

Deuxième partie. — **Physiologie.**

ANATOMIE DES SINUS DE LA FACE

ANATOMIE ET PHYSIOLOGIE DES PAUPIÈRES

Première partie. — **Anatomie.**

ANATOMIE ET PHYSIOLOGIE DE L'APPAREIL LACRYMAL

ANATOMIE GÉNÉRALE DU GLOBE

ANATOMIE DE LA CONJONCTIVE

ANATOMIE DE LA CORNÉE

ANATOMIE ET PHYSIOLOGIE DE LA SCLÉROTIQUE

ANATOMIE ET PHYSIOLOGIE DU TRACTUS UVÉAL

ANATOMIE DU CRISTALLIN

ANATOMIE ET PHYSIOLOGIE DU CORPS VITRÉ

ANATOMIE DE L'APPAREIL NERVEUX SENSORIEL DE LA VISION

RÉTINE. — NERF OPTIQUE. — CENTRES OPTIQUES

PREMIÈRE PARTIE. — **Anatomie macroscopique de l'appareil nerveux visuel.**

ÉVREUX, IMPRIMERIE DE CHARLES HÉRISSEY.

56 15 2

www.ingramcontent.com/pod-product-compliance
Ingram Content Group UK Ltd.
Pitfield, Milton Keynes, MK11 3LW, UK
UKHW021104220726
13924UKWH00005B/2229

9 782019 95398